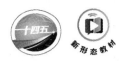

国家卫生健康委员会
"十四五"规划新形态教材

全国高等学校教材

U0599531

供临床、预防、口腔、护理、检验、影像专业

儿科学

第 5 版

主　　编	刘春峰　郑湘榕
副 主 编	周国平　欧阳颖　陈　昕

编　　者	王　叨	（郑州大学）
（按姓氏笔画排序）	乔莉娜	（四川大学）
	刘沉涛	（中南大学）
	刘春峰	（中国医科大学）
	闫　辉	（北京大学）
	许　巍	（中国医科大学）
	李　静	（锦州医科大学）
	李小权	（西安交通大学）
	李同欢	（遵义医科大学）
	吴　捷	（首都医科大学）
	吴　蔚	（浙江大学）
	陈　昕	（重庆医科大学）
	欧阳颖	（中山大学）
	周国平	（南京医科大学）
	郑湘榕	（中南大学）
	曹　清	（上海交通大学）
	梁　雁	（华中科技大学）
	翟晓文	（复旦大学）

编 写 秘 书	唐　莹	（中国医科大学）
数 字 负 责 人	郑湘榕	（中南大学）
数 字 秘 书	刘沉涛	（中南大学）

人民卫生出版社
·北　京·

图书在版编目（CIP）数据

儿科学 / 刘春峰，郑湘榕主编 . -- 5 版 . -- 北京：
人民卫生出版社，2025. 5. --（全国高等学历继续教育
"十四五"规划教材）. -- ISBN 978-7-117-37069-1

Ⅰ. R72

中国国家版本馆 CIP 数据核字第 2024PL2477 号

儿科学
Erkexue
第 5 版

主　　编　刘春峰　郑湘榕
出版发行　人民卫生出版社（中继线 010-59780011）
地　　址　北京市朝阳区潘家园南里 19 号
邮　　编　100021
E－mail　pmph @ pmph.com
购书热线　010-59787592　010-59787584　010-65264830
印　　刷　人卫印务（北京）有限公司
经　　销　新华书店
开　　本　787×1092　1/16　印张：36　插页：2
字　　数　847 千字
版　　次　2001 年 7 月第 1 版　　2025 年 5 月第 5 版
印　　次　2025 年 6 月第 1 次印刷
标准书号　ISBN 978-7-117-37069-1
定　　价　89.00 元

打击盗版举报电话　010-59787491　　E-mail　WQ @ pmph.com
质量问题联系电话　010-59787234　　E-mail　zhiliang @ pmph.com
数字融合服务电话　4001118166　　E-mail　zengzhi @ pmph.com

出版说明

为了深入贯彻党的二十大和二十届三中全会精神，实施科教兴国战略、人才强国战略、创新驱动发展战略，落实《教育部办公厅关于加强高等学历继续教育教材建设与管理的通知》《教育部关于推进新时代普通高等学校学历继续教育改革的实施意见》等相关文件精神，充分发挥教育、科技、人才在推进中国式现代化中的基础性、战略性支撑作用，加强系列化、多样化和立体化教材建设，在对上版教材深入调研和充分论证的基础上，人民卫生出版社组织全国相关领域专家对"全国高等学历继续教育规划教材"进行第五轮修订，包含临床医学专业和护理学专业（专科起点升本科）。

本套教材自1999年出版以来，为促进高等教育大众化、普及化和教育公平，推动经济社会发展和学习型社会建设作出了重要贡献。根据国家教材委员会发布的《关于首届全国教材建设奖奖励的决定》，教材在第四轮修订中有12种获得"职业教育与继续教育类"教材建设奖（1种荣获"全国优秀教材特等奖"，3种荣获"全国优秀教材一等奖"，8种荣获"全国优秀教材二等奖"），从众多参评教材中脱颖而出，得到了专家的广泛认可。

本轮修订和编写的特点如下：

1. 坚持国家级规划教材顶层设计、全程规划、全程质控和"三基、五性、三特定"的编写原则。

2. 教材体现了高等学历继续教育的专业培养目标和专业特点。坚持了高等学历继续教育的非零起点性、学历需求性、职业需求性、模式多样性的特点，贴近了高等学历继续教育的教学实际，适应了高等学历继续教育的社会需要，满足了高等学历继续教育的岗位胜任力需求，达到了教师好教、学生好学、实践好用的"三好"教材目标。

3. 贯彻落实教育部提出的以"课程思政"为目标的课堂教学改革号召，结合各学科专业的特色和优势，生动有效地融入相应思政元素，把思想政治教育贯穿人才培养体系。

4. 将"学习目标"分类细化，学习重点更加明确；章末新增"选择题"，与本章重点难点高度契合，引导读者与时俱进，不断提升个人技能，助力通过结业考试。

5. 服务教育强国建设，贯彻教育数字化的精神，落实教育部新形态教材建设的要求，配备在线课程等数字内容。以实用性、应用型课程为主，支持自学自测、随学随练，满足交互式学习需求，服务多种教学模式。同时，为提高移动阅读体验，特赠阅电子教材。

本轮修订是在构建服务全民终身学习教育体系、培养和建设一支满足人民群众健康需求和适应新时代医疗要求的医护队伍的背景下组织编写的，力求把握新发展阶段，贯彻新发展理念，服务构建新发展格局，为党育人，为国育才，落实立德树人根本任务，遵循医学继续教育规律，适应在职学习特点，推动高等学历医学继续教育规范、有序、健康发展，为促进经济社会发展和人的全面发展提供有力支撑。

新形态教材简介

本套教材是利用现代信息技术及二维码，将纸书内容与数字资源进行深度融合的新形态教材，每本教材均配有数字资源和电子教材，读者可以扫描书中二维码获取。

1. 数字资源包含但不限于PPT课件、在线课程、自测题等。

2. 电子教材是纸质教材的电子阅读版本，其内容及排版与纸质教材保持一致，支持多终端浏览，具有目录导航、全文检索功能，方便与纸质教材配合使用，可实现随时随地阅读。

获取数字资源与电子教材的步骤

❶ 扫描封底**红标**二维码，获取图书"使用说明"。

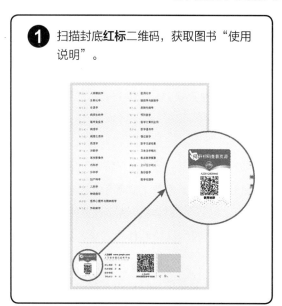

❷ 揭开红标，扫描**绿标**激活码，注册/登录人卫账号获取数字资源与电子教材。

❸ 扫描书内二维码或封底绿标激活码随时查看数字资源和电子教材。

数字资源　　电子教材

电子教材操作演示

❹ 登录 zengzhi.ipmph.com 或下载应用体验更多功能和服务。

扫描下载应用

客户服务热线 400-111-8166

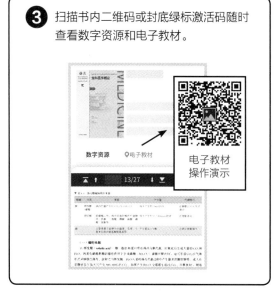

前　言

全国高等学历继续教育规划教材（专科起点升本科）《儿科学》第4版已出版5年余，儿科学有了很多新进展，高等学历继续教育也面临新的形势和任务。根据全国高等学历继续教育临床医学专业、护理学专业规划教材第五轮修订主编人会议精神，我们对教材进行了修订。

本次修订紧扣高等学历继续教育培养目标，遵循"三基、五性、三特定"编写原则，力求满足高等学历继续教育学生需求，使教材更加贴近临床实际，有利于学生的职业发展。本次修订将知识、能力和正确价值观的培养有机结合，力求做到内容新颖、图表清晰、文字严谨，有效激发学生学习兴趣和创新潜能。在编写内容上，与上版相比，增加了新的知识，如在第八章"免疫缺陷病和风湿性疾病"中加入"幼年型特发性关节炎"，在第九章"感染性疾病"中加入"结核潜伏感染"。在编写形式上，本次修订将章首"学习目标"细化为知识目标、能力目标、素质目标；每章节的主要疾病均以案例为切入点，提出具体问题，引导学生带着疑问和兴趣去学习；章尾设有"学习小结""复习参考题"，便于学生更好地理解、掌握和记忆每章的关键知识点。教材采用纸数一体的新形态教材编写模式，在编写中融入数字内容，具体包括PPT、同步练习题和在线课程，方便学生更好地突破难点、把握重点知识。

参加本次教材修订的编者均为临床、教学经验丰富的儿科专家，值此编写完成之时，感谢全体编者及编写秘书的辛勤付出！由于时间仓促，能力有限，难免存在不足之处，恳请读者批评和指正。

刘春峰

2025 年 5 月

目　录

推荐阅读文献

索　引

第一章　绪论

第一节　儿科学范围和任务

儿科学是研究从胎儿到青少年儿童健康及疾病防治的一门学科，在我国学科体系中，儿科学隶属于临床医学，属于二级学科。儿科学内容不但涵盖机体各个器官、系统的健康维护，而且涵盖儿童神经精神心理健康维护；从受精卵形成到青春期，都属于儿科学范畴。根据研究的内容和重点不同，可将儿科学分为预防儿科学、发育儿科学和临床儿科学。

（一）预防儿科学

预防儿科学（preventive pediatrics）重点研究儿科疾病的预防，采用疫苗接种、健康教育、疾病筛查、政府干预等方法对严重影响儿童健康的疾病、意外伤害、出生缺陷等进行防患于未然的行动。三级预防概念：一级预防包括基础预防、预防接种、营养、环境卫生、父母健康保健、遗传性疾病产前筛查等；二级预防是疾病的早期诊断治疗，如定期体检、出生缺陷早期筛查、遗传性疾病新生儿筛查、儿童发育行为异常早期筛查；三级预防则为疾病已经发生，为避免恶劣的临床预后而进行规范的诊断和治疗。为从根本上提高儿童健康水平，应尽量实施一级预防。

（二）发育儿科学

儿童不同于成人的一大根本特点是儿童正处于体格与心理发育过程中。随着经济社会的发展，发育行为问题被更早、更多地发现，孤独症等也成为研究的热点。因此，发育儿科学（developmental pediatrics）主要研究儿童正常体格和心理发育规律，及时发现发育异常并给予规范处理，维护儿童正常发育过程。

（三）临床儿科学

临床儿科学（clinical pediatrics）主要研究儿童时期各种疾病的发生发展规律，如何诊断、治疗及康复，使每一个患病的儿童个体得以恢复，提高疾病治愈率，从而有效降低疾病的发病率和病死率。随着儿科学的不断发展，儿科学下属的三级学科近年来不断完善，呼吸、消化、神经、血液、风湿免疫、感染、内分泌等亚专科逐渐形成相对独立的专科体系，为各系统的疑难复杂和危重疾病提供专业的解决方案。按照年龄纵向划分，母胎医学、围产医学、新生儿医学、青春期医学等学科体系也逐渐走向完善。儿科亚专业与普通儿科学（general pediatrics）分工协作、共同发展，最终形成维护儿童健康的完整体系。

2022年，全国婴儿死亡率已下降至4.9‰，5岁以下儿童死亡率下降至6.8‰，均降至历史最低。国家卫生健康委员会将继续推动一系列健康行动计划，力争到2030年我国5岁以下儿童死亡率下降到6‰以下，使儿童健康事业进一步得到高质量发展。

《"健康中国2030"规划纲要》对儿童死亡率的控制给出了如下解决方案：

1. **传染病防控方面** 继续实施扩大国家免疫规划，适龄儿童国家免疫规划疫苗接种率维持在较高水平，建立预防接种异常反应补偿保险机制。加强艾滋病检测、抗病毒治疗和随访管理，全面落实临床用血核酸检测和预防艾滋病母婴传播，疫情保持在低流行水平。建立结核病防治综合服务模式，加强耐多药肺结核筛查和监测，规范肺结核诊疗管理，全国肺结核疫情持续下降。有效应对流行性感冒、手足口病、登革热、麻疹等重点传染病疫情。

2. **降低5岁以下儿童死亡率方面** 实施母婴安全计划，倡导优生优育，继续实施住院分娩补助制度，向孕产妇免费提供生育全过程的基本医疗保健服务。加强出生缺陷综合防治，构建覆盖城乡居民，涵盖孕前、孕期、新生儿各阶段的出生缺陷防治体系。实施健康儿童计划，加强儿童早期发展，加强儿科建设，加大儿童重点疾病防治力度，扩大新生儿疾病筛查，继续开展重点地区儿童营养改善等项目。

促进我国儿童健康，人才是关键。我们既需要受过完整、长期训练的儿童专科医生，更需要大量守护在儿童健康第一线的普通儿科医生队伍，尤其是在西部欠发达地区。因此，国家提出了加强医教协同，建立完善医学人才培养供需平衡机制；以全科医生为重点，加强基层人才队伍建设。加大基层和偏远地区扶持力度；加强全科、儿科、产科、精神科等急需紧缺专业人才培养培训，为儿科学的可持续发展提供坚实的医学人才和健康保障。

第二节　儿科学特点

儿童不是成人的缩影，与成人的差异不仅是在体格大小上，两者间的最大差异在于儿童是正处于发育中的个体，从出生到成熟，儿童发育是一个连续但又可以分阶段的过程。在这个过程中，儿童各系统、器官及组织不仅在体积、重量上不断增加，而且更重要的是其功能不断成熟。因此，不同年龄的儿童不仅在解剖、生理、心理、免疫、内分泌等方面与成人明显不同，在疾病病因、发生发展规律、防治效果和远期预后方面都与成人疾病显著不同。儿科医生需十分重视儿童及儿科病患的特点，在疾病防治和健康维护过程中加以合理运用。

（一）**解剖**

从出生到长大成人，小儿在外观上不断发生变化，如体重、身高（长）、头围、胸围等，身体各部分比例发生改变，骨骼发育如颅缝和囟门闭合，骨化中心出现，牙齿的萌出和更替均呈现显著的年龄规律。内脏器官如心、肝、脾、肾的大小及位置，皮肤、肌肉、神经和淋巴系统等解剖结构均随年龄的增加而逐渐接近成人。

（二）**生理、生化**

不同年龄儿童具有不同的代谢特点和不同的生理、生化指标正常值水平，婴幼儿时期肝功能、肾功能的主要指标常远低于成人水平；随着生长发育，小儿的生化指标也在发生明显变化。新生儿外周血红细胞、白细胞计数和分类与成人及其他年龄段的儿童明显不同。婴儿代谢旺盛，体内水分含量高，肾脏的平衡能力不够，因而更容易发生水、电解质代谢紊乱和酸碱平衡失调。小儿时期容易出现髓外造血等。

（三）**病理**

取决于外因与内因的共同作用。小儿的内因明显区别于成人，因而在疾病发生时，病理变化明显有别于成人。同一个病原体如呼吸道合胞病毒，在成年人可能仅导致隐性感染（无病理改变）或轻微的上呼吸道感染，而在婴儿则可导致较为严重的毛细支气管炎或肺炎。儿童时期常见的一些基础疾病，如遗传性疾病、出生缺陷、营养不良、早产等，可使病理改变发生显著变化。

（四）**免疫**

小儿的皮肤娇嫩，屏障功能差，免疫系统反应协调能力尚不健全，因而容易发生感染。免疫系统可利用T、B淋巴细胞产生记忆，在下一次面对同一病原体时迅速产生强大的免疫应答，大幅度提高免疫系统的保护效能，而小儿时期，尤其是婴幼儿时期，大部分的免疫记忆尚处在建立过程中。预防接种的主要目的是在不导致疾病的情况下，诱导机体建立针对特定病原体的持久保护应答。婴幼儿时期免疫系统具有诸多显著特点，如母亲通过胎盘主动转运给胎儿的免疫球蛋白G（IgG），可保护其生后数月内免于发生各种感染。

（五）**营养**

小儿生长迅速，代谢十分旺盛，对营养物质的需求很高，特别是对蛋白质、水的需要量比成人明显增高。而小儿胃肠道功能尚未成熟，容易造成消化功能紊乱和营养素缺乏。

综上所述，在诊治儿科疾病时需注意以下特点。

1. **年龄特点** 某些疾病可能仅发生在特定年龄阶段，如毛细支气管炎，仅发生在婴幼儿期；某些疾病在特定年龄段高发，如川崎病，主要发生在5岁以下儿童，约占80%，少数病例也可发生于较大年龄儿童；相同或类似临床表现在不同年龄阶段发生，具有显著不同的病因和临床经过，如小儿惊厥，发生于新生儿时期多考虑与产伤、窒息、颅内出血或先天异常等有关，而6月龄以内儿童的病因则主要可能为中枢神经系统感染，6月龄~3岁主要病因为热性惊厥或中枢神经系统感染，3岁以上则以癫痫常见，各种病因所致惊厥的预后亦显著不同。

2. **急性病常见** 起病通常较急，来势汹，病情进展变化快，短期内出现水、电解质代谢紊乱和酸碱平衡失调等并发症，甚至进展为重症，需要机械通气等生命支持。但是，如能给予及时、正确的处理，病情往往能够在较短时间内得以改善，从而反证干预措施正确有效。

3. **绝大部分疾病可治** 与成人期的诸多慢性病不同，儿童时期的很多疾病是可治的。只要能够及时准确地判断病因，合理规范治疗，大多数疾病可以有效防治，从而避免死亡、后遗症等不良后果的发生。

4. **基础病因分析至关重要** 儿童时期出生缺陷、遗传性疾病、营养问题等远较成人多见，在疾病的发生、发展和重症化环节中起至关重要的作用，因而及时准确发现肺炎、腹泻、贫血等常见疾病的基础病因，是有效改善临床预后，降低儿童死亡率的关键。

第三节　小儿年龄分期及特点

儿童的解剖、生理和病理在不同年龄阶段具有显著不同的特点，儿童发育是一个连续、阶段性的过程，可将此过程分为以下7个阶段或年龄期。

（一）胎儿期

受精卵形成到胎儿出生称为胎儿期，共约40周。胎儿早期器官形成的阶段为成胚期或胚胎期（0~12周），此期末胎儿基本成形，可辨别性别。器官分化完成和迅速生长阶段为胎儿中期（13~28周），此期器官迅速生长，生理上接近成熟，但肺发育尚不成熟，如此期早产多不能存活。胎儿后期（29~40周）以脂肪及肌肉组织迅速生长为特征，体重增长迅速，母体IgG主动转运至胎儿，如此期早产可存活。

妊娠母亲的健康状况直接影响胎儿，母亲的各种感染、用药、营养状态和不良生活习惯均可能导致胎儿损伤。如吸烟、酗酒、吸毒等，有可能导致死胎、流产、早产或先天畸形等后果。胎盘和脐带异常也可严重影响胎儿发育。因此，加强妊娠期保健和胎儿保健十分重要。

（二）新生儿期

自胎儿娩出脐带结扎时开始至28日龄为新生儿期。此期生长发育和疾病谱构成与其他年龄段小儿具有明显不同。疾病的发生率高、死亡率高，是婴儿时期中的特殊时期，也是降低婴儿死亡率的关键时期。由于胎儿脱离母体独立面对外界环境，母体的一些不良因素（如先天性感染或产时感染）延续、先天畸形、分娩过程中的损伤等各种病因交织，使新生儿期成为各种疾病导致死亡的高危期。

（三）婴儿期

从出生到1岁为婴儿期，是儿童生长发育最为快速的时期，因而对营养物质要求特别高。虽然各器官系统在此期均快速生长发育，但重要脏器的平衡能力较为脆弱。一旦发生疾病，内环境平衡容易被打破出现失代偿状况。由于缺乏足够的免疫保护和免疫记忆，此期儿童容易受到各种病原体侵袭并导致相对严重的疾病，如果同时具有营养不良、早产、先天性心脏病、免疫功能缺陷等基础疾病，则容易导致死亡。因此，此期是降低5岁以下儿童病死率的关键时期。对具有基础疾病婴儿的感染防控，已成为新时期降低5岁以下儿童死亡率的主要任务之一。

（四）幼儿期

1岁以后到3岁之前为幼儿期，体格生长发育较婴儿期减慢，神经心理发育则明显加速，语言、记忆、思维和想象力、精细运动发展增快，对外界环境产生好奇心，好模仿。活动范围增加，接触家庭、社会和事物增多。营养需求的增加虽相对减缓，但仍然重要，是保证正常生长发育的关键。此期小儿对危险的识别能力十分有限，自我保护意识缺乏，应特别防护，避免意外伤害发生。

（五）学龄前期

3岁以后至6~7岁为学龄前期。此期体格生长处于稳步发展状态，神经心理发育迅速，思维能力和知识面快速发展，自理能力和社交能力明显增长。由于自我保护能力仍然不足，需持续注意避免意外伤害。

（六）学龄期

自6~7岁入小学至青春期前为学龄期。此期体格发育仍处于稳步、较缓增长状态，除生殖系统外，其他器官系统发育水平接近成人水平，疾病发生发展规律与成人的差异逐渐缩小。脑的形态基本与成人相同，智力发育较此前几期更为成熟，控制、理解、分析、综合能力明显增强，是增长知识、接受教育的关键时期，此期应特别注重保障儿童接受义务教育和其他各种权益。此期各种疾病的发生率显著下降，但健康促进仍十分重要，应注意预防近视、龋齿，形成良好的生活习惯，积极参加体育锻炼，维护体格和心理健康。

（七）青春期

从第二性征出现到生殖功能基本发育成熟，身高停止增长为青春期，是儿童到成人的重要过渡阶段。青春期通常为10~20岁，但此期儿童发育的个体差异和种族差异都较大，开始和结束年龄可相差2~4岁，女孩可为11~12岁至17~18岁，男孩一般从13~15岁至19~21岁。此期体格生长再次加速，生殖系统迅速发育并接近成熟。由于个体心理发育特点和社会环境影响，此期儿童容易出现各种心理行为问题，值得特别关注。

第四节　我国儿科的发展及展望

儿科学的任务是促进儿童健康、降低疾病损伤和保护儿童权益。儿科医生在儿科学发展和儿童医疗卫生服务体系建设过程中发挥着不可替代的作用。19世纪西方儿科学进入我国，至20世纪40年代我国儿科临床医疗初具规模。1943年诸福棠教授主编的《实用儿科学》问世，标志着我国现代儿科学正式建立。

中华人民共和国成立后，党和政府在各地建立和完善了儿科医疗机构和儿童保健机构，对保障我国儿童生长发育和提高儿童健康水平起到了关键作用。儿童生长发育监测、计划免疫接种、"四病"防治等在特定的历史时期保障了儿童健康，降低了常见病、多发病的疾病负担和病死率。改革开放以来，我国儿科事业进一步发展，2005年婴儿死亡率小于19.0‰、5岁以下儿童死亡率小于22.5‰；2022年婴儿死亡率进一步下降至4.9‰、5岁以下儿童死亡率下降至6.8‰，均降至历史最低，新生儿筛查、国家主导的计划免疫接种等项目均居发展中国家的领先地位，受到世界卫生组织（WHO）和各国的一致认可。未来国家卫生健康委员会将继续推动一系列儿童健康行动计划落地，这也需要政府、儿科医生和健康服务提供者及社会各界的共同努力，完善儿童医疗卫生服务体系，改革运行机制和支撑保障；做到加强基层、分工合作、技术引领、重点突破，既要紧跟国际儿科医学发展趋势，又要紧密结合我国国情，重点解决目前导致婴儿死亡和5岁以下儿童死亡的疾病。

（一）健全儿童医疗卫生服务体系建设

全国儿科医生数量目前仍然严重不足，三级医疗体系的实际运行效果不佳，分级诊疗和双向转诊尚未实现，导致我国儿童医疗卫生服务体系建设落后于预期。基层儿科卫生服务机构的能力提升直接关系到常见病、多发病的合理诊治和疑难危重病例的规范转诊，这是疾病防控和降低儿童死亡率的关键环节。建立一支数量匹配、稳定、胜任基层儿科医疗工作的儿科医生队伍刻不容缓，形成一套完整、科学的临床诊疗规范并真正在基层推广使用十分重要。另外，由于我国儿科从业人员受训和临床能力参差不齐，弥补基层儿科从业人员的能力短板将起到立竿见影的效果。

（二）厘清现阶段导致婴儿死亡和5岁以下儿童死亡的主要病因

随着经济社会的深刻发展变化，儿童疾病谱也正发生着巨大变化。既往严重威胁儿童健康的某些疾病，如脊髓灰质炎、天花等几乎已不复存在。一些老的传染病，如结核、麻疹、百日咳"死灰复燃"，新的病原体如新型冠状病毒等不断出现。生活方式相关疾病如肥胖、高血压、糖尿病等的发病逐渐低龄化。疾病谱的改变需要我们对儿科疾病防治、健康促进的国家战略作出相应调整，使防治重点更具针对性。今后，逐步建立儿童健康大数据库，对资源进行合理调配，进行深入的流行病学分析，将有助于重点疾病的有效防控。

（三）研发新型疾病防治方法，减少罕见病致死致残

各种资料显示，与发达国家相似，我国将来甚至现在致死、致残的病因由常见病转变为罕见病——具有罕见病作为基础疾病的患儿，面临着数百倍于无基础疾病常见病患儿的死亡风险。因此，针对罕见病研发新型防治手段，可能将成为今后我国进一步降低儿童死亡率的关键环节。虽

然已经过数十年的快速发展，但我国与发达国家儿科医学水平的差距，仍主要体现在罕见病领域。更多地研发、引进、推广行之有效的罕见病防治方法，如新生儿筛查、分子诊断、精准治疗等，是未来儿科医学发展的重要方向。

（刘春峰）

学习小结

儿科学是研究从胎儿到青少年儿童健康及疾病防治的一门学科，可分为预防儿科学、发育儿科学和临床儿科学。儿童不是成人的缩影，在不同年龄阶段，不仅在解剖、生理、心理、免疫、内分泌等方面与成人明显不同，而且在疾病发生的病因、发展规律、防治效果和远期预后方面都与成人疾病存在显著差异。儿童发育是一个连续、阶段性的过程，通常将其分为胎儿期、新生儿期、婴儿期、幼儿期、学龄前期、学龄期及青春期七个阶段，每一阶段由于解剖、生理和病理差异，具有各自的特点。因此，健全儿童医疗卫生服务体系建设，积极寻找导致婴儿死亡和5岁以下儿童死亡的主要病因，以及探索疑难疾病的防治手段，促进儿童健康及保护儿童权益，是儿科学未来的主要任务。

复习参考题

一、选择题

1. 从第二性征出现到生殖功能基本发育成熟，身高停止增长的时期是
   A. 婴儿期
   B. 幼儿期
   C. 青春期
   D. 学龄期
   E. 学龄前期

2. 新生儿期是指
   A. 自胎儿娩出脐带结扎时开始至3日龄
   B. 自胎儿娩出脐带结扎时开始至7日龄
   C. 自胎儿娩出脐带结扎时开始至1日龄
   D. 自胎儿娩出脐带结扎时开始至30日龄

   E. 自胎儿娩出脐带结扎时开始至28日龄

3. 1岁以后到3岁之前属于
   A. 胎儿期
   B. 幼儿期
   C. 婴儿期
   D. 青春期
   E. 新生儿期

4. 以下关于婴儿期的说法错误的是
   A. 婴儿期是儿童生长发育最为快速的时期
   B. 对营养物质要求特别高
   C. 容易受到各种病原体侵袭并导致相对严重的疾病
   D. 重要脏器的平衡能力强
   E. 一旦发生疾病，内环境平衡容易

被打破出现失代偿状况

5. 出生后至满1岁属于

A. 胎儿期

B. 幼儿期

C. 婴儿期

D. 围生期

E. 新生儿期

答案：1. C 2. E 3. B 4. D 5. C

二、简答题

1. 儿科学定义及主要任务是什么？

2. 儿科学的特点主要包括哪些？

3. 小儿年龄分期包括哪些阶段？每一阶段的主要特点有哪些？

第二章

生长发育

学习目标

知识目标	1. 掌握 生长发育总体规律及一般规律、体格生长评价方法与内容、体格生长发育偏离的诊断。
	2. 熟悉 出生至青春期的体格生长规律；体格发育有关的各系统发育特点；体格生长发育偏离的主要影响因素；感知、运动及语言发育规律；儿童神经心理发育评价方法的选择；儿童常见心理行为问题的诊断与治疗。
	3. 了解 生长发育的影响因素及学习障碍的相关内容。
能力目标	1. 具有采用准确的测量工具及规范的测量方法，进行儿童体格生长发育指标测量的能力，并对体格生长发育偏离的儿童进行科学指导。
	2. 具备利用儿童生长发育曲线正确评价儿童生长水平的能力。
素质目标	具备对于儿童生长发育等方面人文关怀理念、具有与儿童及家长沟通交流技巧、团队合作精神和自主学习能力。

第一节 生长发育规律及其影响因素

一、生长发育规律

生长和发育是儿童不同于成人的一个重要特点。生长是指随儿童年龄的增加，细胞的增殖分化使各器官、系统及身体的长大，可用数量表示。发育是指细胞、组织、器官分化与功能成熟，是机体质的变化，包括情感–心理的发育成熟过程。生长和发育密不可分，生长过程伴有发育成熟，两者共同表示机体的动态变化。掌握正常生长发育规律有助于儿科医生及早发现异常情况并及时作出相应处理，促进儿童健康成长。

（一）生长发育是连续的、有阶段性的过程

在整个儿童时期，生长发育不断进行，但各年龄阶段生长发育又有一定的特点，不同年龄阶段生长发育速度不同。例如生后第1年为第一个生长高峰；第2年以后生长速度趋于稳定；青春

期生长速度又加快，出现第二个生长高峰。

（二）各系统、器官发育不平衡

人体各系统、器官的发育顺序遵循一定规律，有各自的生长特点，以适应环境的变化。如神经系统发育较早，脑在生后2年内发育较快；淋巴系统在儿童期迅速生长，于青春期前达高峰，此后逐渐下降到成人水平；生殖系统发育较晚；其他系统器官，如心、肝、肾、肌肉的发育基本与体格生长平行（图2-1）。各系统发育速度的不同与其在不同年龄的生理功能有关。

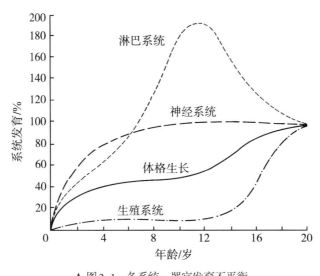

▲ 图2-1　各系统、器官发育不平衡

（三）生长发育的一般规律

生长发育遵循由上到下、由近到远、由粗到细、由简单到复杂、由低级到高级的规律。如出生后运动发育的规律是先抬头、后抬胸，再会坐、立、行（由上到下）；活动是从臂到手，从腿到脚（由近到远）；从全掌抓握到手指拾取（由粗到细）；先画直线后画圆圈、方形（由简单到复杂）；先会看、听、感觉事物，认识事物，再发展到有记忆、思维、分析和判断（由低级到高级）。

（四）生长发育的个体差异

儿童生长发育虽然按一定总规律发展，但在一定范围内受遗传、环境的影响，存在着相当大的个体差异，每个人生长的"轨道"不会完全相同。因此，评价时必须考虑个体的不同影响因素，才能作出正确判断。

二、影响生长发育的因素

（一）遗传因素

细胞染色体所载基因是决定遗传的物质基础。儿童生长发育的"轨道"，或特征、潜力、趋向，由父母双方的遗传因素决定。种族、家族的遗传信息影响深远，如皮肤及头发颜色、面型特征、身材高矮、性成熟的迟早、对营养素的需要量、对疾病的易感性等。在异常情况下，严重影响生长的代谢缺陷病、内分泌障碍、染色体畸形等与遗传直接有关。性别是影响体格生长的因素之一，如除青春前期外，女孩的平均身高（长）、体重均较同龄男孩低，女童进入青春期的年龄较男童约早2年。女孩的语言、运动发育也略早于男孩。

（二）环境因素

1. 营养 营养素是儿童体格生长的物质基础。当营养素供给充足且比例恰当时，加之适宜的生活环境，可使生长潜力得到充分发挥。宫内营养不良的胎儿不仅体格生长落后，严重时还会影响重要器官发育，如脑的发育；其成年后发生高血压、糖尿病、动脉粥样硬化、代谢综合征的概率将增加。生后营养不良，特别是第1~2年的严重营养不良，可影响体重、身高及智能发育。

2. 疾病 任何引起生理功能紊乱的急、慢性疾病均可直接影响儿童的体格生长。急性感染常使体重减轻；长期慢性疾病则同时影响体重和身高的增长；内分泌疾病常引起骨骼生长和神经系统发育迟缓；先天性疾病，如先天性心脏病可导致生长迟缓。

3. 母亲情况 胎儿在宫内发育受孕母生活环境、营养、情绪、疾病等各种因素的影响。如妊娠早期的病毒性感染可导致胎儿先天畸形；妊娠期严重营养不良可引起流产、早产和胎儿体格生长及脑发育迟缓；孕母妊娠早期受到某些药物、X线照射、环境中毒物和精神创伤的影响者，均可影响胎儿发育。

4. 家庭和社会环境 良好的居住环境，如阳光充足、空气新鲜、水源清洁、无噪声、居住条件舒适，配合健康的生活习惯、科学护理、良好教养、体育锻炼、完善的医疗保健服务等都是促进儿童生长发育达到最佳状态的重要因素。反之，则会带来不良影响。生活环境对儿童健康的重要作用易被家长和儿科医生忽视。

遗传影响儿童体格生长，但遗传潜力的发挥主要取决于环境条件，即儿童生长发育水平是遗传与环境共同作用的结果。

第二节 体格生长及其相关的各系统发育

案例2-1 患儿，女，16月龄。G_1P_1，妊娠39周剖宫产分娩，出生体重3.3kg，母亲妊娠期身体健康，生后母乳喂养，10月龄断离母乳，6月龄开始添加少许辅食。半个月前体格检查，体重7.2kg，身长73cm。否认特殊疾病及特殊用药史。家族史：无特殊。

思考：

1. 该患儿的体重是否正常？

2. 如果不正常，生长发育状况如何？

一、出生至青春期前体格生长规律

体格生长应选择易于测量、有较大人群代表性的指标来表示。常用指标有体重、身高（长）、头围、胸围等。

（一）体重的增长

体重为各器官、系统、体液的总重量。其中骨骼、肌肉、内脏、体脂、体液为主要成分。因体脂与体液变化较大，体重在体格生长指标中最易波动。体重易于测量准确，是最易获得反映儿童生长与近期营养状况的指标。儿科临床中用体重计算药量和静脉输液量。

新生儿出生体重与胎次、胎龄、性别及宫内营养状况有关。我国2015年九市城区调查结果显示，平均男婴出生体重为3.38kg±0.40kg，女婴为3.26kg±0.40kg，与世界卫生组织（WHO）的参考值相近（男3.3kg，女3.2kg）。出生时体重受宫内因素的影响大，出生后体重增长则与营养、疾病等因素密切相关。

儿童随年龄增加体重的增长逐渐减慢（图2-2）。我国1975年、1985年、1995年、2005年及2015年调查资料显示，正常足月儿生后第1个月体重增加可达1~1.7kg，生后3~4个月体重约等于出生时体重的2倍（6kg）。出生后第1年内婴儿前3个月体重的增加量约等于后9个月内体重的增加值，即12月龄时婴儿体重约为出生时的3倍（10kg），是生后体重增长最快的时期，为第一个生长高峰。生后第2年体重增加2.5~3.5kg，即2岁时体重约达出生体重的4倍（12kg）；2岁后至青春期前儿童体重增长减慢，年增长值约2kg。

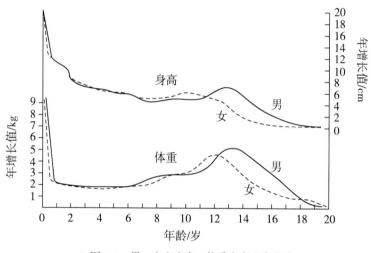

▲ 图2-2　男、女童身高、体重发育速度曲线

因儿童体重增长为非匀速的，存在个体差异。故评价时应以个体儿童自身体重增长速度的变化为依据，不可用"公式"计算的体重进行评价，也不宜以人群体重均数（所谓"正常值"）当作"标准"进行评价。当无条件测量体重时，为便于医务人员计算小儿用药量和液体量，可用以下公式估计体重。

3~12月龄：体重（kg）=［年龄（月）+9］/2

1~6岁：体重（kg）=年龄（岁）×2+8

7~12岁：体重（kg）=［年龄（岁）×7-5］/2

（二）身材的增长

1. 身高（长）　代表头部、脊柱与下肢长度的总和。3岁以下儿童立位测量不易准确，应仰卧位测量，称为身长。立位时测量称为身高。立位的测量值比仰卧位少1~2cm。

身高（长）的增长规律与体重一致（图2-2）。年龄越小，增长越快，同样出现婴儿期和青春期两个生长高峰。出生时身长平均为50cm。生后第1年身长增长最快，约为25cm；前3个月身长增长11~13cm，约等于后9个月的增长值，1岁时身长75cm，为出生时身长的1.5倍。生后第2年身长增长速度减慢（10~12cm），即2岁时身长约87cm。2岁以后到青春期前身高（长）每年增长6~7cm。如2岁以后身高每年增长低于5cm，为生长速度缓慢。身高（长）的发育受遗传、内分泌、宫内发育水平的影响较明显，短期的疾病与营养波动不易影响身高（长）的发育。

身高（长）的估计公式如下所示。

12月龄：75cm

2~6岁：身高（cm）=年龄（岁）×7+75

7~10岁：身高（cm）=年龄（岁）×6+80

2. 坐高（顶臀长） 指头顶到坐骨结节的垂直距离。与身长测量一致，3岁以下儿童仰卧位测量值称为顶臀长。坐高的增长代表头颅与脊柱的发育。

3. 指距 是两上肢水平伸展时两中指尖的距离，代表上肢长骨的生长。

（三）头围的增长

头围的增长与脑和颅骨的发育有关。胎儿期脑发育居全身各系统的领先地位，故新生儿出生时头围相对大，平均33~34cm。与体重、身长的增长规律相似，出生后第1年内前3个月头围的增长量（6cm）约等于后9个月头围增长的总和，即1岁时头围约为46cm。生后第2年头围增长减慢，约为2cm，即2岁时头围约为48cm。2~15岁头围仅增加6~7cm。因此，头围的测量在2岁以内最有价值。头围大小常与儿童身高有关，生后第1年头围约为：1/2身长+10cm；头围大小也与双亲的头围有关。较小的头围常提示脑发育不良。婴幼儿期连续追踪测量头围比1次测量更重要，头围增长过速往往提示脑积水。

（四）胸围的增长

代表肺与胸廓的发育。出生时胸围略小于头围1~2cm。1岁左右胸围约等于头围。1岁至青春期前胸围应大于头围（胸围约为"头围+年龄-1cm"）。1岁左右头围与胸围的增长在生长曲线上形成头、胸围的交叉，此交叉时间与儿童营养、胸廓的发育有关。发育较差者，头、胸交叉时间延后。

（五）身体比例与匀称度

1. 头与身长比例 在宫内与婴幼儿期，头领先生长，而躯干、下肢生长则较晚，生长时间也较长。因此，头、躯干、下肢长度的比例在生长进程中发生变化。头占身高（长）的比例从新生儿的1/4减为成人的1/8（图2-3）。

2. 体型匀称度 表示体型发育的比例关系，常以两个体格指标间关系表示，如身高（长）的体重（W/H）、胸围/身高（身高胸围指数）、[体重（kg）/身高（cm）]×1 000（Quetelet指数）、[体重（kg）/身长^2（cm^2）]×10^4（Kaup指数）、体重（kg）/身高^2（m^2）（体重指数）等。实际工作中常选用身高（长）的体重和体重指数/年龄来表示一定身高的相应体重范围，间接反映身体的密度与充实度。

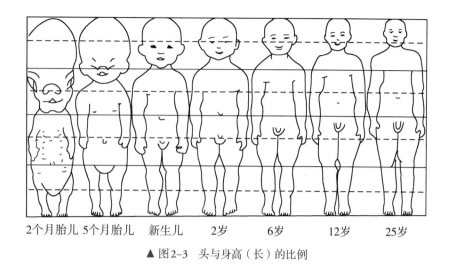

2个月胎儿 5个月胎儿 新生儿 2岁 6岁 12岁 25岁

▲ 图2-3 头与身高（长）的比例

3. 身材匀称度 以坐高（顶臀长）与身高（长）的比例表示，反映下肢的生长情况。坐高（顶臀长）占身高（长）的比例由出生时的0.67下降到14岁时的0.53。任何影响下肢生长的疾病可使坐高（顶臀长）与身高（长）的比例停留在幼年状态，如甲状腺功能减退症与软骨发育不全。

4. 指距与身高 正常时，指距略小于身高（长）。如指距大于身高1~2cm，对诊断长骨的异常生长有参考价值，如马方综合征（Marfan综合征）的蜘蛛样指/趾。

二、青春期体格生长规律

青春期是儿童到成人的过渡期，受性激素影响，青春期体格生长出现生后的第二个高峰，尤其是身高增长迅速，称为身高增长高峰（peak height velocity，PHV），PHV开始和持续时间有性别和个体差异，男童PHV出现时间比女童晚2年，且每年身高的增长值大于女童，故最终男童比女童高。

女童在乳房发育后（9~11岁），男童在睾丸增大后（11~13岁）身高开始加速生长，1~2年生长达PHV，此时女童身高平均年增加7~8cm，男童9~11cm。在第二个生长高峰期，身高增加值约为最终身高的15%。PHV提前者，身高停止增长的时间也提前。相反，PHV延后者，青春期身高发育也较慢，但最终身高达正常范围。

青春期儿童生殖系统开始发育并出现第二性征，男、女童体型发生显著改变。女童耻骨与髂骨下部的生长和脂肪堆积，臀围加大；男性则有肩部增宽，下肢较长，肌肉增强的不同体型特点。

三、与体格发育有关的各系统发育

（一）骨骼发育

1. 头颅骨 除头围外，还可依据骨缝及前、后囟闭合时间来评价颅骨的发育。分娩时婴儿头颅通过产道，故出生时骨缝稍有重叠，不久重叠现象消失。出生时后囟很小或已闭合，最迟在6~8周龄闭合。前囟出生时平均1~2cm（对边中点连线的距离），2~3月龄婴儿颅骨重叠逐渐消失，前囟较出生时大，之后逐渐骨化缩小至闭合。前囟是最后闭合的囟门，最迟于2岁闭合。前囟大小与闭合年龄的个体差异较大，如正常儿童前囟可在0.6~3.6cm。前囟检查在儿科临床很重要（图2-4），如脑发育不良时前囟小或关闭早；甲状腺功能减退时前囟关闭延迟；颅内压增高时前囟饱满；脱水时前囟凹陷。颅骨随脑的发育而增长，且发育先于面部骨骼（包括鼻骨、下颌骨）。

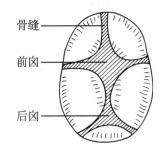

骨缝 ——
前囟 ——
后囟 ——

▲ 图2-4　囟门发育

2. 脊柱发育　脊柱的增长反映脊椎骨的生长。出生时脊柱无弯曲，仅轻微后凸。3月龄左右随着抬头动作的发育出现颈椎前凸；6月龄后能坐，出现胸椎后凸；1岁左右开始行走，出现腰椎前凸。这样的脊椎自然弯曲，至6~7岁才为韧带所固定。椎间盘的形成是青春后期儿童躯干继续增长的主要原因。注意儿童坐、立、走的姿势，选择适宜的桌椅，对保证儿童脊柱的正常形态很重要。

3. 长骨发育　是从胎儿期到成人期逐渐完成。长骨生长主要由长骨干骺端的软骨骨化和骨膜下成骨作用使长骨增长、增粗，当骨骺与骨干融合时，标志着长骨停止生长。

长骨干骺端的软骨次级骨化中心随年龄的增加而有规律地出现，即按一定顺序及骨解剖部位发生，骨化中心出现的数目可反映长骨生长的成熟程度（图2-5）。因此，用X线测定不同年龄儿童长骨干骺端骨化中心的数目，并将其标准化，即为骨龄（bone age）。出生时腕部尚无骨化中心，股骨远端及胫骨近端已出现骨化中心。因此，在判断长骨生长时，婴儿早期应拍摄膝部X线骨片，年长儿应拍摄左手及腕部X线骨片。骨龄在临床上有重要的诊断价值。因骨发育与生长激素、甲状腺素、性激素有关，如甲状腺功能减退症、生长激素缺乏症时骨龄明显延后；中枢性性早熟（又称真性性早熟）、先天性肾上腺皮质增生症时骨龄超前。但正常骨化中心出现的年龄差异较大，故诊断骨龄延迟时一定要慎重。

（二）牙齿发育

牙齿生长与骨骼有一定关系，但因胚胎来源不完全相同，两者的生长不完全平行。婴儿出生时无牙但乳牙已骨化，乳牙牙胚隐藏在颌骨中，被牙龈覆盖。恒牙的骨化从新生儿期开始，18~24月龄时第三恒白齿已骨化。多数婴儿4~10月龄时乳牙开始萌出，若13月龄后仍未萌出者为乳牙萌出延迟。乳牙萌出顺序一般为下颌先于上颌，自前向后（图2-6）。全副乳牙（共20颗）最晚2.5~3岁时出齐。乳牙萌出时间及顺序的个体差异较大，与遗传、内分泌、食物性状有关。

6岁左右开始萌出第1颗恒牙（即第一磨牙，位于第二乳磨牙之后，又称为六龄齿）。6~12岁乳牙逐个被同位恒牙替换，此期为混合牙列期。12岁萌出第二磨牙，17~18岁以后萌出第三磨牙（智齿），也有终生第三磨牙不萌出者。恒牙共有32颗。

健康的牙齿结构需要充分的蛋白质、钙、磷、维生素C、维生素D等营养素和甲状腺激素。食物的咀嚼有利于牙齿生长。牙齿生长异常可见于外胚层发育不良与甲状腺功能减退症等疾病。

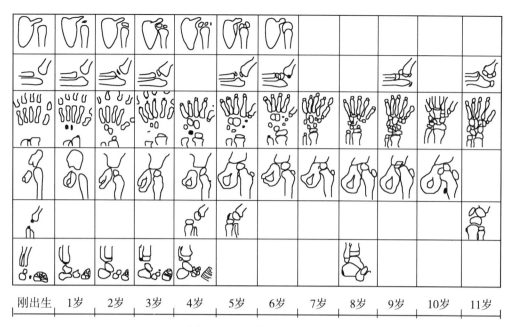

	刚出生	1岁	2岁	3岁	4岁	5岁	6岁	7岁	8岁	9岁	10岁	11岁

▲ 图2-5　次级骨化中心出现顺序

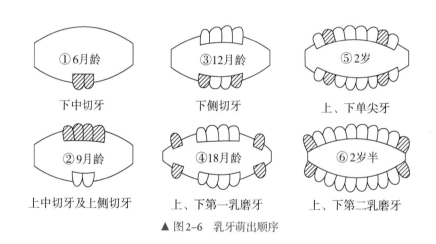

① 6月龄　　　　　③ 12月龄　　　　　⑤ 2岁

下中切牙　　　　下侧切牙　　　　上、下单尖牙

② 9月龄　　　　　④ 18月龄　　　　　⑥ 2岁半

上中切牙及上侧切牙　　上、下第一乳磨牙　　上、下第二乳磨牙

▲ 图2-6　乳牙萌出顺序

四、体格生长评价

（一）体格生长评价的测量值表示方法及内容

儿童处于快速生长发育阶段，身体形态及各部分比例变化较大。儿童生长发育阶段有自身的规律和特点，了解与正确评价儿童生长发育状况，及早发现问题，给予适当的喂养指导与行为干预，对促进儿童的健康生长十分重要。

1. 测量值表示方法

（1）体格发育测量值的统计学表示方法：① 离差法，是最常用的统计学方法之一，以均数（$\bar{X}$）加减标准差（S）来表示。② 百分位数法，将变量值按数值大小顺序排列为100份，每份即代表一个百分位数。一般采用第3、10、25、75、90、97百分位数。目前在体格生长评价时，离差法与百分位数法都广泛应用，结论基本一致。③ 中位数法，是将一组样本变量从小到大排列，位居中央的变量即中位数。当样本变量为正态分布时，中位数等于均数与第50百分位数。

（2）界值点的选择：通常离差法以 $\overline{X} \pm 2S$ 为正常范围，包括样本的95%。百分位数法以 $P_3 \sim P_{97}$ 为正常范围，包括样本的94%，相当于 $\overline{X} \pm 2S$。

（3）结果表示

1）等级划分：依据工作内容，利用均数加减标准差或直接用百分位数分为三等级、五等级（表2-1）。三等级划分法以 $>\overline{X}+2S$ 为上，$\overline{X} \pm 2S$ 为中，$<\overline{X}-2S$ 为下。

▼ 表2-1　五等级划分法

等级	离差法	百分位数法
上	$\geq \overline{X}+2S$	$\geq P_{97}$
中上	$\overline{X}+1S \leq \cdot < \overline{X}+2S$	$P_{75} \leq \cdot < P_{97}$
中	$\overline{X}-1S \leq \cdot < \overline{X}+1S$	$P_{25} \leq \cdot < P_{75}$
中下	$\overline{X}-2S \leq \cdot < \overline{X}-1S$	$P_3 \leq \cdot < P_{25}$
下	$<\overline{X}-2S$	$<P_3$

2）生长曲线：按各等级的数值绘制成曲线图。不仅能直观、准确了解儿童的生长水平，还能对儿童某项指标进行定期纵向观察，以便及早发现异常及采取干预措施（图2-7）。

2. 体格生长评价内容

（1）基本要求：正确评价儿童体格生长状况。必须注意：① 采用准确的测量用具及统一的测量方法，这样测量的数值才有进行评价的价值。② 适宜的参照人群值是评价儿童个体与群体体格生长状况的必备资料。参照人群值的选择决定评价的结果。WHO将美国国家卫生统计中心（NCHS）推荐的参照人群值作为生长曲线（图2-7）国际参照人群值。根据不同性别的各年龄组正常儿童横断面的体格生长（体重或身高）调查资料标记在体重、身高图上制成参考曲线，这是儿童系统管理中常用的方法，简单且直观。③ 定期纵向观察才能了解儿童的生长是否沿着自己的"轨道"发展。

（2）儿童体格生长评价：包括生长水平、生长速度及匀称度三个方面。

1）生长水平：将儿童某一年龄时点所获得的某一项体格生长指标测量值（横断面测量）与参照人群值比较，得到该儿童在同质人群中所处的位置，即为此儿童该项体格生长指标在此年龄的生长水平，通常以等级表示其结果。生长水平包括所有单项体格生长指标，对群体儿童生长水平进行评价可了解该群体儿童的体格状况；对个体儿童单次评价的结果仅表示该儿童已达到的水平，不能说明过去存在的问题，也不能预示该儿童的生长趋势（轨道）。生长水平评价的优点是简单易行，直观形象，但不能反映儿童生长的获得过程或"轨道"。

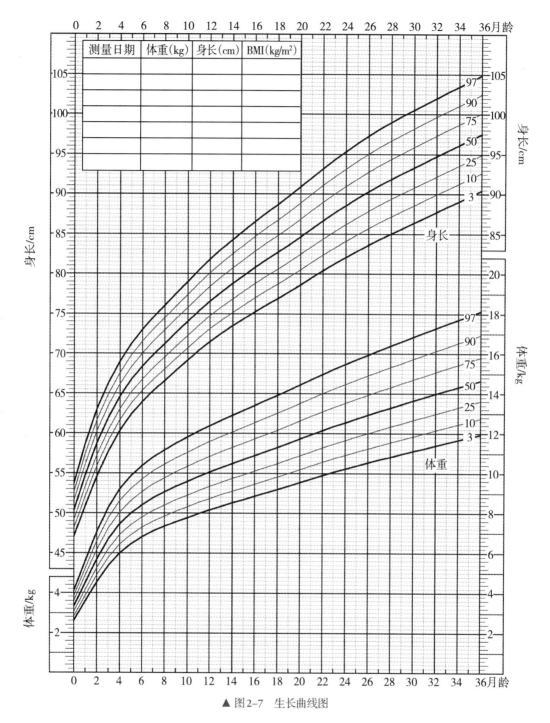

测量日期	体重(kg)	身长(cm)	BMI(kg/m²)

▲ 图2-7　生长曲线图

2）生长速度：是对某一单项体格生长指标进行定期连续测量（纵向观察），将获得的该项指标在某一年龄阶段的增长值与参照人群比较，得到该儿童该项体格生长指标的生长速度。结果以正常、下降（增长不足）、缓慢、加速表示。

这种动态纵向观察个体儿童生长的方法可发现个体儿童自己稳定的生长轨道，体现个体差异，即遗传、环境的影响。如一个女童3月龄时体重为5.4kg，虽然生长水平低于第3百分位数，但其出生体重为2.3kg，出生至3月龄体重增长了3.1kg，与参照人群值的生长速度（3.25kg）一致，故此女童体重的生长是正常的。生长速度的评价较生长水平更能真实反映儿童生长状况。生长速度正常的儿童生长基本正常。以生长曲线表示生长速度简单、直观，便于给家长解释。定期进行体格检查是生长速度评价的关键。年龄小，生长较快，及时发现问题后纠正，恢复也较快。

3）匀称度：是对体格生长指标之间关系的评价。

A. 体型匀称度：表示体型生长的比例关系，实际工作中常选用身高（长）的体重表示一定身高的相应体重增长范围，间接反映身体的密度与充实度。将实际测量值与参照人群值进行比较，结果常以等级表示。

B. 身材匀称度：以坐高（顶臀高）/身高（长）的比值反映下肢生长状况。将实际测量计算结果与参照人群值计算结果进行比较。结果以匀称、不匀称表示。

（二）体格生长发育偏离

体格生长发育偏离为生长水平低于第3百分位数（或$\overline{X}-2S$）、超过第97百分位数（或$\overline{X}+2S$）；或生长曲线（"轨道"）的改变超过$2S$（或2条主百分线，如从第75百分位数降到第25百分位数）。后者发生在正常生长范围内，往往易于忽略。因此，体格生长发育偏离（growth and development deviation）的发生需定期纵向观察才能识别及早期发现，寻找原因并加以干预。

体格生长发育偏离是儿童生长过程中最常见的问题，有些可起始于胎儿期，部分为遗传、代谢、内分泌疾病所致，还有少数为神经心理因素所致，但多数仍为后天营养与疾病影响造成。体格生长发育偏离可影响整个机体或部分机体，有时甚至是不可逆转的。常见的体格生长发育偏离如下所示。

1. 体重生长发育偏离

（1）体重过重：体重大于同年龄、同性别儿童体重正常参考值中位数加2个标准差（$>\overline{X}+2S$）或超过第97百分位数者。包括：① 高身材，体重与身高发育平行致体重与身高的发育超过同龄儿童。② 营养失衡，因摄入能量过多致体重的发育速度超过身高的发育速度。③ 疾病因素，如严重心肾疾病所致水肿病理性体重增加；继发性肥胖如库欣综合征、垂体与性腺的病变、下丘脑疾病等。

（2）低体重：体重低于同年龄、同性别儿童体重正常参考值中位数减2个标准差（$<\overline{X}-2S$）或低于第3百分位数者。包括：① 身材矮小，正常的、与身高发育平行的情况，如家族性矮小。② 营养不良，部分有严重宫内营养不良史的儿童，生后体重发育未能追上同龄儿童。③ 疾病因素，严重心肾疾病，慢性消耗性疾病，如结核病、反复呼吸道感染、肠寄生虫病、慢性消化不良及慢性肝炎等，致使消化吸收功能降低及蛋白质、能量消耗增加。也可见于恶性肿瘤，如白血病、淋巴肉瘤等晚期消瘦。还可见于某些内分泌或代谢异常疾病，如糖尿病、慢性肾上腺皮质功能减退症等。④ 精神因素，不良的生存环境、长期的神经心理压抑（如虐待）等可使儿童的精神长期处于紧张状态、负担过重或受到压抑而影响食欲，或儿童缺乏母爱和受到适当的刺激导致体重不增或下降。青春期女孩可因生理、心理上的变化，出现神经性厌食，导致体重降低。

2. 身高（长）生长发育偏离

（1）身材过高：身高（长）大于同年龄、同性别儿童身高（长）正常参考值中位数加2个标准差（$>\overline{X}+2S$）或超过第97百分位数者。包括：① 正常的家族性高身材。② 性发育异常，如性早熟儿童伴身高提前发育，多见于女孩，男女比为1∶4。临床上将性早熟分为中枢性性早熟（central precocious puberty，CPP）、外周性性早熟（peripheral precocious puberty）和不完全性性早熟三大类。③ 内分泌疾病，如垂体性肢端肥大症（acromegaly）是由垂体生长激素分泌过多所引起的骨骼快速生长，以长骨增长最为明显，身高远远高于正常范围。如果生长激素分泌过多开始于青春期以后骨骺已经闭合时，即称为垂体性肢端肥大症。④ 结缔组织性疾病，如马方综合征（又称蜘蛛样指/趾综合征）为常染色体显性遗传，主要临床表现有蜘蛛样指/趾，晶状体半脱位，主动脉扩张，肢体细长，手、膝过度伸展，肘伸展受限，智力可正常。

（2）生长迟缓：身高（长）小于同年龄、同性别儿童身高（长）正常参考值中位数减2个标准差（$<\overline{X}-2S$）或低于第3百分位数者。

1）匀称性矮小：① 宫内发育不良，为小于胎龄儿（small for gestational age infant，SGA），多由宫内营养不良引起，其次为遗传代谢缺陷、宫内感染等。② 遗传性，如家族性矮小患儿是双亲或双亲之一身材矮小，出生时身高体重正常，生后生长速度接近正常或略缓慢，骨龄与年龄相吻合，智能发育正常，无第二性征发育延迟。体质性发育延迟儿童多有家族性，男孩多见。出生时身高和体重正常，生后生长发育速度缓慢，为正常的低限，骨龄落后，智能发育正常，第二性征与身高发育一致，可出现延迟，最终身高达正常成人。③ 内分泌疾病，如生长激素缺乏症，因腺垂体合成或分泌生长激素部分或完全缺失，或由于结构异常、受体缺陷等所致生长发育障碍性疾病。任何年龄均可发病，出生时身高体重正常，生后生长发育速度缓慢，骨龄小于实际年龄2岁以上，智能发育正常，可有第二性征发育延迟。④ 染色体病，如21-三体综合征（又称先天愚型、Down综合征）。主要表现为智能发育落后，特殊面容，体格发育落后，可伴有多发畸形。⑤ 精神、心理障碍性矮小，儿童由于精神、心理受挫，如父母离异、被父母遗弃或虐待、遭遇突发事件等，丘脑-垂体及生长激素-胰岛素样生长因子（GH-IGF）轴的功能受到影响而导致生长缓慢。主要表现为骨龄发育落后，第二性征发育延迟，伴有行为、情绪及睡眠等问题。⑥ 其他全身性疾病，慢性疾病如先天性心脏病、小肠吸收不良综合征、严重营养不良、严重贫血等。

2）非匀称性矮小：① 内分泌疾病，如先天性甲状腺功能减退症的儿童骨龄严重落后，智能发育迟缓，四肢短、躯干长，眼距宽、鼻梁宽平、舌大而宽、颜面部呈黏液性水肿、表情淡漠；② 遗传代谢病，如黏多糖贮积症（mucopolysaccharidosis）；③ 骨与软骨发育不全，如成骨不全。

3. 头围生长发育偏离

（1）头围过大或巨头症：头围大于同年龄、同性别儿童头围正常参照值的均数加2个标准差（$>\overline{X}+2S$）或超过第97百分位数者。可见于：① 正常的遗传性头围大。② 慢性颅脑疾病致颅内压增高时，如脑积水（hydrocephalus）。脑积水婴儿出生后前囟与头围同时增长过快，颅缝大而宽，前囟张力大，严重时双眼呈"落日征"。跟踪头围的发育可早期诊断，早期治疗，避免严重后果。③ 某些遗传代谢病，如黏多糖贮积症。

（2）头围过小：头围小于同年龄、同性别儿童头围正常参照值的均数减2个标准差（$<\overline{X}-2S$）或低于第3百分位数者。见于：① 正常的遗传性头围小；② 脑发育不全导致小头畸形，伴精神发育迟滞；③ 染色体病，如4p部分单体综合征（又称Wolf-Hirschhorn综合征）（46，XX，4p⁻）患儿出生体重低，头小而长，前额突，颅面发育不良（下颌小而后缩），生长迟缓，严重精神发育迟滞。常染色体部分三体综合征［47，XX（XY），+del（14）（q22）］患儿表现为小头，耳位低，小下颌，精神发育迟滞，隐睾。环状染色体综合征如［46，XY，r（10）］患儿出生体重低，小头，生长迟缓，中度精神发育迟滞，颅面发育不良，耳位低，眼发育异常，可伴隐睾。阿姆斯特丹型侏儒征（又称Cornelia De Lange综合征）患儿表现为小头，浓眉，小耳且耳位低，矮小，精神发育迟滞。

第三节　神经心理运动发育及其评价

一、感知、运动及语言发育

在儿童成长过程中，神经心理的正常发育与体格生长具有同等重要的意义。神经心理发育包括感知、运动、语言、心理功能的发育，以神经系统的发育和成熟为物质基础。婴幼儿神经心理的发育大量地反映在日常行为中，此期的发育也称为行为发育，2~3岁以后就更多地出现智能活动。发育行为儿科学常将婴幼儿能力归纳为若干有共同特征的能区，如按婴幼儿的行为分为大运动、精细运动、语言、个人、社会等能区。婴幼儿的行为发育与以后的认知、智能、心理发育有关。

（一）感知觉的发育

感觉是通过各种感觉器官从外界环境中选择性地取得信息的能力。

1. 视感知发育　需要正常的眼球和中枢神经系统发育。新生儿已有视觉感应功能，有瞳孔对光反应，安静清醒状态下有短暂的注视能力，但仅在15~20cm距离处视觉最清晰，不少新生儿有眼球震颤的现象。新生儿期后视感知发育迅速，1月龄时可凝视光源，头可跟随水平方向移动的物体转动达中线（90°），开始有头眼协调；3~4月龄时喜看自己的手，头眼协调较好，可随物体水平转动180°；6~7月龄时目光可随上下移动的物体垂直方向转动90°，并可改变体位、协调动作，能看到下落的物体，喜鲜艳明亮的颜色，尤其是红色；8~9月龄时开始出现视深度感觉，能看到小物体；18月龄时已能区分各种形状；2岁时可区别垂直线与水平线；5岁时视力达到1.0，能阅读少量书本和黑板上的符号和文字；6岁时视深度已充分发育。

2. 听感知发育　新生儿出生时鼓室无空气，听力差；生后3~7日时听觉良好，50~90dB的声音可引起呼吸改变，能区别90dB和104dB的声音；3~4月龄时头可转向声源，听到悦耳声时会微笑；7~9月龄时能确定声源，区别语言的意义；13~16月龄时可寻找不同高度的声源，听懂自己的名字；4岁时听觉发育完善。婴幼儿可用简单的发声工具或听力器进行行为测试以筛查听力，年长儿可用秒表、音叉或测听器测试。脑干听觉诱发电位可较精确地判断儿童的听觉。

3. 味觉和嗅觉发育　新生儿出生时味觉发育已很完善，出生1小时的新生儿已能分辨甜味、酸味、苦味和咸味四种基本味道，出现不同的面部表情。婴儿对甜味表现出愉快的表情，而对苦味与酸味则相反。婴儿喜欢甜味是不需要学习的。婴儿早期的味觉体验可能影响以后的味觉。出生时嗅觉中枢与神经末梢已发育成熟，生后1~2周的新生儿已可识别母亲与其他人的气味，3~4月龄时已能区别愉快与不愉快的气味，7~8月龄时开始对芳香气味有反应。

4. 皮肤感觉的发育　新生儿大脑皮质的发育尚未完善，对痛觉、温度觉、触觉刺激不能定位，在受冷、热刺激时所引起的是全身性运动，而不是局部的逃避反射。出生时痛觉已存在，但不敏感；新生儿触觉以眼、口周、手掌、足底等部位高度敏感；对冷刺激的反应比对热刺激更敏锐。2~3岁时可辨别物体的属性，如软、硬、冷、热等。5~6岁时可区别体积和重量不同的物体。

出生时存在某些维持生命生理功能的反射活动，以后随大脑及各感觉器官的发育，在先天性、非条件反射的基础上产生后天的条件反射。3~4月龄后大脑皮质有了鉴别功能，开始形成抑制性条件反射。2岁后可逐渐利用第二信号系统形成条件反射。生后2周左右形成第一个条件反射吸吮动作，2月龄左右形成与视觉、听觉、味觉、嗅觉、触觉等相关的条件反射。

（二）运动发育

又称神经运动发育，分为大运动（包括平衡）和精细运动两大类（图2-8、图2-9）。初生时大脑皮质、锥体系、新纹状体尚未发育完善，因此生后几周内动作缓慢，如蠕动样动作，动作多而肌张力高。运动发育与脑的形态、功能发育部位、神经纤维髓鞘化的时间和程度有关。随着脊髓的髓鞘化，婴儿从抬头到能翻身、爬行、走等。运动发育的规律是自上而下，由近到远，由不协调到协调，先正面动作后反向动作。发育异常时，神经髓鞘化过程推迟，出现发育迟缓。运动发育迟缓发生的原因不同，应仔细鉴别。

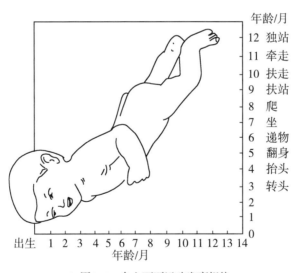

▲ 图2-8　自上而下运动发育规律

1. 平衡与大运动　对生后前几个月婴儿运动状态的估计，可观察俯卧时头的抬起、踢足的力量、握持和拥抱反射的对称性。对较大婴儿则观察坐、站、走、跑动作的能力与出现的月龄。

（1）抬头：新生儿俯卧时能抬头1~2秒；3月龄时抬头较稳；4月龄时抬头很稳，并转动自由。

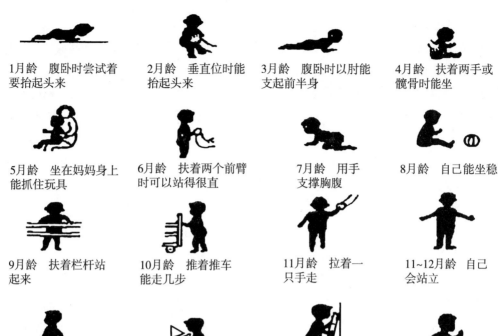

1月龄　腹卧时尝试着　　2月龄　垂直位时能　　3月龄　腹卧时以肘能　　4月龄　扶着两手或
要抬起头来　　　　　　抬起头来　　　　　　支起前半身　　　　　髋骨时能坐

5月龄　坐在妈妈身上　　6月龄　扶着两个前臂　　7月龄　用手　　　　8月龄　自己能坐稳
能抓住玩具　　　　　　时可以站得很直　　　　支撑胸腹

9月龄　扶着栏杆站　　10月龄　推着推车　　11月龄　拉着一　　11~12月龄　自己
起来　　　　　　　　能走几步　　　　　　只手走　　　　　　会站立

12~14月龄　自己会走　　15月龄　会蹲着玩　　18月龄　会爬上小梯子　　2岁　会跑、跳

▲图2-9　姿势发育

（2）翻身：是最早的运动发育。1~2月龄时可伸展脊柱从侧卧位到仰卧位；4~5月龄时能较有意地从侧卧位到仰卧位，没有身体的转动；6~8月龄时可有意伸展上肢（或下肢），继而躯干、下肢（或上肢），分段转动，可连续从仰卧翻至俯卧位，再翻至仰卧位。

（3）坐：新生儿腰肌无力，至3月龄扶坐时腰仍呈弧形；6月龄时能靠双手支撑稳坐片刻；8月龄时能坐稳并左右转身。

（4）匍匐、爬：新生儿俯卧位时已有反射性的匍匐动作；2月龄俯卧时能交替踢腿，这是匍匐的开始；3~4月龄时可用手撑起上身数分钟；7~8月龄时可用手支撑胸腹，使上身离开床面或桌面，有的可在原地转动身体；8~9月龄时可跪爬；10月龄后儿童熟练爬行；1.5岁左右可爬上台阶。

（5）站、走、跳：走分站与行走两个阶段。新生儿双下肢直立时稍可负重，出现踏步反射及立足反射；5~6月龄扶立时双下肢可负重，并上下跳动；8~9月龄时可扶站片刻；10~12月龄时可独站片刻和扶走；11月龄时可独自站立片刻；15月龄时可独自走稳。初走时髋、膝、肘部微屈曲，以维持重心；行走时先足尖着地；走得较稳时则表现为双臂下摆，足跟、足尖行走。18月龄时可跑步和倒退行走，24月龄时可双足并跳，30月龄时可独足跳1~2次。

2. 精细运动　是手指精细运动的发育。新生儿两手紧握拳；3~4月龄时握持反射消失，可胸前玩手，看到物体时全身乱动，并企图抓扒物品；6~7月龄时出现换手与捏、敲等探索性动作；9~10月龄时可用拇指、示指拾物，喜撕纸；12~15月龄时学用匙，拿笔乱涂画；18月龄时能叠2~3块方积木；2岁时可叠6~7块方积木，会翻书。

（三）语言发育

是儿童全面发育的标志。评价儿童语言发育应考虑听觉、发音器官及大脑功能，与周围人群的语言交往是促进语言发育的重要条件。当婴儿说出第一个有意义的字时，意味着他真正开始用语言与人交往。语言发育经过语言前期（发音与学语，0~12月龄）及语言阶段。表达语言是继理解语言之后而发展，一般须经过3~4个月。小儿语言发育的年龄大致相似，一般1岁时会说一个单词。会话能力是先理解后表达，先会用名词、动词，后会用代名词、形容词、介词、助词。12~18月龄幼儿单词词汇增加到20个，能指认并说出家庭主要成员的称谓；24月龄时能指出简单的人、物名和图片；到3岁时能指认许多物品名，并说出由2~3个字组成的短句；4岁时能讲述简单的故事情节。

二、儿童神经心理发育评价

儿童神经心理发育水平表现在感知、运动、语言及心理过程等各种能力及性格方面，对这些能力的评价称为心理测试。心理测试仅能判断儿童神经心理发育水平，没有诊断疾病的意义，不可替代其他学科的检查。心理测试需由经专门训练的专业人员根据实际需要选用，不可滥用。

（一）能力测验

1. 筛查测验

（1）丹佛发育筛查测验（Denver development screen test，DDST）：近年尚有修订版（DDST-R）。DDST主要用于6岁以下儿童的发育筛查，实际应用时对4.5岁以下的儿童较为适用。共104个测试项目，分为大运动、精细运动、个人适应性行为和语言四个能区。结果异常或可疑者应进一步进行诊断性测试。

（2）绘人测验（draw a person test）：适用于5~9.5岁儿童。要求儿童根据自己的想象绘一个全身正面人像，计分内容包括身体部位、各部比例、表达方式的合理性。绘人测验的结果与其他智能测试的相关系数在0.5以上，与推理、空间概念、感知能力的相关性更显著。该测验可进行个别测试，也可进行集体测试。但绘人测验对智商的测试相对粗糙，不能反映儿童能力特征和差异。

（3）皮博迪图片词汇测验（Peabody picture vocabulary test，PPVT）：适用于4~9岁儿童的一般智能筛查，可测试儿童听觉、视觉、知识、推理、综合分析、语言词汇、注意力、记忆力等。PPVT的工具是120张图片，每张有黑白线条画四幅，测试者说一个词语，要求儿童指出其中相应的一幅画。因其方法简单，不用操作和言语，所以适用于某些特殊情况，如有语言障碍、注意力分散或胆小的儿童。测试结果并不能全面反映儿童智力水平，主要侧重言语能力。

（4）瑞文测验联合型（combined Raven test，CRT）：是一种非文字的智力测验，适用于5~7.5岁人群，目的是测验一个人的观察力及清晰思维能力。可进行个别测试或集体测试。测验由A、Ab、B、C、D、E六个单元共计72幅标准型渐进矩阵图构成。每个测题由一张抽象的图案或一系列无意义的图形构成一个方阵，要求被测人从呈现在下面的6小块（或8小块）供选择的图片中选择一块正确的匹配给整体结构图片。本测验可用于有语言障碍的受试者或语言交流不便的情况，也适用于各种跨文化的比较研究。

2. 诊断测验

（1）格塞尔发育量表（Gesell developmental schedule）：适用于4周至3岁的婴幼儿，从大运动、精细动作、个人－社会、语言和适应性行为五个方面进行测试，判断和诊断婴幼儿神经系统发育及功能成熟情况。结果以发育商（DQ）表示。

（2）贝利婴儿发展量表（Bayley scales of infant development）：适用于1~42月龄婴幼儿，通过智能量表（178项）、运动量表（111项）和婴儿行为记录表（30项），检查婴幼儿心理发育水平，确定是否有发育迟缓及干预后的效果，也是研究儿童神经心理发育的工具。

（3）斯坦福－比奈智力量表（Standford–Binet intelligence scale，S–B）：适用于2~18岁儿童，测试内容包括幼儿的具体智能（感知、记忆）和年长儿的抽象智能（思维、逻辑、数量、词汇），用以评价儿童学习能力和对智能迟滞者作出诊断和程度分类。结果以智商（IQ）表示。

（4）韦克斯勒幼儿智力量表（WPPSI）：适用于4~6.5岁儿童，通过编制一整套不同测试题，分别衡量个体不同性质的能力，将得分综合后可获得儿童多方面能力的信息，较客观地反映学龄前期儿童的智力水平。这套量表可用于智力评估和智力低下儿童的诊断测试。

（5）韦克斯勒儿童智力量表修订版（WISC–R）：适用于6~16岁儿童，内容与评分方法同WPPSI。

（二）适应性行为测试

1. 新生儿行为评价量表（neonatal behavioral assessment scale，NBAS）　适用于0~28日龄新生儿，内容包括28项行为和18项反射，检查、观察及评分过程强调新生儿状态，每个项目中对状态有不同要求。用于评价新生儿行为发育水平，可早期发现脑损伤，对高危儿进行监测，并预测婴儿后期的性格和中枢神经系统的情况。

2. 婴儿－初中生社会生活能力量表　该量表是我国根据"日本S–M社会生活能力检查量表"修订的，此量表适用于6月龄至15岁儿童社会生活能力的评定，包括独立生活、运动、作业、交往、参加集体活动、自我管理等6种行为能力。在确定精神发育迟滞诊断与分级时必须结合社会适应性行为的评定结果。

3. 阿肯巴克儿童行为量表（Achenbach child behavior checklist，CBBCL）　此量表为父母评定量表，适用于4~16岁儿童，该量表内容全面，能够发现不同性别、年龄段的不同社会能力和行为问题。

4. 康氏儿童行为量表（Conners child behavior scale）　适用于3~17岁儿童。包括父母问卷、教师用量表与简明症状问卷三种形式，主要用于评估儿童行为问题，特别是儿童注意缺陷多动障碍（ADHD）。

第四节　常见心理行为问题

一、儿童行为问题

儿童在发育过程中出现的行为问题较为常见，对儿童身心健康发育影响很大。儿童行为问题表现在儿童日常生活中，容易被家长忽略，或被过分严重估计。因此，区别正常的和异常的儿童行为非常必要。目前有多种衡量儿童行为的量表可帮助区分儿童异常的行为问题。

儿童行为问题的发生与年龄、性格、发育水平、社会环境、父母对子女的期望、教养方式、父母的文化等显著相关，一般可分为生物功能行为问题、运动行为问题、社会行为问题、性格行为问题、语言问题等。多数儿童行为问题可在发育过程中自行消失。

（一）屏气发作

屏气发作（breath holding spell）是表现为呼吸暂停的一种异常性格行为问题。婴儿多见，5岁前逐渐自然消失。呼吸暂停发作常在情绪急剧变化时，如发怒、恐惧、剧痛、剧烈叫喊时出现，常有换气过度，使呼吸中枢受抑制，哭喊时屏气，脑血管扩张，脑缺氧可有晕厥、丧失意志、口唇发绀、躯干、四肢挺直，甚至四肢抽动，持续0.5~1分钟后呼吸恢复，症状缓解。屏气发作与惊厥发生无关。如父母焦虑、过度呵护与关注儿童，可强化屏气发作行为。应加强家庭教养，遇矛盾冲突时家长应耐心说理解释，避免粗暴打骂，尽量不让儿童有发脾气、哭闹的机会。

（二）吮吸手指、咬指甲症

3~4月龄后的婴儿生理上有吮吸要求，常在饥饿时和睡前自吮手指尤其是拇指以安慰自己，多随年龄增长而消失，少数持续到18岁后。7月龄时婴儿吮吸手指增强，8月龄达到高峰状态，2岁后逐渐消失。儿童吮吸手指多在孤独、疲倦、沮丧、嗜睡、饥饿时发生，若强行制止，则易起到负性强化作用。婴儿因心理上得不到满足而精神紧张、恐惧焦急，或父母关爱不够，又缺少玩具、音乐、画等视听觉刺激，感到孤独则吮吸手指自娱，渐成习惯，部分婴儿延至年长仍有吮吸手指的行为。长期吮吸手指可影响牙齿、牙龈及下颌的发育，致下颌前突、牙列不齐，妨碍咀嚼。咬指甲症的形成过程与吮吸手指相似，也系情绪紧张、感情需求得不到满足而产生的坏习惯，多见于学龄前期及学龄期儿童。爱护和关心儿童，消除其抑郁孤独心理。当儿童吮吸手指或咬指甲时应将其注意力分散到其他事物上，鼓励儿童建立改正坏习惯的信心，勿打骂讽刺，使之产生自卑心理，在手指上涂抹苦药等方法也往往起不到好的效果。

（三）遗尿症

2~3岁儿童多已能控制排尿，如在5岁后仍发生不随意排尿即为遗尿症（enuresis），大多数发生在夜间，称为夜间遗尿症。遗尿症可分为原发性和继发性两类。原发性遗尿症较多见，多有家族史，男多于女，无器质性病变，多因控制排尿的能力迟滞所致；继发性遗尿症大多由全身性或泌尿系统疾病（如糖尿病、尿崩症）等引起，其他如智力低下、神经精神创伤、尿道畸形、感染，尤其是膀胱炎、尿道炎、会阴部炎症等也可引起继发性遗尿现象。继发性遗尿症在处理原发疾病后症状即可消失。

原发性遗尿症多发生在夜间，偶见于白天午睡时或清醒时；发生频率不一，每周1~2次或每夜1次，甚至一夜几次。儿童夜间膀胱控制发育延迟可能有家族史、低体重儿的发育延迟、睡眠时间过长、平日排尿训练过迟等情况。健康状况欠佳、疲倦、过度兴奋紧张、情绪波动等可使症状加重，有时自动减轻或消失，亦可复发。约50%儿童可于3~4年内发作次数逐渐减少而自愈，也有一部分儿童持续遗尿直至青春期或成人，往往造成严重心理负担，影响正常生活与学习。对遗尿症的诊断必须先除外能引起继发性遗尿的全身或局部疾病。

原发性遗尿症的治疗要先取得家长和患儿的合作。指导家长安排适宜的生活制度和坚持排尿训练，绝不能在患儿发生遗尿时加以责骂、讽刺、处罚等，否则会加重患儿心理负担。应训练患儿将排尿时间间隔逐渐延长，每次排尿务必排尽；晚餐后应控制入水量，睡前排尿，不宜过度兴奋；睡熟后父母可在其经常遗尿的时间之前唤醒，使其习惯于觉醒时主动排尿，必要时也可采用警报器协助训练。药物治疗大多有副作用，效果仅50%左右，停药后又易复发，近年来用抗利尿药去氨加压素（DDAVP）治疗儿童遗尿症。此外，尚可考虑针灸、推拿、中药治疗。

（四）违抗、发脾气、攻击行为

多为18月龄至4岁的儿童。当儿童的愿望与环境冲突、受到挫折或溺爱时常常发生违抗或发脾气，甚至出现有害他人或毁物的情况。父母或抚养者如以惩罚方式对待，则会增加儿童的对立情绪。父母或抚养者应理解儿童的情绪失控是对挫折的合情理反应，给儿童时间和空间恢复情绪。如果儿童不能恢复而表现继续对立，家长应不予理睬直至儿童能调整自己的情绪。最重要的是，父母自己应是儿童控制情绪的榜样。帮助儿童发展自主能力，使他们感到控制情绪是最简单的、父母可以接受的选择。这可帮助儿童减少无能、被压服、被吞没的内心感受。这些消极感受可能在以后的人际关系、两性关系和性格发展中有相反的作用。

（五）睡眠障碍

婴幼儿的生物节律发育中的问题容易被低估。新生儿大脑皮质尚未发育成熟，兴奋与抑制过程很容易扩散，皮质下中枢兴奋性仍较高。4小时的睡眠–清醒周期似乎与胃肠生理的周期改变有关，可通过改变婴儿的喂养而改变。婴儿睡眠过程中的"夜醒"是发育中的正常现象，1岁时20%~30%的婴儿仍然出现夜间醒来的现象。夜间睡眠状况是发育的一个标志，主要受成熟因素控制，但家庭和社会因素也可能影响睡眠生物钟的建立。母乳喂养与出生后5个月内婴儿夜间的觉醒关系非常密切。4~12岁儿童的常见睡眠问题是不愿正常上床睡觉，多有睡眠延迟和夜间醒来的问题。年长儿的睡眠生物节律紊乱可为睡眠延迟、清晨醒来过早或白日睡眠过多。评价儿童的睡眠状况应记录白日所有的睡眠时间。

正常的睡眠对儿童神经系统的发育成熟、生活学习顺利进行非常重要。0.2%~10%的儿童存在睡眠障碍（sleep disorder），严重影响儿童身心健康。按国际诊断分类（DSM–Ⅳ1002）分为四类：① 睡眠时间较同龄儿童少；② 睡眠时间较同龄儿童过多；③ 睡眠觉醒程序障碍，如因睡眠调节或觉醒异常而嗜睡；④ 睡眠伴随症，如睡眠时的行为异常，有遗尿症、睡行症（又称梦游）或睡眠的病理生理异常，如阻塞型睡眠呼吸暂停综合征（obstructive sleep apnea syndrome, OSAS）。腺样体肥大是OSAS的常见原因之一。注意缺陷多动症儿童常有睡眠问题，如入睡困难、不安宁睡眠、清晨醒来过早。儿童睡眠障碍的治疗常以行为治疗为主。

（六）习惯性摩擦综合征

是指儿童内收双腿交叉摩擦，或双腿夹裹被子、枕头、衣物等来挤压外生殖器，伴双颊泛红、表情紧张、两眼凝视、轻微出汗、气喘等，过后困倦、嗜睡；女童可伴外阴充血，男童可出现阴茎勃起；制止会引起不满和反抗哭闹。年长儿童可抚弄生殖器，或双腿骑跨硬物上摩擦生殖器。多见于2~6岁儿童，上学后逐渐消失，至青春期可演化为手淫。学龄前男女差别不明显，学龄后男童多见。病因可能与外阴局部刺激引起的瘙痒有关，如外阴部炎症、湿疹、包皮过长、包茎、蛲虫感染等，继而发展为习惯动作。不良生活环境、情绪紧张和焦虑等可诱发或加剧儿童习惯性摩擦综合征。

家长应忽视儿童擦腿行为或分散儿童注意力，切勿训斥或恐吓。治疗或消除阴部刺激原因，内裤宽松。培养儿童上床即睡、睡醒即起的习惯。顽固性手淫应行为治疗。

二、青春期常见的心理卫生问题

青春期由于内分泌系统的发动，随着生长突增、第二性征的出现，生殖系统迅速发育达到性成熟，儿童在生理上发生了重大变化，引起了他们对自身及异性的好奇与神秘感。生理上很快成熟进入成人期，但与心理、行为和社会学方面的发育成熟不相一致，造成青春期发育过程中在心理、行为和社会适应方面的一些特殊问题，如抑郁症、物质滥用、性传播疾病、伤害等。

（一）抑郁症

青春期的情绪改变是对身体、社会角色和各种关系变化的一种适应。其特点是反应强度大且易变化，情感变化复杂，容易狂喜、愤怒，也容易极度悲伤和恐惧。因外界不利环境，如家长和老师的忽视、压制和不公平、学习压力和对性发育的困惑等，而引起青少年烦恼、焦虑和抑郁等情绪不稳的现象并不少见。如果反应异乎寻常地强烈或低落，可以出现持续性的紧张、焦虑、抑郁、内疚、恐慌等状态，以致发生抑郁症。

（二）物质滥用

青春期是人生中最容易动摇而不稳定的时期，由于自我意识的发展，产生了外在环境与内在自我的强烈矛盾。如果在对矛盾不断调整和适应的过程中，青少年不能很好地适应，则会产生一些行为问题，如反复、大量地使用可以改变自己精神状态、具有依赖性的一类有害物质，包括烟、酒、某些药物（如镇静药、镇痛药、可卡因、致幻剂、有同化作用的激素类药）等。

（三）进食障碍

1. 神经性厌食　是由不良心理、社会因素引起的长期厌食。早期为主动性节食、厌食，进而出现食欲缺乏、消瘦、内分泌代谢紊乱。

2. 神经性贪食症　一种无控制的多食、暴食病症。可反复发作，多见于女性儿童和少年。可同时伴发神经性厌食。

（四）性传播疾病

性传播疾病（sexually transmitted diseases，STD）是指由性接触而传播的传染病。常见的STD有淋病、梅毒、尖锐湿疣、沙眼衣原体感染、软下疳、生殖器疱疹、滴虫病、乙型肝炎和艾滋病等。有些STD只能通过性行为传播，有些STD还可通过其他途径传播，如乙型肝炎、艾滋病等。

青春期的行为和生理特点预示着性活跃期的青少年发生STD的危险性及不良后果。受感染的青少年可以没有任何临床症状表现。许多STD的早期症状和体征难以被觉察，以致被许多人忽视而造成更严重的损害，尤其在女性中，难以进行早期诊断和早期治疗。

（五）伤害

是指因为能量（机械能、热能、电能等）的传递或干扰超过人体的耐受性而造成组织损伤，如窒息导致缺氧和刺激引起精神创伤。因此，伤害不只限于躯体组织的损伤或功能障碍，还可导致精神创伤或心理障碍。伤害可以分为非故意伤害和故意伤害两大类。常见的伤害如下：

1. 自杀　有自杀行为的青少年有时可有家族自杀行为倾向，其父母往往有自杀企图的历史；或精神疾患如抑郁症、厌世症、边缘人格、攻击性行为等；或环境因素如父母不和睦、有不良行为、亲子关系紧张可使青少年产生自杀行为。学校课程负担重、考试失败是近年来自杀的重要因素，其他如失恋、性行为问题、物质滥用等与自杀也有密切关系。

2. 暴力　青少年暴力行为与发生在家庭内、外的暴力有关。在儿童期受到虐待和忽视、目击暴力、青少年性乱和体罚、遭受暴力和攻击可使青少年在日后发生暴力行为和犯罪。

3. 车祸　因青少年缺乏经验、未察觉到危险、不遵守交通规则或冒险行为而引起，如紧张性情绪、乙醇或药物的使用等也可促使车祸发生。

三、学习障碍

学习不仅是阅读、书写、计算等能力，还包括获得这些技能的整个学习过程。学习的必要条件是要有正常发展的认知能力、正常的感觉（尤其是听、视觉）器官功能、正常的运动发育、正常情绪和良好的环境。学习障碍属特殊发育障碍，是指在获得和运用听、说、读、写、计算、推理等特殊技能上有明显困难，并表现出相应的多种障碍综合征。临床上常把各种原因如智力低下、多动、情绪和行为问题、特殊发育障碍引起的学业失败统称为学习困难。中枢神经系统的某些功能障碍也会导致学习技能上的困难。学龄期儿童发生学习障碍者较多，小学2~3年级为发病的高峰，男孩多于女孩。学习障碍可有学习能力的偏异（如操作或语言能力）；协调运动障碍，如手眼协调差，影响绘图等精细运动技能的获得；分不清近似音，影响听、说与理解；理解与语言表达缺乏平衡，听与阅读时易遗漏或替换，不能正确诵读，构音障碍，交流困难；知觉转换障碍，如听到"狗"时不能就想到"狗"，立即写出"狗"字；视觉空间知觉障碍，辨别能力差，常分不清6与9，b与d等。学习障碍的儿童不一定智力低下，但其认知特性导致患儿不能适应学校学习和日常生活。在拒绝上学的儿童中有相当一部分是学习障碍儿童，对他们应仔细了解、分析原因，采取特殊教育对策。

（李静）

学习小结

　　小儿生长发育是连续而有阶段的过程，各系统、器官发育不平衡，遗传和环境因素是影响生长发育的主要因素。体重、身高（长）、头围及胸围是评价青春期前儿童体格生长的关键指标。青春期儿童不仅体格生长迅速，其生殖系统开始发育并出现第二性征。小儿神经心理运动发育包括感知、运动及语言发育，其评价需结合实际需要选用能力测试和适应性行为测试。儿童常见行为问题包括屏气发作、吮吸手指及睡眠障碍等，青春期常见的心理问题包括抑郁症、物质滥用及进食障碍等。

复习参考题

一、选择题

1. 小儿体格发育的两个高峰期是
   A. 婴儿期、学龄期
   B. 学龄前期、青春期
   C. 幼儿期、学龄期
   D. 婴儿期、青春期
   E. 新生儿期、学龄期

2. 3月龄小儿按公式计算其身高、头围约是
   A. 55cm，38cm
   B. 60cm，40cm
   C. 65cm，42cm
   D. 70cm，44cm
   E. 75cm，46cm

3. 健康儿童，女，体重8kg，身长68cm。已能抓物、换手、独坐久，能发复音。其符合的最早月龄是
   A. 13~15月龄
   B. 11~12月龄
   C. 9~10月龄
   D. 7~8月龄
   E. 4~6月龄

4. 小儿生长发育的规律是
   A. 先体积增大后功能成熟
   B. 神经系统的发育相对较晚
   C. 动作发育顺序是自上而下
   D. 同年龄小儿发育指标相同
   E. 出生一年后发育速度加快

5. 体格生长评价中，生长水平反映儿童
   A. 过去存在的问题
   B. 生长趋势
   C. 在某一年龄时点体格发育达到的水平
   D. 个体差异
   E. 两项指标间的比例关系

　　答案：1. D　2. B　3. D　4. C　5. D

二、简答题

1. 1岁儿童体格发育正常。体重9kg，头围46cm，身高75cm，其胸围最可能是多少？

2. 一个健康儿童体重7.5kg，身长62cm，会翻身，能独坐很久，不会爬，能发出"爸爸""妈妈"等音，但无意识，能听懂自己的名字，其最可能的月龄是多少？

3. 儿童身高在2岁至青春前期每年增长多少？

4. 某一2岁儿童有18枚乳牙，是正常发育吗？

第三章

儿童保健原则

学习目标

知识目标	1. 掌握　儿童的年龄分期和预防接种流程。 2. 熟悉　各年龄期儿童保健要点和预防接种禁忌及不良反应处理。 3. 了解　儿童保健的具体措施；儿童意外事故预防；儿童心理卫生。
能力目标	1. 能够指导家长从营养与心理发育两方面掌握各个年龄阶段儿童保健要点。 2. 能够指导家长科学看护孩子，预防意外事故发生。 3. 具备不同年龄阶段儿童预防接种注意事项及相关不良反应处理能力。
素质目标	具有与患儿及家长沟通交流技巧、团队合作精神和自主学习能力。

第一节　各年龄期儿童保健要点

（一）胎儿期及围生期保健

胎儿的发育与孕母的躯体健康、营养状况、生活环境和心理卫生等密切相关，所以胎儿期保健主要通过对孕母的保健来实现，属于一级预防保健。① 预防遗传性疾病与先天畸形：父母婚前应进行遗传咨询，禁止近亲结婚，以减少遗传性疾病的发生；孕妇早期应预防弓形虫、风疹病毒、巨细胞病毒及单纯疱疹病毒感染，避免引起胎儿畸形及宫内发育不良；避免接触放射线和铅、苯、汞、有机磷农药等化学毒物；应避免吸烟、酗酒；患有心肾疾病、糖尿病、甲状腺功能亢进症、结核病等慢性疾病的孕母应在医生指导下用药，对高危产妇应定期进行产前检查，必要时终止妊娠。胎儿致畸敏感期见图3-1。② 保证充足营养：妊娠晚期应加强铁、锌、钙、维生素D等重要微量营养素的补充，但也应防止营养摄入过多而导致胎儿体重过重，影响分娩和成年期健康。③ 给予孕母良好的生活环境，避免环境污染。注意劳逸结合、减少精神负担和心理压力。尽可能避免妊娠期合并症，预防流产、早产、异常分娩的发生。④ 预防产时感染，对早产儿、低体重儿、宫内感染、产时异常等高危儿童应予以特殊监护。⑤ 预防并及时处理围生期胎儿（或婴儿）缺氧、窒息、低体温、低血糖、低钙血症和颅内出血等疾病。

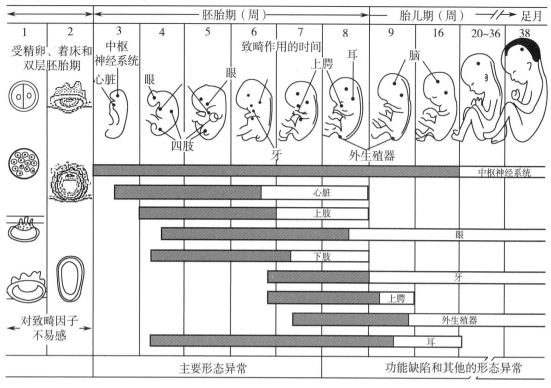

| | 高敏感期 | | 较敏感期 |
▲ 图3-1　胎儿致畸敏感期

（二）新生儿期保健

初生新生儿需经历一段时间的调整，才能适应宫外环境。新生儿，特别是生后1周内的新生儿发病率和死亡率极高，婴儿死亡中约2/3是新生儿，<1周的新生儿死亡数占新生儿死亡数的70%左右，因此新生儿保健重点在生后1周内。① 出生时护理：产房室温保持在25~28℃；新生儿娩出后迅速清理口腔内黏液，保证呼吸道通畅；严格消毒、结扎脐带；记录出生时阿普加评分（Apgar评分）、体温、呼吸、心率、体重与身长；设立新生儿观察室，出生后观察6小时，正常者进入婴儿室或母婴室，高危儿送入新生儿重症监护治疗病房。② 新生儿居家保健：新生儿居室的温度与湿度应随气候温度变化调节，有条件的家庭在冬季应使室内温度保持在20~22℃，湿度以55%为宜；夏季应避免室内温度过高，保持新生儿体温正常恒定。③ 提倡母婴同室，尽早喂母乳，指导母亲采用正确的哺乳方法以维持良好的乳汁分泌，满足新生儿生长所需；对于母乳确实不足或无法进行母乳喂养的，应指导母亲使用科学人工喂养方法。④ 新生儿皮肤娇嫩，应保持皮肤清洁，避免损伤；注意脐部护理，预防感染。⑤ 父母应多与新生儿交流，抚摸有利于早期情感交流。

（三）婴儿期保健

婴儿期体格生长十分迅速，必须有丰富并易于消化的大量各种营养素满足其生长需要，但婴儿消化功能尚未成熟，易发生消化紊乱、腹泻、营养不良等疾病。因此，对婴儿应：① 提倡纯母乳喂养至4~6月龄；混合喂养或人工喂养婴儿应正确选择配方奶粉；4~6月龄的婴儿按个体发育水平开始添加辅食，为断离母乳做准备。② 定期进行体格检查，便于早期发现缺铁性贫血、佝偻病、营养不良、发育异常等疾病，并予以及时干预和治疗。③ 坚持户外活动，进行空气浴、日光浴和被动体操，有利于体格生长；给予各种感知觉刺激，促进大脑发育。④ 按计划免疫程序完成基础免疫。

（四）幼儿期保健

由于感知能力和自我意识的发展，对周围环境产生好奇心、乐于模仿，行为发育迅速，易被成人过分呵护而抑制其独立能力的发展。对幼儿期儿童应：① 供给丰富的营养素，训练幼儿的自行进食技能；② 注重与幼儿的语言交流，通过游戏、讲故事、唱歌等促进幼儿语言发育与大运动能力的发展；③ 培养幼儿的独立生活能力，安排规律生活，养成良好的生活习惯，如睡眠、进食、排便、沐浴、游戏、户外活动等；④ 每3~6个月应进行1次体格检查，预防龋齿，筛查听力、视力异常；⑤ 预防疾病与异物吸入、烫伤、跌伤等意外伤害。

（五）学龄前期保健

学龄前期儿童智力发展快、独立活动范围扩大，是性格形成的关键时期。因此，对学龄前期儿童应：① 加强儿童的教育，注意培养其学习习惯、想象与思维能力，使之具有良好的心理素质；② 通过游戏、体育活动增强体质，在游戏中学习遵守规则和与人交往；③ 每年应体格检查1~2次，进行屈光不正、龋齿、缺铁性贫血等常见病的筛查与矫治；④ 保证充足营养，预防外伤、溺水、误服药物及食物中毒等意外事故。

（六）学龄期与青春期保健

此期儿童求知欲强，是获取知识的最重要时期，也是体格发育的第二个高峰期。因此，对学龄期与青春期儿童应：① 提供适宜的学习条件，培养良好的学习习惯，加强素质教育；② 开展体育锻炼，增强体质并培养毅力和奋斗精神；③ 合理安排生活，供给充足营养，预防屈光不正、龋齿、缺铁性贫血等常见病的发生；④ 每年体格检查1次，监测生长发育，及时发现体格生长发育偏离及心理行为异常，并及早干预；⑤ 进行法治教育，学习交通规则和意外事故的防范知识，减少伤残的发生；⑥ 在青春期应进行正确的性教育，以使其在生理和心理上有正确健康的认识。

第二节　儿童保健的具体措施

（一）护理

对小儿的护理是儿童保健、医疗工作的基础内容，年龄越小的儿童越需要合适的护理。

1. 居室应阳光充足、通气良好，冬季室内温度尽可能达到18~20℃，湿度为55%~60%。对哺乳期婴儿，主张母婴同室，便于母亲哺乳和料理婴儿。患病者不应进入小儿居室，尤其是新生儿、早产儿的居室。

2. 衣着应选择浅色、柔软的纯棉织物，宽松而少接缝，以避免摩擦皮肤和便于穿、脱。存放新生儿衣物的衣柜内不宜放置樟脑丸，以免发生新生儿溶血病。新生儿应衣着宽松，保持双下肢屈曲姿势，有利于髋关节的发育，婴儿最好穿连体衣裤或背带裤，不用松紧腰裤，以利胸廓发育。

（二）营养

是保证儿童生长发育及健康的先决条件，必须及时对家长和有关人员进行有关母乳喂养、断乳期婴儿的辅食添加、幼儿期正确的进食行为培养、学龄前期及学龄期儿童的膳食安排等内容的宣教和指导（见第五章）。

（三）计划免疫

我国自1978年开始实施儿童计划免疫已40余年，儿科医生应了解常用疫苗的研究和使用进展，包括国内"疫苗可预防疾病（vaccine preventable disease）"的发病情况，疫苗的制备和免疫原理、使用程序、注意事项、副作用和禁忌证，才可能加强感染性疾病的预防和研究。

计划免疫是根据免疫学原理、儿童免疫特点及传染病发生情况给儿童规定免疫程序，有计划地使用生物制品进行预防接种，提高人群免疫水平，达到控制和消灭传染病的目的。计划免疫已作为适宜的技术和措施在全球推广。

1. 预防接种的种类与程序　目前我国在全国范围内对适龄儿童常规接种乙型肝炎疫苗、卡介苗、脊髓灰质炎疫苗、百白破混合疫苗、麻疹疫苗、甲型肝炎疫苗、流行性脑脊髓膜炎疫苗、流行性乙型脑炎疫苗、麻腮风疫苗。此外，根据流行地区、季节和特殊人群进行炭疽杆菌疫苗、流行性出血热疫苗和钩端螺旋体疫苗等的接种。1997年我国卫生部规定已不再复种卡介苗。早产儿能够对疫苗有反应，应与同龄足月儿一样接受同样剂量的疫苗。但是体重<2 500g的早产儿不宜接种卡介苗，应推迟至体重≥2 500g再接种。儿童常规疫苗免疫程序见表3-1。

▼ 表3-1　儿童常规疫苗免疫程序

可预防疾病	疫苗	接种途径	剂量	接种年龄
乙型病毒性肝炎	乙肝疫苗	肌内注射	10或20μg	出生、1月龄、6月龄
结核病	卡介苗	皮内注射	0.1ml	出生
脊髓灰质炎	脊灰灭活疫苗	肌内注射	0.5ml	2月龄、3月龄
	脊灰减毒活疫苗	口服	1粒或2粒	4月龄
百日咳、白喉、破伤风	百白破混合疫苗	肌内注射	0.5ml	3月龄、4月龄、5月龄、18~24月龄
麻疹、风疹、流行性腮腺炎	麻腮风疫苗	皮下注射	0.5ml	8月龄
流行性乙型脑炎	乙脑减毒活疫苗	皮下注射	0.5ml	8月龄、2岁、7岁
	乙脑灭活疫苗	肌内注射	0.5ml	8月龄、2岁、6岁
流行性脑脊髓膜炎	A群流脑多糖疫苗	皮下注射	0.5ml	6~18月龄接种2次，间隔3个月
	A群C群流脑多糖疫苗	皮下注射	0.5ml	3岁、6岁
甲型病毒性肝炎	甲肝减毒活疫苗	皮下注射	0.5ml或1ml	18月龄
	甲肝灭活疫苗	肌内注射	0.5ml	18月龄、24~30月龄

2. 预防接种的注意事项

（1）接种反应：① 卡介苗（BCG）接种后2周左右局部可出现红肿，8~12周后结痂，6~8周后出现结核菌素试验阳性；若化脓形成小溃疡，腋下淋巴结肿大，可局部处理以防感染。② 脊髓灰质炎减毒活疫苗（三价疫苗）接种后有极少数婴儿发生一过性腹泻，不治自愈。③ 百白破混合疫苗接种后局部可出现红肿、疼痛、瘙痒或伴低热、疲倦等，偶见过敏性皮疹、血管性水肿；全身反应重者应及时到医院诊治处理。④ 麻疹活疫苗接种后局部一般无反应，少数人在6~10日可产生轻微的麻疹（发热、散在皮疹），予以对症处理。⑤ 乙型肝炎疫苗接种后很少有不良反应，个别人可有发热或局部轻痛，不必处理。

（2）禁忌证：① 患自身免疫病、免疫缺陷病者禁用活疫苗。② 有明确过敏史者禁接种百白破混合疫苗、麻疹活疫苗、脊髓灰质炎糖丸型疫苗（牛奶或奶制品过敏者）、乙型肝炎疫苗（对酵母过敏或疫苗中任何成分过敏者）。③ 患有结核病、急性传染病、肾炎、心脏病、湿疹及其他皮肤病者不予接种卡介苗。④ 在接受免疫抑制剂治疗期间、发热、腹泻及急性传染病期忌服脊髓灰质炎疫苗。⑤ 因百日咳混合疫苗接种后偶可产生神经系统严重并发症，所以患癫痫、神经系统疾病、有抽搐史者禁用百白破混合疫苗；发热、急性传染病期暂缓接种；如正常小儿接种后出现血小板减少症、惊厥等严重反应者应中止接种程序；接种后发生高热反应者，下次接种时可酌情减少剂量。⑥ 患有肝炎、急性传染病或其他严重疾病者禁用乙型肝炎疫苗。

（四）定期健康检查

0~6岁散居儿童和托幼机构的集体儿童应进行定期健康检查，系统观察儿童的生长发育、营养状况。及早发现异常，采取相应干预措施。

1. 新生儿访视 于新生儿出生28日内访视次数3~4次。高危新生儿根据具体情况酌情增加访视次数，首次访视应在得到高危新生儿出院（或家庭分娩）报告后3日内进行。

符合下列高危因素之一的新生儿为高危新生儿：① 早产儿（胎龄<37周）或低体重儿（出生体重<2 500g）；② 宫内、产时或产后窒息儿，缺氧缺血性脑病及颅内出血者；③ 高胆红素血症；④ 新生儿肺炎、败血症等严重感染；⑤ 新生儿患有各种影响生活能力的出生缺陷（如唇裂、腭裂、先天性心脏病等）及遗传代谢病；⑥ 母亲有异常妊娠及分娩史、高龄分娩（≥35岁）、患有残疾（视力、听力、智力、肢体、精神）并影响养育能力者等。

访视内容包括：① 问诊，包括母亲妊娠期情况及新生儿出生情况；② 回家后的生活情况（包括婴儿喂养情况与预防接种情况）；③ 喂养与护理指导；④ 体重、体温测量；⑤ 体格检查，重点应注意有无产伤、黄疸、畸形、皮肤与脐部感染等；⑥ 咨询与指导，如在访视中发现问题应酌情增加访视次数，必要时转诊。

2. 儿童保健门诊 应按照各年龄期保健需要，定期到固定的社区卫生服务中心儿童保健科进行健康检查，通过连续的纵向观察可获得个体儿童的体格生长和社会心理发育趋势，以早期发现问题、给予正确的健康指导。定期检查的频率为至少1岁以内4次，分别为3月龄、6月龄、9月龄、12月龄，1~3岁每半年1次，3岁后每年1次。定期检查的内容包括：① 体格测量及评价；② 体格检查；③ 常见病的定期实验室检查，如缺铁性贫血等。监测营养性缺铁性贫血、维生素D缺乏性佝偻病、超重/肥胖等营养性疾病。

（五）意外事故预防

儿童意外伤害是5岁以下儿童死亡的首位原因，但是可以预防。

1. 窒息与异物吸入　3月龄以内的婴儿应注意防止因被褥、母亲的身体、吐出的奶液等造成窒息；较大婴幼儿应防止果核、果冻、纽扣、硬币等异物吸入气管。

2. 中毒　保证儿童食物的清洁卫生，防止食物在制作、储备、出售过程中处理不当所致的细菌性食物中毒。避免食用有毒的食物，如毒蘑菇、含氰果仁（苦杏仁、桃仁、李子仁等）、银杏、河鲀、鱼苦胆等。药物应放置在儿童拿不到的地方；儿童内、外用药应分开放置，防止误服外用药而造成伤害。

3. 外伤　婴幼儿居室的窗户、楼梯、阳台、睡床等应置有栏杆，防止从高处跌落，妥善放置沸水、高温的油和汤等，以免造成烫伤。教育儿童不可随意玩火柴、煤气等危险物品。室内电器、电源应有防止触电的安全装置。

4. 溺水与交通事故　教育儿童不可独自或与小朋友去无安全措施的江河、池塘玩水。教育儿童遵守交通规则。

5. 教会孩子自救　如家中发生火灾拨打119，遭受外来人的侵犯拨打110，意外伤害急救拨打120。

第三节　儿童习惯的培养

世界卫生组织（WHO）给健康所下的定义是：不仅是没有疾病和病痛，而且是个体在身体上、精神上、社会上的完满状态。由此可知，心理健康和身体健康同等重要。

（一）习惯的培养

1. 睡眠习惯　包括：① 应从小培养儿童有规律的睡眠习惯；② 儿童居室应安静，光线应柔和，睡前避免过度兴奋；③ 儿童应该有相对固定的作息时间，包括睡眠；④ 婴儿可利用固定乐曲催眠入睡，不拍、不摇、不抱、不可用喂哺催眠；⑤ 保证充足睡眠时间；⑥ 培养独自睡觉。

2. 进食习惯　包括：① 进食量由儿童决定，不强迫进食；② 培养定时、定位（位置）、自己进食；③ 不吃零食，不偏食，不挑食；④ 饭前洗手；⑤ 培养进餐礼仪。

3. 卫生习惯　从婴儿期起就应培养良好的卫生习惯，定时洗澡、勤剪指甲、勤换衣裤，不随地大小便。3岁以后培养儿童自己早晚刷牙、饭后漱口、进食前便后洗手的习惯。儿童应养成不喝生水和不吃未洗净的瓜果、掉在地上的食物，不随地吐痰，不乱扔瓜果纸屑的良好卫生习惯。

4. 社会适应性的培养　从小培养儿童良好的适应社会能力是促进儿童健康成长的重要内容之一。儿童的社会适应性行为是各年龄阶段相应神经心理发展的综合表现，与家庭环境、育儿方式、儿童性别、年龄、性格密切相关。

（1）独立能力：应在日常生活中培养婴幼儿的独立能力，如自行进食、控制大小便、独自睡觉、自己穿衣鞋等。年长儿则应培养其独立分析、解决问题的能力。

（2）控制情绪：儿童控制情绪的能力与语言、思维发展和父母的教育有关。婴幼儿的生活需要依靠成人的帮助，父母及时应答儿童的需要有助于儿童心理的正常发育。儿童常因要求不能满足而不能控制自己的情绪，或发脾气，或发生侵犯行为，故成人对儿童的要求与行为应按社会标准，或予以满足，或加以约束，或预见性地进行处理，减少儿童产生消极行为的机会。用诱导方法而不用强制方法处理儿童行为问题可以减少对立情绪。

（3）意志：在日常生活、游戏、学习中应该有意识地培养儿童克服困难的意志，增强其自觉、坚持、果断和自制能力。

（4）社交能力：从小给予儿童积极愉快的感受，如喂奶时不断抚摸孩子；与孩子眼对眼微笑说话；抱孩子，和其说话、唱歌；孩子会走后常与孩子做游戏、讲故事，这些都会增强孩子与周围环境和谐一致的生活能力。注意培养儿童之间互相友爱，鼓励孩子帮助朋友，倡导善良的品德。在游戏中学习遵守规则，团结友爱，互相谦让，学习与人相处。

（5）创造能力：人的创造能力与想象能力密切相关。启发式地向儿童提问题，引导儿童自己去发现问题和探索问题，可促进儿童思维能力的发展。通过游戏、讲故事、绘画、听音乐、表演、自制小玩具等可以培养想象力和创造能力。

（二）父母和家庭对儿童心理健康的作用

父母的教养方式和态度、与小儿的亲密程度等与儿童个性的形成和社会适应能力的发展密切相关。从小与父母建立相依感情的儿童，日后会有良好的社交能力和人际关系；父母对婴儿的咿呀学语作出及时的应答可促进儿童的语言和社会适应性能力的发展；婴儿期与母亲接触密切的儿童，其语言和智能发育较好。父母采取民主式教育的儿童善于与人交往，机灵、大胆而有分析思考能力；反之，如父母常打骂儿童，则儿童缺乏自信心、自尊心，他们的戒备心理往往使他们对他人的行为和意图产生误解。被父母溺爱的儿童缺乏独立性、人性，且情绪不稳定。父母是孩子第一任老师，应提高自身素质，言行一致，以身作则教育儿童。

（李静）

学习小结

本章节主要阐述了小儿各年龄期的保健要点，指导家长需从营养与心理发育两方面同时关注，才能培养出一个健康的儿童。在儿童保健的具体措施中，重点介绍了计划免疫，包括预防接种的种类与程序及预防接种的注意事项（接种反应及禁忌证），目前我国在全国范围内对适龄儿童常规接种乙型肝炎疫苗、卡介苗、脊髓灰质炎疫苗、百白破混合疫苗、麻疹疫苗、甲型肝炎疫苗、流行性脑脊髓膜炎疫苗、流行性乙型脑炎疫苗、麻腮风疫苗。此外，儿童睡眠、进食、卫生及社会适应性等良好习惯的培养，以及父母的教养方式和态度等，对儿童心理健康的作用均非常重要。

一、选择题

1. 麻腮风疫苗初种年龄为
   A. 出生后1~2日
   B. 5月龄
   C. 6月龄
   D. 7月龄
   E. 8月龄

2. 以下疫苗中不属于我国原卫生部规定的儿童计划免疫程序的是
   A. 麻疹活疫苗
   B. 乙型肝炎疫苗
   C. 流行性感冒活疫苗
   D. 卡介苗
   E. 百白破混合疫苗

3. 婴儿，2月龄，足月顺产，母乳喂养，夜间啼哭，易惊，未预防接种。目前应接种的疫苗是
   A. 卡介苗和脊髓灰质炎疫苗
   B. 卡介苗和麻疹活疫苗
   C. 卡介苗和百白破混合疫苗
   D. 脊髓灰质炎疫苗和百白破混合疫苗
   E. 卡介苗、脊髓灰质炎疫苗和百白破混合疫苗

4. 儿童，1岁，生长发育正常，体重10kg，身高75cm。该儿童必须完成的计划免疫内容之一是
   A. 麻疹活疫苗
   B. 乙型脑炎疫苗
   C. 脑膜炎球菌多糖疫苗
   D. 流行性感冒活疫苗
   E. 甲型肝炎疫苗

5. 儿童体重9.2kg，身长75cm，头围46cm，胸围46cm，对该儿童的保健措施不包括
   A. 饮食健康均衡
   B. 按时接种疫苗
   C. 培养良好卫生习惯
   D. 应避免与他人接触
   E. 定期进行健康检查
   答案：1. E 2. C 3. A 4. A 5. D

二、简答题

1. 某3月龄女婴，接种百白破混合疫苗后夜间发热，体温38.5℃，应如何处理？

2. 简要描述高危新生儿范畴。

3. 脊髓灰质炎疫苗初种应何时开始？

第四章　儿科疾病诊治原则

第一节　儿科病史询问和体格检查

（一）病史采集和记录

1. 一般内容　姓名、性别、年龄（采用实际年龄：新生儿记录日龄、婴儿记录月龄、1岁以上记录几岁、几月龄）、种族，父母或抚养人的姓名、职业、年龄、家庭住址及联系方式，如考虑暴发疾病或集体中毒事件需询问托幼机构及学校的名称及地址、病史叙述者与患儿的关系（如父、母）及病史的可靠程度。

2. 主诉　用病史提供者的语言概括主要症状或体征（促使患儿就诊的主要原因）及发病时间（几小时或几日等）。例如："阵发性脐周痛1日""发现左侧颈部包块1个月"。

3. 现病史　为病历的主要部分，包括主要症状、病情发展和诊治经过。应当详细询问起病情形，记录起病的时间，并注明是在就诊的前几日（如今年7月15日，即来院前1周）；起病是急性或缓慢发作，患儿的症状应按日期先后顺序记录，应注意高热、头痛、呕吐、腹泻、惊厥等严重症状。如症状为阵发性，应说明发作的特征、初次发病时间、每次发作持续时间及末次发作的时间。要记录患儿得病后的食欲、精神状态及体重增减等；病程的变化情况，是否加剧或好转。

对于已经进行治疗的患儿，要询问用药情况，如药物名称、剂量、方法、时间、治疗效果及有无不良反应等。正确的问诊常常可以为诊断提供重要线索。如婴幼儿有较长时间的咳嗽，应询问呛咳史或异物吸入史。另外，要特别注意以下2点：① 仔细询问主要症状的同时，要注意有无任何伴随症状等；② 有鉴别意义的有关症状包括阴性症状，也要询问并记录在病史中。

4. 个人史　包括出生史、喂养史、生长发育史。详细了解患儿的个人史，常可明确此次疾病的病因，并及早检出发育迟缓患儿，从而加以防治。根据不同年龄和不同疾病，在询问时应各有侧重详略。

（1）出生史：母亲妊娠期的情况（如母亲妊娠期有无四肢麻木、抽搐，有无高血压或糖尿病及可能影响胎儿发育的基础疾病，有无乙型肝炎、梅毒等）；分娩时是否足月、早产或过期产；胎次、产次、出生体重；生产方式、出生时有无窒息或产伤，阿普加评分情况等；如新生儿或婴儿疑有中枢神经系统发育异常，更应详细了解围生期有关信息。

（2）喂养史：是母乳喂养还是人工喂养或混合喂养，以何种乳品为主，喂哺次数及量，间隔时间，添加其他食物的时间、品种及数量，进食及大小便情况。年长儿还应注意了解有无挑食、偏食及吃零食的习惯。了解喂养情况对患有营养性或消化系统疾病的儿童尤为重要，如频繁呕吐、体重不增或下降可能提示消化道畸形或部分代谢疾病；进乳速度等也可提示某些疾病，如婴儿进乳过程中间歇，或进乳中大汗可能提示心脏功能异常。

（3）生长发育史：包括体格生长和神经心理发育两方面。常用的生长发育指标有体重和身高及增长情况，前囟闭合及乳牙萌出的时间等；发育过程中何时能抬头、会笑、独坐、走路；何时会叫爸爸、妈妈等。对学龄儿童，询问其学习成绩、体格锻炼情况、与老师和同学的关系，以及性格、行为特点等。

5. 既往史　包括既往患病史、预防接种史和输血史。

（1）既往患病史：需详细询问既往患过的疾病、患病时间和治疗结果；应着重了解传染病史，如麻疹、猩红热、水痘、腮腺炎等；凡与现在疾病相关的疾病（如猩红热后可发生肾炎），应详细询问其症状、发病时情况、流行病史及诊治经过。认真了解有无药物或食物过敏史、意外损伤及外科手术史，记录当时情况及当时年龄。

（2）预防接种史：对常规接种的疫苗均应逐一询问。记录接种时间、种类及注射后的反应，以及接种次数。注意接种非常规的疫苗也应记录。

（3）输血史。

6. 家族史　父母的年龄及健康状况。家族中有无遗传性、过敏性或急性/慢性传染病患者；父母是否近亲结婚、母亲分娩次数及状况，如流产、早产、死胎等。家庭中兄弟姐妹的健康状况。对于父母或兄弟姐妹已死的，应注明死亡时间和死亡原因。必要时要询问家庭成员及亲戚的健康状况、家庭经济情况、父母对患儿的关爱程度和对患儿所患疾病的认识等。

7. 传染病接触史　对于疑患传染病者，应详细了解可疑接触史，包括患儿与疑诊或确诊传染病者的关系（父母、亲属、邻居或保姆等）、该患者的治疗经过和转归、患儿与该患者的接触方式和时间等。

8. 其他情况 包括父母的职业及居住条件、居住环境。必要时应询问当地卫生、水源及疾病流行情况。采集病史时应注意患儿的认知情况及患儿家长的文化程度，选择合适的语言能帮助采集到完整的病史。

（二）体格检查

1. 体格检查注意事项

（1）询问病史时就应该开始和患儿建立良好的关系。微笑，语言温和地称呼患儿，用表扬语言鼓励，可用听诊器或其他玩具逗患儿玩耍以消除或减少恐惧，取得患儿的信任和合作；并观察患儿的精神状态、对外界的反应及智力情况。

（2）为增加患儿的安全感，检查时应尽量让孩子与亲人在一起，婴幼儿可坐或躺在家长的怀里检查，检查者顺应患儿的体位。

（3）检查的顺序虽然应遵循从皮肤、淋巴结到头、胸腹、四肢，但也可根据患儿当时的情况灵活掌握。由于婴幼儿注意力集中时间短，在体格检查时应特别记住以下要点：安静时先检查心肺听诊、心率、呼吸频率和腹部触诊等易受哭闹影响部位的项目，一般在患儿开始接受检查时进行；容易观察的部位随时查，如四肢躯干骨骼、全身浅表淋巴结等；对患儿有刺激而患儿不易接受部位最后查，如口腔、咽部等，有疼痛的部位也应放在最后检查。

（4）检查时态度和蔼，动作轻柔，冬天时双手及所用听诊器胸件应先温暖；检查过程中既要全面仔细，又要注意保暖，不要过多暴露身体部位以免着凉；对年长儿还要照顾他们的害羞心理和自尊心。

（5）对急诊和危重抢救病例，应先重点检查生命体征或与疾病有关的部位，全面的体格检查最好在病情稍稳定后进行，也可以边抢救边检查。

（6）小儿免疫功能差，为防止交叉感染，检查前后均应清洗双手，使用一次性或消毒后的压舌板；检查者的工作衣和听诊器要勤消毒。

2. 检查方法

（1）一般情况：询问病史的过程中，留心观察小儿的营养发育情况、神志、表情、对周围事物的反应、皮肤颜色、体位、行走姿势和孩子的语言表达能力等。由此得到的资料较为真实，可供正确判断一般情况。

（2）一般测量：包括体温、呼吸、脉搏、血压、身高（长）、体重、头围、胸围等。

1）体温：可根据小儿的年龄和病情选用测温的方法。① 腋下测温法：最常用，也最安全、方便，但测量的时间偏长。② 口腔测温法：适用于神志清而且配合的6岁以上小儿。③ 肛门内测温法：测温时间短、准确，1岁以内小儿、不合作儿童，以及昏迷、休克患儿可采用此方法。④ 耳内测温法：准确快速，不会造成交叉感染，临床已广泛应用，有时需注意患儿所处环境对体温的影响。

2）呼吸、脉搏：应在小儿安静时进行。小儿呼吸频率可通过听诊或观察腹部起伏获得，也可将少许棉花置于小儿鼻孔边缘，观察棉花纤维的摆动次数获得。要同时观察呼吸的节律和深浅。对年长儿一般选择较浅的动脉如桡动脉来检查脉搏，婴幼儿最好检查股动脉或通过心脏听诊来检测。要注意脉搏的速率、节律、强弱及紧张度。各年龄组小儿呼吸、脉搏正常值见表4-1。

▼ 表4-1 各年龄小儿呼吸、脉搏

年龄	呼吸/（次·min⁻¹）	脉搏/（次·min⁻¹）	呼吸：脉搏
<1岁			
新生儿	40~45	120~140	1：3
非新生儿	30~40	110~130	（1：4）~（1：3）
1~3岁	25~30	100~120	（1：4）~（1：3）
4~7岁	20~25	80~100	1：4
8~14岁	18~20	70~90	1：4

3）血压：测量血压时应根据不同的年龄选择不同宽度的袖带，一般说来，袖带的宽度应为上臂1/2~2/3。新生儿多采用多普勒超声监听仪或心电监护仪测定血压，简易潮红法也可用。年龄越小，血压越低。不同年龄小儿血压的正常值可用公式推算：收缩压（mmHg）=80+（年龄×2）；舒张压应该为收缩压的2/3。

（3）皮肤和皮下组织：在自然光线下观察才准确，在保暖的前提下观察身体各部分的皮肤有无苍白、黄染、发绀、潮红、皮疹、瘀点（斑）、脱屑、色素沉着，毛发有无异常，触摸皮肤的弹性、皮下组织及脂肪的厚度，有无水肿及水肿的性质。

（4）淋巴结：包括淋巴结的大小、数目、活动、质地，有无粘连和/或压痛等。颈部、耳后、枕部、腹股沟等部位尤其要认真检查。

（5）头部

1）头颅：观察大小、形状，必要时测量头围；前囟大小及紧张度，有无凹陷或隆起；婴儿要观察有无枕秃和颅骨软化、血肿或颅骨缺损等。

2）面部：有无特殊面容、眼距宽窄、鼻梁高低，注意双耳位置和形状等。

3）眼、耳、鼻：有无眼睑水肿、上睑下垂、眼球突出、斜视、结膜充血、眼分泌物、角膜混浊，注意检查瞳孔大小、形状、瞳孔对光反应。检查双外耳道有无分泌物、局部红肿及外耳牵拉痛。观察鼻形，注意有无鼻翼扇动、鼻腔分泌物及检查通气情况。

4）口腔：口唇色泽有无苍白、发绀、干燥、口角糜烂、疱疹。口腔内颊黏膜、牙龈、硬腭有无充血、溃疡、黏膜斑、鹅口疮，腮腺开口处有无红肿及分泌物，牙齿数目及龋齿数，舌质、舌苔颜色。咽部检查时观察双扁桃体是否肿大，有无充血、分泌物、脓点、假膜，咽喉有无溃疡、充血、滤泡增生、咽后脓肿等情况。

（6）颈部：颈部是否软，有无斜颈、颈短或颈蹼等畸形，检查颈椎活动情况；甲状腺有无肿大，气管位置；颈静脉充盈及搏动情况，有无颈肌张力增高或弛缓等。

（7）胸部

1）胸廓：注意有无胸廓畸形，如鸡胸、漏斗胸、肋膈沟、肋骨串珠、肋缘外翻等佝偻病的体征；胸廓两侧是否对称，心前区有无隆起，有无桶状胸。触诊有无肋间隙饱满、凹陷、增宽或变窄等。

2）肺脏：视诊应注意呼吸频率和节律有无异常，有无呼吸困难和呼吸深浅改变；吸气性呼吸困难时可出现"三凹征"，呼气性呼吸困难时可出现呼气延长。对于年幼儿，触诊可利用其啼哭或说话时进行。因小儿胸壁薄，叩诊反响比成人清，所以叩诊时用力要轻或可用直接叩诊法（用两个手指直接叩击胸壁）。听诊时正常小儿呼吸音较成人响，可闻及支气管肺泡呼吸音，应注意听诊腋下、肩胛间区及肩胛下区有无异常，因肺炎时这些部位较易听到湿啰音。听诊时尽量保持小儿安静，利用小儿啼哭后深吸气时容易闻及细湿啰音。

3）心脏：视诊心前区是否隆起，心尖搏动强弱和搏动范围，正常小儿心尖搏动范围在 $2\sim3cm^2$ 之内，肥胖小儿不易看到心尖搏动。触诊心尖搏动的位置及有无震颤，并应注意出现的部位和性质（收缩期、舒张期或连续性）。叩诊：通过叩心界可估计心脏大小、形状及其在胸腔的位置，用力要轻才易分辨清浊音界线，3岁以下婴幼儿一般只叩心脏左右界；叩左界时从心尖搏动点左侧起向右叩，听到浊音改变即为左界，记录为第几肋间左乳线外或内几厘米；叩右界时先叩出肝上界，然后在其上一肋间自右向左叩，有浊音改变时即为右界，以右胸骨线（胸骨右缘）外几厘米记录（表4-2）。听诊：应在安静下进行，听诊器的胸件要小。婴儿第一心音与第二心音响度几乎相等；随年龄的增长，心尖部第一心音较第二心音响，而心底部第二心音超过第一心音。小儿时期肺动脉瓣区第二心音比主动脉瓣区第二心音响（ $P_2>A_2$ ）。有时可出现吸气性第二心音分裂。学龄前期及学龄期儿童常于肺动脉瓣区或心尖部听到生理性收缩期杂音或窦性心律不齐。

▼ 表4-2　各年龄小儿心界

年龄	左界	右界
<1岁	左乳线外1~2cm	沿右胸骨线旁
1~4岁	左乳线外1cm	右胸骨线旁与右胸骨线之间
5~12岁	左乳线上或左乳线内0.5~1cm	接近右胸骨线
>12岁	左乳线内0.5~1cm	右胸骨线

（8）腹部：视诊时，在新生儿或消瘦小儿常可见到肠型或肠蠕动波，新生儿应注意脐部有无分泌物、出血、炎症，脐疝大小。触诊时应尽量争取小儿的合作，可让其躺在母亲怀里或在哺乳时进行，检查者的手应温暖、动作轻柔，如小儿哭闹不止，可利用其吸气时进行快速触诊。检查有无压痛时主要观察小儿表情反应，不能完全依靠小儿回答。正常婴幼儿肝脏可在肋缘下1~2cm处触及，柔软无压痛；6~7岁后不应在肋下触及。婴儿偶尔可触及脾脏边缘。叩诊时可采用直接

叩诊法或间接叩诊法，其检查内容与成人相同。小儿腹部听诊有时可闻及肠鸣音亢进，如有血管杂音时应注意杂音性质、强弱及部位。腹部体格检查时注意顺序，视诊—听诊—叩诊—触诊。

（9）脊柱和四肢：注意有无畸形，观察躯干与四肢比例和有无佝偻病体征，如O形腿（又称膝外翻）或X形腿（又称膝内翻）、手镯样变、脚镯样变、脊柱侧凸或后凸；观察手指、足趾有无杵状指、多指/趾畸形等。

（10）会阴、肛门和外生殖器：观察有无畸形（如先天性肛门闭锁、尿道下裂、两性畸形）、肛裂；女孩有无阴道分泌物、畸形；男孩有无隐睾、包皮过长或过紧、鞘膜积液和腹股沟疝等。

（11）神经系统：根据病种、病情、年龄等选择必要的检查。① 一般检查：观察小儿的神志、精神状态、面部表情、反应灵敏度、动作语言能力、有无异常行为等。② 神经反射：新生儿期特有的反射，如吸吮反射、拥抱反射、握持反射是否存在；有些神经反射有其年龄特点，如新生儿和婴儿期提睾反射、腹壁反射较弱或不能引出，但跟腱反射亢进，并可出现踝阵挛；2岁以下的小儿巴宾斯基征（Babinski sign）可呈阳性，但一侧阳性，另一侧阴性则有临床意义。③ 脑膜刺激征：如颈部有无抵抗，克尼格征（Kernig sign）和布鲁津斯基征（Brudzinski sign）是否阳性，检查方法同成人。如小儿不配合，要反复检查才能正确判定。正常婴儿由于在胎内时屈肌占优势，生后头几个月克尼格征和布鲁津斯基征也可呈阳性。因此，在解释检查结果意义时一定要根据病情、结合年龄特点全面考虑。

3. 体格检查记录方法　体格检查项目虽然在检查时无一定顺序，但结果记录应按上述顺序书写；不仅阳性体征应记录，重要的阴性体征结果也要记录。

第二节　儿科疾病治疗原则及特点

儿童阶段是一个生长发育的连续过程，不同年龄阶段的小儿生理、病理和心理特点各异，在发病原因、疾病过程和转归等方面与成年人有不同之处，因此在疾病的治疗和处理上须充分考虑年龄因素。不同年龄小儿的表达能力不同，更增加了儿科医护人员在治疗过程中观察和判断的难度。由于小儿起病急，变化快，容易并发一个甚至多个器官系统病变，治疗措施既要适时、全面，又要仔细、突出重点；且在疾病的治疗过程中较成年人更需要爱心、耐心和精湛的医术，任何一个不恰当的处理方法或方式，都可能对小儿生理和心理等方面产生长久甚至终身的不良影响。这要求儿科临床工作者必须熟练掌握护理、饮食治疗、药物治疗和心理治疗等方面的技术，使患儿身心顺利康复。

（一）护理原则

儿科护理是疾病治疗过程中极为重要的一个环节，许多治疗操作均通过护理工作来实施。良好的护理在促进患儿康复中起着很大的作用，儿科医生应关心和熟悉护理工作，医护密切协作，以提高治疗效果。

1. 细致的临床观察　临床所观察到的患儿不典型或细微的表现，都应考虑其可能存在的病理基础。如婴儿哭闹可以是正常的生理需求，也可能是疾病的表现，细致的观察是鉴别两者的关键。

2. 合理的病室安排　病室要整齐、清洁、安静、舒适，空气新鲜、流通，温度适宜。为提高治疗和护理的质量，可按年龄、病种、病情轻重和护理要求合理安排病室及病区：① 按年龄分病区，如新生儿和早产儿病室、年长儿病室、婴儿病室等；② 按病种分病区，将同类患儿集中管理，传染病则按病种隔离；③ 按病情分病室，重危患儿收住抢救监护病室，恢复期患儿可集中在普通病室。

3. 规律的病室生活　保证充足的睡眠和休息很重要，观察病情时应尽量不影响患儿的睡眠，尽可能集中时间进行治疗和诊断操作，定时进餐。

4. 预防医源性疾病　① 防止交叉感染：医护人员在接触患儿前、后均应洗手，病室要定时清扫、消毒。② 防止医源性感染：正确、规范地应用导尿等各种治疗方法，定时检查消毒设备，防止感染的发生。③ 防止意外的发生：医护人员检查、处理完毕后要及时拉好床栏，所用物品如体温计、药杯等用后立即拿走，以免小儿玩耍误伤，喂药喂奶时要将婴儿抱起，避免呛咳、呕吐引起窒息。

（二）饮食治疗原则

根据病情选择适当的饮食有助于治疗和康复；不当的饮食可使病情加重，甚至危及生命。

1. 一般膳食　采用易消化、营养均衡、口感良好的食物。① 普通饮食：采用易消化、营养丰富、热量充足的食物。② 软食：将食物烹调得细、软、烂，介于普通饮食和半流质饮食之间，如稠粥、烂饭、面条、馒头、肉末、鱼羹等，使之易于消化，适用于消化功能尚未完全恢复或咀嚼能力弱的患儿。③ 半流质饮食：呈半流体状或羹状，介于软食和流质饮食之间，由牛乳、豆浆、稀粥、烂面、鸡蛋羹等组成，可另加少量饼干、面包，适用于消化功能尚弱，不能咀嚼吞咽大块固体食物的患儿。④ 流质饮食：全部为液体，如牛乳、豆浆、米汤、蛋花汤、稀藕粉、果汁、牛肉汤等，不需咀嚼就能吞咽，且易于消化吸收，适用于高热、急性感染、消化系统疾病、胃肠道手术后的患儿，也用于鼻饲。流质饮食提供的热量与营养素均低，只能短期应用。

2. 治疗性饮食

（1）治疗性奶制品：① 各种婴儿或早产儿配方奶，可供新生儿、早产儿食用；② 脱脂奶，包括半脱脂或全脱脂奶，脂肪含量低，只供腹泻时或消化功能差者短期食用；③ 酸奶，牛乳经乳酸菌发酵成酸奶，其蛋白凝块小、易消化，可供腹泻及消化功能弱的患儿食用；④ 豆奶，适用于乳糖不耐受和牛乳过敏的小儿；⑤ 无乳糖奶粉（不含乳糖，含蔗糖、葡萄糖聚合体、麦芽糖糊精、玉米糖浆），长期腹泻、有乳糖不耐受的婴儿应使用无乳糖奶粉；⑥ 低苯丙氨酸奶粉，用于确诊为苯丙酮尿症的婴儿；⑦ 氨基酸配方奶或深度水解奶，用于牛奶蛋白过敏的患儿等。

（2）特殊膳食：① 少渣饮食，纤维素含量少，对胃肠刺激性小，易消化，适用于胃肠感染、肠炎患儿。② 无盐及少盐饮食，无盐饮食是指每日食物中含钠量在3g以下，烹调膳食不另加食盐；少盐饮食则是指每日额外供给1g氯化钠。可供心力衰竭、肝/肾疾病导致的水肿患儿食用。③ 贫血饮食，每日增加含铁食物，如动物血、动物肝、各种肉类等。④ 高蛋白膳食，在一日三餐中添加富含蛋白质的食物，如鸡蛋、瘦肉、肝或豆制品等，适用于营养不良、消耗性疾病患儿。⑤ 低脂肪饮食，膳食中不用或禁用油脂、肥肉等，适用于肝病患儿。⑥ 低蛋白饮食，膳食中减少蛋白质含量，以糖类含量较多的食物如马铃薯、甜薯、水果等补充热量，用于尿毒症、肝性脑病和急性肾炎少尿期患儿。⑦ 低热量饮食，在一日三餐的普通饮食中既要减少脂肪和糖类的含量，又要保证蛋白质和维生素的需要量，可选用鱼、蛋、豆类、蔬菜和瘦肉等，用于单纯性肥胖的小儿。⑧ 代谢病专用饮食，如不含乳糖食物用于半乳糖血症患儿，低苯丙氨酸奶用于苯丙酮尿症患儿，糖尿病饮食用于糖尿病患儿等。

3. **检查前饮食**　在进行某些检查前对饮食有特别的要求。① 隐血膳食，连续 3 日食用不含肉类、动物肝脏、动物血和绿叶蔬菜等的饮食，用于消化道出血的检查；② 胆囊造影膳食，用高蛋白、高脂肪膳食如油煎荷包蛋等使胆囊排空，以检查胆囊和胆管功能；③ 干膳食，食用米饭、馒头、鱼、肉等含水分少的食物，以利于尿浓缩功能试验和 12 小时尿细胞计数等检查。

4. **禁食**　因消化道出血或术后等不能进食的小儿，应注意静脉供给热量，并注意水、电解质平衡。

5. **肠内营养支持**　是指经口或以管饲的方法将特殊的配方直接注入胃、十二指肠或空肠。肠内营养主要用于经口进食不能满足能量和营养需求，而又保留胃肠道功能的患儿。与肠外营养相比，肠内营养有许多优点，包括能保持胃肠道功能、费用低、容易管理及安全性高等。当经口进食能满足能量和营养需求，生长发育能达到相应年龄时，可停止肠内营养。选择原则：肠内营养应保证能量和营养的均衡摄入，以适应儿童的正常生长发育；所需营养素应该与同年龄组健康人群摄入量一致，常用标准儿童营养液。对于特殊患儿，如食物过敏或先天性代谢缺陷者，可采用特殊的肠内营养配方。选择肠内营养配方时还应考虑营养和能量的需求、食物不耐受与过敏情况、胃肠道功能、肠内配方给予的部位和途径，使用期间还需进行相关并发症的监测。

6. **肠外营养支持**　用于经口进食或肠内营养不能提供足够营养的患儿，其目的是预防和纠正营养不良，维持正常的生长发育，是维持生命的重要措施；全部采用肠外营养时，称为全肠外营养。肠外营养可产生相关的副作用，如导管相关感染、胆汁淤积等。如肠内营养和人工喂养能够达到提供营养的目的，就不需要进行肠外营养。只要临床有可能，肠外营养应与一定量的肠内营养相结合，即部分肠外营养，即使只是少量的肠内营养（微量肠内营养），其效果也显著优于单纯全肠外营养。临床上常根据患儿的病情制订相应的个体化实施方案。

（三）药物治疗原则

药物是治疗儿科疾病的重要手段，而其副作用、过敏反应和毒性作用常会对机体产生不良影响。药物作用的结果，不仅取决于药物本身的性质，而且与患儿的功能状态密切相关。儿童在体格发育和器官功能成熟方面都处于不断变化的过程，具有独特的生理特点，对药物有特殊的反应性。因此，对小儿不同年龄药动学和药效学的深入了解，慎重选择药物和合适的剂量十分重要；掌握药物的性能、作用机制、毒副作用、适应证和禁忌证，以及精确的剂量计算和适当的用药途径，是儿科用药的重要环节。

与成年人用药不同，由于儿童发育是连续的、非线性过程，年龄因素引起的生理差异在很大程度上影响药物的吸收、分布、代谢和排泄；而目前儿科用药多数属于处方说明书以外的使用，缺乏明确的药动学和药效学资料。发育药理学是近年来发展较快的一门研究儿童用药的学科，其主要研究内容也强调了儿童随年龄变化而显示的用药分布、作用机制和治疗特点。

1. 药物治疗的特点 由于药物在体内的分布受体液的酸碱度（pH）、细胞膜的通透性、药物与蛋白质的结合程度、药物在肝脏内的代谢和肾脏排泄等因素的影响，小儿的药物治疗具有下述特点。

（1）药物在组织内的分布因年龄而异：如巴比妥类、吗啡、四环素在幼儿脑浓度明显高于年长儿。

（2）小儿对药物的反应因年龄而异：吗啡对新生儿呼吸中枢的抑制作用明显高于年长儿，麻黄碱使血压升高的作用在未成熟儿却低得多。

（3）肝脏解毒功能不足：特别是新生儿和早产儿，肝脏酶系统发育不成熟，对某些药物的代谢延长，使药物的半衰期延长，增加了药物的血药浓度和毒性作用。

（4）肾脏排泄功能不足：新生儿特别是未成熟儿的肾功能尚不成熟，药物及其分解产物在体内滞留的时间延长，增加了药物的毒副作用。

（5）先天遗传因素：要考虑家族中有遗传病史的患儿对某些药物的先天性异常反应；如有耳聋基因异常者，氨基糖苷类抗生素应用易导致耳聋；对家族中有药物过敏史者要慎用某些药物。

2. 药物选择 选择用药的主要依据是小儿年龄、病种和病情，同时要考虑小儿对药物的特殊反应和药物的远期影响。

（1）抗生素：小儿容易患感染性疾病，故常用抗生素等抗感染药。儿科工作者不但要掌握抗生素的药理作用和用药指征，更要重视其毒副作用。对个体而言，除抗生素本身的毒副作用外，过量使用抗生素还容易引起肠道菌群失衡，使体内微生态紊乱，引起真菌或耐药菌感染；对群体和社会来讲，广泛、长时间地滥用广谱抗生素，容易产生微生物对药物的耐受性，进而对人们的健康产生极为有害的影响。临床应用某些抗生素时必须注意其毒副作用，如肾毒性、对造血功能的抑制作用等。

（2）肾上腺皮质激素：短疗程常用于过敏性疾病、重症感染性疾病等；长疗程则用于治疗肾病综合征、某些血液病、自身免疫病等。哮喘、某些皮肤病则提倡局部用药。在使用中必须重视其副作用：① 短期内大量使用可掩盖病情，故诊断未明确时一般不用；② 较长期使用可抑制骨骼生长，影响水、电解质、蛋白质、脂肪的代谢，也可引起血压增高和库欣综合征；③ 长期使用除以上副作用外，尚可导致肾上腺皮质萎缩，可降低免疫力使病灶扩散；④ 水痘患儿禁用糖皮质激素，以防加重病情。

（3）退热药：一般使用对乙酰氨基酚或布洛芬，剂量不宜过大，不建议交替使用，可反复使用，注意肝脏和胃肠道副作用。除川崎病等疾病外，婴儿不宜使用阿司匹林，以免发生瑞氏综合征（Reye综合征）等疾病。

（4）镇静止惊药：在患儿高热、烦躁不安等情况下可考虑给予镇静药。发生惊厥时可用苯巴比妥、水合氯醛、地西泮等镇静止惊药。

（5）镇咳止喘药：婴幼儿一般不用镇咳药，多用祛痰药口服或雾化吸入，使分泌物稀释，易于咳出。哮喘患儿可局部吸入β_2受体激动剂。

（6）止泻药与泻药：对腹泻患儿慎用止泻药，除用口服补液疗法防治脱水和电解质紊乱外，可适当使用保护肠黏膜的药物，或辅以微生态制剂以调节肠道的微生态环境。小儿便秘一般不用泻药，多采用调整饮食和松软大便的通便法。

（7）乳母用药：阿托品、水杨酸盐、抗心律失常药、抗癫痫药、抗凝血药等可经母乳影响哺乳婴儿，应慎用。

（8）新生儿、早产儿用药：幼小婴儿肝、肾等的代谢功能均不成熟，不少药物易引起毒副作用，如磺胺类药可竞争白蛋白，使高胆红素血症中枢损害的风险增加，亚硫酸氢钠甲萘醌（维生素K_3）可引起溶血和黄疸，氯霉素可引起"灰婴综合征"等，故应慎重。

3. 给药方法 根据年龄、疾病及病情，选择给药途径、药物剂型和用药次数，以保证药效和尽量减少对患儿的不良影响。在选择给药途径时，应尽量选用患儿和患儿家长可以接受的方式给药。

（1）口服法：是最常用的给药方法。幼儿用糖浆、水剂、冲剂等较合适，也可将药片捣碎后加糖水吞服，年长儿可用片剂或药丸。给婴儿喂药时最好将其抱起或头略抬高，以免呛咳时将药吐出。病情需要时可采用鼻饲给药。

（2）注射法：比口服法奏效快，但对小儿刺激大，肌内注射次数过多还可造成臀肌挛缩，影响下肢功能，故非病情必需不宜采用。肌内注射部位多选择臀大肌外上方；静脉注射多在抢救时应用；静脉滴注可使药物迅速达到有效血药浓度，是住院患儿常用的给药途径，使用时应根据年龄大小、药物半衰期、病情严重程度控制滴速和给药间隔。在抗生素应用时间较长时，提倡使用序贯疗法，以提高疗效和减少抗生素的副作用。

（3）外用药：以软膏为多，也可用水剂、混悬剂、粉剂等。要注意防止小儿用手抓摸药物，以免误入眼、口引起意外。

（4）其他方法：肺表面活性物质主要用于新生儿呼吸窘迫综合征（又称新生儿肺透明膜病），通过气道给药。雾化吸入常用于支气管哮喘患儿。灌肠疗法小儿采用不多，可用缓释栓剂。含剂、漱剂很少用于小龄儿，年长儿可采用。

4. 药物剂量计算 患儿用药剂量较成人更须准确，可按以下方法计算。

（1）按体重计算：是最常用、最基本的计算方法，可算出每日或每次需用量：每日（次）剂量＝患儿体重（kg）×每日（次）每千克体重所需药量。需连续应用数日的药，如抗生素、维生素等，都按每日剂量计算，再根据药物半衰期分次服用；而临时对症治疗用药如退热、催眠药等，常按每次剂量计算。患儿体重应以实际测得值为准。年长儿按体重计算的总药剂量如已超过成人剂量，则以成人剂量为上限。

（2）按体表面积计算：此法较按年龄、体重计算更为准确，因其与基础代谢、肾小球滤过率等生理活动的关系更为密切。小儿体表面积计算公式如下所示。

如体重≤30kg，体表面积（m^2）＝体重（kg）×0.035＋0.1。

如体重>30kg，体表面积（m^2）=［体重（kg）-30］×0.02+1.05。

（3）按年龄计算：剂量幅度大、不需十分精确的药物，如营养类药物等的剂量可按年龄计算，比较简单易行。

（4）从成人剂量折算：患儿用药剂量=成人剂量×患儿体重（kg）/50，此法仅用于未提供患儿用药剂量的药物，所得剂量一般都偏小，故不常用。

采用上述任何方法计算的剂量，还必须与患儿具体情况相结合，才能得出比较确切的药物用量，如新生儿或婴儿肾功能较差，一般药物剂量宜偏小；但新生儿耐受较强的药物如苯巴比妥，则可适当增大用量；须通过血脑屏障发挥作用的药物，如治疗化脓性脑膜炎的磺胺类药或青霉素类药物剂量也应相应增大。用药目的不同，剂量也不同，如阿托品用于抢救感染性休克时的剂量要比常规剂量大几倍到几十倍。

（四）心理治疗原则

儿童心理治疗是指根据传统的和现代的心理分析与治疗理论而建立的系统治疗儿童精神问题的方法，可分为个体心理治疗、群体治疗和家庭治疗等；心理治疗范畴包括儿童心理、情绪和行为问题，精神性疾病和心身疾病等。

随着医学模式的转变，对小儿的心理治疗或心理干预不再仅仅是儿童心理学家和儿童精神病学家的工作，而应该贯穿于疾病的诊治过程中。由于心理因素在儿科疾病的治疗、康复中的重要性和普遍性越来越明显，要求儿科工作者在疾病的治疗中重视各种心理因素，学习儿童心理学的基本原理，掌握临床心理治疗和心理护理的基本方法。

儿童的心理、情绪障碍，如焦虑、退缩、抑郁和恐惧怖等，常常发生在一些亚急性、慢性非感染性疾病的病程中，尤其是在神经系统、内分泌系统、消化系统、循环系统和泌尿系统等的疾病，在门诊及住院治疗的过程中容易发生心理和情绪障碍。心理和情绪障碍既是疾病的后果，又可能是使病情加重或是使治疗效果不佳的原因之一。心身疾病产生的一些突出症状，如慢性头痛、腹痛、腹泻等常与器质性病变相交织，使已经存在的疾患变得更加顽固和复杂。

常用的心理治疗方法包括支持疗法、行为疗法、疏泄疗法等，对初次治疗者要细心了解、观察，不强求儿童改变其行为以适合治疗者的意愿，要尊重儿童有自我改善的潜在能力，以暗示和循循善诱帮助儿童疏泄其内心郁积的压抑，激发其情绪释放，以减轻其心理和精神障碍的程度，促进原发病的康复。

患病使儿童产生心理负担，又因为进入陌生的医院环境，儿童容易焦虑、紧张甚至恐惧怖。常见的症状为出现哭闹或沉默寡言、闷闷不乐，有的患儿拒谈、拒绝治疗或整夜不眠。安静、舒适和整洁的环境、亲切的语言、轻柔的动作、和蔼的面孔和周到的服务是改善患儿症状的关键。护理人员应细致地观察使心理护理个体化，获得患儿的信任和配合，促进疾病的痊愈和身心的康复。

（五）伦理学原则

患儿应当享有治疗权、知情权、不受伤害权、自主权和隐私权，保护和实现这些权利是医学道德和伦理学基本要求。10余年来，伦理问题受到高度重视。儿科医务人员必须考虑儿科工作的特点和患儿及家长的心理、社会需要，在医疗过程中注意与成人治疗的区别，需要加强伦理学的视角，在工作中不断地学会站在患儿的角度多为患儿着想，并且配合护理工作者开展医疗工作，以规范化的医疗服务于临床，以人性化的服务让患儿满意、放心，本着为患儿终身负责的精神，做好每项医疗护理工作。

1. 自主原则与知情同意　现代儿科学比较强调儿童在医疗选择上的自主权。伦理学认为，一个行为个体是否应该具有医疗选择的自主权，并不取决于行为个体的年龄，而取决于行为个体是否具有行为能力。儿童有愿望、有能力体现个人自主权，而医生有责任在诊疗、预防及科研等各个领域对儿童自主权予以尊重。

2. 体格检查的伦理学问题　青春期是人生的重要转折期，处于青春发育期的青少年虽然还没有成年，但已经具备行为能力；躯体、心理都是一个逐渐成熟的过程，这需要医务工作者不要忽视从医学伦理学的角度去思考，从而使青春期儿童的诊疗更具人性化。对于青春期儿童，应注意尊重保密和保护个人隐私；尊重儿童自主权，这对敏感的青春期儿童尤为重要。

在毫无遮挡的情况下对患儿进行暴露体格检查，是忽视儿童隐私权的表现。体格检查中，应注意避免暴露与检查无关的部位，并使患儿乐于配合；在检查异性、畸形患儿时，医生要注意态度庄重。

第三节　小儿液体疗法

案例 4-1　患儿，男，9月龄，8kg，呕吐腹泻3日，无尿12小时。体温37.8℃，嗜睡与烦躁交替，双眼凹陷，口唇樱红干燥，皮肤弹性差，四肢冷，脉细弱，呼吸60次/min，心率160次/min，心音低钝，腹胀，肠鸣音减少。血常规：血红蛋白（Hb）150g/L，白细胞（WBC）11×10⁹/L，中性粒细胞（N）0.40，淋巴细胞（L）0.60。

思考：

1. 该患儿的诊断可能是什么？根据是什么？

2. 为进一步明确诊断，还需进行哪些实验室检查？

3. 请写出第1日的补液方案。

一、小儿体液平衡特点

体液是人体的重要组成部分，保持其生理平衡是维持生命的重要条件。体液中水、电解质、酸碱度、渗透压等的动态平衡，依赖于神经、内分泌、肺脏，特别是肾脏等系统的正常调节功能。小儿尤其是婴幼儿新陈代谢旺盛，机体调节能力差，比成人更易引起体液平衡失调，如婴儿每日水的生理需要量大致占细胞外液总量的1/2，而成人只占1/7。因此，水、电解质代谢紊乱和酸碱平衡失调在儿科临床中更为常见。

1. 体液的总量与分布　体液主要分布于血浆、间质及细胞内，前两者合称为细胞外液。年龄愈小，体液总量相对愈多，这主要是因为间质液的比例较高，而血浆和细胞内液的比例则与成人相近。新生儿体液约占体重的78%，婴儿期此百分比迅速下降，至1岁时，体液约占体重的70%，此后这一比例相对稳定在65%，至青春期时已与成人的55%~60%相当。在新生儿早期，常有体液的迅速丢失，可达体重的5%或更多，即所谓的生理性体重下降。在青春期，开始出现因性别不同所致的体内成分不同。正常性成熟男性肌肉总量较多而脂肪较少，而女性则有较多的脂肪、较少的肌肉组织。由于肌肉组织含水较多，男性体液占体重的60%，而女性为55%。不同年龄的体液分布见表4-3。

▼ 表4-3　不同年龄的体液分布（占体重的百分比）　　　　　　　　　　　　　　　　　单位：%

年龄	体液总量	细胞内液	细胞外液	间质液	血浆
新生儿	78	35	45	37	6
1岁	70	40	30	25	5
2~14岁	65	40	25	20	5
≥15岁	55~60	40~45	15~20	10~15	5

2. 体液的电解质组成　细胞内液和细胞外液的电解质组成有显著的差别。细胞外液的电解质成分能通过血浆精确地测定。正常血浆阳离子主要为Na^+、K^+、Ca^{2+}和Mg^{2+}，其中Na^+含量占该区阳离子总量的90%以上，对维持细胞外液的渗透压起主导作用。血浆主要阴离子为Cl^-、HCO_3^-和蛋白，这3种阴离子的总电荷与总阴离子电位差称为未测定阴离子（undetermined anion，UA），主要由无机硫、无机磷和有机酸如乳酸、酮体等组成。组织间液的电解质组成除Ca^{2+}含量较血浆低一半外，其余电解质组成与血浆相同。细胞内液电解质的测定较为困难，且不同的组织间有很大的差异。细胞内液阳离子以Na^+、K^+、Ca^{2+}和Mg^{2+}为主，其中K^+占78%。阴离子以蛋白质、HCO_3^-、HPO_4^{2-}和Cl^-等离子为主。细胞内外液之所以能保持其溶质有很大差异，除细胞膜对各种溶质具有不同的通透性外，也与溶质转运方式各异及细胞生理活动有关。例如细胞膜上的钠钾ATP酶（Na^+-K^+-ATP酶），即钠-钾泵，可主动将进入细胞内的Na^+泵至细胞外，以与细胞外的K^+进行交换，使细胞内的K^+浓度是细胞外液的25~30倍，细胞外液的Na^+是细胞内的10倍。

3. 儿童水的代谢特点　儿童尽管每日的水和电解质摄入量有很大的波动，但体内液体和电解质的含量保持着相对稳定，即水的摄入量大致等于排泄量。水的需要量与新陈代谢、摄入热量、食物性质、经肾排出溶质量、不显性失水、活动量及环境温度有关。儿童水的需要量大，交换率快，其主要原因为小儿生长发育快；活动量大、机体新陈代谢旺盛；摄入热量、蛋白质和经肾排出的溶质量均较高；体表面积大、呼吸频率快使不显性失水较成人多。细胞组织增长时需积蓄水分也可增加水的摄入，但以每日计算，其量是很少的。按体重计算，年龄愈小每日需水量愈多。<1岁的婴儿每日需水量为120~160ml/kg，1~3岁为100~140ml/kg，4~9岁为70~110ml/kg，10~14岁

为50~90ml/kg。

小儿体液调节功能不成熟，一方面，肾脏浓缩功能比较差，<6月龄小儿最大的浓缩能力只能将尿液渗透压浓缩至700mOsm/L，尿比重为1.025；而成人的浓缩能力可使尿液渗透压达1 400mOsm/L，尿比重为1.035。排出1mmol溶质，成人只需带出0.7ml水，在婴儿则需1.2~2.0ml水。因此，小儿进水量不足或渗透压过高时易产生高渗性脱水。另一方面，小儿肾脏稀释功能相当于成人的1/4~1/2，临床上补液过多或摄入非电解质液过多，易造成水肿。而且，年龄越小，肾脏排钠、排酸、产氨能力也越差，容易发生高钠血症和酸中毒。

二、水、电解质代谢紊乱和酸碱平衡失调

（一）脱水

脱水是指水分摄入不足和/或丢失过多所引起的体液总量尤其是细胞外液的减少，脱水时除丧失水分外，尚有钠、钾和其他电解质的丢失。体液和电解质丢失的严重程度取决于丢失的速度及幅度，而丢失体液和电解质的种类反映了水和电解质（主要是钠）的相对丢失率。

1. 脱水的程度　常以丢失液体量占体重的百分比来表示。因患儿常有液体丢失的病史及脱水体征，在临床如患儿无近期的体重记录，体重下降的百分比常可通过体格检查及询问病史估计。一般根据前囟及眼窝凹陷与否、皮肤弹性、循环情况和尿量等临床表现综合分析判断。常将脱水程度分为三度。

（1）轻度脱水：表示有3%~5%体重减少或相当于30~50ml/kg体液丢失。患儿精神稍差，略有烦躁不安；体格检查时见皮肤稍干燥，弹性尚可，眼窝和前囟稍凹陷；哭时有泪，口唇黏膜略干，尿量稍减少。

（2）中度脱水：表示有5%~10%体重减少或相当于50~100ml/kg体液丢失。患儿精神萎靡或烦躁不安；皮肤苍白、干燥、弹性较差，眼窝和前囟明显凹陷，哭时泪少，口唇黏膜干燥；四肢稍凉，尿量明显减少。

（3）重度脱水：表示有10%以上体重减少或相当于100~120ml/kg体液丢失。中度与重度脱水的临床体征常有重叠，有时难以精确估算单位体重的液体丢失。患儿呈重病容，精神极度萎靡，表情淡漠，昏睡甚至昏迷；皮肤发灰或有花纹、弹性极差；眼窝和前囟深凹陷，眼闭不合，两眼凝视，哭时无泪；口唇黏膜极干燥。因血容量明显减少可出现休克症状，如心音低钝、脉搏细速、血压下降、四肢厥冷、尿极少甚至无尿。

2. 脱水性质及临床表现　根据水与电解质损失的比例不同而出现体液渗透压的不同改变。一般情况下根据血清钠离子的浓度分为高渗性、低渗性及等渗性脱水。临床上以等渗性脱水最为常见，其次为低渗性脱水，而高渗性脱水少见。

（1）等渗性脱水：指水和电解质（主要是血清钠）成比例地损失。血浆渗透压在正常范围内，血清钠浓度为130~150mmol/L，损失的体液主要为循环血容量及细胞外液，细胞内液量无明显改变，细胞内液、细胞外液的渗透压均正常。临床上主要是前述轻度、中度、重度脱水症状，重者出现循环障碍。等渗性脱水主要是丢失细胞外液，由于细胞外液保持等渗、细胞内液的容量

基本不变，临床主要表现为细胞外液（组织间液和血液循环）减少的体征。

（2）低渗性脱水：指电解质（主要是血清钠）损失量在比例上较水分多。血浆渗透压较正常范围低，血清钠浓度<130mmol/L。多见于腹泻伴营养不良、应用利尿药等。低渗性脱水时细胞外液的渗透压比细胞内低，使细胞外液渗入细胞内，引起外液进一步减少，并发生细胞内水肿，因循环血量明显减少易发生休克。

（3）高渗性脱水：指水分比电解质（主要是血清钠）损失量大，血浆渗透压较正常范围高，血清钠浓度>150mmol/L。多见于不显性失水增多而给水不足（如发热、呼吸增快、光疗、新生儿保暖箱等），细胞内液容量减少。表现为皮肤干燥、烦躁、高热、肌张力增高，易出现神经系统症状如抽搐。高渗性脱水时细胞外液的渗透压比细胞内液高，使细胞内液的水分渗入细胞外，引起细胞内脱水，而细胞外液脱水被外渗的细胞内液有所纠正，使患儿的体征相对减轻。容易引起对脱水程度的估计不足。

（二）钾的异常

包括低钾血症和高钾血症，以前者为常见。

1. 低钾血症　是指血清钾浓度低于3.5mmol/L（正常值为3.5~5.5mmol/L）。其常见原因有：① 钾摄入减少，如长期进食不足；② 钾丢失过多，应用呋塞米、依他尼酸等利尿药，肾小管性酸中毒及盐皮质激素过多，使钾从肾排出过多；③ 补液患者长期接受不含钾盐的液体或补充不足；④ 呕吐、持续胃肠减压、肠瘘等，使钾从肾外途径丧失过多；⑤ 代谢性碱中毒时，细胞外钾向细胞内转移。

临床表现：通常持续性血清钾过低常表示体内缺钾严重。肌无力为最早的临床表现，一般先出现四肢肌软弱无力，以后延及躯干和呼吸肌。有时可有吞咽困难，以致发生食物或饮水呛入呼吸道。严重者可有弛缓性瘫痪、腱反射减退或消失。平滑肌受累可导致腹胀、功能性肠梗阻、肠鸣音消失，也可引起膀胱尿潴留。心脏受累主要表现为传导和节律异常。典型的心电图改变为早期出现T波降低、变宽、双相或倒置，随后出现ST段降低、QT间期延长和出现U波。有时会发生多尿和反常性酸性尿。

2. 高钾血症　是指血清钾浓度超过5.5mmol/L。其原因大多和肾功能减退、不能有效地从尿内排出钾有关，包括：① 进入体内（或血液内）的钾增多，如口服或静脉输入氯化钾、服用含钾药物、组织损伤及大量输入保存期较久的库存血等；② 肾脏排泄钾减少，常是引起高钾血症的根本原因，如急性肾衰竭、应用保钾利尿药（如螺内酯、氨苯蝶啶）及盐皮质激素不足等；③ 钾由细胞内转移至细胞外，如酸中毒、应用琥珀胆碱以及输注精氨酸，组织损伤等。

临床表现：一般无特异性症状，有时有轻度神志模糊或淡漠、感觉异常和四肢软弱等。严重高钾血症有微循环障碍的表现，如皮肤苍白、发冷、发绀、低血压等。常出现心率缓慢或心律不齐，甚至发生心跳停止。高钾血症，特别是血钾浓度超过7mmol/L时，几乎都有心电图的改变。典型的心电图改变为早期T波高而尖，P波扁平或消失，随后出现QRS波增宽，PR间期延长。

（三）酸碱平衡失调

原发性酸碱平衡失调有代谢性酸中毒、代谢性碱中毒、呼吸性酸中毒和呼吸性碱中毒四种。

不论发生哪种酸碱平衡失调，机体都有继发性代偿反应，减轻酸碱平衡失调，pH恢复至正常范围，以维持内环境的稳定。根据代偿程度，酸碱平衡失调可分为失代偿（早期或代偿反应未起作用）、部分代偿（pH未能恢复正常）、代偿和过度代偿。但是，很少发生完全代偿。此外，还有两种或两种以上的原发性酸碱平衡失调同时存在的情况，称为混合性酸碱平衡失调。

1. 代谢性酸中毒　代谢性酸中毒最为常见。见于腹泻、肠瘘、胆瘘、胰瘘、肾小管性酸中毒、较严重的感染、休克、抽搐、心搏骤停等，也见于各种引起机体缺氧的疾病、糖尿病、肾功能不全等。轻症患者的临床表现被原发病的症状所掩盖，重症患者表现为呼吸深而快、疲乏、眩晕、嗜睡、感觉迟钝或烦躁、面部潮红、口唇呈樱桃红色。婴儿无上述典型的呼吸改变而表现为精神萎靡、面色发灰。血气分析可以明确诊断，并可了解代偿情况和酸中毒的严重程度，失代偿时，血液pH和HCO_3^-明显下降，二氧化碳分压（PCO_2）正常；部分代偿时，血液pH、HCO_3^-和PCO_2均有一定程度的降低。

2. 代谢性碱中毒　见于严重呕吐、长期胃肠减压等。一般无明显症状，有时可有呼吸变浅、变慢或神经、精神方面的异常，如谵妄、精神错乱或嗜睡等。血气分析显示失代偿时，血液pH和HCO_3^-明显增高，PCO_2正常；部分代偿时，血液pH、HCO_3^-和PCO_2均有一定程度的增高。

3. 呼吸性酸中毒　常见原因有气道梗阻（喉炎、呼吸道异物、气道痉挛、反流误吸或分泌物堵塞等）、肺和胸廓疾病（肺炎、肺不张、气胸、胸腔积液、肺水肿、脊柱或胸廓畸形）、呼吸中枢抑制或呼吸肌麻痹（脑炎、脑外伤、镇静或麻醉过深、脊髓炎症、吉兰-巴雷综合征、重症肌无力、脊髓性肌萎缩等）、呼吸机使用不当等。以上原因可以显著影响呼吸，导致通气不足。患者表现为呼吸困难、换气不足和全身乏力；有时有气促、发绀、头痛、胸闷。随着酸中毒的加重，患者可有血压下降、谵妄、昏迷等。血气分析显示血液pH明显下降、PCO_2增高、血浆HCO_3^-正常或增加。

4. 呼吸性碱中毒　因有癔症、精神过度紧张、发热或其他原因引起过度换气。血液pH增高，PCO_2和HCO_3^-下降。

三、液体疗法

其目的是纠正水、电解质代谢紊乱和酸碱平衡失调，恢复和维持血容量。具体补液实施方案依据具体病情来制订。一般情况下，轻度脱水者可予以口服补液，若脱水较重或呕吐不能口服，则先予以静脉补液，再参考临床表现转归和化验结果修正补液方案。

（一）液体疗法时常用的溶液

1. 口服补液盐　目前有多种ORS配方。2002年WHO推荐的低渗透压口服补盐液配方与传统的配方比较同样有效，且更为安全。该配方中NaCl 2.6g、枸橼酸钠2.9g、氯化钾1.5g、葡萄糖13.5g，加水到1 000ml配成。总渗透压为245mOsm/L。

2. 非电解质溶液　常用5%和10%葡萄糖溶液，在输液时可视为无张力溶液。

3. 电解质溶液

（1）氯化钠溶液：① 生理盐水（0.9%氯化钠溶液），为等张溶液；② 3%氯化钠溶液，用于纠正低钠血症，含Na⁺ 0.5mmol/ml。

（2）碱性溶液：① 碳酸氢钠，作用迅速，但有呼吸衰竭及CO_2潴留倾向时要慎用。1.4%溶液为等张溶液，常用5%碳酸氢钠溶液稀释而成。② 乳酸钠，1.87%溶液为等张溶液，在有氧条件下经肝脏分解，产生HCO_3^-才能发挥纠正酸中毒作用，肝功能不全、新生儿期、缺氧、休克，尤其是乳酸潴留时，不宜选用。③ 谷氨酸钠，有去氨作用，2.5%谷氨酸钠4ml/kg可提高HCO_3^- 1mmol/L。④ 三羟甲基氨基甲烷（THAM），不含钠，排泄快，有利尿作用，缺点是碱性，刺激作用大，大剂量快速滴注可造成呼吸抑制、低血糖、低血压。7.28% THAM 1ml/kg可提高HCO_3^- 1mmol/L，3.64% THAM为等张溶液。

（3）氯化钾溶液：制剂为10%和15%溶液。使用浓度为0.2%~0.3%，不能静脉注射，否则可引起心肌抑制、心脏停搏。

4. 混合溶液　用于液体疗法的溶液种类很多，临床上将一些溶液按一定比例混合，以满足不同的治疗要求，常用溶液成分见表4-4。

▼ 表4-4　常用溶液成分

溶液	每100ml含溶质或液量	Na⁺/(mmol·L⁻¹)	K⁺/(mmol·L⁻¹)	K⁺/(mmol·L⁻¹)	K⁺/(mmol·L⁻¹)	Cl⁻/(mmol·L⁻¹)	溶液渗透压或相对于血浆的张力
血浆		142	5	103	24	3：2	300mOsm/L
① 0.9%氯化钠	0.9g	154		154		1：1	等张
② 5%或10%葡萄糖	5g或10g						
③ 5%碳酸氢钠	5g	595			595		3.5张
④ 1.4%碳酸氢钠	1.4g	167			167		等张
⑤ 11.2%乳酸钠	11.2g	1 000			1 000		6张
⑥ 1.87%乳酸钠	1.87g	167			167		等张
⑦ 10%氯化钾	10g		1 342	1 342			8.9张
⑧ 0.9%氯化铵	0.9g	NH₄⁺ 167		167			等张
1:1含钠液	① 50ml ② 50ml	77		77			1/2张
1:2含钠液	① 35ml ② 65ml	54		54			1/3张

溶液	每100ml含溶质或液量	Na$^+$/(mmol·L^{-1})	K$^+$/(mmol·L^{-1})	K$^+$/(mmol·L^{-1})	K$^+$/(mmol·L^{-1})	Cl$^-$/(mmol·L^{-1})	溶液渗透压或相对于血浆的张力
1:4含钠液	① 20ml ② 80ml	30		30			1/5张
2:1含钠液	① 65ml ④或⑥ 35ml	158		100	58	3:2	等张
2:3:1含钠液	① 33ml ② 50ml ④或⑥ 17ml	79		51	28	3:2	1/2张
4:3:2含钠液	① 45ml ② 33ml ④或⑥ 22ml	106		69	37	3:2	2/3张

（二）液体疗法的基本原则

归纳为三定（定量、定性、定速），先快后慢，先盐后糖，先浓后淡。

1. **口服补液** 用于轻度、中度脱水而无明显周围循环障碍的患儿及腹泻脱水的预防。分为两个阶段，即纠正脱水阶段和维持治疗阶段。在纠正脱水阶段，应用口服补液盐（oral rehydration salt，ORS）补充累积损失量，轻度脱水者给予50ml/kg，中度脱水者给予100ml/kg，少量多次口服，以免呕吐影响疗效，所需液量在4~6小时内服完。脱水纠正后，ORS以等量水稀释补充继续损失量，随失随补，也可按每次10ml/kg计算。补充生理需要量时宜选用低盐液体，如开水、母乳或牛奶等。婴幼儿体表面积相对较大，代谢率高，应注意补充生理需要量。

2. **静脉补液** 重度脱水和腹泻患儿均宜采用静脉补液。

（1）第1日补液：包括累积损失量、继续损失量和生理需要量。累积损失量根据脱水程度计算：轻度脱水30~50ml/kg；中度脱水50~100ml/kg；重度脱水100~120ml/kg。溶液电解质和非电解质比例（即溶液种类）根据脱水性质而定，通常对等渗性脱水用1/2张含钠液，对低渗性脱水用2/3张含钠液，对高渗性脱水用1/3~1/5张含钠液。输液速度宜稍快，一般在8~12小时内补完，8~10ml/（kg·h）。对重度脱水合并周围循环障碍者，以2:1等张含钠液或生理盐水按20ml/kg，于30~60分钟内静脉注射或快速静脉滴注以迅速增加血容量，改善循环和肾功能。在扩容后根据脱水性质选用前述的不同溶液继续静脉滴注，但需扣除扩容量。中度脱水无明显周围循环障碍者不需要扩容。补充继续损失量和生理需要量时能口服补液则口服，对于不能口服、呕吐频繁、腹胀者，则给予静脉补液。生理需要量按每日60~80ml/kg，用1/5张含钠液补充；继续损失量是按"失多少补多少"，用1/3~1/2张含钠溶液补充，两者合并，在余12~16小时内补完，一般约5ml/（kg·h）。

（2）第2日补液：补充继续损失量和生理需要量。能口服者补液原则同预防脱水。需静脉补液者，将生理需要量和继续损失量两部分液体（计算方法同上述）一并在24小时内均匀补充。

3. 纠正酸中毒 轻、中度酸中毒无须另行纠正，因为在输入的溶液中已含有一部分碱性溶液，而且经过输液后循环和肾功能改善，酸中毒随即纠正。严重酸中毒经补液后仍表现有酸中毒症状者，则需要用碱性药物。补碱性液的量：补碱数（5%碳酸氢钠量ml）=（−BE）× 0.5 × 体重（kg），式中BE为碱剩余，一般先给总需要量的1/3~1/2。

4. 钾的补充 低钾血症的纠正一般采用KCl 2~4mmol/（kg·d）或10% KCl 3ml/（kg·d），浓度常为0.15%~0.3%，切勿超过0.3%，滴注速度不宜过快。患儿如能口服则改用口服。一般情况下，静脉补钾需肾功能良好，即见尿补钾。但重度脱水患儿有较大量的钾丢失，补液后循环得到改善，血钾被稀释，酸中毒纠正，钾向细胞内转移，所以易造成低钾血症。重度脱水特别是原有营养不良或病程长、多日不进食的患儿，及时补钾更有必要。一般需补钾4~6日，严重缺钾者适当延长补钾时间。

第四节　儿科常见病液体疗法的注意事项

一、腹泻病的液体疗法

见第十一章第六节。

二、婴幼儿肺炎的液体疗法

（一）体液代谢的特点

1. 重症肺炎因高热、呼吸增快导致不显性失水增多，同时由于病情重、进食少，往往表现为等渗性脱水。

2. 重症肺炎因通气、换气功能障碍，既有缺氧，又有CO_2潴留，常引起呼吸性酸中毒伴代谢性碱中毒。

3. 重症肺炎可影响体肺循环及心脏功能，常伴有水钠潴留。

4. 重症肺炎因伴有缺氧、酸中毒，钾离子移出细胞外增多，血钾可偏高；但因饥饿、进食少，伴有腹泻或应用激素、利尿药等，又可引起低钾血症。

（二）补液方法

1. 尽量口服补液。

2. 必须静脉补液时，总量一般限制在60~80ml/（kg·d），有心力衰竭或者脑水肿时总量酌减，滴速减慢。

3. 合并腹泻、脱水时的处理原则同小儿腹泻，但总量及钠量应减少1/3，滴速减慢。

4. 呼吸性酸中毒处理原则　清理分泌物，通畅气道，改善通气和换气功能。重症患儿根据需求给予无创通气或者建立人工气道进行有创机械通气。

5. 不伴有CO_2潴留的代谢性酸中毒　积极治疗低氧和组织低灌注。一般低氧纠正后代谢性酸中毒可自行恢复，若pH<7.3可给予1.4%碳酸氢钠治疗。

三、营养不良伴腹泻的液体疗法

（一）体液代谢的特点

1. 缺乏蛋白质和电解质，体液处于低渗状态，腹泻时更易发生低渗性脱水。

2. 摄入不足及腹泻丢失，更易发生低钾血症。

3. 估计脱水程度容易偏高。

4. 由于缺钾和蛋白质的摄入不足，加之肾脏的浓缩功能差，因而脱水时尿量可正常或增多。

5. 心功能差，因此输液量过多或输液速度过快时，易发生心力衰竭。

6. 糖原贮存少，易发生低血糖。

7. 常发生低钙血症、低镁血症。

（二）补液方法

补液时应注意以下几点。

1. 补液总量应减少1/3，常用2/3张含钠液，补液速度宜慢，但有循环衰竭者仍需快速扩容。

2. 补钾要及时，量稍大，时间稍长（1周左右）。

3. 宜用10%~15%的葡萄糖，少量输血或血浆。

4. 及早补钙，注意补镁。

四、新生儿的液体疗法

（一）体液代谢特点

1. 体液总量相对较多，约占体重的78%。而细胞外液又占体液总量的1/2，体表面积较大，基础代谢率较高，每日摄入和排出的液体量均较多，液体交换量相对较大。

2. 新生儿生后4日内，血钾为5~7mmol/L，血氯为104~112mmol/L，均较一般高，血碳酸氢盐较低，乳酸较高，易引起酸中毒。

3. 新生儿对水、电解质和酸碱平衡调节功能差，对氯化钠的排泄功能低。

4. 新生儿肝功能低下，对乳酸盐代谢不彻底。

（二）补液方法

1. **新生儿对水、电解质及热量的生理需要** 生后1~3日内需要量均较少，生后1~2日一般不需补液，以后需要量逐日增加。第1~3日，补液量为50~80ml/kg；之后逐日增加补液量，至第6~7日为100ml/kg；1周后为120~150ml/kg。热量补充为100~120cal/kg（1J=0.239cal），每日需钠、钾、氯各1~3mmol/kg。

2. **补充累积损失量** 按实际体重计算，用1/2张含钠液按60~120ml/kg补充。生理需要量及继续损失量按160~180ml/kg，用1/5张含钠液补充。

3. **纠正酸中毒** 宜用1.4%碳酸氢钠，一般不用5%碳酸氢钠。

4. **补钾** 生后头几日短期补液可不必补钾，如有需要，每日总量按2~3mmol/kg，浓度不超过0.15%，滴速宜慢。

5. 补液速度　除急需扩充血容量外，一般不应超过10ml/（kg·h）。

（许巍）

学习小结

本章详细介绍了儿科病史采集和小儿体格检查方法，讲解了儿科疾病治疗原则及特点，重点阐述了小儿液体疗法，包括体液的总量及分布、电解质的组成及儿童水代谢特点。详细介绍脱水程度和性质的判定，电解质紊乱及酸碱平衡失调的病因、临床表现及诊断。小儿的液体疗法要遵循定量、定性、定速，先快后慢、先盐后糖、先浓后淡的原则，口服补液用于轻、中度脱水而无明显周围循环障碍的患儿，重度脱水和腹泻患儿均宜采用静脉补液，而对于某些疾病，如腹泻病、婴幼儿肺炎、营养不良、新生儿疾病等，补液时除遵循一般原则外，还应考虑到本身的体液代谢特点，从而避免液体量过多或不足而影响疾病的恢复。

复习参考题

一、选择题

1. 对2岁以内儿童进行体格检查时，在顺序上放在最后的是
   A. 心肺
   B. 腹部
   C. 四肢
   D. 咽及口腔
   E. 神经系统

2. 测量血压时应根据不同年龄选择不同宽度的袖带，一般来说，袖带的宽度应为上臂长度的
   A. 1/4~1/3
   B. 1/3~1/2
   C. 1/2~2/3
   D. 2/3 以上
   E. 以上都可以

3. 正常儿童肝脏不应在肋下触及的最早年龄是
   A. 1~2岁

   B. 3~4岁
   C. 5岁
   D. 6~7岁
   E. 8~9岁

4. 正常儿童巴宾斯基征可呈阳性的最大年龄为
   A. <6月龄
   B. <1岁
   C. <2岁
   D. <3岁
   E. <4岁

5. 等渗性脱水血清钠浓度是
   A. 90~110mmol/L
   B. 110~130mmol/L
   C. 130~150mmol/L
   D. 150~170mmol/L
   E. 170~190mmol/L

6. 中度脱水与重度脱水的主要区别是

A. 眼眶凹陷

B. 皮肤弹性差

C. 代谢性酸中毒

D. 尿少或无尿

E. 周围循环衰竭

7. 在体内酸碱平衡失调中，腹泻常引起的是

A. 呼吸性酸中毒

B. 呼吸性碱中毒

C. 代谢性酸中毒

D. 代谢性碱中毒

E. 混合性酸碱平衡失调

8. 关于小儿腹泻补钾原则错误的是

A. 有尿补钾

B. 治疗前6小时内排过尿，可按照有尿处理

C. 一般按照每日3mmol/kg补钾

D. 静脉补钾浓度大于0.05%

E. 全日补钾时间不能少于8小时

9. 小儿腹泻低钾血症表现的特点是

A. 躯体和四肢肌强直

B. 腹胀、肠鸣音减弱

C. 皮肤、口唇黏膜稍干燥

D. 失水量为体重的5%~10%

E. 皮肤弹性尚可

10. 患儿，男，10月龄，体重7.5kg，腹泻6日，中度脱水纠正后突发惊厥，考虑为

A. 低镁血症

B. 低钠血症

C. 低钙血症

D. 碱中毒

E. 高钠血症

答案：1.D 2.C 3.D 4.C 5.C
6.E 7.C 8.D 9.B 10.C

二、简答题

1. 试述体重小于30kg儿童体表面积的计算方法。

2. 试述等渗性脱水的分度及临床表现。

3. 简述低钾血症的临床表现及静脉补钾的原则。

4. 简述小儿静脉补液的基本原则。

5. 小儿各年龄段的正常心率是多少？

第五章

营养和营养障碍疾病

学习目标

知识目标	1. 掌握	母乳喂养的优点；维生素D缺乏性佝偻病的病因、诊断及治疗；维生素D缺乏性手足搐搦症的治疗；蛋白质–能量营养不良的病因及诊断。
	2. 熟悉	人工喂养的特点；维生素A缺乏症的病因、诊断及治疗；儿童单纯性肥胖的病因及诊断。
	3. 了解	儿童营养状况的评估；微量元素异常；肠外营养。
能力目标		1. 能说明儿童常见营养障碍疾病的特点，并列出相应的治疗措施。 2. 能采取合适的措施防治儿童常见营养障碍疾病。
素质目标		具备人文关怀理念、沟通交流技巧、团队合作精神、自主学习能力。

第一节 儿童营养学基础

一、营养素与营养素需要量

营养是指人体获得和利用食物维持生命活动连续的综合性生理过程，保证儿童正常生长发育、身心健康。营养素是指食物经过消化、吸收和代谢，能够维持生命活动的物质，包括蛋白质、脂类、碳水化合物、矿物质、维生素、水。营养素需要量表示健康人群通过膳食获得的各种营养素供给量，是指体内既没有任何营养素过度消耗或储备过剩，又没有营养素代谢障碍，机体维持正常生长发育所需营养素的数量。

营养素需要量的制定是基于人群中个体营养素需要量呈统计学正态分布的概念，包括：① 估计平均需要量（estimated average requirement，EAR），是指某一特定性别、年龄及生理状况的健康群体对某营养素需要量的平均值，也称平均营养素需要量（average nutrient requirement，ANR）；即摄入量达到EAR水平时可以满足该群体50%的个体，或者说缺乏的可能性为50%。② 推荐摄入量（recommended nutrient intake，RNI），是指可以满足某一特定性别、年龄及生理状况群体中97%~98%（均数 +2S）个体的需要量。③ 适宜摄入量（adequate intake，AI），是指通过观察或实验获得的健康人群对某种营养素的摄入量，可能高于RNI，不如RNI精确。6月龄以下婴儿的各种营养素适宜摄入量，均是以母乳喂养为依据制定的。④ 可耐受最高摄入量（tolerable upper intake level，UL），是指平均每日摄入该营养素的最高量。当摄入量超过UL时，发生毒副作用的危险性增加（图5-1）。

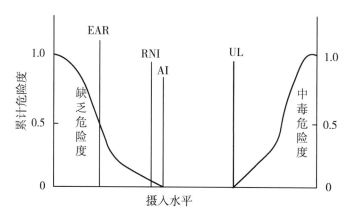

EAR.估计平均需要量；RNI.推荐摄入量；AI.适宜摄入量；UL.可耐受最高摄入量。

▲ 图5-1 营养素参考值的意义

（一）儿童能量代谢

人体能量代谢的最佳状态是达到能量消耗与摄入的平衡，能量缺乏和过剩都对身体健康不利。儿童所需的总能量由蛋白质、脂肪和糖类所提供，总能量消耗量包括基础代谢率、食物热效应、体力活动、排泄、生长5个方面。

1. 基础代谢率（basal metabolic rate，BMR） 即排除了运动、环境温度、精神活动及食物热效应等，仅维持人体基本生理活动的能量消耗。儿童基础代谢能量需要量较成人高10%~15%，随年龄增长逐渐减少。

2. 食物热效应（thermic effect of food，TEF） 指进食后的一段时间内出现能量代谢率增高的现象，又称食物特殊动力作用。不同食物所产生的TEF不同，蛋白质最为显著，约为30%；糖类和脂肪分别为6%和4%，混合性食物约为10%。

3. 体力活动消耗 主要用于肌肉活动所需的能量消耗，活动所需能量随年龄的增加而增加，个体波动较大。

4. 排泄消耗 正常情况下不能完全消化吸收的食物及代谢产物排泄所消耗的能量。

5. 生长所需 为儿童所特有，生长发育越快，所需能量越大。

上述各项总和即为能量需要的总量，基础代谢率占50%，排泄消耗占10%，生长所需和体力活动消耗占32%~35%，食物热效应占7%~8%。儿童由于代谢率及营养素转换率比成年人高，能量需要量相对较高。不同年龄及个体能量需要及消耗存在明显差异。新生儿生后第1周需60kcal/（kg·d）[251.04kJ/（kg·d）]，第2~3周需100kcal/（kg·d）[418.4kJ/（kg·d）]。婴儿为110kcal/（kg·d）[460.24kJ/（kg·d）]，1岁以后每增加3岁减去10kcal/（kg·d）[41.84kJ/（kg·d）]，

15岁时为60kcal/（kg·d）［251.04kJ/（kg·d）］，成人为25~30kcal/（kg·d）［104.6~125.52kJ/（kg·d）］。

（二）宏量营养素

糖类、脂类和蛋白质称为宏量营养素。

1. 糖类　又称碳水化合物，是人体最主要的供能营养素。与脂肪酸或蛋白质合成的糖脂、糖蛋白和蛋白多糖，是构成机体重要物质的组成成分，并参与细胞多种生理活动。当供给不足时，机体动用脂肪和蛋白质产能，导致酮体产生过多。2岁以上儿童膳食中，糖类所产能量应占总能量的55%~65%。如>80%或<40%都不利于健康。

2. 脂类　包括脂肪（甘油三酯）和类脂（磷脂、鞘脂类和类固醇），是机体能量的重要来源和主要储存形式。脂溶性维生素需要膳食中脂肪协助吸收。人体不能合成须由食物供给的脂肪酸称为必需脂肪酸，其对细胞膜功能、基因表达、心脑血管疾病的防治和生长发育都非常重要，如花生四烯酸（AA）和二十二碳六烯酸（DHA）缺乏可导致大脑和视觉功能受损。婴儿期的多不饱和脂肪酸主要来源于母乳。

脂肪供能占总能量的百分比与年龄有关：<6月龄为40%~60%，≥6月龄且<2岁为35%~40%，≥2岁且<7岁为30%~35%，≥7岁为25%~30%。其中必需脂肪酸提供的能量占总能量的4%~5%，不能低于1%。

3. 蛋白质　蛋白质是构成细胞、组织和器官的重要成分，供能是其次要功能，占总能量的8%~15%。构成人体蛋白质的氨基酸有20种，体内不能合成须由食物提供的氨基酸称为必需氨基酸。除与成人相同的8种必需氨基酸外，组氨酸是婴儿必需氨基酸，胱氨酸、酪氨酸、精氨酸、牛磺酸是早产儿必需氨基酸，这些又称半必需氨基酸或条件必需氨基酸。

婴幼儿生长旺盛，与年长儿及成人相比，蛋白质需要量多。摄入的食物种类不同，蛋白质所需量也不同。<1岁婴儿需1.5~3g/（kg·d），母乳喂养儿童约需2g/（kg·d），牛乳喂养儿童需3.5g/（kg·d），植物蛋白喂养儿童需4g/（kg·d）。

为满足儿童生长发育的需要，应首先保证能量供给，其次是蛋白质。宏量营养素供给应注意比例适当和平衡，否则易发生代谢紊乱。

（三）微量营养素

微量营养素包括维生素和矿物质。

1. 维生素　是维持人体正常生理功能所必需的一大类有机物质。在体内含量极微，虽不能产生能量，但在机体代谢所必需的酶或辅酶中发挥核心作用。不能在体内合成（除了维生素D、部分B族维生素及维生素K）或合成量太少，必须由食物供给，儿童易发生维生素A、维生素D、维生素C、维生素B的缺乏。

2. 矿物质　人体内除碳、氢、氧和氮外的元素称矿物质，根据其在体内的总含量分为常量元素和微量元素。

（1）常量元素：在人体内的含量大于0.01%体重的元素，其中钙、磷和镁的含量占人体内矿物质总量的98%。钙和磷是构成人体牙齿、骨骼的重要组成成分，两者的含量接近人体总重量的

6%。婴儿期钙沉积高于任何其他年龄段，2岁以下每日钙在骨骼中沉积约200mg。钙摄入过量会造成一定危害，其补充应低于UL（2g/d）。钙的适宜摄入量是母乳喂养婴儿300mg，牛乳喂养婴儿为500mg，幼儿为600mg，4岁及以上为800mg。

（2）微量元素：在人体内的含量小于0.01%体重的元素，需通过食物摄入，具有十分重要的生理功能，如碘、锌、硒、铜、钼、铬、钴、铁等。其中铁、碘、锌缺乏所导致的疾病，是全球最主要的微量营养素缺乏病。

常见维生素和矿物质的作用及来源见表5-1。

▼ 表5-1　常见维生素和矿物质的作用及来源

种类	作用	来源
维生素A	促进生长发育和维持上皮组织的完整，增加皮肤黏膜的抵抗力，间接防止细菌侵袭；为形成视紫质所必需的成分；与铁代谢、免疫功能有关	肝、牛乳、奶油、鱼肝油。其前体胡萝卜素存在于某些有色蔬菜中如胡萝卜、黄瓜
维生素B$_1$	构成脱羧辅酶的主要成分，为糖类代谢所必需，维持神经、心肌的活动功能，调节胃肠蠕动，促进生长发育	米糠、麦麸、大豆、花生；肠内细菌和酵母可合成一部分
维生素B$_2$	为辅黄酶的主要成分，参与体内氧化过程，维持皮肤、口腔和眼的健康，防止其病变	肝、蛋、乳类、蔬菜、酵母
维生素PP	是辅酶Ⅰ及Ⅱ的组成成分，为体内氧化过程所必需；维持皮肤、黏膜和神经的健康，防止烟酸缺乏症，促进消化系统的功能	肝、瘦肉、谷类、花生、酵母
维生素B$_6$	为氨基转移酶（简称"转氨酶"）和氨基酸脱羧酶的辅酶组成成分，参与神经、氨基酸及脂肪代谢	各种食物中，亦由肠内细菌合成一部分
维生素B$_{12}$	参与核酸的合成、促进四氢叶酸的形成等，促进细胞及细胞核的成熟，对造血和神经组织的代谢有重要的作用	主要来源是动物性食品，如肝、肾、肉等
叶酸	叶酸的活性形式四氢叶酸是体内转移"一碳基团"的辅酶，参与核苷酸的合成，特别是胸腺嘧啶核苷酸的合成，有生血作用；胎儿期缺乏引起神经管畸形	绿叶蔬菜、肝、肾、酵母含量较丰富，肉、鱼、乳类次之，羊乳含量甚少
维生素C	参与人体的羟化和还原过程，对胶原蛋白、细胞间黏合质、神经递质（如去甲肾上腺素等）的合成，类固醇的羟化，氨基酸代谢，抗体及红细胞的生成等均有重要作用；防止坏血病	各种水果及新鲜蔬菜
维生素D	调节钙磷代谢，促进肠道对钙、磷吸收，维持血钙浓度、血磷浓度及骨骼牙齿的正常发育	鱼肝油、肝、蛋黄；人体皮肤所含7-脱氢胆固醇经阳光、紫外线光照可形成
维生素K	由肝脏利用、合成凝血酶原	肝、蛋、豆类、青菜；一部分维生素K由肠内细菌合成
钙	为凝血因子，能降低神经、肌肉的兴奋性，是构成骨骼、牙齿的主要成分	绿色蔬菜、乳类、蛋类含量多，豆浆中含量较牛奶为少
磷	是骨骼、牙齿、细胞核蛋白、各种酶的主要成分，协助糖类、脂肪和蛋白质的代谢，参与缓冲系统，维持酸碱平衡	乳类、肉类、豆类和五谷类中

种类	作用	来源
铁	是血红蛋白、肌红蛋白、细胞色素和其他酶系统的主要成分，帮助氧的运输	肝、蛋黄、血、豆类、肉类、绿色蔬菜、杏、桃中；乳类含量较少，羊乳尤少
铜	对制造红细胞、合成血红蛋白和铁的吸收起很大作用，与许多酶如细胞色素酶、氧化酶的关系密切，存在于人体红细胞及脑、肝等组织内，缺乏时引起贫血	肝、肉、鱼、海蛎、全谷、坚果、豆类
锌	为多种酶的组成成分，如与能量代谢有关的碳酸酐酶，促进CO_2交换与核酸代谢有关的酶，调节脱氧核糖核酸（DNA）复制转录，促蛋白质合成，还参与和免疫有关酶的作用；缺乏时胸腺萎缩免疫力低下、发育受阻、矮身材、食欲差，有贫血、皮炎、肠炎等，性发育差，男性需要量高于女性	谷类、豆类、坚果、肉、乳类
镁	构成骨骼和牙齿成分，激活糖代谢酶，与肌肉神经兴奋性有关，为细胞内阳离子，对所有的细胞代谢过程都重要，常与钙同时缺乏，导致手足搐搦	谷类、豆类、坚果、肉、乳类
碘	为甲状腺素（T_4）、三碘甲腺原氨酸（T_3）主要成分，缺乏时引起单纯性甲状腺肿及地方性克汀病	海产品如海带、紫菜、海鱼等，含碘丰富

（四）其他膳食成分

1. 膳食纤维　为不可消化的糖类物质，主要来自植物细胞壁的非淀粉多糖。主要功能为吸收大肠水分、软化大便、增加大便体积、促进肠蠕动等。膳食纤维在大肠内被细菌分解，产生短链脂肪酸，降解胆固醇，改善肝代谢，防止肠萎缩。婴幼儿可从谷类、新鲜蔬菜、水果中获得一定量的膳食纤维。

2. 水　水的需要量与机体新陈代谢、能量需要、食物种类、肾功能成熟度、年龄等因素有关。婴儿为150ml/（kg·d），以后每3岁减少25ml/（kg·d），9岁时为75ml/（kg·d），成人为50ml/（kg·d）。

二、小儿消化系统功能发育与营养的关系

（一）消化酶的成熟与宏量营养素的消化、吸收

1. 蛋白质　胃蛋白酶出生时活性低，3个月后活性逐渐增加，18个月时达到成人水平。胰蛋白酶在生后1周活性增加，1个月时达成人水平。因此，出生时新生儿消化蛋白质能力较好。

2. 脂肪　出生后胰脂肪酶分泌不足，胃脂肪酶发育较好，2岁后胰脂肪酶达成人水平。母乳中含有脂肪酶，可补偿胰脂肪酶的不足。脂肪的吸收率随年龄增大而增加，28~34周早产儿为65%~75%；足月儿为90%；生后4~6月龄达95%以上。

3. 糖类　6月龄内婴儿食物中的糖类主要是乳糖，其次为蔗糖和少量淀粉。肠蔗糖酶、麦芽糖酶活性在胚胎8个月达高峰，肠乳糖酶活性至足月时达高峰。唾液淀粉酶出生3月龄后活性逐渐增高，2岁时达成人水平。胰淀粉酶在生后4~6个月开始分泌，2岁时达成人水平。新生儿期肠

道α淀粉酶活性低，但糖化酶含量高，可补偿淀粉酶的不足。因此，生后6个月消化淀粉能力较差，不宜过早添加淀粉类食物。

（二）进食技能发育

1. 食物接受模式发展 新生儿生后即能分辨苦和甜，能灵敏地分辨母亲乳头、乳汁、人工乳头及奶制品。生后4~12个月是味觉敏感期，也是接触乳类以外其他半固体、固体食物的转变适应期。此期味觉接触有助于建立持久的食物偏爱。

2. 挤压反射 是一种保护性反射，3~4月龄婴儿吃固体食物时出现舌体抬高、舌向前吐出的一种反射，可防止将固体食物吞入气管发生窒息。

3. 咀嚼 吸吮和吞咽是与生俱来的生理功能，咀嚼功能发育需要适时的生理刺激和后天的学习训练。出生后4~6个月是婴儿学习咀嚼行为的敏感期。换奶期及时添加泥状食物是促进咀嚼功能发育的适宜刺激，咀嚼发育完善对语言的发育也有直接影响。

第二节　婴儿喂养

婴儿喂养是婴儿期母乳喂养、混合喂养、人工喂养等各种喂养方式的统称。

一、母乳喂养

（一）母乳的优点

1. 营养丰富 母乳是婴儿最好的天然食品，营养丰富、生物效价高，对婴儿的健康生长发育有不可替代的作用。

（1）蛋白质：母乳中蛋白质较牛乳少，但质量高，必需氨基酸含量比例适宜。母乳中蛋白质主要是乳清蛋白，酪蛋白少，且为β-酪蛋白，乳清蛋白与酪蛋白比为7：3。

（2）脂肪：母乳中脂肪含量虽与牛乳相仿，但不饱和脂肪酸含量多，尤其是初乳，有利于脑发育。母乳含有脂肪酶，母乳中脂肪在胃内形成的颗粒细，易于消化吸收。

（3）糖类：母乳中的糖类主要是乳糖，特别是乙型乳糖（β-双糖）含量丰富，占90%以上，有利于双歧杆菌、乳酸杆菌生长，产生B族维生素，促进肠蠕动及钙、镁和氨基酸的吸收。母乳中含有较多的淀粉酶，有助于糖类的消化。母乳中还含有糖脂、糖蛋白、核苷酸和低聚糖。

（4）矿物质：母乳中电解质含量低，适宜婴儿不成熟的肾发育水平。母乳中矿物质易被婴儿吸收，如母乳中钙、磷比例适当（2：1），钙的吸收率远高于牛乳。母乳中铁吸收率（50%）也远高于牛乳（10%）。母乳中微量元素锌、铜、碘含量较高，尤以初乳含量高。

（5）维生素：维生素A和水溶性维生素与乳母的膳食密切相关，而维生素D和维生素K不易通过血液循环进入乳汁。营养良好的乳母可提供1岁以内婴儿除维生素D和维生素K外各种所需维生素。新生儿出生时应肌内注射维生素K_1以防维生素K缺乏所致新生儿出血性疾病。让婴儿尽早户外接触阳光，促进皮肤光照合成维生素D，并及时补充维生素D。

（6）宏量营养素产能比例适宜：见表5-2。

▼ 表5-2 母乳与牛乳宏量营养素产能比（每100ml）

乳类	糖类	脂肪	蛋白质	能量
母乳	41%（6.9g）	50%（3.7g）	9%（1.5g）	67kcal（280.33kJ）
牛乳	29%（5.0g）	52%（4.0g）	19%（3.3g）	69kcal（288.70kJ）
理想标准	40%~50%	50%	11%	

2. 易于消化 母乳对酸碱的缓冲力小，不影响胃液酸度（胃酸pH 0.9~1.6），利于酶发挥作用。

3. 增加婴儿的免疫功能 母乳含大量的免疫成分，为婴儿提供营养性被动免疫，这是其他食物所不能替代的。

（1）免疫球蛋白：母乳含有各型免疫球蛋白，以初乳含量最高，尤其是分泌型免疫球蛋白A（secretory immuno-globulin A，sIgA）。sIgA在胃内稳定，不被消化，进入肠道后黏附于肠黏膜上皮细胞表面，阻止病原体吸附而发挥保护作用。

（2）免疫活性细胞：母乳中含有大量免疫活性细胞，初乳中更多，细胞总数可达1 000万个/ml，其中85%~90%为巨噬细胞和中性粒细胞，10%~15%为淋巴细胞。免疫活性细胞可吞噬杀灭病原体，释放多种细胞因子和激活补体。

（3）乳铁蛋白：母乳中乳铁蛋白含量高，初乳中可达1 741mg/L。对铁有强大的螯合能力而抑制细菌的生长。

（4）溶菌酶：母乳中溶菌酶的含量为牛乳的3 000倍，可促进乳酸杆菌生长，并水解革兰氏阳性菌细胞壁中的乙酰基多糖、破坏细胞膜而杀伤细菌。

（5）其他生物活性因子：母乳中还含有过氧化氢酶、抗葡萄球菌因子、补体和双歧因子等。双歧因子可促进双歧杆菌生长，使肠道pH达4~5，从而抑制大肠埃希菌、痢疾志贺菌、酵母菌等生长。低聚糖是母乳所特有的，与肠黏膜上皮细胞的细胞黏附抗体结构相似，可阻止细菌黏附。母乳中其他多种生长调节因子，对细胞增殖、发育有重要作用，如牛磺酸、激素样蛋白（上皮生长因子、神经生长因子），以及某些酶和干扰素。催乳素也是一种有免疫调节作用的活性物质，可促进新生儿免疫功能的成熟。

4. 其他 母乳喂养经济、方便、温度适宜、新鲜、无细菌污染，有利于婴儿心理健康，保证乳母合理的营养就可以满足婴儿的需要。哺乳还可加快产后子宫复原，减少再受孕的机会，并可减少乳母患乳腺炎和卵巢癌的可能性。

（二）母乳的成分变化

1. 各期母乳成分 初乳为妊娠晚期与分娩7日内的乳汁；7~14为过渡乳；14日以后

为成熟乳；10个月后为晚乳。母乳中的脂肪、水溶性维生素、维生素A、铁等营养素与乳母饮食有关，维生素D、维生素E、维生素K因不易由血进入乳汁而与乳母饮食成分关系不大（表5-3）。

▼ 表5-3 各期母乳成分

单位：g/L

各期母乳	蛋白质	脂肪	糖类	矿物质	钙	磷
初乳	22.5	28.5	75.9	3.08	0.33	0.18
过渡乳	15.6	43.7	77.4	2.41	0.29	0.18
成熟乳	11.5	32.6	75.0	2.06	0.35	0.15

初乳量少，淡黄色，碱性，比重1.040~1.060（成熟乳1.030），每日量15~45ml；初乳含脂肪较少而蛋白质较多（主要为免疫球蛋白），蛋白质含量为成熟乳的2倍；初乳中维生素A、牛磺酸和矿物质的含量丰富，并含有初乳小球（充满脂肪颗粒的巨噬细胞及其他免疫活性细胞），对新生儿的生长发育和抗感染能力十分重要。过渡乳总量有所增加，脂肪含量最高，蛋白质和矿物质渐减，但乳铁蛋白和溶菌酶含量保持稳定。成熟乳蛋白质含量更低，但泌乳量明显增加，可达700~1 000ml/d。晚乳的总量及营养成分均少。各期乳汁中乳糖的含量较恒定。

2. 哺乳过程乳汁成分的变化 每次哺乳过程乳汁的成分亦随哺乳时间而变化。如将哺乳过程分为三个阶段，第一阶段脂肪低而蛋白质和乳糖高、水分多，第二阶段脂肪含量逐渐增加而蛋白质含量逐渐降低，第三阶段脂肪含量最高（表5-4）。

▼ 表5-4 各部分乳汁成分变化

单位：g/L

阶段	蛋白质	脂肪
第一阶段	11.8	17.1
第二阶段	9.4	27.7
第三阶段	7.1	55.1

3. 乳量 正常乳母平均每日泌乳量随时间而逐渐增加，每日分泌的乳量随乳母的健康状况、饮食内容略有差异，成熟乳量可达700~1 000ml/d，一般可满足6月龄内婴儿的需要。一般产后6个月乳母泌乳量与乳汁的营养成分逐渐下降。

（三）建立良好的母乳喂养方法

1. 产前准备及乳房保养 孕妇应充分了解母乳喂养的优点，树立信心，保持良好的健康状况、合理的营养和充足的睡眠。孕妇在妊娠晚期应加强对乳房的保护，每日用清水（无须过分擦拭或消毒，忌用肥皂或酒精之类）擦洗乳头，防止乳头皲裂和内陷。及早向医生请教矫正内陷或扁平乳头的有效方法。

2. **尽早开奶、按需哺乳** 吸吮刺激乳头是促进泌乳的关键点和始发动力，应尽早开奶，勤吸吮（产后15分钟至2小时开始，每侧乳头每隔2~3小时吸吮1次）。产后2周乳晕的传入神经特别敏感，是建立母乳喂养的关键时期。婴儿吸吮次数越多，催乳素的血浓度越高，泌乳越多。

3. **促进乳汁分泌** 哺乳前先对乳房和乳头进行湿热敷，同时从外侧边缘向乳晕方向轻拍或按摩乳房刺激射乳反射。两侧乳房应先后交替进行哺乳。每次哺乳应排空乳汁，乳汁排空是促进泌乳的最好刺激。

4. **掌握正确的喂哺技巧** 正确的母–儿喂哺姿势可刺激婴儿的口腔动力，有利于吸吮。正确的喂哺技巧还包括如何唤起婴儿的最佳进奶状态，如哺乳前让婴儿用鼻推压或用舌舔母亲的乳房，哺乳时婴儿的气味、身体的接触都可刺激乳母的射乳反射。

5. **乳母心情愉快** 泌乳受情绪的影响很大，心情压抑可使乳汁分泌减少。

6. **科学合理摄取丰富的营养** 乳母的营养是泌乳的基础，为保证婴儿营养的需要，乳母应营养均衡，注意碘、DHA、钙及维生素A的摄入。避免摄入过多，因胃肠不适使泌乳减少。

7. **医生在母乳喂养中的作用** 医生向孕妇及家属宣传和鼓励母乳喂养，促进形成家庭支持系统。

（四）不宜哺乳的情况

1. **婴儿患病** 代谢性疾病如苯丙酮尿症、枫糖尿症、半乳糖血症等。

2. **母亲患病** 凡母亲感染人类免疫缺陷病毒（HIV）、患有严重疾病，如慢性肾炎、糖尿病、恶性肿瘤、精神病、癫痫或心功能不全等应停止哺乳。结核病在正规治疗后2周内不能母乳喂养。母亲乙型肝炎表面抗原阳性时，婴儿常规注射乙型肝炎免疫球蛋白和乙型肝炎疫苗，可进行母乳喂养；丙型肝炎感染者母乳喂养不是禁忌；巨细胞病毒（CMV）感染在足月儿一般不引起有症状的疾病，可进行母乳喂养。

3. **母亲因各种原因摄入药物和化学物质** 如化学治疗（简称"化疗"）、放射性药物治疗一般禁忌母乳喂养。

二、混合喂养

混合喂养又称部分母乳喂养，是指同时采用母乳与配方奶或动物乳喂养，有补授法和代授法两种方法。

1. **补授法** 母乳喂养次数不变，每次先哺喂母乳，乳房吸空后再用配方奶或动物乳进行补充，称为补授法。补授的乳量由小儿食欲及母乳量多少而定，即"缺多少补多少"。用于4月龄以内婴儿。

2. **代授法** 用配方奶或动物乳替代1次或数次母乳喂养，称为代授法。用于4~6月龄的婴儿。

三、人工喂养

一般6月龄内的婴儿出于各种原因不能进行母乳喂养时，完全采用配方奶或其他动物乳，如牛乳、羊乳、马乳等喂哺婴儿，称为人工喂养。

（一）动物乳的特点（以牛乳为例）

人工喂养时常用牛乳，但其成分不适合婴儿，与母乳相比存在以下不足。

1. 宏量营养素比例不当

（1）糖类：牛乳中乳糖含量低于人乳，主要为甲型乳糖，有利于大肠埃希菌的生长，不利于正常肠道菌群的建立。

（2）蛋白质：牛乳中蛋白质含量较人乳为高，以酪蛋白为主，易在胃中形成较大的凝块，不易消化吸收；牛乳中酪蛋白与乳清蛋白比例（4∶1）不当。

（3）脂肪：牛乳中脂肪颗粒大，缺乏脂肪酶，较难消化；牛乳中不饱和脂肪酸（亚麻酸）含量（2%）低于人乳（8%）。

（4）磷：牛乳中磷含量高，易与酪蛋白结合，影响钙的吸收。

2. 肾负荷重　牛乳中矿物质含量比人乳高3~3.5倍，使肾脏的溶质负荷增加，对婴儿肾脏有潜在的损害。

3. 免疫因子缺乏　牛乳缺乏各种免疫因子是与人乳的最大区别，牛乳喂养的婴儿易患感染性疾病。

（二）牛乳的改造

由于种类的差异，动物乳所含的营养素不适合人类婴儿，一般人工喂养和婴儿断离母乳时应首选配方奶。

1. 配方奶粉　是以牛乳为基础改造的奶制品，使宏量营养素成分尽量接近人乳，适合于婴儿的消化能力和肾功能，并强化婴儿生长时所需要的微量营养素。在婴幼儿的不同时期应根据其营养素需要量的不同，选择相应年龄段的配方奶粉。

2. 全牛乳的家庭改造　若无条件选用配方奶时，必须改造。

（1）加热：煮沸不但可以灭菌，而且能使奶中的蛋白质变性，使其在胃中不易凝成大块，易消化吸收。

（2）加糖：加糖不是为了增加甜味，或增加能量（牛乳与人乳能量相近），而是为了改变牛乳中宏量营养素的比例，利于吸收，软化大便。一般每100ml牛奶中可加蔗糖5~8g。加糖过多或过少均不利于婴儿营养。

（3）加水：降低牛乳中矿物质、蛋白质的浓度，减轻婴儿消化道及肾负荷。

（三）奶量摄入的估计（6月龄以内）

奶量摄入的原则是按需喂养。但在实际工作中，为正确指导家长或评价婴儿的营养状况，常需估计婴儿摄入奶量。婴儿的体重、推荐摄入量及奶制品规格是估计婴儿奶量的必备资料。

1. 配方奶粉摄入量估计　一般市售婴儿配方奶粉100g供能约500kcal（2 029kJ），婴儿能量平均需要量约为90kcal（376.56kJ）/（kg·d），故婴儿配方奶粉18g/（kg·d）可满足需要。按规定调配的配方奶蛋白质与矿物质浓度接近人乳，只要奶量适当，总液量即可满足需要。

2. 全牛乳摄入量估计　100ml全牛乳供能67kcal（280.33kJ），5%糖牛乳100ml供能约90kcal（376.56kJ）/（kg·d），婴儿能量平均需要量约为90kcal（376.56kJ）/（kg·d），故婴儿需5%糖牛乳100ml/（kg·d）。全牛乳喂养时，因蛋白质与矿物质浓度较高，应在2次喂哺之间加水，使奶与水量（总液量）达150ml/（kg·d）。

（四）正确的喂哺技巧

人工喂养与母乳喂养一样，喂养时婴儿的眼睛尽量能与父母（或喂养者）对视。正确的喂哺技巧包括正确的喂哺姿势、婴儿完全觉醒状态，还要选用适宜的奶嘴和奶瓶、奶液的温度及奶瓶的位置等。

四、婴儿食物转换

随着生长发育逐渐成熟，婴儿需要由出生时的纯乳类向固体食物转换，这一时期称为转乳期。

（一）不同喂养方式婴儿的食物转换

母乳喂养婴儿的食物转换需要帮助婴儿逐渐用配方奶或动物乳完全替代母乳，同时引入其他食物；混合喂养和人工喂养婴儿的食物转换应逐渐引入其他食物。

（二）转乳期食物

也称辅助食品，为过渡到成人固体食物，除母乳或配方乳外，婴儿在转乳期需要添加富含能量和各种营养素的泥状食物（半固体食物）（表5-5）。给婴儿引入食物的时间和过程应适合婴儿的接受能力，以保证食物的结构、口味等易被婴儿接受。

▼ 表5-5　转乳期食物的引入

月龄	食物性状	种类	餐数		进食技能
			主要营养源	辅助食品	
4~6月龄	泥状食物	菜泥、水果泥、含铁配方米粉、配方奶	6次奶（断夜间奶）	逐渐加至1次	用勺喂
7~9月龄	末状食物	稀饭、肉末、菜末、蛋、鱼泥、豆腐、配方米粉、水果	4次奶	1餐饭、1次水果	学用杯
10~12月龄	碎食物	软饭、碎肉、碎菜、蛋、鱼肉、豆制品、水果	3次奶	2餐饭、1次水果	抓食、断奶瓶、自用勺

添加辅食时应根据婴儿体格生长、神经发育及摄食技能、社交技能等发育状况决定引入其他食物的种类。辅食添加的年龄一般在4~6月龄，这一时期是口腔味觉和咀嚼功能发育的关键时期。注意用勺进食辅食，进食辅食后应再次喂奶，逐渐形成1餐饭代替1顿奶。

首次选择的辅食应易于吸收，既能满足生长需要，又不易产生过敏。首先添加的是含强化铁的米粉，其次引入根块茎蔬菜、水果，可补充维生素、矿物质等营养素；7~8月龄后逐渐引入动物性食物，如鱼类、蛋类、肉类和豆制品等。注意引入食物的质地、营养密度、卫生及制作多样性。此期乳类仍为婴儿营养的主要来源，应保证600~800ml/d。

辅食添加的原则：① 由少到多；② 由一种到多种；③ 从细到粗，从软到硬；④ 注意进食技能培养。此外，还应注意婴儿神经心理发育对食物转换的作用，如允许手抓食物，既可增加婴儿对进食的兴趣，又有利于眼手动作协调和培养独立能力。

（三）婴儿期易出现的问题

1. 溢乳　15%的婴儿常出现溢乳。婴儿胃呈水平位置，韧带松弛，易折叠；贲门括约肌松弛，而幽门括约肌发育良好等解剖生理特点，6月龄以内的婴儿常出现胃食管反流（gastroesophageal reflux，GER）。此外，喂养方法不当，如乳头过大、吞入气体过多，也易出现溢乳。

2. 食物引入时间不当　过早引入可因婴儿消化系统不成熟而引发胃肠不适，导致喂养困难或增加感染、过敏等机会；过晚引入可导致营养不良、缺铁性贫血等营养缺乏性疾病，因错过味觉、咀嚼功能发育关键年龄，可造成进食行为异常、喂养困难、断离母乳困难，也会增加食物过敏风险。

3. 能量及营养素摄入不足　8~9月龄的婴儿已可接受能量密度较高的固体食物。如经常食用能量密度低的食物，或摄入液量过多，婴儿可出现进食后不满足，体重增长不足甚至下降，或在夜间醒来要求进食。

4. 进餐频繁　胃的排空速度与消化能力密切相关。安排婴儿1日6餐有利于形成饥饿的生物循环。如果婴儿进餐频繁（超过7~8次/d），或延迟停止夜间进食，可使胃排空不足，影响婴儿食欲。

5. 喂养困难　难以适应环境、过度敏感气质的婴儿常有不稳定的进食时间，表现为喂养困难。

第三节　幼儿营养与膳食安排

一、幼儿进食特点

1. 食物摄取量减少　幼儿期体格生长速度减慢，单位体重对能量及营养素的需要量也相应减少，摄入食物较婴儿期有所下降，但仍处于快速生长发育的时期，且活动量加大，仍需保证充足的能量和优质蛋白质的摄入。

2. 心理需求转变　幼儿期神经心理发育迅速，进食时表现出强烈的自我进食欲望，能逐渐自己使用杯子、汤匙进食，但容易出现与进食相关的逆反心理，由对食物的巨大兴趣转向玩耍。

3. 家庭成员的影响　幼儿模仿力极强，父母及家人的饮食习惯、行为和对食物的喜恶等，对这一年龄段的儿童影响极大。

4. 进食技能的发育　幼儿进食技能的发育状况与婴儿期的训练有关，长期食物过细，幼儿期会表现为不愿吃固体食物，或"包在嘴中不吞咽"。

5. 食欲存在波动　幼儿有准确判断能量摄入和调节进食的能力。这种能力不但可在一餐中表现出来，而且连续几餐都可存在。幼儿可能1日早餐进食较多，次日早餐什么也没吃；1日中早餐进食较少，中餐进食较多和晚餐较少。

二、幼儿膳食安排及进食技能培养

幼儿膳食中各种营养素和能量的摄入须满足该年龄阶段儿童的生理需要。蛋白质每日40g左右，其中优质蛋白（动物性蛋白质和豆类蛋白质）应占总蛋白的1/2。各种营养素比例应均衡，蛋白质：脂肪：糖类的最佳比例为1∶1.2∶4，其各自产能之比为（10%~15%）∶（30%~35%）∶（50%~60%）。合理安排膳食，定时、定点、适量进餐，以4~5餐（乳类2~3餐，主食2餐）为宜，进餐时间以20~25min/次为宜。注意食物品种多样化，以吸引幼儿的兴趣，增加食欲。注意培养良好的生活习惯和幼儿自我进食技能，不规定进食方法，不强迫进食，频繁进食、夜间进食、过多饮水均会影响小儿的食欲。

第四节　学龄前儿童营养

一、营养特点

学龄前儿童生长发育速度较稳定，但仍处于快速生长发育的时期。与成人相比，学龄前儿童摄入的食物种类和膳食结构已开始接近成人。但由于其对各种营养素需求量较高，消化系统尚未完全成熟，咀嚼能力仍较差，5~6岁时乳牙松动脱落，恒牙依次萌出，因此其食物的加工烹调应与成人有一定差异。不少儿童进入幼儿园集体生活，随着活动能力的提高，食物的分量要随之增加，引导孩子养成良好而卫生的饮食习惯，注意口腔卫生，预防龋齿。功能性便秘、营养性缺铁性贫血、肥胖在该年龄阶段发病率较高，应得到足够重视。

二、膳食建议

为满足学龄前儿童生长发育的需求，安排好由谷类、鱼、禽、蛋、肉、蔬菜、水果、乳类和豆制品等多种食物组成的平衡膳食是必要的；每日应安排早、中、晚3次正餐，在此基础上还至少有2次加餐，加餐以乳类、水果为主，配以少量松软面点。蛋白质每日30~35g，蛋白质供能占总能量的14%~15%，并建议一半来源于优质蛋白质；每日摄入300~400ml的奶制品以维持充足的钙营养；培养喝白开水的习惯，每日饮水600~800ml；少调料，少进食油炸、煎、烤食物及高糖饮料，正确选择零食。学习遵守餐桌礼仪，鼓励儿童参与食物的选择与制作，经常进行户外运动，保障其健康成长。

第五节 营养状况评价

儿童营养状况评价从临床评估（体格检查）、人体测量（体格生长评价）、实验室检查、膳食调查、流行病学等五方面进行综合评价。

【临床评估】

1. 病史询问 详细询问小儿的进食情况，如食欲的好坏、所吃食物种类和数量、有无偏食和挑食、进食的习惯等。

2. 体格检查 除常规体格检查外，注意有关营养素缺乏的特异体征，如维生素 A 缺乏者皮肤粗糙、角膜溃疡；维生素 D 缺乏者有颅骨乒乓球感、肋缘外翻等佝偻病的体征。一般典型的临床体征出现较晚。

3. 诊断性治疗 当临床上尚未能确诊时，可进行诊断性治疗观察效果，某些营养素缺乏经补充后症状体征消失即可确诊。

【人体测量——体格生长评价】

体格生长情况是临床上最基础的营养状态评价方法，正确测量人体体格参数有助于判断身体发育状况与健康状况。工具简单，操作方便、经济，是营养评价的第一步。

【实验室检查】

当有明确的临床症状支持诊断时，实验室检查可以帮助确定临床诊断。通过实验生物化学的方法测定小儿体液或排泄物中各种营养素及其代谢产物或其他有关化合物的水平，了解机体某种营养素的储存、缺乏水平；同时实验室检查结果还可用于监测和评估营养干预的反应。

【膳食调查与评估】

1. 膳食调查方法

（1）称重法：多用于集体儿童膳食调查。优点是精确，缺点是费时费力，执行手续繁杂，调查时间较长（3~5 日）。

（2）询问法：多用于个人膳食调查。方法简单，易于临床使用，是目前应用最多的方法，但准确性较差。

（3）记账法：多用于集体儿童膳食调查。优点是简单，调查时间相对较长，代表性较强。缺点是准确性较差。

2. 膳食评价方法

（1）能量与营养素：将摄入量与全国推荐摄入量（RNI）或适宜摄入量进行比较，能量摄入量>85%为足够，<70%为不足。蛋白质摄入量>80%为足够，<70%为不足；优质蛋白质应占膳食中蛋白质总量的50%以上。维生素、矿物质摄入量应>80%。必需脂肪酸摄入量不应低于总脂肪量的2%~3%。

（2）宏量营养素供能比例：膳食中宏量营养素比例应适当，即蛋白、脂肪和糖类的产能比例应与各年龄段的需求相当。2岁儿童膳食中蛋白、脂肪和糖类的产能分别占总能量的10%~15%、30%~35%和50%~60%。

（3）膳食能量分布：每日三餐食物供能应适当；早餐应质优量足，晚餐不宜太多。一般早餐供能占1日总能量的25%~30%，中餐占35%~45%，晚餐占25%~30%，点心仅占10%。

【流行病学资料判断】

近年来WHO以儿童人群体重/身高的状况作为儿童人群营养不良流行强度的判断标准。若5%~10%儿童的体重/身高$<\overline{X}-2S$，则该儿童人群存在中度急性营养不良，若超过10%儿童的体重/身高$<\overline{X}-2S$，则该儿童人群存在严重营养不良。

第六节　蛋白质－能量营养不良

蛋白质-能量营养不良（protein-energy malnutrition，PEM）是能量和/或蛋白质摄入不足、吸收不良或消耗增加导致的一种营养缺乏症，主要见于3岁以下婴幼儿。

【病因】

1. 摄入不足　喂养不当是造成营养不良的重要原因，如母乳不足而未及时添加其他富含蛋白质的食品；奶粉配制过稀；突然断奶而未及时添加辅食；长期以淀粉类食品喂养；不良饮食习惯；其他疾病或药物导致的进食减少；食物缺乏，供给不足等。

2. 消化吸收障碍　消化系统解剖或功能异常（包括唇裂、腭裂、幽门梗阻等）、迁延性腹泻、过敏性肠炎、小肠吸收不良综合征等均可影响食物的消化吸收。其他如肠病导致的蛋白丢失、肝功能异常、慢性寄生虫感染等，均可导致营养素吸收障碍和丢失。

3. 需要量增加或消耗增加　急、慢性传染病（如麻疹、伤寒、肝炎、结核）的恢复期、生长发育快速阶段等需要量均明显增多；糖尿病、大量蛋白尿、发热性疾病、甲状腺功能亢进症、恶性肿瘤等使营养素的消耗量增多；先天不足和生理功能低下，如早产、双胎因追赶生长等，易导致营养相对不足而可引起营养不良。

4. 非营养性因素　包括智力障碍、沟通障碍、患儿体质、居住环境、饮食习惯、缺乏健康教育、家庭经济收入、父母文化程度等。

【病理生理】

1. 新陈代谢异常

（1）蛋白质：摄入不足或丢失过多，蛋白质代谢处于负平衡。血清总蛋白尤其是血清白蛋白明显降低，血清总蛋白浓度<40g/L、白蛋白<20g/L时会发生低蛋白性水肿。

（2）脂肪：能量摄入不足时，体内脂肪大量消耗以维持生命活动的需要，血清胆固醇浓度下降。肝脏是脂肪代谢的主要器官，当体内脂肪消耗过多，超过肝脏的代谢能力时，大量甘油三酯在肝脏累积造成肝脏脂肪浸润及变性。

（3）糖类：摄入不足和消耗增多，糖原不足和血糖偏低；轻度时症状不明显，重者可引起低血糖昏迷甚至猝死。

（4）水、盐代谢：脂肪大量消耗、细胞外液容量增加，低蛋白血症加剧可出现水肿；胃肠功能紊乱时易出现低渗性脱水、酸中毒、低钾血症、低钙血症和低镁血症，临床补液时要特别注意。

（5）体温调节能力下降：营养不良儿体温偏低，可能与皮下脂肪菲薄，散热快；血糖降低；氧耗量低、脉率和周围血液循环量减少等有关。

2. 各系统功能低下

（1）消化系统：胃肠黏膜萎缩变薄，黏膜皱襞减少甚至消失，消化液和酶的分泌减少、酶活力降低、肠蠕动功能减弱、消化功能低下，易发生菌群失调导致腹泻和感染。

（2）循环系统：心肌细胞萎缩不明显，但心肌纤维浑浊肿胀，心脏收缩力减弱，每搏输出量减少，血压偏低，脉细弱。

（3）泌尿系统：肾小管浑浊肿胀、脂肪变性，重吸收和浓缩功能减低，尿量增多而尿比重下降。

（4）神经系统：脑体积减小，重量减轻；脑细胞数量减少和成分改变，出现精神抑郁、烦躁不安、表情淡漠、反应迟钝、记忆力减退、条件反射不易建立。

（5）免疫功能：非特异性（如皮肤黏膜屏障功能、白细胞吞噬功能、补体功能）和特异性免疫功能（细胞免疫和体液免疫）均明显降低。淋巴组织萎缩，出现IgG亚类缺陷和T淋巴细胞（简称"T细胞"）减少，T细胞亚群比例失调等。患儿结核菌素试验等皮肤迟发性免疫反应可呈阴性，极易并发各种感染。

（6）内分泌功能：重度营养不良会对内分泌系统产生影响。会引起肾上腺萎缩，皮质变薄，但血浆皮质醇水平升高，可能是由血液中清除延迟造成的。甲状腺腺体较小，但相对于体重来说是正常的。T_3、T_4水平降低，即正常甲状腺病态综合征。胰岛β细胞缩小，胰岛素水平降低，存在葡萄糖不耐受等。

【临床表现】

体重不增是最早出现的症状，随后体重下降，活动减少，皮下脂肪和肌肉逐渐减少甚至消失，表现为消瘦，皮肤干燥、苍白、逐渐失去弹性，额部出现皱纹如老人状。皮下脂肪层厚度是判断营养不良程度的重要指标之一，皮下脂肪减少的顺序首先是腹部，其次为躯干、臀部、四肢，最后为面颊。营养不良初期，精神状况正常，身高多不受影响。随着病情加重，身高低于正常，肌张力逐渐降低、肌肉松弛、肌肉萎缩呈"皮包骨"时，四肢可有挛缩。重度患儿出现精神萎靡、反应差，体温偏低，脉细无力，食欲缺乏，腹泻、便秘交替，血浆白蛋白明显降低，出现凹陷性水肿、皮肤发亮，严重时可破溃、感染形成慢性溃疡；重要脏器功能受损，如心脏功能下降，可有心音低钝、血压偏低、脉搏变缓等。单纯糖类喂养者外表呈"泥膏样"改变。蛋白质严重缺乏可致水肿型营养不良，又称恶性营养不良病、夸希奥科（kwashiorkor）病。

【并发症】

1. 营养性贫血　造血物质，如铁、叶酸、维生素B_{12}、蛋白质等缺乏，出现营养性贫血，最常见的为小细胞低色素性贫血。

2. 维生素和微量元素缺乏　脂溶性维生素A缺乏最为常见，还可伴有水溶性维生素（维生素

B、维生素 C）及其他脂溶性维生素（维生素 D、维生素 E）的缺乏。营养不良时维生素 D 缺乏症状可不明显，恢复期生长发育加快时维生素 D 缺乏的症状比较突出。约有 3/4 的患儿伴有锌缺乏。

3. 感染 免疫功能低下，反复出现各种感染，如呼吸道、消化道及尿路感染等，易出现腹泻迁延不愈，加重营养不良，形成恶性循环。

4. 自发性低血糖 表现为突发面色灰白、神志不清、脉搏减慢、呼吸暂停、体温不升，一般无抽搐，若不及时诊治，可致死亡。

【实验室检查】

早期缺乏特异、敏感的诊断指标。胰岛素样生长因子 1（IGF-1）反应灵敏，受其他因素影响较小，是早期诊断的可靠指标。视黄醇结合蛋白、前白蛋白、甲状腺素结合前白蛋白和转铁蛋白等代谢周期较短，具有早期诊断价值。血清白蛋白浓度降低是营养不良最重要和特征性的改变，但其半衰期较长，不够灵敏，不能用于早期诊断。

【诊断】

根据小儿年龄、喂养史，出现体重下降、皮下脂肪减少、全身各系统功能紊乱及其他营养素缺乏的临床症状和体征，典型病例的诊断并不困难。轻度或早期营养不良患儿易漏诊，通过定期生长监测、随访和营养评估及敏感的实验室指标才能及时发现和诊断。在评估 0~18 岁儿童营养状况时，体重、身高、头围、中上臂围、皮褶厚度及 WHO 生长发育 Z 评分〔身高别体重 Z 评分（WHZ）、年龄别体重 Z 评分（WAZ）、年龄别身高 Z 评分（HAZ）和年龄别 BMI Z 评分（BAZ）〕等体格指标测量仍是儿童营养不良常用的评定方法。诊断营养不良的基本测量指标为身高（长）和体重，5 岁以下营养不良的分型和分度如下所示。

1. 体重低下 主要反映急性或慢性营养不良。体重低于同年龄、同性别参照人群值的均数减 $2S$ 为体重低下。低于均数减 $2S$ 且高于或等于均数减 $3S$ 者为中度；低于均数减 $3S$ 者为重度。

2. 生长迟缓 主要反映慢性长期营养不良。其身高（长）低于同年龄、同性别参照人群值的均数减 $2S$ 为生长迟缓。低于均数减 $2S$ 且高于或等于均数减 $3S$ 者为中度；低于均数减 $3S$ 者为重度。

3. 消瘦 主要反映近期、急性营养不良。体重低于同性别、同身高参照人群值的均数减 $2S$ 为消瘦。低于均数减 $2S$ 且高于或等于均数减 $3S$ 者为中度；低于均数减 $3S$ 者为重度。

临床上常综合应用以上指标来判断患儿营养不良的类型和严重程度，符合一项即可诊断营养不良。以上三项可以同时存在，也可只符合其中一项。

【治疗】

治疗原则是祛除病因、调整饮食、营养支持和及时治疗各种并发症。注意早期发现和处理轻症患儿，防止发展为重症。

1. 祛除病因 查明病因，积极处理原发病，如控制各种感染性疾病，纠正消化道畸形，改善喂养方法。

2. 营养治疗

（1）饮食调整及补充营养物质：主要是通过调整饮食、补充营养物质，纠正维生素和矿物质的缺乏。母乳喂养者根据患儿的情况进行按需哺乳，人工喂养者注意逐渐增加奶量。除奶制品外可给予高蛋白的食物，蛋白质摄入量从每日1.5~2.0g/kg开始，逐步增加到3.0~4.5g/kg，过早给予高蛋白食物可引起腹胀和肝大。食物中应含有丰富的维生素和微量元素。营养治疗开始后，组织修复增加，维生素及微量元素的供应量应大于每日的推荐量（表5-6）。不能耐受胃肠喂养或因病情需要禁食时，可考虑采用全肠外营养或部分肠外营养。① 轻度营养不良：对症处理，改善肠道功能，调整饮食，加强营养。每日热量及蛋白质的摄入量主要取决于胃肠道功能的耐受情况，若消化吸收能力较好，可较快较早添加蛋白质和高热量的食物。一般从每日250~330kJ/kg（60~80kcal/kg）开始，逐渐加到每日500~627kJ/kg（120~150kcal/kg），体重接近正常体重时，恢复到正常生理需要量，按实际体重计算能量需要量。② 中、重度营养不良：因长期摄入过少，过快增加摄食量，易出现消化不良、腹泻。根据实际消化能力和病情，逐步调整饮食的量和内容。初始阶段能量供给是在患儿近期摄入量的基础上增加20%左右，如果无法判断，应控制在推荐摄入量的50%~70%。中、重度可参考原来的饮食情况，从每日165~230kJ/kg（40~55kcal/kg）开始，若消化吸收能力较好，可逐渐加到每日500~711kJ/kg（120~170kcal/kg），待体重接近正常体重时，恢复到正常生理需要量，按实际体重计算能量需要量。此外，治疗重度营养不良时，营养、维生素及矿物质需分阶段补充（表5-6、表5-7）。

▼ 表5-6　维生素及矿物质补充时间及剂量

营养素	开始/持续时间	补充剂量
维生素[①]	第1日	>12个月：200 000U 6~12个月：100 000U 0~5个月：50 000U
叶酸	第1日 至少持续到2周	5mg/d 1mg/d
锌	至少持续到2周	2mg/d
铜	至少持续到2周	0.3mg/（kg·d）
铁[②]	至少持续到2周	3mg/（kg·d）

注：① 为近1个月未补充维生素A的患儿；② 仅在体重增加时补充。

（2）药物治疗：① 促进消化，胃蛋白酶、胰酶、B族维生素等。② 促进蛋白合成，苯丙酸诺龙每次0.5~1.0mg/kg，肌内注射，每周1~2次，连续2~3周。使用时注意提供足够的热量和蛋白质。③ 中医，营养不良在中医称为"疳积"，治则为健脾补气、理中化积。主要采用参苓白术散加减、针灸、推拿、捏脊等来调理脾胃功能，改善食欲。

（3）并发症治疗：① 及时处理各种危急情况，严重营养不良常易发生危及生命的并发症，及时治疗和纠正严重脱水和电解质紊乱、酸中毒、休克、肾衰竭、低血糖、各种继发感染及维生素A缺乏所致的眼部损害等，开始治疗第1日即一次性给予维生素A 1 500μg（5 000U）。采用多种维生素和矿物质纠正营养不良（表5-6）。② 血液制品，严重贫血者少量多次成分输血，低蛋白血症时可输白蛋白。

治疗或预防	初始治疗		恢复治疗	后期治疗
	第1~2日	第3~7日	第2~6周	第7~26周
低血糖	- - - →			
低体温	- - - →			
脱水	- - - →			
纠正电解质紊乱	← - - - - - - - - - - - - - - →			
治疗感染	- - - - - - - - - - - - - - - - - →			
纠正微量元素缺乏	无铁		加铁	
	← - - - - - - - - - - - - - →		← - - - - →	
	- - - - - - - - - - - - - - - - - - - →			
初始喂养	- - - - - - - - - - - - - - - →			
增加喂养量以恢复丢失体重，追赶生长			- →	
刺激情绪或感知发育	- →			
准备出院			- - - - - - - - - - - - - - - →	

注：箭头表示治疗时机。

（4）加强护理：温柔呵护，提供快乐、有感官刺激的环境，给予心理和情绪上的支持；进行父母可参与的结构化游戏治疗；纠正不良的饮食习惯，保证充足的睡眠、适当的户外活动。

【预后】

预后取决于营养不良的发生年龄、持续时间及其程度，年龄愈小，其远期影响愈大，易发生认知能力和抽象思维能力缺陷。

【预防】

本病的预防应采取综合措施。

1. 保证充足的食物供应。

2. 做好妊娠期保健　儿童营养不良多为婴幼儿营养不良的延续，而后者多源于胎儿营养不良。做好妊娠期保健，加强对孕妇，特别是妊娠中晚期的营养指导。

3. 合理喂养，保证蛋白质和能量的充足摄入　大力提倡母乳喂养，对母乳不足或不宜母乳喂养者应采用混合喂养或人工喂养，并及时添加辅助食品；纠正偏食、挑食、吃零食的不良习惯。

4. 合理安排生活作息制度　坚持户外活动，保证充足睡眠，纠正不良的卫生习惯。

5. 防治传染病和先天畸形　应积极预防并治疗感染性疾病，按时进行预防接种；预防出生缺陷和先天性疾病的发生，对患有先天性心脏病、唇腭裂、胃肠道畸形等先天畸形者应及时手术治疗。

6. 加强营养健康监测　推广应用生长发育监测图，定期测量体重，并将体重值标在生长发育监测图上，如发现体重增长缓慢或不增，应尽快查明原因，及时予以纠正。

第七节　儿童单纯性肥胖

肥胖是机体能量摄入超过消耗，引起热量失衡，导致全身脂肪组织过度增生及堆积、体重超重、正常生理功能不同程度损害的一种慢性疾病。儿童肥胖不仅会对其当前的身体发育造成严重影响，而且是引起成年高血压、高血脂、2型糖尿病等代谢性疾病、心脑血管疾病、呼吸系统疾病及恶性肿瘤等的主要危险因素。

【病因】

儿童肥胖95%~97%属于单纯性肥胖。

1. 遗传及环境因素　肥胖有高度的遗传性，目前认为肥胖的家族性与多基因遗传有关。此外，父母不良的饮食行为和习惯可引起儿童形成不良饮食行为和习惯，导致肥胖的发生。

2. 能量代谢失衡　摄入的营养超过机体代谢需要，多余的能量便转化为脂肪贮存体内，是引起肥胖的主要原因。

3. 活动量过少　活动过少、缺乏适当的体育锻炼，即使摄食不多，也可引起肥胖。

4. 睡眠　睡眠不足时恶性肥胖风险增加，可能与睡眠剥夺后胃促生长素、瘦素的水平改变有关。

5. 肠道菌群　肠道菌群紊乱可通过菌群发酵增加糖脂生成，改变肠源激素（胰高血糖素样肽-1、瘦素分泌等），破坏肠道上皮屏障完整性，增加肠道通透性，促进局部炎症因子释放，形成慢性炎性反应等参与肥胖的发生发展。

6. 其他因素　饱中枢和饥饿中枢调节失衡以致多食；精神创伤（如亲人病故或学习成绩低下）及心理异常等因素亦可致儿童过量进食。

【病理生理】

肥胖最根本的病理生理变化是脂代谢的紊乱，脂肪组织在体内过量聚集及血脂异常。脂肪组织增加包括脂肪细胞数目增加和体积增大，脂肪细胞数目增加主要是在胎儿出生前3个月、生后第1年和青春期（11~13岁）。若在这三个阶段出现肥胖，脂肪细胞不仅体积增大，而且数目增多；其他时期发生肥胖仅脂肪细胞体积增大。多细胞性肥胖治疗困难且易复发。肥胖儿童还可出现下列代谢和内分泌变化。

1. 体温调节与能量代谢　对外界温度的变化反应不敏感，导致用于产热的能量消耗较少，有低体温倾向。

2. 脂类代谢　常伴有血甘油三酯、胆固醇、极低密度脂蛋白（VLDL）及游离脂肪酸增加，但高密度脂蛋白（HDL）减少。故在青春期后易并发动脉硬化、冠心病、高血压、胆石症等疾病。

3. 蛋白质代谢　嘌呤代谢异常，血尿酸水平增高，易发生痛风。

4. 内分泌变化

（1）甲状腺功能减退：总 T_4（TT_4）、游离 T_4（FT_4）、总 T_3（TT_3）、游离 T_3（FT_3）、反 T_3、蛋白结合碘、^{131}I 吸碘率等均正常，下丘脑–垂体–甲状腺轴也正常，但 T_3 受体减少，产热减少。

（2）甲状旁腺激素（PTH）及维生素 D 代谢：PTH 水平、25–羟胆钙化醇［25–（OH）D_3］、24，25–二羟维生素 D_3［24，25–（OH）$_2D_3$］水平增高，导致肥胖儿的骨质病变。

（3）生长激素水平降低：生长激素减少、睡眠时生长激素分泌高峰消失、对低血糖或精氨酸的刺激反应迟钝。胰岛素样生长因子 1（IGF–1）分泌正常，胰岛素分泌增加，患儿无明显生长发育障碍。

（4）雌激素水平增高：女性患儿雌激素水平增高，可有月经不调和不孕；男性患儿雌激素水平增高，可有轻度性功能低下、勃起功能障碍，但睾丸发育和精子形成正常。

（5）糖皮质激素：尿 17–羟皮质类固醇、17–酮类固醇及皮质醇均增加，血浆皮质醇正常或轻度增加，昼夜规律存在。

（6）糖耐量减低：高胰岛素血症伴胰岛素抵抗，出现糖耐量减低或糖尿病。

【临床表现】

任何年龄的儿童均可发生肥胖，但婴儿期、5~6 岁和青春期儿童最易发生，男多于女。肥胖儿童多有家族肥胖史，智力不受影响。

1. 食欲旺盛　喜吃甜食和高脂肪食物，不喜欢吃蔬菜等清淡食物。

2. 有氧运动能力差　易疲劳，用力时气短或腿痛。严重肥胖者因胸廓和膈肌运动受限，肺通气量不足、呼吸浅快，称为肥胖–换氧不良综合征、皮克威克综合征（Pickwickian syndrome）。

3. 脂肪组织增多　皮下脂肪丰满，且分布相对比较均匀，躯干脂肪以双乳、腹部、肩部堆积较多；严重肥胖者在胸腹、臀部及大腿皮肤出现萎缩纹；因体重过重，走路时可致膝外翻和扁平足。女孩胸部脂肪堆积应与乳房发育相鉴别，后者可触到乳腺组织硬结。男孩可因阴茎隐匿在阴阜脂肪垫中而被误诊为阴茎发育不全。

4. 性发育异常　性发育常提早，如骨龄常超前，女孩月经初潮提前，最终身高常略低于正常小儿。

5. 心理问题　不愿与他人交往，常有自卑、胆怯、孤独等心理障碍。

【实验室检查】

常规检测糖耐量、血糖、高密度脂蛋白、低密度脂蛋白、甘油三酯、胆固醇等指标。甘油三酯、胆固醇大多增高，严重患儿血清 β 白蛋白增高；常有高胰岛素血症，血生长激素水平减低，生长激素刺激试验的峰值较正常小儿为低。肝脏超声常发现有脂肪肝。

【诊断】

儿童肥胖诊断标准主要根据体重指数（body mass index，BMI）。BMI 是指体重（kg）/身长^2（m^2），小儿 BMI 随年龄、性别而有差异，BMI 在 P_{85}~P_{95} 为超重，超过 P_{95} 为肥胖。评价时可查阅表 5–8。

▼ 表5-8 中国0~18岁儿童青少年BMI百分位数值表 单位：kg/m²

年龄	男							女						
	P_3	P_5	P_{15}	P_{50}	P_{85}	P_{95}	P_{97}	P_3	P_5	P_{15}	P_{50}	P_{85}	P_{95}	P_{97}
0.0岁	11.2	11.4	12.0	13.1	14.3	15.0	15.3	11.1	11.3	11.9	13.0	14.3	15.1	15.4
0.5岁	15.3	15.6	16.4	18.0	19.7	20.8	21.2	15.0	15.2	16.0	17.4	19.0	20.1	20.5
1.0岁	14.8	15.1	15.8	17.2	18.7	19.8	20.2	14.5	14.8	15.5	16.7	18.2	19.2	19.6
1.5岁	14.3	14.5	15.2	16.5	17.9	18.9	19.2	13.9	14.2	14.8	16.0	17.4	18.3	18.7
2.0岁	14.3	14.5	15.1	16.3	17.7	18.6	19.0	13.9	14.1	14.8	15.9	17.3	18.2	18.6
2.5岁	14.0	14.2	14.8	16.0	17.3	18.2	18.6	13.6	13.9	14.5	15.6	17.0	17.9	18.3
3.0岁	13.7	14.0	14.5	15.7	17.0	17.9	18.2	13.5	13.7	14.3	15.4	16.8	17.7	18.0
3.5岁	13.5	13.8	14.3	15.5	16.8	17.6	18.0	13.3	13.5	14.1	15.3	16.6	17.5	17.9
4.0岁	13.4	13.6	14.2	15.3	16.7	17.6	17.9	13.2	13.4	14.0	15.2	16.5	17.5	17.8
4.5岁	13.3	13.5	14.1	15.2	16.6	17.5	17.9	13.0	13.3	13.9	15.1	16.5	17.4	17.8
5.0岁	13.2	13.4	14.0	15.2	16.7	17.6	18.1	12.9	13.2	13.8	15.0	16.5	17.5	17.9
5.5岁	13.2	13.4	14.0	15.3	16.8	17.9	18.3	12.8	13.1	13.7	15.0	16.5	17.5	18.0
6.0岁	13.1	13.4	14.0	15.3	17.0	18.1	18.6	12.8	13.0	13.7	15.0	16.5	17.6	18.1
6.5岁	13.1	13.3	14.0	15.5	17.2	18.4	19.0	12.7	13.0	13.6	15.0	16.6	17.8	18.2
7.0岁	13.1	13.4	14.1	15.6	17.5	18.8	19.4	12.7	12.9	13.6	15.0	16.7	17.9	18.5
7.5岁	13.1	13.4	14.2	15.8	17.8	19.2	19.9	12.7	12.9	13.7	15.1	16.9	18.2	18.7
8.0岁	13.2	13.5	14.3	16.0	18.1	19.7	20.4	12.7	13.0	13.7	15.2	17.1	18.5	19.0
8.5岁	13.2	13.5	14.4	16.2	18.5	20.2	20.9	12.7	13.0	13.8	15.4	17.4	18.8	19.4
9.0岁	13.3	13.7	14.6	16.4	18.9	20.7	21.5	12.8	13.1	13.9	15.6	17.7	19.2	19.9
9.5岁	13.4	13.8	14.7	16.7	19.2	21.2	22.0	13.0	13.3	14.1	15.8	18.0	19.7	20.4
10.0岁	13.6	13.9	14.9	17.0	19.6	21.7	22.6	13.1	13.4	14.3	16.1	18.4	20.1	20.9
10.5岁	13.7	14.1	15.1	17.2	20.1	22.2	23.1	13.3	13.6	14.5	16.4	18.8	20.7	21.5
11.0岁	13.9	14.3	15.3	17.5	20.5	22.7	23.6	13.5	13.9	14.8	16.7	19.3	21.2	22.0
11.5岁	14.1	14.5	15.6	17.8	20.8	23.1	24.2	13.8	14.1	15.1	17.1	19.7	21.7	22.6
12.0岁	14.3	14.7	15.8	18.1	21.2	23.6	24.6	14.0	14.4	15.4	17.4	20.2	22.3	23.2
12.5岁	14.5	14.9	16.0	18.4	21.6	24.0	25.1	14.3	14.6	15.7	17.8	20.6	22.8	23.7

年龄	男							女						
	P_3	P_5	P_{15}	P_{50}	P_{85}	P_{95}	P_{97}	P_3	P_5	P_{15}	P_{50}	P_{85}	P_{95}	P_{97}
13.0岁	14.7	15.1	16.2	18.7	21.9	24.4	25.5	14.5	14.9	16.0	18.1	21.1	23.2	24.2
13.5岁	14.8	15.3	16.4	18.9	22.3	24.8	25.9	14.8	15.2	16.2	18.5	21.4	23.7	24.7
14.0岁	15.0	15.4	16.7	19.2	22.6	25.1	26.3	15.0	15.4	16.5	18.8	21.8	24.1	25.1
14.5岁	15.2	15.6	16.9	19.4	22.9	25.5	26.6	15.2	15.6	16.7	19.1	22.1	24.5	25.5
15.0岁	15.4	15.8	17.1	19.7	23.1	25.8	26.9	15.4	15.8	17.0	19.3	22.4	24.8	25.9
15.5岁	15.5	16.0	17.2	19.9	23.4	26.1	27.2	15.6	16.0	17.2	19.5	22.7	25.1	26.1
16.0岁	15.7	16.1	17.4	20.1	23.6	26.3	27.5	15.8	16.2	17.3	19.7	22.9	25.3	26.4
16.5岁	15.8	16.3	17.6	20.3	23.9	26.6	27.8	15.9	16.3	17.5	19.9	23.1	25.5	26.6
17.0岁	16.0	16.5	17.8	20.5	24.1	26.8	28.0	16.0	16.4	17.6	20.0	23.3	25.7	26.8
17.5岁	16.1	16.6	17.9	20.7	24.3	27.1	28.3	16.2	16.6	17.7	20.2	23.4	25.9	27.0
18.0岁	16.3	16.7	18.1	20.8	24.5	27.3	28.5	16.3	16.7	17.9	20.3	23.6	26.1	27.2

注：2岁之前BMI按身长计算，2岁之后（包含2岁）按身高计算；表中年龄为整岁龄，如0.5岁指半岁（即6月龄），7.5岁为7岁半整。

【鉴别诊断】

1. 伴肥胖的遗传性疾病

（1）普拉德-威利综合征（Prader-Willi综合征）：15q12的*SNRPN*基因缺陷。表现为周围型肥胖体态、身材矮小、智力低下、手脚小、肌张力低、外生殖器发育不良。

（2）劳-穆-比综合征（Laurence-Moon-Biedl综合征）：表现为周围型肥胖、智能轻度低下、视网膜色素沉着、多指/趾、性功能减低。

（3）阿尔斯特伦综合征（Alstrom综合征）：表现为中央型肥胖、视网膜色素变性、失明、神经性耳聋、糖尿病。

2. 伴肥胖的内分泌疾病

（1）弗勒赫利希综合征（Frohlich syndrome）：继发于下丘脑及垂体病变，体脂主要分布在颈、颏下、乳房、下肢、会阴及臀部，手指、足趾显得纤细、身材矮小，第二性征延迟或不出现。

（2）其他内分泌疾病：如肾上腺皮质增生症、甲状腺功能减退症、生长激素缺乏症等虽有皮脂增多的表现，但均有各自特点，不难鉴别。

【预防与治疗】

1. 预防　肥胖是一种慢性病，需终身注重健康的饮食和生活方式。人群肥胖防控必须贯彻"预防为主"的方针，要及早、从小抓起。

（1）妊娠前期/妊娠期预防：儿童肥胖应从妊娠期开始，孕妇在妊娠晚期要适当减少脂肪类食物的摄入，防止胎儿体重过重。

（2）婴幼儿期预防：强调母乳喂养，按照婴幼儿实际需要量进行喂养。父母肥胖者应定期监测小儿体重，避免其发生肥胖。

（3）学龄前期预防：养成良好的进食与运动习惯。加强健康教育，保持膳食平衡，增加运动。

2. 治疗　治疗原则是减少产热量性食物摄入和增加机体热量的消耗，饮食疗法和运动疗法是两项最主要的措施。

（1）饮食疗法：推荐低脂肪、低糖类和高蛋白食谱，使机体消耗自身的脂肪储备。食物体积在一定程度上会产生饱腹感，鼓励多吃体积大而热量低的蔬菜类食品。

（2）运动疗法：适当的运动能促使脂肪分解，减少胰岛素分泌，使脂肪合成减少，蛋白质合成增加，促进肌肉发育。

（3）心理行为治疗：行为干预是肥胖治疗成功的关键，其中饮食和生活行为调整极为重要。

（4）药物及手术治疗：不宜用于小儿。

第八节　维生素营养障碍

一、维生素D缺乏性佝偻病

营养性维生素D缺乏性佝偻病是由于儿童体内维生素D不足，使钙、磷代谢紊乱，钙盐不能正常沉积在骨骼生长的部位，骨组织矿化不全，产生以骨骼病变为特征的一种全身慢性营养性疾病。

（一）代谢与生理

1. 维生素D的来源　人体内维生素D的来源分为内源性和外源性两种。

（1）皮肤日光照射合成：又称内源性维生素D，是人体维生素D的主要来源。皮肤中7-脱氢胆固醇（7-DHC），即维生素D生物合成的前体，经日光中紫外线照射（290~320nm波长），变为胆钙化醇，即内源性维生素D_3。每日户外活动1~2小时即可满足机体维生素D的需要。

（2）食物中获取维生素D：又称外源性维生素D。根据食物的来源分为动物和植物两种。动物食品中的维生素D主要是维生素D_3，海鱼和肝脏中含量丰富，乳类、蛋黄和肉类等含量少。谷类、蔬菜和水果中几乎不含维生素D_3。植物食物中的维生素D主要是维生素D_2，在植物油和酵母中含量丰富。

（3）母体-胎儿转运：是胎儿维生素D的来源。胎儿通过胎盘的主动转运从母体获得维生素D［25-（OH）D₃］。胎儿体内维生素D的量与母体维生素D的营养状况及胎龄有关。若母体维生素D营养状况适宜，出生时25-（OH）D₃的储存可满足生后2周的生长需要。

2. 维生素D的代谢　皮肤合成的维生素D₃直接进入血液循环，食物中的维生素D₂在小肠刷状缘经淋巴管吸收入血。这两种形式的维生素D（维生素D₂及维生素D₃）进入循环后与血浆中维生素D结合蛋白（DBP）相结合，随血流至肝脏、脂肪及肌肉等组织内储存，经两次羟化后才能发挥生物效应。当机体需要时，体内储存的维生素D先在肝细胞25-羟化酶作用下，变成25-羟胆钙化醇［25-(OH)D₃］。25-(OH)D₃从肝脏释放入血与胎球蛋白结合，再随血流至肾脏，在肾脏近端小管上皮细胞内1α-羟化酶的作用下变成1,25-二羟维生素D₃［1,25-（OH）₂D₃］。25-（OH）D₃和1,25-（OH）₂D₃均有生物活性，1,25-（OH）₂D₃的生物活性是25-（OH）D₃的100~200倍。25-（OH）D₃是血液循环中的主要存在形式，含量较多且稳定，在血浆中半衰期为2~3周，常作为机体维生素D营养状况的检测指标。1,25-（OH）₂D₃进入血液循环后经DBP转运至各种靶器官而发挥作用。由于1,25-（OH）₂D₃主要是通过作用靶器官（主要是肠、肾、骨）的受体发挥作用，目前将1,25-（OH）₂D₃作为一种类固醇激素看待，最后被24-羟化酶进一步羟基化而灭活，分解成水溶性代谢物，最终通过胆汁和尿液排出体外。

3. 维生素D代谢的调节　维生素D的代谢受血1,25-（OH）₂D₃、甲状旁腺激素（PTH）、降钙素（CT）和血钙及血磷的浓度调节（图5-2）。

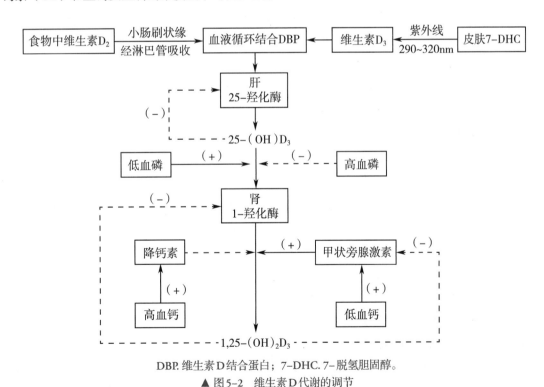

DBP. 维生素D结合蛋白；7-DHC. 7-脱氢胆固醇。

▲ 图5-2　维生素D代谢的调节

（1）自身负反馈作用：正常情况下体内维生素D合成与分泌受血中25-（OH）D_3的浓度自行调节。当体内产生足够量的1,25-（OH）$_2D_3$时，血中1,25-（OH）$_2D_3$浓度过高，负反馈抑制25-（OH）D_3在肝脏的羟化、1,25-（OH）$_2D_3$在肾脏的羟化过程，达到自身调节的作用。

（2）血钙、血磷浓度与PTH、降钙素调节

1）血钙：血钙过低，PTH分泌增加，直接刺激肾脏1,25-（OH）$_2D_3$的合成增加。血钙过高，降钙素（CT）分泌增加，抑制肾小管羟化生成1,25-（OH）$_2D_3$。

2）血磷：低血磷直接促进1,25-（OH）$_2D_3$的合成，高血磷则抑制其合成。

（3）其他激素：生长激素、胰岛素和雌激素等也有促进1,25-（OH）$_2D_3$合成的作用。

4. 维生素D的生理功能　正常情况下，1,25-（OH）$_2D_3$在血液循环中主要以结合形式存在，约85%与DBP结合，15%与白蛋白结合，仅0.4%以游离形式存在并对靶器官发挥其生物效应。

1,25-（OH）$_2D_3$可维持体内钙、磷代谢平衡，具有抗佝偻病作用。1,25-（OH）$_2D_3$与PTH、降钙素相互作用，通过作用于肠、肾脏、骨等靶器官，共同维持组织和体液钙、磷的稳定，发挥抗佝偻病的生理作用。当血钙浓度降低时，PTH分泌增加，刺激肾脏中的1α-羟化酶，使1,25-（OH）$_2D_3$的合成增加，促进肠道钙磷的吸收及肾小管钙磷的重吸收，钙磷乘积升高，有利于骨的矿化作用；1,25-（OH）$_2D_3$还可直接作用于成骨细胞，促进骨样组织成熟和钙盐沉积，并与PTH协同使破骨细胞成熟，从而影响骨重吸收，维持骨组织与血液循环中钙、磷的平衡。

目前认为，1,25-（OH）$_2D_3$除上述作用外，还参加体内免疫调节，并在造血系统、角质形成细胞及分泌PTH和胰岛素的细胞、乳腺上皮等细胞分化与增殖中发挥多方面的重要作用。

（二）病因

1. 出生时储备不足　妊娠晚期摄入不足或疾病，如母亲营养不良、肝肾疾病、慢性腹泻导致维生素D缺乏，早产、双胎均可使婴儿出生时体内维生素D贮存不足。

2. 阳光照射不足　皮肤经阳光紫外线照射合成内源性维生素D是体内维生素D的重要来源。日照不足可影响内源性维生素D的产生。

3. 摄入不足　人乳和牛乳中维生素D含量甚少，不能满足机体需要。因此，纯母乳喂养者若不及时补充维生素D或添加含维生素D丰富的食物易发生维生素D缺乏。

4. 骨骼生长速度过快　骨骼生长速度与维生素D和钙需要量成正比。婴幼儿生后生长发育快，需要维生素D多，不及时补充易发生佝偻病。青春期生长加速，如日光照射少、未及时补充维生素D，也可发生晚发性佝偻病。

5. 疾病影响　急慢性肾炎、甲状腺功能亢进症、肝胆及胃肠道慢性疾病，如婴儿肝炎综合征、先天性胆道狭窄或闭锁、脂肪泻、胰腺炎、慢性腹泻等会影响维生素D的吸收利用；严重的肝肾疾病会影响维生素D的羟化，1,25-（OH）$_2D_3$生成不足而引起佝偻病。感染性疾病患病期间会导致维生素D的大量丢失。

6. 药物影响　长期服用抗惊厥药，如苯妥英钠、苯巴比妥等，可刺激肝细胞微粒体氧化酶系统活性增加，使维生素D和25-（OH）D_3分解为无活性的代谢产物加速，导致维生素D的缺乏；糖皮质激素拮抗维生素D对钙的转运而导致佝偻病。

（三）发病机制

维生素D缺乏或不足时，肠道吸收钙、磷减少，血钙水平降低，引起甲状旁腺功能代偿性亢进，PTH分泌增加，使破骨细胞活性增加，成骨细胞活性降低，骨钙释放，使血清钙浓度维持在正常水平或接近正常水平。维生素D缺乏性佝偻病可以看成是机体为维持血钙水平而对骨骼造成的损害。同时，维生素D缺乏使肾小管对磷的重吸收减少，PTH也可抑制肾小管对磷的重吸收，尿磷排出增多，血磷降低，钙磷乘积降低，骨样组织钙化障碍。细胞外液钙、磷浓度不足使软骨细胞正常增殖、分化和凋亡的程序受损；钙化管排列紊乱，长骨钙化带消失，骺板失去正常的形态，参差不齐；骨基质不能正常矿化，成骨细胞代偿性增生，在干骺端造成骨样组织堆积，骺端增厚，向两侧膨出，形成"串珠"和"手足镯"等体征。颅骨骨化障碍表现为颅骨变薄和软化，乒乓球感，颅骨骨样组织堆积出现方颅。骨膜下骨样组织矿化不全，成骨异常，骨膜增厚，骨质疏松、软化，长骨负重后易发生骨骼弯曲，甚至病理性骨折。此外，骨样组织堆积使碱性磷酸酶分泌增加，出现血生化改变（图5-3）。

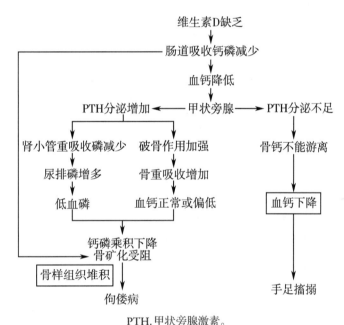

PTH.甲状旁腺激素。

▲ 图5-3 维生素D缺乏性佝偻病和手足搐搦症的发病机制

（四）临床表现

本病多见于婴幼儿，尤其是婴儿，母亲妊娠期维生素D缺乏者发病较早。主要临床表现为生长最快部位的骨骼改变，肌肉松弛及神经兴奋性改变。佝偻病的骨骼改变常在维生素D缺乏数月后出现，并与年龄密切相关。本病在临床上分为初期、活动期、恢复期及后遗症期4期。

1. 初期（早期） 多见于6月龄以内，尤其是3月龄以内的婴儿。此期骨骼改变不明显，主要表现为神经兴奋性增高，如易激惹、烦闹、睡眠不安、夜间啼哭、多汗（与气候无关）、枕秃（汗多刺激头皮而摇头擦枕）等。

实验室检查显示血清25-（OH）D₃下降，PTH升高，血钙浓度正常或稍低，血磷降低，碱性磷酸酶正常或稍高（表5-9）。骨骼X线片可正常或钙化带稍模糊。

▼ 表5-9　维生素D缺乏性佝偻病不同时期血生化改变

时期	血钙	血磷	ALP	PTH	25-（OH）D₃	1,25-（OH）₂D₃
初期	正常或降低	正常或降低	升高	升高	降低	正常
活动期	降低	降低	明显升高	明显升高	明显降低	正常、升高或降低
恢复期	趋于正常	趋于正常	趋于正常	趋于正常	趋于正常	趋于正常

注：ALP，碱性磷酸酶；PTH，甲状旁腺激素。

2. 活动期（激期）　在神经精神症状的基础上，出现骨骼的改变和运动发育迟缓。骨骼的改变发生在生长速度较快的部位，表现部位与该年龄骨骼生长速度较快的部位相一致。

（1）头部：① 颅骨软化，6月龄内婴儿头部发育最快，是最早出现佝偻病体征的部位，检查者用指尖稍用力压颅骨可有明显的压乒乓球样的感觉，又称乒乓头。② 骨膜下骨样组织增生，多见于7~8月龄以上的婴儿，额骨和顶骨双侧骨样组织逐渐增生堆积使颞骨、顶骨对称性隆起，从上往下看可见"方盒状"头颅即方颅，严重者出现蝶鞍颅或十字颅。③ 前囟大、闭合延迟，严重者可延迟至2~3岁，头围也较正常增大。④ 乳牙萌出延迟，可迟至10月龄甚至1岁以后出牙，有时可存在出牙顺序颠倒，或者牙釉质发育差，易患龋齿，严重时牙齿排列不齐，甚至可影响恒牙钙化。

（2）胸部：改变多见于1岁左右小儿。① 肋骨串珠：多发生在第7~10肋，肋骨和肋软骨交界处骨样组织堆积膨大所致，外观似串珠，又称佝偻病串珠。因膨大的肋软骨压迫肺组织，易患肺炎。② 鸡胸及漏斗胸：肋骨骺部内陷致胸骨柄和邻近的软骨向前突出，形成鸡胸；如胸骨剑突部向内凹陷，则形成漏斗胸。③ 肋膈沟：由于肋骨软化，膈肌附着处的肋骨因受牵拉而内陷，在胸骨下缘形成一道水平的凹陷沟，又称郝氏沟、哈里森沟，卧位更为明显。

（3）四肢和脊柱

1）佝偻病手足镯：长骨干骺端骨样组织堆积增生肥大，引起手腕、足踝部形成环形、钝圆形隆起，形如手镯、脚镯。多见于6月龄以上的小儿。

2）下肢畸形：骨质软化与肌肉关节松弛，小儿站立行走后因双下肢负重可出现股骨、胫骨及腓骨的弯曲变形，造成严重膝内翻（O形腿）或膝外翻（X形腿）畸形。多见于1岁左右能站立或行走的小儿。膝内翻检查及分度方法是小儿直立时，两腿靠拢测量两膝关节的距离，相距<3cm为轻度，3~6cm为中度，>6cm为重度。膝外翻的检查与分度方法是测量两腿靠拢时踝关节的距离，判断标准同膝内翻。

3）脊柱：患儿会坐与站立后，韧带松弛导致脊柱后凸或侧凸畸形，严重时可有骨盆畸形（髋外翻），导致生长迟缓、成年女性妊娠后难产。

（4）神经肌肉：低血磷所致肌肉中糖代谢异常，引起全身肌肉松弛，肌张力降低，导致坐、立、行等运动发育落后。腹肌张力降低形成蛙腹。严重维生素D缺乏者可出现神经精神发育迟缓，免疫力低下，易合并感染及贫血。

实验室检测血25-（OH）D_3明显下降，PTH升高，血钙稍降低，血磷明显下降，钙磷乘积多小于30，碱性磷酸酶明显升高（表5-9）。X线片提示长骨骨骺端增宽，钙化带消失，呈杯口状、毛刷状改变；骨骺软骨带增宽（>2mm），骨质疏松、骨皮质变薄，甚至出现骨干弯曲或青枝骨折，骨龄落后。

3. 恢复期 初期和活动期患儿经治疗或日光照射后，神经精神症状消失，体征逐渐减轻或消失；血生化指标如25-（OH）D_3、PTH、血钙、血磷恢复正常，碱性磷酸酶1~2个月后降至正常水平（表5-9）。治疗2~3周后骨骼X线改变有所改善，长骨干骺端由不规则逐渐变成增宽、致密增厚的钙化线，骨骺软骨带变薄（<2mm），骨质密度逐渐恢复正常。

4. 后遗症期 多见于3岁后的儿童，临床症状消失，血生化正常。骨骼X线干骺端病变消失。婴幼儿期重症佝偻病患儿可残留不同程度的骨骼畸形或运动功能障碍。

5. 先天性佝偻病 又称胎儿性佝偻病，出生即出现佝偻病表现。由于孕母在妊娠期受到日光照射少、膳食中维生素D不足，胎儿体内维生素D缺乏。孕母妊娠期出现手足发麻、腰酸、腿肌痉挛等低钙的症状。患儿出生时前囟门特大、前后囟门相通连，颅骨软化。生后1~2个月出现低钙抽搐，血清25-（OH）D_3水平低，血钙、血磷降低。长骨X线片显示钙化带消失、干骺端呈毛絮状改变。

随着多年的佝偻病防治行动，先天性佝偻病、手足搐搦症、严重的佝偻病已经明显减少，轻症维生素D缺乏性佝偻病及维生素D不足十分常见。近年来研究表明，维生素D不足会增加呼吸道感染、肠道炎症、过敏症和哮喘症的风险。

（五）诊断与鉴别诊断

1. 诊断 根据维生素D摄取不足的病史、临床症状和体征，结合血生化改变及骨骼X线改变对维生素D缺乏性佝偻病进行诊断与分期。血生化与骨骼X线的检查在维生素D缺乏性佝偻病的诊断中有重要价值，尤其是血25-（OH）D_3含量，是维生素D缺乏性佝偻病早期诊断的金标准。维生素D营养状况以血清25-（OH）D_3水平进行评价（表5-10）。

▼ 表5-10 维生素D营养状况及25-（OH）D_3水平

维生素D营养状况	25-（OH）D_3水平
缺乏	<30nmol/L 或<12μg/L
不足	30~50nmol/L 或12~20μg/L
充足	>50~250nmol/L 或>20~100μg/L
中毒	>250nmol/L 或>100μg/L

2. 鉴别诊断 本病需与其他原因所致佝偻病、先天性甲状腺功能减退症及软骨营养不良等疾病相鉴别。

（1）与其他原因所致佝偻病鉴别

1）维生素D依赖性佝偻病：常染色体隐性遗传，临床症状较重，血钙、血磷显著降低，碱性磷酸酶明显升高，常继发甲状旁腺功能亢进。临床上分为两型，Ⅰ型为肾脏1-羟化酶缺陷，是1α-羟化酶基因突变所致，使25-（OH）D$_3$转变为1,25-（OH）$_2$D$_3$过程发生障碍，血中25-（OH）D$_3$浓度增高，多在1~2岁后出现佝偻病表现，常伴有代谢性酸中毒和氨基酸尿症，需长期使用1,25-（OH）$_2$D$_3$治疗。Ⅱ型为靶器官的1,25-（OH）$_2$D$_3$受体缺陷，是维生素D受体基因突变，1,25-（OH）$_2$D$_3$不能发挥功能，血中1,25-（OH）$_2$D$_3$浓度明显升高，脱发是此型患儿的重要特征，50%~70%合并斑秃或全秃。多在婴儿期发病，需大剂量1,25-（OH）$_2$D$_3$和钙治疗。

2）继发性抗维生素D佝偻病：各种原因造成的慢性肾功能障碍或肝功能损害所致，又称为肾性佝偻病或肝性佝偻病。肾功能损害导致25-（OH）D$_3$转变为1,25-（OH）$_2$D$_3$减少，引起血钙降低、血磷升高，甲状旁腺功能继发性亢进，骨质普遍脱钙，骨骼呈佝偻病改变。佝偻病的症状、体征多于幼儿后期逐渐明显，形成侏儒状态。肝功能异常使25-（OH）D$_3$生成障碍，若伴有胆管阻塞，可出现维生素D和钙的吸收障碍。临床特点为循环中25-（OH）D$_3$明显降低，低血钙性抽搐和佝偻病体征。

3）家族性低磷酸血症佝偻病：多与遗传因素相关，其中80%为X连锁遗传性低磷性佝偻病；也有少部分继发于肾脏疾病或肿瘤疾病等。性连锁遗传者的为Xp22.1-p22.2基因突变，而常染色体显性遗传者为成纤维细胞生长因子23（FGF-23）基因突变，使肾小管磷重吸收及肠道磷吸收障碍，引起血磷降低、尿磷增加，血钙多正常。在使用大剂量维生素D后，该病临床表现仍不会有明显改善。目前推荐方法是联合使用1,25-（OH）$_2$D$_3$（骨化三醇）与磷酸盐。骨化三醇的推荐剂量是20~30ng/（kg·d），分2~3次服用；元素磷20~40mg/（kg·d），分3~5次服用，需逐渐加量以减少不耐受引起的腹泻等消化道症状，最大总量可达2~4g/d。

4）远端肾小管性酸中毒：远曲小管泌氢不足，大量钠、钾、钙从尿中丢失，导致继发性甲状旁腺功能亢进，骨质脱钙，出现佝偻病的一系列症状及体征，有骨痛、骨折现象，骨骼畸形明显，身材矮小。实验室检查发现代谢性酸中毒，除血钙、血磷低之外，血钾亦低，并常有低钾血症。此外，患儿出现多尿、碱性尿（pH>6）。补充维生素D治疗无效。

（2）根据体征进行鉴别

1）脑积水：生后数月出现头围进行性增大，前囟大而饱满紧张，骨缝分离，甚至有落日眼。无佝偻病四肢和胸部的体征，常伴有智力和运动发育落后。颅脑超声、MRI、CT可确诊。

2）先天性甲状腺功能减退症：又称呆小病，出生2~3个月后开始出现甲状腺功能减退的表现，随着月龄的增大逐渐明显，出现典型症状，检测血清T$_3$、T$_4$、促甲状腺激素（TSH）可以确诊。

3）软骨营养不良：是一种遗传性软骨发育障碍，出生时即可出现头大，前额突出，四肢及手指短粗，五指齐平，腰椎前凸、臀部后凸等，骨骼X线可发现长骨粗短弯曲，干骺端变宽，呈喇叭口状，但轮廓光滑整齐，部分骨骺可埋入扩大的干骺端中的特征性改变。临床根据短肢型矮小的特殊体态及骨骼X线特征性改变进行诊断。

4）黏多糖贮积症：是溶酶体贮积病中最常见的一种类型，为X连锁隐性遗传或常染色体隐性遗传性疾病。因黏多糖代谢异常导致多器官受累，出现多发性骨发育不全，如头大、头型异常、脊柱畸形、胸廓扁平等体征。主要依据骨骼的X线变化及尿中黏多糖测定进行诊断。

（六）治疗

1. 目的　控制病情活动，防止骨骼畸形和复发。早发现、早治疗。

2. 原则　口服为主，目前不主张大剂量维生素D治疗。

3. 维生素D治疗

（1）在剂量上，可采用每日疗法或大剂量冲击疗法；在剂型上，可选用口服法或肌内注射法；治疗原则以口服为主，口服法比肌内注射法可更快提高25-（OH）D$_3$水平。维生素D 2 000 U /d为最小治疗剂量，强调同时补钙，疗程至少3个月。

（2）注意事项：① 根据患儿具体情况决定维生素D剂型、剂量大小、疗程长短、给药次数及途径的选择。② 大量补充维生素D时不要采用鱼肝油（维生素A、维生素D），会导致维生素A中毒。③ 对于各种原因不能口服者，可采用1次大剂量肌内注射冲击疗法，15万~30万 U/次，并停用其他维生素D制剂1个月。肌内注射前先口服10%葡萄糖酸钙或氯化钙3日，以避免低钙抽搐发生。2~3个月后改用预防量400U/d。因大剂量冲击疗法缺乏可靠的指标来评价血中维生素D代谢产物浓度、维生素D的毒性、高血钙症的发生及远期后果，应严格掌握。④ 治疗1个月后复查血生化指标及骨骼X线，结合临床症状来判断是否有恢复征象。如治疗后无改变或改变不明显应与其他疾病相鉴别。⑤ 治疗过程中应避免高钙血症、高钙尿症及维生素D过量。

4. 补充钙剂　每日摄入牛奶大于500ml者不需要额外补充钙剂。对于有低钙血症表现、严重佝偻病及营养不良者，需额外补充钙剂500mg/d。

5. 其他治疗

（1）坚持每日户外活动，适量的日光照射。

（2）加强营养，保证足够的奶量，及时添加转乳期食品。

（3）严重骨骼畸形采用主动或被动运动方法矫正，加强体格锻炼。胸部畸形可做俯卧、抬头、展胸运动，下肢畸形可进行肌肉按摩纠正畸形。必要时考虑手术矫正。

（七）预防

营养性维生素D缺乏性佝偻病是自限性疾病，一旦婴幼儿有足够时间的户外活动，可以自愈。本病的预防应从围生期开始，婴幼儿为重点预防的人群。每日获得足够的阳光照射是预防的关键。

1. 充足阳光照射　晒太阳是预防佝偻病最有效、方便、经济的方法。充足的日光照射即可保证体内25-（OH）D$_3$和1,25-（OH）$_2$D$_3$浓度正常。因紫外线不能穿透玻璃，应强调户外运动，平均每日户外活动应大于1小时，较合适的时间为上午9~10时和下午15~16时。

2. 维生素D添加　① 新生儿从出生后数日开始补充维生素D 400U/d，并持续至青春期。② 母乳喂养婴儿无论是否添加配方奶粉均需补充维生素D 400U/d。③ 妊娠期（妊娠晚期）和哺乳期妇女需补充维生素D 400U/d以上。④ 早产儿、低体重儿或双胎儿在新生儿期开始每日补充维生素 D 800~1 000U/d，3 个月后改预防量（400U/d）。

孕妇（尤其是妊娠晚期）的饮食中应含丰富的维生素 D、钙、磷和蛋白质等营养素，以防止胎儿宫内维生素 D 储存不足。

二、维生素 D 缺乏性手足搐搦症

维生素 D 缺乏性手足搐搦症是维生素 D 缺乏所致血钙降低而引起的神经肌肉兴奋性增强的一种疾病，又称佝偻病性低钙惊厥或婴儿手足搐搦症。主要表现为全身惊厥、手足肌肉抽搐或喉痉挛等，常见于 2 岁内的婴幼儿，特别是 6 月龄以下的婴儿。

（一）发病机制

维生素 D 缺乏时，血钙降低刺激甲状旁腺，PTH 继发性分泌增多，使骨骼脱钙以补充血钙的不足；当甲状旁腺未出现代偿分泌增加或代偿功能不全时，血钙不能维持正常水平，当血清总钙低于 1.75~1.88mmol/L（7~7.5mg/dl），或离子钙低于 1mmol/L（4mg/dl）时神经肌肉兴奋性增高，出现手足抽搐、喉痉挛，甚至全身惊厥等症状。维生素 D 缺乏时机体出现甲状旁腺功能低下的原因尚不清楚，可能是维生素 D 缺乏的早期甲状旁腺急剧代偿分泌增加，以维持血钙正常；当维生素 D 缺乏未能及时纠正时，甲状旁腺功能因反应过度而出现代偿性功能不全，导致血钙降低。维生素 D 缺乏性手足搐搦症患儿同时存在佝偻病和甲状旁腺功能低下的低血钙临床表现。

（二）临床表现

主要有惊厥、手足抽搐、喉痉挛等神经肌肉兴奋性增高的临床表现。婴儿主要表现为全身惊厥、喉痉挛，年龄较大婴幼儿多表现为手足搐搦。由于维生素 D 缺乏，患儿往往同时存在佝偻病的某些表现。

1. **典型表现** 血清总钙低于 1.75mmol/L 或者离子钙低于 1.0mmol/L 时可出现惊厥、手足搐搦和喉痉挛，以无热惊厥最为常见。

（1）惊厥：是婴儿期最常见的发作方式。突然出现不伴发热的全身抽搐，表现为四肢抽动，两眼上翻，面肌颤动，神志不清，发作时间可短至数秒，或长达数分钟以上，发作时间长者可伴口周发绀。发作停止后多入睡，醒后活泼如常。可数日发作 1 次，或 1 日数次，甚至多至 1 日数 10 次；一般不伴发热，发作轻时仅有短暂的眼球上窜和面肌抽动，神志清楚。

（2）手足搐搦：往往见于年龄较大婴幼儿。突发手足强直痉挛，表现为双手腕部屈曲，手指伸直、拇指内收贴近掌心；足部踝关节伸直，足趾强直向下弯曲，足底呈弓状。发作时意识清楚。

（3）喉痉挛：主要见于 2 岁以下婴幼儿。喉部肌肉及声门突发痉挛引起吸气性呼吸困难和喉鸣，有时可突然发生窒息、发绀、严重缺氧甚至死亡。要特别注意小于 6 月龄的婴儿可表现为无热性阵发性发绀，严重者肌内注射时可能诱发喉痉挛。

2. **隐性症状** 血清钙在 1.75~1.88mmol/L 时多无急性发作时的典型症状，但刺激神经肌肉可引出下列体征。

（1）低钙击面征：以手指尖或叩诊锤轻轻叩击患儿颧弓与口角间的面颊部（即第7对脑神经穿出处），引起眼睑和口角抽动者为阳性。小于2岁的患儿均可得到阳性结果，但1月龄内的婴儿可出现假阳性。

（2）腓反射：以叩诊锤骤击膝下外侧腓神经处（在腓骨头之上）可引起足向外侧收缩者即为腓反射阳性。

（3）低钙束臂征：以血压计袖带包裹上臂，使血压维持在收缩压与舒张压之间，5分钟之内该手出现痉挛属阳性。

（三）诊断与鉴别诊断

婴幼儿突发无热惊厥，发作后神志清楚，无神经系统阳性体征，且反复发作者；实验室检查总血钙<1.75mmol/L，或离子钙<1.0mmol/L；结合佝偻病病史及相应临床表现可诊断本病。但应与下列疾病进行鉴别。

1. 其他无热惊厥性疾病

（1）低血糖：常发生于清晨空腹时，有进食不足或腹泻病史，严重惊厥后可昏迷。一般口服或静脉注射葡萄糖溶液后抽搐立刻停止，实验室检查血糖<2.2mmol/L。

（2）低镁血症：多见于新生儿或3月龄以内牛乳喂养的婴儿，常常合并低钙血症，可出现烦躁、惊跳、阵发性屏气，甚至惊厥。实验室检查提示血清镁<0.58mmol/L（1.4mg/dl）。

（3）婴儿痉挛症：1岁以内起病，突然发作，表现为头、躯干、上肢均屈曲，手握拳，下肢弯曲至腹部，伴点头状抽搐和意识障碍，发作时间维持在数秒至数十秒，可自行停止；常伴有智力发育异常，脑电图有特征性的高幅异常节律波出现。

（4）原发性甲状旁腺功能减退症：临床表现与本病较为相似，表现为间歇性惊厥或手足搐搦，几日或数周发作1次；实验室检查提示血磷升高>3.2mmol/L，血钙降至1.75mmol/L以下，碱性磷酸酶正常或稍低，颅骨X线可见基底节钙化灶。

2. 中枢神经系统感染 脑膜炎、脑炎、脑脓肿等大多数伴有发热和感染中毒症状，精神萎靡、一般情况差等。体弱年幼者反应差，有时可无发热。有颅内压增高体征及脑脊液改变。

3. 急性喉炎 多由病毒感染引起，常有上呼吸道感染的病史及症状，表现为声音嘶哑，伴有犬吠样咳嗽和吸气困难，可有发热，无低钙的症状及体征，血钙正常，钙剂治疗无效。

（四）治疗

治疗原则是首先控制惊厥、解除喉痉挛，其次静脉补钙使血钙迅速上升，最后补充维生素D，使钙磷代谢恢复正常。

1. 急救处理

（1）镇静、止惊：① 地西泮，每次0.1~0.3mg/kg，肌内或静脉注射，必要时可10分钟重复1次，单剂最大量每次不超过10mg；② 苯巴比妥钠，首剂15~20mg/kg，后改为每次2.5~5mg/kg，1~2次/d，肌内注射或静脉注射；③ 10%水合氯醛每次40~50mg/kg（0.4~0.5ml/kg），保留灌肠，总量不超过10ml。使用上述药物迅速控制惊厥或喉痉挛等危及生命的症状。

（2）吸氧：惊厥或喉痉挛可引起缺氧、呼吸停止，应立刻给氧。喉痉挛者须立刻将舌拉出口外，以保证呼吸道通畅，并行人工呼吸或复苏囊正压通气，必要时行气管插管术。

2. 钙剂治疗 尽快给予10%葡萄糖酸钙1~2ml/kg加入5%~10%葡萄糖溶液10~20ml中，缓慢静脉注射或滴注（大于10分钟），迅速提高血钙浓度。惊厥停止后改为口服钙剂。轻症患儿可用10%氯化钙5~10ml/次，每日3次，服用时加入3~5倍糖水稀释，3~5日后改为葡萄糖酸钙、乳酸钙或碳酸钙。

3. 维生素D治疗 应用钙剂和症状得到控制后，给予维生素D治疗，剂量为1 000~2 000U/d，3~4周后改为400U/d。维生素D剂量不宜过大，否则可能会发生维生素D中毒。

（五）预防

同维生素D缺乏性佝偻病。

三、维生素A缺乏症

维生素A缺乏症是指体内维生素A缺乏所致的全身性疾病，可引起眼睛、生长、免疫和胚胎等多系统受损，多见于1~4岁儿童。

（一）**吸收与代谢**

维生素A是指视黄醇及其衍生物，属于脂溶性维生素，包括视黄醇、视黄醛、视黄酸及视黄酯等。维生素A主要有两大来源，一类是动物性食物，如肝脏、鱼油、奶制品、鸡蛋等；另一类是植物类食物，如绿叶蔬菜及黄色或橙色的水果和蔬菜中富含各种胡萝卜素，可在体内转变为维生素A；强化维生素A和胡萝卜素的食品也提供部分维生素A。维生素A及其前体胡萝卜素，均在小肠细胞中转化成棕榈酸酯后与乳糜微粒结合，通过淋巴系统进入血液循环转运到肝脏并储存。储存在肝脏中的维生素A棕榈酸酯，经酯酶水解后与视黄醇结合蛋白（retinol binding protein，RBP）结合，再与前白蛋白结合形成复合体后，释放入血液并经血液循环转运至人体不同的组织器官。

（二）**生理和病理**

维生素A在维持人体正常代谢、细胞分化、生殖、视觉及抗感染等多种生理功能中发挥重要的作用，当缺乏后会导致多种生理功能紊乱，从而产生一系列病理变化。

1. 维持暗光下的视觉功能 维生素A缺乏时，对暗光的灵敏度降低，出现暗适应差及夜盲症。

2. 维持皮肤黏膜组织的完整性 维生素A为细胞分化、视黄酸应答激活及细胞膜稳定所必需，缺乏时导致皮肤、眼结膜和角膜干燥，继续缺乏可使上皮组织过度增生。

3. 促进生长发育和维护生殖功能 维生素A通过参与细胞的核糖核酸（RNA）、DNA合成及生长激素的分泌，影响细胞增殖、分化和组织更新；促进硫酸软骨素等黏多糖合成和骨代谢，从而促进生长发育。维生素A对胎盘发育、精子生成等多种组织和细胞生长发育有重要作用，缺乏时可引起心、脑、肺和泌尿生殖系统等先天畸形。

4. 维持和促进免疫功能 维生素A缺乏时，免疫细胞内视黄酸受体的表达相应下降而导致机体的免疫功能降低，患儿易患呼吸道和消化道感染。

（三）病因

1. 先天储备不足　维生素A和胡萝卜素不易通过胎盘，出生时体内维生素A储存量甚少，肝脏维生素A仅为成人的1/10，同时新生儿血浆中视黄醇结合蛋白仅为成人的1/2。生后如不注意补充，极易出现维生素A缺乏。5岁以下儿童维生素A缺乏的发生率远高于成人。

2. 摄入不足和需要增加　维生素A主要来源于乳类、蛋黄、肝脏和深色蔬菜，母乳初乳中维生素A含量丰富。母乳不足或无母乳，未及时添加配方奶或牛奶，长期给予单纯米粉或脱脂奶粉喂养，或长期摄入缺乏维生素A和胡萝卜素的膳食可导致维生素A缺乏。早产儿、双胎儿、低体重儿等生后生长发育迅速，更易发生维生素A缺乏。各种急慢性传染病，如麻疹、结核病等长期发热性疾病使维生素A消耗增多，机体对维生素A需求增多，会导致相对缺乏。

3. 消化吸收障碍　维生素A为脂溶性维生素，它和胡萝卜素在小肠的消化吸收均需胆盐和脂肪的帮助。因此，膳食中脂肪的含量过低、慢性肠道疾病、肝胆胰疾病、脂肪吸收综合征等都可以影响维生素A的消化与吸收，导致维生素A缺乏。

4. 代谢障碍　凡能导致蛋白质和锌缺乏的各种因素都可影响维生素A的转运和利用。肝脏疾病、甲状腺功能减退及先天性维生素A原转换酶缺乏等可使维生素A原转变成维生素A发生障碍及维生素A转运障碍，导致血浆维生素A降低。

（四）临床表现

维生素A缺乏症的临床表现与维生素A缺乏的阶段和程度有密切关系。在亚临床缺乏及可疑亚临床缺乏阶段，主要表现为反复呼吸道感染、腹泻和贫血等非特异性表现。在重度缺乏阶段，血清维生素A<0.35μmol/L时，才会出现维生素A缺乏的特异性临床表现。

1. 眼部表现　眼部的症状和体征是维生素A缺乏最早出现的表现，且逐渐加重。

（1）暗视觉异常：是维生素A缺乏时最早的表现，首先表现为暗适应迟缓，暗适应时间延长，随后黄昏时视物不清，暗光视力下降，最终发展为夜盲症。

（2）眼干燥症：暗视觉异常持续数周后，出现眼泪减少、眼干、畏光等不适。随后出现球结膜、角膜干燥，失去正常光泽和弹性，自觉痒感，眼部检查眼球向两侧转动时可见球结膜皱褶，在近角膜处可见结膜干燥斑或比奥斑（Bitot spots）。

（3）角膜软化：即角膜软化症。自觉畏光、眼痛，常用手揉搓眼部导致感染。严重时发生角膜溃疡、坏死甚至穿孔，虹膜、晶状体脱出，导致失明，是年幼儿童失明的重要原因。

2. 皮肤损害　开始仅感皮肤干燥、易脱屑，有痒感，渐至汗液减少，上皮角化增生，角化物充塞毛囊形成突出皮肤表面的毛囊丘疹，状似"鸡皮"。检查触摸皮肤时有粗砂样感，以肩部、臀部、四肢伸面为多，可发展至颈部、背部甚至面部，会阴上皮也可角化。毛囊角化引起毛发干枯、易脱落，指/趾甲脆薄易折、多纹等。

3. 生长发育障碍　表现为体格和智力轻度落后，常伴营养不良、贫血和其他维生素缺乏。牙釉质发育不良、易剥落，失去光泽，易发生龋齿。

4. 感染易感性增高　在亚临床缺乏或可疑亚临床缺乏阶段，免疫功能低下就已存在，易出现反复的呼吸道和消化道感染，且迁延不愈，增加疾病的发病率和病死率，尤其是6月龄至2岁的儿童。

（五）诊断

有明确维生素A摄入不足病史、各种消化道疾病或慢性消耗性疾病史等情况下应高度警惕维生素A缺乏症。如出现夜盲症或眼干燥症等眼部特异性表现及皮肤的症状和体征，即可临床诊断。下列实验室和临床检查有助于可疑病例及亚临床型维生素A缺乏的早期诊断。

1. 血浆维生素A水平　为评价维生素A营养状况的常用指标。正常婴幼儿血浆维生素A浓度为>300~500μg/L（>1.05~1.76μmol/L），年长儿和成人为430~860μg/L（1.5~3.0μmol/L）。<200μg/L（0.7μmol/L）为临床型和亚临床型维生素A缺乏，200~300μg/L（0.7~1.05μmol/L）为可疑亚临床维生素A缺乏。临床型维生素A缺乏：血清维生素A<0.35μmol/L，伴有眼部和皮肤临床表现。亚临床型维生素A缺乏：血清维生素A 0.35~<0.7μmol/L，无典型的临床表现。

2. 相对剂量反应（relative dose response，RDR）试验　对可疑亚临床维生素A缺乏者应行RDR试验进一步确定。测定方法为先空腹抽静脉血测定血浆维生素A浓度（A_0），然后随早餐口服维生素A 450μg，5小时后于午餐前再次采集静脉血复查血浆维生素A（A_5），将数值代入公式：RDR（%）=（A_5-A_0）/A_5×100%，所得RDR可提示肝维生素A储备。如RDR>20%则为阳性，表示肝脏维生素A储备<70μmol/kg（20mg/kg），可确诊为亚临床型维生素A缺乏。

3. 血浆视黄醇结合蛋白测定　正常血浆浓度为23.1mg/L，低于此值提示有维生素A缺乏的可能，但在感染、蛋白质-能量营养不良时视黄醇结合蛋白亦可降低，应同时查血C反应蛋白（CRP）。

4. 尿液脱落细胞检查　在新鲜中段尿中加1%甲基紫，摇匀后计数尿中上皮细胞，在没有尿路感染的情况下，超过3个/mm³为异常。有助于维生素A缺乏诊断，找到角化上皮细胞具有诊断意义。

5. 暗适应检查　眼科医生用暗适应计和视网膜电流变化检查，如发现暗光视觉异常，有助于诊断。但是该方法不适用于婴幼儿，且蛋白质和锌缺乏时暗适应时间也会延长。

（六）治疗

1. 一般治疗　主要是调整饮食和去除病因，增加膳食中维生素A及β-胡萝卜素的摄入，有条件者可给予维生素A强化的食品。积极治疗原有慢性疾病，如营养不良、迁延性腹泻、肝胆疾病及营养素缺乏病等，以增强对维生素A及β-胡萝卜素的吸收。

2. 维生素A制剂治疗

（1）亚临床型维生素A缺乏：口服维生素A 1 500~2 000U/d，直到血浆维生素A水平正常；或大剂量口服10万~20万U/次，每4~6个月重复1次。

（2）临床型维生素A缺乏：① 轻症及消化吸收功能良好者，口服维生素A 7 500~15 000μg/d（相当于2.5万~5万U/d，浓维生素A丸含2.5万U/丸），分为2~3次服用，2日后减量为每日口服1 500μg（相当于4 500U）。② 有慢性腹泻或肠道吸收障碍及重症（眼症）患者，深部肌内注射维生素AD注射剂（每支含维生素A 7 500μg和维生素D 62.5μg）0.5~1ml/次，每日1次，5日后病情好转即改口服，眼部症状消失后改预防量1 500μg/kg，直到痊愈；或采用大剂量补充法，在诊断后立即治疗，<6月龄儿童维生素A补充剂量为5万U；6~12月龄为10万U；>12月龄为20万U。第2日使用同样剂量1次，2周后再用同样剂量1次；确诊麻疹的患儿立即给予单剂量1次，第2日再给予相同剂量1次；蛋白质-能量营养不良患儿确诊时给予单剂量，此后按维持需要量补充。治疗中要注意避免维生素A过量所致中毒（1视黄醇当量=1μg视黄醇=3.3U维生素A）。

3. 眼局部治疗 除了全身治疗，对比较严重的维生素A缺乏症患儿常需要进行眼睛局部治疗。进行眼部治疗和护理时动作应轻柔，不要压迫眼球，以免角膜穿孔，虹膜、晶状体脱出。

（1）消毒的维生素AD滴剂直接滴眼。

（2）抗生素眼药：0.25%氯霉素眼药水或0.5%红霉素或金霉素眼膏，每日3~4次，以预防结膜和角膜发生继发感染，并可减轻结膜与角膜的干燥不适。如角膜出现软化和溃疡，可采用抗生素眼药水与消毒鱼肝油交替滴眼，约1小时1次，每日不少于20次。

（3）1%阿托品滴眼液：用于角膜溃疡时散瞳，以免虹膜脱出及粘连。

（4）上皮生长因子类眼液：有助于角膜修复，每日3次。

（七）预防

1. 健康教育

（1）注意膳食的营养平衡：经常食用富含维生素A的动物性食物（牛奶、鸡蛋、肝脏）、深色蔬菜及黄红色水果。

（2）补充维生素A：婴幼儿是预防维生素A缺乏的主要对象，孕妇和乳母应多食富含维生素A的食物，以保证新生儿和乳儿有充足的维生素A摄入。

（3）母乳喂养优于人工喂养，人工喂养婴儿应尽量选择维生素A强化的配方乳。

2. 预防性干预

（1）预防性补充维生素A：每日推荐供应量是婴幼儿500μg，5岁以上儿童为600~1 500μg，维生素A缺乏地区产妇分娩后应补充30 000μg。

（2）维生素A缺乏高发地区：采取每隔半年口服1次维生素A的预防措施，<6月龄为17 000μg/次；6~12月龄为33 000μg/次；>12月龄为66 000μg/次。

（3）对患感染性疾病（如麻疹、疟疾、结核病等）及慢性消耗性疾病的儿童，应补充维生素A 1 500~3 000μg/d。有慢性腹泻等维生素A吸收不良者可短期内肌内注射维生素A，数日后再改为口服，或采用水溶性维生素A制剂。

第九节 微量元素异常

微量元素是指人体内含量不足0.01%体重的元素。人类必需微量元素包括铁、碘、锌、硒、铜、钼、铬和钴等。

一、锌缺乏

锌为人体必需微量元素之一，在人体内含量仅次于铁，为第二大的微量元素。主要存在于骨、牙齿、毛发、皮肤、肝脏和肌肉中，为100多种酶的关键组成成分，参与蛋白质代谢与合成、核酸代谢及细胞膜的稳定，DNA、RNA和蛋白质的合成，在生长发育、性功能成熟、免疫系统发育及功能、组织增生修复、儿童智力等方面有重要的生理功能。当锌摄入不足或代谢障碍时可导致体内锌缺乏（zinc deficiency），出现食欲低下、生长发育迟缓、免疫降低、皮肤感染、内分泌功能紊乱及异食癖等临床表现，青春期缺锌还可致性成熟障碍。

（一）病因

1. 摄入不足　人体所需要的锌由食物提供，动物性食物含锌丰富且易于吸收，长期缺乏动物性食物、辅食添加不当、素食者容易发生锌缺乏。全肠外营养如未加锌或加锌不足也可致锌缺乏。

2. 吸收障碍　各种原因所致的胃肠功能紊乱均可影响食物中锌的吸收，尤以腹泻最明显。谷类食物含大量粗纤维使肠蠕动加快，含有的植酸可与锌、钙结合形成不溶性的复合物，钙摄入过多等均可影响锌的吸收。牛乳含锌量虽与母乳相似，但牛乳锌的吸收率（39%）远低于母乳锌（65%），故长期纯牛乳喂养也可致缺锌。此外，某些矿物质，如铁、钙等二价金属元素摄入过量也可抑制锌的吸收。肠病性肢端皮炎（acrodermatitis enteropathica）是一种常染色体隐性遗传病，因小肠缺乏吸收锌的载体，锌吸收功能缺陷而导致严重缺锌。

3. 需要量增加　在婴儿期、营养不良恢复期、组织修复过程及急性感染时，机体对锌需要量增加，如未及时补充，可发生锌缺乏。孕妇及乳母对锌的需求亦增多，如摄入不足可致母亲、胎儿及乳儿缺锌。

4. 丢失过多　如反复出血、溶血、大面积烧伤、慢性肾脏疾病、长期透析等使大量的锌随体液丢失；肝硬化、慢性尿毒症等所致低蛋白血症可引起尿锌排出增多；长期应用金属螯合剂（如青霉胺）等也可使锌丢失过多。

（二）临床表现

正常人体内锌含量为2~2.5g，缺锌可影响核酸和蛋白质的合成及其他生理功能，多发生于人工喂养儿及营养不良小儿。

1. 消化功能异常　如味觉减退、食欲缺乏、厌食、异食癖等。

2. 生长发育落后　如生长发育迟缓、体格矮小、性发育延迟和性腺功能减退等。

3. 免疫功能降低　如易发生各种感染，如肺炎、腹泻及反复感冒等。

4. 神经精神发育障碍　如认知行为改变，精神萎靡、共济失调、精神发育迟缓、注意力缺乏多动、行为障碍等。

5. 其他　如脱发、皮肤粗糙、皮炎、游走性舌炎（又称地图舌）、反复口腔溃疡、伤口愈合延迟、视黄醛结合蛋白减少而出现夜盲、贫血等。

（三）实验室检查

1. 空腹血清锌浓度测定　血清锌可部分反映人体锌营养状况，但该指标缺乏灵敏度，轻度缺锌时仍可保持正常。目前建议10岁以下儿童的血清锌水平正常值下限为10.07μmol/L（65μg/dl）。

2. 餐后血清锌浓度反应试验（post meal zinc concentration reaction，PZCR） 空腹血清锌浓度（A_0）作为基础水平，然后给予标准饮食（按全日总热量的20%计算，其中蛋白质为10%~15%，脂肪为30%~35%，糖类为50%~60%），2小时后复查血清锌（A_2），按公式PZCR=（A_0-A_2）/A_0×100%计算，若PZCR>15%提示缺锌。

3. 其他测量方法 如发锌、尿锌测定受其他因素影响较大，不能准确反映体内锌营养状况，故不能作为诊断标准。

（四）诊断

儿童锌缺乏至今尚无统一的定义和诊断标准，可依据高危因素、临床表现、实验室检查结果等综合判断。根据喂养史中饮食含锌量低、慢性腹泻等长期吸收不良等缺锌的病史，存在味觉异常、食欲降低、生长发育落后及不同程度缺锌临床表现，血清锌降低，锌剂治疗有显效等即可诊断。必要时可常规剂量补充锌治疗1~2周，如症状明显好转，则回顾性诊断为锌缺乏。

（五）治疗

1. 针对病因 治疗原发病。

2. 饮食治疗 鼓励多进食富含锌的动物性食物，如肝、鱼、瘦肉、禽蛋、牡蛎等。初乳含锌丰富。

3. 补充锌剂 治疗锌缺乏的口服锌剂量为元素锌1.0mg/（kg·d），疗程一般为1~2个月。如锌缺乏高危因素长期存在，则建议小剂量长期口服，元素锌5~10mg/d。

（六）预防

提倡母乳喂养，坚持平衡膳食是预防缺锌的主要措施，戒绝挑食、偏食、吃零食的习惯。对可能发生缺锌的情况如早产儿、人工喂养者、营养不良儿、长期腹泻、大面积烧伤等，均应适当补锌。元素锌每日推荐摄入量：6月龄以下为1.5mg，6月龄~<1岁为8mg，1~<4岁为12mg，4~<7岁为13.5mg。

二、碘缺乏

碘为人体必需微量元素之一，主要存在于甲状腺内，是甲状腺素和三碘甲腺原氨酸合成的底物，其生物学功能主要通过甲状腺激素表现。碘缺乏所导致的碘缺乏病（iodine deficiency disorder，IDD）是一组因自然环境碘缺乏造成机体缺碘所致疾病表现的总称，是对儿童智力发育影响较大而又可预防的疾病之一。

（一）病因

人体的碘主要来自食物，少量来自水和空气。膳食中碘摄入不足通常是由环境中碘缺乏所致。内陆和山区水、土壤含碘少，长期生活在这些地区的居民若未及时补充碘，极易发生碘缺乏。此外，食用能干扰甲状腺摄碘功能的食物如包菜、油菜（含丰富的硫氰酸盐、高氯酸盐）等，可影响碘吸收和甲状腺摄碘；服用某些阻碍酪氨酸碘化过程的药物如硫脲、磺胺及咪唑等，也可引起缺碘。

（二）临床表现

儿童缺碘最主要的临床表现是智力低下和体格发育障碍，其严重程度与缺碘的程度、持续时间和患病年龄密切相关。胎儿期缺碘可引起流产、早产、先天畸形，甚至死胎；新生儿期表现为甲状腺功能减退；儿童期和青春期则引起甲状腺肿和甲状腺功能减退症，引起儿童智力损害和体格发育障碍。儿童长期轻度缺碘则可出现亚临床型甲状腺功能减退症表现，常伴有体格生长落后。

（三）实验室检查

1. 尿碘 尿碘测定是目前最实用和最灵敏的碘缺乏诊断指标。因摄入碘80%从尿中排出，尿碘的含量基本能代表碘摄入量。<20μg/L为重度碘缺乏；20~49μg/L为中度碘缺乏；50~99μg/L为轻度碘缺乏；100~199μg/L为正常；200~299μg/L为大于正常值；≥300μg/L为碘过量。

2. 甲状腺功能 血清T_3、T_4、TSH为评价碘营养状态的间接指标。碘缺乏时血清总T_3、总T_4或游离T_3、游离T_4明显降低，TSH增高。尤其是TSH，可用于筛查新生儿甲状腺功能减退症。

3. 甲状腺肿大 甲状腺的触诊和超声测定可诊断，以超声结果为准。

（四）诊断

根据2014年国家卫生和计划生育委员会发布的《地方性克汀病和地方性亚临床克汀病诊断》（WS/T 104—2014），诊断依据如下所示。

1. 必备条件

（1）流行病史和个人史：出生和居住在碘缺乏地区。

（2）临床表现：有不同程度的精神发育迟滞，主要表现为不同程度的智力障碍（智力低下），地方性克汀病患者的智商（IQ）为54或54以下，地方性亚临床克汀病患者的IQ为55~69。

2. 辅助条件

（1）神经系统障碍

1）精神运动发育障碍：地方性克汀病患者表现为不同程度的痉挛性瘫痪、步态和姿态的异常。地方性亚临床克汀病患者无这些典型的临床体征，但可出现有轻度神经系统损伤，表现为精神和/或运动技能障碍。

2）听力障碍：地方性亚临床克汀病患者可有轻度听力障碍，表现为电测定高频或低频异常。

3）言语障碍（哑或说话障碍）：地方性亚临床克汀病患者呈极轻度言语障碍或正常。

（2）甲状腺功能障碍

1）体格发育障碍：地方性克汀病表现为不同程度的非匀称性矮小，地方性亚临床克汀病患者可有轻度体格发育障碍。X线骨龄发育落后和骨骺愈合延迟。

2）精神发育迟滞外貌：地方性克汀病可出现典型形象，如傻相、傻笑、眼距宽、鼻梁塌，并常伴有耳软、腹部膨隆、脐疝等；地方性亚临床克汀病患者几乎无上述表现，但可出现程度不同的骨龄发育落后及骨骺愈合不良。

3）甲状腺功能减退表现：地方性克汀病可出现典型的甲状腺功能减退表现，如黏液性水肿、皮肤干燥、毛发干粗；血清T_3、FT_3正常或降低，T_4、FT_4低于正常，TSH高于正常。地方性亚临床克汀病患者一般无甲状腺功能减退的临床表现，但可出现T_4和FT_4正常下限值或降低、TSH可增高或在正常上限值，又称为激素性甲状腺功能减退。

凡具备上述必备条件及辅助条件中的任何1项或1项以上者，在排除由碘缺乏以外原因所造成的疾病（如分娩损伤、脑炎、脑膜炎及药物中毒等）后，可诊断为地方性克汀病或地方性亚临床克汀病。

（五）治疗

1. **碘剂** 主要用于缺碘所致的弥漫性重度甲状腺肿大且病程短者。复方碘溶液每日1~2滴（约含碘3.5mg），或碘化钾（钠）每日10~15mg，连服2周为1个疗程，2个疗程之间停药3个月，反复治疗1年。长期大量服用碘剂应注意甲状腺功能亢进症的发生。

2. **甲状腺素制剂** 参见第十六章第三节"先天性甲状腺功能减退症"。

（六）预防

1. **食盐加碘** 是预防碘缺乏最有效的措施，我国自20世纪90年代推行食盐加碘预防措施以来，已经为世界上碘营养适宜的国家。

2. **育龄妇女、孕妇补碘** 可防止胚胎期碘缺乏（地方性克汀病、地方性亚临床克汀病、新生儿甲状腺功能减退、新生儿甲状腺肿，以及胎儿早产、流产、死产和先天畸形）的发生。

三、铅中毒

铅是一种具有神经毒性的重金属，可对多系统、多器官引起损伤。近年来的研究发现血铅在非常低的水平就会对儿童的健康造成影响，尤其是对发育期间的大脑造成不可逆的不同程度损害。

（一）铅的来源

1. **工业污染** 汽车使用含铅汽油排放的无机铅化合物；高含铅产品的不规范生产及蓄电池和电子垃圾不规范回收；室内含铅油漆或涂料及铅尘等。

2. **土壤污染** 儿童玩耍时有意无意地摄入铅污染的土壤和灰尘或食用铅污染的农作物，可造成铅中毒。

3. **食物或学习用品污染** 儿童的手-口动作是造成铅从环境进入儿童体内的主要途径。食物受大气中铅的污染或在加工过程受到铅的污染，如松花蛋、爆米花、罐头食品等；以及儿童通过手或嘴啃咬含铅量高的玩具或学习用品均可引起铅中毒。

（二）铅的代谢及危害

1. **铅的代谢** 胎儿体内铅是通过胎盘从母体血液获得，生后铅从消化道、呼吸道和皮肤进入儿童体内，其中80%~85%的铅从消化道摄入，呼吸道约占15%，经皮肤吸收很少。铅在小肠吸收入血，其吸收率受食物的影响，如空腹或食物脂肪可促进铅的吸收，钙、铁、锌等元素可抑制铅的吸收。吸收入血的铅99%进入红细胞内与血红蛋白结合，随血液进入组织，最后长期蓄积在骨骼和牙齿，仅极少部分铅从大便、小便排出。儿童铅代谢的特点是吸收多、排泄少，储存池铅的流动性大，骨骼中铅占总体铅含量的90%以上。铅的半衰期在血液中为25~35日、在骨髓中长达 10~20 年。因此，血铅水平仅能反映近 1 个月铅暴露情况，而骨骼铅水平则反映长期铅暴露及铅在体内蓄积状况。

2. 铅的危害 铅是一种强烈的亲神经毒物，易通过血脑屏障进入大脑。儿童血脑屏障功能发育不成熟、神经系统对铅的毒性特别敏感，儿童是铅毒性的高危人群。此外，儿童消化道、呼吸道铅的吸收率比成人高 5~10 倍，肾脏排泄铅的能力又显著低于成人。铅对儿童的危害存在剂量效应关系，并与暴露时间长短有关。低水平铅暴露主要损害儿童神经系统的发育，导致认知和神经行为障碍。急性高水平铅暴露不仅导致儿童多脏器损害，而且可导致中毒性脑病，出现头痛、惊厥、呕吐，甚至死亡。慢性铅暴露可导致儿童神经系统、造血系统、消化系统、免疫系统、内分泌系统及肾脏、肝脏等多脏器功能损害，从而产生相应的症状。

（三）临床表现

儿童铅中毒是一种缓慢、渐进的过程，临床表现非特异性，多数表现为头痛、注意力不集中、多动、情绪和脾气改变（情绪急躁、攻击行为）；黄疸、恶心、食欲下降、偏食、异食、腹痛、便秘、呕吐、腹泻等消化道症状；认知能力和学习成绩下降、贫血、体重不增、生长发育迟滞、反复呼吸道感染等，常被漏诊和误诊。严重者可出现昏迷和抽搐等中枢神经系统症状。

（四）诊断

儿童高铅血症和铅中毒依据儿童静脉血铅水平进行诊断。连续两次静脉血检查结果才能作为诊断分级的依据。

1991 年美国疾病预防与控制中心（CDC）儿童铅中毒诊断标准：静脉血铅水平 ≥100μg/L。轻度 100~199μg/L，中度 200~449μg/L，重度 450~699μg/L，极重度 ≥700μg/L。2006 年 2 月我国卫生部制定的我国儿童铅中毒诊断标准，根据连续两次静脉血铅水平进行诊断和分度：高铅血症 100~199μg/L；铅中毒 ≥200μg/L，轻度 200~249μg/L，中度 250~449μg/L，重度 ≥450μg/L。

（五）治疗

参考《儿童高铅血症和铅中毒预防指南》和《儿童高铅血症和铅中毒分级和处理原则》。

1. 治疗原则 高铅血症和轻度铅中毒应脱离铅污染源、予以卫生指导和营养干预，而中度和重度铅中毒则应加驱铅治疗。

2. 脱离铅污染源 排查和脱离铅污染源是处理儿童高铅血症和铅中毒的根本办法。脱离铅污染源后血铅水平可显著下降。未脱离铅污染源进行驱铅治疗反会增加铅的吸收。

3. 实施营养干预 及时进行营养干预，根据儿童营养缺乏情况，针对性进行蛋白质、维生素和微量元素补充，纠正营养不良和铁、钙、锌的缺乏。增加膳食中钙、铁、锌的摄入量以减少铅在消化道内的吸收和在体内的毒性。

4. 驱铅治疗 驱铅药物首选二巯丁二钠和依地酸二钠钙，两者均为金属螯合剂。通过驱铅药物与体内铅结合并排泄，以达到阻止铅对机体产生毒性作用的目的，驱铅治疗只用于血铅水平在中度及以上的铅中毒。

（1）血铅水平 <250μg/L：密切观察血铅水平，不需驱铅治疗。

（2）血铅水平 250~449μg/L：首选二巯丁二钠，350mg/m²，或 10mg/（kg·d）、3 次/d，连续

5天；继而改为2次/d，连续14天，疗程共19天。

（3）血铅水平≥450μg/L且<700μg/L：选依地酸二钠钙，1~1.5mg/（m²·d），加5%葡萄糖溶液1000ml，采用微量泵24小时均匀滴入，连续5天为一疗程。

（4）血铅水平≥700μg/L：选用二巯丁二钠和依地酸二钠钙联合治疗，用药时先用二巯丁二钠，治疗4小时患儿排尿后才能使用依地酸二钠钙，否则会导致中毒性脑病。治疗期间口服锌剂和铁剂，并注意药物对肝肾功能的损害。

5. 驱铅治疗时注意事项

（1）药物的副作用：二巯丁二钠常见的副作用为胃肠道刺激症状，一过性皮疹、肝转氨酶升高、白细胞降低等，停药后多自动缓解。依地酸二钠钙含钙量较高，对血管和肌肉刺激性大，滴注时应避免渗出血管外，以免引起血管炎症或局部坏死。使用时应每日复查尿常规，隔日复查肝肾功能。

（2）血铅水平：疗程结束后和用药间歇应定期复查。

（3）具体疗程：中重度铅中毒均需多疗程驱铅治疗，根据铅暴露时间、治疗前血铅水平及对药物治疗的反应决定具体疗程。

（六）预防

通过环境干预、开展健康教育、有重点地筛查和监测，达到预防和早发现、早干预的目的。

1. 健康教育　通过宣传与指导、知识讲座、发放宣传资料等开展儿童铅中毒防治知识的健康教育，传播铅对儿童毒性作用的相关科学知识，改变人们的知识、态度和行为，教育儿童养成良好的卫生习惯、纠正不良行为。避免和减少儿童接触铅污染源，从而预防和减少铅对儿童的危害。

2. 膳食　保证膳食中有足够的铁、钙、锌及纤维素等，减少消化道铅的吸收。

3. 定期血铅筛查与监测　主要用于存在或怀疑有工业性铅污染地区，通过血铅筛查早期发现高铅血症儿童，及时进行干预。同时通过筛查资料分析，以评价环境铅污染状况，进行定期监测。

第十节　肠外营养

肠外营养（parenteral nutrition，PN）又称静脉营养，是指当患儿不能耐受肠内营养或在不能进食的情况下，由静脉途径供给每日所需的营养素，包括水、糖类、蛋白质、脂肪、矿物质和维生素等，以满足机体代谢及生长发育需要的营养方式。分为部分肠外营养（partial parenteral nutrition，PPN）和全肠外营养（total parenteral nutrition，TPN）。

【适应证】

凡长期不能耐受肠内营养的患儿都是肠外营养的适应证。临床常见的疾病如下所示。

1. 严重蛋白质−能量营养不良或极度衰弱的患儿、不能给予肠内营养者。

2. 各种先天性消化道畸形及手术前后，如食管闭锁、肠闭锁、肠扭转、食管气管瘘、脐膨出、短肠综合征、膈疝等。

3. 严重获得性消化道疾病　如坏死性小肠结肠炎、胰腺炎、假膜性小肠炎、严重的难治性分泌性腹泻等。

4. 早产儿、低体重儿　喂养困难或有严重循环、呼吸系统等并发症者。

5. 肠道外疾病　各种病因引起的肠内营养供给不足的疾病，如呼吸窘迫综合征、严重感染、营养不良、高代谢状态、严重创伤或烧伤和肿瘤等。

6. 小儿恶性肿瘤。

【肠外营养液的组成】

肠外营养液主要由氨基酸、脂肪乳、葡萄糖、电解质、微量元素、多种维生素和水七大类组成。

1. 液体量　婴儿期的液体需要量为100~120ml/（kg·d），幼儿期为70~80ml/（kg·d），儿童期为50~60ml/（kg·d）。新生儿、早产儿入量应根据其成熟度、生后日龄、周围环境和疾病等因素决定。每日总液体量应使用输液泵在20~24小时均匀输入。

2. 能量　肠外营养供给能量需要量包括基础代谢率、生理活动、食物热效应、体温调节和生长发育所消耗。每日静脉供给热量376kJ/kg（90kcal/kg），相当于口服供给500kJ/kg（120kcal/kg）。能量来源分配以糖类50%、脂肪35%、蛋白质15%为宜。

3. 氨基酸

（1）氨基酸组成：不同年龄每日氨基酸的需要量不同，且需要的氨基酸种类也不同，目前已有小儿专用配方氨基酸溶液。对新生儿尤其是早产儿，除必需氨基酸外，还需增加胱氨酸和酪氨酸。

（2）氨基酸的用量：除肾功能不全患儿外，新生儿生后即可开始使用氨基酸溶液，早产儿可从1.5g/（kg·d）开始，并以1.0g/（kg·d）的速率增加，最大可达到3.5g/（kg·d）。以保证生后48小时内得到足量的蛋白质供给。其他年龄段儿童可从1.0g/（kg·d）开始，每日递增0.5~1.0g/kg，直至达到该年龄的蛋白质需要量。

足月新生儿为1.5~3.0g/（kg·d），1月龄~3岁为1.0~2.5g/（kg·d），3~12岁需1.0~2.0g/（kg·d），青少年不低于1.0g/（kg·d），不超过2.0g/（kg·d）。在总能量小于50kcal/（kg·d）时提供氨基酸，其主要的作用是氧化供能而非用于组织的合成。

4. 脂肪　脂肪所供能量为总能量的20%~35%，占非蛋白质能量的25%~40%。脂肪乳在生后24小时即可输入，起始剂量为1.0g/（kg·d），按1.0g/（kg·d）递增，直至3.0~3.5g/（kg·d）。脂肪乳输注时要特别注意速度，最好20小时均匀输入。对于存在高胆红素血症、出血倾向或凝血功能障碍、严重感染的新生儿，应慎用脂肪乳。目前小儿临床常用20%的中长链脂肪乳。

5. 糖类　葡萄糖供应的能量占肠外营养中非蛋白质能量的60%~75%，可以节省氮的消耗。为保证氨基酸的输入仅用于组织生长而非能量来源，每供应1g氮应供应能量150~200kcal，即氮与能量比值为1:（150~200）。

静脉滴注葡萄糖的浓度和输入途径视患儿情况而定。外周静脉滴注的浓度不能超过12.5%，浓度过高可引起周围静脉炎。采用中心静脉滴注时可用较高浓度的葡萄糖，输注浓度可达到25%。血糖水平的维持主要依赖于葡萄糖输入速率而非浓度。

6. 电解质和微量元素　钠、钾的生理需要为2~3mmol/100kcal，应用1/5张的维持液即可满足钠、钾、氯的需要。由于钙和磷需要量大，在肠外营养液中溶解度有限，可用10%葡萄糖酸钙补充钙，用甘油磷酸钠补磷。出现低镁时可采用25%硫酸镁补充。此外，长时间TPN需补充多种微量元素如铬、铜、硒等，多种微量元素注射液（含铁、锌等）可直接加入TPN中使用，用量1ml/（kg·d）。铜由胆道排除，胆道梗阻性疾病禁用。

7. 维生素　维生素是人体代谢不可缺少的辅酶，需由食物获得，TPN时需由静脉供给。TPN期间供给适量维生素可促进能量物质的充分利用，并可预防维生素缺乏症。根据中国营养学会推荐，肠外营养时需补充13种维生素，包括4种脂溶性维生素（维生素A、维生素D、维生素E、维生素K）和9种水溶性维生素（维生素B_1、维生素B_2、维生素B_6、维生素B_{12}、维生素C、烟酸、叶酸、泛酸和生物素）。应尽可能将水溶性、脂溶性维生素添加至脂肪乳或含有脂肪乳的混合液中以增加维生素的稳定性。

【输注方法】

1. 持续输入法　即1日的营养液用输液泵24小时匀速输入的方式。营养素供应持续、均匀，但血清胰岛素处于持续高水平状况，脂肪和糖原合成增加，易于出现脂肪肝和肝功能异常。

2. 循环输注法　即将1日的营养液在12~18小时内静脉滴注完的方式。主要用于已稳定接受持续TPN，并需长期应用的患儿。对于循环负荷量大、心功能差、感染或代谢亢进的患儿不能应用。

【输注途径】

1. 外周静脉途径　采用四肢或头皮周围静脉输入营养液。主要用于肠外营养能量需要量不大的患儿，一般应用时间不超过14日，或刚开始应用肠外营养的患儿。葡萄糖输注浓度不超过12.5%。

2. 中心静脉途径　中心静脉血管内径相对较粗，可输入高渗溶液并提供较高的能量，葡萄糖的输注浓度大于12.5%，可高达25%，提供营养的能力强。

（1）经皮直接穿刺置入中心静脉导管（CVC）途径：通过颈内静脉、锁骨下静脉、股静脉等途径直接将导管置入上腔静脉或下腔静脉的通路。

（2）经外周静脉穿刺的中心静脉导管（PICC）途径：采用专用的套管针和硅胶管，从外周血管（肘静脉或腘静脉）进入，先在皮下潜行一段后，再置入上、下腔静脉。

（3）静脉输液港（venous access port，VAP）通路：又称中央静脉导管系统，是经颈内静脉或锁骨下静脉穿刺进入上腔静脉，导管另一端和注射座埋植在皮下组织的一种闭合输液装置。理想状态下，输液港在体内可放置数年，为需要长期肠外营养支持的危重症患儿提供静脉通路。

3. 脐静脉插管　用于新生儿，通过脐静脉置管于下腔静脉。

【并发症】

肠外营养的并发症可分为机械性、感染性和代谢性。

1. 机械性 中心静脉营养可发生导管堵塞、渗漏、移位、破坏和血栓形成，并可造成组织、血管和神经的损伤。

2. 感染性 导管入口感染或在输液过程中某个环节污染可导致局部或全身感染。

3. 代谢紊乱

（1）糖代谢紊乱：如输注葡萄糖浓度过高可引起高血糖症，使用肠外营养时突然中断可出现低血糖。

（2）肝功能损伤及胆汁淤积：主要由于氨基酸代谢紊乱导致，表现为高结合胆红素血症和胆汁淤积。停止肠外营养和开始肠内营养后胆汁淤积常可缓解。

（3）脂肪超载综合征：脂肪乳输注速度过快或剂量过大、严重感染、肝肾功能异常或脂肪代谢紊乱。

（4）电解质紊乱及酸碱平衡失调：常由原发病（如肠瘘、营养不良、消化道畸形等）或 TPN 配制不当所致。

（5）其他：如再喂养综合征、代谢性骨病、微量元素缺乏、生长迟缓等。

应特别注意，长期 TPN 可引起胃肠道功能衰退。因此，在给予肠外营养的同时，应尽可能给予最少量的肠内营养。但是从 TPN 过渡至肠内营养需循序渐进，逐渐增加肠内营养而降低肠外营养量，直至肠内营养能满足代谢需要，才完全停止 TPN。

（许巍）

学习小结

本章对能量、水和各种营养物质的需要及临床意义进行了介绍，阐述了母乳喂养的优点、方法、断奶时间及注意事项。介绍了混合喂养、人工喂养中牛乳、羊乳、代乳品的适应证、优缺点、成分与方法，讲述了辅食添加的原则、种类和时间，并介绍如何对小儿的营养状况进行评价。佝偻病主要表现为生长最快部位的骨骼改变，分为初期、活动期、恢复期和后遗症期，治疗以口服维生素 D 为主，当维生素 D 缺乏时血钙下降，而甲状旁腺代偿性分泌亦不足时，出现手足抽搐、喉痉挛，甚至全身性惊厥，应尽快给予钙剂和症状控制后补充维生素 D。同时，介绍了营养不良的病因、临床特点、诊断和防治措施。描述了儿童肥胖的临床表现、诊断标准、鉴别诊断，介绍了该病的防治措施，强调控制饮食与加强运动。介绍小儿肠外营养的适应证、肠外营养液组成、输注途径及并发症，并应注意长期 TPN 可引起胃肠道功能衰退。

复习参考题

一、选择题

1. 维生素D缺乏性手足搐搦症最常见的症状是
   - A. 喉痉挛
   - B. 手足抽搐
   - C. 无热惊厥
   - D. 腓神经征
   - E. 颅骨软化

2. 维生素D缺乏性手足搐搦症正确的治疗步骤是
   - A. 补钙—止惊—维生素D
   - B. 止惊—维生素D—补钙
   - C. 补钙—维生素D—止惊
   - D. 止惊—补钙—维生素D
   - E. 维生素D—止惊—补钙

3. 儿童锌缺乏的表现可能是
   - A. 生长发育落后
   - B. 易患呼吸道感染
   - C. 易患皮炎
   - D. 肝脾大
   - E. 智力低下

   答案：1. C　2. D　3. A

二、简答题

1. 简述母乳喂养的优点。
2. 蛋白质–能量营养不良的常见并发症有哪些？
3. 简述维生素D缺乏性佝偻病的病因。
4. 试述维生素D缺乏性佝偻病不同时期血生化指标和骨骼X线的特点。
5. 简述维生素D缺乏性手足搐搦症的临床表现和治疗原则。
6. 简述维生素A缺乏症的临床表现。
7. 简述肠外营养的常见并发症。

第六章　新生儿与新生儿疾病

学习目标

知识目标	1. 掌握	新生儿的基本概念及分类；新生儿窒息的诊断及其复苏策略；掌握新生儿缺氧缺血性脑病及颅内出血的诊断及治疗；呼吸窘迫综合征的病因、诊断及治疗；生理性黄疸及病理性黄疸的特点。
	2. 熟悉	新生儿胆红素的代谢特点；新生儿常见的几种特殊生理状态；新生儿败血症的诊断及治疗；新生儿溶血病的实验室诊断及治疗。
	3. 了解	正常足月儿和早产儿的生理特点；新生儿糖代谢紊乱和新生儿出血症的诊断及治疗。
能力目标		1. 能了解新生儿的生理特点，识别病理情况。 2. 能掌握新生儿复苏要点及流程。 3. 能早期识别败血症及给予正确的治疗。
素质目标		具备新生儿疾病方面的人文关怀理念，具备向家长交代新生儿常见疾病预后病情的能力，具有团队合作精神和自主学习能力。

第一节　新生儿基本概念及分类

新生儿学（neonatology）是研究新生儿生理、病理、疾病防治及保健等方面的医学科学，原属儿科学范畴，现已逐渐形成一门独立的学科。新生儿（neonate）是指从脐带结扎到生后28日内（<28日龄）的婴儿。

围生期是指产前、产时及产后的一段特殊时期，国际上有四种定义：① 围生期 I，自妊娠28周（此时胎儿体重约1 000g）至生后7日；② 围生期 II，自妊娠20周（此时胎儿体重约500g）至生后28日；③ 围生期 III，自妊娠28周至生后28日；④ 围生期 IV，自胚胎形成至生后7日。我国现在采用国际围生期 I 的定义。

【新生儿分类】

1. 按出生时胎龄分类　① 足月儿（term infant）：37周 ≤ 胎龄（gestational age, GA）<42周（胎龄在259~293日龄）的新生儿。② 早产儿（preterm infant）：胎龄 <37周的新生儿（<259日龄）。胎龄 <28周者，称为极早早产儿或超未成熟儿；28~32周者（包括28周），称非常早产儿；32~34

周者（包括32周），称中度早产儿；34周≤胎龄<37周者，称为晚期早产儿或近足月儿。③ 过期产儿：胎龄≥42周（≥294日龄）的新生儿。

2. 按出生体重分类 出生体重（birth weight，BW）是指生后1小时内的体重。① 超低体重儿（extremely low birth weight infant，ELBW）：出生体重<1 000g的新生儿。② 极低体重儿（very low birth weight infant，VLBW）：1 000g≤出生体重<1 500g的新生儿。③ 低体重儿（low birth weight infant，LBW）：1 500g≤出生体重<2 500g的新生儿。④ 正常出生体重儿（normal birth weight infant，NBW）：2 500g≤出生体重≤4 000g的新生儿。⑤ 巨大胎儿（fetal macrosomia）：出生体重>4 000g的新生儿。

3. 按出生体重和胎龄的关系分类 ① 小于胎龄儿（small for gestational age infant，SGA）：出生体重在同性别同胎龄平均出生体重的第10百分位数以下的新生儿。② 适于胎龄儿（appropriate for gestational age infant，AGA）：出生体重在同性别同胎龄平均出生体重的第10~90百分位数的新生儿。③ 大于胎龄儿（large for gestational age infant，LGA）：出生体重在同性别同胎龄儿平均出生体重的第90百分位数以上的新生儿（表6-1）。

▼ 表6-1　中国不同出生胎龄新生儿出生体重的百分位参照标准值　　　　　　　　　　　　　　　单位：g

出生胎龄	男							女						
	P_3	P_{10}	P_{25}	P_{50}	P_{75}	P_{90}	P_{97}	P_3	P_{10}	P_{25}	P_{50}	P_{75}	P_{90}	P_{97}
24周	455	570	655	732	804	874	959	416	498	564	629	692	756	833
25周	513	640	734	819	900	978	1 072	476	572	648	722	796	869	958
26周	580	719	823	918	1 008	1 096	1 200	549	654	741	826	911	995	1 096
27周	657	809	924	1 030	1 130	1 228	1 343	626	745	843	941	1 038	1 135	1 250
28周	745	910	1 036	1 154	1 267	1 375	1 503	711	844	955	1 067	1 178	1 288	1 418
29周	845	1 023	1 162	1 293	1 418	1 539	1 680	804	951	1 076	1 203	1 330	1 455	1 601
30周	958	1 150	1 302	1 446	1 586	1 720	1 876	906	1 068	1 209	1 352	1 495	1 636	1 800
31周	1 087	1 292	1 457	1 617	1 771	1 920	2 091	1 020	1 198	1 354	1 515	1 676	1 835	2 018
32周	1 233	1 451	1 630	1 805	1 976	2 140	2 328	1 151	1 344	1 516	1 694	1 875	2 051	2 254
33周	1 400	1 628	1 820	2 012	2 199	2 380	2 585	1 302	1 509	1 696	1 892	2 091	2 285	2 506
34周	1 586	1 823	2 027	2 234	2 438	2 634	2 856	1 477	1 695	1 896	2 108	2 323	2 534	2 771
35周	1 791	2 033	2 247	2 467	2 686	2 897	3 133	1 676	1 902	2 113	2 338	2 568	2 791	3 042
36周	2 015	2 258	2 477	2 707	2 937	3 159	3 406	1 896	2 125	2 342	2 575	2 815	3 047	3 305
37周	2 247	2 487	2 708	2 943	3 181	3 410	3 664	2 130	2 357	2 574	2 810	3 052	3 287	3 546
38周	2 468	2 701	2 921	3 157	3 399	3 632	3 889	2 358	2 579	2 792	3 026	3 266	3 498	3 753
39周	2 649	2 874	3 091	3 329	3 573	3 809	4 068	2 547	2 762	2 971	3 202	3 440	3 670	3 920

出生胎龄	男							女						
	P_3	P_{10}	P_{25}	P_{50}	P_{75}	P_{90}	P_{97}	P_3	P_{10}	P_{25}	P_{50}	P_{75}	P_{90}	P_{97}
40周	2 783	3 002	3 216	3 455	3 702	3 941	4 203	2 686	2 896	3 104	3 336	3 575	3 806	4 055
41周	2 886	3 100	3 314	3 554	3 806	4 051	4 319	2 796	3 005	3 214	3 448	3 691	3 925	4 178
42周	2 977	3 188	3 402	3 647	3 907	4 161	4 438	2 891	3 101	3 312	3 551	3 801	4 042	4 301

注：P代表百分位。

4. 按出生后的周龄分类　① 早期新生儿，是指出生后1周内的新生儿；② 晚期新生儿，是指出生后第2周开始至第4周末的新生儿。

5. 高危儿　指已经发生或可能发生某种严重疾病而需要监护的新生儿。常发生于母亲有疾病史、妊娠期异常、异常的分娩史及胎儿出生时异常等。

6. 新生儿病房分级　新生儿病房分为四级：① Ⅰ级新生儿病房，适用于健康新生儿；② Ⅱ级新生儿病房，适用于胎龄 >32周、出生体重 ≥1 500g 或患有各种疾病（但无须循环或呼吸支持）及外科手术治疗的新生儿；③ Ⅲ级新生儿病房，即新生儿重症监护治疗病房（neonatal intensive care unit，NICU），适用于危重新生儿的抢救及治疗；④ Ⅳ级新生儿病房，一般指能承担复杂先天性心脏病等外科治疗能力的教学医院病房。

（欧阳颖）

第二节　正常足月儿和早产儿的特点与护理

正常足月儿（normal term infant）是指胎龄 ≥37周并且 <42周，出生体重 ≥2 500g 并且 ≤4 000g，无畸形或疾病的活产婴儿。早产儿又称未成熟儿，指胎龄 <37周的活产婴儿。

（一）正常足月儿和早产儿外观特点

正常足月儿和不同胎龄早产儿在外观上各具特点（表6-2），因此，对初生婴儿可根据外貌表现、体格特征和神经发育的成熟度来评价其胎龄。

（二）正常足月儿和早产儿生理特点

1. 呼吸系统　胎儿期的肺内充满液体，足月儿为 30~35ml/kg。分娩时经产道的挤压，约1/3经口鼻腔排出，其余部分在呼吸建立后经肺间质内的毛细血管和淋巴管吸收。如肺液吸收延迟，则可导致新生儿湿肺。新生儿的呼吸频率较快，安静时约为40次/min，呼吸主要靠膈肌升降，故呈腹式呼吸。

早产儿呼吸中枢及呼吸系统的发育尚不成熟，呼吸浅表且节律不规整，常出现周期性呼吸和呼吸暂停。呼吸暂停是指呼吸停止时间 ≥20秒，或 <20秒伴心率 <100次/min 或发绀、血氧饱

外观	早产儿	足月儿
皮肤	鲜红发亮、水肿和毳毛多	红润、皮下脂肪多和毳毛少
头发	细、乱而软	分条清楚
耳壳	软、缺乏软骨和耳舟不清楚	软骨发育好、耳舟成形并直挺
指/趾甲	未达到指/趾端	达到或超过指/趾端
跖纹	足底纹理少	足纹遍及整个足底
乳腺	无结节或结节 <4mm	结节 >4mm
外生殖器	男婴睾丸未降至阴囊，阴囊皱纹少 女婴大阴唇不能遮盖小阴唇	男婴睾丸已降至阴囊，阴囊皱纹多 女婴大阴唇遮盖小阴唇

度下降，严重时伴面色苍白、肌张力下降。胎龄<35周的早产儿具有呼吸暂停高危因素。周期性呼吸是指5~10秒短暂呼吸停顿后又出现呼吸，不伴有心率、血氧饱和度变化及发绀。此外，早产儿因肺表面活性物质缺乏，易发生呼吸窘迫综合征。

2. 循环系统　出生后脐带结扎，胎盘-脐血液循环终止。① 呼吸建立和肺的膨胀，使肺循环阻力下降，肺血流增加；② 左心房压力增加，卵圆孔发生了功能性的关闭；③ 动脉血氧分压增高，使动脉导管收缩，继之关闭，完成了胎儿循环向成人循环的转变。新生儿心率波动范围较大，通常为90~160次/min。足月儿血压平均为70/50mmHg。

早产儿心率偏快，血压较低，出生后早期部分可出现动脉导管未闭（patent ductus arteriosus，PDA）。PDA与胎龄、出生体重密切相关，早产儿PDA发生率约为20%，胎龄不足30周早产儿PDA发生率约为1/3；而胎龄不足28周的早产儿，PDA发生率则高达60%。

正常足月儿出生后72小时几乎全部发生动脉导管功能性关闭，而早产儿不仅关闭延迟，即使关闭，也可因某些因素影响，如感染、呼吸窘迫综合征、液体量过多（特别是生后3日内）等再次开放。

3. 消化系统　足月儿出生时，由于食管下部括约肌松弛，胃呈水平位，幽门括约肌较发达，故易溢乳，甚至发生胃食管反流。消化道面积相对较大，肠黏膜通透性高，易使肠腔内的毒素和消化不全产物也容易进入血液循环，引起中毒症状。消化道已能分泌充足的消化酶，但淀粉酶于生后4个月方达成人水平，因此不宜过早喂淀粉类食物。胎粪于生后10~12小时排出，2~3日排完。此外，因肝内尿苷二磷酸葡糖醛酸转移酶的量及活力不足，故多数生后出现黄疸。

早产儿吸吮力差，吞咽反射弱，贲门括约肌松弛，胃容量小，常导致吸吮困难、进奶量少，更易发生溢乳及胃食管反流。消化酶含量虽接近足月儿，但胆酸分泌少，对脂肪的消化吸收较差。缺氧、喂养不当或感染等，可导致坏死性小肠结肠炎。肝内酶的量及活力比足月儿更低，黄疸较重，持续时间较长。此外，肝脏合成蛋白能力差、糖原储备少，故易发生低蛋白血症和低血糖。

4. **泌尿系统** 足月儿出生时肾脏结构的发育已完成，肾小球滤过功能低下，浓缩功能较差，故对浓缩乳或牛乳喂养的新生儿应适当补足水分。肾脏排磷功能较差，故牛乳喂养儿易发生血磷偏高和低钙血症。通常在生后24小时内开始排尿，少数在48小时内排尿。

早产儿的肾浓缩功能更差，排钠分数高，肾小管对醛固酮反应低下，易发生低钠血症。葡萄糖阈值低，易发生低血糖。由于早产儿碳酸氢根阈值低和肾小管排酸能力差，加之牛乳中蛋白质含量和酪蛋白比例高等，使内源性氢离子增加，故牛乳喂养儿易发生晚期代谢性酸中毒。但近年来由于早产儿配方奶粉的广泛应用，现已较少发生。

5. **血液系统** 足月儿出生时血容量平均为85ml/kg，红细胞、血红蛋白和网织红细胞的含量较高。血红蛋白中血红蛋白F（又称胎儿血红蛋白）含量占70%~80%（成人<2%），5周后降到55%，随后逐渐被成人型血红蛋白取代。白细胞计数生后第1日为（15~20）×10^9/L，3日后明显下降，5日后接近婴儿水平；分类中以中性粒细胞为主，4~6日与淋巴细胞相近，以后淋巴细胞占优势。血小板出生时已达成人水平。由于胎儿肝脏内维生素K储存量少，凝血因子Ⅱ、Ⅶ、Ⅸ、Ⅹ活性低。

早产儿血容量为89~110ml/kg，末梢血有核红细胞较多，白细胞和血小板稍低于足月儿。维生素K及铁的储存均较足月儿低，因而更易发生出血、佝偻病及贫血。

6. **神经系统** 新生儿的脑相对较大，但脑沟、脑回尚未完全形成。足月儿大脑皮质兴奋性低，睡眠时间长，觉醒时间一昼夜仅为2~3小时。大脑对下级中枢抑制较弱，且锥体束、纹状体发育不全，常出现不自主和不协调动作。出生时已具备觅食反射、吸吮反射、握持反射及拥抱反射，但上述反射于生后数月自然消失。若在新生儿期这些反射减弱或消失，常提示有神经系统疾病。脊髓相对较长，其末端约达第3、4腰椎下缘，故腰椎穿刺时应在第4、5腰椎间隙进针。

早产儿的脑发育更不成熟，胎龄愈小，原始反射愈难引出或反射不完全，肌张力低。胎龄不足32周者由于室管膜下存在着发达的胚胎生发层组织，易发生室管膜下出血。此外，缺氧缺血、感染、低碳酸血症等，易导致脑白质损伤，重者发生脑室周围白质软化。

7. **体温** 足月儿体温调节中枢功能尚不完善，皮下脂肪薄，体表面积相对较大，容易散热。寒冷时主要靠棕色脂肪组织代偿产热。生后环境温度显著低于宫内温度，如不及时保暖，可发生低体温；如环境温度高、进水少及散热不足，可发生脱水热。足月儿包被时适宜的环境温度应为24℃，生后2日内裸体为33℃，以后逐渐降低。环境湿度最好为50%~60%。

早产儿体温调节中枢功能更不完善，皮下脂肪菲薄，体表面积相对较大，易发生低体温。汗腺发育差，若环境温度过高、脱水、中枢神经系统功能障碍或药物等影响，易发生体温升高。出生体重越低、胎龄越小，所需中性温度（指机体代谢、氧及能量消耗最低并能维持体温正常的环境温度）越高，一般体重在>1 500~2 500g时，中性温度为32~33℃；体重在1 200~1 500g时，中性温度为33~34℃；体重<1 200g时，中性温度为34~35℃。

8. **免疫系统** 足月儿非特异性和特异性免疫功能均不成熟。皮肤黏膜薄嫩易擦破，脐部开放，细菌易进入血液。呼吸道纤毛运动差，胃酸、胆酸少，杀菌能力不足。血脑屏障发育尚未完善，细菌易于通过。由于血中补体水平低，缺乏趋化因子，免疫球蛋白A（IgA）和免疫球蛋白

M（IgM）不能通过胎盘，易患细菌感染。

早产儿非特异性和特异性免疫功能更差，母体的IgG虽可通过胎盘，但胎龄愈小，体内IgG含量愈低，故较足月儿更易患感染性疾病。

9. 能量及体液代谢 足月儿总热量共需100~120kcal/（kg·d），生后2~3日生理需水量为50~100ml/（kg·d）。出生后，体内水分丢失较多，导致体重逐渐下降，第5~6降到最低点（但不超过出生体重的9%），一般于7~10日后恢复到出生体重，称为生理性体重下降。

早产儿的营养储备不足，生理代谢功能不成熟，且对营养的需求比足月儿更高，加上早产儿可能需要更多的内外科干预，这些因素都会增加早产儿营养不良风险。在早期肠道喂养的同时，对出生体重小于1 500g的早产儿或出生体重大于1 500g伴有3日以上肠道喂养不耐受的新生儿，通常需要联合应用肠外营养。

10. 常见的几种特殊生理状态

（1）生理性黄疸：参见本章第七节。

（2）口腔上皮珠和颊部脂肪垫：在上腭中线和牙龈部位，由上皮细胞堆积或黏液腺分泌物积留所形成的黄白色小颗粒，俗称"马牙"，数周内可自然消退。两侧颊部各有一隆起的脂肪垫，俗称"螳螂嘴"，有利于乳汁吸吮。"马牙"和"螳螂嘴"均属于新生儿正常的生理表现，不可擦拭或挑破，以免发生感染。

（3）乳腺肿大：婴儿于生后4~7日出现乳腺增大，如蚕豆或核桃大小，是由于来自母体的雌激素中断，在促性腺激素的作用下，性激素一过性增加所致。一般2~3周自然消退，切勿挤压，以免发生感染。

（4）新生儿假月经：部分女婴于生后5~7日阴道流出少许的血性分泌物，称为"新生儿假月经"，也是雌激素的中断所致。可持续1周左右。

（5）新生儿红斑及粟粒疹：生后1~2日，在头部、躯干及四肢的皮肤可见大小不等的多形红斑，称为"新生儿红斑"；也可因皮脂腺堆积形成小米粒大小黄白色皮疹，称为"新生儿粟粒疹"，几日后自然消失。

（三）足月儿及早产儿护理

1. 保温 生后应将足月儿置于预热的自控式开放式抢救台上，或自控式暖箱中，保持新生儿皮温36.5℃左右。4~6小时后，移至普通婴儿床中（室温24~26℃、空气湿度50%~60%）。

早产婴儿更应注意保温。体重低于2 000g或体重较大伴低体温者，应置于自控式开放式抢救台上或暖箱中，使腹壁温度维持在36.5℃左右。

2. 喂养 足月儿生后半小时即可哺母乳，以促进乳汁分泌，提倡按需哺乳。配方乳可每3小时1次，每日7~8次。奶量以奶后安静、不吐、无腹胀及理想的体重增长（15~30g/d，生理性体重下降期除外）等为标准。

早产儿应以母乳或母乳库奶喂养为宜，也可用早产儿配方乳。根据胎龄、出生体重及喂养耐受情况，选择喂养方式，哺乳量也根据上述情况而定，早产儿理想的体重增长每日为10~15g/kg。若经胃肠道喂养不能满足所需热量者，应辅以肠外营养。

3. **呼吸管理**　保持呼吸道通畅，避免因颈部弯曲而发生呼吸道阻塞。若因病情需要吸氧，维持动脉血氧分压50~70mmHg（6.7~9.3kPa）或经皮血氧饱和度90%~95%为宜。切忌给早产儿常规吸氧。如出现呼吸暂停，应积极寻找病因，轻者可给予轻弹、拍打足底或刺激皮肤恢复自主呼吸，同时可给予甲基黄嘌呤类药物，首选枸橼酸咖啡因，负荷量为20mg/（kg·d），24小时后给予维持量5~10mg/（kg·d），每日1次，静脉滴注；如缺乏咖啡因，也可以选用氨茶碱。重者采用持续气道正压通气或气管插管机械通气。

4. **预防感染**　对新生儿护理和处置均应注意无菌操作。医护人员如患上呼吸道或皮肤感染，应暂时隔离。接触新生儿前应洗手。保持婴儿皮肤清洁，还应保持脐带残端清洁和干燥，尽量减少有创性的医疗操作等。

5. **维生素及微量元素补充**　足月儿生后应肌内注射1次维生素K_1，剂量为0.5~1mg，早产儿应连续应用3次（每日1次），以预防新生儿出血病。生后2周加维生素A（500~1 000U/d）及维生素D（400~1 000U/d）。早产儿2~4周后添加铁剂、维生素E及叶酸。

此外，目前已开展新生儿期某些先天性代谢缺陷疾病的筛查，包括先天性甲状腺功能减退症、苯丙酮尿症、葡萄糖–6–磷酸脱氢酶缺乏症及先天性肾上腺皮质增生症等。

（欧阳颖）

第三节　新生儿窒息

案例6-1　　母亲患严重贫血，妊娠39周，胎儿娩出后，心率为96次/min，呼吸浅慢且不规则，四肢能活动，弹足后有轻微皱眉动作，四肢皮肤发绀。

思考：

1. 该患儿按阿普加评分法应为多少分？

2. 能否诊断为新生儿窒息？

3. 新生儿窒息的复苏方案中何为根本？何为关键？

新生儿窒息（neonatal asphyxia）是指由于产前、产时或产后的各种病因，新生儿在生后1分钟内无自主呼吸或未能建立规律呼吸，而出现低氧血症和混合性酸中毒。

【病因】

窒息的本质是缺氧，凡能造成胎儿或新生儿血氧浓度降低的因素均可引起窒息，常见病因如下所示。

1. **孕母因素**　①缺氧性疾病，如呼吸衰竭、发绀型先天性心脏病、严重贫血及CO中毒等；②影响胎盘循环的疾病，如充血性心力衰竭、妊娠高血压综合征、慢性肾炎、失血、休克、糖尿病和感染性疾病等；③ 其他，如孕母吸毒、吸烟或被动吸烟、年龄 <16岁或≥35岁、多胎妊娠等，其胎儿窒息发生率增高。

2. 胎盘异常 如前置胎盘、胎盘早剥和胎盘功能不全等。

3. 脐带异常 如脐带受压、过短、过长致绕颈或绕体、脱垂、扭转或打结等。

4. 分娩因素 如难产、高位产钳、臀位、胎头吸引不顺利；产程中麻醉药、镇痛药及催产药使用不当等。

5. 胎儿因素 ① 早产儿、小于胎龄儿、巨大胎儿等；② 各种畸形，如后鼻孔闭锁、喉蹼、肺膨胀不全、先天性心脏病及宫内感染所致神经系统受损等；③ 胎粪吸入致使呼吸道阻塞等。

【临床表现】

1. 胎儿缺氧表现 先出现胎动增加、胎心增快，胎心率≥160次/min；晚期则胎动减少（<20次/12h），甚至消失，胎心减慢，胎心率<100次/min，严重时甚至心脏停搏；窒息可导致肛门括约肌松弛，排出胎粪，使羊水呈黄绿色。

2. 窒息程度判定 阿普加评分是临床评价出生窒息程度的经典而简易的方法。① 评价时间：分别于生后1分钟、5分钟和10分钟进行。② 内容：包括皮肤颜色、心率、对刺激的反应、肌张力和呼吸（表6-3）。③ 评价标准：每项0~2分，总共10分。阿普加评分得分为8~10分为正常，4~7分为轻度窒息，0~3分为重度窒息。④ 评估的意义：生后1分钟评分反映窒息严重程度，生后5分钟及10分钟评分除反映窒息严重程度外，还可反映窒息复苏的效果及帮助判断预后。

▼ 表6-3 新生儿阿普加评分标准

体征	评分标准		
	0分	1分	2分
皮肤颜色	发绀或苍白	躯干红，四肢发绀	全身红
心率	无	<100次/min	>100次/min
弹足底或插鼻管后反应	无反应	有些皱眉动作	哭，喷嚏
肌张力	松弛	四肢略屈曲	四肢活动
呼吸	无	慢，不规则	正常，哭声响

3. 并发症 由于窒息程度不同，发生器官损害的种类及严重程度各异。常见并发症有如下几种：① 中枢神经系统，缺氧缺血性脑病和颅内出血；② 呼吸系统，胎粪吸入综合征、呼吸窘迫综合征及肺出血；③ 心血管系统，缺氧缺血性心肌损害；④ 泌尿系统，肾功能不全或衰竭及肾静脉血栓形成等；⑤ 代谢方面，低血糖、低钙血症及低钠血症等；⑥ 消化系统，应激性溃疡和坏死性小肠结肠炎等。

【辅助检查】

对宫内缺氧胎儿，可通过羊膜镜了解胎粪污染羊水的程度，或在胎头露出宫口时取胎儿头皮血进行血气分析，以评估宫内缺氧程度；生后应检测动脉血气、血糖、电解质、血尿素氮和肌酐等生化指标。

【治疗】

复苏必须分秒必争，由儿科医生和助产士（师）合作进行。

1. 复苏方案　采用国际公认的ABCDE复苏方案：① A（airway）清理呼吸道；② B（breathing）建立呼吸；③ C（circulation）恢复循环；④ D（drug）药物治疗；⑤ E（evaluation）评估。其中A为根本，B为关键，E贯穿于整个复苏过程。严格按A→B→C→D步骤进行，顺序不能颠倒。

2. 复苏步骤和程序　将出生的新生儿置于预热的自控式开放式抢救台上，设置腹壁温度为36.5℃。用温热毛巾揩干新生儿头部及全身，以减少散热；摆好体位，肩部以布卷垫高2~3cm，使颈部轻微伸仰，然后进行复苏，复苏分为以下步骤（图6-1）。

（1）清理呼吸道（A）：新生儿娩出后，应立即吸净口腔和鼻腔内的黏液，因鼻腔较敏感，受刺激后易触发呼吸，故应先吸口腔，后吸鼻腔（图6-2）。当羊水混有胎粪时，无论胎粪是稠还是稀，胎儿一经娩出，立刻评估有无活力。对有活力的新生儿，继续初步复苏；对无活力者，应立即气管插管，吸净气道内的胎粪，然后再建立呼吸（有活力的定义是呼吸规则、肌张力好及心率>100次/min，以上三项中有一项不正常即为无活力）。

（2）建立呼吸（B）：包括触觉刺激和正压通气。① 触觉刺激：清理呼吸道后拍打或弹足底1~2次或沿长轴快速摩擦腰背皮肤1~2次（图6-3、图6-4）（切忌超过2次或粗暴拍打），如出现正常呼吸，心率>100次/min，肤色红润可继续观察。② 正压通气：触觉刺激后仍有呼吸暂停或喘息样呼吸，或心率<100次/min，需用面罩正压通气（图6-5）。通气频率40~60次/min，吸呼比1:2，压力20~25cmH$_2$O（1cmH$_2$O=0.098kPa），即可见胸廓扩张和听诊呼吸音正常为宜。气囊面罩正压通气30秒后，如自主呼吸不充分或心率<100次/min，需继续进行气囊面罩或气管插管正压通气。

（3）恢复循环（C）：即胸外心脏按压。如气管插管正压通气30秒后，心率<60次/min，应在继续正压通气的同时，进行胸外心脏按压。最常用方法是拇指法（双手拇指的指端按压胸骨），还有双指法（右手示指和中指的两个指尖按压胸骨）。按压部位为胸骨体下1/3处，频率为90次/min，正压通气频率30次/min，胸外心脏按压和正压通气的比例为3:1（每按压3次，正压通气1次），按压深度为胸廓前后径的1/3（图6-6）。

（4）药物治疗（D）：目的是改善心脏功能、增加组织灌流和恢复酸碱平衡。

1）肾上腺素：经有效的气管插管正压通气和胸外心脏按压45~60秒后，心率持续<60次/min，除继续胸外心脏按压外，应给予1:10 000肾上腺素，0.1~0.3ml/kg静脉注射，或0.5~1ml/kg气管内注入，必要时3~5分钟重复给药1次。

2）扩容剂：凡有急性失血病史，疑似失血或休克者（伴有血容量减少表现），可给予等渗晶体溶液，如生理盐水；对大量失血者可选择红细胞悬液。剂量为每次10ml/kg，静脉滴注，对早产儿扩容速度不要太快。

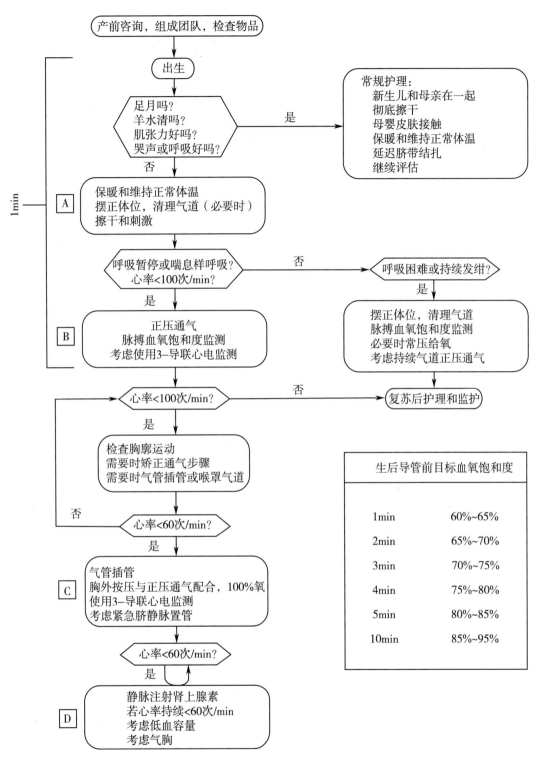

产前咨询，组成团队，检查物品

出生

足月吗？
羊水清吗？
肌张力好吗？
哭声或呼吸好吗？

——是——→

常规护理：
新生儿和母亲在一起
彻底擦干
母婴皮肤接触
保暖和维持正常体温
延迟脐带结扎
继续评估

否

1min

A
保暖和维持正常体温
摆正体位，清理气道（必要时）
擦干和刺激

呼吸暂停或喘息样呼吸？
心率<100次/min？

——否——→

呼吸困难或持续发绀？

是

B
正压通气
脉搏血氧饱和度监测
考虑使用3-导联心电监测

是

摆正体位，清理气道
脉搏血氧饱和度监测
必要时常压给氧
考虑持续气道正压通气

心率<100次/min？

——否——→

复苏后护理和监护

是

检查胸廓运动
需要时矫正通气步骤
需要时气管插管或喉罩气道

否

心率<60次/min？

是

C
气管插管
胸外按压与正压通气配合，100%氧
使用3-导联心电监测
考虑紧急脐静脉置管

生后导管前目标血氧饱和度	
1min	60%~65%
2min	65%~70%
3min	70%~75%
4min	75%~80%
5min	80%~85%
10min	85%~95%

心率<60次/min？

是

D
静脉注射肾上腺素
若心率持续<60次/min
考虑低血容量
考虑气胸

A.清理呼吸道；B.建立呼吸；C.恢复循环；D.药物治疗。

▲ 图6-1　中国新生儿复苏流程图

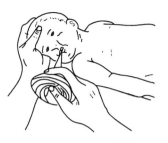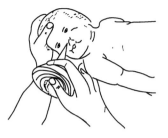

▲ 图6-2　吸引先口腔后鼻腔

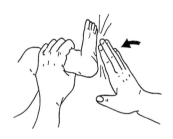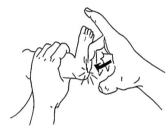

▲ 图6-3　拍打足底及弹足底

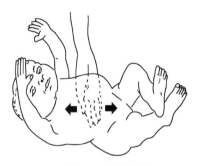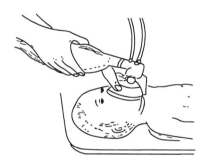

▲ 图6-4　摩擦后背　　　　　　　　▲ 图6-5　面罩正压通气

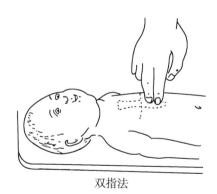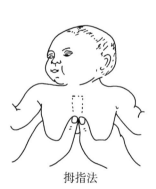

双指法　　　　　　　　　　　　　拇指法

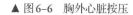

▲ 图6-6　胸外心脏按压

3. 复苏中注意问题

（1）体温管理：足月儿置于辐射保温台上；对于早产儿，应置于合适中性温度的暖箱中，胎龄 <32 周早产儿复苏时可用塑料袋保温。

（2）复苏用氧：无论是足月儿还是早产儿，复苏均在脉搏血氧饱和度仪的监测指导下进行。足月儿开始用空气进行复苏，早产儿应给予低浓度氧（21%~40%），逐渐调整吸入气氧浓度，使血氧饱和度达到目标值。行胸外心脏按压时需把氧浓度增加至100%，一旦心率恢复，逐渐下调从而避免高氧所导致的并发症和相关风险。

4. 复苏后的监护与转运　复苏后需监测肤色、体温、呼吸、心率、血压、尿量、血气、血糖和电解质等。如并发症严重，需转运到NICU治疗。

【预防】

① 加强围产期保健，及时处理高危妊娠；② 加强胎儿监护，避免和及时纠正宫内缺氧；③ 密切监测临产孕妇，避免难产；④ 培训接产人员熟练掌握复苏技术；⑤ 医院产房内须配备复苏设备，每个产妇分娩时必须有掌握复苏技术的人员在场。

（欧阳颖）

第四节　新生儿缺氧缺血性脑病

案例6-2　　患儿，足月，生后1分钟阿普加评分2分。出生后8小时出现呼吸暂停、抽搐，次日开始嗜睡，呼吸浅促，四肢肌张力低，拥抱反射消失。

思考：

1. 该患儿最可能的诊断是什么？

2. 对该患儿首选的抗惊厥药是什么？

3. 为了解患儿病情程度及评价预后，最好选择何种检测手段？

新生儿缺氧缺血性脑病（hypoxic-ischemic encephalopathy，HIE）是围生期窒息引起的部分或者完全缺氧、脑血流减少或者暂停而导致胎儿或者新生儿脑损伤。其有特征性的神经病理及病理生理改变，临床表现为一系列脑病的症状，部分患儿可留有不同程度的神经系统后遗症。

【病因与病理】

1. 病因　围生期窒息是引起HIE的最主要原因（详见本章第三节），凡能引起窒息的各种因素均可导致HIE。此外，出生后严重心肺疾病导致的低氧血症也可引发HIE的发生。

2. 病理学改变　目前认为HIE至少有5种基本类型的病理改变，常见病理变化如下：① 选择性神经元坏死；② 基底节丘脑损伤；③ 大脑矢状旁区损伤；④ 脑梗死；⑤ 脑室周围白质软化。

【发病机制】

尚未完全清楚，目前认为与如下因素有关。

1. 脑血流分布不平衡　缺氧缺血时，全身血流重新分配，血液优先供应一些重要器官，如心、脑、肾上腺等。尽管脑血流量增加，但并非脑内各区域的供血都均匀增加，先保证代谢最旺盛的部位，如基底核、丘脑、脑干和小脑等；而脑动脉终末供血区域仍然是血流分布最薄弱部位，如足月儿易发生矢状旁区损伤，早产儿易发生脑室周围白质软化。

2. 脑血流自动调节功能不完善　新生儿脑血流的自主调节范围较小，轻微的血压波动即可导致脑的过度灌注或缺血。缺氧缺血时，脑血管的自动调节功能障碍，形成"压力被动性脑循环"，即脑血液灌注随全身血压的变化而波动；若血压增高，可因脑血流的过度灌注而发生出血；若血压下降，可因脑血流的减少而发生缺血性脑损伤。

3. 脑组织代谢改变　缺氧时脑组织的无氧酵解增加，组织中乳酸堆积、腺苷三磷酸（ATP）产生减少，细胞膜上钠–钾泵、钙泵功能不足，使 Na^+、Ca^{2+} 与水进入细胞内，导致细胞毒性脑水肿。

【临床表现】

主要表现为意识障碍、肌张力及原始反射改变、惊厥和颅内高压等。根据临床表现可分为轻、中、重度（表6-4）。

▼ 表6-4　新生儿缺氧缺血性脑病（HIE）临床分度及表现

临床表现	轻度	中度	重度
意识	兴奋	嗜睡	昏迷
肌张力	正常或稍增加	减低	松软或间歇性伸肌张力增高
拥抱反射	活跃	减弱	消失
吸吮反射	正常	减弱	消失
惊厥	可有肌阵挛	常有	有或持续状态
中枢性呼吸衰竭	无	有	明显
瞳孔改变	正常或扩大	缩小	不对称，对光反射迟钝
脑电图	正常	低电压，痫样放电	暴发抑制，等电压
病程及预后	症状72h内消失，预后好	症状14d内消失可能有后遗症	症状可持续数周，病死率高存活者多留有后遗症

【辅助检查】

1. 实验室检查　通过脐动脉的血气分析结果，可了解患儿的宫内缺氧状况。血清肌酸激酶脑型同工酶（CK–BB）、神经元特异性烯醇化酶（主要存在于神经元和神经内分泌细胞中）的活性升高，可帮助判定脑损伤的程度。

2. 脑电生理检查 ① 脑电图：脑电活动延迟（落后于实际胎龄）、异常放电，背景活动异常（低电压、暴发抑制等）。生后早期检查能够反映脑损伤的程度，对判断预后有很大的帮助。② 振幅整合脑电图（aEEG）：目前已在部分NICU开展，是常规脑电图的一种简化形式，可在床旁连续监测患儿的脑功能，方便、快捷，易于掌握，能够评估HIE的程度和预测预后。

3. 影像学检查 超声无创价廉，可在床旁进行操作，对脑水肿早期发现较为敏感。CT有助于了解颅内出血的部位和程度，对识别脑梗死、脑室周围白质软化也有一定作用。磁共振成像（MRI）则是目前明确HIE病理类型、判定病变程度及评价预后的重要手段，特别是弥散加权成像（DWI）对早期评价脑损伤更有意义。

【诊断】

2005年中华医学会儿科学分会新生儿学组制定了足月儿HIE的诊断标准，具体如下所示。

1. 有明确的可导致胎儿宫内窒息的异常产科病史，以及严重的胎儿宫内窘迫表现（胎心率<100次/min，持续5分钟以上；和/或羊水Ⅲ度污染）或者在分娩过程中有明显窒息史。

2. 出生时有重度窒息，指生后1分钟阿普加评分≤3分，并延续至生后5分钟时仍≤5分；和/或出生时脐动脉血气pH≤7.00。

3. 出生后不久出现神经系统症状，并持续24小时以上，如意识改变（过度兴奋、嗜睡、昏迷）、肌张力改变（增高或减弱）、原始反射异常（吸吮、拥抱反射减弱或者消失）；病重时可有惊厥、脑干症状（呼吸节律改变、瞳孔改变、对光反射迟钝或者消失）和前囟张力增高。

4. 排除电解质紊乱、颅内出血和产伤等原因引起的抽搐，以及宫内感染、遗传代谢病和其他先天性疾病所引起的脑损伤。

若同时具备上述4条者可确诊，第4条暂时不能确定者可作为拟诊病例。目前尚无早产儿HIE的诊断标准。

【治疗】

1. 支持疗法 维持心率、血压及血糖在正常范围内，以保证脑内代谢所需。

2. 控制惊厥 首选苯巴比妥，负荷量20mg/kg，缓慢静脉注射，若惊厥不能控制，1小时后再加用10mg/kg，12~24小时后改为维持量，剂量为3~5mg/（kg·d）。也可用地西泮0.1~0.3mg/（kg·次）静脉滴注，但注意其对呼吸有抑制作用，或10%水合氯醛50mg/（kg·次），稀释后保留灌肠。

3. 降低颅内压 首选呋塞米，每次0.5~1mg/kg静脉注射。如应用呋塞米后颅内高压无明显改善，可用20%甘露醇，每次0.25~0.5g/kg静脉注射，酌情每6~12小时给药1次。

4. 亚低温治疗 目前多项高质量临床研究证据表明，亚低温对降低中、重度HIE的病死率及改善HIE近期神经发育结局均有一定的作用，但远期疗效还需进一步明确。亚低温包括头部和全身亚低温两种，治疗的初始时间应选择在生后6小时之内，一般持续时间72小时。

5. 新生儿期后的治疗及早期干预 对HIE的新生儿，病情稳定后根据患儿的具体情况选择进行智能与体能的康复训练，有利于促进脑功能的恢复和减少后遗症的发生。

【预防】

积极推广及普及新生儿复苏技术，加强对相关医护人员的培训，此外，防止围生期窒息是预防本病的关键。

（欧阳颖）

第五节　新生儿颅内出血

案例6-3　　患儿，男，足月，因胎头过大行胎头吸引分娩，生后1分钟阿普加评分为8分，5分钟评分为10分。出生后6小时，突然出现抽搐，呼吸浅表，周身皮肤苍白，前囟紧张，四肢肌张力增高。

思考：

1. 该患儿最可能的诊断是什么？

2. 为明确诊断，应尽快完善哪些检查？

3. 针对该患儿目前状态，应如何处理？

新生儿颅内出血（intracranial hemorrhage）是新生儿脑损伤的常见形式，常与围生期窒息和产伤密切相关。早产儿多见，胎龄越小，其发生率越高。

【病因和发病机制】

1. 早产　胎龄32周以下的早产儿，在脑室周围的室管膜下及小脑软脑膜下的颗粒层均存留胚胎生发层基质。其管壁是由仅含内皮细胞的毛细血管网组成，缺乏胶原和弹力纤维支撑，且富含线粒体，氧耗量大，一旦发生缺氧及酸中毒，易发生坏死、崩解而出血。胎龄32周以后生发层基质逐渐退化，足月时基本消失，故足月儿脑室内出血较少见。

2. 血流动力学异常　缺氧、酸中毒等均可损害脑血流的自主调节功能，即出现"压力被动性脑循环"，此时压力的波动可直接作用于末端毛细血管，使其破裂而出血。此外，快速扩容、吸痰、机械通气压力过高等均可造成毛细血管破裂而导致出血。

3. 外伤　多为产伤。如胎位不正、胎儿过大、产程过短或过长，以及使用高位产钳、胎头吸引器等，可导致出血。

4. 其他　新生儿患有凝血功能障碍或血小板减少性疾病；母亲妊娠期服用苯妥英钠、苯巴比妥、利福平等药物；脑血管发育畸形；不适当地输入高渗溶液（如碳酸氢钠、葡萄糖酸钙、甘露醇等）等均可导致血管破裂而发生出血。

【临床表现】

与出血部位和出血量密切相关。轻者可无症状，重者在短期内可迅速死亡。主要表现为意识障碍、呼吸节律不规则、颅内高压、原始反射减弱和消失。若患儿出现不明原因的惊厥、贫血、黄疸、频繁呼吸暂停及休克等，应注意颅内出血的发生。

新生儿颅内出血主要包括以下几种类型。

1. 脑室周围-脑室内出血（periventricular-intraventricular hemorrhage，PVH-IVH） 常见于胎龄<32周、体重<1 500g的早产儿，多在生后72小时内发生。可表现为呼吸暂停、嗜睡、肌张力减低等，还可伴有心动过缓、体温降低、代谢性酸中毒、低血压等，但有25%~50%患儿可无明显症状。根据影像学检查分为4级，Ⅰ级为室管膜下生发层基质出血；Ⅱ级为脑室内出血，但无脑室扩大；Ⅲ级为脑室内出血伴脑室扩大；Ⅳ级为脑室内出血伴脑实质出血。其中Ⅲ级、Ⅳ级常留有神经系统后遗症。

2. 蛛网膜下腔出血 是指原发性蛛网膜下腔出血（subarachnoid hemorrhage，SAH），不包括硬膜下、脑室内或小脑等部位出血后向蛛网膜下腔扩展。足月儿SAH常由产伤而引起，早产儿SAH多与窒息缺氧等有关。出血量少可无临床症状，预后良好。出血严重者表现为惊厥、意识障碍、肌张力减低和中枢性呼吸衰竭，甚至短期内死亡。

3. 硬膜下出血（subdural hemorrhage，SDH） 多见于巨大胎儿、胎位异常、难产或产钳助产者。机械性损伤使上矢状窦附近的大脑镰或小脑幕撕裂，静脉窦和大脑表浅静脉破裂引起出血。少量出血可无症状，出血量较大者常在出生24小时后出现惊厥、偏瘫和斜视等神经系统症状。严重者可在出生后数小时内死亡。

4. 脑实质出血（intraparenchymal hemorrhage，IPH） 常见于足月儿。多因小静脉栓塞后毛细血管压力增高、破裂而出血。临床表现与出血部位和出血量多少密切相关。若出血位于脑干，早期可见瞳孔变化、呼吸不规则和心动过缓，前囟张力可不高，常留有不同程度的神经系统后遗症。

5. 小脑出血（cerebellar hemorrhage，CEH） 常见于胎龄32周以下的早产儿，足月儿CEH多由产伤引起。临床表现与出血量有关，表现为脑干受压的症状，如屏气、呼吸不规则、心动过缓、眼球偏斜、面瘫、间歇性肢体张力增高、角弓反张等。病情可迅速恶化，可在发病后短时间内死亡。

【诊断】

1. 详细询问妊娠史、分娩史、窒息及复苏等情况。

2. 观察患儿临床表现，尤其是详细进行神经系统体格检查。

3. 注意有无出血、凝血机制的异常，动态观察血红蛋白及血细胞比容有无进行性下降。

4. 影像学检查是确诊的必要手段，包括颅脑超声、CT及MRI扫描。超声对脑室周围-脑室内出血较为灵敏；CT对蛛网膜下腔、小脑和脑干部位的出血较为敏感；MRI不仅可以明确出血部位及程度，对临床预后的评估也优于超声和CT扫描。

5. 脑脊液检查有助于脑室内出血或SAH的诊断，通常表现为脑脊液压力升高，可呈血性，镜下可见红细胞或皱缩红细胞。

【治疗】

1. 一般治疗 保持患儿安静，避免搬动和尽量减少刺激性操作；维持血压正常，保证足够热量供给，注意液体平衡，纠正酸中毒。

2. 止血 可选择使用新鲜冰冻血浆，维生素 K_1、酚磺乙胺和注射用血凝酶等。

3. 对症治疗 有惊厥时可用苯巴比妥或咪达唑仑、地西泮等抗惊厥药；有脑水肿和颅内压增高症状者可选用呋塞米及小剂量的甘露醇；贫血及休克时输洗涤红细胞和新鲜冰冻血浆。

4. 其他 对大脑顶部表浅部位的硬膜下出血，如症状明显、前囟饱满者，应给予前囟穿刺放血治疗。关于脑室出血后脑积水治疗，脑积水早期有症状者可行侧脑室置管引流，进行性加重者可行脑室-腹腔分流术。尽管有学者主张脑室出血后脑积水早期可采用连续腰椎穿刺治疗，但疗效尚不确切。

【预防】

做好孕妇保健工作，避免早产；提高产科技术，减少新生儿窒息和产伤的发生，及时纠正异常凝血状况，防止血压过大波动，避免快速大量输液，纠正酸碱平衡失调，慎用高渗液体。

（欧阳颖）

第六节 新生儿呼吸窘迫综合征

案例6-4 患儿，胎龄30周，出生体重1 400g，生后5小时出现呼吸困难，伴有呼气性呻吟，并进行性加重，胸部X线片显示双肺野透亮度弥漫性降低。

思考：

1. 该患儿最可能的诊断是什么？

2. 除机械通气外，该病最有效的治疗方法是什么？

3. 导致该患儿易患本病的原因有哪些？

新生儿呼吸窘迫综合征（respiratory distress syndrome，RDS）是由肺表面活性物质（pulmonary surfactant，PS）缺乏所致的，于生后不久出现呼吸窘迫并呈进行性加重的临床综合征。由于其病理上有肺透明膜的改变，故又称为新生儿肺透明膜病（hyaline membrane disease of newborn，HMD）。多见于早产儿，其胎龄愈小，发病率愈高。

【病因和发病机制】

由PS缺乏所致。PS是由Ⅱ型肺泡上皮细胞合成并分泌的一种磷脂蛋白复合物，磷脂约占80%，其中，磷脂酰胆碱即卵磷脂是起表面活性作用的重要物质；蛋白质约占13%，其中能与PS结合的蛋白质称为表面活性物质蛋白（surfactant protein，SP），包括SP-A、SP-B、SP-C和SP-D等，可与磷脂结合，增加其表面活性作用。PS覆盖在肺泡表面，可降低其表面张力，防止呼气末肺萎陷，维持功能残气量。妊娠18~20周开始产生，继之缓慢上升，35~36周迅速增加达到肺成熟水平。因此，胎龄越小，PS的量也愈低。

PS缺乏，肺泡表面张力增加，呼气末功能残气量较少，肺泡趋于萎陷，使肺顺应性下降，气道阻力增加，通气血流比例降低，气体弥散障碍及呼吸功增加，从而导致缺氧、代谢性酸中毒及通气功能障碍所致的呼吸性酸中毒。缺氧及酸中毒使肺毛细血管通透性增高，液体漏出，使肺间质水肿和纤维蛋白沉着于肺泡表面形成嗜伊红透明膜，进一步加重气体弥散障碍，加重缺氧和酸中毒，并抑制PS合成，形成恶性循环。

糖尿病母亲婴儿也易发生此病，是由于其血中高浓度胰岛素能拮抗肾上腺皮质激素对PS合成的促进作用。围生期窒息、低体温、前置胎盘、胎盘早剥和母亲低血压等所致的胎儿血容量减少，均可诱发RDS。此外，剖宫产儿、双胎的第二婴和男婴，RDS的发生率也较高。

【临床表现】

生后不久（一般6小时内）出现呼吸窘迫，并呈进行性加重。主要表现为呼吸急促（>60次/min）、呼气性呻吟、吸气性三凹征及发绀。呼气性呻吟是本病特点。严重时表现为呼吸浅表，呼吸节律不规整、呼吸暂停及四肢松弛。由于呼气时肺萎陷，体格检查可见胸廓扁平，听诊两肺呼吸音减低，肺泡有渗出时可闻及细湿啰音。

本病通常于生后24~48小时病情最重，病死率较高，能存活3日以上者，肺成熟度增加，病情逐渐恢复。若患儿在恢复期突然出现对氧气的需求量增加、难以矫正和解释的代谢性酸中毒、喂养困难、呼吸暂停、周身发凉发花及肝脏在短时间内进行性增大，应注意动脉导管未闭。

由于PS的广泛应用，RDS病情已减轻，病程亦缩短。对于未使用PS的早产儿，若生后12小时后出现呼吸窘迫，一般不考虑本病。

此外，近年来，足月儿RDS发病率有不断上升趋势，可能与选择性剖宫产有关，临床表现与早产儿相比，起病延迟，症状可能更重，易并发肺气漏和新生儿持续性肺动脉高压（PPHN），且PS使用效果不及早产儿显著。

【辅助检查】

1. 动脉血气分析　pH降低，动脉血氧分压（PaO_2）降低及动脉血二氧化碳分压（$PaCO_2$）增高，是RDS的常见改变。

2. X线检查　本病的X线检查具有特征性改变，是目前确诊的最可靠手段。① 两肺呈普遍性的透亮度降低，可见弥漫性均匀一致的细颗粒网状影，即毛玻璃样改变（图6-7）；② 在弥漫性不张肺泡（白色）的背景下，可见清晰充气的树枝状支气管（黑色）影，即支气管充气征（图6-8）；③ 双肺野均呈白色，肺肝界及肺心界均消失，即白肺（图6-9）。

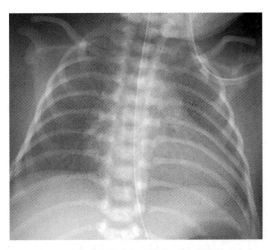

▲ 图6-7　RDS患儿胸部X线片（毛玻璃样改变）

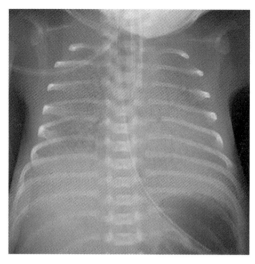
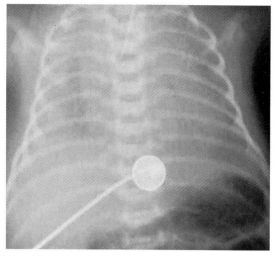

▲ 图6-8　RDS患儿胸部X线片（支气管充气征）　　　▲ 图6-9　RDS患儿胸部X线片（白肺）

3. 其他　彩色多普勒超声有助于动脉导管未闭的诊断。

【鉴别诊断】

1. 新生儿湿肺　又称新生儿暂时性呼吸增快。多见于足月儿或剖宫产儿，是由肺内液体吸收及清除延迟所致，为自限性疾病，一般2~3日症状缓解消失。

生后数小时内出现呼吸增快（>60~80次/min），但一般状态及反应较好，重者也可有发绀及呻吟等表现。听诊呼吸音减低，可闻及湿啰音。胸部X线片显示肺气肿、肺门纹理增粗和斑点状云雾影，常见毛发线（叶间积液）。有文献报道，超声检查有助于新生儿湿肺和RDS的鉴别。本病采用对症治疗即可。

2. B群链球菌肺炎　是由B群链球菌败血症所致的宫内感染性肺炎。临床表现及X线片所见有时与RDS难以鉴别。但前者母亲妊娠晚期多有感染、羊膜早破或羊水有异味史，孕母血培养或宫颈拭子培养有B群链球菌生长；患儿外周血血常规、C反应蛋白、血培养等也可提示有感染证据，此外，病程与RDS不同，且抗生素治疗有效。

3. 先天性膈疝　生后不久表现为阵发性呼吸急促及发绀。腹部凹陷，患侧胸部呼吸音减弱甚至消失，可闻及肠鸣音；胸部X线片可见患侧胸部有充气的肠曲或胃泡影及肺不张，纵隔向对侧移位。部分患儿在产前即可被胎儿超声诊断。

4. 羊水吸入综合征与胎粪吸入综合征　主要由于胎儿在宫内或产时吸入过多羊水或被胎粪污染的羊水，常有胎儿窘迫、产程延长、胎盘功能不全、难产等病史，羊水胎粪污染，生后即出现呼吸困难、桶状胸、肺动脉高压、气漏、体表胎粪污染等，胸部X线片示肺过度膨胀。

【治疗】

应用PS是治疗本病的最有效措施，机械通气可保证通气、换气功能正常，待自身PS产生增加，RDS得以恢复。

1. 一般治疗　保温，监测呼吸、心率、血压，保证液体和营养供应。原则上不主张用，但若合并感染，应依据细菌培养和药物敏感试验结果选择相应抗生素。

2. 氧疗和辅助通气

（1）吸氧：轻症可选用鼻导管、面罩、头罩或鼻塞吸氧，维持PaO_2 50~80mmHg（6.7~10.6kPa）和经皮血氧饱和度（$TcSO_2$）90%~95%为宜。

（2）持续气道正压通气（continuous positive airway pressure，CPAP）：多适用于轻、中度RDS患儿。

1）指征：吸入气氧浓度（fractional concentration of inspired oxygen，FiO_2）>0.3，PaO_2<50mmHg（6.7kPa）或$TcSO_2$<90%。

2）方法：鼻塞最常用，也可经鼻罩、面罩、鼻咽通气道进行。

3）参数：压力为5~8cmH$_2$O，RDS至少保证6cmH$_2$O，但一般不超过8~10cmH$_2$O。气体流量最低为患儿3倍的每分通气量或5L/min，FiO_2则根据动脉血氧饱和度（SaO_2）进行设置和调整。

对所有存在RDS高危因素的早产儿，生后早期应用CPAP，可减少PS应用及气管插管。对已确诊的RDS，使用CPAP联合PS，是RDS治疗的最佳选择。

除CPAP外，目前还有许多无创通气的方式，包括经鼻间歇正压通气（nasal intermittent positive pressure ventilation，NIPPV）、双水平气道正压通气（bilevel positive airway pressure ventilation，BiPAP）、加温湿化高流量鼻导管（heated humidified high flow nasal cannula，HHHFNC）及无创高频通气（non-invasive high frequency ventilation，NHFV）也应用于临床治疗RDS，但与经典CPAP相比，其优势作用和远期效果还有待于进一步研究和证实。

（3）常规机械通气（conventional mechanical ventilation，CMV）：近年来，由于PS普遍应用于RDS，机械通气参数较前降低，机械通气时间明显缩短。

1）指征：目前国内外尚无统一标准。其参考标准为：① FiO_2=0.6，PaO_2<50mmHg（6.7kPa）或$TcSO_2$<85%（发绀型先天性心脏病除外）；② $PaCO_2$>60~70mmHg（7.8~9.3kPa）伴pH<7.25；③ 严重或药物治疗无效的呼吸暂停。具备上述任意一项者即可经气管插管应用机械通气。

2）参数：吸气峰压（PIP）应根据患儿胸廓起伏设定，一般为20~25cmH$_2$O；呼气末正压（PEEP）为4~6cmH$_2$O，呼吸频率（RR）为20~40次/min，吸气时间（TI）为0.3~0.4秒，FiO_2依据目标$TcSO_2$调整；15~30分钟后检测动脉血气，依据结果决定是否调整参数。

但须注意，近年来由于PS普遍应用于RDS，机械通气参数较前降低，机械通气时间明显缩短。

（4）高频通气（high frequency ventilation，HFV）：对CMV治疗失败的RDS患儿，HFV可作为补救治疗。但有研究报道，HFV作为RDS患儿首选方式，应用越早，越能减少支气管肺发育不良（BPD）的发生、缩短住院时间、减少PS用量及提前拔管。

3. PS替代疗法 可明显降低RDS病死率及气胸发生率，同时可改善肺顺应性和通气、换气功能，降低呼吸机参数。临床应用的PS分为天然型PS、改进的天然型PS、合成PS及重组PS。目前使用最多的是从猪肺、小牛肺提取的天然型PS。

（1）指征：已确诊的RDS或产房内防止RDS的预防性应用。

（2）时间、剂量及方法

1）时间：对母亲产前未使用激素或需气管插管稳定的极早产儿，应在产房内使用；对于已确诊RDS的患儿，越早应用效果越好；对部分RDS仍在进展患儿（如持续不能离氧，需要机械通气），需使用第二剂或第三剂PS。

2）剂量：每种PS产品均有各自的推荐剂量，多数报道首剂100~200mg/kg，第二剂或第三剂给予100mg/kg；对已确诊RDS，首剂200mg/kg的疗效优于100mg/kg。

3）方法：药物（干粉剂需稀释）摇匀后，经气管插管缓慢注入肺内。目前已开展微创技术使用PS（微创表面活性物质注射和微创表面活性物质治疗），即通过胃管或16G的静脉导管置入气管内，在不间断鼻塞CPAP下，缓慢注入PS。

【预防】

包括：① 应将妊娠不足30周存在早产风险的孕妇转运到具有救治RDS能力的围产中心；② 对所有妊娠不足34周存在风险的孕妇，应给予产前激素治疗；③ 对妊娠不足39周，如没有明确指征，不建议择期剖宫产。

（欧阳颖）

第七节　新生儿黄疸及溶血病

案例6-5　患儿，足月出生，体重3kg，生后72小时面色黄染。患儿一般情况好，吃奶正常，体格检查除面色和躯干皮肤黄染外，无其他异常。辅助检查结果：血Hb 150g/L，血清总胆红素160μmol/L。

思考：

1. 初步诊断是什么？分析发生的原因。

2. 主要的鉴别诊断是什么？

3. 需进一步进行什么辅助检查？

4. 治疗原则是什么？

一、新生儿黄疸

新生儿黄疸（neonatal jaundice）是因胆红素在体内积聚引起的皮肤或其他器官黄染，是新生儿期最常见的临床问题。新生儿血中胆红素超过5~7mg/dl（成人超过2mg/dl）可出现肉眼可见的黄疸（胆红素1mg/dl相当于17.1μmol/L）。非结合胆红素增高是新生儿黄疸最常见的表现形式，重者可引起胆红素脑病（又称核黄疸），造成神经系统的永久性损害，严重者可死亡。

【胎儿和新生儿胆红素代谢的生理】

在胎儿期，肝脏功能相对不活跃，胎儿红细胞破坏后所产生的胆红素主要由母亲肝脏处理。如胎儿红细胞破坏过多，母亲肝脏不能完全处理所有的胆红素，脐带和羊水可呈黄染；此外，当骨髓和髓外造血不能满足需要时，可出现胎儿贫血。胎儿肝脏也能处理少量胆红素，当胎儿溶血而肝脏处理胆红素能力尚未成熟时，新生儿脐血也可以检测到较高水平的胆红素。

在新生儿期，多数胆红素来源于衰老红细胞。红细胞经单核巨噬细胞系统破坏后所产生的血红素约占75%。它与其他来源的血红素（约占25%）包括来源于肝脏、骨髓中红细胞前体和其他组织中的含血红素蛋白，在血红素加氧酶的作用下转变为胆绿素，后者在胆绿素还原酶的作用下转变成胆红素；在血红素转变至胆绿素的过程中产生内源性的一氧化碳（CO），故临床上可通过呼出气CO的产量来评估胆红素的产生速率。1g血红蛋白可产生34mg（600μmol）非结合胆红素。

胆红素的转运、肝脏摄取和处理：血中非结合胆红素多数与白蛋白结合，以复合物形式转运至肝脏。非结合胆红素与白蛋白结合后一般是"无毒的"，即不易进入中枢神经系统。但是，游离的非结合胆红素呈脂溶性，能够通过血脑屏障，进入中枢神经系统，引起胆红素脑病；某些情况，如低血白蛋白水平、窒息、酸中毒、感染、早产和低血糖等，可显著降低胆红素与白蛋白的结合；游离脂肪酸、静脉用脂肪乳和某些药物，如磺胺、头孢类抗生素、利尿药等也可竞争性影响胆红素与白蛋白的结合。胆红素进入肝脏后被肝细胞的受体蛋白（Y和Z蛋白，一种细胞内的转运蛋白）结合后转运至光面内质网，通过尿苷二磷酸葡糖醛酸转移酶（uridine diphosphate glucuronosyltransferase，UDPGT）的催化，每一分子胆红素结合二分子的葡糖醛酸，形成水溶性的结合胆红素，后者经胆汁排泄至肠道。在较大儿童或成人，肠道胆红素通过细菌作用被还原为粪胆素原后随粪便排出；部分排入肠道的结合胆红素可被肠道的β葡糖醛酸糖苷酶（β-glucuronidase）水解，或在碱性环境中直接与葡糖醛酸分离成为非结合胆红素，后者可通过肠壁经门静脉重吸收到肝脏再行处理，形成肠肝循环；在某些情况下，如早产儿、肠梗阻等，肠肝循环可显著增加血胆红素水平。

【新生儿胆红素代谢特点】

有诸多原因使新生儿血清胆红素水平处于较高水平，常见原因如下。

1. 胆红素生成过多　新生儿胆红素是血红素的分解产物，约80%来源于血红蛋白，约20%来源于肝脏和其他组织中的血红素及骨髓中红细胞前体。新生儿每日生成的胆红素明显高于成人（新生儿8.8mg/kg，成人3.8mg/kg），其主要原因是胎儿血氧分压低，红细胞数量代偿性增加，出生后血氧分压升高，过多的红细胞破坏；新生儿红细胞寿命相对短（早产儿低于70日，足月儿约80日，成人为120日），并且血红蛋白的分解速度是成人的2倍；肝脏和其他组织中的血红素及骨髓红细胞前体较多。

2. 血浆白蛋白联结胆红素的能力不足　胆红素进入血液循环，与白蛋白联结后，运送到肝脏进行代谢。刚娩出的新生儿常有不同程度的酸中毒，可影响胆红素与白蛋白联结；此外，新生儿胎龄越小，血液中白蛋白含量越低，其联结胆红素的量也越少。

3. 肝细胞处理胆红素能力差　非结合胆红素进入肝细胞后，与Y、Z蛋白结合；而新生儿出生时肝细胞内Y蛋白含量极微（生后5~10日达正常），UDPGT含量也低（生后1周接近正常）且活性差（仅为正常的0~30%）。因此，生成结合胆红素的量较少。出生时肝细胞将结合胆红素排泄到肠道的能力暂时低下，早产儿更为明显，可出现暂时性肝内胆汁淤积。

4. 肠肝循环特点　　新生儿肠蠕动性差和肠道菌群尚未完全建立，而肠腔内β葡糖醛酸糖苷酶活性相对较高，可将结合胆红素转变成非结合胆红素，导致非结合胆红素的产生和重吸收增加，血胆红素水平增高。此外，胎粪含胆红素较多，如排泄延迟可使胆红素重吸收增加。

当饥饿、缺氧、脱水、酸中毒、头颅血肿或颅内出血时，更易出现黄疸或使原有黄疸加重。

【新生儿黄疸分类】

传统基于单个血清胆红素值而确定所谓"生理性或病理性黄疸"的观点已受到了挑战。根据临床实际，目前较被接受的高胆红素血症风险评估方法是采用日龄（表6-5）或时龄胆红素值（图6-10）；同时也根据不同胎龄和生后时龄，是否存在高危因素来评估和判断这种胆红素水平是否属于正常或安全，以及是否需要治疗干预（图6-11），而不是以一固定数值表述。所谓高危因素指临床上常与重症高胆红素血症并存的因素，高危因素越多，发生重症高胆红素血症的机会越多，发生胆红素脑病的机会也越大；新生儿溶血病、头颅血肿、皮下淤血、窒息、缺氧、酸中毒、脓毒血症、高热、低体温、低蛋白血症、低血糖等即属于高危因素。

▼ 表6-5　全国875例足月新生儿检测7日内胆红素百分位数　　　　　　　　　　　　单位：μmol/L

百分位数	第1日	第2日	第3日	第4日	第5日	第6日	第7日
P_{50}	77.29	123.29	160.91	183.82	195.28	180.23	163.98
P_{75}	95.41	146.71	187.42	217.51	227.43	226.74	200.75
P_{95}	125.17	181.60	233.75	275.31	286.42	267.44	264.19

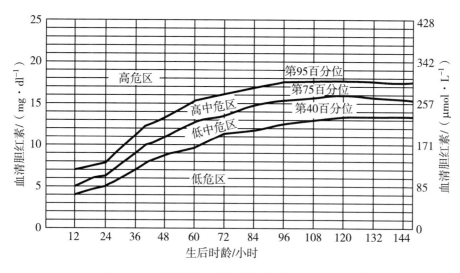

▲ 图6-10　生后时龄胆红素值风险评估曲线（Bhutani曲线）

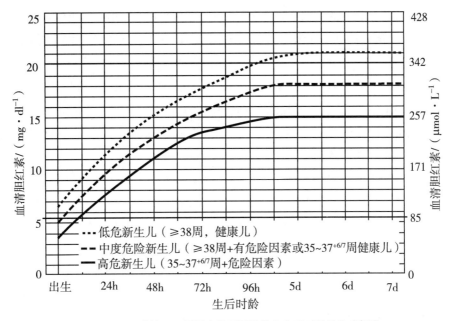

▲ 图6-11 胎龄 >35 周新生儿不同胎龄和生后时龄的光疗标准

1. 生理性黄疸 也称为非病理性高胆红素血症。人类初生时胆红素产量大于胆红素排泄量，几乎我国所有足月新生儿都会出现暂时性总胆红素增高。表6-5显示了我国足月新生儿初生第1日至第7日血清总胆红素浓度。

生理性黄疸是排除性诊断，其特点为：① 一般情况良好。② 足月儿生后2~3日出现黄疸，4~5日达高峰，5~7日消退，最迟不超过2周；早产儿黄疸多于生后3~5日出现，5~7日达高峰，7~9日消退，最长可延迟到3~4周。③ 每日血清胆红素升高 <85μmol/L（5mg/dl）或每小时 <0.5mg/dl。④ 血清总胆红素值尚未超过生后时龄胆红素值风险评估曲线的第95百分位数（图6-10），或未达到相应生后时龄、胎龄及相应危险因素下的光疗干预标准（图6-11）。

2. 病理性黄疸 又称非生理性高胆红素血症。相对于生理性黄疸而言，病理性黄疸是血清胆红素水平异常增高或胆红素增高性质的改变，某些增高可能是属于生理性黄疸的延续或加深。识别病理性黄疸更重要的是要积极寻找引起其增高的原发病因。

下列情况应该引起注意：① 生后24小时内出现黄疸；② 血清总胆红素值已达到相应生后时龄及相应危险因素下的光疗干预标准（图6-11），或在生后时龄胆红素值风险评估曲线的第95百分位数以上（图6-10），或胆红素每日上升超过85μmol/L（5mg/dl），或每小时 >0.5mg/dl；③ 黄疸持续时间长，足月儿 >2周，早产儿 >4周；④ 黄疸退而复现；⑤ 血清结合胆红素 >34μmol/L（2mg/dl）。具备其中任何一项者即可诊断为病理性黄疸。

病理性黄疸根据其发病原因可分为三类。

（1）胆红素生成过多：因过多红细胞的破坏及肠肝循环增加，使胆红素增多。

1）红细胞增多症：即静脉血红细胞 $>6×10^{12}$/L，血红蛋白 >220g/L，血细胞比容 >65%。常见于母-胎或胎-胎间输血、脐带结扎延迟、宫内生长迟缓（慢性缺氧）及糖尿病母亲所生婴儿等。

2）血管外溶血：如较大的头颅血肿、皮下血肿、颅内出血、肺出血和其他部位出血。

3）同族免疫性溶血：见于血型不合，如ABO或Rh血型不合等，我国新生儿ABO溶血病多见。

4）感染：细菌、病毒、真菌、螺旋体、衣原体、支原体和原虫等引起的重症感染皆可致溶血，以金黄色葡萄球菌、大肠埃希菌引起的败血症多见。

5）肠肝循环增加：先天性肠闭锁、先天性幽门肥厚、巨结肠、饥饿和喂养延迟等均可使胎粪排泄延迟，使胆红素重吸收增加。

6）母乳喂养与黄疸：母乳喂养相关的黄疸常指母乳喂养的新生儿在生后1周内，由于生后数日内热量和液体摄入不足、排便延迟等，使血清胆红素升高，几乎2/3母乳喂养的新生儿可出现这种黄疸；上述胆红素增高常可通过增加母乳喂养量和频率而得到缓解，一般不是母乳喂养的禁忌。但曾有报道指出这种过高的胆红素血症如不处理，可以导致胆红素脑病。

母乳性黄疸常指母乳喂养的新生儿在生后3个月内仍有黄疸，表现为非溶血性高非结合胆红素血症，其诊断常是排除性的。研究表明部分母亲母乳中的β葡糖醛酸糖苷酶水平较高，可在肠道通过促进葡糖醛酸与胆红素的分离，使非结合胆红素被肠道再吸收，从而增加了肝脏处理胆红素的负担；也有研究提示与肝脏UDPGT的基因多态性有关。母乳性黄疸一般不需任何治疗，一般不必停母乳，如停喂母乳24~48小时，黄疸可明显减轻，但对于胆红素水平较高者应密切观察或干预。

7）红细胞酶缺陷：葡萄糖-6-磷酸脱氢酶（G6PD）、丙酮酸激酶和己糖激酶缺陷均可影响红细胞正常代谢，使红细胞膜僵硬，变形能力减弱，滞留和破坏单核吞噬细胞系统，造成溶血和胆红素增加。

8）红细胞形态异常：遗传性球形红细胞增多症、遗传性椭圆形红细胞增多症、遗传性口形红细胞增多症、婴儿固缩细胞增多症等，均因红细胞膜结构异常而使红细胞在脾脏破坏增加。

9）血红蛋白病：α地中海贫血，以及其他血红蛋白肽链数量和质量缺陷而引起溶血。

10）其他：维生素E缺乏和低锌血症等，使细胞膜结构改变导致溶血。

（2）肝脏胆红素代谢障碍：由于肝细胞摄取和结合胆红素的功能低下，血清非结合胆红素升高。

1）缺氧和感染：如窒息和心力衰竭等，均可抑制肝脏UDPGT的活性。

2）克-纳综合征（Crigler-Najjar综合征）：即先天性UDPGT缺乏。可分为两型，Ⅰ型属常染色体隐性遗传，酶完全缺乏，酶诱导剂如苯巴比妥治疗无效。生后数年内需长期光疗，以降低血清胆红素和预防胆红素脑病；患儿很难存活，肝移植可以使UDPGT活性达到要求。Ⅱ型多属常染色体显性遗传，酶活性低下，发病率较Ⅰ型高；酶诱导剂如苯巴比妥治疗有效。

3）吉尔伯特综合征（Gilbert综合征）：是一种慢性、良性高非结合胆红素增多症，属常染色体显性遗传。是由于肝细胞摄取胆红素功能障碍和肝脏UDPGT活性降低所致。其UDPGT活性降低的机制是在基因启动子区域TA重复增加，或在亚洲人群常见基因外显子*G71R*基因突变，导致酶的活力降低。吉尔伯特综合征症状轻，通常于青春期才有表现；在新生儿期由于该酶的活力降低，肝细胞结合胆红素功能障碍而表现为高胆红素血症。当 UDPGT 基因突变和 G6PD 缺陷、ABO 血型不合等同时存在时，高胆红素血症更为明显。

4）Lucey-Driscoll 综合征：即家族性暂时性新生儿黄疸。某些母亲所生的所有新生儿在生后 48 小时内表现为严重的高非结合胆红素血症，其原因为妊娠晚期孕妇血清中存在一种性质尚未明确的葡糖醛酸转移酶抑制物，使新生儿肝脏 UDPGT 活性被抑制。本病有家族史，新生儿早期黄疸重，2~3 周自然消退。

5）药物：某些药物如磺胺、水杨酸盐、亚硫酸氢钠甲萘醌、吲哚美辛、毛花苷丙等，可与胆红素竞争 Y、Z 蛋白的结合位点。

6）先天性甲状腺功能减退症：甲状腺功能减退时，肝脏 UDPGT 活性降低可持续数周至数月；甲状腺功能减退时还可以影响肝脏胆红素的摄取和转运；经甲状腺素治疗后，黄疸常明显缓解。

7）其他：脑垂体功能减退和 21-三体综合征等常伴有血胆红素升高或生理性黄疸消退延迟。

（3）胆汁排泄障碍：肝细胞排泄结合胆红素障碍或胆管受阻，可致高结合胆红素血症，如同时有肝细胞功能受损，也可伴有非结合胆红素增高。

1）新生儿肝炎：多由病毒引起的宫内感染所致。常见有乙型肝炎病毒、巨细胞病毒、风疹病毒、单纯疱疹病毒、肠道病毒及 EB 病毒等。

2）先天性代谢缺陷病：α_1-抗胰蛋白酶缺乏症、半乳糖血症、果糖不耐受症、酪氨酸血症、糖原贮积症Ⅳ型及脂质贮积病（尼曼-皮克病、戈谢病）等可有肝细胞损害。

3）杜-约综合征（Dubin-Johnson 综合征）：即先天性非溶血性结合胆红素增高症，较少见。是由肝细胞分泌和排泄结合胆红素障碍所致，可出现未结合和结合胆红素增高，临床经过良性。

4）肠外营养所致的胆汁淤积：在新生儿重症监护治疗病房中，常见于患儿长期接受肠外营养，包括脂肪乳，出现胆汁淤积，使血清结合胆红素增高，同时可伴有肝功能受损；上述情况一般随肠道喂养增加而逐渐缓解。

5）胆道闭锁：由于先天性胆道闭锁或先天性胆总管囊肿，肝内或肝外胆管阻塞，使结合胆红素排泄障碍；是新生儿期阻塞性黄疸的常见原因。在新生儿胆道闭锁时，其黄疸可在 2~4 周出现，大便逐渐呈灰白色，血清结合胆红素显著增高。胆汁黏稠综合征是由于胆汁淤积在小胆管中，结合胆红素排泄障碍，也可见于严重的新生儿溶血病；肝和胆道的肿瘤也可压迫胆管造成阻塞。对于新生儿胆道闭锁，早期诊断和干预很重要；在生后 60 日内行引流手术者效果较好，否则后期可因胆汁性肝硬化的发生而造成肝脏不可逆的损伤。对于引流手术无效者，肝移植是治疗选择。

二、新生儿溶血病

新生儿溶血病（hemolytic disease of newborn，HDN）指母、子血型不合引起的同族免疫性溶血。在已发现的人类 26 个血型系统中，以 ABO 血型不合最常见，Rh 血型不合较少见。有报道 ABO 溶血病占新生儿溶血病的85.3%，Rh血型不合溶血病占14.6%，MN（少见血型）溶血病占0.1%。

【病因和发病机制】

由父亲遗传而母亲所不具有的显性胎儿红细胞血型抗原，通过胎盘进入母体，刺激母体产生相应的血型抗体，当不完全抗体（IgG）进入胎儿血液循环后，与红细胞的相应抗原结合（致敏红细胞），在单核巨噬细胞系统内被破坏，引起溶血。若母婴血型不合的胎儿红细胞在分娩时进入母血，则母亲产生的抗体不使这一胎发病，而可能使下一胎发病（血型与上一胎相同）。

1. ABO溶血　主要发生在母亲O型而胎儿A型或B型，如母亲AB型或婴儿O型，则不发生ABO溶血病。

（1）40%~50%的ABO溶血病发生在第一胎，其原因是O型母亲在第一胎妊娠前，已受到自然界A或B血型物质（某些植物、寄生虫、伤寒疫苗、破伤风及白喉类毒素等）的刺激，产生抗A或抗B抗体（IgG）。

（2）在母子ABO血型不合中，仅1/5发生ABO溶血病。其原因为：① 胎儿红细胞抗原性的强弱不同，导致抗体产生量的多少各异；② 除红细胞外，A或B抗原存在于许多其他组织，只有少量通过胎盘的抗体与胎儿红细胞结合，其余的被组织或血浆中可溶性的A或B物质吸收。

2. Rh溶血　Rh血型系统有6种抗原，即D、E、C、c、d、e（d抗原未测出只是推测），其抗原性强弱依次为D>E>C>c>e。因此，Rh溶血病中以RhD溶血病最常见，其次为RhE，由于e抗原性最弱，故Rhe溶血病罕见。传统上红细胞缺乏D抗原称为Rh阴性，而具有D抗原称为Rh阳性，中国人绝大多数为Rh阳性，汉族人群中Rh阴性率约0.3%。当母亲Rh阳性（有D抗原），但缺乏Rh系统其他抗原如E抗原，而胎儿具有该抗原时，也可发生Rh溶血病。母亲暴露于Rh血型不合抗原的机会主要有：① 曾输注Rh血型不合的血液；② 分娩或流产接触Rh血型抗原，此机会可高达50%；③ 在妊娠期，胎儿Rh阳性血细胞经胎盘进入母体。

Rh溶血病一般不发生在第一胎，是因为自然界无Rh血型物质，Rh抗体只能由人类红细胞Rh抗原刺激产生。Rh阴性母亲首次妊娠，于妊娠末期或胎盘剥离（包括流产及刮宫）时，Rh阳性的胎儿血进入母血中，经过8~9周产生IgM抗体（初发免疫反应），此抗体不能通过胎盘，以后虽可产生少量IgG抗体，但胎儿已经娩出。如母亲再次妊娠（与第一胎Rh血型相同），妊娠期可有少量（低至0.2ml）胎儿血进入母体循环，于几日内便可产生大量IgG抗体（次发免疫反应），该抗体通过胎盘引起胎儿溶血。

既往输过Rh阳性血的Rh阴性母亲在第一胎可发病。极少数Rh阴性母亲虽未接触过Rh阳性血，但其第一胎也发生Rh溶血病，这可能是由于Rh阴性孕妇的母亲为Rh阳性，其母在妊娠时已使孕妇致敏，故其第一胎发病。

抗原性最强的RhD血型不合者，也仅有1/20发病，主要是由于母亲对胎儿红细胞Rh抗原的敏感性不同。另外，母亲为RhD阴性，如父亲的RhD血型基因为杂合子，则胎儿为RhD阳性的可能性为50%，如为纯合子则为100%，其他Rh血型也一样。当存在ABO血型不合时，Rh血型不合的溶血常不易发生；其机制可能是ABO血型不合所产生的抗体已破坏了进入母体的胎儿红细胞，使Rh抗原不能被母体免疫系统所发现。

【病理生理】

ABO溶血除引起黄疸外，其他改变不明显。Rh溶血造成胎儿重度贫血，甚至心力衰竭。重度贫血、低蛋白血症和心力衰竭可导致全身水肿（胎儿水肿）。贫血时，髓外造血增强，可出现肝脾大。胎儿血中的胆红素经胎盘进入母亲肝脏代谢，故娩出时黄疸往往不明显。出生后，新生儿处理胆红素的能力较差，因此出现黄疸。血清非结合胆红素过高可发生胆红素脑病。

【临床表现】

症状轻重与溶血程度基本一致。多数ABO溶血病患儿除黄疸外，无其他明显异常。Rh溶血病症状较重，严重者甚至死胎。

1. 黄疸 大多数Rh溶血病患儿生后24小时内出现黄疸并迅速加重，而多数ABO溶血病在第2~3日出现。血清胆红素以未结合型为主，但如溶血严重，造成胆汁淤积，结合胆红素也可升高。

2. 贫血 程度不一。重症Rh溶血，生后即可有严重贫血或伴有心力衰竭。部分患儿因其抗体持续存在，也可于生后3~6周发生晚期贫血。

3. 肝脾大 Rh溶血病患儿多有不同程度的肝脾增大，ABO溶血病患儿则不明显。

【并发症】

胆红素脑病为新生儿溶血病最严重的并发症，主要见于血清总胆红素（STB）>20mg/dl（342μmol/L）和/或每小时上升速度>0.5mg/dl（8.5μmol/L）、胎龄>35周新生儿。早产儿由于血脑屏障功能不全，肝脏酶活性低下，血清胆红素在10~14mg/dl（171~239μmol/L）或更低也可发生；患者多于生后4~7日出现症状。当非结合胆红素水平过高，透过血脑屏障时，可造成中枢神经系统功能障碍，如不经治疗干预可造成永久性损害。胆红素常造成基底神经节、海马、下丘脑神经核和小脑神经元坏死；尸体解剖可见相应的神经核黄染，故又称为核黄疸。

临床上"胆红素脑病"和"核黄疸"名词常互相通用，目前推荐的分类是将生后数周内胆红素所致的中枢神经系统损害称为急性胆红素脑病；将胆红素所致的慢性和永久性中枢神经系统损害或后遗症称为核黄疸。胆红素升高也可引起暂时性脑病，指胆红素引起的神经系统损伤是可逆性的，临床表现为随着胆红素水平的增高逐渐出现嗜睡、反应低下；随治疗后胆红素的降低而症状消失；脑干听觉诱发电位显示各波形的潜伏期延长，但可随治疗而逆转。

胆红素脑病常在24小时内较快进展，临床可分为4个阶段。

第一期：表现为嗜睡、反应低下、吮吸无力、拥抱反射减弱、肌张力减低等，偶有尖叫和呕吐。持续12~24小时。

第二期：出现抽搐、角弓反张和发热（多与抽搐同时发生）。轻者仅有双眼凝视，重者出现肌张力增高、呼吸暂停、双手紧握、双臂伸直内旋，可出现角弓反张。此期持续12~48小时。

第三期：吃奶及反应好转，抽搐次数减少，角弓反张逐渐消失，肌张力逐渐恢复。此期约持续2周。

第四期：出现典型的胆红素脑病后遗症表现。可有：① 手足徐动，经常出现不自主、无目的和不协调的动作；② 眼球运动障碍，眼球向上转动障碍，形成落日眼；③ 听觉障碍，耳聋，对高频音失听；④ 牙釉质发育不良，牙呈绿色或深褐色。此外，也可留有脑性瘫痪、智力落后、抽搐、抬头无力和流涎等后遗症。

【实验室检查】

1. 母子血型检查　检查母子ABO和Rh血型，证实有血型不合存在。

2. 检查有无溶血　溶血时红细胞和血红蛋白减少，早期新生儿血红蛋白＜145g/L可诊断为贫血；网织红细胞增高（＞6%）；血涂片有核红细胞增多（＞10/100个白细胞）；血清总胆红素和非结合胆红素明显增加。

3. 致敏红细胞和血型抗体测定

（1）改良直接抗人球蛋白试验：是用"最适稀释度"的抗人球蛋白血清与充分洗涤后的受检红细胞盐水悬液混合，如有红细胞凝聚为阳性，表明红细胞已致敏，该项为确诊实验。Rh溶血病阳性率高而ABO溶血病阳性率低。

（2）抗体释放试验：通过加热使患儿血中致敏红细胞的血型抗体释放于释放液，将与患儿相同血型的成人红细胞（ABO系统）或O型标准红细胞（Rh系统）加入释放液中致敏，再加入抗球蛋白血清，如有红细胞凝聚为阳性。是检测致敏红细胞的敏感试验，也为确诊实验。Rh和ABO溶血病一般均为阳性。

（3）游离抗体试验：在患儿血清中加入与其相同血型的成人红细胞（ABO系统）或O型标准红细胞（Rh系统）致敏，再加入抗球蛋白血清，如有红细胞凝聚为阳性。表明血清中存在游离的ABO或Rh血型抗体，并可能与红细胞结合引起溶血。此项试验有助于估计是否继续溶血、换血后的效果，但不是确诊试验。

【诊断】

1. 产前诊断　凡既往有不明原因的死胎、流产、新生儿重度黄疸史的孕妇及其丈夫均应进行ABO、Rh血型检查，血型不合者进行孕妇血清中抗体检测。孕妇血清中IgG抗A或抗B抗体水平对预测是否可能发生ABO溶血病意义不大。Rh阴性孕妇在妊娠16周时应检测血中Rh血型抗体作为基础值，以后每2~4周检测一次，当抗体效价上升时，提示可能发生Rh溶血病。

2. 生后诊断　新生儿娩出后黄疸出现早且进行性加重，有母子血型不合，改良抗球蛋白试验和抗体释放试验中有一项阳性者即可确诊。

【鉴别诊断】

本病需与以下疾病鉴别。

1. 先天性肾病　有全身水肿、低蛋白血症和蛋白尿，但无病理性黄疸和肝脾大。

2. 新生儿贫血　双胞胎的胎–胎间输血，或母–胎间输血可引起新生儿贫血，但无重度黄疸、血型不合及溶血三项试验阳性。

3. 生理性黄疸　ABO溶血病可仅表现为黄疸，易与生理性黄疸混淆，血型不合及溶血三项试验可资鉴别。

【治疗】

1. 产前治疗

（1）提前分娩：既往有输血、死胎、流产和分娩史的Rh阴性孕妇，本次妊娠Rh抗体效价逐渐升至1：32或1：64以上，用分光光度计测定羊水胆红素增高，且羊水卵磷脂与鞘磷脂比值（L/S）>2者，提示胎肺已成熟，可考虑提前分娩。

（2）血浆置换：对血Rh抗体效价明显增高，但又不宜提前分娩的孕妇，可对孕妇进行血浆置换，以换出抗体，减少胎儿溶血，但该治疗临床极少应用。

（3）宫内输血：对胎儿水肿或胎儿Hb<80g/L，而肺尚未成熟者，可直接将与孕妇血清不凝集的浓缩红细胞在超声下注入脐血管或胎儿腹腔内，以纠正贫血。但在普遍开展Rh抗D球蛋白预防的国家和地区，严重宫内溶血已罕见，此项技术已基本不用。

（4）苯巴比妥：孕妇于预产期前1~2周口服苯巴比妥，可诱导胎儿UDPGT活性增加，以减轻新生儿黄疸。

2. 新生儿治疗

（1）光疗：是降低血清非结合胆红素简单而有效的方法。

1）指征：当血清总胆红素水平增高时，根据胎龄、患儿是否存在高危因素及生后时龄，对照光疗干预列线图（图6-11），当达到光疗标准时即可进行。

2）原理：光疗作用下使非结合胆红素光异构化，形成构象异构体和结构异构体，即光红素（lumirubin，LR）；上述异构体呈水溶性，可不经肝脏处理，直接经胆汁和尿液排出。波长425~475nm的蓝光和波长510~530nm的绿光效果最佳，日光灯或太阳光也有较好疗效。光疗主要作用于皮肤浅层组织，光疗后皮肤黄疸消退并不表明血清非结合胆红素已达到了正常。

3）设备：主要有光疗箱、光疗灯和光疗毯等。光疗箱以单面光160W、双面光320W为宜，双面光优于单面光；上、下灯管距床面的距离分别为40cm和20cm；影响光疗效果的因素为光源性质与强度、单面光源或多面光源、光源-光照对象距离、暴露在光照下的体表面积及光照时间。光照强度以光照对象表面所受到的辐照度计算。辐照度由辐射计量器检测，单位为μW/（cm²·nm）。辐照度与光疗时总胆值下降率直接相关。标准光疗为8~10μW/（cm²·nm），强光疗>30μW/（cm²·nm）。光照时，婴儿双眼用黑色眼罩保护，以免损伤视网膜，除会阴、肛门部用尿布遮盖外，其余均裸露；可以连续照射，也可间隔12小时进行。

4）副作用：可出现发热、腹泻和皮疹，但多不严重，可继续光疗；蓝光可分解体内核黄素，光疗超过24小时可引起核黄素减少，并进而降低红细胞谷胱甘肽还原酶活性而加重溶血，故光疗时应补充核黄素（光疗时每日3次，5mg/次；光疗后每日1次，连服3日）；当血清结合胆红素>68μmol/L（4mg/dl），并且血清丙氨酸转氨酶和碱性磷酸酶增高时，光疗可使皮肤呈青铜色即青铜症，此时应停止光疗，青铜症可自行消退。此外，光疗时应适当补充水分。

（2）药物治疗：① 供给白蛋白，输血浆每次10~20ml/kg或白蛋白1g/kg，以增加其与非结合胆红素的联结，减少胆红素脑病的发生；② 纠正代谢性酸中毒，应用5%碳酸氢钠提高血pH，以利于非结合胆红素与白蛋白的联结；③ 肝酶诱导剂，能诱导UDPGT活性、增加肝脏结合和分泌胆红素的能力，常用苯巴比妥每日5mg/kg，分2~3次口服，共4~5日；④ 静脉用免疫球蛋白，可阻断单核巨噬细胞系统Fc受体，抑制吞噬细胞破坏已被抗体致敏的红细胞，用法为0.5~1g/kg，于2~4小时内静脉滴注，早期应用临床效果较好。

（3）换血疗法

1）作用：换出部分血中游离抗体和致敏红细胞，减轻溶血；换出血中大量胆红素，防止发生胆红素脑病；纠正贫血，改善携氧能力，防止心力衰竭。

2）指征：大部分Rh溶血病和个别严重的ABO溶血病需换血治疗。符合下列条件之一者即应换血：① 出生胎龄35周以上的早产儿和足月儿参照图6-12，在准备换血的同时先给予患儿强光疗4~6小时，若血清总胆红素水平未下降甚至持续上升，或者对于免疫性溶血病患儿光疗后经皮肤测胆红素下降幅度未达到2~3mg/dl（34~50μmol/L）立即给予换血；② 严重溶血，出生时脐血总胆红素 >4.5mg/dl（76μmol/L），血红蛋白 <110g/L，伴水肿、肝脾大和心力衰竭者；③ 已有急性胆红素脑病的临床表现者不论胆红素水平是否达到换血标准，或者血清总胆红素在准备换血期间已明显下降，都应换血。

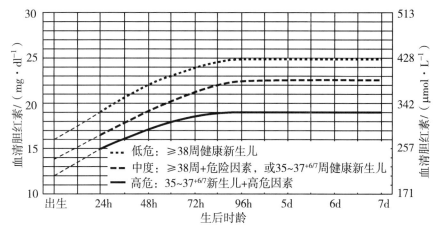

▲ 图6-12　新生儿高胆红素血症换血指征

3）方法：① 血源，Rh溶血病应选用Rh系统与母亲同型、ABO系统与患儿同型的血液，紧急或找不到血源时也可选用O型血；母O型、子A或B型的ABO溶血病，最好用AB型血浆和O型红细胞的混合血；有明显贫血和心力衰竭者，可用血浆减半的浓缩血。② 换血量，一般为患儿血量的2倍（150~180ml/kg），大约可换出85%的致敏红细胞和60%的胆红素及抗体。③ 途径，一般选用脐静脉或其他较大静脉进行换血，也可选用脐动脉、脐静脉进行同步换血。

（4）其他治疗：防止低血糖、低钙血症、低体温，纠正缺氧、贫血、水肿、电解质紊乱和心力衰竭等。

【预防】

Rh阴性妇女在流产或分娩Rh阳性胎儿后，应尽早注射相应的抗Rh免疫球蛋白，以中和进入母血的Rh抗原。临床上目前常用的预防方法是对RhD阴性妇女在流产或分娩RhD阳性胎儿后，72小时内肌内注射抗D球蛋白300μg，已起到了较满意的预防效果，有效率可达95%。国内已经开始将抗D球蛋白引入临床，开始用于Rh溶血病的预防。

（李小权）

第八节 新生儿感染性疾病

案例6-6 患儿，足月，生后第8日，进奶量减少2日，有嗜睡、哭声降低、反应低下，测体温34℃。体格检查：面色黄染、苍灰，四肢皮肤出现花斑纹，血压45/30mmHg。辅助检查：血C反应蛋白（CRP）20mg/L。

思考：

1. 初步诊断是什么？

2. 患儿可能会发生哪些并发症？

3. 本病应如何预防和治疗？

一、新生儿败血症

新生儿败血症（neonatal septicemia）是指病原体侵入新生儿血液并生长、繁殖、产生毒素而造成的全身性炎症反应。常见病原体为细菌，但也可为真菌、病毒或原虫等其他病原体。在英文文献中，"septicemia（败血症）"与"sepsis（脓毒症）"两个名词常互换应用，意义相近，但"septicemia"更趋向于描述有细菌培养阳性者；目前英文文献已很少用"septicemia"这个词，而常用"sepsis"。本节主要阐述新生儿细菌性败血症（neonatal bacterial septicemia）。尽管医学和抗生素发展迅速，但新生儿败血症的发病率和病死率仍居高不下，发生率占活产儿的1‰~10‰，出生体重越轻，发病率越高。本病早期诊断困难，易误诊。处理不及时，可导致感染性休克和多器官功能障碍综合征（multiple organ dysfunction syndrome，MODS）。

【病因和发病机制】

病原菌因不同地区和年代而异。我国多年来一直以金黄色葡萄球菌和大肠埃希菌感染为多见。近年来随着新生儿重症监护治疗病房（NICU）的发展，动静脉置管、呼吸机和广谱抗生素的广泛应用，以及极低体重儿存活率的提高等，机会致病菌（表皮葡萄球菌、铜绿假单胞菌、克雷伯菌、肠杆菌、变形杆菌、不动杆菌、沙雷菌、微球菌等）、厌氧菌（脆弱类杆菌、产气荚膜梭菌）及耐药菌株所致的感染有增加趋势。空肠弯曲菌、幽门螺杆菌等已成为新的致病菌。B群溶血性链球菌（GBS）和李斯特菌近年来也逐渐增多。

1. 非特异性免疫功能 ① 屏障功能差，皮肤角质层薄、黏膜柔嫩、脐残端的创面；胃液酸度低、胆酸少，使消化液的杀菌力弱，加上肠黏膜通透性大；血脑屏障功能薄弱，以上这些因素均有利于细菌进入。② 淋巴结发育不全，缺乏吞噬细菌的过滤作用，不能将感染局限在局部淋巴结。③ 经典补体途径及替代补体途径的部分成分（C3、C5、调理素等）含量低，机体对细菌抗原的调理作用差。④ 中性粒细胞趋化性和黏附性低，备解素、纤维连接蛋白、溶菌酶含量低，吞噬和杀菌能力不足，影响中性粒细胞吞噬和杀菌能力。⑤ 单核细胞产生粒细胞集落刺激因子（granulocyte colony stimulating factor，G-CSF）、白细胞介素-8（interleukin-8，IL-8）等细胞因子的能力低下。

2. 特异性免疫功能 ① 新生儿体内IgG主要来自母体，胎龄越小，其含量越低，因此早产儿更易感染；② IgM和IgA相对分子质量较大，不能通过胎盘，新生儿体内含量很低，因此易感染革兰氏阴性菌，也易患消化道及呼吸道感染；③ T细胞不能产生足量的细胞因子，对外来特异性抗原的应答差；④ 巨噬细胞、自然杀伤细胞活性低。

【临床表现】

根据败血症发病时间的早晚可分为早发型和晚发型。

早发败血症（early onset septicemia，EOS）指生后<3日龄发病，常有母亲的病史、妊娠期及产时的感染史、产道特殊细菌的定植及异常产科因素等。晚发败血症（late onset septicemia，LOS）指生后≥3日龄发病，常有长期动静脉置管、气管插管、洗口腔、挑"马牙"、挤乳房、挤痈疖、皮肤或脐部感染等。

新生儿败血症的早期症状常不典型，早产儿尤其如此。表现为进奶量减少、溢乳、嗜睡或烦躁不安、哭声低、发热或体温不升、不吃、反应低下、面色苍白或灰暗、精神萎靡、嗜睡、体重不增等症状。出现以下表现时应高度怀疑败血症发生：① 黄疸，有时可为败血症的唯一表现，表现为生理性黄疸消退延迟、黄疸迅速加深或黄疸退而复现，无法用其他原因解释；② 肝脾大，出现较晚，一般为轻至中度肿大；③ 出血倾向，皮肤黏膜瘀点、瘀斑、紫癜、针眼处流血不止、呕血、便血、肺出血，严重时发生弥散性血管内凝血（disseminated intravascular coagulation，DIC）；④ 休克，面色苍白，皮肤花纹，血压下降，尿少或无尿；⑤ 其他，呼吸窘迫、呼吸暂停、呕吐、腹胀、中毒性肠麻痹；⑥ 可合并脑膜炎、坏死性小肠结肠炎、化脓性关节炎和骨髓炎等。

【辅助检查】

1. 周围血常规 白细胞（WBC）总数<5.0×10^9^/L或增多（≤3日龄者WBC>25×10^9^/L；>3日龄者WBC>20×10^9^/L）；中性粒细胞中杆状核粒细胞所占比例≥0.16；或血小板计数<100×10^9^/L。

2. 细菌培养 ① 血：应在使用抗生素之前进行，同时做L型细菌和厌氧菌培养可提高阳性率。② 脑脊液：约有1/3的败血症病例合并化脓性脑膜炎，所以行腰椎穿刺者均应做脑脊液培养。③ 尿培养：最好从耻骨上膀胱穿刺取标本，以免污染。④ 其他：胃液、外耳道分泌物、咽拭子、皮肤拭子、脐残端分泌物、支气管肺泡灌洗液等均可做细菌培养，若培养出的细菌与血培养一致则意义更大。因新生儿抵抗力低下，故即使血中培养出机会致病菌也应予以重视，阴性结果不能排除败血症。

3. 直接涂片法找细菌 肝素血离心后吸取白细胞层涂片找细菌；脑脊液直接涂片法找细菌意义大。

4. C反应蛋白（C-reactive protein，CRP） 是急相蛋白中较为普遍开展并且比较灵敏的参数。CRP测定在国内已普遍开展，细菌感染后6~8小时即上升，最高可达正常值（<8mg/L）的数10倍以上，当感染被控制后短期内即可下降，因此还有助于疗效观察和预后判断。

5. 血清降钙素原（procalcitonin，PCT） 生后18~36小时应<10μg/L，72小时<0.5μg/L。

6. 病原菌基因检测 应用聚合酶链反应（polymerase chain reaction，PCR）检测病原菌DNA，

如用16S核糖体RNA（rRNA）基因的聚合酶链反应、DNA探针等分子生物学技术寻找细菌学证据。

【诊断】

根据病史中有高危因素、临床症状体征、周围血血常规改变、CRP增高等可考虑本病诊断，确诊有赖于病原菌或病原菌抗原的检出。

【治疗】

1. 抗生素治疗用药原则　①早用药：对临床拟诊败血症的新生儿，不必等血培养结果即应使用抗生素。②合理用药、联合用药：病原菌未明确前可结合当地菌种流行病学特点和耐药菌株情况选择两种抗生素联合使用；明确病原菌后改用药物敏感试验敏感的抗菌药物（表6-6）；对临床有效、药物敏感试验不敏感者也可暂不换药。③静脉给药。④足疗程：血培养阴性者经抗生素治疗病情好转时应继续治疗5~7日；血培养阳性者至少需10~14日；有并发症者应治疗3周以上。⑤注意药物毒副作用：1周以内的新生儿尤其是早产儿，因肝肾功能不成熟，给药次数宜减少，每12~24小时给药1次，1周后每8~12小时给药1次。

▼ 表6-6　新生儿抗菌药物选择和使用方法

| 抗菌药物 | 每次剂量 | 每日次数/次 | | 主要病原菌 |
		≤7日	>7日	
青霉素	（5~10）万U/kg	2	3	肺炎球菌、B群链球菌、对青霉素敏感的葡萄球菌、G⁻球菌
氨苄西林	50mg/kg	2	3	流感嗜血杆菌、G⁻杆菌、G⁺球菌
苯唑西林	25~50mg/kg	2	3~4	耐青霉素的葡萄球菌
羧苄西林	100mg/kg	2	3~4	铜绿假单胞菌、变形杆菌、多数大肠埃希菌、沙门菌
哌拉西林	50mg/kg	2	3	铜绿假单胞菌、变形杆菌、大肠埃希菌、肺炎球菌
头孢拉定	50~100mg/kg	2	3	金黄色葡萄球菌、链球菌、大肠埃希菌
头孢呋辛酯	50mg/kg	2	3	G⁻杆菌、G⁺球菌
头孢噻肟	50mg/kg	2	3	G⁻球菌、G⁺球菌、需氧菌、厌氧菌
头孢曲松	50~100mg/kg	1	1	G⁻菌、耐青霉素葡萄球菌
头孢他啶	50mg/kg	2	3	铜绿假单胞菌、脑膜炎球菌、G⁻杆菌、G⁺厌氧球菌
红霉素	10~15mg/kg	2	3	G⁺菌、衣原体、支原体、螺旋体、立克次体
万古霉素	10~15mg/kg	2	3	金黄色葡萄球菌、链球菌
美罗培南	20mg/kg	2	3	对绝大多数G⁻、G⁺需氧和厌氧菌有强大杀菌作用
甲硝唑	7.5mg/kg	2	2	厌氧菌

注：G⁻，革兰氏阴性；G⁺，革兰氏阳性。

2. 处理严重并发症 ① 及时纠正休克，输新鲜血浆或全血，血管活性药如多巴胺和多巴酚丁胺；② 纠正酸中毒和低氧血症；③ 积极处理脑水肿和DIC。

3. 清除感染灶 局部有脐炎、皮肤感染灶、黏膜溃烂或其他部位化脓病灶时，应及时予以相应处理。

4. 支持疗法 注意保温，供给足够热量和液体。

二、新生儿感染性肺炎

新生儿感染性肺炎（neonatal infectious pneumonia）是新生儿常见疾病，可发生在产前、产时或产后，可由细菌、病毒或支原体等病原体引起，是新生儿死亡的重要原因之一。

【病因】

产前感染常发生在孕母受感染后，病原体经血行通过胎盘屏障感染胎儿，或吸入因胎膜早破等而污染的羊水发生肺部感染。常见病原体为巨细胞病毒、大肠埃希菌、金黄色葡萄球菌、克雷伯菌、李斯特菌和支原体等。产时感染发生在分娩过程中，胎儿吸入了母亲产道内细菌污染的分泌物所致。常见病原体为大肠埃希菌、肺炎球菌、克雷伯菌、李斯特菌和B群链球菌等。产后感染病原体主要通过婴儿呼吸道、血行或医源性途径传播。常见病原体为金黄色葡萄球菌、大肠埃希菌、克雷伯菌、假单胞菌、表皮葡萄球菌、沙眼衣原体、真菌、呼吸道合胞病毒、腺病毒、解脲支原体等。

【临床诊断】

1. 产前感染性肺炎 常有窒息，复苏后呼吸快、呻吟，体温不稳定，肺部听诊可发现呼吸音粗糙、减低或啰音。严重病例可发生呼吸衰竭。合并心力衰竭者心脏扩大、心率快、心音低钝、肝大。可发生抽搐、昏迷，或并发DIC、休克和持续肺动脉高压等。周围血常规白细胞大多正常，也可减少或增加。病毒或支原体感染性肺炎的X线片多显示为间质性肺炎改变，细菌性肺炎的X线片则多为支气管肺炎征象。

2. 产时感染性肺炎 发病时间因不同病原体而异，一般在出生数日至数周后发病，细菌性感染在生后3~5日发病，Ⅱ型疱疹病毒感染多在生后5~10日，而衣原体则长达3~12周。生后立即进行胃液涂片找白细胞和病原体，或取血标本、气管分泌物等进行涂片、培养等检测有助于病原学诊断。

3. 产后感染性肺炎 可以有发热、少吃、反应低下等全身症状。呼吸系统表现有咳嗽、气促或呼吸不规则、鼻翼扇动、发绀、吸气性凹陷、湿啰音、呼吸音降低等。呼吸道合胞病毒肺炎可表现为喘息，肺部听诊可闻及哮鸣音。衣原体肺炎病前或同时有眼结膜炎。金黄色葡萄球菌肺炎易合并脓气胸。鼻咽部分泌物细菌培养、病毒抗原的荧光抗体检测、血清特异性抗体检查有助于病原学诊断。不同的病原体感染时X线改变有所不同，细菌性肺炎表现为两肺弥漫性模糊影，或点片状浸润影，病毒性肺炎以间质病变或肺气肿多见。

【治疗】

1. 呼吸道管理 雾化吸入，体位引流，定期翻身、拍背，及时吸净口鼻腔分泌物，保持呼吸道通畅。

2. 供氧　有低氧血症时可用鼻导管、面罩、头罩给氧。氧气需经过温湿化后供给。呼吸衰竭时可使用无创辅助通气、气管插管机械通气等，维持氧合和通气。

3. 抗病原体治疗　细菌性肺炎者可参照败血症选用抗生素。重症或耐药菌感染者可用第三代头孢菌素；李斯特菌肺炎可用氨苄西林；衣原体、解脲支原体肺炎首选红霉素或阿奇霉素；病毒性肺炎可采用利巴韦林或干扰素雾化吸入治疗；单纯疱疹性肺炎可用阿昔洛韦；巨细胞病毒肺炎可用更昔洛韦。如有继发细菌感染，应根据病情及病原体选择合适的抗生素。

4. 支持疗法　纠正循环障碍和水、电解质代谢紊乱，保证能量和营养成分的供给。

三、新生儿破伤风

新生儿破伤风（neonatal tetanus）是由破伤风梭菌（*Clostridium tetani*）侵入脐部而引起的急性感染性疾病，主要表现为牙关紧闭和全身肌肉强直性痉挛，病死率高。一般在出生后4~7日发病，故俗称"七日风"。随着我国城乡新法接生技术的推广和医疗水平的提高，本病发病率已明显降低。

【临床表现】

常有不洁分娩或断脐消毒不严史。潜伏期多为4~7日，此期愈短、病情愈重、病死率也愈高。破伤风梭菌产生的破伤风痉挛毒素侵入中枢神经系统引起全身肌肉强烈收缩和交感神经兴奋。早期仅有哭闹和吃奶困难，此时用压舌板检查口腔，愈用力张口愈困难，称为"锁口"，此特点有助于本病诊断。逐渐出现张口困难、乳头无法放入口中，进一步发展为牙关紧闭、苦笑面容、阵发性全身肌肉强直性痉挛和角弓反张，呼吸肌和喉肌痉挛可引起呼吸停止。经合理治疗1~4周后痉挛逐渐减轻、发作间隔时间延长，能吮乳，完全恢复需2~3个月。病程中常并发肺炎和败血症。

【治疗】

控制痉挛、预防感染和保证营养是治疗中的三大要点。

1. 止痉药　① 地西泮：为首选药，每次0.3~0.5mg/kg，缓慢静脉注射；止惊后插胃管，鼻饲维持，剂量每日2.5~8.0mg/kg，分6次，使患儿处于深睡状态，以后根据病情逐渐减量。用药期间注意观察呼吸、肌张力，防止药物副作用，有条件时测定血药浓度。② 咪达唑仑：为强镇静药，静脉滴注，0.05~0.10mg/（kg·h），直至抽搐控制。③ 苯巴比妥：在地西泮使用过程中仍有痉挛者加用，首次负荷量为15~20mg/kg，静脉注射，维持量为每日5mg/kg，分次肌内注射或静脉注射。④ 10%水合氯醛：一般作为痉挛发作时的临时用药。剂量每次0.5ml/kg，灌肠或由胃管注入。

2. 中和毒素　破伤风抗毒素（tetanus antitoxin，TAT）可中和游离破伤风毒素，愈早用愈好。TAT 1万~2万U稀释后缓慢静脉注射，可另取3 000U进行脐周注射，用前须做皮肤过敏试验，皮试阳性者需用脱敏疗法注射。也可用破伤风免疫球蛋白（tetanus immunoglobulin，TIG）500U肌内注射。TIG半衰期较TAT长，且不会发生过敏反应，不必做过敏试验。

3. 抗生素　用于杀灭破伤风梭菌。青霉素每日20万U/kg，或甲硝唑每日15mg/kg，分次静脉滴注，用7~10日。

4. 其他治疗 脐部用3%过氧化氢或1:4 000高锰酸钾溶液清洗，涂抹碘酒以消灭残余的破伤风梭菌。发作时缺氧者予以间歇性吸氧，严重者需要气管插管，呼吸机辅助通气。有脑水肿时应用脱水剂。

5. 护理营养 患儿宜置于安静而避光的环境中，保持体温稳定，必要的操作集中进行，尽量减少刺激以减少痉挛的发作。及时清理呼吸道的分泌物，保持呼吸道通畅。病初应禁食，予以肠外营养，痉挛减轻后试用胃管喂养，逐渐过渡到经口喂养。

【预防】

新生儿破伤风的病死率很高，因此，必须做好预防。有效的措施是实行新法接生，接生时严格消毒。一旦接生时未能严格消毒，须在24小时内重新处置脐残端，同时肌内注射TAT 1 500~3 000U，或注射TIG 75~250U。目前已在开展的给孕妇注射破伤风类毒素的方法，也有助于预防新生儿破伤风的发生。

四、新生儿巨细胞病毒感染

巨细胞病毒（cytomegalovirus，CMV）属于疱疹病毒，为双链DNA病毒，因组织切片上可见受染细胞体积大，细胞核内和胞质内含有特征性的包涵体而得名。成人感染率很高，但大多为隐性感染。病毒可通过胎盘感染胎儿，是宫内感染最常见的病原体。CMV也可由于分娩时接触产道内含有CMV的分泌物或产后经母乳排毒而感染。还有少部分是输入带病毒的血液或血液制品所致的医源性感染；先天性CMV感染是导致感觉神经性耳聋和发育迟滞的最常见感染性疾病。

【临床表现】

宫内感染的患儿早期可表现为早产、宫内发育迟缓及多脏器功能损害，如皮肤瘀点、瘀斑、肝脾大、黄疸、肺炎等，病死率可高达30%。CMV肺炎的表现和其他婴儿无热肺炎相似，有气促、咳嗽、鼻塞、呼吸暂停等。胸部X线片可见肺部过度充气，纹理增多、增粗，局灶性肺不张。实验室检查可发现血清转氨酶增高、高结合胆红素血症、血小板减少、贫血等。部分患儿有小头畸形、脑室周围钙化灶以及脑室扩大、皮质萎缩等神经系统病变。中枢神经系统出现异常的患儿大多出现发育落后、听力丧失、视力受损等后遗症，其中以感觉神经性耳聋为最常见。5%~15%无症状的先天性感染患儿也可逐渐出现听力丧失、智力低下、运动型痉挛等神经系统后遗症。围生期获得性感染的潜伏期为4~12周，患儿主要表现为黄疸、肝脾大、肺炎及听力丧失等。CMV感染造成多脏器损害时称为巨细胞病毒感染。

【诊断】

新生儿期出现典型症状或母亲妊娠期血清学检查由阴性转阳性者应高度怀疑CMV感染。下列检查可辅助确诊。

1. 实验室检查 ①CMV的PCR检测，实时定量PCR法可检测病毒载量；②尿载玻片培养，24~72小时出结果，与普通病毒培养技术相比，时限明显缩短；③免疫荧光法测血清CMV早期抗原PP65，阳性结果可确诊病毒血症，阴性结果不能除外感染，该方法可帮助判断药物治疗效果，因需血液样本量大，在新生儿的应用受到限制；④血清抗体检测，母婴血清特异性IgG均阴性，可除外先天性感染；新生儿IgG阳性可能来自母体，未感染的婴儿一般在1个月内IgG滴度下降，4~12个月消失；感染者抗体滴度持续升高；特异性IgM抗体灵敏度差，但可帮助确诊。

2. 影像学检查 胸部X线片可有间质性肺炎改变，头颅MRI或CT扫描示室管膜区域有散在钙化影。

3. 眼科检查 可发现白内障、脉络膜视网膜炎或视神经萎缩。

4. 脑干听觉诱发电位 可早期发现渐进性感觉神经性耳聋，3岁内需定期随访。

【治疗】

更昔洛韦可抑制CMV播散，改善听力，疗效达70%~80%，是治疗症状性先天性CMV感染的首选药物。新生儿应用更昔洛韦治疗的主要指征包括：① 严重CMV感染，如间质性肺炎、淤胆型肝炎或脑炎；② 脉络膜视网膜炎；③ 伴有神经系统损伤者。剂量为12mg/（kg·d），分2次静脉滴注，疗程6周，为提高用药依从性，恢复期可用口服制剂缬更昔洛韦，16mg/（kg·d），每日分2次，与更昔洛韦静脉应用等效；注意监测血常规和肝肾功能，如黄疸加重和肝功能恶化，血小板 $\leqslant 25 \times 10^9$/L，中性粒细胞 $\leqslant 0.5 \times 10^9$/L应停药。

五、先天性弓形虫感染

弓形虫病（toxoplasmosis）是由刚地弓形虫（*Toxoplasma gondii*）引起的人兽共患病，该病原体在自然界广泛存在，多种哺乳动物、鸟类和人是其中间宿主，猫科动物为其终宿主。成人可以通过进食含包囊的未煮熟肉类食品和/或动物的密切接触引起弓形虫感染，感染率很高，而且各地差异较大，以欧美国家为著，法国人群阳性率高达80%，我国仅8%左右。这和人们的食品加工习惯与动物的接触程度有关。但成人大多为隐性感染。母体妊娠期感染弓形虫后形成虫血症，经胎盘传播至胎儿体内，导致胎儿感染。垂直传播率平均为30%~40%，妊娠早期感染传播率较低，但胎儿损害较重，妊娠晚期感染则传播率较高，对胎儿损害较轻。

【临床表现】

先天性弓形虫感染以中枢神经系统和眼部症状最为常见。脉络膜视网膜炎、脑积水、脑钙化灶是先天性弓形虫病常见的三联症。约85%的患儿出生时无症状，数月、数年后才逐步出现中枢神经系统和眼的渐进性损害，少数患儿在出生时即有明显症状。中枢神经系统表现为小头畸形、头围增大、惊厥、角弓反张、吞咽困难、肢体麻痹、耳聋等。脑脊液呈黄色，细胞数增多，以淋巴细胞为主，蛋白质增高。头部CT可见脑积水、脑室周围白质和基底节钙化灶。脑积水有时是先天性弓形虫感染的唯一表现，通常由导水管梗阻所致，可迅速进展。先天性弓形虫感染是导致脉络膜视网膜炎和视力受损的最常见原因之一。眼部表现还包括斜视、眼球震颤、白内障、小角膜等。坏死性视网膜炎常累及双侧。未经治疗的患儿几乎100%伴有脉络膜视网膜瘢痕的形成。其他常见的表现还有宫内发育迟缓和早产、贫血、黄疸、肝脾大、皮肤紫癜、淋巴结肿大、肾炎等。

【诊断】

须结合孕母感染史、临床表现和实验室检查。后者包括：① 酶联免疫吸附试验（ELISA）检测血清弓形虫IgG、IgM抗体，该方法灵敏度高，特异度强；② 直接涂片法找病原体或易感动物（鼠、兔）接种、组织细胞分离培养病原体，但是操作复杂，阳性率低；③ 聚合酶链反应（PCR）检测弓形虫DNA，特别是羊水中的DNA可用于胎儿感染的诊断。

【预防与治疗】

1. 磺胺嘧啶 100mg/（kg·d），分4次口服，直至1岁。

2. 乙胺嘧啶 每次1mg/kg，口服，每12小时1次，2日后减为每日1次，疗程4~6周，用3~4个疗程，每个疗程间隔1个月。多数专家推荐两药联合应用到1岁。与磺胺嘧啶合用有协同作用，可以在几周内减轻症状，但两种药物都可引起骨髓抑制，用药期间应每周2次密切观察血象，补充叶酸5mg/次，口服，每日3次，直至停药后1周，可以减轻骨髓抑制。

3. 螺旋霉素 在胎盘组织中浓度高，不影响胎儿，适用于弓形虫感染的孕妇。应避免与猫、狗等密切接触，不吃未煮熟的食物。孕妇应进行血清学检查，妊娠早期感染弓形虫者应终止妊娠，中晚期感染者应予治疗。

六、新生儿衣原体感染

新生儿衣原体感染是由沙眼衣原体（*chlamydia trachomatis*，CT）引起的感染，主要表现为结膜炎和肺炎。CT是一种含有DNA和RNA的病原体，但由于缺乏ATP酶，必需依赖宿主细胞提供能量而只能寄生在活细胞内。衣原体在成人主要通过性传播，新生儿主要在分娩过程中从产道获得感染，是否能够通过胎盘或胎膜宫内感染胎儿目前还不明确。

【临床表现】

新生儿衣原体感染后最常见的表现为包涵体结膜炎和肺炎，此外还可引起中耳炎和鼻咽炎。阴道分娩时暴露于衣原体的新生儿大约1/3出现衣原体性结膜炎，其潜伏期一般为5~14日，分泌物初为浆液性，很快转为脓性。眼睑肿胀明显，结膜充血增厚，以下睑结膜和下穹隆处最为显著，可以有假膜形成，造成片状瘢痕。由于新生儿缺乏淋巴样组织，滤泡增生少见。角膜一般不受累。衣原体肺炎发病较迟，大多于生后2~4周出现症状。早期表现为鼻塞、无热或低热等上呼吸道感染症状，常无明显流涕，半数患者伴有结膜炎。随后出现气促、呼吸暂停或阵发间断性咳嗽，甚至影响进食和睡眠。吸气时常有细湿啰音或捻发音，少有呼气性喘鸣。胸部X线片表现较临床症状为重，表现为肺透亮度增高，双侧对称性间质浸润，罕见胸腔积液。常持续数周至数月。如不治疗，病程迁延数周至数月。实验室检查白细胞计数正常，嗜酸性粒细胞常增多。

【诊断】

根据典型结膜炎和肺炎症状，结合胸部X线片、实验室病原学检查及抗体检测，可明确诊断。因CT存在于结膜的上皮细胞内，所以标本应取自眼下穹隆和下睑结膜的刮片，而非脓性分泌物。刮片用吉姆萨染色或碘染色可找到胞质内包涵体；或者用直接荧光抗体技术或酶联免疫法检测CT抗原，灵敏度及特异度均高，达95%以上，可用于衣原体性结膜炎的快速诊断。血清学检查对衣原体肺炎的诊断很有帮助。几乎所有出现显著症状的患儿血清特异性IgM抗体都明显上升。但是，IgG抗体可能来自母体。另外，PCR技术检测CT的DNA具有较高灵敏度。

【治疗】

结膜炎和肺炎都首选红霉素，每日50mg/kg，分4次口服，疗程14日。衣原体性结膜炎局部可用0.5%红霉素眼膏、0.1%利福平或10%磺胺醋酰钠眼液，每日3~4次，持续2周；但是新生儿单纯局部用药起效慢，难以肃清病原体，且操作较困难。

七、新生儿梅毒

新生儿梅毒又称先天性梅毒（congenital syphilis），是梅毒螺旋体从母体经胎盘进入胎儿血液循环所致的感染。近年来，我国先天性梅毒发病率有上升趋势。垂直传播率和母亲感染的时间有关。未经治疗的初期及二期梅毒孕妇传播率极高，几乎100%。先天性感染可导致死产、水肿胎儿或早产。存活儿发病年龄不一，2岁以内出现临床症状者为早期梅毒，2岁以后为晚期梅毒。

【临床表现】

大多数受累患儿出生时无症状，于2~3周后逐渐出现。若母亲在妊娠早期感染梅毒又未及时治疗，则新生儿发病时间早且病情重。早期先天性梅毒的主要症状有：① 一般症状，发育、营养差，哭声嘶哑，低热，贫血，易激惹、黄疸、低血糖等。② 皮肤黏膜损害，常于生后2~3周出现，皮疹为多形性，可表现为全身散在斑丘疹，梅毒性天疱疮、口周或臀部皮肤呈放射状裂痕。梅毒性鼻炎通常在1周左右出现，表现为鼻塞、脓血样分泌物，累及鼻软骨时形成鞍鼻，累及喉部时引起声音嘶哑。③ 骨损害，见于约90%患儿，多发生于生后数周，长骨的干骺端最易受累，常因剧痛造成肢体"假性瘫痪"，X线特点为长骨骨骺端出现横行透亮带。④ 肝、脾、全身淋巴结肿大，几乎所有患儿均有肝大。滑车上淋巴结肿大有诊断价值。⑤ 血液系统症状，包括贫血、白细胞减少、白细胞增多、血小板减少等。新生儿早期抗球蛋白试验阴性的溶血性贫血是特征性的表现。⑥ 中枢神经系统症状，在新生儿罕见，多在生后3~6个月时出现急性化脓性脑膜炎样症状，但脑脊液中细胞数增加以淋巴为主，糖正常。⑦ 其他，尚可见脉络膜视网膜炎、胰腺炎、肺炎和心肌炎等。晚期先天性梅毒的症状包括神经性耳聋、鞍鼻、间质性角膜炎、桑葚状磨牙、智力发育迟缓等。

【诊断】

主要根据母亲病史、临床表现和实验室检查。出生时胎盘大而苍白提示宫内感染。临床标本暗视野显微镜检查、直接荧光抗体及组织学检查发现梅毒螺旋体可以确诊，但灵敏度较低。梅毒血清学检查中的快速血浆反应素试验（rapid plasma regain test，RPR test）和性病研究实验室试验（venereal disease research laboratory test，VDRL test）主要作为筛查试验及观察疗效的指标；而荧光密螺旋体抗体吸收试验（fluorescent treponemal antibody absorption test，FTA-ABS）和梅毒螺旋体颗粒凝集试验（treponema pallidum particle agglutination test，TPPA）由于其特异度强，可用于确诊，但不会转阴，因此不能作为疗效评价的指标。近年来，FTA-ABS、19S IgM、ELISA、PCR等方法也用于先天性梅毒的诊断，但临床上还未广泛开展。

【治疗与预防】

梅毒血清学试验阳性且伴有临床症状或母亲妊娠期未经过足疗程青霉素治疗的新生儿需要抗

梅毒治疗。药物首选青霉素，为避免因大量杀灭螺旋体而释放出异性蛋白质所致不良反应，应从小剂量开始使用，每次5万U/kg，静脉滴注，每12小时1次，7日后改为每8小时1次，每次剂量同上，总疗程10~14日。或用普鲁卡因青霉素，5万U/kg，肌内注射，每日1次，共10~14日。由于红霉素无法透过血脑屏障，用于治疗先天性梅毒是不可靠的。疗程结束后，应每2~3个月监测1次VDRL或RPR试验，直至其滴度持续下降或转阴。脑脊液检查异常的患儿每隔6个月应复查脑脊液，直至正常。对孕妇进行常规筛查并对梅毒患者及时进行正规治疗是降低先天性梅毒发病率的最有效措施。

（欧阳颖）

第九节　新生儿坏死性小肠结肠炎

案例6-7　患儿，胎龄29周，出生体重1 200g，出生后早产儿配方奶喂养，喂养耐受，体重增长良好。于出生后20日，突然出现呼吸暂停、排暗红色血便1次，皮肤晦暗，腹胀，肠鸣音减弱。

思考：

1. 该患儿最可能的诊断是什么？

2. 一旦疑似上述诊断，应尽快进行哪些检查？

3. 导致该病的可能因素有哪些？

　　新生儿坏死性小肠结肠炎（neonatal necrotizing enterocolitis，NEC）是新生儿期常见的严重胃肠道疾病，多见于早产儿，临床以腹胀、呕吐、便血为主要表现，腹部X线检查以肠壁囊样积气为特征。近年来，随着低体重儿存活率的明显提高，NEC的发病率也逐年上升，在出生体重500~1 500g早产婴儿中，其发生率为7%，病死率为20%~30%，后遗症发生率约为25%。

【病因和发病机制】

　　迄今尚未完全清楚，多数认为是多因素共同作用所致。

　　1. 早产　由于肠道屏障功能不成熟，胃酸分泌少，胃肠道动力差，消化酶活力低，消化道黏膜通透性高，当喂养不当、罹患感染和肠壁缺血时易导致肠黏膜损伤。此外，肠道免疫功能不成熟，产生分泌sIgA能力低下，也有利于细菌侵入肠壁繁殖。

　　2. 肠黏膜缺氧缺血　凡导致缺氧缺血的疾病，如围生期窒息、严重呼吸暂停、严重心肺疾病、休克、双胎输血综合征、红细胞增多症、母亲妊娠期滥用可卡因等，可能导致肠壁缺氧缺血，引起肠黏膜损伤。

　　3. 感染　多数认为是NEC的最主要病因。败血症、肠炎或其他严重感染时，病原微生物或其毒素可直接损伤黏膜，或通过激活免疫细胞产生细胞因子，参与NEC的发病过程。此外，肠道内细菌繁殖造成的肠管过度胀气也可导致肠黏膜损伤。常见的致病菌有肺炎克雷伯菌、大肠埃希菌、梭状芽孢杆菌、链球菌、乳酸杆菌、肠球菌、凝固酶阴性葡萄球菌等。

4. 肠道微生态环境的失调　早产儿或患病新生儿由于开奶延迟、长时间暴露于广谱抗生素等，肠道内正常菌群不能建立，病原菌在肠道内定植或优势菌种形成并大量繁殖，侵袭肠道，引起肠黏膜损伤。

5. 其他　摄入配方奶的渗透压高（>400mmol/L）、奶量过多、增加速度过快、喂养理念或方法不当等和NEC的发生有关。某些渗透压较高的药物，如维生素E、氨茶碱、吲哚美辛，也与NEC发生有关。

【病理】

肠道病变轻重悬殊，轻者病变范围仅数厘米，重者甚至累及整个肠道。最常受累的是回肠末端和近端结肠。肠腔充气，黏膜呈斑片状或大片坏死，肠壁有不同程度的积气、出血及坏死。严重时整个肠壁全层坏死并伴肠穿孔。

【临床表现】

本病多见于早产儿，发生时间和胎龄相关，胎龄越小，发病时间越晚。足月儿可在生后1周内发病，而早产儿主要在生后2~3周发病，极低体重儿可迟至生后2个月。

NEC典型表现为腹胀、呕吐和血便，多数初起表现为胃潴留增加、腹胀和呕吐等喂养不耐受的症状，以及呼吸窘迫、呼吸暂停、嗜睡、体温波动等全身症状。随后出现大便性状改变、血便。严重者最后发展为呼吸衰竭、休克、DIC甚至死亡。体格检查可见肠型、腹壁发红，部分患儿右下腹肌紧张、压痛，肠鸣音减弱或消失。重者发生腹膜炎和肠穿孔。

【辅助检查】

1. 实验室检查　血常规：WBC增高或降低，核左移，可见血小板减少；降钙素原及C反应蛋白升高（早期可能正常）；血糖异常（低血糖或高血糖）、代谢性酸中毒、电解质紊乱及凝血功能异常等；血培养阳性更有助于诊断。

2. 腹部X线片　对本病诊断有重要意义。主要表现为麻痹性肠梗阻、肠壁间隔增宽、肠壁积气、门静脉充气征、部分肠襻固定（表明该段肠管病变严重）、腹水和气腹。肠壁积气和门静脉充气征为本病的特征性表现，可与一般麻痹性肠梗阻相鉴别。

3. 腹部超声　近年来，由于超声分辨率的提高，特别是高频超声的广泛应用，可以动态观察肠壁厚度、肠壁积气、肠蠕动、肠壁血运情况，以及有无肠粘连包块。有报道，与腹部X线片相比，超声诊断门静脉积气、肠壁积气的灵敏度更高。

【诊断及分级】

目前临床多采用修正Bell-NEC进行诊断和分级（表6-7）。

【治疗】

1. 禁食　绝对禁食及胃肠减压，Ⅰ期72小时，Ⅱ期7~10日，Ⅲ期14日或更长。待临床情况好转，粪便隐血试验转阴，X线片异常征象消失后可逐渐恢复经口喂养。

分期	全身症状	胃肠道症状	影像学检查	治疗
Ⅰ疑似				
ⅠA	体温不稳定，呼吸暂停，心率下降	胃潴留增加，轻度腹胀，粪便隐血试验阳性	正常或者轻度肠梗阻	禁食，抗生素治疗3日
ⅠB	同ⅠA	同ⅠA，肉眼血便	同ⅠA	同ⅠA
Ⅱ确诊				
ⅡA（轻度病变）	同ⅠA	同ⅠA，肠鸣音消失，和/或腹部触痛	肠梗阻，肠壁积气	禁食，抗生素治疗7~10日
ⅡB（中度病变）	同ⅠA，轻度代谢性酸中毒、轻度血小板减少	同ⅠA，肠鸣音异常，明确腹胀，蜂窝织炎，右下腹肿块	同ⅡA，门静脉积气和/或腹水	禁食，抗生素治疗14日
Ⅲ晚期				
ⅢA（严重病变，肠道无穿孔）	同ⅡB，低血压，心动过缓，混合性酸中毒，DIC，中性粒细胞减少	同Ⅰ和Ⅱ，腹膜炎症状，明显的腹胀、腹壁紧张	同ⅡB，明确的腹水	禁食，抗生素治疗14日，补液，机械通气，腹腔穿刺术
ⅢB（严重病变，肠道穿孔）	同ⅢA	同ⅢA	同ⅡB，气腹	同ⅡA，手术

注：DIC，弥散性血管内凝血。

2. 抗感染　一般可选氨苄西林、哌拉西林或第三代头孢菌素，如血培养阳性，参考其药物敏感试验结果选择抗生素。如为厌氧菌首选甲硝唑，肠球菌考虑选用万古霉素。抗生素疗程视病情轻重而异，一般需7~10日，重症14日或更长。

3. 支持疗法　维持水、电解质平衡，每日供给液体量120~150ml/kg，根据胃肠道丢失再进行增减；由于禁食时间较长，给予肠外营养，保证每日378~462kJ（90~110kcal/kg）的能量供给；有凝血功能障碍时可输新鲜冰冻血浆，严重血小板减少可输注血小板；出现休克时给予抗休克治疗。

4. 外科治疗　气腹或腹膜炎是外科治疗的指征，通过手术切除坏死肠段后再行肠吻合。

【预后】

Ⅰ期和Ⅱ期的NEC患儿远期预后良好。经手术治疗的患儿，约有25%留有胃肠道的远期后遗症，如短肠综合征、肠狭窄；另有部分患儿可发生吸收不良、胆汁淤积、慢性腹泻、电解质紊乱等远期并发症。

【预防】

母乳喂养是预防本病的重要措施之一，故应作为早产儿的首选饮食方案，在母亲母乳不足时捐赠母乳喂养也是早产儿较好的选择。此外，虽然益生菌的使用对降低NEC发生有一定益处，但有关益生菌种类的选择、剂量、使用起始时间及疗程等问题，均有待于进一步研究。

（李小权）

第十节 新生儿出血症

案例6-8 患儿，足月，出生后母乳喂养。生后6日，突然出现便血及脐带残端渗血，无腹胀，无抽搐，面色略苍白。

思考：

1. 初步诊断考虑什么？

2. 哪些检查对明确诊断最有价值？

3. 出生后如何预防上述疾病的发生？

新生儿出血症（hemorrhagic disease of newborn，HDN）是由维生素K缺乏导致体内凝血因子（Ⅱ、Ⅶ、Ⅸ、Ⅹ）的活性降低而引起的自限性出血性疾病，故又称新生儿维生素K缺乏性出血症。近年来，由于新生儿出生时常规注射维生素K_1，此病发病率已明显降低。

【病因和发病机制】

凝血因子Ⅱ、Ⅶ、Ⅸ、Ⅹ等主要在肝脏合成和贮存，需在维生素K的参与下才使谷氨酸残基羧化为羧基谷氨酸，具有更多的钙离子结合位点后，方有凝血的生物活性。当维生素K缺乏时，上述维生素K依赖的凝血因子因羧化障碍不能参与凝血过程。

维生素K缺乏的主要原因如下所示。

1. 肝脏储存量低　早产儿、小于胎龄儿的储存量更低。

2. 合成减少　出生后延迟喂奶或长时间使用广谱抗生素使肠道正常菌群的形成受抑、母亲妊娠期应用某些药物（如双香豆素、苯妥英钠、利福平、异烟肼等），都可减少维生素K合成。

3. 摄入不足　母乳中维生素K的含量仅1~4μg/L，明显低于牛乳，因此新生婴儿特别是母乳喂养儿从食物摄入的维生素K量很少。

4. 吸收障碍　先天性肝胆疾病如胆道闭锁，或慢性腹泻等疾病使维生素K的吸收减少。

【临床表现】

根据发病时间可分为三型。

1. 早发型　生后24小时之内发病，多与母亲产前服用抗惊厥或抗结核等干扰维生素K代谢的药物有关。程度轻重不一，有头颅血肿，脐带残端渗血，皮肤、消化道和颅内出血等。

2. 经典型　生后第2~7日发病，早产儿可迟至生后2周。主要表现为皮肤瘀斑、脐带残端渗血，胃肠道、穿刺或者注射部位出血等，颅内出血较少见，出血量一般为少到中等量。

3. 晚发型　通常生后3~12周发病，多见于单纯母乳喂养、慢性腹泻、营养不良、肝胆疾病、长期使用广谱抗生素又未补充维生素K的患儿。患儿急性颅内出血发生率高，其次为胃肠道出血，预后不良。

【辅助检查】

凝血酶原时间（prothrombin time，PT）明显延长是本病的重要诊断指标，为对照的2倍以上即有诊断意义。活化部分凝血活酶时间（activated partial thromboplastin time，APTT）和凝血时间

（clotting time，CT）均可延长。但血小板计数、出血时间、血块收缩试验和纤维蛋白原正常。有条件的单位可直接测定凝血因子Ⅱ、Ⅶ、Ⅸ、Ⅹ的含量。

【诊断和鉴别诊断】

病史存在高危因素、临床有出血倾向、PT和APTT均延长且血小板正常即可诊断。维生素K治疗后出血停止，PT缩短也有助于本病诊断。

本病需与以下疾病相鉴别。

1. 新生儿咽下综合征　婴儿在分娩过程中咽下母血，在生后不久即呕血和/或便血，但无其他部位的出血，血红蛋白、凝血功能正常，经洗胃后不再呕血。

2. 新生儿消化道出血　坏死性小肠结肠炎，或危重病新生儿在治疗过程中并发消化道应激性溃疡等，也可出现呕血和便血。但患儿一般状态差，腹部体征明显，常有感染、窒息或使用皮质激素等病史。

3. 新生儿其他出血性疾病　血小板明显减少的疾病，如先天性血小板减少性紫癜、血管瘤 - 血小板减少性紫癜综合征等；其他原因所致凝血机制异常，如血友病、DIC等。

【治疗和预防】

1. 治疗已发生出血的新生儿　立即给予维生素K$_1$ 1mg静脉注射（此时不宜肌内注射）。严重活动性出血者可输新鲜冰冻血浆，每次10~20ml/kg，或凝血酶原复合物以提高血浆中有活性的凝血因子水平。使患儿保持安静，避免搬动，出血部位应加压包扎，敷以明胶海绵等止血药。

2. 预防　不论是足月儿还是早产儿，出生后常规给予维生素K$_1$（详见本章第二节）。母亲妊娠期服用抑制维生素K合成的药物者，应在妊娠最后3个月及分娩前24小时给予维生素K$_1$ 10mg肌内注射1次。对于生后未曾接受维生素K$_1$的婴儿，应给予维生素K$_1$ 0.5~1mg肌内注射1次；对于接受全肠外营养和抗生素应用超过2周者，每周应给予K$_1$ 0.5~1mg静脉或肌内注射1次；纯母乳喂养儿生后最初3个月口服维生素K$_1$，每次1mg，每周1次，可作为新生儿出血症的预防。

（李小权）

第十一节　新生儿糖代谢紊乱

案例6-9　　患儿，早产出生，胎龄34周，尚未喂养。在生后24小时出现震颤、呼吸暂停，哭声减弱、肌张力低下。

思考：

1. 初步诊断是什么？分析其发生的原因。

2. 应进行哪些监测？

3. 本病应如何预防和治疗？

一、新生儿低血糖症

国际上对新生儿低血糖症的定义至今仍未完全统一。目前，我国新生儿低血糖症（neonatal hypoglycemia）一般是指，无论胎龄和日龄，全血葡萄糖水平低于2.2mmol/L（40mg/dl）。新生儿低血糖症是新生儿期最常见的代谢问题之一，多见于早产儿及小于胎龄儿。

【病因和发病机制】

新生儿低血糖症的原因很多，可大致概括为以下3类。

1. 葡萄糖供应减少

（1）肝糖原贮存不足：肝糖原贮存主要发生于妊娠晚期并取决于宫内营养状况。因此，早产儿、小于胎龄儿和双胎中体重轻者肝糖原贮存少，出生后若延迟喂奶或摄入不足就容易发生低血糖。

（2）葡萄糖生成受损：① 遗传代谢病，某些糖、脂肪酸、氨基酸代谢异常，如半乳糖血症、糖原贮积症、遗传性果糖不耐受症、枫糖尿症等；② 内分泌疾病，先天性垂体功能减退、先天性肾上腺皮质增生症、胰高血糖素缺乏、生长激素缺乏等；③ 其他原因，母亲接受β拟交感神经药物治疗（如特布他林和β受体阻滞剂）、严重的肝功能受损。

2. 葡萄糖消耗增加

（1）高胰岛素血症：① 糖尿病母亲的婴儿，因母体高血糖致胎儿胰岛β细胞代偿性增生，生后胰岛素水平较高，容易发生低血糖；② 突然停止高张葡萄糖溶液静脉滴注，而胰岛素分泌仍处于亢进状态；③ 胰岛素分泌过多的疾病，如胰岛细胞增生症、胰岛细胞腺瘤、贝-维综合征（Beckwith-Wiedemann综合征）等；④ 母亲妊娠期用氯磺丙脲、噻嗪类利尿药等药物可导致新生儿高胰岛素水平。

（2）不伴高胰岛素血症：应激及严重疾病，如寒冷、创伤、窒息、呼吸窘迫、严重感染等，均可使代谢增加，葡萄糖的消耗增多，因而容易并发低血糖。并发红细胞增多症时，血液内过多的红细胞消耗大量葡萄糖，导致低血糖。

3. 其他 尚有一些找不出明确原因者，称为"特发性低血糖"。

【临床表现】

多数患儿并无临床症状，即使出现症状也多是非特异性的。主要表现为震颤、阵发性发绀、呼吸暂停或呼吸增快、哭声减弱或音调变高、肌张力低下、异常眼球转动、反应差及嗜睡、惊厥；也可出现面色苍白、多汗、体温不升、心动过速、哭闹等。一般症状出现于生后数小时至1周内，多见于生后24~72小时。某些糖尿病母亲的婴儿生后数小时即可出现症状。

【辅助检查】

高危儿生后1~2小时就应该常规筛查血糖。试纸法可用于筛查及监测，确诊需依据化学法，最好用葡萄糖氧化酶法测定血清葡萄糖含量。采血后应立即测定，以免因在室温中放置过久葡萄糖分解而导致血糖下降。

【治疗】

对低血糖患儿应及时治疗，因发病越早、血糖越低，持续时间越长，越易造成中枢神经系统永久性损害。

1. 纠正低血糖　尽早开始胃肠喂养，出现症状或不能耐受喂养的低血糖患儿应立即静脉注射10%葡萄糖溶液2ml/kg，随即静脉持续滴注10%葡萄糖溶液，速度为6~8mg/（kg·min），根据血糖调整输糖速度。如果静脉输糖仍不能维持正常血糖水平，可考虑加用氢化可的松5mg/(kg·d)，分2次给药，一般在血糖稳定后逐渐减量，1周左右停用。无症状且没有喂养禁忌的低血糖患儿可尽早喂母乳或配方奶，对于复查血糖仍低者，应开始静脉输糖。持续性低血糖者可加用胰高血糖素，高胰岛素血症患儿可用二氮嗪。

2. 持续的顽固性低血糖　患儿还应检测胰岛素、生长激素、可的松、促肾上腺皮质激素（ACTH）、TSH、胰高血糖素等激素水平，以及血、尿氨基酸，尿有机酸，尿酮体等进一步明确病因。

3. 有遗传代谢病或其他原因者应采取相应治疗。

【预防】

1. 避免可能导致低血糖的高危因素（如寒冷、损伤等），高危儿定期监测血糖。

2. 生后能进食者宜早期喂养。

3. 不能经胃肠道喂养的给予10%葡萄糖静脉滴注。

二、新生儿高血糖症

新生儿高血糖症（neonatal hyperglycemia）指全血葡萄糖水平高于7.0mmol/L（125mg/dl）。高血糖常见于接受静脉补糖治疗的低体重早产儿。高血糖一般无特殊症状，主要临床问题是血清高渗透压和渗透性利尿。由于新生儿肾糖阈值低，当血渗透压 >300mOsm/L时常出现渗透性利尿。当血糖高于25~40mmol/L（450~720mg/dl）时，可导致细胞内水分转移至细胞外，在中枢因细胞浓缩使颅内体积下降，可引起颅内出血。

【病因和发病机制】

1. 经静脉补糖过多　早产儿血糖调节功能不成熟，糖原酶系统不成熟导致胰岛素抵抗；极低体重儿常需要补充较多液体，而输糖浓度至少5%，体重 <1 000g的早产儿在补糖速度 >4~5mg/（kg·min）时即可能出现高血糖。

2. 药物因素　某些药物如氨茶碱、肾上腺素、糖皮质激素等可致血糖增高。

3. 疾病因素　败血症、缺氧、外科操作、应激等可使胰岛素释放受限、糖利用降低，皮质醇、儿茶酚胺升高，生糖过多。

4. 新生儿糖尿病　一般在生后第1个月出现高血糖，临床较为罕见。

5. 其他　输脂肪乳时的游离脂肪酸与血糖升高有关；高渗透压配方奶可致暂时性高糖。

【治疗】

对有高血糖高危因素者应该频繁监测血糖，预防及早期发现高血糖。

1. 对早产儿或有症状者　应定期监测血糖。

2. 对极低体重儿，如有高血糖，静脉开始输糖浓度不超过5%，将输糖速度下调至4~6mg/（kg·min），同时监测血糖下降情况；输糖速度可每4~6小时下调2mg/（kg·min）。

3. 极低体重儿应尽早用肠外营养，某些氨基酸可促进胰岛素分泌；肠内营养可促进刺激胰岛素分泌的激素分泌。

4. 当血糖>14mmol/L（250mg/dl）时，可使用外源性胰岛素。

（李小权）

第十二节　新生儿产伤性疾病

案例6-10　　患儿，足月出生，臀位产。生后第1日，肩部不能外展；上肢内收、内旋、下垂、不能外旋；前臂处于旋前的姿势，外伸不受影响，但不能后旋。肱二头肌反射消失，受累侧拥抱反射不能引出，握持反射存在。

思考：

1. 初步诊断是什么？分析其发生的原因。

2. 本病应如何预防和治疗？

3. 本病的预后如何？

产伤是分娩及复苏过程中所发生的机械性损伤，其高危因素包括产程延长、急产、胎位不正、巨大胎儿、胎头过大、胎儿畸形、母亲骨盆异常及接产方式不当等。目前由于助产术的提高和对产前检查的重视，其发生率明显下降。

一、头颅血肿

【病因】

头颅血肿（cephalohematoma）是指异常分娩、产钳或负压吸引助产时，头颅受过度挤压以致血管破裂，血液积聚于骨膜下引起血肿，发生率可高达2%。

【临床表现】

常见于初产妇所生的新生儿，多见于头顶部，偶见于枕部、额部，以一侧多见，也可发生于双侧。生后数小时乃至数日头颅表面可见圆形肿胀，迅速增大，大小不一。血肿受到骨膜限制，不超越骨缝。血肿表面皮肤颜色可正常，负压吸引所致者呈紫红色，触诊时初期有胀满感，吸收过程中变软而有波动感，边缘清楚，由于血肿机化（钙质沉积而骨化）从边缘开始，在基底部形成硬环，逐渐延至血肿中央部位，吸收需1~4个月，血肿钙化者吸收时间更长。血肿较大者，因血肿内红细胞破坏过多，黄疸加重。头颅血肿与先锋头可同时存在，血肿常隐于水肿之下，待水肿消失后显出血肿。5%~20%的患儿合并颅骨骨折，若同时出现神经系统症状，应检查颅脑CT或MRI。

【鉴别诊断】

1. 先锋头　也称产瘤，见于头位产婴儿，是由于先露部位头皮血液及淋巴循环受压所致的软组织水肿。出生时出现边界不清的梭状局部肿胀，常越过骨缝，局部皮肤颜色可正常或稍红，按压时凹陷而无波动感，数日内自行吸收消失。

2. 帽状腱膜下出血　是头颅帽状腱膜与骨膜间疏松组织内出血，因无骨膜限制出血量较大，易于扩散，常越过骨缝，波动感明显，甚至出现低血容量性休克。

【治疗】

一般不需要治疗，大多数患儿可自行吸收而不留痕迹。注意局部皮肤清洁，不宜穿刺抽出血液，以免引起继发感染。若化脓则须切开引流，同时给予抗生素治疗。

二、面神经损伤

【病因】

面神经损伤（facial nerve injury）由胎儿面部受产钳或骨盆压迫（难产）所致，是新生儿最常见的周围神经损伤。

【临床表现】

常见为周围性面瘫，多数患儿为单侧轻瘫，面神经的下支最常受损。表现为患儿患侧鼻唇沟消失、眼裂不能完全闭合、前额也不出现皱纹，口角向健侧歪斜；肌电图可作为病情判断依据。

【治疗】

轻瘫者一般3周内自行痊愈。治疗主要目的是保护不能闭合的眼睛。也可以口服维生素B_1、维生素B_{12}、地巴唑等辅助药物，以促进恢复，极少久治不愈者可留下后遗症。

三、臂丛神经损伤

【病因】

臂丛神经损伤（brachial plexus injury）是常见的产后瘫痪。见于肩部不易娩出而用力牵拉头部或者臀位产过度牵拉头部、上肢或躯干时，造成臂丛神经受压迫或撕裂而引起上肢完全或部分的弛缓性瘫痪。

【临床表现】

按照损伤部位不同，可分为Duchenne-Erb综合征和全臂丛神经损伤。

1. Duchenne-Erb综合征　即上臂型，损伤限于第5、6颈神经根，是最常见的类型，大约占90%。表现为患侧肩部不能外展；上肢内收、内旋、下垂、不能外旋及外展；前臂处于旋前的姿势，外伸不受影响，但不能后旋或者弯曲。肱二头肌反射消失，受累侧拥抱反射不能引出，握持反射存在。约5%的患儿伴有膈神经受损后的膈肌麻痹。

2. 全臂丛神经损伤 第5颈神经至第1胸神经所有神经根受累，较少见，约占10%。整条手臂瘫痪，包括握持反射在内的所有反射和感觉均消失，若第1胸椎神经根的交感神经纤维受损，可出现受损侧的上睑下垂、瞳孔缩小（霍纳综合征）。有时需与肱骨头脱离和脱臼、肱骨骨折、锁骨骨折或脑性瘫痪等鉴别。

【治疗】

用夹板将上肢固定于外展、外旋，前臂肘关节屈曲的位置。7~10日后可以开始物理治疗和被动运动以防止肌肉萎缩。

【预后】

多数患儿预后良好，经3~6个月可完全恢复。如生后2周明显改善提示预后良好；当二头肌功能在3月龄时仍不能恢复，可考虑外科手术；部分患儿可留下后遗症。

四、锁骨骨折

【病因】

锁骨骨折（fracture of clavicle）是最常见的产伤性骨折，与分娩方式、胎儿娩出方位和出生体重有关。多见于肩难产、臀位产及巨大胎儿，由分娩过程中严重肩部受压及牵拉所致，发生率可多达2%。

【临床表现】

分为不完全性骨折（即青枝骨折）和完全性骨折。轻者常被忽略。患儿多表现为患侧上肢活动少，移动患侧上肢时哭闹，或因为疼痛出现患侧上肢假性瘫痪，常被误诊为臂丛神经损伤。数日后局部软组织肿胀，1~2周后检查锁骨中外1/3交界处可扪及肿块，触之有压痛。有骨折移位时，患侧肩部锁骨中部有突起或肿胀，触之可有摩擦感。患侧拥抱反射减弱或消失。X线摄片可确诊。

【治疗】

不完全性骨折一般不需治疗；随着婴儿生长发育，肩部增宽，错位及畸形可自行消失；完全性骨折则需腋下置一棉垫，并将患肢用绷带固定于胸壁，也有学者主张不需治疗，一般2周左右可形成骨痂。

（李小权）

学习小结

新生儿是指从脐带结扎到生后28日内的婴儿，可分别按胎龄、出生体重及出生后周龄进行分类。足月儿和早产儿不仅外观不同，其生理功能各有特点。生后1分钟阿普加评分是评价窒息的主要依据，一旦发生窒息，应立即按ABCDE复苏方案进行正确复苏，以避免或减轻缺氧缺血性脑病。RDS多见于早产儿，生后不久出现呼气性呻吟是本病的主要特点，胸部X线片是诊断该病的最可靠依据，对胎龄较小的早产儿，出生后立即应用PS，可预防本病发生。黄疸是新生儿期最常见的症状之一，强调鉴别新生儿生理性或病理性黄疸时应考虑患儿的日龄、黄疸程度、是否存在引起胆红素脑病的高危因素等。新生儿败血症在临床并不罕见，但临床症状和体征多不典型，临床上需要仔细甄别，对高度疑似败血症的患儿，应及早使用抗生素。新生儿NEC为新生儿期常见的急腹症，多发生于早产儿，发病率和孕周呈负相关，治疗原则是使受损的肠道休息，防止进一步损伤，纠正内环境，减轻炎症反应综合征，治疗多脏器功能损害，必要时给予外科治疗。新生儿低血糖症的症状非特异，对有发生可能的高危儿应及时监测血糖，以免延误治疗导致低血糖脑病的发生。新生儿出生后常规应用维生素K₁已使出血症的发生率明显降低，但对有出血倾向的新生儿，应及早进行PT、APTT及血小板的测定。

复习参考题

一、选择题

1. 新生儿期是指
   A. 自脐带结扎到生后28日
   B. 自妊娠28周至生后7日
   C. 自妊娠20周至生后28日
   D. 自妊娠28周至生后28日
   E. 自脐带结扎到生后7日

2. 患儿，男，足月，出生体重3 500g，分娩时出头困难，后产钳助娩。出生后36小时，晨起出现哭声尖直，拒乳，接着抽搐2次，为全身发作。实验室检查：血钙2.1mmol/L，血糖3.2mmol/L，白细胞计数11.3×10^9/L，中性粒细胞0.62，CRP 5mg/L，脑脊液正常。最可能的诊断是
   A. 新生儿败血症
   B. 新生儿低血糖症
   C. 新生儿颅内出血
   D. 新生儿化脓性脑膜炎
   E. 新生儿低钙血症

3. 新生儿低血糖症是指全血血糖低于
   A. 10mg/dl
   B. 20mg/dl
   C. 30mg/dl
   D. 40mg/dl
   E. 50mg/dl

4. 新生儿败血症的临床特征为
   A. 病理性黄疸
   B. 肝脾大
   C. 白细胞升高
   D. 无特征性表现
   E. 发热、拒奶

5. 新生儿NEC时，下列症状或体征提示需要手术治疗的是
   A. 腹胀、喂养不耐受，生后8~10日出现血便，腹部X线摄片未见异常
   B. 偶尔拍X线片时发现肠壁积气，没有症状体征
   C. 胆汁性胃潴留，腹部X线片提示腹腔游离气体
   D. 腹部X线片显示肠管扩张、腹胀，非胆汁性胃潴留
   E. 腹胀、呕吐，腹壁静脉曲张

   答案：1. A 2. C 3. D 4. D 5. C

二、简答题

1. 新生儿窒息的评价标准及复苏方案是什么？

2. RDS的胸部X线片表现及治疗要点有哪些？

3. 新生儿胆红素代谢有哪些特点？

4. 生理性黄疸与病理性黄疸的鉴别要点是什么？

5. 新生儿败血症有哪些主要临床表现？其实验室诊断方法有哪些？

6. 新生儿包括哪几种类型？

染色体病和遗传代谢病

学习目标

知识目标	1. 掌握　21-三体综合征的临床特点与诊断要点；苯丙酮尿症的临床表现、诊断及治疗措施。
	2. 熟悉　遗传性疾病的分类、诊断及预防；染色体病的分类、染色体核型分析的指征；遗传代谢病的临床特点及诊断方法。
	3. 了解　特纳综合征、先天性睾丸发育不全综合征、糖原贮积症的临床表现、实验室检查特征及治疗措施。
能力目标	1. 能运用所学基础知识早期识别遗传代谢病。
	2. 针对不同年龄阶段的苯丙酮尿症患儿，能给予家长合适的低苯丙氨酸饮食指导意见。
素质目标	培养学生具有关爱遗传代谢病患儿的态度和行为。

　　遗传性疾病是由遗传物质结构或功能改变所导致的疾病，简称"遗传病"。据统计，在儿科专科医院住院患者中，25%~39%是遗传原因导致的疾病，11%的儿童期死亡患者与遗传因素有关。遗传病种类繁多，涉及全身各个系统，分散在临床各专业，可导致先天畸形、代谢异常、神经和肌肉功能障碍，病死率和残疾率均较高。目前在线人类孟德尔遗传数据库（OMIM）中注册的遗传病种类和数量见表7-1。本章重点介绍染色体病和遗传代谢病。

▼ 表7-1　OMIM对遗传病的统计（2023年6月）　　　　　　　　　　　　　　　　单位：种

项目	常染色体病	X连锁遗传病	Y连锁遗传病	线粒体病	总数
基因描述	16 187	767	51	37	17 042
基因和表型关联	21	0	0	0	21
致病基因明确的表型	6 250	376	5	34	6 665
分子机制尚不明确	1 391	112	4	0	1 507
其他	1 642	102	3	0	1 747
总数	25 491	1 357	63	71	26 982

第一节　概述

一、染色体与基因

遗传物质是指亲代与子代之间传递遗传信息的物质，包括细胞中的染色体及其基因。人类细胞染色体数为23对（46条），其中22对男性和女性都一样，称为常染色体，1对染色体男女不同，是决定性别的，称为性染色体，男性为XY，女性为XX。正常男性的染色体核型为46，XY；正常女性的染色体核型为46，XX。而正常人每一个配子（卵子和精子）含有22条常染色体和一条性染色体（X或Y），22＋X或22＋Y的一个染色体组称为单倍体，人类体细胞染色体数目为二倍体，即2n＝46。人类的遗传信息几乎全部编码在细胞染色体的DNA长链上。基因是遗传的基本功能单位，是DNA双螺旋链上的一段负载一定遗传信息，并在特定条件下表达，产生特定生理功能的DNA片段。基因是编码蛋白质肽链和RNA所必需的核苷酸序列。人类细胞中的全部基因称为基因组。由30亿个碱基对（bp）组成约38 000个基因，每个基因在染色体上有自己特定的位置，称为基因座。二倍体同一对染色体上同一位点的基因叫等位基因。等位基因中一个异常，一个正常，称为病态杂合子，两个都异常者称为病态纯合子。

除染色体外，人类还有少量遗传物质存在于线粒体，每类体细胞中线粒体的数目不同。线粒体作为细胞的供能细胞器，将细胞氧化还原产生的能量以高能磷酸键形式暂时储存起来，是糖类、脂肪和蛋白质代谢的最终通路。线粒体基因组（mitochondrial genome，mtDNA）是独立于细胞核染色体外的基因组，具有自我复制、转录和编码功能。这些基因突变所导致的疾病称为线粒体病。目前已发现70余种疾病与线粒体基因突变或结构异常有关。

基因突变是指DNA分子的碱基对顺序发生变异，导致相关组成蛋白质的氨基酸发生改变，从而引起遗传病。

二、遗传病的分类

根据遗传物质的结构和功能改变的不同，将遗传病分为5类。

1. **染色体病**　染色体数目和结构异常造成许多基因物质的缺失或重复而导致的疾病，已经明确的染色体畸变综合征有数百种。例如21-三体综合征、18-三体综合征等。

2. **单基因遗传病**　指一对基因突变所导致的疾病。在一对基因中只要有1个致病基因存在就能表现性状，称为显性基因，而一对基因中需2个等位基因同时存在病变时才能表现性状，称为隐性基因。单基因遗传病按不同的遗传模式可分为以下5类。

（1）常染色体显性遗传：致病基因在常染色体上，亲代只要有1个致病基因传递给子代，子代就会表现性状，例如软骨发育不全、成骨不全等。

（2）常染色体隐性遗传：致病基因在常染色体上，为一对隐性基因。只携带1个致病隐性基因的个体不发病，为致病基因携带者。只有病态纯合子才致病。多数遗传代谢病为常染色体隐性遗传，例如苯丙酮尿症、白化病等。

（3）X连锁隐性遗传：疾病随X染色体传递，女性带有1个隐性致病基因，为表型正常的致病基因携带者。男性只有1条X染色体，即使是隐性基因也会发病，例如血友病、进行性肌营养不良等。

（4）X连锁显性遗传：X连锁显性遗传致病基因在X染色体上，例如抗维生素D佝偻病。

（5）Y连锁遗传：Y连锁遗传致病基因位于Y染色体上，只有男性出现症状，由父传子。

3. **多基因遗传病** 由几对微效基因突变导致的疾病，每对基因作用微小，但有积累效应，常在环境因素共同作用下致病。例如2型糖尿病、高血压、神经管缺陷、唇裂等都属多基因遗传病。

4. **线粒体病** 是由线粒体基因或核基因突变所引起的疾病。遗传方式多为母系遗传，可以呈常染色体显性、常染色体隐性、X连锁或者散发性发病。

5. **基因组印记** 基因根据来源亲代的不同而有不同的表达，活性随亲源而改变，即两条等位基因如皆来自父源或母源则有不同的表现形式。例如Prader-Willi综合征和快乐木偶综合征（Angelman综合征）均为15q11-13缺失，Prader-Willi综合征为父源性15q11-13缺失，Angelman综合征为母源性15q11-13缺失。

三、遗传病的诊断和预防

【诊断】

遗传病的诊断基于特殊的临床综合征和/或疾病特有的体征，或实验证据证实有与疾病有关的基因或基因产物的改变。遗传病的诊断是开展遗传咨询和防治的基础，遗传病的诊断要注意收集以下资料。

1. **病史**

（1）详细询问家族史及既往史：对有先天畸形、生长发育障碍、智力发育落后、性发育异常或有遗传病家族史者，应做详细的家系调查和家谱分析，了解其他成员健康情况，了解死产、流产情况，血缘关系等。新生儿期出现黄疸不退、腹泻、持续呕吐、肝大、惊厥、低血糖、酸中毒、高氨血症、电解质异常及尿中有持续异味，应疑为遗传代谢病，并做进一步检查。

（2）记录母亲妊娠史：如胎儿发育情况、母亲有无糖尿病、羊水过多或过少等。糖尿病母亲婴儿畸形发生率高。羊水过多时胎儿常伴有畸形。

（3）详细询问母亲妊娠期用药史及病史：母亲妊娠早期风疹及巨细胞病毒感染能造成胎儿器官畸形，但有病史不一定与畸形有因果关系。虽然回顾性流行病学调查认为一些药物与畸形有关，但真正能证实的致畸因素为数很少。

2. **体格检查**

（1）头面部：注意头围，有无小头畸形、小颌畸形，观察耳的大小、耳位高低、眼距、眼裂大小及外眼角是否上斜或下斜，鼻根、鼻翼发育情况，有无唇裂、腭裂、高腭弓、毛发稀疏和颜色异常。

（2）躯干及四肢：注意上部量与下部量比例、指距、手指长度、乳头距离、皮肤和毛发色素、手纹、外生殖器等。注意脊柱、胸廓异常，关节活动是否正常，是否有黄疸、肝脾大和神经系统症状等。

（3）注意有无特殊汗味或尿味等。

【实验室检查】

1. 染色体核型分析 观察有无染色体数目或结构异常。但常规的染色体核型分析只能检出10Mb以上的异常，高分辨的分带技术也只能检出4~5Mb大小的异常。

2. 荧光原位杂交（FISH）技术 FISH是用荧光标记的特定DNA探针，来检测患者样本中的目的DNA序列。常被用于检测染色体的微小缺失、微重复等异常。这些微缺失综合征［包括Prader-Willi综合征、Angelman综合征、威廉姆斯综合征（Williams综合征）等］用传统的染色体分析方法不能识别。目前发展的光谱核型分析（spectral karyotyping，SKY）和多色荧光原位杂交（multicolor FISH，M-FISH）能够检测染色体平衡易位。

3. DNA分析 基因诊断是在DNA水平上对受检者的某一特定致病基因进行分析和检测，从而对疾病进行特异性分子诊断。DNA一般来源于白细胞和其他的组织，包括羊水细胞和绒毛膜绒毛细胞（产前诊断）、口腔黏膜细胞（咽拭子）和成纤维细胞［皮肤活体组织检查（简称"活检"）］，从这些组织中能够得到足够的DNA。

4. 生物化学测定 测定血、尿、红细胞、白细胞、皮肤成纤维细胞中酶和蛋白质或中间代谢产物。近年在国内开展的遗传代谢病串联质谱法（MS/MS）、气相色谱-质谱法（GC/MS）检测已逐步成为遗传代谢病诊断的常规检测工具，特别是串联质谱法可筛查诊断多种氨基酸代谢病、有机酸代谢病、脂肪酸和肉碱代谢异常等，在遗传代谢病的筛查诊断中发挥着重要作用。

【遗传咨询】

是由咨询医生和咨询者即遗传病患者本人或家属，就某种遗传病在一个家庭中的发生风险、再发风险和防治上所面临的问题进行一系列的交谈和讨论，是家庭预防遗传病患儿出生的最有效方法。咨询医生需协助先证者明确遗传病的诊断和分类。

主要咨询对象应包括：① 已确诊或怀疑为遗传病的患者及亲属；② 连续发生不明原因疾病的家庭成员；③ 疑与遗传有关的先天畸形、智力落后者；④ 易位染色体或致病基因携带者；⑤ 不明原因的反复流产、死胎、死产及不孕（育）夫妇；⑥ 性发育异常者；⑦ 妊娠早期接触放射线、化学毒物、致畸药物或病原生物感染者；⑧ 有遗传病家族史并拟结婚或生育者。

【预防】

由于多数遗传病缺乏有效的治疗手段，少数遗传病的特异性治疗（酶替代治疗、基因治疗等）仍颇为艰难或昂贵，难以普遍实施。因此，为减少遗传病的发生，广泛开展预防工作就显得格外重要。

1. 一级预防 又称病因预防，指预防遗传病的发生。近亲结婚所生子女患智力低下的比例比非近亲婚配的要高150倍，畸形率也要高3倍多，我国法律规定禁止直系血亲和三代以内的旁系血亲结婚。凡本人或家族成员有遗传病或先天畸形史、多次在家族中出现或生育过智力低下儿或反复自然流产者，应进行遗传咨询，找出病因，明确诊断。在人群或者高危家庭中及时检出携带者，并在检出后积极进行婚育指导，对预防和减少遗传病患儿的出生具有现实意义。

2. 二级预防　在遗传咨询的基础上，有目的地进行产前诊断，即通过直接或间接地对妊娠期胚胎或胎儿进行生长和生物标志物的检测，确定诊断，减少遗传病患儿出生。根据特定的遗传病或者先天缺陷，可用不同的产前诊断方法进行诊断。例如通过观察胎儿表型的形态特征（超声、胎儿镜检查）、染色体检查（细胞遗传学技术）及基因分析或其表达产物测定（酶和生化测定）来诊断。所用标本的采集可用羊膜腔穿刺术、绒毛膜绒毛吸取术、脐带穿刺术和从母血中分离胎儿细胞等方法来完成。

3. 三级预防　指遗传病出生后的早期治疗。新生儿疑有遗传病，出生后即尽可能利用血生化检查或染色体分析，作出早期诊断。新生儿疾病筛查是提高人口素质的重要措施之一，通过快速、敏感的检验方法，对一些先天性和遗传病进行群体筛检，从而在患儿临床上尚未出现疾病表现，而其体内生化、代谢或者功能已有变化时就作出早期诊断；并且结合有效治疗，避免患儿重要脏器出现不可逆性的损害，保障儿童正常的体格发育和智能发育。新生儿疾病筛查可在患儿出生后2~4周确诊疾病，通过积极治疗，大大降低遗传代谢病的危害性。目前新生儿疾病筛查已在全国逐步推广，主要筛查先天性甲状腺功能减退症、先天性肾上腺皮质增生症、苯丙酮尿症、葡萄糖-6-磷酸脱氢酶缺乏症等。部分城市还可利用串联质谱法进行40余种遗传代谢病的筛查，大大扩大了筛查疾病谱和筛查效率。

第二节　染色体病

染色体病是由染色体畸变所导致的疾病。染色体畸变包括染色体数目或结构异常，常造成机体多发先天畸形、智力低下、生长发育迟缓和多系统的功能障碍，故又称为染色体畸变综合征。染色体病在新生儿中的总发生率约为0.60%，其中性染色体异常占0.22%，常染色体异常占0.40%。迄今已确认的人类染色体异常综合征已超过百种，各种异常核型近3 000种。染色体核型分析是诊断染色体病的关键手段。

（一）染色体畸变

染色体畸变包括染色体数目异常和结构异常两大类。

1. 染色体数目异常　是染色体在减数分裂或有丝分裂时不分离，而使46条染色体固有数目增加或减少。如21-三体综合征是最常见的染色体数目畸变类型。特纳综合征是染色体单体生存的唯一例证。

2. 染色体结构异常　是各种原因造成染色体断裂所引起的，断裂后断端富有黏着性，能与其他断端再结合，发生结构重排而导致缺失、倒位、易位、等臂、环形染色体等改变。无论是哪一种结构异常，均可使携载的基因在数量或排列顺序上发生改变而导致疾病。断裂的片段形成易位后，基因没有缺失或增加的称为平衡易位，临床无症状，但这种平衡易位染色体携带者的子代易患染色体病。

（二）染色体畸变的原因

1. 孕妇年龄　孕妇年龄大是引起21-三体综合征和其他三体综合征的主要原因之一，可能与母体卵细胞老化有关。

2. 物理因素　放射线能诱发染色体畸变，畸变率随射线剂量的增高而增高，孕妇接触放射线后，其子代发生染色体畸变的危险性增高。

3. 病毒感染　如风疹病毒、巨细胞病毒、麻疹病毒、流行性腮腺炎病毒感染等可致胎儿染色体断裂。

4. 化学因素　如抗代谢药、抗癫痫药、抗肿瘤药和农药、毒物（苯、甲苯）等可致染色体畸变增加。

5. 遗传因素　父母染色体异常可能遗传给下一代。

（三）染色体病的分类

1. 常染色体病　即常染色体数目异常或结构畸变所产生的综合征，其共同的特征为：① 生长发育迟缓；② 智力发育落后；③ 多发先天畸形，如内脏畸形、骨骼畸形、特殊面容、皮肤纹理改变等。最常见的是21-三体综合征，其次是18-三体综合征、13-三体综合征及猫叫综合征（5p syndrome）等。

2. 性染色体病　即性染色体X或Y数目异常或结构畸变所致。一般表现为性征发育障碍或异常，最常见的是特纳综合征、克兰费尔特综合征（Klinefelter综合征），其次尚有XYY综合征、超X综合征等。

（四）染色体核型分析的指征

在临床上，若患者出现以下情况，则需考虑进行染色体核型分析：① 怀疑患有染色体病者；② 有多种先天畸形者；③ 有明显生长发育障碍或智力发育障碍者；④ 性发育障碍或异常者；⑤ 孕妇年龄过大或有不孕、多次自然流产史者；⑥ 有染色体畸变家族史者。

一、21-三体综合征

案例7-1　患儿，男，4日，G_2P_1，足月顺产，出生时体重2 500g，无窒息产伤史，因皮肤黄染进行性加重就诊。体格检查：患儿眼距宽，眼裂小，眼外眦上斜，内眦赘皮，鼻梁低平，耳位低，左手通贯掌；心前区可闻及3级收缩期杂音，肌张力低下。超声心动图示房间隔缺损。其母35岁，第1胎妊娠2月余自然流产，妊娠期无服药物史及有害物质接触史，但未按要求进行产前检查。

思考：

1. 该患儿的初步诊断是什么？

2. 确诊该病需完善什么检查？

3. 随年龄增长该患儿还会有哪些临床表现？

21-三体综合征又称唐氏综合征（Down syndrome，DS），是儿童染色体病中最常见的一种，占小儿染色体病的70%~80%。在我国活产婴儿中发生率为1/1 000~1/600。母亲年龄越大，发病率越高，大于40岁者达1%以上。

【病因和发病机制】

本病由常染色体畸变引起，细胞遗传学特征是第21号染色体呈三体征。其发生主要是由于亲代之一的生殖细胞在减数分裂形成配子时或受精卵在有丝分裂时，21号染色体发生不分离，致使胚胎体细胞内存在一条额外的21号染色体。孕妇高龄、遗传因素、病毒感染等，可使发病率增加。

【临床表现】

1. **特殊面容**　患儿出生时常有明显的特殊面容（文末彩图7-1）。表现为眼距宽，眼裂小，双眼外眦上斜，内眦赘皮；鼻梁低平，外耳小；硬腭窄小，舌常伸出口外，流涎多；头小而圆，前囟大且关闭延迟；颈短而宽；表情呆滞。

2. **智力落后**　这是本病最突出、最严重的临床表现。绝大部分患儿都有不同程度的智力发育障碍，智商低，通常在25~50，随着年龄增大逐渐明显，如存活至成人期则常在30岁以后即出现阿尔茨海默病症状。不同患儿智力发育落后程度不同，嵌合体型患儿若正常细胞比例较大则智力障碍较轻。

3. **生长发育迟缓**　患儿出生身长和体重均较正常儿低，生后体格、动作发育均迟缓，身材矮小，骨龄落后，出牙迟且顺序异常；四肢短，韧带松弛，肌张力低下，腹部膨隆，可伴脐疝；手指粗短，小指尤短。常伴有嗜睡和喂养困难。

4. **皮肤纹理（简称"皮纹"）特点**　一侧或双侧呈通贯掌，手掌三叉点t移向掌心，atd角增大，超过 >45°（我国正常人为40°），斗纹少，环指、小指桡侧箕形纹多，踇趾球胫侧弓形纹和小指只有一条指褶纹。

5. **多发先天畸形**　约50%的患儿伴有先天性心脏病（常见室间隔缺损、房间隔缺损和动脉导管未闭），其次是消化道畸形（如十二指肠狭窄、巨结肠、直肠脱垂及肛门闭锁等）、视力障碍等。部分男孩可有隐睾、女孩无月经，成年后大多无生育能力。

6. **其他**　免疫功能低下，易患感染性疾病。先天性甲状腺功能减退症及急性淋巴细胞白血病的发病率明显高于正常人群。

【实验室检查】

1. **染色体核型分析**　外周血淋巴细胞或羊水细胞染色体核型检查，包括三种类型。

（1）标准型：约占患儿总数的95%，患儿体细胞染色体为47条，多一条21号染色体。核型为47，XX，+21或47，XY，+21（图7-2）。

（2）易位型：占2.5%~5%，染色体总数为46条，其中一条是易位染色体。D/G易位最常见。如G组21号染色体与D组14号染色体发生着丝粒融合，核型为46,XX（XY），-14，+t（14q21q），约半数为遗传性，即亲代中有14/21平衡易位染色体携带者。也可见13或15号染色体与21号染色体易位。G/G易位较少见，可由于两个21号染色体发生着丝粒融合，形成等臂染色体，核型为46,XX（XY），-21，+t（21q21q），或一个21号染色体易位到一个22号染色体上，即 +t（21q22q）。

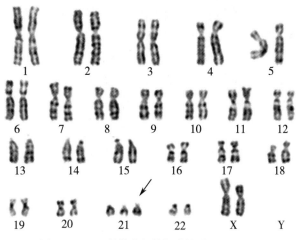

▲ 图7-2 21-三体综合征的标准核型47，XX，+21

（3）嵌合型：占2%~4%。患儿体内存在两种细胞系，一种为正常细胞，另一种为21-三体细胞，形成嵌合体，其核型为46，XX（XY）/47，XX（XY），+21。此型患儿临床表现的严重程度与异常细胞所占比例有关。

2. 荧光原位杂交（FISH）技术　采用荧光标记21号染色体探针，与外周血或绒毛、羊水细胞进行原位杂交，患者的细胞呈现3个21号染色体的荧光信号。此技术用以检测21号染色体数目和结构，可快速、准确地进行诊断。

【诊断和鉴别诊断】

根据患儿特殊面容、智力落后、生长发育迟缓、皮肤纹理特点等表现，对典型病例即可作出临床诊断，确诊需依靠染色体核型分析。对于嵌合型、新生儿或症状不典型的智力低下患儿，除染色体核型分析外，尚需进行血清TSH、T_4测定，与先天性甲状腺功能减退症相鉴别。

【治疗】

目前本病尚无有效治疗方法。一般需要采用综合措施，包括医疗和社会服务。加强护理，预防感染及传染病。对轻型患儿可进行长期耐心的教育和训练，提高生活自理能力。可试用维生素B_6、叶酸、谷氨酸等，促进患儿的精神活动。如伴有先天性心脏病、胃肠道或其他畸形，可考虑手术矫治。

【预防】

1. 遗传咨询　咨询的主要对象是患儿父母或家族中有21-三体综合征者，根据染色体畸变类型对子代发病风险作出评估，并对生育进行指导。标准型患儿父母核型正常，其再发风险为1%，母亲年龄愈大，风险率愈高，>35岁者发病率明显上升。易位型患儿的双亲应进行染色体核型分析，以确定父母是否为平衡易位携带者：如母亲为D/G平衡易位，再发风险为10%；若父亲为D/G平衡易位，再发风险为4%。当G/G易位型患者核型为46，XX（XY），-22，+t（21q22q）时，如果其父母之一为平衡易位携带者，则再发风险与D/G易位相同。当G/G易位型患者核型为46，XX（XY），-21，+t（21q21q）时，如果其父母之一为平衡易位携带者，则再发风险为100%。

2. 产前筛查与产前诊断　通常所有孕妇都应在妊娠早期、妊娠中期进行外周血三联筛查，包括甲胎蛋白（AFP）、游离雌三醇（FE3）和 β- 人绒毛膜促性腺激素（β-hCG）水平检测。结合孕妇年龄计算本病的风险度，采用这一方法可以检出 50%~75% 的 21- 三体综合征。此外，通过超声测量胎儿颈项皮肤厚度也是筛查 21- 三体综合征的重要指标。但筛查不等于诊断，阳性患者必须行羊膜腔穿刺术、绒毛活检术（又称绒毛膜绒毛吸取术）等产前诊断技术进一步确诊。对生育过 21- 三体综合征患儿的孕妇及其他高危孕妇（如 >35 岁孕妇），应在妊娠期常规进行产前染色体检查，以预防 21- 三体综合征患儿的出生。近年来无创产前基因检测技术已经广泛应用于对 21- 三体综合征胎儿的产前诊断。

二、特纳综合征

案例 7-2　患儿，女，9 岁。因身材矮小而就诊。患儿有面部色素痣、颈部粗短、颈蹼，后发际低，盾状胸，双乳腺 B1 期。身高 92cm。上小学二年级，但反应迟缓，智力偏低，学习成绩欠佳。G_1P_1，妊娠 40 周足月顺产，出生体重 2 400g，新生儿期有手、足背水肿。母亲妊娠期身体健康，无服药物史及有害物质接触史。外周血细胞染色体核型分析为 45，X。

思考：

1. 临床诊断为特纳综合征，该患儿进入青春期后会有什么临床表现？

2. 还需完善哪些检查？

3. 该患儿的矮身材应如何治疗？

特纳综合征（Turner syndrome，TS）又称先天性卵巢发育不全综合征，是由全部或部分体细胞内一条 X 染色体完全或部分缺失或结构发生改变所致。特纳（Turner）于 1938 年首先报道本病，故称为特纳综合征。特纳综合征是最常见的性染色体病，也是人类唯一能生存的单体综合征。活产女婴中发生率为 1/2 500~1/2 000。约 99% 的病例胚胎期发生流产。

【发病机制】

是由亲代生殖细胞在减数分裂过程中性染色体不分离、合子卵裂中姐妹染色单体不分离或 X 染色体在有丝分裂中部分缺失（嵌合体）所致。

【临床表现】

患者呈女性表型。典型患者在出生时即呈现身长、体重落后，半数女婴在新生儿期可见颈后皮肤过度折叠，手、足背发生水肿等特殊症状。患者多因身材矮小、青春期无性征发育、原发性闭经等就诊。

1. 身材矮小　是患儿最常见的就诊原因之一。主要表现为：① 宫内生长迟缓，出生时身长和体重在正常低限；② 出生后至 3 岁的患儿生长速率可在正常范围；③ 3 岁后身高增长缓慢，生长速率明显下降，大多低于 $\overline{X}-3S$，故常在此时因身材矮小就诊；④ 青春期无生长加速；⑤ 成年身高常不超过 150cm（常见 135~140cm）。但部分嵌合体或遗传靶身高较高者，身高也可处于正常范围。

2. 性腺发育不良及第二性征不发育　主要表现为缺乏第二性征或青春期发育延迟、初潮延迟或原发性闭经、不孕、不育等。患儿外生殖器发育不良，外阴可保持幼女状态，阴道黏膜薄、无分泌物，阴毛和腋毛稀少，甚至缺如，乳房不发育，乳头间距较宽。少数患者可出现自发性性发育、规律月经，甚至自发性妊娠，但大多数患者最终均会出现卵巢衰竭。

3. 特殊躯体特征　包括颜面部较多色素痣、高腭弓、颈短、颈蹼、后发际低、矮胖体型、盾状胸、乳头间距增宽、肘外翻、第4掌骨短等。

4. 其他多发畸形

（1）外周淋巴水肿：多见新生儿时期手、足和背部明显淋巴水肿，是新生儿期特纳综合征诊断的主要依据，通常会在生后2年左右消失。

（2）内脏畸形：包括肾脏畸形（肾旋转异常、马蹄肾、异位肾、肾积水等，约占33%患者）、心脏畸形（二尖瓣和主动脉瓣狭窄等，约占30%患者）。可有高血压、甲状腺功能减退和听觉损害等。

5. 自身免疫病　患者自身免疫病的发生率高于一般人群，且随年龄的增长发病风险增加。常见的自身免疫病有自身免疫性甲状腺炎、糖尿病、幼年型特发性关节炎、炎症性肠病、乳糜泻等。

6. 智力发育　94%的患儿智力正常，语言表达较好，对空间想象和数学有一定困难，这些困难可通过康复训练克服。有小的环状X染色体者可出现智力障碍。

【实验室检查】

1. 染色体核型分析　是确诊特纳综合征的关键检测手段，特纳综合征的异常核型有以下三种类型。

（1）单体型：45，X是最多见的一种，约占50%。这种核型的个体绝大部分在妊娠早期自然流产，其余存活的个体具有典型的临床症状。

（2）嵌合型：核型为45，X/46，XX，占该病的20%~30%。临床症状的轻重主要取决于正常与异常细胞系所占的比例。细胞类型以46，XX为主的个体临床症状较轻，约20%的患者可有月经来潮，部分有生育能力。若患者以45，X细胞为主，其表型与单体型相似。

（3）X染色体结构异常：46,X,del（Xq）或46,X,del（Xp），即1条X染色体长臂或短臂缺失，可同时伴有X染色体易位；46,X,i（Xq），即一条X染色体的短臂缺失而形成了等长臂X染色体；环状X染色体46，X，r（X）；标记染色体46，X，mar。有标记染色体和环状染色体的患者，需明确其来源。可采用DNA分析、含有X或Y染色体着丝粒探针的FISH分析、基因芯片等检测是否含有Y染色体物质或其他染色体异常。

2. 内分泌激素检查　黄体生成素（LH）、卵泡刺激素（FSH）明显升高，雌二醇（E_2）降低，提示卵巢功能衰竭。部分患者血清生长激素（GH）激发峰值常可小于$10\mu g/L$、血清胰岛素样生长因子1（IGF-1）分泌低下。

3. 盆腔超声检查　显示子宫、卵巢发育不良，严重者见始基子宫，性腺呈纤维条索状。

4. 左手腕掌指骨X线片　示骨龄落后。

【诊断和鉴别诊断】

根据典型临床表现和染色体核型分析可确诊。应注意进行性腺激素测定及盆腔超声检查，进行鉴别诊断并指导治疗。对于第二性征发育前年龄段的患儿，身材矮小可能是唯一能引起家长关注的表现，临床医生应该将此病作为所有年龄段女性矮小的鉴别诊断之一。

确诊本病后仍需进行心和肾超声检查，以确定有无畸形。患儿须定期监测血压，对于有主动脉缩窄的患儿应测量四肢血压。新诊断的患儿应检查甲状腺功能，其后每1~2年评估1次。一般体格检查须包括眼、耳、骨骼评估和体表测量。

【治疗】

本病的治疗以改善其成人期最终身高和促进性征发育，保证患儿心理健康，防治各种并发症为目的。

1. 重组人生长激素（rhGH）治疗　治疗目的在于提高患者生长速率，改善成年身高。rhGH对特纳综合征患儿身高改善有一定作用，明确诊断后每晚临睡前皮下注射rhGH 0.15~0.20U/kg。开始治疗年龄越小，效果越好。患者已达到满意身高或生长潜能已较小（骨龄≥14岁，年生长速率<2cm/年），可考虑停用rhGH治疗。治疗期间每3~6个月进行生长发育、性发育、甲状腺功能、血糖和胰岛素、糖化血红蛋白（HbA1C）、IGF-1水平、脊柱侧凸和后凸等的监测。

2. 雌激素替代治疗　一般从12~14岁或骨龄11~12岁开始雌激素替代治疗。雌激素应从小剂量（成人替代治疗剂量的1/10~1/8）开始，然后每6个月逐渐调整剂量至成人剂量，根据治疗的反应及分期、骨龄和子宫生长情况调整剂量，持续治疗1~2年。第一次阴道出血发生后或雌激素治疗2年后，考虑建立人工月经周期，开始加用孕激素如甲羟孕酮。即每月服用雌激素21天，于雌激素用药的第12日加入甲羟孕酮，每日5~10mg，联用8~10后与雌激素同时停用，停药后常引起撤退性阴道出血，即人工月经周期。有助于患者的第二性征发育及提高生活质量。

3. 其他　特纳综合征发生自身免疫性疾病的风险较正常人高，故出现类风湿关节炎等免疫疾病时应及时就诊；易伴发糖尿病、自身免疫性甲状腺疾病，应注意评估及监测，必要时给予对症治疗。患者常有骨质疏松，建议常规口服钙剂。针对眼、耳、心血管、心理健康等问题，建议到相应科室就诊、随访监测。

4. 预防性性腺切除　含有Y染色体或来源于Y染色体片段的患者，其发生性腺恶性肿瘤的风险增加5%~30%，宜尽早预防性切除双侧性腺。

三、先天性睾丸发育不全综合征

案例7-3　患儿，男，4月龄，因外生殖器发育异常就诊。G_1P_1，足月顺产，出生体重2 350g。父母非近亲婚配。体格检查：头围40cm，表情较呆滞，眼距宽，双眼裂上斜，双眼追视不能，鼻梁扁平，耳较大而低位，颈短，可见颈蹼，手握拳。双睾丸已降至阴囊，睾丸小，阴茎短，龟头外露，俯卧位抬头不能，不会笑。细胞遗传学检查：患儿的核型为49，XXXXY，其父母染色体核型正常。

思考：

1. 该患儿诊断考虑什么？

2. 成年后典型表现有哪些？

先天性睾丸发育不全综合征，又称克兰费尔特综合征（Klinefelter综合征），是一种发病率较高的性染色体病，发病率仅次于特纳综合征。性染色体异常导致睾丸发育不全、不育和智力低下，是男性不育的常见原因之一。

【临床表现】

患者为男性表型，婴儿期可有出生体重低，头围小，阴茎小和隐睾，发生隐睾的概率比正常新生儿高3倍。可有先天畸形，如指/趾侧弯、尿道下裂等。儿童期可有语言、阅读和拼写障碍，学习困难，IQ比正常儿童低10~20。青春期后可出现典型的特征，表现为小睾丸，睾丸长径<3cm或容积<4ml。身材高，平均身高约为180cm，四肢长，躯干短。56%~88%的患者有男子乳房发育，无喉结，皮肤白皙，胡须、腋毛和阴毛稀少，骨密度减低。由于无精子，一般不能生育。在标准型47，XXY核型中，约有25%有中等程度智能发育落后，表现为语言和学习障碍。不同核型中，X染色体数越多，性征和智力发育障碍越明显。

【实验室检查】

1. 外周血细胞染色体核型分析　该病的染色体核型多为三体型47，XXY，也可有性染色体四体型或者五体型，例如48，XXXY；48，XXYY；49，XXXXY；49，XXXYY，不同类型的嵌合体也较常见。

2. 生化检验　患者血清中睾酮降低，黄体生成素（LH）、卵泡刺激素（FSH）升高。

3. 其他检验　患者精液中一般无精子生成，睾丸活检见生精小管玻璃样变，其睾丸间质细胞（Leydig细胞）虽有增生，但内分泌活力不足。

【诊断和鉴别诊断】

根据患儿的体格特点、第二性征发育落后等表现，对典型病例即可诊断，确诊需依靠染色体核型分析。同时可进行性激素测定、精子检测。对于早期即有外生殖器发育异常和运动精神发育迟滞者，应与21-三体综合征相鉴别。

【治疗】

本病需尽早确诊，自幼开始强化教育和训练，促进智能发育及正常性格形成。在婴儿期，小阴茎可以肌内注射十一酸睾酮或庚酸睾酮25mg，每月1次，共3~4次，通常可以刺激阴茎生长，并达到或接近同龄正常人水平。12岁如无青春期发育或第二性征发育不良，可开始睾酮补充治疗。庚酸睾酮或环戊丙酸睾酮50~100mg，每4周肌内注射1次，并根据血清睾酮水平上升，以及LH和FSH下降的程度进行剂量调整，直至达到成人剂量。但雄激素只能促进男性化及恢复性功能，而不能恢复成年后的生育能力。目前本病患者可通过显微外科及辅助生殖技术获得后代。

第三节　遗传代谢病

遗传代谢病（inborn errors of metabolism，IEM）是遗传性生化代谢缺陷病的总称，因基因突变导致与蛋白质、碳水化合物、脂肪、类固醇等代谢有关的酶或转运蛋白缺陷，使代谢通路受阻，反应底物或者中间代谢产物在体内大量蓄积，引起一系列临床表现的一大类疾病。遗传代谢病种类繁多，目前已达数千种，常见有400~500种。虽然单一病种发病率较低，但是总体发病率较高、危害严重，临床表现复杂，可累及多系统、多器官，是临床的疑难杂症。遗传代谢病多为单基因遗传病，其中以常染色体隐性遗传最多见，少数为X连锁遗传、常染色体显性遗传或线粒体遗传。

【发病机制】

酶的生理功能是催化底物转变为产物，因此几乎所有由酶代谢缺陷所引起的病理改变都直接或间接与底物堆积、产物缺乏有关。在病理情况下堆积的底物常经旁路代谢途径产生大量旁路代谢产物，也可造成病理性损害（图7-3）。

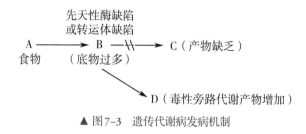

▲ 图7-3　遗传代谢病发病机制

【分类】

遗传代谢病可根据先天性缺陷所累及的生化物质进行分类（表7-2）。

▼ 表7-2　遗传代谢病分类及主要疾病

分类	主要疾病
氨基酸代谢病	苯丙酮尿症、枫糖尿症、酪氨酸血症、高同型半胱氨酸血症、白化病、尿黑酸尿症、高鸟氨酸血症等
碳水化合物代谢病	半乳糖血症、葡萄糖-6-磷酸脱氢酶缺乏症、果糖不耐受症、糖原贮积症、磷酸烯醇丙酮酸羧化酶缺陷等
脂肪酸氧化障碍	肉碱转运障碍、肉碱棕榈酰转移酶缺乏症、短链酰基辅酶A脱氢酶缺乏症、中链酰基辅酶A脱氢酶缺乏症等
尿素循环障碍	氨甲酰磷酸合成酶缺乏症、鸟氨酸氨甲酰转移酶缺乏症、瓜氨酸血症、精氨酸琥珀酸血症、精氨酸酶缺乏症等
有机酸代谢病	甲基丙二酸血症、丙酸血症、异戊酸血症、多种辅酶A羧化酶缺乏症、戊二酸血症等
溶酶体贮积	戈谢病、黏多糖贮积症、GM1神经节苷脂贮积症、尼曼-皮克病
线粒体病	Leigh综合征、线粒体脑病、线粒体肌病
金属元素代谢异常	肝豆状核变性（Wilson病）、Menkes病
核酸代谢异常	着色性干皮病、次黄嘌呤鸟嘌呤磷酸核糖转移酶缺乏症
其他	卟啉病、α_1-抗胰蛋白酶缺乏症，囊性纤维化、葡糖醛酸转移酶缺乏症等

【临床表现】

遗传代谢缺陷病种多，临床表现复杂，缺乏特异性，导致临床疑诊相对容易，但作出明确诊断困难。

各种缺陷对机体的损害程度不同，患者可能为完全或部分性酶缺陷，疾患发病时期不同，表现轻重不一。总的来说，先天性代谢异常有以下临床特点。

1. 新生儿期表现 一般病情严重，临床主要表现为非特异性症状，如拒食、呕吐、腹泻、脱水、嗜睡、肌张力异常等，早期易误诊。神经系统表现是新生儿遗传代谢病最常见的症状，表现为吸吮和喂养困难，继而呼吸异常、心率缓慢，低体温、惊厥、昏迷、肌张力高甚至角弓反张。消化系统症状较常见，常在进食后不久出现。尿液气味异常，尿酮体阳性、低血糖、血氨升高、代谢性酸中毒等常提示代谢紊乱。

2. 神经系统损害 几乎所有疾患都有不同程度的神经系统症状，其中以智力发育落后、惊厥最为常见，惊厥发生年龄及其伴随症状有所不同。

3. 代谢紊乱 每类疾患均有其特异的代谢改变，部分疾患还伴随水、电解质和糖代谢紊乱，在新生儿或婴幼儿早期出现症状，表现危重。如有机酸尿症患者急性期常合并代谢性酸中毒、酮症、低血糖；糖原贮积症Ⅰ型患儿常表现为顽固性低血糖。

4. 肝功能损害或其他脏器受累 如尿素循环障碍、半乳糖血症、肝豆状核变性等，多有肝功能损害及肝脾大；黏多糖贮积症出现骨骼畸形等。

5. 特殊气味 有些氨基酸和有机酸代谢异常可有特殊体味，由于代谢物的蓄积，患儿尿、汗多有异味。如苯丙酮尿症患儿因尿中苯乙酸的大量排出而有鼠尿味，异戊酸血症患者常有汗脚味。

6. 皮肤、毛发异常 如白化病、苯丙酮尿症患者皮肤白、毛发黄，而肾上腺脑白质营养不良患者肤色较黑，常有色素沉着。

7. 容貌及五官畸形 如黏多糖贮积症患者可有容貌异常。黏多糖贮积症、半乳糖血症、某些神经鞘脂贮积症、同型胱氨酸尿症等疾患可能出现视力及听力障碍。

8. 其他表现 可有腹泻、呕吐、烦躁、嗜睡、喂养困难、肌无力、湿疹等非特异性症状。

【诊断】

基于"临床诊断→生化诊断→酶学诊断→基因诊断"的原则，对于临床可疑的患者，应及时进行有关检测，争取早期诊断、早期治疗。

1. 新生儿疾病筛查 许多疾患在新生儿期、婴儿期表现正常或仅有一些非特异性症状，很易漏诊或误诊。通过新生儿筛查可早期发现早期诊断，如苯丙酮尿症、先天性甲状腺功能减退症、G6PD缺乏症、先天性肾上腺皮质增生症等。近年来随着串联质谱法在遗传代谢病筛查中的广泛应用，大大扩大了筛查的疾病谱，使得越来越多的遗传代谢病得以及时筛查和诊断。

2. 常规生化 包括血、尿常规分析，血生化检测如血糖、血气分析、肝功能、血氨、乳酸、酮体、丙酮酸、肌酐、尿素、电解质测定。患者常表现为酸碱平衡失调（代谢性酸中毒、高乳酸血症、阴离子间隙升高）、代谢紊乱（低/高血糖、高氨血症、酮症），有助于对遗传代谢病作出初步诊断或缩小诊断范围。

3. 特殊生化检测　利用气相色谱–质谱仪（GC-MS）、串联质谱仪（MS-MS）、高效液相色谱仪（HPLC）可进行尿有机酸、血酰基肉碱、血/尿氨基酸、血乳清酸、血极长链脂肪酸分析等。

4. 酶活性分析及基因检测　可用于遗传代谢病的确诊及分型。

【治疗】

目前，虽然大多数遗传代谢缺陷仍无根治性治疗方法，但通过相应的支持治疗或对症治疗许多疾患可得到有效控制。

遗传代谢病的治疗目标是纠正代谢缺陷及其引发的病理生理改变，以保证正常的生长发育。治疗原则为通过饮食治疗限制底物，替代终末代谢产物，促进毒性产物的清除。具体的治疗方法包括通过饮食治疗补充缺乏的代谢产物或限制底物；去除毒性产物，抑制毒性产物的产生或作用；替代终末代谢产物；补充辅助因子；酶替代治疗、肝移植、造血干细胞移植、基因治疗和对症支持处理等。

大多遗传代谢病在急性发作期病情凶险，表现为代谢紊乱和代谢性脑病等症状，病死率和伤残率极高，常造成神经系统不可逆损伤。急性期的早期诊断和及时处理对改善患者的预后至关重要。

1. 停止摄入可能的毒性物质（蛋白质、脂肪、果糖、半乳糖）。在代谢危象或急性期，特别是新生儿或婴幼儿期有机酸或尿素循环代谢障碍时，应立即停止所有蛋白质摄入。直至经筛查确定诊断后可使用去除或减少其不能代谢成分的特殊饮食。

2. 静脉滴注葡萄糖，提供足够热量和液体，防止进一步分解代谢。在急性代谢危象期应给予高热量摄入，可同时输注葡萄糖和胰岛素以进一步降低蛋白质分解，并在恢复期促进蛋白质生物合成。

3. 纠正急性代谢紊乱，清除毒性代谢产物。根据临床表现及初步实验室检查结果，及时纠正急性代谢紊乱，如脱水、代谢性酸中毒、低血糖、电解质紊乱等；清除毒性代谢产物，如氨等。

4. 确诊遗传代谢病后，给予特异性治疗。

【预防】

目前，国内外主要采用遗传咨询、产前诊断及筛查三结合的方法进行遗传代谢病的预防，已经取得了许多成功经验。

1. 避免出生，减少出生。

（1）遗传咨询：明确先证者的诊断，通过家族史分析进行指导，避免近亲结婚，发现杂合子，防止再现。

（2）产前诊断：对于治疗困难、预后不良的疾患，应争取对胎儿进行产前诊断。产前诊断的先决条件是明确先证者的诊断，再次妊娠时，选择适当时机进行胎盘绒毛细胞酶活性测定、基因分析，羊水生化检测、羊水细胞的酶活性测定、基因分析、胎儿血检测等进行诊断。

2. 出生前治疗　对生育期女性苯丙酮尿症患者，应有计划地进行饮食指导，使血苯丙氨酸浓度控制在合理范围，则胎儿可以免受损伤。

3. 早期诊断　包括新生儿筛查和杂合子检出两方面。

一、苯丙酮尿症

案例7-4　患儿，男，第1胎，足月顺产出生，2月龄后毛发逐渐变黄，6月龄起智力、运动发育落后，出现点头样惊厥发作，8月龄时就诊。体格检查：面容呆滞，头围40cm，毛发黄，肤色白，鼠尿样体臭，四肢肌张力低下，膝反射活跃。尿液三氯化铁试验阳性，血液苯丙氨酸浓度显著增高（1 800μmol/L，正常对照<120μmol/L），尿蝶呤图谱正常。

思考：

1. 该患儿的诊断是什么？

2. 如何进行治疗？

苯丙酮尿症（phenylketonuria，PKU）是由苯丙氨酸代谢途径中酶缺陷所致的遗传代谢病，因患儿尿液中排出大量苯丙酮酸等代谢产物而得名，属常染色体隐性遗传。PKU是先天性氨基酸代谢障碍中较为常见的一种。本病发病率随种族及地域不同而不同，我国的发病率总体为1/11 000，北方高于南方。

【病因和发病机制】

苯丙氨酸（phenylalanine，Phe）是人体必需氨基酸之一，人体内的苯丙氨酸1/3用于蛋白质的合成；2/3则通过肝细胞中苯丙氨酸羟化酶（phenylalanine hydroxylase，PAH）的作用转化为酪氨酸，以合成甲状腺素、多巴胺、肾上腺素和黑色素等。在苯丙氨酸的羟化过程中，必须有PAH和辅酶四氢生物蝶呤（tetrahydrobiopterin，BH₄）的参与。苯丙氨酸代谢途径见图7-4。

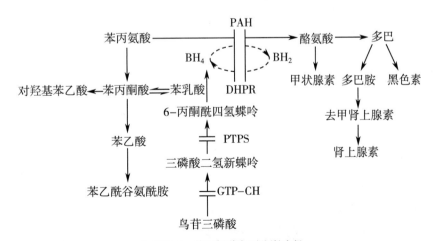

▲ 图7-4　苯丙氨酸主要代谢途径

PAH. 苯丙氨酸羟化酶；BH₄. 四氢生物蝶呤；BH₂. 二氢生物蝶呤；DHPR. 二氢蝶啶还原酶；

PTPS. 6-丙酮酰四氢蝶呤合成酶；GTP-CH. 三磷酸鸟苷环化水解酶。

根据酶缺陷不同，本病分为经典型PKU和BH₄缺乏型PKU两种。

1. 经典型PKU 约占90%，是由于患儿体内的肝细胞缺乏PAH或此酶活性降低，不能将苯丙氨酸转化为酪氨酸，从而导致苯丙氨酸在血液、脑脊液、各种组织和尿液中浓度增高；同时产生大量的苯丙酮酸、苯乙酸、苯乳酸等旁路代谢产物并从尿中排出。高浓度的苯丙氨酸及其代谢产物可使脑细胞受损，导致患儿出现智力落后及惊厥等神经系统症状。苯乙酸从尿中排出时，尿中出现鼠尿味。同时由于酪氨酸生成减少，黑色素合成不足，患儿毛发、皮肤、虹膜色素脱失。

2. BH₄缺乏型PKU 约占10%，是由三磷酸鸟苷环化水解酶（GTP-CH）、6-丙酮酰四氢蝶呤合成酶（PTPS）或二氢蝶啶还原酶（DHPR）缺乏或活性下降导致BH₄缺乏，不仅使苯丙氨酸不能氧化为酪氨酸，而且造成多巴胺、5-羟色胺等重要神经递质合成受阻，加重了神经系统功能的损害。

【临床表现】

患儿出生时正常，通常在3~6月龄时开始出现症状，1岁时症状明显，其表现如下所示。

1. 神经系统 智力发育落后最为突出，随着年龄增长，患儿智力低下越来越明显，年长儿约60%有严重的智能障碍。2/3患儿有轻微的神经系统体征，如肌张力增高、腱反射亢进。约1/2患儿有癫痫发作，其中婴儿痉挛症占1/3。约80%患儿有脑电图异常。大多数患儿有烦躁、易激惹、抑郁、多动、孤独症倾向等精神行为异常。

2. 皮肤 患儿在出生数月后因黑色素合成不足，头发由黑变黄，皮肤白皙，虹膜颜色浅。皮肤湿疹较常见。

3. 体味 体内蓄积的苯乙酸自尿液、汗液中大量排出，患儿常有鼠尿样体臭。

【实验室检查】

1. 新生儿疾病筛查 采集出生72小时（哺乳6~8次以上）的新生儿足跟血，制成专用干血滤纸片，采用荧光法或串联质谱法（MS/MS）测定血苯丙氨酸浓度。筛查血苯丙氨酸浓度>120μmol/L者，需召回复查，若复查仍阳性则需采集静脉血定量分析苯丙氨酸和酪氨酸含量以确诊。

早产儿因肝功能不成熟可导致暂时性高苯丙氨酸血症，发热、感染、肠外营养或输血等也可导致血苯丙氨酸浓度增高，蛋白摄入不足可导致假阴性。有上述情况时判断需谨慎，有必要进行复查。

2. 苯丙氨酸浓度 正常苯丙氨酸浓度<120μmol/L，经典型PKU>1 200μmol/L。

3. 尿三氯化铁（FeCl₃）及2，4-二硝基苯肼（DNPH）试验 一般用于较大儿童的初筛。新生儿PKU因苯丙氨酸代谢旁路尚未健全，患者尿液测定为阴性。

4. 尿蝶呤图谱分析 采用高效液相色谱法（HPLC）测定尿液中新蝶呤和生物蝶呤的含量，用于BH₄缺乏症的诊断和鉴别诊断。取10ml晨尿加入0.2g维生素C，酸化尿液后使8cm×10cm筛查滤纸浸湿、晾干，寄送有条件的实验室分析尿蝶呤图谱。经典型PKU尿蝶呤图谱正常，异常者提示为BH₄缺乏症，还可区分BH₄缺乏症的各型。如6-丙酮酰四氢蝶呤合成酶缺乏所致的BH₄缺乏症，尿中新蝶呤（N）含量明显增加，生物蝶呤（B）含量下降，N/B增高，比值（B/B＋N%）

<10%。三磷酸鸟苷环化水解酶缺乏的患儿呈现蝶呤总排出量减少。

5. BH₄负荷试验 尿蝶呤图谱分析异常者需进一步做口服BH₄负荷试验，以助确诊。在血苯丙氨酸浓度较高（>600μmol/L）情况下，直接给予口服BH₄片20mg/kg，在服BH₄前、后2小时、4小时、6小时、8小时、24小时分别取血进行苯丙氨酸浓度测定。此外，服前、服后4~8小时分别留尿进行尿蝶呤分析。对于血苯丙氨酸浓度<600μmol/L者，可进行苯丙氨酸-BH₄联合负荷试验，即患儿先口服苯丙氨酸（100mg/kg），服后3小时再口服BH₄，在服苯丙氨酸前、后1小时、2小时、3小时，服BH₄后2小时、4小时、6小时、8小时、24小时分别采血测苯丙氨酸浓度。如BH₄合成酶缺乏者，给BH₄后4~6小时，血苯丙氨酸浓度明显下降，尿生物蝶呤百分比上升；而经典型PKU患者无上述变化。

6. 基因诊断 是PKU病因的确诊方法，建议常规进行，尤其对经上述鉴别诊断试验仍不能明确诊断者需及早进行基因诊断。对有本病家族史的夫妇及先证者可进行DNA分析，对其胎儿进行产前诊断。

7. 脑电图 约80%患儿有脑电图异常，可表现为高峰节律紊乱、灶性棘波等。

8. MRI检查 颅脑MRI图像可显示髓鞘发育不良和脱髓鞘病变，脑白质空泡变性及血管性水肿。脑灰质病变较少。

【诊断与分型】

根据智力落后、头发由黑变黄、特殊体味和血苯丙氨酸浓度升高可以确诊。本病应力求早期诊断与治疗，以避免神经系统的损伤。经典型需与BH₄缺乏症相鉴别，BH₄负荷试验能快速区分经典型PKU和BH₄缺乏症。

1. 经典型PKU PAH活性为正常人活性的0~4%；具有经典型PKU的临床表现；尿FeCl₃、二硝基苯肼（DNPH）试验强阳性；血苯丙氨酸浓度>1 200μmol/L。

血苯丙氨酸浓度在360~1 200μmol/L者，症状出现稍晚，临床表现较轻。血苯丙氨酸浓度<360μmol/L者，多无明显智力低下表现，对治疗反应较好。

2. BH₄缺乏症 是由PAH辅助因子BH₄缺乏所致。患儿除有经典型PKU表现外，神经系统表现较为突出，如肌张力异常、不自主运动、震颤、阵发性角弓反张、惊厥发作等。该病的发生率占PKU的10%左右，诊断主要依靠高效液相色谱仪（HPLC）测定尿蝶呤图谱。

3. BH₄反应性PAH缺乏症 是指在服用BH₄后24小时内，血苯丙氨酸浓度能下降超过30%的一种PKU类型。主要见于一部分轻度或中度PKU患者，偶见于经典型PKU。

【治疗】

本病为少数可治性遗传代谢病之一，早期治疗能避免神经系统的不可逆性损伤。正常蛋白质摄入下血苯丙氨酸浓度>360μmol/L的PKU患者均应在完成鉴别诊断试验后立即治疗，越早治疗越好，提倡终身治疗。

1. 经典型PKU 主要给予低苯丙氨酸饮食，以预防脑损害及智力低下的发生。原则是既要限制苯丙氨酸的摄入，又要保证患儿生长发育和代谢的最低需要。不同年龄段的饮食管理如下所示。

（1）新生儿及婴儿期：有条件者可喂养低苯丙氨酸或无苯丙氨酸奶粉，无条件者鼓励母乳喂养，因母乳中苯丙氨酸含量仅为牛奶的1/3。

（2）幼儿及儿童期：可选用无苯丙氨酸蛋白粉和/或奶粉，减少天然蛋白质。根据个体苯丙氨酸耐受量，参考"中国食物成分表"，可选择不同苯丙氨酸含量的天然食物。日常饮食中应避免苯丙氨酸含量较高食物（如肉、乳酪、鱼、蛋、面粉、坚果、豆制品）；可适当食用苯丙氨酸含量中等的食物（包括大米、牛奶、土豆、奶油）或苯丙氨酸含量较低的淀粉类食物、水果、蔬菜等。

（3）青少年及成年期：约75%青少年及成年PKU患者治疗依从性较差，中断治疗或血苯丙氨酸浓度控制不理想者，仍会导致一系列精神、行为等异常，需要坚持治疗。尤其是女性患者妊娠期血苯丙氨酸浓度增高，可导致胎儿脑发育障碍及各种畸形发生，即母源性PKU综合征。因此，对PKU女性患者需进行产前遗传咨询，在妊娠前6个月至整个妊娠期需要饮食治疗，控制血苯丙氨酸浓度在120~360μmol/L。

2. BH_4缺乏症　补充BH_4，剂量为1~5mg/（kg·d），分2次口服，使血苯丙氨酸浓度控制在正常水平；补充5-羟色胺与左旋多巴用于改善神经系统症状，剂量宜从1mg/（kg·d）开始，每周递增1mg/（kg·d），最大量分别为9mg/（kg·d）和15mg/（kg·d），一般不需特殊饮食。DHPR缺乏症及BH_4治疗困难的患儿采用低苯丙氨酸特殊奶粉或饮食治疗（同经典型PKU治疗），5-羟色胺、左旋多巴及四氢叶酸（5~20mg/d）治疗。

【随访】

1. 血苯丙氨酸浓度监测　建议在喂奶2~3小时（婴儿期）或空腹（婴儿期后）后采血测定苯丙氨酸浓度。PKU患儿特殊奶粉治疗开始后每3日测定1次血苯丙氨酸浓度，根据血苯丙氨酸浓度水平及时调整饮食，添加天然食物；代谢控制稳定后，血苯丙氨酸浓度测定时间可适当调整：<1岁每周1次，1~12岁每2周至每月1次，12岁以上每1~3个月测定1次。如有感染等应激情况下血苯丙氨酸浓度升高，或血苯丙氨酸浓度波动，或每次添加、更换食谱后3日，需密切监测血苯丙氨酸浓度。各年龄段血苯丙氨酸浓度控制的理想范围见表7-3。

▼ 表7-3　不同年龄血苯丙氨酸浓度理想控制范围　　　　　　　　　　　　　　　　　　　　单位：μmol/L

年龄/岁	血苯丙氨酸浓度
0~<1	120~240
1~12	120~360
>12	120~600

2. 营养、体格发育、智能发育评估　治疗后每3~6个月测量1次身高、体重及进行营养评价等，预防发育迟缓及营养不良。1岁、2岁、3岁、6岁时进行智能发育评估，学龄儿童参照学习成绩等。

【预后】

开始治疗的年龄越小，预后越好，1月龄内接受治疗者多数可以不出现智力损害；6月龄内接受治疗者，有不可逆性脑损害；BH$_4$缺乏者，早期获得替代治疗，预后较好。

【预防】

1. 宣传优生优育知识，避免近亲结婚。

2. 推行新生儿筛查　通过对群体新生儿进行新生儿筛查，患儿得以早期诊断、早期治疗，避免或减少智力落后的发生。

3. 产前诊断　在先证者及其父母致病基因突变明确的前提下，签署知情同意书，通过对胎盘绒毛（妊娠10~13周）或羊水细胞（妊娠16~22周）进行疾病相关基因突变分析，到具有产前诊断资质的机构进行胎儿诊断及后续的遗传咨询。

二、糖原贮积症

案例7-5　患儿，女，3岁。因乏力伴腹部膨隆1年余入院。生长发育较同龄儿落后，时常感觉软弱无力、出汗。体格检查：体重12kg，身高85cm，四肢细小，腹部膨隆，肝肋下6cm，剑突下5cm，质中；肌张力低。腹部超声：肝体积增大，肝实质回声增强，不均质，可见弥漫性结节状强回声。空腹血糖2.1mmol/L。血生化：肝功能正常，血乳酸升高，高尿酸血症，甘油三酯明显升高。

思考：

该患儿的诊断最可能为糖原贮积症的哪一型？

糖原贮积症（glycogen storage disease，GSD）又称糖原累积病，是一类由于先天性酶缺陷，影响糖原代谢，导致糖原代谢障碍的遗传代谢病，发病率大约为1/20 000。这类疾病的共同特征是糖原代谢异常，多数可见到糖原在肝脏、肌肉、肾脏等组织中贮积量增加。有的类型以肝脏病变为主，有些则以肌肉组织受损为主。

糖原贮积症根据其所缺陷的酶和糖原在体内沉积部位的不同可分为十余种亚型。除糖原贮积症Ⅸa型为X连锁隐性遗传外，其余均为常染色体隐性遗传病。各种糖原贮积症的酶缺陷和主要临床表现见表7-4。

▼ 表7-4　部分糖原贮积症的酶缺陷和主要临床表现

型号和病名	酶缺陷	主要临床表现
0型	糖原合成酶	酮症，低血糖，智力低下，无力，高脂血症
Ⅰa型	葡萄糖-6-磷酸酶	矮小，肝大，低血糖
Ⅰb型	葡萄糖-6-磷酸转移酶	同Ⅰa型，且有中性粒细胞减少及功能障碍
Ⅱ型（Pompe病）	酸性麦芽糖酶	肌张力低下，心脏扩大

型号和病名	酶缺陷	主要临床表现
Ⅲ型（Cori-Forbes病）	脱枝酶	矮小，低血糖，惊厥，肝大，肌肉无力
Ⅳ型（Andersen病）	分枝酶	肌张力低下，肝脾大，进行性肝硬化
Ⅴ型（McArdle病）	肌磷酸化酶	疼痛性肌痉挛，血红蛋白尿，继发性肾衰竭
Ⅵ型（Hers病）	肝磷酸化酶	轻度低血糖，生长迟缓，肝大
Ⅶ型（Tarui病）	肌磷酸果糖激酶	肌痉挛，肌红蛋白尿
Ⅸ型	肝磷酸化酶激酶	肝大，高脂血症
Ⅹ型	磷酸甘油酸变位酶	肌痉挛，肌红蛋白尿
Ⅺ型	乳酸脱氢酶	运动不耐受，横纹肌溶解，肌红蛋白尿
Ⅻ型	果糖二磷酸醛缩酶A	横纹肌溶解，溶血性贫血
ⅩⅢ型	肌肉特异性烯醇化酶	运动后肌痛，肌痉挛
ⅩⅤ型	糖原蛋白	肌肉无力，肌痉挛，室性心律失常
Fanconi-Bickel综合征	葡萄糖转运蛋白2	矮小，低血糖，肝大，近端肾小管功能障碍

下面以糖原贮积症 Ⅰa型为例简述糖原贮积症的临床表现、诊断及治疗。

糖原贮积症 Ⅰa型是由葡萄糖-6-磷酸酶（glucose-6-phosphatase，G-6-PC）缺陷所导致的常染色体隐性遗传的代谢性疾病，国外报道发病率为1/100 000，我国尚无确切发病率的流行病学数据。糖原贮积症 Ⅰa型在各型中最为多见。葡萄糖-6-磷酸酶基因定位于17q21，目前已发现100余种基因突变。

【发病机制】

葡萄糖-6-磷酸酶缺乏时，糖原的分解过程发生障碍，6-磷酸葡萄糖不能进一步水解成葡萄糖，导致低血糖；另外过多的糖原贮积在肝、肾中，不仅导致其体积明显增大，而且其功能也受到损害。正常人在血糖过低时，胰高血糖素分泌增高以促进肝糖原分解和葡萄糖异生过程，生成葡萄糖使血糖保持稳定。而糖原贮积症 Ⅰ型患儿因为葡萄糖-6-磷酸酶缺陷，由低血糖刺激分泌的胰高血糖素不仅不能提高血糖浓度，反而会使大量糖原分解所产生的部分6-磷酸葡萄糖进入糖酵解途径；同时，由于6-磷酸葡萄糖的累积，大部分1-磷酸葡萄糖又重新再合成糖原；而低血糖又不断导致组织蛋白分解，向肝脏输送葡萄糖异生原料。这些异常代谢都加速了肝糖原的合成。糖代谢异常同时还造成了脂肪代谢紊乱，亢进的葡萄糖异生和糖酵解过程不仅使血中丙酮酸和乳酸含量增高导致酸中毒，还生成了大量乙酰辅酶A，为脂肪酸和胆固醇的合成提供了原料；并且产生了合成脂肪和胆固醇所必需的还原型辅酶 Ⅰ［还原型烟酰胺腺嘌呤二核苷酸（NADH）］和还原型辅酶 Ⅱ［还原型烟酰胺腺嘌呤二核苷酸磷酸（NADPH）］。低血糖还使胰岛素水平降低，促进外周脂肪组织分解，使游离脂肪酸水平增高。这些代谢改变最终造成了甘油三酯和胆固醇等脂质合成旺盛，临床表现为高脂血症和肝脂肪变性。另外，6–磷酸葡萄糖的累积促进了磷酸戊糖旁路代谢，从而促进嘌呤代谢并使其终末代谢产物尿酸增加。

【临床表现】

患儿临床表现轻重不一，大多起病隐匿。重症在新生儿期即可出现严重低血糖、酸中毒、呼吸困难和肝大等症状和体征，少数可出现低血糖惊厥。轻症在幼儿期表现为生长落后、身材矮小、低血糖、易感染。一些患儿尽管血糖很低，但无明显的低血糖症状，往往因肝大就诊，经生化检查才发现低血糖。本病患儿的特殊表现为呈"娃娃脸"，面容幼稚，身材矮小，腹部明显膨隆，肌张力低下，运动不耐受、乏力。生化检查表现为低血糖、乳酸酸中毒、高尿酸血症和高脂血症。

本病临床出现以肝脏损害为主的多系统损害。表现为肝大，肝转氨酶正常或轻度升高，成年后可并发肝细胞腺瘤及癌变；可并发肾病及肾功能损害；女性患者并发多囊卵巢；长期的高尿酸血症可并发痛风；持续高脂血症易合并胰腺炎、动脉粥样硬化；由于骨矿物质量明显减少，患者骨龄落后和骨质疏松，容易发生骨折；由于血小板功能不良，常有鼻出血等出血倾向。

患者智力多正常，如果低血糖和酸中毒频繁发作，可导致脑损伤和智力障碍。

【实验室检查】

1. 血生化检查　低血糖、酮症酸中毒、乳酸血症，血脂及尿酸升高，肝功能多数正常。

2. 肾上腺素试验　皮下注射 1:1 000 肾上腺素 0.02ml/kg，注射前，注射后 10、20、30、40、50、60 分钟，测定血糖；正常者血糖上升 40%~60%，患者血糖无明显上升。

3. 胰高血糖素试验　肌内注射胰高血糖素 30μg/kg（最大量 1mg），于注射后 0、15、30、45、60、90、120 分钟取血测血糖。正常者在 15~45 分钟内血糖可升高 1.5~2.8mmol/L，患者血糖升高不明显。

4. 超声检查　可见肝脏和肾脏肿大，肝脏单个或多个腺瘤。Ⅰ 型女性患者可合并多发卵巢囊肿，但多无相应临床症状。

5. 肝活检和酶活力测定　肝组织糖原染色可见糖原增多，特异性酶活性降低。

6. DNA 分析　外周血白细胞 DNA 分析，进行基因诊断，是糖原贮积症分型和携带者检出最可靠的依据。

【诊断】

根据病史、体征和血生化检测结果可作出临床诊断，肾上腺素或胰高血糖素等试验可辅助诊断。准确分型需进行基因诊断。

【治疗】

本病无特效的治疗方法，主要的治疗手段是营养治疗。治疗原则是防治低血糖，维持患儿的血糖在正常水平，从而减轻临床症状。早期诊断和早期治疗能改善患者预后，但不能完全避免长期并发症的发生。

1. 纠正低血糖　严重低血糖时，静脉给予葡萄糖 0.5g/（kg·h），根据血糖进行调整。日间少量多次喂糖类食物和夜间使用鼻饲点滴葡萄糖 10mg/（kg·min），以维持血糖 4~5mmol/L 为宜。

1岁后可用生玉米淀粉治疗，每4~6小时喂1.75~2.0g/（kg·次），以防治低血糖和乳酸血症。服用时生玉米淀粉以1：2的比例与凉白开水混合（不要开水冲服）或与不含蔗糖、乳糖和果糖的奶粉或饮料混合。近年来，改良支链玉米淀粉较普通的玉米淀粉能更长时间维持血糖稳定，在美国和欧洲已获批用于2岁以上的患者，起始剂量为2.0g/（kg·次），睡前口服以维持夜间血糖水平。

2. 预防高脂血症、高尿酸血症等　采用低脂、低嘌呤饮食及综合管理，并需注意补充各种微量元素和矿物质。

3. 如果患者存在难以控制的低血糖，或出现肝衰竭或肝细胞腺瘤，可行肝移植。如合并肾衰竭可行肝肾联合移植。

4. 家庭中未发病的同胞兄妹，应定期检查，以便作出早期诊断。家庭如需生育第二胎，可进行遗传咨询，进行产前基因诊断。

（梁雁）

学习小结

遗传病是由遗传物质结构或功能改变所导致的疾病。21-三体综合征是儿童最常见的染色体病，特纳综合征及先天性睾丸发育不全综合征是较常见的性染色体病，三种疾病的确诊均需依靠染色体核型分析。PKU是由苯丙氨酸代谢途径中酶缺陷所致的遗传代谢病，新生儿筛查对该病早期诊断早期治疗具有重要意义，确诊需采集静脉血定量分析Phe和酪氨酸含量。糖原贮积症是一类由先天性酶缺陷导致糖原代谢障碍的遗传代谢病，以糖原贮积症Ⅰa型最为常见，低血糖、高乳酸血症、高尿酸血症和高脂血症是本病特征性血生化改变。通过本章的学习，了解进行遗传咨询、开展产前筛查及新生儿期筛查的重要性；对临床怀疑遗传病的患者，有针对性地进行实验室检查，做到早期诊断及早期治疗，尽可能减少后遗症的发生。

复习参考题

一、选择题

1. 根据遗传物质的结构和功能改变的不同，可将遗传病分为五类，不属于分类中的是

A. 单基因遗传病

B. 多基因遗传病

C. 染色体病

D. 细胞器病

E. 基因组印记

2. 21-三体综合征患儿的标准核型是

A. 47，XX，+21

B. 46，XX，-14，+t（14q21q）

C. 46，XX，-21，+t（21q21q）

D. 45，XY，–14，–21，+t（14q21q）

E. 47，XXY

3. 下列描述中不属于特纳综合征的是

A. 人类唯一能生存的单体综合征

B. 多表现为身材矮小、性腺发育不良

C. 可合并二尖瓣狭窄、甲状腺功能减退

D. 染色体核型以45，X最多见

E. 内分泌激素检查常提示LH、FSH和E_2水平低下

4. 患儿，男，8岁，为排除苯丙酮尿症，拟选用的初筛方法是

A. 尿三氯化铁（$FeCl_3$）试验

B. 尿蝶呤图谱分析

C. 干血滤纸片测定血苯丙氨酸浓度

D. 基因分析

E. 尿有机酸分析

5. 关于糖原贮积症的叙述，错误的是

A. 易发生低血糖、酸中毒

B. 多智力正常

C. 多为常染色体隐性遗传病

D. 生玉米淀粉以1∶2与开水混合，用于治疗低血糖

E. 可累及肝脏、肌肉、心脏、肾脏等多个器官

答案：1. D　2. A　3. E　4. A　5. D

二、简答题

1. 染色体核型分析的指征是什么？

2. 21–三体综合征的主要临床表现有哪些？

3. 目前广泛开展的新生儿筛查主要筛查哪些疾病？对怀疑遗传代谢病的患儿应进行哪些常规生化检查？

4. 如何早期诊断及治疗PKU？

5. 糖原贮积症 Ⅰa型的治疗原则是什么？

免疫缺陷病和风湿性疾病

学习目标

知识目标	1. 掌握　原发性免疫缺陷病的共同临床表现和常用实验室检查方法；风湿热、过敏性紫癜、川崎病和幼年型特发性关节炎的临床表现、诊断、鉴别诊断和治疗原则。 2. 熟悉　风湿热、过敏性紫癜和川崎病的病理改变。 3. 了解　免疫缺陷病和风湿性疾病的病因和发病机制。
能力目标	初步识别免疫缺陷病和风湿性疾病病情变化。
素质目标	1. 初步具备医患沟通能力。 2. 培养自主学习能力、人文关怀意识。

第一节　儿童免疫系统发育及特点

免疫的本质是机体识别自身、排斥异己，从而维持自身稳定。免疫功能主要包含三种基本功能：抗感染功能、免疫自稳和免疫监视。免疫功能低下通常易发生感染，免疫功能亢进则易导致炎症性、自身免疫性或变态反应性疾病。人类发挥免疫功能的物质基础是免疫系统，是一个由免疫器官、免疫细胞和免疫分子协同构成的动态网络。人类的中枢免疫器官（骨髓和胸腺）是免疫细胞发育成熟的场所，免疫细胞发育通常不依赖抗原信号；外周免疫器官（脾脏、淋巴结、扁桃体和肠壁内弥散的淋巴组织等）则为免疫细胞接受抗原刺激，发挥免疫应答的场所，具有抗原依赖性。

根据是否具有抗原特异性，人类免疫反应分为固有免疫反应和适应性免疫反应两大类；根据执行效应功能的载体不同，又可分为细胞免疫反应和体液免疫反应。

【儿童固有免疫反应】

小儿时期固有免疫功能尚未发育完善，随着年龄的增长逐渐成熟。新生儿和婴幼儿皮肤角质层薄嫩，易破损，屏障作用差；肠壁通透性高，胃酸较少，杀菌力低。新生儿期各种吞噬细胞功能可呈暂时性低下，除分娩过程中缺氧原因外，与新生儿期缺乏血清补体、调理素、趋化因子有关。新生儿各补体成分均低于成人，其C1、C2、C3、C4、C7和备解素的浓度约为成人的60%。

补体旁路激活系统的活性低下者更多。在生后3~6个月补体浓度或活性才接近成人水平。

【儿童适应性免疫反应】

1. 儿童适应性细胞免疫 出生时T细胞自身发育已完善，但婴幼儿时期适应性细胞免疫功能尚未成熟，主要因为很少接触抗原，记忆性应答尚未完善。此时期外周血中T细胞以初始T细胞为主，而记忆T细胞（表达CD45RO）的数量相对较少。针对外来病原体，机体须从头产生初次T细胞应答，效率较以免疫记忆为基础的再次T细胞应答低下。由于母亲妊娠期体内Th2细胞功能占优，生后数月，小儿的Th2细胞功能仍占主导，但生后的各种环境因素（尤其是各种感染），可逐渐调整Th1/Th2失衡状态。

2. 儿童适应性体液免疫 B淋巴细胞（简称"B细胞"）功能在胚胎早期即已成熟，但因缺乏抗原及T细胞多种信号的辅助刺激，新生儿B细胞产生抗体的能力低下，尤其是记忆性B细胞应答尚未建立。随年龄增长特异性体液免疫才逐步完善。

IgG是唯一能够通过胎盘的免疫球蛋白。新生儿血液中的IgG主要来自母体，出生时脐血IgG水平甚至可高出母亲的血清IgG水平，这对于婴儿出生后数月内防御某些细菌及病毒感染至关重要。出生3个月后，IgG合成能力增加，但来自母亲的IgG大量衰减，至6月龄时全部消失，此时小儿又容易感染。到6~7岁时，其在血清中的含量才接近成人水平（图8-1）。

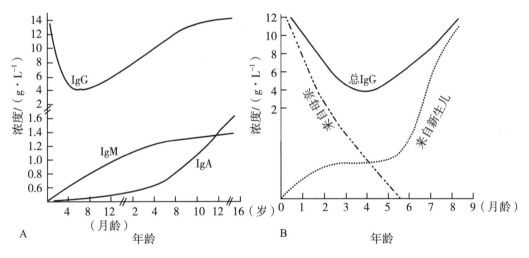

▲ 图8-1 生后血清免疫球蛋白浓度变化趋势

胎儿期自身合成的IgM量极少，3~4月龄时其血清中的含量仅为成人的50%，1~3岁时才达成人的75%。脐血IgM升高，则提示胎儿有宫内感染可能。

血清型IgA于3月龄开始合成，1岁时血清IgA浓度仅为成人水平的20%，至12岁才达成人水平。分泌型IgA是黏膜局部抗感染的重要因素。新生儿及婴幼儿分泌型IgA水平低下是其易患呼吸道感染和胃肠道感染的重要原因。

新生儿血中免疫球蛋白D（IgD）、免疫球蛋白E（IgE）含量极少。IgD的生物学功能尚不清楚，IgE参与Ⅰ型变态反应，生后可从母乳中获取部分IgE。婴幼儿合成IgE能力不弱，患过敏性疾病时，血清IgE水平可显著升高。正常不同年龄小儿血清免疫球蛋白含量参考表8-1。

▼ 表8-1　健康儿童血清免疫球蛋白含量　　　　　　　　　　　　　　　　　　　　　　单位：g/L

年龄组	IgG	IgA	IgM
新生儿	5.190~10.790（8.490）	0.001~0.018（0.009）	0.018~0.120（0.069）
4月龄	3.050~6.870（4.970）	0.110~0.450（0.280）	0.310~0.850（0.580）
7月龄	4.090~7.030（5.560）	0.210~0.470（0.340）	0.330~0.730（0.530）
1岁	5.090~10.090（7.590）	0.310~0.670（0.490）	0.980~1.780（1.380）
3岁	6.600~10.390（8.240）	0.580~1.000（0.790）	1.100~1.800（1.450）
7岁	7.910~13.070（10.720）	0.850~1.710（1.280）	1.200~2.260（1.730）
12岁	8.270~14.170（11.220）	0.860~1.920（1.390）	1.220~2.560（1.890）

注：表内数字为（$\overline{X}-2S$）~（$\overline{X}+2S$），表中括号内数字为均数。IgG，免疫球蛋白G；IgA，免疫球蛋白A；IgM，免疫球蛋白M。

第二节　免疫缺陷病

案例8-1　　患儿，男，4月龄，患肺炎1个月，G_3P_3，G_1P_1和G_2P_2均为男性，生后6~8个月夭折。外周血血常规WBC $10×10^9$/L，N 0.95，L 0.05，CRP 50mg/L。该患儿具有男性患病家族史，早发感染，血常规提示外周血淋巴细胞数量降低。

思考：

1. 初步考虑为何种疾病？

2. 为明确诊断需进一步进行哪些检查？

免疫缺陷病（immunodeficiency disease，ID）是由免疫细胞和/或免疫分子发生缺陷引起的机体抗感染免疫功能低下或免疫失调的一组综合征，临床表现为反复严重的感染，易患自身免疫病、炎症性疾病或恶性肿瘤。主要由单基因突变导致的免疫细胞数量异常或功能缺陷造成的免疫功能障碍，称为原发性免疫缺陷病（primary immunodeficiency disease，PID）。由出生后环境因素如感染、营养、疾病、药物等引起的免疫功能障碍，称为继发性免疫缺陷病（secondary immunodeficiency disease，SID）。由人类免疫缺陷病毒（HIV）感染所致者称为获得性免疫缺陷综合征（acquired immunodeficiency syndrome，AIDS）。

一、原发性免疫缺陷病

原发性免疫缺陷病种类较多，截至2019年文献报道430种。其传统分类如下：抗体缺陷、联合免疫缺陷、吞噬细胞缺陷和补体缺陷，其中尤以抗体缺陷常见，占所有原发性免疫缺陷病的50%~65%。2019年国际免疫学联盟将原发性免疫缺陷病分为十大类，包括联合免疫缺陷病、伴典型表现的联合免疫缺陷综合征、抗体免疫缺陷病、免疫失调性疾病、吞噬细胞缺陷、天然免疫缺陷、自身炎症性疾病、补体缺陷、单基因骨髓衰竭综合征和拟表型免疫疾病。

【几种较为常见的原发性免疫缺陷病】

1. X连锁无丙种球蛋白血症（X-linked agammaglobulinemia，XLA） 是一种X连锁由B细胞早期发育障碍所致的外周血B细胞缺乏和血清各种免疫球蛋白水平极为低下的原发性免疫缺陷病，是由布鲁顿（Bruton）酪氨酸激酶（BTK）基因突变所致。男性患病，多于生后4~12个月开始出现反复多部位感染，尤以荚膜性细菌感染常见，如溶血性链球菌、肺炎链球菌、金黄色葡萄球菌等；对某些肠道病毒，如埃可病毒、柯萨奇病毒及脊髓灰质炎病毒的易感性明显增高。反复或慢性感染常致生长、发育延迟。体格检查发现扁桃体、浅表淋巴结很小或缺如。外周血中IgG、IgM、IgA和IgE水平较同龄健康儿童显著降低或测不出，CD19$^+$或CD20$^+$ B细胞数量极低（<2%）。BTK基因分析及蛋白测定可确诊本病。

2. X连锁高IgM综合征（XHIM） 是一组由免疫球蛋白类别转换和/或体细胞超突变障碍导致的免疫缺陷病，有X连锁和常染色体隐性两种遗传方式。X连锁高IgM血症为表达于活化T细胞表面的CD40配体（CD40L）基因突变，导致B细胞免疫球蛋白类别转换障碍，血清IgG、IgA、IgE水平明显降低，而IgM正常或升高。本病本质上为联合免疫缺陷病。男性患病，以反复感染为特征，发生中性粒细胞减少症、贫血及自身免疫性血小板减少。可发生淋巴组织肿瘤、肝脏和胆道肿瘤。

3. 重症联合免疫缺陷病（severe combined immunodeficiency，SCID） 是一类T细胞发育与功能严重异常的疾病，多数患儿如无规范治疗于1岁内死亡。X连锁SCID（X-SCID）由编码白细胞介素（IL）-2、IL-4、IL-7、IL-9、IL-15受体共同γ链的基因突变所致，约占SCID总病例数的一半。该基因突变导致多种细胞因子信号传入胞内受阻，典型患儿外周血中缺乏T细胞和自然杀伤细胞（又称NK细胞），B细胞数量虽然正常，但抗体合成能力严重缺乏。患儿通常于生后数月出现鹅口疮、持续性腹泻，导致生长发育停滞，各种细菌、病毒感染，呼吸道感染常见。卡介苗接种可致部分患儿发生局部、区域性或全身播散性疫苗感染。男性婴儿发生严重肺炎，男性早年夭折家族史，外周血淋巴细胞绝对值低于1.5×10^9/L应高度怀疑本病；进一步检查发现T细胞、自然杀伤细胞相对数和绝对数明显减低，胸部X线检查缺乏胸腺影，IgA和IgM水平显著减低（IgG水平可能受母源性IgG干扰）等支持诊断。

4. 湿疹-血小板减少-免疫缺陷综合征 又称威斯科特-奥尔德里奇综合征（Wiskott-Aldrich syndrome，WAS）是一种以血小板减少、血小板体积减小、湿疹、反复感染、易患自身免疫病和细胞系统恶性肿瘤为特点的X连锁隐性遗传病，由WAS蛋白（WASP）基因突变所致。典型WAS病例通常于生后短期出现皮肤瘀斑、瘀点和血便（通常为血丝便），逐渐出现湿疹和反复感染。男性早发血小板减少症伴血小板体积减小应考虑本病，如母系男性具有出血性疾病家族史更应高度怀疑。采用流式细胞术证实淋巴细胞WASP表达缺如或明显减少可作为快速诊断依据，确诊需

发现 *WASP* 编码基因突变。本病治疗原则为改善营养、加强感染治疗和预防性静脉注射免疫球蛋白（IVIG）。

5. 慢性肉芽肿病（chronic granulomatous disease，CGD） 为一种少见的原发性吞噬细胞功能缺陷病，由基因突变引起吞噬细胞还原型辅酶Ⅱ［还原型烟酰胺腺嘌呤二核苷酸磷酸（NAPDH）］氧化酶缺陷，导致吞噬细胞不能杀伤过氧化物酶阳性细菌与真菌。约65%CGD患儿为 *CYBB* 基因突变引起的X连锁隐性遗传病（X-CGD），35%为 *CYBA*，*NCF1*，*NCF2* 基因突变引起的常染色体隐性遗传病（AR-CGD）。临床表现以反复发生严重感染及在反复感染的部位形成肉芽肿为特征。通常在生后数月出现发热、反复化脓性皮肤感染，形成瘢痕伴局部淋巴结肿大，白细胞增多，红细胞沉降率增快。感染部位为皮肤，肺部以及肛周组织，慢性鼻炎和结膜炎也常发生。脓肿形成是CGD的重要表现，可发生在机体的任何部位，尤其常见于肝、脾、肺及骨骼。CGD常因肉芽肿引起胃肠道和泌尿生殖道阻塞，包括胃窦狭窄，食管、肠、输尿管的阻塞等。

二、继发性免疫缺陷病

继发性免疫缺陷病是指出生后环境因素所致的免疫系统暂时性功能障碍，病因去除后免疫功能可恢复至正常。继发性免疫缺陷病远较原发性者为多。常见的引起继发性免疫缺陷病的病因为：① 营养紊乱，如蛋白质-能量营养不良、多种维生素或微量元素缺乏（甚至亚临床缺乏）、肥胖。② 感染性疾病，如HIV、CMV、EB病毒（EBV）、麻疹病毒等感染；HIV感染所致获得性免疫缺陷综合征是感染引起继发性免疫缺陷病的典型例子。③ 肿瘤及肿瘤性疾病，如白血病、淋巴瘤和其他恶性肿瘤等。④ 某些遗传病。⑤ 外科手术和创伤，如脾切除术、胸腺切除术、烧伤、麻醉等。⑥ 特殊器官、系统功能不全及消耗性疾病引起免疫球蛋白（Ig）或白细胞丢失，如糖尿病、尿毒症、肾病综合征等。⑦ 免疫抑制疗法，包括放射线照射和免疫抑制剂治疗。⑧ 其他疾病，如自身免疫病、慢性炎症等。

三、免疫缺陷病的诊断思路

免疫缺陷病临床表现极为复杂，但具有共同特点，即易反复感染且难以治愈，易发生恶性肿瘤和自身免疫病或炎症性疾病。免疫缺陷病诊断应包括：① 是否有免疫缺陷；② 是原发性抑或是继发性，是持续性抑或是暂时性；③ 免疫系统缺陷的部位与程度。诊断主要依据病史、体格检查和相应的辅助检查。

某些特殊临床现象通常高度提示原发性免疫缺陷病，对早期识别原发性免疫缺陷病帮助极大。如接种减毒活疫苗（如卡介苗、口服脊髓灰质炎疫苗等）发生较严重感染提示抗体缺陷或联合免疫缺陷；慢性、组织破坏性气道感染如支气管扩张、肺大疱、慢性阻塞性肺疾病等，提示无丙种球蛋白血症、普通变异型免疫缺陷病；反复皮肤软组织感染提示粒细胞数量和/或功能缺陷，如慢性肉芽肿病；男性、早发、血小板顽固减少，常规治疗无效或疗效短暂的男性患儿，如同时伴有血小板体积减小，应怀疑威斯科特-奥尔德里奇综合征轻型，即X连锁血小板减少症（X-linked thrombocytopenia，XLT）；婴儿期外周血淋巴细胞计数明显降低，如 $<1.5 \times 10^9/L$，应

高度怀疑SCID；男性婴儿糖尿病伴严重水泻，如伴有死胎或幼年夭折家族史，提示X连锁肠病、多内分泌病、免疫缺陷综合征（IPEX）；男性重症EBV感染，如发生严重肝炎、噬血细胞综合征，预后极差，如母系男性具有EBV相关幼年夭折病史，应高度怀疑X连锁淋巴组织增殖性疾病（XLP）；严重过敏、血清IgE显著增高，不伴各种感染者，可提示高IgE综合征等。因此，应在病史询问和体格检查时着重收集上述信息以助诊断。

【病史】

1. 感染病史 严重的反复或持续感染提示存在免疫缺陷。应着重了解下列病史要点。

（1）发病年龄：一般来说，原发性免疫缺陷病发病年龄越早，免疫缺陷程度越严重。T细胞缺陷和联合免疫缺陷病于出生后不久即发病；以抗体缺陷为主者，由于有来自母体的抗体，一般在6月龄才易发生感染。成人期发病者多为常见变异型免疫缺陷病（CVID）。16岁以内发病者，80%以上为男性；成年期发病者，60%为女性，且多为CVID。

（2）感染部位：反复肺炎，其他严重感染如脑膜炎、器官脓肿、脓毒症等，常提示存在免疫缺陷。

（3）感染的病原微生物种类：体液免疫、吞噬细胞或补体缺陷者，易患细菌性感染，并以化脓性细菌为主。细胞免疫缺陷者则为病毒、真菌、原虫等及多种条件致病病原体引起的感染。

（4）感染的过程：常反复发作或迁延不愈，治疗效果欠佳，反复感染可导致明显的组织破坏或功能损伤。

2. 自身免疫性/炎症性疾病 病史可见早发于婴幼儿期、婴儿期甚至新生儿期的各种自身免疫病表现，如自身免疫性溶血性贫血、红斑狼疮样皮疹、血管炎症等；早发的炎症性表现如关节炎症、持续或反复荨麻疹、肉芽肿形成、炎症性肠病等，均提示原发性免疫缺陷病可能。

3. 预防接种史 特别注意活疫苗接种后是否发生疫苗病，如卡介苗。抗体缺陷或联合免疫缺陷者可在口服脊髓灰质炎糖丸后发生小儿麻痹症。

4. 家族史 许多原发性免疫缺陷病为常染色体隐性遗传或X连锁遗传。家族史调查重点采集关于感染、免疫缺陷和恶性肿瘤的家族史，家族成员中有无近亲婚配史。但值得注意的是，仅有不足一半的原发性免疫缺陷病患儿具有阳性家族史。

【体格检查】

在系统地进行体格检查的同时，重点注意以下几个方面：皮肤瘢痕、湿疹、瘀斑和紫癜，真菌感染、毛细血管扩张，寻找可触及的淋巴组织，明确有无扁桃体肿大。

【X线检查】

胸部X线检查应注意是否有胸腺影，如胸腺影完全缺如常提示联合免疫缺陷病。

【实验室检查】

免疫功能的实验室检查是诊断免疫缺陷病的主要手段。对临床提示有免疫缺陷病的患儿应先行筛查试验。如果筛查试验结果不正常或模糊不清，宜行进一步免疫检查（表8-2）。

PID 类别	初筛试验	进一步检查
抗体缺陷	IgG、IgA、IgM 水平 同工凝集素 嗜异凝集素 抗链球菌溶血素 O 抗体 侧位 X 线咽部腺样体影	B 细胞计数 IgG 亚类水平 抗体反应 B 细胞增殖功能
联合免疫缺陷	外周血淋巴细胞计数及形态分析 胸部 X 线胸腺影 迟发型皮肤过敏试验（腮腺炎等抗原）	T 细胞亚群计数 T 细胞增殖功能 相关酶活性测定
吞噬细胞缺陷	WBC 数量及形态 四唑氮蓝试验 IgE 水平	黏附分子测定 氧化能力测定 移动趋化功能测定
补体缺陷	CH50 总补体活性	各补体成分测定 补体功能测定

注：PID，原发性免疫缺陷病；IgG，免疫球蛋白 G；IgA，免疫球蛋白 A；IgM，免疫球蛋白 M；WBC，白细胞；IgE，免疫球蛋白 E。

四、免疫缺陷病的治疗

1. 治疗原则 包括：① 保护性隔离患儿，减少接触传染源；② 伴有免疫缺陷的患儿，禁止接种活疫苗，以防发生严重疫苗性感染；③ 一般不做扁桃体切除术和淋巴结切除术，多禁忌做脾切除术，免疫抑制剂也应慎用；④ 使用抗生素以清除细菌、真菌感染；⑤ 根据免疫缺陷类型给予替代疗法或免疫重建。

2. 应用免疫制剂 约80%的原发性免疫缺陷病患儿伴有IgG或其他抗体缺乏，补充Ig是最常见的治疗措施。对血清Ig含量低于2.5g/L的患儿，应给予人丙种球蛋白制剂静脉滴注，剂量为每月 0.3~0.5g/kg。其他替代治疗包括特异性免疫血清，输新鲜白细胞、细胞因子（转移因子、胸腺素、各类淋巴因子），以提高机体的免疫功能。

3. 免疫重建 由于免疫细胞多由多能造血干细胞分化而来，采用造血干细胞（可来自骨髓、脐带血或外周血）移植，以重建免疫功能，对某些原发性免疫缺陷病是唯一的治愈措施。如有人类白细胞抗原全相合的同胞兄妹供者，移植成功概率最大。国内已有几家单位开展造血干细胞移植并治愈了部分原发性免疫缺陷病患儿。

4. 基因治疗 原发性免疫缺陷病多为单基因缺陷所致，基因治疗可能是理想的治疗方法。目前已经用于临床的自体造血干细胞和脐血干细胞转基因治疗的原发性免疫缺陷病中，以腺苷脱氨酶（ADA）和X-SCID最多。

第三节 风湿性疾病

一、风湿热

案例8-2　患儿，男，13岁，盗汗2年余，消瘦乏力半年余。病程中无明显发热、胸闷、气短，无四肢关节疼痛。体格检查：血压118/50mmHg，心率120次/min，体重30kg，营养较差，皮肤黏膜苍白；双肺呼吸音清，心前区无隆起，未触及震颤，心尖搏动弥散，心界向左下扩大，心尖部可闻及3级收缩期吹风样杂音，胸骨左缘第2、3肋间可闻及舒张早期杂音；肝右肋下7.0cm，质软；脾左肋下1.0cm，质软；四肢关节无肿痛。

思考：

1. 患儿最可能的诊断是什么？

2. 为明确诊断，尚需进行哪些检查？

风湿热（rheumatic fever）是A群乙型溶血性链球菌咽峡炎后的免疫性炎性疾病，特征是累及心脏、关节、中枢神经系统、皮肤及皮下组织等部位，其中以心脏的非化脓性炎症最为常见和严重。急性重症风湿热可导致患儿死亡，慢性反复发作可形成风湿性心脏病。本病学龄儿童多见，3岁以下罕见，四季均可发病，以冬春季多见，无性别差异。

【病因和发病机制】

本病与A群乙型溶血性链球菌感染后引起的免疫反应有关。A群乙型溶血性链球菌的荚膜透明质酸、细胞壁外层及细胞膜的某些成分与人体关节、滑膜、心肌、心瓣膜和丘脑底核、尾状核有交叉抗原。这样链球菌感染后，机体产生抗链球菌抗体，一方面可清除链球菌起保护作用，另一方面可与人体组织产生免疫交叉反应导致器官损害。链球菌抗原的分子模拟是风湿热发病的主要机制，链球菌抗原与抗链球菌抗体还可以形成循环免疫复合物在人体关节、滑膜、心肌、心瓣膜等沉积后，激活补体成分产生炎性病变。宿主的遗传易感性或免疫应答性改变在风湿热发病机制中起一定作用。

【病理】

1. 急性渗出期　受累部位如心脏、关节、皮肤等结缔组织变性和水肿，淋巴细胞和浆细胞浸润；心包膜纤维素性渗出；关节腔内浆液性渗出。本期持续约1个月。

2. 增生期　本期特点为阿绍夫（Aschoff）小体（风湿小体）形成。Aschoff小体是血管周围的局灶性胶原纤维素样坏死，外周有淋巴细胞、浆细胞和巨大的多核细胞（风湿细胞）浸润。Aschoff小体广泛分布于肌肉及结缔组织，好发部位为心肌、心瓣膜、心外膜、关节处皮下组织和腱鞘，是诊断风湿热的病理依据，表示风湿活动。本期持续3~4个月。

3. 硬化期　Aschoff小体中央变性和坏死物质被吸收，炎症细胞减少，纤维组织增生和瘢痕形成。心瓣膜增厚形成瘢痕，本期持续2~3个月。

此外，大脑皮质、小脑、基底核可见散在非特异性细胞变性。

【临床表现】

风湿热临床表现轻重不一，取决于疾病侵犯部位和程度。风湿热仅发生于上呼吸道链球菌感染后，潜伏期为1周至数周；发作活动期如不经治疗，一般不超过6个月；如不进行预防，可以反复周期性发作。该病多呈急性起病，亦可为隐匿性进程，其临床表现主要为心脏炎、关节炎、风湿性舞蹈症、皮下结节和环状红斑。发热和关节炎是最常见的主诉。证明原有链球菌感染是必需的诊断条件，咽拭子培养阳性或抗链球菌抗体阳性可证明有过链球菌感染。

1. 一般表现　急性起病者发热，热型不规则。其他表现有精神不振、乏力、面色苍白、多汗、鼻出血、腹痛等。

2. 心脏炎　40%~50%的风湿热患儿累及心脏，初发时以心肌炎和心内膜炎多见，亦可发生全心炎。轻者症状不明显，重者可导致心力衰竭，甚至死亡。

（1）心肌炎：安静时心率增快，心率与体温升高不成比例（体温升高1℃，心率增加10~15次/min），入睡后心率仍增快；心界扩大，心音低钝，可闻及奔马律，心尖区可闻及吹风样收缩期杂音；心电图示PR间期延长、ST段下移及T波平坦或倒置，或有心律失常。

（2）心内膜炎：以二尖瓣受累最常见，主动脉瓣次之。心尖部可闻及二尖瓣关闭不全所引起的吹风样收缩期杂音，向腋下传导，以及二尖瓣相对狭窄所引起的舒张中期杂音；主动脉瓣关闭不全时胸骨左缘第3肋间可闻及舒张期叹气样杂音。

（3）心包炎：患儿有心前区疼痛，积液量少时心底部可听到心包摩擦音；积液量多时，心音遥远，可伴有颈静脉怒张、肝脾大等心脏压塞表现；心电图示低电压，广泛ST段抬高，随后ST段下降和T波平坦或倒置。

3. 关节炎　见于50%~60%风湿热患儿，为游走性多关节炎，以膝、踝、肘、腕等大关节为主，关节局部红、肿、热、痛、活动受限。经治疗后关节炎可完全治愈，不留畸形。

4. 风湿性舞蹈症　常在溶血性链球菌咽峡炎后1~6个月出现。多见于女孩，累及锥体外系。其特征为面部和四肢肌肉的不自主、无目的的快速运动，如伸舌、歪嘴、皱眉、挤眼、耸肩、缩颈、语言障碍、书写困难、微细动作不协调等，在兴奋或注意力集中时加剧，入睡后即消失。病程为1~3个月。

5. 皮肤症状

（1）皮下结节：见于5%~10%的风湿热患儿，常伴发严重心脏炎，起病后数周才出现，经2~4周消失。结节呈圆形、质硬、无压痛、可活动、米粒至花生米大小，分布于肘、腕、膝、踝等关节伸侧，以及枕部、前额头皮、脊柱棘突处。

（2）环状红斑：见于2%~5%风湿热患儿，位于躯干及四肢近端屈侧，呈环状、半环状，受热时明显，环内皮肤正常，边缘呈匐行性轻微隆起，直径约2.5cm。

【辅助检查】

1. 血常规　白细胞计数增高伴核左移，常有轻度贫血，血小板计数正常。

2. 急性炎症相关的检查项目　红细胞沉降率增快、C反应蛋白阳性、α_2球蛋白和黏蛋白增高等。

3. 抗链球菌抗体测定　链球菌感染1周后抗链球菌溶血素O（ASO）滴度开始上升，2个月后逐渐下降；或抗链球菌激酶、抗脱氧核糖核酸酶B升高。单独应用阳性率约为80%，两者合用阳性率可高达90%以上。

4. 免疫球蛋白及补体测定　免疫球蛋白IgG、IgA及补体C3均升高。

5. 心电图　可见PR间期延长、一度房室传导阻滞、ST-T变化等。

6. 胸部X线片　可示肺纹理可增加，心影正常或增大。

7. 超声心动图　可确诊有无心包积液和心内膜炎，并可判断房室肥大、左室收缩和舒张功能。

【诊断和鉴别诊断】

1. 诊断标准　风湿热的诊断有赖于临床表现和实验室检查的综合分析。1992年修改的Jones诊断标准包括3个部分：① 主要指标；② 次要指标；③ 链球菌感染的证据。在确定链球菌感染证据的前提下，有2项主要表现或1项主要表现伴2项次要表现即可作出诊断（表8-3）。

▼ 表8-3　风湿热诊断标准

主要表现	次要表现	链球菌感染证据
心脏炎	发热	近期患过猩红热
多关节炎	关节痛	咽拭子培养阳性或快速链球菌抗原试验阳性
风湿性舞蹈症	红细胞沉降率增高	抗链球菌抗体滴度增高
环状红斑	CRP阳性	
皮下结节	PR间期延长	

注：主要表现为关节炎者，关节痛不再作为次要表现；主要表现为心脏炎者，PR间期延长不再作为次要表现。CRP，C反应蛋白。

2. 鉴别诊断

（1）幼年型类风湿关节炎：常侵犯指/趾小关节，关节炎无游走性特点。反复发作后遗留关节畸形，病程长者X线骨关节摄片可见关节面破坏、关节间隙变狭窄和邻近骨骼骨质疏松。

（2）急性白血病：除发热、骨关节疼痛外，多数伴有贫血、出血倾向、肝脾及淋巴结肿大。周围血涂片可见幼稚白细胞，骨髓检查可予鉴别。

（3）感染性心内膜炎：先天性心脏病和/或风湿性心脏病合并感染性心内膜炎时，易与风湿性心脏病伴风湿活动相混淆。贫血、脾大、皮肤瘀斑或其他栓塞症状有助诊断，血培养可获得阳性结果，超声心动图可见心瓣膜或心内膜有赘生物。

【治疗】

1. 休息　若无心脏受累，急性期应卧床休息2周，随后可逐渐恢复活动，2周后达正常活动水平；心脏炎无心脏扩大患儿，应绝对卧床休息4周后，再逐渐于4周内恢复正常活动；心脏炎伴心脏扩大患儿，应卧床休息6周，再经6周恢复至正常活动水平；心脏炎伴心力衰竭患儿则应绝对卧床休息12周，然后在3个月内逐渐增加活动量。

2. 清除链球菌感染 大剂量青霉素（480万~960万U/d）静脉滴注至少2~3周；青霉素过敏者可改用其他有效抗生素如红霉素等。

3. 风湿药物治疗 心脏炎时宜早期使用糖皮质激素治疗，无心脏炎患儿可用水杨酸制剂。阿司匹林80~100mg/（kg·d），最大剂量≤3g/d，分次口服，症状控制后逐渐减至半量，持续4~6周；应密切观察阿司匹林不良反应，如恶心、呕吐、消化道出血、酸碱平衡失调等，合适的血药浓度为0.22~0.25g/L。泼尼松2mg/（kg·d），分次服用，最大剂量≤60mg/d，2周后逐渐减量，总疗程8~12周。用药期间应低盐饮食，预防感染。

4. 对症治疗 心脏炎时宜早期使用糖皮质激素，及时给予大剂量静脉注射糖皮质激素。应慎用或不用洋地黄制剂，以免发生洋地黄中毒。予以低盐饮食，必要时氧气吸入、给予利尿药和血管扩张剂。风湿性舞蹈症时可加用苯巴比妥、地西泮等镇静药，注意环境安静，并给予心理治疗。关节肿痛时应予制动。

【预防】

1. 预防风湿复发 应用长效青霉素120万U深部肌内注射，每月1次；青霉素过敏患儿可改用红霉素等其他抗生素口服，每月口服1周，红霉素剂量20~40mg/（kg·d），分次服用。预防期限不得少于5年，有心脏炎者应延长至10年或至青春期后，有严重风湿性心脏病者宜进行终身药物预防。

2. 预防感染性心内膜炎 当风湿热或风湿性心脏病患儿拔牙或行其他手术时，术前、术后应用抗生素静脉滴注。

二、过敏性紫癜

案例8-3 患儿，男，9岁5月龄，腹痛1周，皮疹1日。脐周剧烈疼痛，阵发性加剧，伴呕吐胃内容物数次，经抗生素治疗效果不佳（青霉素和利巴韦林），住院前1日双下肢皮疹。体格检查：心肺无阳性体征；肝右肋下2.0cm，质软；双下肢伸侧对称性紫红色斑丘疹，压之不褪色；双踝关节内侧可见大片出血性皮疹，高出皮面。尿常规正常，粪便隐血试验阳性。

思考：

1. 患儿最可能的诊断是什么？

2. 为明确诊断，尚需进行哪些检查？

过敏性紫癜（anaphylactoid purpura）又称IgA血管炎、亨-舒综合征（Henoch-Schonlein purpura, HSP），是一种以小血管炎为主要病变的血管炎综合征，临床表现为皮肤紫癜，常伴关节炎、腹痛、便血及蛋白尿、血尿。多发于学龄前和学龄期儿童，男孩发病率高于女孩。

【病因和发病机制】

该病病因和发病机制尚未明确，下列情况可能为诱因，如微生物（细菌、病毒、寄生虫等）、食物（蛋类、乳类、豆类等）、药物（阿司匹林、抗生素等）、虫咬、疫苗接种等。机体对这些因素产生不适当的免疫反应，形成以IgA抗体为主的免疫复合物，引起广泛的毛细血管炎，严重时可发生坏死性小动脉炎，血管壁通透性增加导致皮肤、黏膜和内脏器官出血和水肿。同胞中可同时或先后发病，有一定遗传倾向。

【病理】

基本病理变化为广泛的白细胞碎裂性小血管炎，以毛细血管炎为主，亦可累及静脉和小动脉。血管壁可见胶原纤维肿胀和坏死，中性粒细胞浸润，周围有散在核碎片。间质水肿，有浆液性渗出，同时可见渗出的红细胞。内皮细胞肿胀，可有血栓形成。病变累及皮肤、肾脏、关节及胃肠道，少数累及心、肺等脏器。在皮肤和肾脏，荧光显微镜下可见IgA为主的免疫复合物沉积。

【临床表现】

多急性起病，首发症状以皮肤紫癜为主，部分病例以腹痛、关节炎或肾脏症状首先出现。起病前1~3周常有上呼吸道感染史。可伴有低热、食欲减退、乏力等全身症状。

1. 皮肤紫癜　病程中反复出现皮肤紫癜为本病特征，多见于四肢及臀部，对称分布，伸侧较多，分批出现，面部及躯干较少。初起呈紫红色斑丘疹，高出皮面，继而呈棕褐色而消退，可伴有荨麻疹和血管神经性水肿，重症患儿紫癜可融合成大疱伴出血性坏死（文末彩图8-2）。

2. 消化道症状　半数以上患儿出现反复的阵发性腹痛，位于脐周或下腹部，疼痛剧烈，可伴呕吐，但呕血少见。部分患儿有黑便或血便、腹泻或便秘，偶见并发肠套叠、肠梗阻或肠穿孔。

3. 关节症状　可出现膝、踝、肘、腕等大关节疼痛或肿痛，活动受限，呈单发或多发。关节腔有积液，可在数日内消失，不留后遗症。

4. 肾脏症状　本病引起的肾脏病变是小儿最常见的继发性肾小球疾患。肾脏症状轻重不一，较多患儿出现血尿、蛋白尿和管型，少数伴血压增高及水肿，称为过敏性紫癜性肾炎；少数呈肾病综合征表现，提示肾脏损伤较为严重。肾脏症状绝大多数在起病1个月内出现，亦可在病程更晚期发生，少数以肾炎为首发症状。虽然有些患儿的血尿、蛋白尿持续数月甚至数年，但大多数都能完全恢复，少数发展为慢性肾炎，死于慢性肾衰竭。

5. 其他　偶可发生颅内出血，导致惊厥、瘫痪、昏迷、失语，还可有鼻出血、牙龈出血、咯血、睾丸出血等出血表现。偶尔累及循环系统发生心肌炎、心包炎，或累及呼吸系统发生喉头水肿、哮喘和肺出血。

【辅助检查】

1. 血常规　白细胞正常或增加，中性粒细胞和嗜酸性粒细胞可增高；除非严重出血，一般无贫血；血小板计数正常甚至升高，出血和凝血时间正常，血块收缩试验正常，部分患儿毛细血管脆性试验阳性。

2. 尿常规　可有红细胞、蛋白、管型，重症有肉眼血尿。

3. 粪便隐血试验　有消化道症状者多阳性。

4. 其他实验室检查 红细胞沉降率正常或增快；血清 IgA 可升高，IgG、IgM 正常也可轻度升高；C3、C4 正常或升高；抗核抗体及类风湿因子（RF）阴性；重症血浆黏度增高。

5. 腹部超声检查 有利于早期诊断肠套叠；对有中枢神经系统症状患儿可予颅脑 MRI 确诊；肾脏症状较重和迁延患儿可做肾穿刺活检，以了解病情和给予相应治疗。

【诊断和鉴别诊断】

典型病例诊断不难，若临床表现不典型，皮肤紫癜未出现时容易误诊为其他疾病，需与原发免疫性血小板减少症、外科急腹症、风湿性关节炎等鉴别（表8-4）。

▼ 表8-4 过敏性紫癜的鉴别诊断

临床特点	链球菌感染证据
以皮疹为主要表现者	免疫性血小板减少症、系统性红斑狼疮、白血病等
以急性腹部症状为主要表现者	急性阑尾炎、肠套叠、梅克尔憩室等
以关节炎或关节痛为主要表现者	风湿性关节炎、幼年型特发性关节炎
以肾脏受累为主要表现者	各型原发或继发的急、慢性肾小球肾炎

【治疗】

1. 一般治疗 本病无特效疗法。卧床休息，积极寻找和去除致病因素，控制感染，补充维生素C。

2. 对症治疗 有荨麻疹或血管神经性水肿时，应用抗组胺药和钙剂；腹痛时应用解痉药；消化道出血时应禁食，可静脉注射西咪替丁每日 20~40mg/kg，必要时输血。可静脉滴注大剂量维生素 C（2~5g/d），以改善血管通透性。

3. 糖皮质激素和免疫抑制剂 急性期对腹痛和关节痛可予缓解，但不能预防肾脏损害的发生，亦不能影响预后。可用泼尼松每日 1~2mg/kg，分次口服，或地塞米松、甲泼尼龙（5~10mg/kg）静脉滴注，症状缓解后即可停用。重症肾脏损害时可用环磷酰胺等免疫抑制剂。

4. 抗凝治疗 阿司匹林每日 3~5mg/kg，或每日 25~50mg，口服；双嘧达莫（潘生丁）每日 3~5mg/kg，口服；以抗血小板凝集和血栓形成。以过敏性紫癜性肾炎为主要表现时，可选用肝素 120~150U/kg 加入 10% 葡萄糖溶液 100ml 中静脉滴注，每日 1 次，连续 5 日；或肝素钙 10U/kg 皮下注射，每日 2 次，连续 7 日。

5. 中药中成药 如贞芪扶正颗粒、复方丹参片、银杏叶片等，可补肾益气和活血化瘀，有利于疾病恢复。

【预后】

本病预后一般良好，少数重症患儿可死于肠出血、肠套叠、肠坏死或急性肾衰竭。病程一般为 1~2 周至 1~2 个月，少数可长达数月或 1 年以上。肾脏病变常较迁延，可持续数月或数年。大多自行缓解，部分病例有复发倾向。

三、川崎病

案例8-4
患儿，男，1岁5月龄，发热4日，眼红、唇红1日。持续高热，最高体温达40℃，服退热药体温可下降至38℃左右，数小时后复升。体格检查：双眼球结膜充血；口唇红，干裂，见血痂。左颈部可触及1.5cm×1.5cm淋巴结。躯干部遍布多形性红斑。C反应蛋白升高。

思考：

1. 患儿最可能的诊断是什么？

2. 为明确诊断，尚需进行哪些检查？

川崎病（Kawasaki disease，KD）又称皮肤黏膜淋巴结综合征（mucocutaneous lymphnode syndrome，MCLS），是一种以全身性中、小动脉炎性病变为主要病理改变的急性热性发疹性疾病。冠状动脉是否受累及程度是影响预后的关键，是儿童期后天性心脏病的主要病因之一。发病年龄以婴幼儿多见，80%在5岁以下，成人罕见。男：女为1.5：1。

【病因和发病机制】

病因和发病机制尚未清楚。但发病有一定的流行性、地方性，临床表现有发热、皮疹等，推测与感染有关。一些研究表明，川崎病发病可能为病原微生物毒素（如葡萄球菌肠毒素、链球菌致热外毒素等）以超抗原机制，先诱导T细胞异常激活，进而引起易感个体免疫系统高度活化而导致血管免疫炎性损伤。

【病理】

急性期基本病理变化为全身性血管周围炎、血管内膜炎或全层血管炎，涉及动脉、静脉和毛细血管，冠状动脉最易受累，可出现冠状动脉扩张、狭窄，甚至冠状动脉瘤样改变。致死病例中最严重的病变在心脏，特别是冠状动脉有增殖性炎症和血栓形成，导致冠状动脉急性闭锁并造成大面积心肌梗死。此外，还可有心包炎、心肌炎、脑膜炎、肝炎和肾炎等损害。

【临床表现】

1. 主要表现

（1）发热：体温39~40℃以上，多呈稽留热或弛张热，受药物影响热型可不规则，持续7~14日或更长时间。抗生素治疗无效。

（2）球结膜充血：双眼球结膜充血，无脓性分泌物。

（3）唇及口腔表现：口唇充血皲裂（文末彩图8-3），口腔黏膜弥漫充血，舌乳头明显突起、充血似草莓舌。

（4）手足症状：掌跖红斑，手足硬性水肿，第2周开始指/趾端甲下和皮肤交界处出现膜状脱皮（文末彩图8-4），指/趾甲有横沟［博氏线（Beau lines）］，重者指/趾甲亦可脱落。

（5）皮肤表现：多形性皮疹，可呈弥漫性红斑，肛周皮肤发红、脱皮，婴儿卡介苗接种处重新出现红斑、疱疹或硬结。

（6）颈部淋巴结肿大：单侧或双侧，单侧多见，学龄前及学龄期儿童直径多在1.5cm以上，有触痛但不剧烈，表面不红，不化脓，常为一过性。

2. 次要表现 患儿易激惹、烦躁不安，少数有颈强直、惊厥、昏迷等无菌性脑膜炎表现；有腹痛、恶心、腹泻、麻痹性肠梗阻、肝大、黄疸、血清转氨酶升高等消化系统表现；或有咳嗽、关节痛、关节炎；心血管系统可有心包炎、心肌炎、心内膜炎、心律失常。可因冠状动脉炎伴有动脉瘤和血栓栓塞而引起猝死。症状常于发病1~6周出现，也可以迟至急性期后数月，甚至数年才发生。

【辅助检查】

1. 血液检查 血常规白细胞增高，以中性粒细胞为主，伴核左移。轻、中度贫血，血小板早期正常，第2~3周增多。红细胞沉降率明显增快，C反应蛋白、丙氨酸转氨酶（ALT）和天冬氨酸转氨酶（AST）升高。

2. 免疫学检查 血清IgG、IgM、IgA、IgE和血液循环免疫复合物升高。

3. 心电图 早期示窦性心动过速，非特异性ST-T变化；心包炎时可有广泛ST段抬高和低电压；心肌梗死时相应导联有ST段明显抬高，T波倒置及异常Q波。

4. 胸部X线片 可示肺部纹理增多、模糊或有片状阴影，心影可扩大。

5. 超声心动图 急性期可见心包积液，左室内径增大，二尖瓣、主动脉瓣或三尖瓣反流；可有冠状动脉异常，如冠状动脉扩张、冠状动脉瘤、冠状动脉狭窄等，重症患儿可出现冠状动脉内血栓形成（文末彩图8-5）。

6. 冠状动脉造影 有多发性冠状动脉瘤或心电图有心肌缺血表现者应进行冠状动脉造影，以观察冠状动脉病变程度，指导治疗（图8-6）。

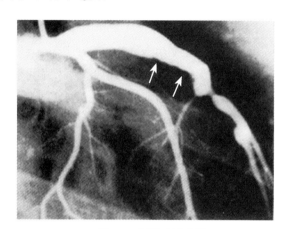

▲ 图8-6 冠状动脉造影
箭头示病变部位。

【诊断标准】

本病的诊断主要依据临床主要表现，除发热为必备条件外，其他5项主要表现中具备4项者即可诊断本病。如5项主要表现中只具备3项或3项以下，则经超声心动图证实有冠状动脉扩张或冠状动脉瘤，亦可确诊。

【鉴别诊断】

1. 败血症 血培养阳性，抗生素治疗有效，常可发现病灶。

2. 渗出性多形红斑 婴儿少见，皮疹范围广泛，有疱疹、皮肤糜烂出血及口腔溃疡。眼部表现为渗出性炎症。

3. 全身型幼年型特发性关节炎 长程发热，多为弛张热，无眼球结膜充血，无口唇发红、皲裂，无手足硬肿及指/趾端膜状脱皮，冠状动脉损害少见。

4. 猩红热 多于发热当日或次日出现皮疹，呈粟粒样均匀分布丘疹，疹间皮肤潮红，无明显指/趾肿胀，口唇皲裂不明显，青霉素治疗有效。

【治疗】

1. 控制炎症

（1）阿司匹林：每日30~50mg/kg，分3~4次服用；热退48~72小时后复查炎性指标（白细胞计数及CRP）恢复正常，可减量至3~5mg/（kg·d）顿服，维持2~3个月。如有冠状动脉病变时，应延长用药时间，直至冠状动脉恢复正常。

（2）大剂量静脉注射免疫球蛋白（IVIG）：剂量为2g/kg，于10~12小时静脉缓慢输入，宜于发病早期（10日以内）应用，可迅速退热，预防或减轻冠状动脉病变发生，应同时合用阿司匹林，剂量同上。

（3）糖皮质激素：一般情况下不用，通常在IVIG治疗无效时，可考虑与阿司匹林和双嘧达莫合并应用。对IVIG治疗后发热（>38℃）及CRP等检查未改善者，即对IVIG治疗不反应，应再追加IVIG 1~2g/kg一次静脉滴注。如仍无效，可选用泼尼松1~2mg/（kg·d）口服2~4周或泼尼松龙2mg/（kg·d）静脉滴注3~5日。极少病例需用大剂量泼尼松龙10~30mg/kg，每日1次静脉滴注，可用1~3日。合用药物至退热后改用泼尼松口服，剂量及用法同上。

2. 抗血小板聚集　除阿司匹林外可加用双嘧达莫3~5mg/（kg·d），分2次服用。

3. 对症治疗　根据病情给予对症及支持疗法，如补充液体、护肝、控制心力衰竭、纠正心律失常等，有心肌梗死时应及时进行溶栓治疗。应用抗生素（如头孢菌素类）治疗合并感染。

【预后及随诊】

本病多呈自限性经过，多数预后良好。未经治疗的患儿，并发冠状动脉瘤者可达20%~25%；即使应用IVIG治疗，也约有15%患儿发生冠状动脉病变。经及时诊断治疗，目前病死率已降至0.5%左右，1%~2%患儿可再发。

无冠状动脉病变患儿于出院后1个月、3个月、6个月及1~2年进行1次全面检查（包括体格检查、心电图和超声心动图等）；有冠状动脉损害者应密切随访，每6~12个月1次。应用IVIG治疗的患儿11个月内不宜进行麻疹、风疹、腮腺炎疫苗的预防注射。

四、幼年型特发性关节炎

案例8-5　患儿，男，4岁10月龄，发热24日。弛张热，伴四肢肌肉酸痛及双膝、双踝关节疼痛。体格检查：躯干部及四肢可见压之褪色的大小不等红色皮疹。四肢肌张力正常，双膝、双踝关节活动受限，局部无红肿，皮温正常。红细胞沉降率和C反应蛋白升高，骨髓细胞学检查无异常。

思考：

1. 患儿最可能的诊断是什么？

2. 为明确诊断，尚需进行哪些检查？

幼年型特发性关节炎（juvenile idiopathic arthritis，JIA）是儿童时期常见的风湿性疾病，以慢性关节滑膜炎为主要特征，伴全身多脏器功能损害。是儿童时期残疾或失明的重要原因。该病命名繁多，如幼年型类风湿关节炎（juvenile rheumatoid arthritis，JRA）、Still病、幼年慢性关节炎（juvenile chronic arthritis，JCA）、幼年型关节炎（juvenile arthritis，JA）等。为了便于国际协作，国际风湿病学会联盟将儿童时期（16岁以下）不明原因关节肿胀、疼痛持续6周以上者，命名为"幼年型特发性关节炎（JIA）"。各地分类比较见表8-5。

▼ 表8-5　幼年型特发性关节炎分类与美国和欧洲分类的比较

美国风湿病学会（ACR）	欧洲风湿病联盟（EULAR）	国际风湿病学会联盟（ILAR）
幼年型类风湿关节炎（JRA）	幼年慢性关节炎（JCA）	幼年型特发性关节炎（JIA）
全身型	全身型	全身型
多关节炎型	多关节炎型	多关节型（RF阴性）
	幼年型类风湿关节炎	多关节型（RF阳性）
少关节炎型	少关节炎型	少关节型
		持续型
		扩展型
	银屑病性关节炎（PsA）	银屑病性关节炎
	幼年强直性脊柱炎（JAS）	附着点炎症相关的关节炎
		其他类的关节炎

注：RF，类风湿因子。

【病因和发病机制】

病因至今尚不明确，可能与多种因素有关，如感染因素、遗传因素和免疫学因素。其发病机制可能为：各种感染性微生物的特殊成分作为外来抗原，作用于具有遗传学背景的人群，激活免疫细胞，通过直接损伤或分泌细胞因子、自身抗体触发异常免疫反应，引起自身组织的损害和变性。尤其是某些细菌、病毒的特殊成分（如热激蛋白）可作为超抗原，直接与具有特殊可变区B链（VB）结构的T细胞受体（TCR）结合而激活T细胞，激发免疫损伤。自身组织变性成分（内源性抗原），如变性IgG或变性的胶原蛋白，也可作为抗原引发针对自身组织成分的免疫反应，进一步加重免疫损伤。

【临床表现】

1. 全身型JIA　任何年龄皆可发病，但大部分起病于5岁以前。弛张热，其皮疹特点为随体温升降而出现或消退。关节症状主要是关节痛或关节炎，为多关节炎或少关节炎，伴四肢肌肉疼痛，常在发热时加剧，热退后减轻或缓解。关节症状既可首发，又可在急性发病数月或数年后才出现。

2. 多关节型JIA　发病最初6个月有5个及以上关节受累，分为类风湿因子阴性和阳性两种类型。女孩多见，大小关节均可受累，多为对称性。颞颌关节受累时可致张口困难，小颌畸形。类风湿因子阳性关节症状较阴性型为重，后期可侵犯髋关节，未经规范治疗，约半数以上发生关节强直变形而影响关节功能。本型除关节炎表现外，可出现类风湿结节。

3. 少关节型JIA 发病最初6个月有1~4个关节受累。本型女孩多见，起病多在5岁以前。多为大关节受累，膝、踝、肘或腕等大关节为好发部位，常为非对称性。关节炎反复发作，可导致双腿不等长。20%~30%患儿发生慢性虹膜睫状体炎而造成视力障碍，甚至失明。

4. 与附着点炎症相关的关节炎（enthesitis related arthritis，ERA） 本型以男孩多见，多于8岁以上起病。四肢关节炎常为首发症状，但以下肢大关节如髋、膝、踝关节受累为多见，表现为肿、痛和活动受限。可有反复发作的急性虹膜睫状体炎和足跟疼痛。本型人类白细胞抗原B27（HLA-B27）阳性者占90%，多有家族史。

5. 银屑病性关节炎 本型儿童时期罕见。发病以女性占多数。表现为一个或几个关节受累，常为不对称性。大约有半数以上患儿有远指间关节受累及指甲凹陷。关节炎可发生于银屑病发病之前或数月、数年后。40%患者有银屑病家族史。发生骶髂关节炎或强直性脊柱炎者，HLA-B27阳性。

6. 未分类的关节炎 不符合上述任何一项或符合上述两项以上类别的关节炎。

【辅助检查】

本病无特异的实验室诊断指标。

1. 炎症反应的证据 红细胞沉降率明显加快，但少关节型患儿的红细胞沉降率结果多数正常。在多关节型和全身型患儿中急性期反应物（C反应蛋白、IL-1和IL-6等）增高，有助于随访时了解疾病活动情况。

2. 自身抗体

（1）类风湿因子（RF）：RF阳性提示严重关节病变。RF阴性中约75%患儿能检出隐匿型RF，对JIA患者的诊断有一定帮助。

（2）抗核抗体（ANA）：40%的患儿出现低中滴度的ANA。

3. 其他检查

（1）关节液分析和滑膜组织学检查：可鉴别化脓性关节炎、结核性关节炎、类肉瘤病、滑膜肿瘤等。

（2）血常规：常见轻-中度贫血，外周血白细胞计数和中性粒细胞增高，全身型JIA可伴类白血病反应。

（3）X线检查：早期（病程1年内）X线仅显示软组织肿胀，关节周围骨质疏松，关节附近呈现骨膜炎。晚期可见到关节面骨破坏，以手腕关节多见。

（4）其他影像学检查：骨关节彩色多普勒超声检查和MRI检查均有助于发现骨关节损害。

【诊断和鉴别诊断】

1. 诊断依据 JIA的诊断主要依靠临床表现，凡16岁以下儿童出现不明原因关节肿胀，持续6周以上，能除外其他疾病者，可考虑该病。

2. 鉴别诊断

（1）以高热、皮疹等全身症状为主者应与脓毒症、结核病、病毒感染、白血病、淋巴瘤、恶性组织细胞病等鉴别。

（2）以关节受累为主者应与风湿热、化脓性关节炎、结核性关节炎、创伤性关节炎、系统性红斑狼疮（SLE）、过敏性紫癜等鉴别。

【治疗】

治疗原则是控制病变的活动度，减轻或消除关节疼痛和肿胀；预防感染和关节炎症的加重；预防关节功能不全和残疾；恢复关节功能及生活与劳动能力。

1. 一般治疗　除急性发热外，不主张过多地进行卧床休息。宜鼓励患儿参加适当的运动。定期进行裂隙灯检查以发现虹膜睫状体炎。重视心理治疗，取得家长配合，使患儿克服因慢性疾病或残疾造成的自卑心理，鼓励参加正常活动和上学；增强信心，使患儿的身心健康成长。

2. 药物治疗

（1）非甾体抗炎药（NSAID）：近年由于发现阿司匹林不良反应较多，其他NSAID的使用逐渐增加，如萘普生10~15mg/（kg·d）、分2次口服，布洛芬50mg/（kg·d）、分2~3次口服。为避免严重胃肠道反应，一般多种NSAID药物不联合使用。

（2）病情缓解药（DMARD）

1）甲氨蝶呤（methotrexate，MTX）：剂量为7.5~10mg/m²，每周1次顿服。最大剂量为每周15mg/m²，服药3~12周即可起效。MTX不良反应较轻，有不同程度胃肠道反应、一过性转氨酶升高、胃炎和口腔溃疡、贫血和粒细胞减少。对多关节型安全有效。

2）羟氯喹：剂量为5~6mg/（kg·d），不超过0.25g/d，分1~2次服用。疗程3个月至1年。不良反应可有视网膜炎、白细胞减少、肌无力和肝功能损害。

3）柳氮磺吡啶：剂量为50mg/（kg·d），服药1~2个月即可起效。副作用包括恶心、呕吐、皮疹、哮喘、贫血、溶血、骨髓抑制、中毒性肝炎和不育症。

4）其他：包括青霉胺、金制剂，如硫代苹果酸金钠，因副作用明显，现已少用。

（3）肾上腺皮质激素：不作为首选或单独使用的药物，严格掌握指征。0.5~1mg/（kg·d）（总量≤60mg/d），一次顿服或分次服用。一旦体温得到控制逐渐减量至停药。

（4）其他药物：根据JIA不同类型选择使用免疫抑制剂、生物制剂。目前国内有报道使用中药提纯制剂白芍总苷治疗JIA有一定疗效。

3. 物理治疗　对保持关节活动、肌力强度是极为重要的。尽早开始保护关节活动及维持肌肉强度的锻炼，有利于预防关节残疾，改善关节功能。

【预后】

JIA患儿总体预后较好，但不同亚型JIA的预后具有很强的异质性。并发症主要是关节功能丧失和虹膜睫状体炎所致的视力障碍。JIA病情极易反复，个别病例在历经数年缓解后到成人期偶尔也会出现复发。另外，本病可能发生致死性并发症，即巨噬细胞活化综合征（MAS），是风湿科的危急重症之一。

（陈昕）

学习小结

免疫缺陷病分为原发性免疫缺陷病和继发性免疫缺陷病，其共同临床表现是难以治愈的反复感染，易发生恶性肿瘤和自身免疫病。儿童风湿热是由A群乙型溶血性链球菌感染所致，常累及心脏、关节、中枢神经系统、皮肤及皮下组织，发热和关节炎是最常见的主诉，心脏炎以心肌炎和心内膜炎多见。过敏性紫癜是以小血管炎为主要病变的血管炎综合征，反复出现皮肤紫癜为该病的特征，常伴有消化道及关节症状，部分合并有肾脏改变。川崎病以婴幼儿为多见，其主要临床表现为发热、球结膜充血、手足硬肿及脱皮、多形性皮疹及颈部淋巴结肿大，可累及冠状动脉。其治疗主要采用阿司匹林口服及大剂量IVIG为主。幼年型特发性关节炎以慢性关节滑膜炎为主要特征，伴全身多脏器功能损害。

复习参考题

一、选择题

1. 免疫缺陷病的常见临床表现不包括
   A. 反复严重的感染
   B. 易患自身免疫病
   C. 易患炎症性疾病
   D. 易患恶性肿瘤
   E. 易患肺孢子菌肺炎

2. 风湿热链球菌感染的证据包括
   A. 红细胞沉降率增快
   B. 咽拭子培养阳性
   C. 抗链球菌抗体升高
   D. 近期猩红热病史
   E. CRP阳性

3. 过敏性紫癜的皮疹特点是
   A. 针尖大小皮疹，不高出皮面
   B. 多见于四肢及臀部，高出皮面，可伴有荨麻疹和血管神经性水肿
   C. 多见于面部和躯干，多为斑丘疹或大片皮肤发红

   D. 多形性皮疹，可呈弥漫性红斑或麻疹样皮疹
   E. 热退后出现，自颜面部开始，自上而下蔓延

4. 下列疾病中会出现紫癜伴腹痛、关节痛、肾脏病的是
   A. 川崎病
   B. 原发性血小板减少症
   C. 过敏性紫癜
   D. 血友病
   E. 幼年型特发性关节炎

5. 幼年型特发性关节炎会出现的临床表现为
   A. 关节肿胀，活动受限
   B. 面颊部蝶形皮疹及蛋白尿
   C. 指/趾端肿胀脱屑
   D. 阵发性腹痛伴紫癜
   E. 反复感染

答案：1.E　2.B、C、D
3.B　4.C　5.A

二、简答题

1. 免疫缺陷病的治疗原则包括哪些？
2. 风湿热的诊断标准是什么？
3. 简述川崎病的临床表现及治疗要点。

第九章　感染性疾病

学习目标

知识目标	1. 掌握　感染性疾病的临床特征、诊断要点、与其他疾病的鉴别要点、治疗原则和方法。
	2. 熟悉　感染性疾病的病原体与流行病学特征、常见并发症和预防措施。
	3. 了解　感染性疾病的发病机制与病理改变。
能力目标	1. 能指导家长采取合适的措施防治儿童常见感染性疾病。
	2. 能随年龄特点，识别儿童感染性疾病病情变化。
	3. 能说明儿童常见感染性疾病的特点，并列出相应的治疗措施。
素质目标	具备人文关怀理念、沟通交流技巧，具有团队合作精神、自主学习能力。

第一节　病毒感染性疾病

一、麻疹

案例9-1　　患儿，男，8月龄，4日前出现发热伴干咳、流涕，体温38.5℃左右，今体温升高达39.5℃，并发现面部皮疹。体格检查：急性热面容，精神不佳，面部散在红色斑丘疹；球结膜轻度充血；口鼻分泌物较多；双侧颊黏膜可见散在细小白色斑点；双肺闻及中小湿啰音；心音有力，心律齐；肝肋下1cm，质软，脾未触及。

思考：

1. 该患儿最可能患什么疾病？

2. 诊断依据有哪些？需与哪些疾病鉴别？

麻疹（measles）是由麻疹病毒引起的急性出疹性呼吸道传染病，临床上具有发热、结膜炎、流涕、咳嗽、麻疹黏膜斑和全身斑丘疹，疹退后糠麸样脱屑并留有色素沉着等特征。

【病原和流行病学】

麻疹病毒属副黏病毒科麻疹病毒属，基因组为单股负链RNA，含包膜蛋白M、F、H与核衣壳蛋白N、P、L。H抗原易变异。麻疹病毒对热、酸、紫外线和一般消毒剂均敏感。患者在前驱期和出疹期眼结膜、鼻咽分泌物、血和尿中存有病毒，通过呼吸道飞沫小滴或接触途径传播。

【发病机制和病理改变】

病毒经鼻咽部侵入，在局部上皮细胞内增殖后播散到局部淋巴组织，在感染后第2~3日形成初次病毒血症，在全身的单核-吞噬细胞系统内增殖后大量病毒再次入血（感染后第5~7日），随后病毒到达皮肤和内脏。麻疹病毒致病机制包括直接损伤皮肤黏膜血管内皮细胞；特异性细胞毒性T细胞杀伤病毒感染的靶细胞，导致血管扩张和血浆渗漏；抗原抗体复合物形成和活化补体造成血管内皮细胞损伤等。

【临床表现】

1. 典型麻疹　潜伏期为6~21日，一般10~14日，被动免疫者可延至28日。

（1）前驱期：一般2~4日。有发热、结膜炎、急性上呼吸道感染样表现和麻疹黏膜斑（koplik spots）。后者是麻疹前驱期的特征性体征，为0.5~1mm白色斑点，周围有红晕，最先见于双侧相对下磨牙处颊黏膜，常快速增多，部分可融合（文末彩图9-1）。

（2）出疹期：持续3~5日。皮疹先见于耳后发际，渐及额面部，再自上而下延及躯干和四肢，最后达掌跖面。初为玫瑰色斑丘疹，略高出皮面，疹间皮肤正常，逐渐融合成片，色泽渐变暗红（文末彩图9-2）。出疹时体温升高，咳嗽加剧，肺部可闻及啰音，颈淋巴结和脾脏可有轻度肿大。

（3）恢复期：皮疹按出疹顺序消退，疹退处有糠麸样脱屑，并留有褐色色素沉着。全身状况好转，体温下降，症状体征很快消失。整个病程历时10~14日。

2. 其他类型麻疹

（1）轻型麻疹：见于有部分免疫者。潜伏期延长；前驱期短且症状轻微；麻疹黏膜斑可不明显；皮疹稀疏细小，消失快；可见脱屑，可不遗留色素斑；无并发症。

（2）重型麻疹：见于病毒毒力过强和身体虚弱患者。中毒症状重，起病即高热，或体温不升。皮疹常密集融合成片，或疹出不透，或出而骤退，或皮疹呈出血性伴黏膜和消化道出血。常有神经系统症状或心血管功能不全。

（3）无皮疹型麻疹：见于潜伏期内接受被动免疫或应用免疫抑制剂者。病程中从无皮疹，可有麻疹黏膜斑，常以鼻咽部分泌物找到多核巨细胞或特异性抗体为诊断依据。

（4）异型麻疹：见于接受过灭活疫苗或个别减毒活疫苗者。前驱期短，常无麻疹黏膜斑；出疹期发热和全身症状较重，出疹顺序为先四肢，后躯干和面部；皮疹呈多形性；常伴腹痛和肌痛；易并发肺炎、肝炎和胸腔积液等。

【实验室检查】

1. 多核巨细胞检查　于出疹前2日至出疹后1日取患者鼻、咽、眼分泌物涂片，瑞氏染色后直接镜检多核巨细胞。

2. 病原学检查　① 发热期取血、尿或鼻咽分泌物分离病毒；② 免疫荧光法检测鼻咽分泌物或尿脱落细胞中病毒抗原；③ 血清特异性IgM阳性可诊断急性感染。双份血清血凝抑制和补体结合抗体滴度≥4倍增高亦有诊断意义。

【并发症】

1. 肺炎 最常见。原发性肺炎为麻疹病毒所致，随热退和皮疹出齐而消散。

继发性肺炎的常见病原体为肺炎链球菌、流感嗜血杆菌、金黄色葡萄球菌或腺病毒等，多发生于出疹期。麻疹继发肺炎常较严重，胸腔并发症多，病死率高。

2. 喉炎 原发于麻疹病毒或继发细菌感染，可致气道阻塞，重者窒息死亡。

3. 麻疹脑炎 发生于出疹后2~6日或前驱期或恢复期，病情与麻疹轻重无关，与其他病毒性脑炎相似，但病死率较高，后遗症较多。

4. 亚急性硬化性全脑炎（subacute sclerosing panencephalitis，SSPE） 为致死性慢性进行性脑退行性病变，发病率约1/100万，主要见于幼时患过麻疹的年长儿童。先见智力和情绪改变，不久发生阵挛性肌肉抽搐，最终呈去大脑强直状态。病程持续1~3年。脑组织中可检出麻疹病毒或其抗原。

5. 结核病恶化 患麻疹时机体细胞免疫功能受到暂时性抑制，致使体内原来隐伏的结核病灶重新活动和恶化，可发展为粟粒性肺结核或结核性脑膜炎。

【诊断和鉴别诊断】

1. 诊断 典型麻疹可根据流行病学史，各期典型表现如前驱期麻疹黏膜斑，出疹期高热出疹、出疹顺序和皮疹形态的特点；恢复期疹退脱屑和色素沉着确立临床诊断，必要时辅以病原学检查如特异性IgM和病毒分离，尤其是非典型麻疹者。

2. 鉴别诊断 发热伴出疹在儿科较常见，应根据流行病学史、临床症状、发热与皮疹的关系及皮疹特征等，结合有关病原学检查与其他出疹性疾病鉴别。麻疹、风疹和猩红热的鉴别要点见表9-1。

▼ 表9-1 麻疹、风疹和猩红热的鉴别诊断

疾病	前驱期	前驱症状	黏膜斑	皮疹特点
麻疹	2~4日	发热较高 卡他症状严重	有	耳后发际→面部→自上而下→掌跖面，2~5日出齐，玫瑰色斑丘疹，疹间皮肤正常
风疹	约1日或无	低热或不发热 卡他症状轻微	无	先面部，24小时内遍布全身，较小浅红色斑丘疹
猩红热	约1日	常见高热 咽痛明显	有	初见颈部、腋下和腹股沟，24小时内遍及全身，见口周苍白圈，皮肤弥漫充血，上有鲜红斑点疹

【预防】

1. 控制传染源和切断传播途径 早发现、早隔离（至出疹后5日，并发肺炎者延至10日）、早治疗。易感者不去人群密集场所。

2. 主动免疫 对易感者应普遍接种麻疹活疫苗，我国儿童计划免疫程序将8月龄婴儿定为初次免疫对象。在麻疹流行地区，可在接触麻疹后头2日内，对易感者进行应急接种，以防止发病或减轻症状。

3. 被动免疫　对体弱有病者和未接种过麻疹活疫苗的婴幼儿，在接触麻疹后5日内肌内注射丙种球蛋白0.25ml/kg（免疫抑制者0.5ml/kg）可预防患病；接触5日后注射只能减轻症状。被动免疫维持3~8周。

【治疗】

尚无麻疹特效抗病毒药，主要为加强护理、防治并发症。

1. 一般治疗　给予足够水分和易消化富营养食物；居室保持适宜温湿度和空气新鲜；口、眼和皮肤应经常清洗。

2. 对症治疗　高热时可给予退热药降温。咳嗽剧烈时给予止咳祛痰剂。

3. 治疗并发症　根据各种并发症的发生，及时给予积极有效的治疗。

二、风疹

案例9-2　　患儿，男，8岁，1日前出现发热，体温38.5℃左右，诉咽部不适，次日晨起面部出现皮疹，当日下午家属即发现皮疹已遍布全身。体格检查：急性热面容，精神好，面部、颈部、躯干及四肢均可见散在红色斑丘疹；咽峡可见少量红疹；双肺呼吸音清，未闻及干湿啰音。心音有力，心律齐；肝脾肋下未触及。

思考：

1. 该患儿最可能患什么疾病？

2. 诊断依据有哪些？

风疹（rubella）是由风疹病毒引起的急性出疹性传染病，以前驱期短、发热、全身出疹及局部淋巴结肿大为临床特征。胎儿早期感染可致严重先天畸形。

【病原和流行病学】

风疹病毒属披膜病毒科，基因组为单股正链RNA。患者或隐性感染者可从鼻咽分泌物（出疹前7日和疹退后14日内）、血、粪和尿中检出病毒。先天性风疹综合征患者生后排病毒可达数月至数年。病毒主要经空气飞沫，或经污染物–手–呼吸道或手–呼吸道途径传播；孕妇病毒血症期可将病毒经胎盘传给胎儿。人群普遍易感，5~9岁发病率最高，可在集体机构中流行。胎儿异常与感染时胎龄密切相关，1~4周达61%，5~8周26%，9~12周仅8%。

【发病机制和病理改变】

病毒在上呼吸道黏膜和局部淋巴结内增殖，形成二次病毒血症。风疹病毒抗原抗体复合物引起真皮上层毛细血管炎，形成皮疹。肿大淋巴结和呼吸道见轻度炎症。先天性风疹综合征的发病机制并不十分明确。风疹病毒导致血管内皮细胞受损是胎儿供血不足、组织细胞代谢失调和脏器发育不良的重要原因；病毒抑制感染细胞有丝分裂，导致染色体断裂，使器官组织分化发育障碍；特异性免疫复合物和自身抗体形成可能是组织脏器损伤的机制之一。生后迟发性疾病与病毒持续性感染有关。

【临床表现】

1. 获得性风疹 潜伏期14~21日。典型临床经过分为二期。

（1）前驱期：短暂或不显，可有低热、不适、轻微上呼吸道感染表现。软腭可见细小红疹，能融合成片。

（2）出疹期：常于发热第1~2日开始出疹，并于1日内出齐。出疹顺序为面部→颈部→躯干→四肢。呈浅红色小斑丘疹（文末彩图9-3），疹退后可有细小脱屑，无色素沉着，出疹期平均3日（1~5日），可伴低至中度发热和上呼吸道感染症状，随疹退而消失。枕后、耳后或颈部淋巴结肿大为另一典型表现，可在皮疹出现前发生，持续1周或更久。部分患者可无皮疹，仅有淋巴结肿大。

2. 先天性风疹综合征 可发生死胎或流产；出生时低体重、肝脾大、血小板减少性紫癜、先天性心脏病、白内障、小头畸形、骨发育不良和脑脊液异常等；或出生时正常，以后出现迟发性疾病包括听力丧失、内分泌病、白内障或青光眼和进行性风疹全脑炎；也可为隐性感染。

【病原学检查】

1. 病毒分离 取疹前5日至疹后3日鼻咽分泌物分离病毒。先天性风疹综合征患儿出生前取羊水或胎盘绒毛，出生后取鼻咽分泌物、尿、脑脊液及骨髓等分离病毒。

2. 特异性抗体检测 血清特异性IgM是近期感染指标。双份血清（间隔1~2周采血）特异性IgG滴度≥4倍升高有诊断意义。先天性风疹综合征患儿特异性IgM在生后6个月内持续升高；胎血（妊娠20周后）中检出特异性IgM可证实胎儿感染。

3. 病毒抗原和基因检测 检测胎盘绒毛、羊水或胎儿活检标本中风疹病毒抗原或基因可诊断胎儿感染。

【诊断和鉴别诊断】

典型风疹根据前驱期短、皮疹特点和淋巴结肿大等临床表现不难作出诊断。不典型病例借助病原学检查手段。与其他出疹性疾病的鉴别见表9-1。

【预防和治疗】

1. 一般预防 重点预防妊娠期妇女，无论是否患过风疹或接种过风疹疫苗，均应尽量避免与风疹患者接触，以免感染或再感染。

2. 主动和被动免疫 风疹减毒活疫苗接种者95%产生抗体，尚无疫苗致畸证据。妊娠早期接触患者，由于暴露后干预作用有限，不推荐在风疹暴露后使用免疫球蛋白进行暴露后预防。

3. 治疗 主要为对症治疗，宜卧床休息，给予富营养又易消化的食物。可给予清热解毒类中药。对先天性风疹综合征患者的各种缺陷，应进行相应处理。

三、幼儿急疹

案例9-3 患儿，女，9月龄，反复高热4日，最高体温达39.8℃。今晨家属发现患儿全身出现散在红色皮疹，当日监测体温均正常。体格检查：精神好，反应佳，颜面、颈部、躯干及四肢均可见散在红色斑丘疹，未见融合；咽部稍充血；双肺呼吸音清，未闻及干湿啰音；心音有力，心律齐；肝肋下1cm，质软，脾未触及。

思考：

1. 该患儿最可能患什么疾病？

2. 诊断依据有哪些？

幼儿急疹（exanthema subitum）是常见于婴幼儿的急性出疹性传染病。临床特征为高热3~4日后热退出疹。

【病原和流行病学】

人类疱疹病毒（human herpes virus，HHV）6型和7型（HHV-6和HHV-7）是该病的主要病因，前者约占66%，后者约占23%，其余由其他病毒如埃可病毒16型、腺病毒和副流感病毒等引起。本病90%发生于2岁以内，6~18月龄为发病高峰年龄段。大多为散在发病。病后获得持久免疫。

【临床表现】

潜伏期一般为5~15日。

1. 发热期　常突起高热，持续3~5日，症状和体征（咽、扁桃体轻度充血和头颈部浅表淋巴结轻度肿大）轻微，与高热不相称。高热初期可伴惊厥，发生率为5%~10%。

2. 出疹期　病程第3~5日体温骤退，同时或稍后出现散在玫瑰色斑疹或斑丘疹（文末彩图9-4），压之褪色，很少融合，首现于躯干，迅速波及颈、脸和四肢，持续1~2日内很快消退，无色素沉着和脱皮。偶有并发脑炎和血小板减少性紫癜。

【实验室检查】

1. 血常规　多表现为白细胞计数减少，伴中性粒细胞减少。

2. 病原学检查　在发病3日内取外周血淋巴细胞或唾液分离HHV-6或检测病毒抗原与基因；或检测血清HHV-6特异性IgM。

【诊断】

本病在发热期诊断比较困难，若患儿全身症状轻微与高热不相一致，外周血血常规中白细胞计数和中性粒细胞减少，应考虑本病。一旦高热骤退同时出现皮疹，就很容易建立临床诊断。非典型病例可借助病原学诊断方法予以确诊。

【治疗】

一般不需特殊治疗，主要是对症处理，尤其对高热患者应予以退热药；增加水分和营养供给。

四、水痘

案例9-4　患儿，女，3岁，近2日有低热、流涕、干咳，今日发现发际线、躯干及四肢出现皮疹。体格检查：精神好，反应佳，发际线、躯干及四肢可见散在红色斑丘疹及水疱疹，以躯干为

剧；咽峡可见少量红疹；双肺呼吸音清，未闻及干湿啰音。心音有力，心律齐；肝脾肋下未触及。

思考：

1. 该患儿最可能患什么疾病？

2. 诊断依据有哪些？

水痘（varicella, chickenpox）是一种传染性很强的出疹性疾病。其临床特点为皮肤和黏膜相继出现同时存在斑疹或丘疹、水疱疹、结痂等各类皮疹。

【病原和流行病学】

病原体为水痘-带状疱疹病毒（varicella-zoster virus，VZV），属疱疹病毒科α亚科，基因组为双股DNA，其抗原与单纯疱疹病毒有部分交叉反应。初次感染患水痘，随后病毒潜伏在神经节内，在机体免疫低下时可活化增殖，引起带状疱疹。传染源为水痘和带状疱疹患者，以前者为主，从水痘发病前1~2日至结痂都有传染性，主要经呼吸道或接触疱疹液而传播。人群普遍易感。水痘多见于儿童，2~6岁为发病高峰。冬春季多发。孕妇病毒血症期可将病毒经胎盘传染给胎儿。

【发病机制和病理改变】

病毒自上呼吸道黏膜侵入，在局部淋巴结内繁殖，然后侵入血液，约在感染后5日发生第一次病毒血症。病毒到达肝脾和其他脏器内增殖后再次入血（第二次病毒血症），此时病毒侵入皮肤（感染后平均14日）。

水痘病变初为皮肤真皮毛细血管内皮细胞肿胀，血管扩张充血；随后，棘细胞层上皮细胞肿胀溶解，间质液积聚，形成单房水疱疹；当多形核细胞侵入时疱疹液转为云雾状；然后，疱疹液被吸收，形成结痂。水痘肺炎时可见间质性肺炎伴结节性实变性出血区。水痘脑炎主要为白质区血管周围脱髓鞘病变。

【临床表现】

潜伏期为10~21日，平均14日。

1. 典型水痘　少有前驱症状如低热、不适等，持续1~2日。皮疹初见于发际处，而后成批出现于躯干至头面部和四肢，呈向心性分布，初呈红色斑疹或丘疹，6~8小时内变成水痘疹（文末彩图9-5），然后结痂，伴瘙痒。皮疹可波及口鼻眼和生殖道等黏膜处。各期皮疹同时存在是其特征。

2. 重症水痘　见于先天或获得性免疫缺陷者。表现为进行性弥漫性水痘疹，伴持续高热。皮疹呈离心性分布，常为大疱型或出血性疱疹（文末彩图9-6），持续2周或更久。常并发水痘肺炎和血小板减少致出血。严重出血或并发DIC时危及生命。

3. 先天性水痘综合征　孕母妊娠20周前患水痘或带状疱疹，其胎儿可发生本病。最突出的临床特征是锯齿状皮肤瘢痕。其他包括肢体发育不良、眼部异常、中枢神经系统损害和低出生体重等。病死率高达30%以上。

4. 新生儿水痘 孕母在分娩前1周内患水痘常引起新生儿水痘。若孕母在分娩前1周之内患水痘，其新生儿多于生后5~10日发生严重致死性水痘，皮疹广泛，呈出血性，伴发热并常累及肺和肝脏，病死率高达30%。若孕母在产前1周之前患病，其新生儿则多在生后4日内发病，但病情不重。

【并发症】

1. 继发皮肤细菌感染 病原体多见金黄色葡萄球菌和链球菌。

2. 脑炎 多发生于出疹后第2~6日或出疹前或病愈后，与一般病毒性脑炎相似。

3. 肺炎 多见于免疫缺陷者和新生儿。于病后1~6日发生，表现为发热、咳嗽、呼吸困难、咯血、胸痛和肺部啰音。

4. 其他 轻度肝炎相当常见。轻度血小板减少发生率1%~2%。其他罕见并发症有小脑共济失调、横贯性脊髓炎、周围神经炎、肾炎、肾病综合征、溶血性尿毒综合征、关节炎、心肌炎、心包炎、胰腺炎和睾丸炎等。

【病原学检查】

1. 病毒分离 取出疹后3~4日内疱疹液拭子分离病毒。

2. 病毒抗原免疫标记法 检测疱疹拭子或活检标本中VZV抗原。

3. 特异性抗体 双份血清特异性IgG滴度≥4倍增高或特异性IgM阳性提示近期感染。>8月龄婴儿持续存在抗VZV-IgG提示先天性水痘可能。

【诊断和鉴别诊断】

根据流行病学资料和典型水痘皮疹特征，不难作出临床诊断。普通水痘需与丘疹样荨麻疹、脓疱病和手足口病等鉴别。

1. 丘疹样荨麻疹 多发生于虫咬后或与食物过敏有关。皮疹成批出现，多见于四肢伸面，为红色丘疹或丘疱疹，皮疹质坚，疱壁厚而不易破，瘙痒常较明显，可迁延数周至数月。

2. 脓疱病 为化脓菌引起的化脓性疱疹，疱液涂片或培养可检出细菌。

3. 手足口病 由肠道病毒引起。皮疹多见于手足和臀部，初为斑丘疹，后转为小疱疹，不结痂；口腔黏膜可见小疱疹和溃疡，常伴发热，病程1周左右。

【预防】

1. 一般预防 隔离患者直至全部皮疹结痂为止。易感的免疫抑制儿童和孕妇应避免接触水痘患者，甚至接种水痘减毒活疫苗者。

2. 主动和被动免疫 接种水痘减毒活疫苗（VZV Oka株），70%~85%能完全预防水痘，100%能预防严重水痘。高危人群接触传染源后10日内可肌内注射VZV免疫球蛋白（VZIG）预防：每10kg体重125U，>40kg最大剂量625U；新生儿为125U。被动免疫保护期为3周。

3. 药物预防 免疫正常儿童在潜伏期口服阿昔洛韦：40mg/（kg·d），分4次，连用5日，可预防水痘发生。

【治疗】

1. 抗病毒治疗 首选阿昔洛韦（acyclovir，ACV）。重症水痘、围生期感染和有并发症的新生儿水痘需静脉用药，推荐剂量为30mg/（kg·d），每8小时给药1次（静脉滴注≥1小时），肾功能不良者减至1/3~1/2量，连用7日或停出新皮疹后48小时为止。最好在出疹后2~3日内开始用药。大于等于2岁且肾功能正常患儿口服阿昔洛韦或伐昔洛韦。阿昔洛韦对于2~12岁儿童，每次20mg/kg（最大剂量800mg），1日4次，连用5日；伐昔洛韦，每次20mg/kg（最大剂量1 000mg），1日3次，连用5日，若病变未消退，则延长疗程。皮疹局部可涂搽3% ACV霜剂或软膏。

2. 对症治疗　皮疹瘙痒时可局部应用炉甘石洗剂或口服抗组胺药。剪短指甲避免抓破皮疹继发细菌感染。发热时给予布洛芬或对乙酰氨基酚，避免使用阿司匹林以免增加并发瑞氏综合征的风险。针对并发症进行相应对症治疗。

五、流行性腮腺炎

案例9-5　患儿，男，8岁，昨日开始略感不适，今早感左侧耳根处疼痛，无明显发热和咳嗽。同班有同学发生类似表现。体格检查：神志清楚，左侧耳垂下方轻触痛，局部无明显肿胀，左颌下腺肿大伴触痛，左腮腺管开口无明显红肿，心肺腹部无异常。

思考：

1. 该患儿最可能患什么疾病？

2. 应注意追踪观察哪些症状和体征？

流行性腮腺炎（epidemic parotitis，mumps）是由流行性腮腺炎病毒引起的急性呼吸道传染病。腮腺肿大为其主要临床特征，可并发脑膜脑炎和胰腺炎等。

【病原和流行病学】

流行性腮腺炎病毒属副黏病毒，基因组为单股负链RNA。传染源为患者（腮腺肿大前7日到后9日唾液带病毒）和隐性感染者。病毒经呼吸道传播。孕妇妊娠早期患病可将病毒经胎盘传染胎儿。人群普遍易感，好发年龄为5~14岁，常在集体机构中流行。冬春季为高峰季节。感染后获终身免疫。

【发病机制和病理改变】

病毒先在上呼吸道黏膜上皮内增殖，随后发生病毒血症，将病毒传播至腺样组织或其他部位。唾液腺感染最为突出，其他包括内耳、胰腺、心脏、神经系统（脑膜和脑）、关节、肾、肝、性腺和甲状腺。在唾液腺，病毒感染小管上皮细胞引起腺管周围间质水肿和局部炎症反应，炎症细胞浸润与感染细胞脱落使管腔阻塞。脑膜脑炎时，可见脑室周围单核细胞浸润、散在噬神经细胞病灶和小神经胶质细胞增生、脑室周围脱髓鞘病变。睾丸炎时，病毒在生精小管增殖，引起间质水肿和淋巴细胞浸润。胰腺受累时，胰导管上皮细胞肿胀、坏死脱落，与炎性渗出物等阻塞管腔，致胰液潴留。

【临床表现】

潜伏期为12~25日。30%~40%为隐性感染。

腮腺炎最为常见。典型病例先有发热（一般3~7日）、头痛、厌食和不适。在24小时内发生"耳痛"，咀嚼时加剧。次日腮腺渐肿大，以耳垂为中心呈马鞍形伴轻触痛（文末彩图9-7），持续4~5日后逐渐缩小，数日内可累及对侧。腮腺管口红肿（文末彩图9-8），有助于诊断。其他唾液腺如颌下腺或舌下腺可同时肿大，或单独肿大。整个病程历时6~10日。

【并发症】

1. 脑膜脑炎　表现为发热、头痛、呕吐及颈强直，很少惊厥。脑脊液呈无菌性脑膜炎改变。临床经过良好，一般无后遗症。

2. 睾丸炎和附睾炎　10岁后男性20%~35%发生，多为单侧。突起发热、寒战、头痛、恶心呕吐和下腹痛。睾丸肿胀、疼痛和变硬，随热退肿痛消失，但坚硬可持续较久。约半数病例日后睾丸发生萎缩。常为单侧受累，很少影响生育。

3. 胰腺炎　突起上腹疼痛和紧张感，伴发热、寒战、软弱和反复呕吐。

4. 其他　卵巢炎、甲状腺炎、乳腺炎、泪腺炎、关节炎、肝炎、间质性肺炎、肾炎、心肌炎和神经炎等。

【病原学检查】

1. 病毒分离　取急性期唾液和脑膜脑炎发生后5日内脑脊液分离病毒。

2. 血清特异性IgM阳性提示近期感染。

【诊断和鉴别诊断】

根据流行病学接触史和典型腮腺炎表现易建立诊断。缺乏腮腺炎表现或接种过疫苗者需行病原学诊断。需与急性淋巴结炎、急性化脓性腮腺炎、复发性腮腺炎和其他病毒所致腮腺炎鉴别。

1. 急性淋巴结炎　耳前、下颌角或颈根部淋巴结炎易与腮腺炎混淆，颌下淋巴结炎易与颌下腺炎混淆。上述淋巴结炎常继发于口咽部或头面部感染，腮腺管口无红肿，常伴外周血白细胞计数和中性粒细胞增高。

2. 急性化脓性腮腺炎　多由金黄色葡萄球菌经腮腺管口侵入引起，腮腺局部红肿和触痛明显，挤压后可见脓液自腮腺管口流出，伴有外周血白细胞计数和中性粒细胞增高。

3. 复发性腮腺炎　病因不明，可由感染、药物过敏或腮腺管结石引起。腮腺反复肿大。腮腺造影检查有助于发现结石。

【预防和治疗】

1. 一般预防　隔离患者至腮腺肿胀消退为止。易感孕妇应避免接触患者。

2. 疫苗接种　麻疹、腮腺炎和风疹（MMR）联合病毒活疫苗的抗体阳转率可达95%以上，推荐1岁以上儿童普遍接种。

3. 治疗　主要为对症治疗。急性期注意休息，补充水分和营养，避免酸性饮食；高热者给予退热药；腮腺肿痛时酌情给予镇痛药，也可局部温敷（因人而异）。睾丸炎时，局部冷湿敷，并将阴囊吊起。胰腺炎或脑膜炎时，应进行相应处理。

六、手足口病

患儿，女，2岁，近2日有低热、流口水、拒食表现；口周、手部、足部及臀部均见皮疹。体格检查：精神好，反应佳；口周、手部、足部及臀部均见疱疹，周围有红晕；咽部充血，口腔黏膜可见散在小疱疹；双肺呼吸音清，未闻及干湿啰音。心音有力，心律齐；肝脾肋下未触及。

思考：

1. 该患儿最可能患什么疾病？

2. 如何早期识别该疾病的重症病例？

手足口病（hand-foot-mouth disease）是由肠道病毒引起的以手、足、口和臀等部位散在斑丘疹和疱疹为特征的出疹性疾病。大多预后良好，少数病例出现脑膜炎、脑炎、脑脊髓炎、肺水肿及循环衰竭等重症表现。

【病原和流行病学】

主要病原体为肠道病毒属的A组柯萨奇病毒16型（CVA16）和肠道病毒71型（EV71），其他肠道病毒如A组柯萨奇病毒5、7、9、10型及B组柯萨奇病毒2、5型也可致病。肠道病毒属小核糖核酸病毒科，病毒基因组为单股正链RNA。患者和隐性感染者是重要传染源。主要经消化道、呼吸道及密切接触等途径传播。多发生于学龄前儿童，3岁以下发病率最高。夏秋季高发，可在幼托机构内局部暴发流行。感染后获得对同型病毒的持久免疫力。

【发病机制和病理改变】

肠道病毒先侵入上呼吸道或肠道上皮细胞，扩散到引流淋巴结内增殖后形成二次病毒血症，随后侵入皮肤黏膜、内脏和中枢神经系统等部位。重型或危重型病例主要由EV71引起。该病毒广泛损伤中枢神经系统尤其是脑干和延髓组织，致使交感神经活动明显升高和儿茶酚胺大量释放，引发全身及中枢神经系统的强烈炎症反应和异常免疫反应，可能是最终导致急性左心衰竭和急性肺水肿或肺出血的主要机制。

【临床表现】

潜伏期多为2~14日，常见3~5日。

1. 普通型　初有发热和口痛，可伴轻咳、流涕和咽痛。口腔黏膜可见散在小疱疹或浅溃疡（文末彩图9-9）。手足皮疹以指/趾间多见，初为斑丘疹，后转为疱疹，3~7mm大小，基部坚实，疱皮稍厚，周有红晕（文末彩图9-10）；皮疹可延至肢体、臀部或会阴部，呈离心性分布。皮疹一般在2~3日内自行吸收，而口腔疱疹及溃疡大多1周内自愈。部分病例仅表现为皮疹或者疱疹性咽峡炎。大多预后良好。

2. 重型　绝大多数由EV71引起，多见于3岁以下。病情进展迅速，多在发病1~5日内出现以下重症表现，极少数病情危重，可致死亡。

（1）神经系统：精神差或嗜睡；头痛，呕吐，易惊，谵妄，惊厥，甚至昏迷；肢体抖动，肌阵挛，眼球震颤，共济失调，眼球运动障碍；肌无力或急性弛缓性麻痹。腱反射减弱或消失，脑膜刺激征阳性，病理征阳性。

（2）呼吸系统：呼吸浅促或节律改变，口唇发绀，咳嗽，伴白色或粉红色或血性泡沫样痰；肺部湿啰音。

（3）循环系统：面色苍灰、皮肤花纹、四肢发凉，指/趾端发绀；出冷汗；毛细血管充盈时间延长；心率增快或减慢，脉搏浅速或减弱甚至消失；血压升高或下降。

【诊断和鉴别诊断】

1. 临床诊断　根据流行病学接触史，临床有发热伴手、足、口及臀部皮疹等特点可作出临床诊断。

2. 病原学诊断　符合下列之一者即可确诊：① 肠道病毒（CVA16、EV71等）特异性核酸检测阳性；② 分离并鉴定为CVA16、EV71或其他肠道病毒；③ 急性期与恢复期双份血清CVA16或EV71等肠道病毒中和抗体有4倍以上升高。

3. 鉴别诊断　需与以下疾病相鉴别。

（1）其他出疹性疾病：普通病例需与水痘、丘疹性荨麻疹、不典型麻疹和带状疱疹等鉴别。可根据流行病学资料、皮疹形态和部位、出疹与发热关系、有无淋巴结肿大等进行鉴别。病原学诊断是鉴别的重要依据。

（2）疱疹性龈口炎：由单纯疱疹病毒引起。疱疹局限于口腔内，可波及口唇和唇周皮肤，常伴有牙龈红肿；常有高热，易并发颈部淋巴结炎。

（3）其他病毒所致脑炎或脑膜炎：皮疹不典型或无皮疹的重症病例需与其他病毒所致脑炎或脑膜炎鉴别，应根据流行病学史，尽快留取标本进行病毒学或血清学检查予以病原学诊断与鉴别。

（4）重症病例的早期识别出现以下特征：① 持续高热不退；② 精神差、呕吐、易惊、肢体抖动及无力；③ 呼吸和心率增快；④ 出冷汗，末梢循环不良；⑤ 高血压；⑥ 外周血白细胞计数明显增高；⑦ 高血糖，需警惕在短期内发展为重型，应密切观察病情变化，及时有针对性地做好救治工作。

【治疗】

1. 一般治疗　普通型病例应注意隔离，避免交叉感染；适当休息，饮食清淡富于营养，做好口腔和皮肤护理。口腔疱疹溃疡可用碳酸氢钠漱口液等含漱口腔，每日数次。体温较高患儿可用退热药。

2. 重症病例的治疗

（1）神经系统病变的处理

1）控制颅内高压：限制入量，给予甘露醇降颅内压治疗，每次0.5~1.0g/kg，每4~8小时1次，静脉滴注。

2）酌情应用糖皮质激素：参考剂量为甲泼尼龙1~2mg/（kg·d）、静脉滴注，地塞米松0.2~0.5mg/（kg·d）、肌内注射；病情稳定后尽早减量或停用。

3）酌情静脉用免疫球蛋白：总量2g/kg，分2~5日给予。

4）其他对症治疗：包括降温、镇静及止惊。

（2）呼吸和循环衰竭的处理

1）保持呼吸道通畅，吸氧；确保两条静脉通道；监测呼吸、心率、血压和血氧饱和度；头肩抬高15°~30°；留置胃管和导尿管。

2）液体量：在维持血压稳定情况下，限制液体入量（有条件者监测中心静脉压、心功能及有创动脉压）。

3）机械通气：呼吸功能障碍时及时正压机械通气。

4）药物应用：根据血压和循环变化可选用米力农、多巴胺及多巴酚丁胺等药物；酌情应用利尿药。

（3）其他治疗

1）保护重要脏器功能，维持内环境稳定。

2）监测血糖变化，严重高血糖时可应用胰岛素。

3）抑制胃酸分泌：可应用胃黏膜保护剂及抑酸剂等。

4）继发感染时给予抗生素治疗。

第二节 细菌感染性疾病

一、猩红热

案例9-7　　患儿，男，9岁，2日前出现发热，最高温度达39.8℃，次日即出现全身皮疹。体格检查：精神好，反应佳；全身可见密集红色细小丘疹，疹间皮肤潮红，巴氏线（＋）；口周苍白圈（＋），草莓舌，咽部充血，扁桃体Ⅱ度肿大。心肺腹部无异常。

思考：

1. 该患儿最可能患什么疾病？

2. 治疗首选哪类抗菌药物？疗程是多久？

猩红热（scarlet fever）是由化脓性链球菌引起的急性出疹性传染病。临床以发热、咽炎、草莓舌、全身鲜红皮疹、疹退后糠屑样或片状脱皮为特征。

【病原和流行病学】

病原体为能释放红疹毒素的化脓性链球菌。猩红热、链球菌咽峡炎患者和健康带菌者都是传染源。主要经空气飞沫传播，或经皮肤伤口或产道入侵，后者称外科型或产科型猩红热。多见于学龄前和学龄儿童。多发生于温带地区和冬春季。

【发病机制和病理改变】

化脓性链球菌侵入后，由于其外层荚膜和细胞壁中的M蛋白具有抗吞噬作用而快速繁殖，细菌产生透明质酸酶、链激酶和链球菌DNA酶等使其易于在组织中扩散，同时产生毒素如红疹毒素（又称致热外毒素）和溶血素等在其致病机制中发挥作用。红疹毒素可引起真皮毛细血管充血、水肿和炎症细胞浸润等，形成红色皮疹。

【临床表现】

潜伏期1~7日，外科型1~2日。

1. 普通型　典型病例分3期：

（1）前驱期：急起发热38~39℃，重者40℃以上，伴咽痛、头痛和腹痛。咽及扁桃体充血显著，可见脓性分泌物。有软腭细小红疹或出血点及红草莓舌。

（2）出疹期：皮疹多于发病24小时左右迅速出现，初见颈部、腋下和腹股沟，24小时内遍及全身，呈密集而均匀红色细小丘疹，疹间皮肤弥漫性潮红（文末彩图9-11）。有口周苍白圈、巴氏线（Pastia lines，即皮肤皱褶处密集皮疹和出血点形成的横纹线）和腹部/手足粟粒疹等特征性表现。

（3）恢复期：皮疹于3~5日后开始按出疹顺序逐渐消退。疹退后开始脱皮，面部、躯干呈糠屑样脱皮，手足及肢体可呈大片脱皮，无色素沉着（文末彩图9-12）。

2. 轻型　低热或不热，皮疹稀少色淡，常因脱皮或患肾炎才得以回顾诊断。

3. 重型（中毒型）　高热，全身中毒症状严重（嗜睡、谵妄、惊厥及昏迷）。皮疹常伴瘀点；可并发咽后脓肿和颈部蜂窝织炎、心肌炎、感染性休克、血流感染和脑膜炎等。病死率高，现已罕见。

4. 外科型皮疹　从伤口开始，再波及全身。伤口处有局部化脓性炎症，无咽炎及草莓舌。

【诊断和鉴别诊断】

根据发热、咽炎、红草莓舌和皮疹特征，外周血白细胞计数和中性粒细胞增高，可作出临床诊断。咽拭子或脓性分泌物培养出化脓性链球菌可确诊。感染后1~3周检测抗链球菌溶血素O增高有助于病原体诊断。需与麻疹等其他出疹性疾病鉴别（表9-1）。

【预防】

隔离患者至痊愈及咽拭子培养阴性。消毒处理患者的分泌物及污染物，戴口罩检查患者。曾密切接触患者的易感儿可口服青霉素或头孢霉素3~5日。

【治疗】

首选青霉素抗菌治疗，疗程7~10日。青霉素过敏或耐药者可选用头孢菌素类治疗。重者可联用2种抗生素。急性期卧床休息，供给充足水分和营养，注意皮肤保持清洁，防止继发感染。

二、中毒性菌痢

案例9-8　患儿，男，2岁半，2日前开始发热伴腹泻，大便带黏冻，每日7~8次。今日突然高热达40℃左右，精神萎靡，呕吐数次，1小时前突起惊厥，神志丧失。体格检查：体温39.5℃，呼吸浅快，面色略显灰白，双侧瞳孔等大，对光反射迟钝，四肢肌张力高，时有强直和抽动；

心率100次/min，心音低钝；肝肋下1cm，质软，脾未触及。

思考：

1. 该患儿最可能患什么疾病？

2. 急需做什么检查以帮助初步诊断？

中毒性菌痢是急性细菌性痢疾的危重型，起病急骤，突发高热、惊厥和神志障碍，病情迅速恶化；若不及时抢救，很快发生呼吸和/或循环衰竭而死亡。

【病原和流行病学】

病原体为志贺菌属（Shigella）革兰氏阴性杆菌，志贺菌属具有菌体抗原（O抗原）和表面抗原（K抗原）。根据O抗原决定血清群和血清型，共分为4个血清群。A群，即痢疾志贺菌（Shigella dysenteriae），有12个血清型；B群，即福氏志贺菌（Shigella flexneri），有15个血清型；C群，即鲍氏志贺菌（Shigella boydii），有18个血清型；D群，即宋氏志贺菌（Shigella sonnei），只有1个血清型。我国以福氏志贺菌多见，其次为宋氏志贺菌。志贺菌易发生变异，包括耐药性变异。

人是志贺菌的唯一宿主和传染源，患者和带菌者为传染源。急性期排菌量最大，传染性最强；慢性细菌性痢疾患者和带菌者是非流行季节的主要传染源，主要通过污染的手、食物、水源、生活接触或借媒介苍蝇等方式，经粪-口途径传播。人群普遍易感。夏秋季为高发季节。中毒性菌痢多见于2~7岁儿童。

【发病机制和病理改变】

中毒性菌痢的发病机制尚不十分明确，可能与机体对细菌毒素产生异常强烈炎症反应有关。志贺菌依靠其多肽毒素侵入结肠上皮细胞内繁殖；细菌裂解后产生大量内毒素与少量外毒素如志贺毒素和肠毒素等。内毒素使肠壁通透性增高；入血后引起高热、毒血症、急性微循环障碍和血管内皮损伤，进而导致休克、DIC和脑水肿，严重病例可发生多器官功能衰竭。结肠可见浅表溃疡、局灶性出血、黏膜水肿、充血和易脆。死亡病例可见脑水肿突出，以脑干和第四脑室周围为著伴脑细胞变性；肺内可见肺泡内出血、肺泡和间质水肿和小血管血栓形成；心肌淤血、间质水肿和细胞变性。

【临床表现】

潜伏期为数小时至1~2日。起病急骤，常突发高热（39~40℃），少数体温不升；精神萎靡，反复惊厥，迅速发生呼吸衰竭、休克或昏迷。早期肠道症状多不明显，腹泻腹痛或轻或无。也有病例在发热伴脓血便2~3日后发展为中毒性菌痢。临床上按主要表现分为3型。

1. 脑型　以脑微循环障碍为主。早期表现为精神萎靡、嗜睡、呕吐及头痛，血压偏高，四肢肌张力增高。随病情进展出现频繁或持续性惊厥，意识障碍加重，甚至昏迷，颅内高压危象或脑疝征象，如瞳孔不等大、瞳孔对光反应迟钝或消失；呼吸节律不齐或有双吸气、叹息样呼吸或下颌呼吸等呼吸衰竭表现。

2. 休克型　以皮肤内脏微循环障碍为主。轻度表现为神志尚清楚，但有萎靡或烦躁，面色苍白，末梢发绀，手足发凉，脉搏细数，呼吸增快，尿量略少，血压正常或偏低，脉压20~30mmHg。重度出现意识障碍，面色苍灰，末梢循环更差，四肢湿冷，明显少尿或无尿，血压下降或测不出，脉压<20mmHg，可伴心、肺及肾脏等多器官系统功能障碍。

3. 混合型　上述2型表现同时存在或先后出现，病情最为严重，易发生多器官功能衰竭，病死率极高。

【辅助检查】

1. 大便常规　病初可正常，以后出现黏液脓血便，镜检可见大量脓细胞、红细胞和吞噬细胞。

2. 血常规　白细胞计数增高至（10~20）×10⁹/L以上，以中性粒细胞增高为主，可见核左移。疑有DIC时应动态监测，可见血小板进行性减少。

3. 细菌培养　在病初1~2日采取粪便样本阳性率较高。应尽可能取脓血便部分送检，多次培养可提高阳性率。血培养亦有助于病原体诊断。

4. 其他病原学检查　应用免疫标记技术检测粪便样本中志贺菌特异性抗原；采用核酸杂交或PCR法检测志贺菌特异性基因片段。

5. 其他检查　中心静脉压测定、眼底检查、心电图、肝肾功能和动脉血气分析等有助于评估血液循环、颅内压和重要脏器功能；凝血功能检测有助于确定DIC及指导治疗。

【诊断和鉴别诊断】

2~7岁儿童在夏秋季节突起高热，伴有反复惊厥、脑病和/或休克表现者，均应考虑到中毒性菌痢；及时取粪便（可用冷盐水灌肠取样）镜检有大量脓细胞和红细胞可初步诊断；大便细菌培养检出志贺菌即可确诊。需与下列疾病进行鉴别。

1. 高热惊厥　多见于6月龄至3岁小儿，常在体温快速升高时出现惊厥，多不反复发作，止惊后一般情况良好，既往多有高热惊厥史，粪便常规检查正常。

2. 流行性乙型脑炎　流行季节（7~9月份）与中毒性菌痢相同，有高热、惊厥、意识障碍等相似表现，但脑膜刺激征可呈阳性，脑脊液检查多有改变，而粪便常规检查正常。

3. 肠炎和结肠炎　由其他细菌如致病性大肠埃希菌、鼠伤寒沙门菌、葡萄球菌及嗜盐菌等感染所致肠炎亦多见于婴幼儿阶段，夏秋季发病率高，以发热、呕吐、腹泻等症状为主，大便亦可为脓血便。但病情不如中毒性菌痢凶险，进展较慢，少见严重中毒性脑病和频繁惊厥，主要依赖致病菌培养结果予以鉴别。

【治疗】

由于病情危重，进展迅猛，必须迅速积极抢救。

1. 一般处理　密切监测生命体征、神志和瞳孔变化及尿量；吸氧和保持气道通畅，必要时辅助呼吸；维持水、电解质和酸碱平衡。

2. 降温止惊　可综合采用物理降温（冷盐水灌肠，置冰袋于头部、腋窝及腹股沟等处或用冰毯）、药物降温或亚冬眠疗法。惊厥不止者，可静脉注射地西泮或用水合氯醛溶液灌肠或肌内注射苯巴比妥钠等。

3. 防治脑水肿和呼吸衰竭　首选20%甘露醇，可与利尿药交替使用，严重病例可短期加用地塞米松静脉注射。如有早期呼吸衰竭表现者应及早使用呼吸机辅助呼吸。

4. 防治循环衰竭

（1）扩充血容量和纠正酸中毒。

（2）血管活性药：在充分扩容基础上应用血管活性药以改善微循环。

（3）强心药物：一般在首批快速输液后常规给予强心药物毒毛花苷K或去乙酰毛花苷，已有心功能不全者宜早期应用。

（4）肾上腺皮质激素：重症多主张早期、小剂量、短程应用肾上腺皮质激素。

（5）纳洛酮：能有效提高血压和心肌收缩力，同时改善脑血流量和减轻脑水肿。

5. 防治DIC　出现D-二聚体明显增高或伴纤维蛋白原增高，宜尽早选用低分子量肝素钙每次50~100U/kg，皮下注射，每12小时1次。低凝阶段补充凝血因子如纤维蛋白原、凝血酶原复合物或冰冻血浆等。纤溶阶段选用抗纤溶药物，如氨甲环酸（每次10mg/kg）、氨甲苯酸（每次8~10mg/kg）或氨基己酸（每次0.08~0.12mg/kg），静脉注射。

6. 抗菌治疗　应选用强有力的广谱抗菌药物。宜选用第三代头孢菌素如头孢哌酮钠或头孢噻肟钠等药物，宜静脉给药，待病情稳定后可改口服，疗程7~10日。

第三节　传染性单核细胞增多症

案例9-9　患儿，女，6岁，5日前出现反复发热，体温高达39.5℃左右，伴眼睑水肿、打鼾，外院静脉应用"阿莫西林"治疗，未见改善，且出现躯干部皮疹。体格检查：体温39.5℃；躯干部散在红色斑丘疹；右颈上1/3段触及数个肿大淋巴结，最大直径约3cm；咽部充血，双侧扁桃体Ⅱ度肿大，表面有淡黄色分泌物；心肺未闻及异常；肝肋下2.5cm，质尚软；脾肋下1.5cm，质软。

思考：

1. 为帮助诊断，该患儿目前需要行哪些实验室检查？

2. 该患儿最可能患什么疾病？

传染性单核细胞增多症（infectious mononucleosis，IM）简称"传单"。临床以发热、咽峡炎和淋巴结肿大及外周血淋巴细胞总数和异型淋巴细胞增多为特征。

【病原和流行病学】

EB病毒（EBV）属于疱疹病毒γ亚科，基因组为双股DNA，有EB核抗原（EBNA）、膜抗原（MA）、早期抗原（EA）及衣壳抗原（VCA）等多种抗原。EBV具有使靶淋巴细胞无限增殖的能力和潜伏活化的特性。病毒在外界环境中生存力弱，主要存在于患者口咽分泌物和B细胞中。

原发感染者为传染源，常持续或间歇从唾液中排病毒数月之久。接触含病毒唾液是其主要传播方式，偶经输血传播。

【发病机制和病理】

EBV从口咽部侵入机体，先在唾液腺导管、颊黏膜和咽部上皮细胞内复制，然后感染黏膜下具有CD21受体（或称CR2）的成熟B细胞，引起B细胞活化。某些存在CD21受体的T细胞也可被感染。感染淋巴细胞进入血液循环，至骨髓和各淋巴器官内无限增殖。EBV可长期潜伏在B细胞或鼻咽部上皮细胞内，或呈持续低水平复制状态。

病毒刺激机体产生IgA、IgM（抗VCA-IgM在感染早期出现，持续2~3个月）和IgG（抗VCA-IgG在IgM之后出现，抗EBNA-IgG在恢复期出现，两者持续终生；抗EA-IgG出现于急性晚期，常于感染后6~12个月消失），还可致多克隆B细胞活化，产生自身抗体如嗜异性抗体、类风湿因子和抗细胞骨架成分抗体。

病理改变为淋巴滤泡增多、增大，生发中心增大，核心见母细胞、组织细胞和淋巴细胞。脾脏充血伴局灶性出血，脾包膜和小梁水肿增厚伴淋巴样细胞浸润。肝细胞轻微肿胀和空泡形成，门脉区细胞浸润。神经系统病变包括神经元变性，血管周围出血和星状细胞增生及小单核细胞浸润。

【临床表现】

潜伏期一般为30~50日，年幼儿童可较短。常先有2~3日前驱表现，如头痛、不适、乏力及厌食等，然后出现下列典型征象；若无并发症，病程一般为2~4周，偶可延至数月。

（1）发热、咽炎和淋巴结肿大三联症：几乎都有发热，体温常≥39.5℃，持续10日，个别长达1~2个月。约80%有咽炎，半数以上有白色膜状渗出，约5%伴链球菌感染。>90%起病不久全身浅表淋巴结肿大，颈部最为明显。淋巴结肿大消退需数周，少数达数月甚至数年。

（2）脾大：50%~70%病例在病后3周内发生脾大，质柔软。

（3）肝大及肝功能异常：40%以上有转氨酶增高；30%~50%有肝大；2%~15%有黄疸。肝功能在2周~2个月内可完全恢复。少数发生重症肝炎样表现。

（4）其他表现：眼睑水肿；年幼儿可有皮疹；年长儿或青少年可见腹痛。

（5）典型血常规：在病后1~4周内出现淋巴细胞增多≥5.0×10^9/L和异型淋巴细胞（简称"异淋"）增多≥10%，白细胞计数一般为（10~20）× 10^9/L。

（6）并发症：少见，但可累及多脏器系统，包括血液系统（溶血性贫血、血小板减少、粒细胞减少）、肺部（肺炎、胸膜炎）、神经系统（脑炎、脑膜炎、吉兰-巴雷综合征、周围性面瘫、横贯性脊髓病）、心血管（心肌炎、心包炎）、肾脏（肾小球肾炎）和脾脏（脾破裂）等并发症等。

【病原学检查】

1. 血清学检查　抗VCA-IgG阳性表明既往或现症EBV感染；抗VCA-IgM通常提示急性原发感染（持续2~3个月），但<4岁者该抗体水平低，消失快（病后3~4周内消失）。持续或再发感染

时，抗VCA-IgG高滴度；抗EA-IgG和IgA常增高；抗EBNA-IgG阳性；而抗VCA-IgM通常阴性。

2. 病毒标志物检测 用核酸杂交和PCR法检测唾液或口咽洗液脱落上皮、血浆或外周血单个核细胞和病变组织中EBV-DNA是最特异的方法。还可用免疫标记法检测样本中病毒抗原。

3. 病毒分离 利用EBV感染使培养B细胞（人脐血或外周淋巴细胞）无限增殖的特性进行病毒分离鉴定，需耗时6~8周。

【诊断和鉴别诊断】

遇有发热、咽峡炎、淋巴结和肝脾大时应考虑本病，若出现典型血常规改变可作出临床诊断，病原学检查可帮助确定诊断。应与其他疾病鉴别。

1. 与链球菌性扁桃体炎鉴别 本病半数以上病例扁桃体有白色膜状分泌物，易被误诊为化脓性扁桃体炎（约5%病例伴有链球菌感染）。此时，应关注其他体征和血常规改变以资鉴别；若按链球菌咽峡炎治疗48小时后发热等症状仍无缓解应考虑本病。

2. 与其他病原体所致类传染性单核细胞增多症鉴别 患有其他病原体所致类传染性单核细胞增多症时异型淋巴细胞增多不如EBV明显，嗜异性抗体常呈阴性。病原学检查是确定病原体的重要手段。

3. 本病继发其他疾病如川崎病、噬血细胞综合征及类风湿关节炎等已陆续有临床报道，这些疾病可在本病急性阶段发生，更多见于慢性活动性EBV感染者。此时，综合分析病情演变特点显得尤其重要，必要时可考虑相应诊断性治疗。

【预防和治疗】

1. 预防 传染性单核细胞增多症患者恢复期时仍可存在病毒血症，故在发病6个月后才能献血。已有2种EBV疫苗用于志愿者：表达EBV gp320的重组痘病毒疫苗和提纯病毒gp320膜糖蛋白疫苗，有望将其开发应用于预防EBV感染。

2. 治疗

（1）对症支持治疗：急性期需卧床休息，给予对症治疗如退热及护肝等。根据咽拭培养或抗原检测证实继发链球菌感染时需加用敏感抗生素。脾大者恢复期应避免明显身体活动或运动，以防脾破裂；脾破裂时应紧急外科处理或非手术治疗。因咽扁桃体炎症致完全呼吸道梗阻时宜行气管插管。

（2）抗病毒治疗：目前尚缺乏对EBV感染有明显疗效的抗病毒药。阿昔洛韦等核苷类似物体外有抑制EBV效应，急性期临床应用可缩短热程和减轻严重扁桃体肿胀。

第四节　结核病

一、概述

结核病是一组儿科常见的慢性细菌性传染病。在1921年卡介苗（BCG）问世和20世纪40年代开始抗结核化疗后，结核病曾经得到一定控制，患病率和病死率逐渐下降。自20世纪80年代中期以来，由于艾滋病流行和耐药结核分枝杆菌菌株出现，结核病发病率又呈全球性快速上升趋势，成为危害人类健康最严重的疾病之一。

【病原和流行病学】

1. 病原学　结核分枝杆菌（*Mycobacterium tuberculosis*），属需氧菌，具抗酸性，最佳生长环境为pH 7.4和氧分压100~140mmHg，生长缓慢。外界抵抗力强，紫外线照射10分钟、干热100℃ 20分钟或湿热68℃ 20分钟可杀灭；用5%苯酚或20%含氯石灰消毒痰液需24小时。结核分枝杆菌分为人型、牛型、鸟型和鼠型。对人类致病的主要是人型，其次为牛型，鸟型和鼠型致病罕见。

2. 传染源　为开放性肺结核患者，尤其是成人，是儿童结核病的主要传染源。

3. 传播途径

（1）呼吸道传播：吸入带结核分枝杆菌的飞沫或尘埃是主要传染途径。

（2）消化道传播：使用被结核分枝杆菌污染的食具或食物时可获感染。

（3）家庭内传播：对儿童极为重要。据调查，家庭内接触活动性肺结核的儿童比一般同龄儿患病率高40倍左右。

（4）垂直传播：孕妇患原发性肺结核或生殖器结核时，结核分枝杆菌可通过胎盘损伤处，经脐静脉、胎儿肝脏进入胎儿循环到达各脏器，或胎儿吸入或吞入感染性羊水获得感染。生后与肺结核母亲密切接触，亦可经呼吸道途径获得感染。

（5）其他途径：少数病例可通过伤口或损伤的眼结膜感染。

4. 人群易感性和流行状况　人群普遍易感。营养不良、卫生保健条件差、对结核患者管理不善、防治措施不力、耐药结核分枝杆菌和人类免疫缺陷病毒（HIV）流行等都是人群结核病高发的原因。

【发病机制和病理改变】

肺是结核分枝杆菌最主要的入侵部位（98%以上）。病菌最初在肺泡和肺泡管内增殖，24小时左右巨噬细胞开始浸润，吞噬并杀灭大部分结核分枝杆菌。少数在非活化巨噬细胞内存活，并被其携带经淋巴管至局部淋巴结（肺门淋巴结最常见，其次为气管旁淋巴结），再通过血流和淋巴管迁徙至其他组织。如果循环菌量大，机体免疫反应不当，可形成播散性结核病；更常见菌量小而形成细小转移灶，后者常被包裹，是肺外结核和复发的根源。儿童时期初染结核分枝杆菌易形成血行播散和结核性脑膜炎。

结核分枝杆菌特异性细胞介导免疫（cell mediated immunity，CMI）和迟发型变态反应（delayed type hypersensitivity，DTH）在感染后4~8周形成。CMI促进细胞外杀菌；DTH促进细胞内杀菌。CMI、DTH和结核分枝杆菌抗原负荷量三个因素决定组织病理变化特征。当细菌抗原负荷量小，DTH反应强，局部形成肉芽肿；若细菌抗原负荷量大，DTH反应强，不能形成肉芽肿，而组织坏死又不完全，局部形成干酪样物质；如果DTH和CMI反应低下，则局部组织破坏，大量结核分枝杆菌增殖，感染扩散，称为无反应性结核病。

人体接触结核分枝杆菌后，可出现下列3种情况：① 结核接触，即密切接触结核病患者，但无任何结核分枝杆菌感染征象，结合菌素纯蛋白衍生物（PPD）皮试阴性；② 结核感染又称结核潜伏感染，即已感染结核分枝杆菌，PPD皮试阳性，但无任何结核病征象；③ 结核病，由结核分枝杆菌引起的感染性疾病。儿童多见原发性肺结核和结核性脑膜炎，婴幼儿或免疫低下患儿则易发生急性血行播散性结核病。

【结核菌素试验】

目前我国常规以5单位结核菌素纯蛋白衍生物（PPD）进行皮内注射试验。在皮试后48~72小时测量局部硬结大小，取横、纵径的均值判断结果：<5mm为阴性；5~9mm为阳性反应（+）；10~19mm为（++）；≥20mm为（+++）；若局部有水疱、破溃、双圈反应或局部淋巴结炎则为（++++）。

阳性反应见于：① BCG反应，即硬结多<10mm，质软，浅红，边缘不整，持续时间短。② 自然感染，即++以上阳性（质坚、深红、边缘清晰、持续时间长达7~10日以上，可遗留色素沉着）；或未接种BCG者呈阳性；或阴转阳性其强度>10mm，且增幅>6mm。③ 假阳性，见于非结核分枝杆菌感染，一般<10~12mm。

阴性反应见于：① 未感染；② 感染早期（初次感染4~8周内）；③ 假阴性，免疫抑制或缺陷者，重度营养不良或水肿，患急性传染病如麻疹和百日咳期间，重症结核病（约50%）和某些免疫正常儿童（约10%），或PPD效价不足或皮试技术误差可形成假阴性结果。

【诊断】

1. 病原学诊断

（1）结核分枝杆菌培养：是经典的诊断方法，但需4~6周。采用^{14}C标记的选择性营养液体培养基，培养结核分枝杆菌，通过检测培养过程结核分枝杆菌中释放的$^{14}CO_2$计算细菌生长指数的技术（BACTEC放射检测系统）可缩短培养时间至2周左右。

（2）涂片找结核分枝杆菌：取痰液（婴幼儿可取清晨空腹胃液）、脑脊液、浆膜腔积液的细胞沉渣制备厚涂片或取活检组织样本，经抗酸染色或荧光染色法直接找结核分枝杆菌。

（3）结核分枝杆菌标志物检测：各种体液或组织样本可采用PCR或RT-PCR法检测结核分枝杆菌特异性基因片段如is6110插入序列或16s rDNA等；用单克隆抗体ELISA中的结核分枝杆菌抗原如45kD抗原；还可采用气相色谱–质谱仪检测结核分枝杆菌结构成分如结核硬脂酸。

（4）γ干扰素释放试验：即体外检测经结核分枝杆菌特异性抗原（早期分泌抗原靶–6和培养滤过蛋白–10）刺激致敏T细胞的γ干扰素释放量。所用抗原几乎为人型结核分枝杆菌所特有，可早期诊断结核感染，排除其他非结核性分枝杆菌和鸟型结核分枝杆菌感染及BCG反应，较结核菌素（多种抗原）试验有更高的准确性。

2. 病灶诊断

（1）影像学检查：疑有结核病患者常规做肺部X线片。根据病情需要，可选择胸部、头部及骨骼等CT或MRI检查。

（2）其他特殊检查：有气道阻塞或疑有支气管内膜结核时，采用纤维支气管镜可直接观察内膜病变和取组织或管腔内分泌物行病原学检查；有腹胀、腹痛、大便性状改变或脓血便时采用消化道内镜或钡剂检查，内镜能取组织活检样本，有助于与其他消化道疾病如炎症性肠病鉴别；有血尿和白细胞尿者可行泌尿系统造影检查。

【预防】

1. 控制传染源和减少传播机会 托幼机构和小学教职员工应定期检查，发现肺结核尤其是痰排菌者（包括家庭成员）应立即隔离和合理治疗。

2. 接种BCG 是预防结核病的有效措施。目前国家免疫程序要求新生儿普种BCG。

3. 预防性化疗 用于结核接触和结核感染病例及免疫缺陷患者的预防性用药。可单用异烟肼10mg/（kg·d）（≤300mg/d），结核感染者用9个月；结核接触病例3个月后复查PPD皮试，阴性者停用，阳性者继用满9个月；免疫缺陷者需用12个月。

【抗结核化疗】

1. 治疗原则

（1）早期治疗：早期病灶内结核分枝杆菌生长繁殖迅速，代谢活跃，药物最易发挥作用，且早期病变较易修复。

（2）剂量适宜：选用的剂量应既能发挥最大杀菌或抑菌作用，同时患者也能耐受，毒性反应不大。

（3）联合用药：针对细胞内外各种代谢状态结核分枝杆菌联合用药，达到强化疗效的目的，同时可防止耐药性产生。

（4）规律用药：以避免诱生耐药菌株或病情复发。

（5）坚持全程：目的在于消灭持存菌，防止复发。

（6）分段治疗

1）强化治疗阶段：用强有力药物联合治疗，通常联用3~4种抗结核药物，目的在于迅速消灭生长分裂活跃细菌。传统长程化疗一般为6个月，短程化疗为2~3个月。

2）巩固治疗阶段：联用2种抗结核药物，目的在于消灭持存菌，巩固疗效。长程化疗持续12~18个月，短程化疗一般为4个月。

2. 主要抗结核药物常用剂量和给药途径见表9-2。

▼ 表9-2 常用抗结核药物

药物	剂量（范围）/（mg·kg⁻¹·d⁻¹）	最大量/（mg·d⁻¹）	儿童给药方案
INH（H）	10（10~15）	300	静脉滴注或肌内注射或晨起顿服
RFP（R）	15（10~20）	600	晨起顿服
PZA（Z）	35（30~40）	750	1次或分2~3次口服
EMB（E）	20（15~25）	750	1次或分2~3次餐后口服
ETH	10~15	500	分2~3次餐后口服
SM（S）	20~30	750	1次或分2次肌内注射

注：INH（H），异烟肼；RFP（R），利福平；PZA（Z），吡嗪酰胺；EMB（E），乙胺丁醇；ETH，乙硫异烟胺；SM（S），链霉素。

（1）异烟肼（INH或H）：是儿童治疗的首选药物，为全杀菌药。其特点如下所示。

1）疗效高：能在几日内杀死病灶中90%结核分枝杆菌。

2）通透性强：可渗透到各种组织、体液、脑脊液和干酪病灶内。

3）能杀灭细胞内外结核分枝杆菌，对持存菌有一定作用。

4）副作用少：儿童肝损害发生率明显低于成人。

（2）利福平（RFP或R）：为短程化疗的主要药物，属全杀菌药。其特点如下所示。

1）起效快，作用广：发挥杀菌效力仅需1小时；可杀灭细胞内外结核分枝杆菌。

2）渗透入体腔量为血浓度的1/3。

3）与INH和EMB有协同作用：与INH联用杀菌作用更强。

4）单用可致高耐药性。其衍生物利福定（RFD）和利福喷丁（RFT）疗效稍逊，但不良反应少；利福布汀（RBU）在病灶和巨噬细胞内浓度比血浓度高，杀菌作用更强。

（3）吡嗪酰胺（PZA或Z）：为细胞内半杀菌药。其特点如下所示。

1）当pH在5.0~5.5时（细胞内）发挥杀菌作用。

2）可抑制巨噬细胞内休眠菌生长，对预防结核病复发有重要意义。

3）能渗透到很多组织及体液包括脑脊液。

4）单用极易产生耐药性，与INH联用可增强杀菌作用。目前认为，INH+RFP+PZA三联为治疗结核病的最强杀菌组合。

（4）乙胺丁醇（EMB或E）：为抑菌药，在短程化疗中取代SM为一线用药。在pH中性时作用最强；与INH和RFP等联用可延缓耐药性产生；其主要副作用为球后视神经炎。婴幼儿禁用。

（5）乙硫异烟胺（TH-1314，ETH）：为异烟肼衍生物，可广泛分布于组织和浆膜腔，易透过血脑屏障，可用于INH耐药者，主要副作用为胃肠道症状和肝损害。

（6）链霉素（SM或S）：为细胞外半杀菌药。其特点如下所示。

1）在pH>8.0环境中抗菌作用最强，对繁殖活跃的细胞外菌有杀菌作用。

2）抗新鲜渗出性病灶和空洞中结核分枝杆菌作用最强，故治疗急性血行播散性结核病最适宜。

3）能渗入脏器及浆膜腔，但不易透过血脑屏障。

4）主要副作用是听力损害，应用时需监测听力，有药物性耳聋家族史患儿禁用。

5）单用易产生耐药性。

（7）抗结核新药：包括喹诺酮类（左氧氟沙星、莫西沙星和加替沙星）、新型大环内酯类（克拉霉素）、氨基糖苷类（阿米卡星）和利奈唑胺等。

3. 化疗方案

（1）标准化疗：用于无明显症状的原发性肺结核，口服INH、RFP和/或EMB，疗程9~12个月。

（2）长程疗法：适用于活动性肺结核、粟粒性肺结核和结核性脑膜炎。强化治疗阶段多采用INH+RFP+PZA或加EMB联合方案。总疗程18~24个月。

（3）短程疗法：直接督导下短程化疗（directly observed therapy short course，DOTS）是WHO提出的治愈结核病的主要策略。可选用以下方案（数字表示用药月数）：① 2HRZ+4HR；② 2SHRZ+4HR；③ 2EHRZ+4HR。

（4）耐多药结核病的治疗：耐多药结核病（MDR-TB）是指感染的结核分枝杆菌对5种常用抗结核药物（HRZES）中任何2种或2种以上药物耐药，或同时对INH和RFP耐药，包括原发性耐药（primary drug-resistance，直接感染耐药菌）和继发性耐药（secondary drug-resistance，由于治疗中断或不适当造成耐药菌成为优势菌群）。儿童病例多为原发性耐药。其治疗策略是：① 多联治疗，至少3联，通常4联或5联（包括3种敏感或未曾使用过的药物）；② 延长疗程至18~24个月。

二、结核潜伏感染

案例9-10　患儿，女，6岁，近期父亲因"发热咳嗽"就诊后诊断肺结核，该患儿来院就诊。患儿无反复发热、咳嗽病史，无体重明显下降。按时按序预防接种。否认既往疾病史。体格检查：体温36.5℃，脉搏100次/min，呼吸20次/min。神志清楚，精神反应好，双肺呼吸音对称、清，无啰音；心脏、腹部及神经系统检查未见异常。浅表淋巴结未触及。胸部X线片检查提示无活动性感染病灶，PPD（+）。

思考：

1. 该患儿目前最可能患什么疾病？

2. 需进一步进行何种检查以明确诊断？

结核潜伏感染（latent tuberculosis infection，LTBI）缺乏特异性症状及临床表现，一般不会主动就诊；因而不易被诊断和纳入治疗，但其具有进展为活动性结核病、成为新传染源的风险。

【概念】

世界卫生组织对LTBI的定义为对结核分枝杆菌抗原刺激有持续性免疫应答，但没有临床结核病的证据。我国对LTBI的定义为机体内感染了结核分枝杆菌，但未发生临床结核病，临床细菌学或影像学检查无结核活动的证据。

【高危人群】

结核潜伏感染进展为活动性结核病与机体免疫力及环境等因素相关，建议对以下高危人群进行结核潜伏感染的筛查及监测：

1. HIV感染者　感染HIV的儿童应从3~12月龄（围生期感染时）或诊断为HIV感染时（大龄儿童和青少年）起每年筛查结核。对于处于低TB感染率环境下、CD4细胞计数<200/μl的≥12月龄HIV感染儿童，若初始检查［γ干扰素释放试验（IGRA）或结核菌素皮肤试验（TST）］结果为阴性，应在CD4细胞计数≥200/μl后复查。

2. 使用免疫制剂者　有实体瘤或血液系统恶性肿瘤的儿童需要接受LTBI评估。此外，将要接受显著免疫抑制治疗（特别是免疫生物调节剂）的儿童应在开始治疗前接受结核感染的评估。

3. 器官移植者 研究显示，造血干细胞移植和实体器官移植受者的结核病发病率分别是普通人群的 10~40 倍和 20~74 倍。

4. 活动性结核病患者密切接触的青少年及儿童 与结核病患者接触的个体必须接受结核病评估，包括病史采集、体格检查、胸部 X 线片检查及 TST 或 IGRA。一旦确定有接触，应尽快给予评估。若初始 TST 或 IGRA 检查结果为阴性，应在已知的最近一次 TB 暴露后 8~10 周重复评估。

【发病机制】

结核分枝杆菌感染是一个非常复杂的免疫病理状态，机体的多种免疫细胞和分子参与了抗结核免疫应答。结核分枝杆菌感染的最终结局取决于宿主免疫系统与病原菌之间的相互作用。国家或地区结核病发病率的高低、指示病例的疾病严重程度、密切接触者暴露程度、免疫状态的改变、抗肿瘤坏死因子-α 的免疫治疗及其他类型免疫治疗药品的使用，都是影响 LTBI 发展为结核病的风险因素。

【实验室检查及诊断】

目前，临床上常用的结核潜伏感染诊断方法有结核菌素试验和 IGRA。目前我国 LTBI 诊断标准将两种方法均作为筛查手段。

不同人群筛查方法建议：针对学生的结核病筛查以结核菌素试验为主，结合症状和胸部影像学检查结果进行综合判断；排查儿童 LTBI 时应该首选结核菌素试验，阳性者可进一步采用 IGRA 帮助确认；对 HIV 感染、类风湿关节炎等自身免疫病，以及器官移植等免疫功能受损患者应单用 IGRA 或联合使用结核菌素试验，HIV 感染者在方法选择上优先考虑 IGRA，结核菌素试验不适合用于此类人群。

【治疗】

1. 检测结果阳性，且没有活动性结核的证据，则应开始进行 LTBI 治疗。

2. 与活动性结核患者密切接触的儿童

（1）<5 岁儿童及婴幼儿：若无 TB 证据，无论结核菌素试验或 IGRA 结果如何，均应开始LTBI 治疗。在检查结果阴性的儿童中，应在 8~10 周时复查。如果复查结果为阴性，并且确定不是假阴性（如由免疫不全、营养不良、年幼所致），可由医生自行决定是否停止治疗。若怀疑复查结果为假阴性，则可继续完成 LTBI 治疗。

（2）免疫功能正常且 ≥5 岁的儿童接触者：若初始结核菌素试验或 IGRA 检查结果为阴性且临床评估结果也为阴性，在最后一次与 TB 患者接触后 8~10 周复查。如果复查结果为阴性，则无须治疗。如果复查结果为阳性，应完成 LTBI 治疗疗程。

（3）HIV 感染儿童在下述情况下需对 LTBI 进行治疗：① 近期接触过活动性 TB 患者的个体；② 临床怀疑有 TB 既往史（如胸部 X 线片显示符合陈旧性 TB 的纤维化病变）且无明确证据显示曾接受充分 TB 治疗的无症状者；③ TST 或 IGRA 阳性但无活动性 TB 者；④ 居住在 TB 高发地区且排除了活动性 TB，无论检测结果如何（尤其是 CD4 细胞计数 <200/μl）。

3. 治疗方案 见表 9-3。

药品	单次剂量/（mg·kg⁻¹）	最大剂量/（mg·次⁻¹）	用法	疗程/月
异烟肼单药	10	300	1次/d	6~9
利福平单药	10	450	1次/d	4
异烟肼+利福喷丁			2次/周	3
异烟肼	10~15	300		
利福喷丁①	10	450		
异烟肼+利福平			1次/d	3
异烟肼	10	300		
利福平	10	450		

注：① >5岁的儿童。

4. 治疗后监测　在治疗过程中还要警惕抗结核药物的毒副作用，监测内容应侧重于肝功能检查、神经病变反应和中性粒细胞减少症等。最初3个月可每4~6周监测1次，后续可每2~3个月监测1次。对于有肝炎症状且ALT水平超过3倍正常上限的患者，以及ALT超过5倍正常上限的患者（无论是否存在肝炎症状），建议停止LTBI治疗。

5. 治疗后评价　对于持续存在潜在TB暴露、有TB感染检查结果阳性史且已完成了LTBI治疗的患者，通常应进行新的基线胸部X线片检查。但是不推荐治疗结束后重复结核菌素试验或IGRA评估疗效，因结核菌素试验结果将持续保持阳性，IGRA结果也不稳定。目前以何种指标来判定个体预防性服药案例的治疗效果仍值得研究。

【预防】

结核的预防措施包括常规婴儿BCG接种、感染控制措施和及时识别并治疗LTBI。

三、原发性肺结核

案例9-11　患儿，男，3岁，不规则发热15日，咳嗽盗汗，食欲减退，消瘦，其母有结核接触史。72小时结核菌素试验结果为20mm，红细胞沉降率40mm/h，X线片显示右肺门见哑铃状影。

思考：

1. 该患儿最可能患什么疾病？

2. 该疾病的治疗原则有哪些？

原发性肺结核（primary pulmonary tuberculosis）是指初次感染结核分枝杆菌（原发感染）而引起的肺结核病。儿童结核病多由原发感染所致，约85%表现为原发性肺结核，包括原发综合征和支气管淋巴结结核。

【发病机制和病理转归】

结核分枝杆菌进入肺部后在肺实质局部引起炎症反应即原发灶，再由淋巴管播散到局部支气管旁或气管旁淋巴结，形成原发综合征。所有肺叶节段发生原发感染的概率相同，25%病例可有2个以上原发灶。由于70%原发灶位于胸膜下，常伴局限性胸膜炎。故原发性肺结核由四部分组成：肺实质病灶、支气管淋巴结结核、淋巴管炎和胸膜炎。

【临床表现】

1. 全身症状　较大儿童多起病缓慢，有不规则低热、食欲缺乏、消瘦、盗汗、疲乏等结核中毒症状。婴幼儿或重症病例可急性发病，高热持续2~3周，后降为低热，伴结核中毒症。婴儿可有体重不增或增重缓慢，在有效治疗数月后才有明显改善。

2. 呼吸道表现　干咳和轻度呼吸困难最常见，体征更少。如果肿大淋巴结压迫支气管可引起局部喘鸣或呼吸音减低，压迫气管分叉处可出现阵发性痉挛性咳嗽，压迫喉返神经可致声音嘶哑；如原发灶范围较大可有肺实变征象。呼吸道症状和体征常明显轻于影像学改变，约半数儿童病例胸部X线片示中至重度结核病变而症状体征缺如。

【辅助检查】

1. 原发综合征　胸部X线片肺内可见典型的哑铃状双极阴影（图9-13）。

2. 支气管淋巴结结核　影像学有3种表现类型。

（1）炎症型：从肺门向外扩张的密度增高阴影，边缘模糊。

（2）结节型：肺门圆形或椭圆形致密影，边缘清楚。

（3）微小型：肺门形态异常，其周围小结节及小点片状模糊阴影。

3. 干酪性肺炎或急性粟粒性肺结核　大叶性干酪肺炎可见大片致密阴影，内有透亮区。小叶性干酪肺炎可见散在密度不均的团块状阴影，内有蜂窝状透亮区或大小不等的无壁空洞。急性粟粒性肺结核早期可能看不到粟粒状

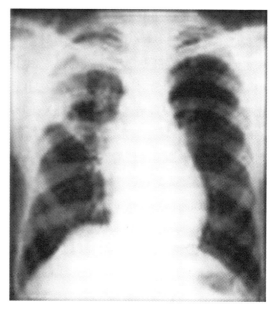

▲ 图9-13　原发综合征胸部X线片

影，而呈现毛玻璃样，或肺纹理增多变粗呈串珠状，或形成网状影，或出现下肺野稀疏小点状阴影；典型表现为无数细小粟粒状影，密度、大小和分布均匀，布满双肺。原发性肺结核患儿病灶易于融合，可见粟粒状影，边缘模糊，大小不一呈雪花片状。

【诊断和鉴别诊断】

1. 诊断要点　根据临床和影像学表现，结合BCG接种史（注意检查有无BCG瘢痕）、结核病接触史和近期有无麻疹或百日咳等传染病史，结核菌素试验（＋＋）以上阳性可作出临床诊断。

2. 鉴别诊断　原发性肺结核常误诊为各种肺炎，尤其是易与真菌性肺炎、奴卡菌肺炎混淆，应注意鉴别。支气管淋巴结结核应与纵隔良性或恶性肿瘤鉴别。合并肺不张时，应与支气管异物鉴别。

【治疗】

1. 一般治疗　合理营养；居住环境阳光充足且空气流通；重症患者宜卧床休息，轻症患者适当室内外活动。

2. 抗结核化疗　无明显症状的原发性肺结核可采用标准化疗，联合应用INH、RFP和/或EMB，疗程9~12个月。活动性原发性肺结核宜采用直接督导下短程化疗（DOTS），常用方案为2HRZ+4HR或2EHRZ+4HR。

3. 其他治疗　合并支气管内膜结核引起呼吸困难时可用糖皮质激素。支气管内膜结核的肉芽组织可用支气管镜组织钳取出或电凝处理。

四、结核性脑膜炎

案例9-12　患儿，男，6岁，持续发热半月余，体温38.5~40℃，无寒战、皮疹和关节痛。当地医院给予"头孢菌素"等治疗无好转，精神食欲渐差。昨日下午突然出现左侧上下肢无力，随后尿失禁。预防接种史不详。体格检查：体温39.5℃，脉搏140次/min，呼吸40次/min。神志清楚，烦躁不安，吐词不清，左鼻唇沟变浅，伸舌左偏。浅表淋巴结不大。颈软，心肺听诊无明显异常，克尼格征（±），左侧肢体肌力2~3级，左侧腱反射减弱。卡介苗瘢痕（-）。

思考：

1. 该患儿最可能患什么疾病？

2. 需要寻找哪些诊断依据？

结核性脑膜炎（tuberculous meningitis）是小儿结核病中最严重的类型之一，如果不及时诊断和进行有效治疗，将是致死性的。常在结核分枝杆菌原发感染后2~6个月内发生，好发于6月龄至4岁小儿。

【感染途径和发病机制】

血行感染结核分枝杆菌经血液循环播散到脑膜，称为真性血行感染，通常为全身血行播散性结核病的一部分，多见于婴幼儿。结核病灶破溃在结核分枝杆菌原发感染的淋巴血行播散中发生脑皮质和脑膜转移性病灶。当机体抵抗力降低时，结核病灶体积增大破溃，排放小量结核分枝杆菌至蛛网膜下腔，引起脑膜炎。位于脉络丛或脑室壁的结核病灶破入脑室引起室管膜炎和脉络丛炎，然后沿血管周围淋巴间隙或经脑脊液到达脑基底部，引起脑膜炎。多见于年长儿。邻近病灶如中耳、乳突、颈椎或颅骨结核灶直接蔓延侵犯脑膜，较为罕见。

【病理改变】

脑膜病变以颅底脑膜病变最为突出。早期脑膜血管充血、水肿、炎性纤维性渗出，并形成粟粒样灰黄色或灰白色结核结节。炎性渗出物易在脑底池聚集。后期以增殖性病变为主，渗出物粘连，肉芽组织和干酪样坏死形成。脑神经损伤颅底黏稠渗出物包围或挤压脑神经，引起脑神经损害。常见第7、3、4、6、12对脑神经受损。脑实质病变脑膜感染后沿血管鞘侵入脑实质浅层而有脑炎改变，脑实质有充血、水肿、结核结节和结核瘤形成及脱髓鞘病变。脑血管病变炎性渗出物浸润引起急性动脉炎和栓塞性动脉内膜炎，导致脑出血、脑实质梗死和软化。室管膜炎和脑积水脉络丛及室管膜病变使脑脊液分泌增加，炎症使蛛网膜颗粒吸收障碍，可引起交通性脑积水。脑底部炎性渗出物和干酪样坏死物机化可阻塞脑脊液循环通路而造成阻塞性脑积水。脊髓病变结核病变波及脊髓、脊髓膜和脊神经根，发生髓鞘脱失、神经细胞退行性变和坏死，引起神经根性疼痛、截瘫和大小便失禁或潴留。脊髓膜粘连可使蛛网膜下腔完全闭塞。结核瘤是聚结的肉芽肿病灶，由播散性菌血症期间聚结的结核结节形成，最常见于脑内，也可见于脊髓内。大小不一，可单个存在，也可散在或串状分布。

【临床表现】

结核性脑膜炎的起病和病情进展大多较为缓慢；婴幼儿可出现病情快速进展，仅历时数日就发生急性脑积水、脑水肿和惊厥。

1. 典型结核性脑膜炎临床经过可分为下列4期。

（1）前驱期（早期）：1~2周。主要表现为结核中毒症状，可有发热，食欲减退，睡眠不安，烦躁、易激惹或精神呆滞。年长儿可诉头痛，一般不严重。婴儿可有生长迟滞。

（2）脑膜刺激期（中期）：1~2周，常突然开始。最常见表现是昏睡、头疼持续并加重，伴呕吐（多为喷射性呕吐），可有惊厥发作。此期出现脑膜刺激征（颈强直、克尼格征和布鲁津斯基征阳性）；婴儿表现为前囟膨隆紧张。其他体征包括肌张力增高和脑神经麻痹。有些患儿无脑膜刺激征，但有脑炎征象如巴宾斯基征阳性、运动障碍及定向障碍或失语。病情恶化主要与颅内压增高、脑积水和血管炎的发生有关。脑脊液呈典型结核性脑膜炎变化。

（3）昏迷期（晚期）：1~3周。以上症状逐渐加重，进入半昏迷或昏迷，阵挛性或强直性痉挛发作频繁，颅内压增高及脑积水症状更加明显，可呈去大脑强直或去皮质强直状态，生命体征不稳定或恶化，终因呼吸心血管运动中枢麻痹而死亡。

（4）慢性期：若结核性脑膜炎患者治疗不规范，或虽经正规治疗但呈部分原发耐药，疗效不显，病程可迁延达3个月以上。此期头疼和呕吐可不明显或仅间断出现，意识清楚，脑膜刺激征可不重，脑脊液改变轻微，但可间断加重。

2. 临床病型　根据结核性脑膜炎的病理变化特征、临床表现和病程轻重，可分为以下4型。

（1）浆液型：占2.1%。其特点为浆液渗出物只局限于脑底部，脑膜刺激征和脑神经麻痹不明显，脑脊液改变轻微，多见于病程早期或血行播散时。

（2）脑底脑膜炎型：占52.5%。有明显脑膜刺激征和脑神经麻痹，脑脊液呈典型结核性脑膜炎变化。可有颅内压增高和脑积水表现，但无脑局灶性体征。

（3）脑膜脑炎型：占43.9%。脑实质和脑血管病变引起弥漫性或局限性受损表现如肢体瘫或偏瘫、锥外系表现等，颅内高压明显，预后差。

（4）脊髓型：占1.5%。除脑实质损害和脑膜刺激征外，还有脊髓和脊神经根损害表现。因脑脊液通路梗阻，脑脊液有明显蛋白-细胞分离现象。

3. 并发症和后遗症　最常见的并发症是脑积水、脑实质损伤、脑出血和脑神经麻痹。早期结核性脑膜炎后遗症甚少，晚期结核性脑膜炎后遗症发生率高，包括脑积水、肢体瘫痪、智力低下、失明、失语、癫痫和尿崩症等。

【辅助检查】

1. 血常规和红细胞沉降率　血白细胞可正常、升高或降低；若合并严重血行播散性肺结核，白细胞可明显升高，甚至出现类白血病反应；常有贫血；红细胞沉降率可增快。

2. 脑脊液检查

（1）压力：增高，可因炎性粘连和椎管梗阻而压力降低。

（2）外观：早期多无色透明；中期或晚期可混浊呈毛玻璃样；当渗血、出血、蛋白质升高时可呈浅黄或橙黄色。65%的脑脊液标本静置24小时可有薄膜形成。

（3）细胞学检查：白细胞轻至中度增高，急性期或恶化期（大量结核分枝杆菌短期内进入蛛网膜下腔或脑膜结核干酪斑或结核结节破溃）中性粒细胞可占优势，经过1周左右转变为淋巴细胞占优势。偶见白细胞数始终正常。

（4）生化变化：蛋白含量明显升高；糖含量降低明显；氯化物常低于110mmol/L；脑脊液糖和氯化物同时降低是结核性脑膜炎的典型改变。

（5）脑脊液结核分枝杆菌检查：① 涂片＋抗酸染色，为常用快速诊断方法；离心涂片法阳性率高于沉渣涂片法；② 结核分枝杆菌培养；③ 结核分枝杆菌标志物检测，特异性基因和抗原等。

3. 其他结核感染证据

（1）胸部影像学检查：寻找有无原发肺结核病灶。

（2）胃液或痰液涂片：应连续3日取晨起胃液（含夜间吞入痰液）或痰液，涂片抗酸染色和结核分枝杆菌培养。

（3）结核菌素试验：约半数病例呈阴性反应，经抗结核化疗2~3个月后呈阳性。

（4）γ干扰素释放试验与血清结核分枝杆菌特异性抗原检测。

（5）眼底检查：发现脉络膜粟粒状结核结节是诊断结核性脑膜炎的有力证据。

【影像学检查】

颅脑CT和MRI检查能显示结核性脑膜炎的病变特征、部位和范围。主要有以下四大征象：① 颅底脑膜强化，脑底池因充填炎性渗出和干酪样坏死物及肉芽组织而呈铸形强化（图9-14）。② 血管炎征象，相应部位出现脑梗死或软化

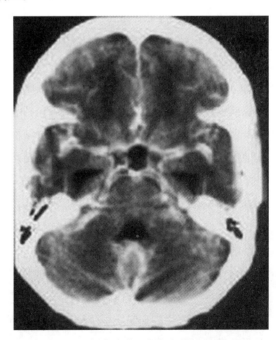

▲ 图9-14　颅底脑膜和脑底池强化，脑室扩大

灶。③ 脑积水，交通性脑积水可见脑室和蛛网膜下腔增宽；阻塞性脑积水可见阻塞部位以上脑室系统扩大（图9-15）。④ 结核瘤，呈单个孤立型或多个散在分布（图9-16）。

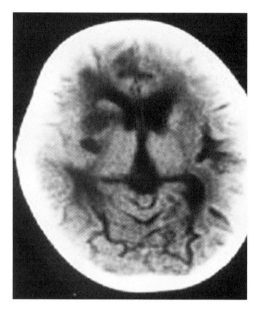
▲ 图9-15　结核性脑膜炎基底节和内囊梗死

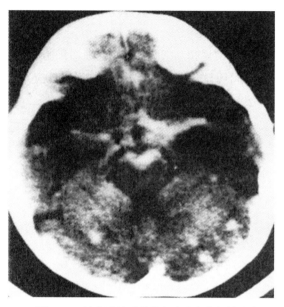
▲ 图9-16　脑底池铸形强化和小脑多发性结核瘤

【诊断和鉴别诊断】

1. 诊断　根据病史（BCG接种史、结核病接触史、既往结核病史和近期传染病史）、临床表现（结核中毒症、脑膜炎、颅内高压及脉络膜粟粒状结核结节等）、脑脊液特征性改变和结核分枝杆菌感染证据可作出诊断。其中，家庭成员活动性肺结核患者（需常规筛查结核菌素试验和胸部X线片）接触史和结核分枝杆菌感染证据是儿童结核病临床诊断的重要依据。

2. 鉴别诊断

（1）结核性脑膜炎早期（脑膜刺激征出现之前）和婴幼儿不典型结核性脑膜炎（起病急、进展快或仅以惊厥为主）应与非神经疾患包括高热惊厥、伤寒、肺炎、中毒性菌痢、类风湿关节炎全身型及手足搐搦症等相鉴别。此时脑脊液检查、寻找结核病传染源和结核分枝杆菌感染证据及其他疾病的诊断依据等有助区别。有时需要动态观察病情和脑脊液变化及治疗反应。

（2）出现脑膜炎征象和脑脊液检查后应与其他中枢神经系统感染相鉴别，与细菌性脑膜炎、病毒性脑炎和隐球菌性脑膜炎的鉴别要点见表9-4和表9-5。

（3）合并脑结核瘤者应与脑脓肿、脑肿瘤及脑囊虫病等鉴别，影像学检查和其他结核病表现有助区别。

（4）早期发生脑实质损害（舞蹈症或精神障碍）或脑血管炎（肢体瘫痪等定位征），易与风湿性舞蹈症、精神病、脑血管病等混淆。应提高对本病的警惕，尤其是针对来自结核病高发地区的高危人群，应注意询问病史（接种史、接触史及既往病史），筛查结核菌素试验和胸部X线片，必要时进一步行脑脊液检查等。

临床特点	化脓性	病毒性	结核性	隐球菌
起病	急性	急性	亚急性	缓起
中毒征	重	较轻	重	较轻
中枢神经系统体征	脑膜刺激征	脑症状 病理征（＋）	脑膜刺激征 脑神经损伤	头痛显著 脑膜刺激征
病情进展	快	快	较快/缓	缓慢
病史	呼吸/消化道感染	前驱症状	结核接触	接触鸽子
影像学检查	顶部脑膜强化 硬脑膜下积液	弥漫性水肿 或局灶病变	四大征象	颅底脑膜强化 肉芽肿

▼ 表9-5　常见中枢神经系统感染脑脊液检查特点

类型	压力	白细胞	蛋白	糖	涂片等
化脓性	↑	数百至数千，中性为主	↑或↑↑	↓↓	革兰氏染色可见致病菌
结核性	↑	数十至数百，淋巴为主	↑或↑↑	↓↓	抗酸染色结核分枝杆菌
病毒性	↑	正常至数百，淋巴为主	正常或↑	正常	特异性抗体（＋）
隐球菌	↑↑↑	数十至数百，淋巴为主	↑或↑↑	↓	墨汁染色隐球菌

【治疗】

1. 一般治疗　注意监测呼吸、脉搏、血压、神志及瞳孔等变化。惊厥和昏迷者给予氧疗；保持气道通畅；变换体位以预防压疮和坠积性肺炎；病情稳定后给予鼻饲或肠外营养以保证足够热量。颅内高压者控制入水量。

2. 抗结核化疗强化治疗　选择3~4种抗结核药，常用INH、RFP和PZA 3联，若合并肺结核病可加用EMB或SM，疗程3~4个月。巩固治疗：联用INH和RFP或EMB，疗程9~12个月。总疗程12~18个月或脑脊液正常后6个月。早期病例可采用9个月短程疗法：3HRZE＋6HR。

3. 降低颅内高压

（1）脱水治疗：首选20%甘露醇，或加用利尿药。

（2）减少脑脊液分泌：① 乙酰唑胺，能减少约50%脑脊液生成，更适合慢性脑积水。剂量为20~40mg/（kg·d）（＜0.75g/d），分2~3次，每日服或间歇服（服4日，停3日），疗程1~3个月或更长。② 地高辛，能抑制脑室脉络丛细胞膜的钠-钾泵及ATP系统使脑脊液生成减少66%~78%，适用于重症病例伴心力衰竭者。

（3）侧脑室穿刺引流：适于急性阻塞性脑积水颅内压急剧升高用其他降颅内压措施无效或疑有脑疝时。有室管膜炎时可予侧脑室内注药。若仍不能有效控制颅内高压或慢性进行性脑积水，则可采取皮下置管侧脑室-腹腔引流术，待结核性脑膜炎完全控制后再行分流手术。

（4）腰椎穿刺减压和鞘内注射治疗的适应证如下所示。

1）晚期严重病例和慢性期病例，正规抗结核治疗效果不佳。

2）颅内高压难以控制者。

3）脑脊液蛋白含量超过3 000mg/L，易发生粘连梗阻者。

4）因肝功能异常被迫INH减量或停用者。

（5）分流手术：如果阻塞性脑积水经以上疗法不能恢复，在脑膜炎症控制、脑脊液恢复正常的情况下，可考虑行脑室-脑池分流术。

4. 肾上腺皮质激素 可减轻中毒症状及脑膜刺激征、抑制炎性渗出而降低颅内高压、减少粘连而预防或减轻脑积水。

5. 其他对症和支持治疗

（1）纠正低钠血症、低钾血症和代谢性酸中毒。

（2）降温：常采用冰帽加药物降温。

（3）惊厥和其他神经损害的处理：如止惊剂和肌肉松弛剂等。

（4）血管扩张药：如低分子右旋糖酐、妥拉唑林、烟酸及地巴唑等。

（5）支持治疗：少量多次输血，补充维生素C和B族维生素等。

（曹清）

学习小结

麻疹、风疹、幼儿急疹、水痘、手足口病和猩红热都是儿童常见出疹性疾病，根据流行病学资料、皮疹特征、出疹与发热关系、伴随表现及实验室检查结果可作出临床诊断，病原学检查有助于确定病原体与鉴别诊断。流行性腮腺炎传播性极强。手足口病的重症病例因中枢神经系统受累或循环障碍和肺水肿导致病死率高，对其早期识别和积极救治尤为重要。中毒性菌痢病情凶险且进展快，重点介绍其临床特征、诊断依据和救治手段。传染性单核细胞增多症由EBV所致，主要介绍急性传染性单核细胞增多症的临床表现、诊断标准及治疗原则。结核病由结核分枝杆菌引起，儿童常见临床类型原发性肺结核和结核性脑膜炎，重点介绍原发性肺结核的临床与影像学特征；结核性脑膜炎的表现类型，脑脊液与影像学检查特征与临床诊断意义以及各种治疗方法。介绍了结核潜伏感染高危人群、筛查方法、治疗等。结核病概述介绍了结核病的病原体诊断与病灶诊断的方法、常用抗结核药物、治疗原则与方案，包括耐药结核分枝杆菌的治疗策略。

一、选择题

1. 麻疹合并肺炎应隔离至
   A. 出疹后 3 日
   B. 出疹后 5 日
   C. 出疹后 7 日
   D. 出疹后 10 日
   E. 出疹后 14 日

2. 关于水痘的临床特点，错误的是
   A. 发热 1~2 日出疹
   B. 可累及口腔等黏膜
   C. 皮疹分布以四肢为主
   D. 同期可见斑丘疹、水疱疹及痂疹
   E. 疹退后多无瘢痕遗留

3. 患儿，3 岁，拟诊为传染性单核细胞增多症，确诊的主要诊断依据为
   A. 发热、咽痛、躯干部皮疹
   B. 全身浅表淋巴结肿大
   C. 外周血出现异型淋巴细胞
   D. 嗜异性凝集试验阳性
   E. 血清 VCA-IgM 抗体阳性

4. 患儿，8 月龄，高热 4 日，稍咳，精神可，次日热退，皮肤见较多红色斑丘疹，诊断考虑为
   A. 麻疹
   B. 风疹
   C. 幼儿急疹
   D. 水痘
   E. 猩红热

5. 结核菌素试验 72 小时，硬结直径 12mm，注射局部出现水疱和坏死，结果为
   A. +
   B. −
   C. ++
   D. +++
   E. ++++

   答案：1. D   2. C   3. E   4. C   5. E

二、简答题

1. 麻疹与风疹、幼儿急疹、手足口病和猩红热的鉴别要点有哪些？

2. 流行性腮腺炎和水痘各有哪些并发症？

3. 急性传染性单核细胞增多症的主要临床表现与典型血常规表现有哪些？

4. 结核性脑膜炎如何与其他常见中枢神经系统感染相鉴别？

第十章

呼吸系统疾病

学习目标

知识目标	1. 掌握　肺炎的分类、临床表现及几种不同病原体所致肺炎的特点。 2. 熟悉　急性上呼吸道感染、急性感染性喉炎、急性支气管炎、毛细支气管炎、肺炎、支气管哮喘等的概念、鉴别诊断、辅助检查及治疗要点。 3. 了解　支气管哮喘的病因及发病机制。
能力目标	1. 能指导家长采取合适的措施防治儿童常见呼吸系统疾病。 2. 能随年龄特点，识别儿童呼吸系统疾病病情变化。 3. 能说明儿童常见呼吸系统疾病的特点，并列出相应的治疗措施。
素质目标	具备人文关怀理念、沟通交流技巧，具有团队合作精神、自主学习能力。

呼吸系统疾病是儿科最常见的疾病，我国多数儿科门诊中呼吸系统疾病患儿占儿科门诊的 60%~70%，而住院患儿则占 1/3~1/2 之多。小儿呼吸系统疾病包括上、下呼吸道急慢性感染性疾病、呼吸道变态反应性疾病、胸膜疾病、呼吸道异物、呼吸系统先天畸形和肺部肿瘤等。其中急性呼吸道感染最常见。迄今为止，肺炎仍是全国 5 岁以下儿童第一位的死亡原因。因此，需积极采取措施降低呼吸道感染的发病率和病死率。

第一节　儿童呼吸系统解剖、生理和免疫特点

小儿呼吸系统的解剖、生理和免疫特点与小儿时期易患呼吸系统疾病密切相关。

【解剖特点】

呼吸系统以环状软骨下缘为界，分为上、下呼吸道。上呼吸道包括鼻、鼻窦、咽、咽鼓管、会厌及喉；下呼吸道包括气管、支气管、细支气管、呼吸性细支气管、肺泡管及肺泡。

（一）上呼吸道解剖特点及临床意义

1. 鼻　婴幼儿没有鼻毛，减少了阻挡生物尘埃的能力，同时也减弱了对空气温度和湿度的调节能力。与成人相比，婴幼儿鼻腔短小，鼻道狭窄，鼻黏膜柔嫩并且血管丰富，故容易感染。感

染时由于黏膜肿胀，鼻腔更加狭窄，甚至闭塞，发生呼吸困难。此外，鼻腔顶壁薄而脆，感染可由此传入颅内。

2. 鼻窦　小儿各鼻窦发育先后不同。上颌窦和筛窦在新生儿期极小，2岁后迅速增大，至12岁才充分发育。额窦2~3岁开始出现，12~13岁发育完全。蝶窦4岁开始出现并与鼻腔相通，6岁时很快增大。由于鼻窦黏膜和后鼻腔黏膜相连续，鼻窦口相对大，因此急性鼻炎容易导致鼻窦炎。

3. 咽　咽为肌性管道，形似漏斗，分为鼻咽、口咽和喉咽三部分，淋巴组织丰富。小儿咽部较狭窄且垂直。扁桃体包括腭扁桃体和咽扁桃体。腭扁桃体在6月以后开始发育，到1岁末逐渐增大，4~10岁是发育达到最高峰的时期，至14~15岁时逐渐萎缩。咽扁桃体又称腺样体，6月龄时开始发育，4~10岁时发育达高峰，至青春期以后萎缩变小。因此，扁桃体炎多发生在学龄儿童，而在1岁以内的婴儿少见。反复上呼吸道感染患儿的咽扁桃体过度增生，可引起阻塞性呼吸困难、睡眠障碍。婴幼儿咽后间隙组织较疏松，该处淋巴组织感染后，可发生咽后脓肿。

4. 鼻泪管和咽鼓管　婴幼儿鼻泪管较短，开口接近于内眦部，且瓣膜发育不全，故鼻腔感染时易引起结膜炎。咽鼓管短而宽，呈水平位，咽部感染易逆行进入鼓室，导致中耳炎。

5. 喉　新生儿喉位置较高，声门相当于第3~4颈椎水平，6岁时声门降至第5颈椎水平，但仍较成人为高（成人声门相当于第5~6颈椎水平）。婴儿的喉呈漏斗状，环状软骨包裹着卵圆形的空间。喉出口较小，直径约为入口的一半，是喉最狭窄的部位。小儿的喉软骨柔软，黏膜柔嫩，有丰富的血管和淋巴组织，因此轻微的炎症即可引起喉梗阻。

（二）下呼吸道解剖特点及临床意义

1. 气管、支气管　婴幼儿的气管、支气管较成人短且狭窄，黏膜柔嫩、血管丰富、软骨柔软，因缺乏弹性组织而支撑作用差，同时因黏液腺分泌旺盛易致痰液阻塞，因纤毛运动较差而致清除能力差；故婴幼儿容易发生呼吸道感染，一旦感染则易发生充血、水肿，导致呼吸道阻塞。左主支气管细长，由气管侧方伸出，而右主支气管短而粗，为气管直接延伸，所以异物较易进入右主支气管。毛细支气管平滑肌在5月龄以前薄而少，3岁以后才明显发育，因此婴儿呼吸道梗阻主要由黏膜肿胀和分泌物堵塞引起。

2. 肺　肺泡少、血管多、间质发育旺盛。出生时肺泡数量约2 500万个，为成人的8%（成人约为3亿个）。肺泡面积于生后1岁半时达体表面积的2倍，3岁时达3倍，至成年达到10倍。新生儿肺泡直径为100μm，年长儿为100~200μm，成人为200~300μm。新生儿肺容量为65~67ml，8岁增加7倍，12岁增加9倍，至20岁时等于新生儿的20倍。2岁以后才出现Kohn氏孔，故新生儿及婴儿无侧支通气。肺脏弹力组织发育较差，血管组织丰富，间质发育旺盛。由于肺泡数量少而小，含气量相对较少，气体交换面积小，而肺脏含血量多，故易患肺炎、肺不张、肺气肿等。

3. 胸膜　新生儿及婴儿期胸膜腔相对宽大。壁胸膜固定不够紧密，易于伸展，胸膜薄且较易移动。

4. **胸廓** 婴幼儿胸廓短小、呈桶状，肋骨呈水平位（如成人深呼吸状态），肋间肌不发达，故吸气时胸廓活动范围小，扩展受限。肺脏及纵隔相对较大，心脏呈横位，膈肌位置较高，不能充分进行气体交换，故当肺部病变时，代偿能力较年长儿明显弱，易出现呼吸困难。婴幼儿主要靠膈肌呼吸，如各种原因导致膈肌收缩力减弱、膈肌运动发生障碍（鼓肠、腹水、肝大等）时都能使肺换气量减少。儿童纵隔体积相对较大，当胸腔积液或气胸时易纵隔移位。

【生理特点】

1. **呼吸频率、节律与呼吸类型** 各年龄段的呼吸频率因年龄不同而有差异，年龄越小，呼吸频率越快（表10-1）。婴幼儿由于呼吸中枢的调节功能尚未完善，易出现呼吸节律不齐，如深浅呼吸交替、呼吸暂停等异常症状，尤其以早产儿、新生儿明显。婴幼儿为腹式呼吸，易呼吸肌疲劳；学龄儿童为胸腹式呼吸。

▼ 表10-1 不同年龄小儿呼吸频率

年龄	呼吸频率/（次·min^{-1}）	呼吸：脉搏
新生儿	40~50	1:3
1岁以内	30~40	1:(3~4)
1~3岁	25~30	1:(3~4)
4~7岁	20~25	1:4
8~14岁	18~20	1:4

2. **肺容积与通气** 婴幼儿肺活量小，为50~70ml/kg。每平方米体表面积的小儿肺活量约为成人肺活量1/3，说明婴幼儿呼吸储备能力较小，易发生呼吸衰竭。婴幼儿潮气量为6~10ml/kg，年龄越小，潮气量越小；无效腔/潮气量比值大于成人。正常婴幼儿由于呼吸频率较快，每平方米体表面积的每分通气量和单位肺容量与成人相似。

3. **气道阻力与顺应性** 气道阻力与管道半径4次方成反比，小儿气道管径细小，气道阻力大于成人，因此在小儿患上、下呼吸道感染和支气管哮喘时，气道黏膜充血、分泌物增加和支气管痉挛会导致气道狭窄，气道阻力增加。与成人相比，儿童的肺顺应性较小，其值随年龄而增加。

【免疫特点】

新生儿和婴幼儿咳嗽反射弱，纤毛运动功能差，对有害颗粒的机械拦阻清除能力差。免疫系统分为先天性和适应性两部分，小儿呼吸系统的先天性和适应性免疫功能均较差。肺泡巨噬细胞功能不足，乳铁蛋白、溶菌酶、干扰素、补体等的数量和活性不足。婴幼儿的分泌型IgA、IgG和IgG亚类含量低微，故易患呼吸道感染。

第二节　急性上呼吸道感染

案例10-1　患儿，男，2岁，因"鼻塞、流涕3日，发热、咽痛2日"就诊。患儿3日前受凉后出现鼻塞、流涕、打喷嚏，1日后发热，体温38.6℃，咽痛明显。呕吐1次，非喷射性，食欲减退。无咳嗽及胸痛，大小便正常。平素健康。体格检查：一般状况好；周身无出血点及皮疹；咽部充血，扁桃体Ⅱ度肿大，表面可见少许疱疹；颌下淋巴结无肿大；呼吸平稳，双肺呼吸音清，未闻及干湿啰音；心率106次/min，心律齐，心音有力，无杂音。腹部体格检查未见异常，四肢活动良好，脑膜刺激征阴性。

思考：

1. 上述病例应如何诊断？

2. 上述病例可能会出现哪些并发症？

3. 上述病例需与哪些疾病相鉴别？

急性上呼吸道感染（acute upper respiratory infection，AURI）简称"上感"，俗称"感冒"，是小儿时期最常见的疾病。急性上呼吸道感染是指鼻、鼻咽和咽部黏膜的急性炎症。如果炎症在上呼吸道的某个局部范围表现明显，则可按该部位的炎症命名，如急性鼻炎、急性咽炎、急性扁桃体炎等。

【病因】

病毒是急性上呼吸道感染的最常见病原体，90%以上为病毒所致，常见病毒包括鼻病毒、呼吸道合胞病毒、流感病毒、副流感病毒、腺病毒、柯萨奇病毒等。细菌亦可引起急性上呼吸道感染，但大都为继发性细菌感染，最常见细菌为溶血性链球菌，其次为肺炎链球菌、流感嗜血杆菌等。肺炎支原体感染有增加趋势，年长儿尤其明显。

【临床表现】

一般起病较急，因年龄、体质及病原体的不同，临床表现差异较大。局部症状常见鼻塞、流涕、打喷嚏、轻咳、咽部不适和咽痛等；全身症状可为不同程度的发热、烦躁不安、头痛、全身不适、乏力等。体温可高达39~40℃，热程为2~3日至1周左右，起病1~2日内可因发热引起惊厥。部分患儿有食欲减退、呕吐、腹痛、腹泻等消化道症状。伴有腹腔淋巴结肿大者可出现剧烈腹痛。年长儿症状较轻，婴幼儿以全身症状为主并且症状较重。新生儿及婴儿可因鼻塞而出现吃奶时费力或呼吸困难。体格检查可发现咽部充血、扁桃体肿大。扁桃体有化脓时表面可见脓性分泌物，提示细菌感染。

两种特殊类型的急性上呼吸道感染如下所示。

1. 疱疹性咽峡炎　病原体为A组柯萨奇病毒，好发于夏秋季。起病急，临床表现为高热、咽痛、流涎、厌食、呕吐等。体格检查可发现咽部充血，在腭咽弓、软腭及腭垂的黏膜上有直径1~3mm的小疱疹，周围有红晕，破溃后形成小溃疡。病程1周左右。

2. 咽结膜热 病原体为腺病毒3、7型。春夏季多发。以发热、咽炎和结膜炎为临床特征。临床表现为高热、咽痛、眼部刺痛、单侧或双侧眼结膜炎，可伴球结膜出血，颈部、耳后淋巴结肿大。病程1~2周。

【并发症】

婴幼儿多见。病变蔓延至邻近器官，可引起中耳炎、鼻窦炎、扁桃体周围脓肿、咽后脓肿、颈淋巴结炎、支气管炎、支气管肺炎等。婴儿及免疫力低下患儿还可能并发全身性感染，如脓毒症、脑膜炎等。年长儿若患A群乙型溶血性链球菌咽峡炎，可引起急性肾小球肾炎和风湿热。

【辅助检查】

病毒感染者外周血白细胞计数正常或偏低，中性粒细胞减少，淋巴细胞计数相对增高；细菌感染者外周血白细胞可增高，中性粒细胞增高。C反应蛋白（CRP）和降钙素原（PCT）增高有助于鉴别细菌感染。鼻咽分泌物病毒分离、抗原和血清学检测可对病毒感染作出早期诊断。咽拭子细菌培养可发现致病细菌。

【诊断和鉴别诊断】

1. 诊断思路及线索 根据临床表现及体征，本病相对较易诊断。但应注意，某些传染病、流行性感冒、病毒性脑炎、急性阑尾炎等前驱期可有急性上呼吸道感染症状，如不注意鉴别，极易误诊。因此，在诊断急性上呼吸道感染时要有以下考虑。

（1）详细询问有无流行病学史及接触史、有无其他疾病的伴随病史及伴随症状；全面询问病史并详细进行体格检查，对其他疾病的早期发现至关重要。

（2）许多下呼吸道疾病是由上呼吸道感染所引发，如急性支气管炎、急性支气管肺炎等，因此急性上呼吸道感染患儿如持续高热不退、剧烈咳嗽、咳痰时，要想到炎症蔓延至下呼吸道的可能，密切注意肺部体征，必要时行胸部X线检查。

（3）婴幼儿急性上呼吸道感染后的高热不退容易诱发惊厥，诊断时要尤其慎重。如果惊厥持续时间长、抽搐后精神不振，或有颈强直时，应注意病毒性脑炎的发生，及时做腰椎穿刺检查。

（4）急性上呼吸道感染伴右下腹痛，应及时行腹部超声检查，以鉴别腹痛是由腹腔淋巴结炎引起或是急性阑尾炎所致。

2. 鉴别诊断

（1）流行性感冒：由流感病毒引起。有明显的流行病史；主要临床症状为高热、多伴头痛、四肢肌肉酸痛、乏力等，全身症状较呼吸道局部症状重；多数无并发症患者的症状在3~7日缓解，但咳嗽和体力恢复常需1~2周。

（2）急性传染病早期：有些传染病如麻疹、百日咳、流行性脑脊髓膜炎、猩红热等前驱期可有急性上呼吸道感染症状，应结合相关流行病史、临床表现、皮疹变化及实验室资料等综合分析，并观察病情演变加以鉴别。

（3）消化系统疾病：小儿急性上呼吸道感染常伴呕吐、腹泻、腹痛等消化道症状，应与原发性胃肠疾病鉴别。伴有腹腔淋巴结肿大者须与阑尾炎相鉴别，腹部超声检查可区分。

（4）变应性鼻炎：其鼻塞、流涕、打喷嚏等症状与急性上呼吸道感染相似，但全身症状轻微，病程长，常超过2周或反复发作，呈季节性或全年性发病，则应考虑变应性鼻炎的可能，鼻拭子涂片嗜酸性粒细胞增多有助于诊断。

【治疗】

重视一般治疗和对症治疗，充分休息、预防并发症。

1. 一般治疗 注意休息，多饮水，进食易消化的食物，保持室内空气清新，注意隔离，避免交叉感染。

2. 对症治疗 体温轻度增高，对机体有一定的保护作用，不必急于退热。当体温超过38.5℃时，可给予退热药口服（布洛芬、对乙酰氨基酚），也可物理降温（如温水擦浴等）。对于既往有高热惊厥病史患儿，应及时予以退热药或物理降温，以防惊厥发生。对于高热惊厥者，给予退热药的同时应给予镇静药，常用10%水合氯醛（0.2~0.3ml/kg）肛门给药。

3. 病因治疗 急性上呼吸道感染大多由病毒引起，具有自限性，症状轻者无须药物治疗。疾病早期应用利巴韦林气雾剂喷鼻咽部可能有一定益处，可酌情使用中药类口服抗病毒药，如板蓝根、双黄连等。若为流感病毒感染，可用奥司他韦口服，最佳给药时间是症状出现48小时内。细菌性上呼吸道感染或病毒性上呼吸道感染继发细菌感染者可选用抗生素治疗，常选用青霉素类、头孢菌素类或大环内酯类抗生素。

【预防】

加强体格锻炼，增强身体抵抗力；保持居住条件清洁卫生，经常消毒、通风；提倡母乳喂养，按时添加辅食，防治佝偻病、缺铁性贫血等疾病；注意预防隔离，避免去人多拥挤、通风不良的公共场所。

第三节　急性感染性喉炎

案例10-2　患儿，男，8月龄，因"发热、咳嗽4日，声音嘶哑1日"就诊。患儿4日前出现发热、干咳，最高体温达39.5℃，昨日开始声音嘶哑，犬吠样咳嗽，烦躁不安。既往体健。体格检查：急性热面容，口唇稍发绀，有三凹征。呼吸50次/min，双肺呼吸音减低，无啰音；心率166次/min，心音有力，心律齐；腹部体格检查未见异常。四肢活动良好，脑膜刺激征阴性。

思考：

1. 上述病例最可能患什么疾病？

2. 上述病例诊断依据有哪些？

3. 上述病例需与哪些疾病相鉴别？

急性感染性喉炎（acute infectious laryngitis）是指喉部黏膜的急性弥漫性炎症，临床特征为犬吠样咳嗽、声音嘶哑、喉鸣及吸气性呼吸困难。冬春季节多发，常见于6月龄至3岁小儿。

【病因】

由病毒和细菌感染引起，以病毒多见。常见病毒如副流感病毒、流感病毒、腺病毒，常见细菌为金黄色葡萄球菌、链球菌和肺炎链球菌，也可并发于麻疹、百日咳和白喉等急性传染病。

【病理及病理生理】

小儿喉腔狭小，喉软骨柔软，在吸气时易塌陷。喉部黏膜下组织疏松，富含血管及淋巴组织，所以感染后可引起喉部黏膜及黏膜下层炎症性肿胀，声门变窄。喉梗阻者吸气时胸腔内负压增大，梗阻以下气管内压明显低于大气压，使梗阻以下、胸腔外的气道形成动力性塌陷，进一步加重梗阻造成恶性循环。吸气时，气流通过狭窄的喉部发生湍流，引起喉鸣。起初喉鸣为低调、粗糙、吸气性，随着梗阻加重，喉鸣变为柔和、高调并扩展至呼气相，严重喉梗阻时可闻及呼气喘鸣，最终可发生气流突然中止。

【临床表现】

起病急、症状重。可有发热、犬吠样咳嗽、声音嘶哑、吸气性喉鸣和三凹征，哭闹时喉鸣和气道梗阻加重。一般白天症状轻，夜间症状加重。严重梗阻时可出现发绀、烦躁不安、面色苍白、心率加快、三凹征及奇脉，危重者可窒息死亡。按照吸气性呼吸困难的轻重，将喉梗阻分为4度（表10-2）。症状高峰多在起病后3~4日，约经1周缓解。咽部充血时喉镜检查可见声带轻度至明显充血和水肿。

▼ 表10-2 喉梗阻分度

分度	临床表现
Ⅰ度	安静时可正常，活动后出现吸气性喉鸣和吸气性呼吸困难，听诊双肺呼吸音清晰，心率无变化
Ⅱ度	安静时也出现喉鸣和吸气性呼吸困难，听诊双肺可闻及喉传导音或管状呼吸音，心率增快
Ⅲ度	除Ⅱ度症状外，因缺氧而出现阵发性烦躁不安、口唇及指/趾端发绀，口周发青或苍白，恐惧、出汗，双肺呼吸音明显降低，心率明显增快，心音低钝
Ⅳ度	体力耗竭而渐呈衰竭、昏睡状态，因无力呼吸，三凹征可不明显，面色苍白发灰，双肺呼吸音几乎消失，仅有气管传导音，心律不齐，心音低钝

【辅助检查】

1. 间接喉镜检查是确诊的可靠证据。镜下可见喉黏膜弥漫性对称性充血、肿胀，尤以声门下区黏膜红肿明显；声带呈红色或鲜红色，有时可见声带有黏膜下出血。喉黏膜表面有时可见黏性分泌物附着。

2. 实验室检查不特异。早期病毒感染时，外周血白细胞正常或偏低；合并细菌感染时外周血白细胞明显增高。

【诊断和鉴别诊断】

1. 诊断思路及线索

（1）6月龄至3岁小儿多见，病前有发热等急性上呼吸道感染症状，出现"空空"样或"犬吠"样干咳，伴有声音嘶哑（严重者可失声），喉鸣及吸气性呼吸困难，喉部黏膜充血、水肿。具有上述典型症状及体征者不难诊断。

（2）由于年龄及病情等影响，症状及体征差异较大。症状轻者，可无明显喉鸣及吸气性呼吸困难；炎症重者，可导致声门狭窄及喉痉挛，可出现明显喉鸣及吸气性呼吸困难。

（3）小儿急性感染性喉炎极易引起喉梗阻，危重者可突然死于严重的低氧血症。

2. 鉴别诊断

（1）急性喉、气管、支气管炎：婴幼儿多见。喉部病变与急性喉炎相似，但气管、支气管黏膜也同时受累，全身症状较重，呼吸困难明显，易发生呼吸衰竭。肺部听诊可闻及呼吸音粗糙、干啰音或粗湿啰音。喉黏膜充血、肿胀等特征同急性喉炎。胸部X线检查可有支气管炎或细支气管炎改变。细菌感染时外周血白细胞明显增高。动脉血气检查依据病情可有不同程度的低氧血症及酸中毒改变。

（2）呼吸道异物：常见于1~3岁小儿。有异物吸入史。

1）喉异物：以剧烈呛咳、呼吸困难及声音嘶哑为主要临床症状。如喉部完全阻塞，或喉头因异物刺激引起痉挛时，患儿可立即出现发绀、窒息，如不迅速抢救可因缺氧死亡。如一过性阻塞，或阻塞不严重，呼吸困难可能不明显。较大儿童可做间接喉镜检查，直接窥见喉部异物；较小儿童必要时可做直接喉镜检查以确诊。

2）气管异物：早期症状主要为刺激性呛咳，可伴有喘息；当异物下达至支气管后，症状可暂时缓解，此期往往不被重视，易漏诊。由于气管异物多为活动性，当异物被咳入气管时，颈部听诊于咳嗽时和呼气末可闻及拍击声，在环甲区可触及撞击感（异物被呼出的气流冲起，撞击声门下区所致）。

（3）喉痉挛：是维生素D缺乏性佝偻病的并发症之一，常同时伴有惊厥、手足搐搦及不同程度的活动性佝偻病表现，多见于6月龄以下婴儿，无热性惊厥。血钙低、面神经征阳性、注射钙剂治疗后迅速显效可鉴别。

（4）先天性喉喘鸣：因喉部软骨结构发育不良，声门上会厌松弛，吸气时喉部组织陷入声门，阻塞喉部入口，发生喘鸣及呼吸困难。本病临床特点为生后不久或数日即可出现吸气性喉部喘鸣。喘鸣轻重不一，轻者喘鸣可间歇出现，俯卧位时或睡眠时可减轻或消失，哭闹或吃奶时喘鸣加重；哭声正常，无嘶哑，无呼吸困难及发绀。重者睡眠时也可闻及喘鸣，吸气性呼吸困难明显，出现三凹征。本病易继发上下呼吸道感染，此时呼吸困难明显加重。

【治疗】

1. 一般治疗　保持气道通畅，防止缺氧加重，吸氧。

2. 糖皮质激素　可及时减轻喉头水肿，缓解喉梗阻。常用泼尼松1~2mg/（kg·d），分次口服；重症者采用地塞米松［0.2~0.3mg/（kg·次）］或甲泼尼龙［1~2mg/（kg·次）］静脉注射，共2~3日，至症状缓解。布地奈德混悬液雾化吸入，初始剂量1~2mg，此后可每12小时雾化吸入1mg。

3. 控制感染　抗病毒药的选择同急性上呼吸道感染。若考虑为细菌感染，应及早选用抗生素治疗，常选用青霉素类、头孢菌素类或大环内酯类抗生素。

4. 对症治疗　烦躁不安者宜用镇静药。异丙嗪有镇静和减轻喉头水肿的作用；氯丙嗪则松弛喉肌，可加重呼吸困难，不宜使用。

5. 气管插管　经上述处理若仍有严重缺氧征象或Ⅲ度以上喉梗阻者，采用气管插管、呼吸机辅助通气治疗，必要时应及时行气管切开术。

【预防】

同急性上呼吸道感染。

第四节　急性支气管炎

案例10-3　患儿，男，6岁，以"咳嗽5日"为主诉来诊。平素健康，5日前受凉后出现咳嗽，伴有少量白色黏痰，起病以来精神可，食欲稍减退，大小便正常。体格检查：一般状态好，周身无出血点及皮疹，咽部轻度充血，扁桃体Ⅰ度肿大，呼吸平稳，双肺呼吸音粗，可闻及少许干啰音，未闻及湿啰音及管状呼吸音，心脏及腹部体格检查未见异常。胸部X线检查示肺纹理增粗，无斑片影。

思考：

1. 上述病例应如何诊断？

2. 上述病例需与哪些疾病相鉴别？

3. 上述病例应如何治疗？

急性支气管炎（acute bronchitis）或急性气管支气管炎（acute tracheobronchitis）是儿童时期常见的呼吸系统疾病，多继发于上呼吸道感染，咳嗽是其主要特征，伴或不伴发热。本病为支气管黏膜发生炎症所致，气管和支气管常同时受累。

【病因】

病原体多为各种病毒、细菌、肺炎支原体或衣原体，或为混合感染，细菌感染常在病毒感染基础上继发。本病多为在上呼吸道炎症基础上蔓延所致，病原体侵袭到支气管黏膜后，引起炎症改变，引发咳嗽等症状。

【临床表现】

起病急缓不一，早期有上呼吸道感染症状，逐渐出现咳嗽。病初多为断续性干咳，随病情发展，咳嗽日渐明显，严重者呈剧烈性咳嗽。2~3日后，分泌物增多，有痰，初为白色黏痰，以后可出现黄色黏稠性痰。婴幼儿有痰，常不易咳出，症状轻者无明显病容，症状重者发热，38~39℃，多2~3日热退，伴食欲减退、疲乏无力，甚至出现呕吐、腹泻、腹痛等，年长儿可诉头痛或胸痛。咳嗽一般持续7~10日，当痰液由黏稠变稀薄时，咳嗽逐渐消失。

体格检查一般状态好，无呼吸困难，无发绀。肺部听诊呼吸音粗，有时可闻及干啰音或粗中湿啰音，啰音不固定、散在，随体位改变，拍背或咳嗽后可消失。而支气管肺炎的啰音相对固定，且为细湿啰音，以此可对两者鉴别。

【辅助检查】

外周血白细胞正常或稍高。胸部X线检查可正常或见肺纹理增粗，肺门影增浓偶见。

【诊断和鉴别诊断】

1. 诊断思路及线索

（1）年长儿病情较轻，一般状况好，咳嗽，无热或低热（也有持续高热者），肺听诊呼吸音粗、无固定啰音，胸部X线检查可正常或见肺纹理增粗。

（2）婴幼儿急性支气管炎往往病情较重，与肺炎早期不易区别，应注意随诊和及时复查胸部X线片。支气管炎如未得到有效控制，较容易发展成支气管肺炎。

2. 鉴别诊断 急性支气管炎应与急性上呼吸道感染、急性支气管肺炎及呼吸道异物相鉴别。对于慢性或反复支气管炎，应仔细查找原因，注意与咳嗽变异性哮喘、肺结核、呼吸道先天畸形、支气管扩张、支气管异物等疾病相鉴别（详见第七节支气管哮喘的鉴别诊断）。

【治疗】

1. 一般治疗 同急性上呼吸道感染，多饮水，使痰液易于排出。

2. 控制感染 对病毒感染者可予以抗病毒药治疗（同急性上呼吸道感染）；对白细胞增高者、体弱儿、婴幼儿或有发热、痰液黏稠者，可适当选用青霉素或头孢菌素类抗生素；对疑有肺炎支原体感染者，可给予大环内酯类抗生素治疗。

3. 对症治疗 咳嗽对排痰有益，一般不用镇咳药。对痰黏稠者可给予盐酸氨溴索、N-乙酰半胱氨酸、中药类祛痰剂等药物以稀释痰液，利于痰液的排出和吸收。婴幼儿急性支气管炎有的可伴有喘息或剧烈咳嗽，此时需雾化吸入β$_2$受体激动剂及糖皮质激素（同支气管哮喘治疗）；无吸入条件时，可口服丙卡特罗等治疗。病情迁延者可加用超短波等物理治疗或中药辅助治疗。

第五节 毛细支气管炎

案例10-4 患儿，男，6月龄，以"咳嗽3日，加重伴喘息、呼吸困难2日"来诊。3日前受凉后咳嗽，阵发性，喉中有痰咳不出；1日后咳嗽加重，并出现喘息，喉部可闻及"咝咝"声，伴呼吸困难，以夜间及晨起时明显，活动、哭闹或吃奶后加重；无发热，精神稍差，食欲较前减退，大小便正常。体格检查：体温36.7℃，脉搏140次/min，呼吸60次/min，一般状况稍差，精神欠佳，周身无出血点及皮疹，咽部轻度充血，呼吸急促，烦躁不安，鼻翼扇动，轻度三凹征；胸部叩诊呈过清音，肺肝界下移，听诊双肺呼气相延长，闻及明显的呼气相哮鸣音，心率140次/min；腹软，肝肝界位于右锁骨中线第6肋间，四肢活动良好，肢端温。经皮血氧饱和度93%，胸部X线检查示肺气肿改变。

思考：

    1. 上述病例的可能诊断是什么？

    2. 上述病例需与哪些疾病相鉴别？

    3. 上述病例需如何治疗？

    毛细支气管炎（bronchiolitis）是指病变部位在细支气管（直径为75~300μm）的炎症，是婴儿期最常见的病毒性下呼吸道感染性疾病，是引起婴幼儿喘息的常见肺部疾病。2岁以内多发，其中2~6月龄婴儿的发病率最高。多见于冬春季，有时呈流行性，也可散发。本病多由病毒感染所致，其中呼吸道合胞病毒（respiratory syncytial virus，RSV）为最常见病原体。

【病因和发病机制】

    本病主要由呼吸道合胞病毒感染引起，此外，鼻病毒、人偏肺病毒、副流感病毒、腺病毒、冠状病毒、人博卡病毒-1型、肺炎支原体等也可引起，也可出现混合感染。呼吸道合胞病毒侵袭细支气管后，致使病变部位黏膜肿胀，黏膜下炎症细胞浸润，黏膜上皮损伤脱落，黏液分泌增多，加之细支气管的不同程度痉挛，最终导致部分或完全性阻塞，形成呼气性呼吸困难。由于细支气管的管壁较薄，炎症易扩展累及周围的肺间质和肺泡，形成细支气管周围炎。病变轻者，炎症消退后渗出物被吸收或咳出而愈复。少数病变重者可因管壁的瘢痕修复，管腔内渗出物发生机化，使细支气管阻塞，形成闭塞性细支气管炎。

【临床表现】

    本病多见于6月龄内小儿，最大不超过2岁。体温多正常或略高，无继发感染者少见高热。病前2~3日常有上呼吸道感染前驱症状，随后可出现剧烈咳嗽、阵发性喘憋、呼气性呼吸困难。喉部可闻及"咝咝"声。呼吸困难常呈阵发性。夜间及晨起明显；剧烈活动、哭闹或吃奶后喘息加重，休息及改善通气后有时可自行缓解。严重病例可合并急性呼吸衰竭、心力衰竭及中毒性脑病等；婴儿、早产儿或低体重儿可出现呼吸暂停。

    喘息发作时，患儿呼吸及心率加快，轻者烦躁不安，鼻翼扇动；重者口周发绀，呈喘憋状，可见明显的三凹征，易合并充血性心力衰竭。胸部叩诊呈过清音，肺肝界下移。听诊双肺呼气相延长，可闻及典型的呼气相哮鸣音；喘憋时常听不到湿啰音，缓解时可闻及弥漫性中细湿啰音。喘憋严重时哮鸣音有时反而减弱，应予以注意，警惕病情快速进展。腹部体格检查以肝脏增大多见，但往往并非由充血性心力衰竭所致，经常为肺气肿引起的肺肝界下移。

【辅助检查】

    外周血白细胞多正常。建议对在疾病早期（起病72小时内）或有重症毛细支气管炎危险因素的患儿进行经皮血氧饱和度监测。血气检查结果是病初时PaO_2及$PaCO_2$减低，严重时$PaCO_2$增高，发生呼吸性酸中毒。胸部X线检查可见双肺多有不同程度肺气肿或肺纹理增强改变；有时可见支气管周围炎性阴影或节段性肺不张；肺泡受累时，可出现间质性肺炎及肺浸润病变。取鼻咽拭子或气管内分泌物行病毒分离或抗体检测有助于确定病原体。

【诊断和鉴别诊断】

1. **诊断思路及线索** 以下临床特点将有助于本病的诊断。

（1）易患因素：宿主因素包括早产儿、低体重儿、先天性心脏病、慢性肺疾病、神经系统疾病、6月龄以下婴儿、免疫功能低下、缺乏母乳喂养。环境因素包括生活贫困、被动吸烟、空气污染、居住拥挤、幼儿园长托。发展为重症毛细支气管炎的高危因素有：小于3月龄的婴儿，早产儿（尤其是孕周＜32周者），慢性肺疾病、先天性心脏病、神经系统疾病、免疫缺陷病、被动吸烟者。

（2）年龄特点：多见于6月龄内小儿，最大不超过2岁。

（3）体温特点：体温正常或略高，无混合感染者少见高热。

（4）喘息特点：喉部可闻及"咝咝"声，呈呼气性呼吸困难，剧烈活动、哭闹或吃奶后喘息加重，安静后可减轻。

（5）肺部特征特点：叩诊呈过清音，肺肝界下移，双肺呼气相延长，双肺可闻及典型的呼气相哮鸣音。

（6）胸部X线片特点：以双肺肺气肿为主。

（7）体质特点：过敏体质婴儿（如易患湿疹等）、有哮喘或过敏体质家族史者，将来发展成支气管哮喘的概率增加。

2. **鉴别诊断** 本病应与该年龄段引起喘憋或呼吸困难的相关疾病鉴别，包括急性喉炎、支气管哮喘、呼吸道合胞病毒肺炎、原发性肺结核、先天性气道发育异常、心内膜弹力纤维增生症、充血性心力衰竭、异物吸入等相鉴别。

小儿毛细支气管炎与婴幼儿哮喘首次发作的临床表现极其相似，在就诊当时难以鉴别，需要日后定期随访观察。如反复发作超过3次，支气管扩张剂治疗有效且除外其他肺部疾病，则应考虑支气管哮喘的诊断；个人过敏体质、有哮喘或过敏体质家族史、长期被动吸烟等是毛细支气管炎患儿将来发展为哮喘的高危因素。

【治疗】

1. **一般治疗**

（1）临床监测病情变化：包括呼吸系统的临床评估（监测呼吸频率、经皮血氧饱和度，注意有无发绀、鼻翼扇动、三凹征）、液体状态评估（监测尿量、液体摄入和排出）。

（2）吸氧：海平面、呼吸空气条件下清醒时若血氧饱和度低于88%者，有吸氧指征，给氧前宜先吸痰清理气道、摆正体位，以保证气道通畅；对有慢性心肺基础疾病的患儿需要更积极用氧。对于有明显血流动力学异常的心肺疾病史或早产史的患儿，在准备停用氧疗时应给予密切监测。尽管标准氧疗对大多数需要辅助供氧的毛细支气管炎患儿有效，但当患儿有进展至呼吸衰竭的风险时，应使用加温湿化的高流量鼻导管通气和/或持续气道正压通气，以降低呼吸做功、改善气体交换并避免气管插管。

（3）保持呼吸道通畅：有痰随时吸出；盐水滴鼻剂和鼻孔机械吸引可能有助于缓解部分上呼吸道梗阻，应注意本病患儿可能存在气道高反应性。因此，如病情需要以吸入途径给药时，应使用以压缩空气（或流量 >6L/min 氧气）为动力的雾化器装置通过面罩吸入，忌用对气道有较大刺激作用的超声雾化吸入装置。

2. 控制喘憋 尚无特效的缓解药物。

（1）支气管扩张剂：可试验性雾化吸入速效 β_2 受体激动剂（如沙丁胺醇）或联合 M 受体阻滞剂（抗胆碱药，如异丙托溴铵）雾化吸入，尤其是当有过敏性疾病等家族史时。

（2）糖皮质激素：不推荐常规全身应用糖皮质激素；可选用雾化吸入糖皮质激素治疗。

（3）3% 高渗盐水雾化：对于雾化吸入支气管扩张剂及糖皮质激素治疗无效的中、重度毛细支气管炎患儿，可试用 3% 盐水雾化吸入（以压缩空气或流量 >6L/min 氧气为动力的雾化器装置），2~4ml/次，4~6 次/d，疗程 1~3 日；但需注意住院患儿在严密监护下可试用，使用前雾化吸入支气管扩张剂，如果雾化后出现剧烈咳嗽或喘憋加重，则不继续使用。

3. 抗感染治疗

（1）利巴韦林：尚缺乏确切的循证依据，故目前不推荐常规应用。

（2）明确或疑似肺炎支原体感染时可予以大环内酯类抗生素治疗。

（3）有继发细菌感染时需酌情加用抗菌药物。

4. 生物制品治疗

（1）静脉注射免疫球蛋白（IVIG）可在重症患儿或上述治疗方法无效时考虑应用，但不推荐常规使用。应用方法为每日 400mg/kg，连续 3~5 日。

（2）静脉注射呼吸道合胞病毒单克隆抗体（帕利珠单抗）对高危婴儿（早产儿、支气管肺发育不良、先天性心脏病、免疫缺陷病）和毛细支气管炎后反复喘息发作者有确切的预防作用；呼吸道合胞病毒单克隆抗体上市后研究也显示，预防治疗可显著降低住院率。但值得注意的是，该药不能治疗呼吸道合胞病毒感染。

5. 其他治疗 及时纠正酸碱平衡失调及电解质紊乱；有心力衰竭时积极强心、利尿、减轻心脏负荷；出现脑水肿时及时降颅内压及保护脑细胞；有呼吸衰竭时需要气管插管，人工通气治疗。

【预后】

毛细支气管炎与哮喘的关系十分密切。近年研究表明，有 30%~70% 的毛细支气管炎患儿日后发展成哮喘；有过敏体质、家族有哮喘、过敏性鼻炎等遗传病史及父母吸烟的患儿，哮喘发生率较无以上因素者显著增高。因此，对诊断毛细支气管炎的患儿，一定要定期随访；如果日后再有喘息发生（无论是感染还是运动、吸入冷空气等），特别是对支气管扩张剂及激素治疗敏感，即可能是哮喘。毛细支气管炎患儿如果同时有哮喘的危险因素，建议按哮喘予以早期干预治疗。研究显示，对存在哮喘危险因素的毛细支气管炎患儿，出院后采用糖皮质激素吸入治疗可明显降低其日后哮喘的发生率。

第六节 肺炎

案例10-5 患儿，男，1.5岁，以"发热、咳嗽3日，加重伴呼吸困难1日"来诊。平素健康，3日前受
凉后出现发热，体温39℃，伴轻咳，无痰。近1日咳嗽加重并出现呼吸困难。好哭闹，进
食差，大小便正常。无嗜睡及抽搐。体格检查：神志清楚，一般状况差，烦躁不安，周身
无出血点及皮疹，口周轻度发绀，呼吸60次/min，可见三凹征；双肺呼吸音粗，可闻及密
集细小湿啰音；心率165次/min（安静状态），心律齐，心音低钝，无杂音；腹部体格检查
示肝右肋下2.5cm，四肢活动良好，肢端稍凉。胸部X线检查示双肺下野见斑片状影。

思考：

1. 小儿肺炎的分类有哪些？

2. 小儿支气管肺炎的常见病因及病理生理改变是什么？

3. 小儿轻型及重型支气管肺炎的临床表现及体征是什么？

4. 不同病原体所致肺炎的特点是什么？

5. 上述病例如何诊断？

6. 上述病例需与哪些疾病相鉴别？

肺炎（pneumonia）是小儿时期常见病和多发病之一，是我国5岁以下小儿死亡的主要原
因。本病目前尚无统一的分类方法。按病理解剖学改变可分为大叶性肺炎、小叶性肺炎（支气
管肺炎）、间质性肺炎；按病原体分类可分为病毒性、细菌性、支原体性、衣原体性、原虫性、
真菌性、非感染病因引起的肺炎等；按病情可分为轻症肺炎及重症肺炎（当肺炎患儿出现严重
的通气、换气功能障碍或肺内外严重并发症时即为重症肺炎）；按病程分类可分为急性（<1个
月）、迁延性（1~3个月）、慢性（>3个月）三种。按肺炎发生的场所将肺炎分为社区获得性肺炎
（community acquired pneumonia，CAP）和医院获得性肺炎（hospital acquired pneumonia，HAP）
或医院内肺炎（nosocomial pneumonia，NP）；CAP是指原本健康的儿童在医院外或住院后48小
时内发生的感染性肺炎，小儿临床上以CAP最为常见。HAP是指患儿入院时不存在，也不处于
潜伏期而在入院≥48小时发生的感染性肺炎，这包括在医院内感染和在出院48小时内发生的肺
炎。此外，根据临床表现是否典型可分为典型肺炎和非典型病原体肺炎；前者的病原菌主要是肺
炎链球菌、金黄色葡萄球菌、流感嗜血杆菌、大肠埃希菌等，后者的病原菌主要见于肺炎支原
体、衣原体、军团菌、病毒（如新型冠状病毒、禽流感病毒等新发病毒、变异病毒）等。

临床最为常用的肺炎分类是依据病原学和病理学，病原体明确者，则按病因分类，有助于指
导治疗，病原体不明确者可按病理分类。小儿肺炎最常见的病理类型是支气管肺炎，下面予以重
点介绍。

一、支气管肺炎

支气管肺炎（bronchopneumonia）又称小叶性肺炎，是小儿时期最为常见的肺炎类型，尤其

好发于婴幼儿。一年四季均可发病，但以冬春季节或气候突变时多发，可呈散发或流行。小儿因其呼吸道生理、解剖及免疫等特点，本病的发病率较高，占儿科住院患者的24.5%~65.2%，是我国5岁以下儿童死亡的主要原因，严重威胁我国儿童的健康。

【病因】

感染性支气管肺炎的常见病原体包括细菌、病毒、非典型微生物（肺炎支原体、肺炎衣原体、嗜肺军团菌等），此外还有真菌和原虫等。病毒以呼吸道合胞病毒、腺病毒、流感病毒、副流感病毒和鼻病毒为多见，此外，新发病毒有人偏肺病毒、博卡病毒、新型冠状病毒、禽流感病毒等。偶有巨细胞病毒等疱疹病毒及肠道病毒等。细菌以肺炎链球菌最为多见，流感嗜血杆菌、金黄色葡萄球菌、卡他莫拉菌、溶血性链球菌、大肠埃希菌和副大肠埃希菌也较常见。非典型微生物肺炎支原体是学龄前期和学龄期儿童的常见病原体，1~3岁婴幼儿中也不少见。肺炎衣原体多见于学龄期和青少年。沙眼衣原体多感染6月龄尤其是3月龄以内的婴儿。嗜肺军团菌不常见。以上病原体可单独或混合感染。

【病理及病理生理】

主要以肺组织充血、水肿、炎症细胞浸润为主。不同病原体所致肺炎的病理改变也不同。

病原体经呼吸道（少数经血行）侵入支气管及肺泡后，引起支气管及肺泡受累，最终可导致通气及换气功能障碍。当炎症蔓延到支气管时，支气管腔黏膜充血、水肿及渗出物堵塞，致使管腔狭窄甚至闭塞，发生阻塞性肺气肿或肺不张，导致通气功能障碍。当肺泡受累后，肺泡壁充血、水肿，使肺泡壁增厚，同时肺泡腔内充满炎性渗出物，致使气体弥散阻力增加，导致换气功能障碍。在重症肺炎时，上述两种障碍可不同程度同时存在，最终导致缺氧及二氧化碳潴留，从而引起全身性代谢和器官功能障碍。

1. 呼吸功能不全　通气和换气功能障碍可引起低氧血症，严重者可有二氧化碳潴留。在疾病早期，缺氧可通过增加呼吸频率和呼吸深度来增加每分通气量代偿；由于二氧化碳弥散能力比氧大21倍，此时往往仅有轻度缺氧而尚无明显的二氧化碳潴留。当病变进展，严重妨碍有效气体交换时，动脉血氧分压（PaO_2）及血氧饱和度（SaO_2）明显下降而发生低氧血症。当$SaO_2<85\%$，还原血红蛋白$>50g/L$时皮肤出现发绀。当肺通气功能严重降低，影响到二氧化碳排出时，则在PaO_2及SaO_2降低的同时动脉血二氧化碳分压（$PaCO_2$）增高。当$PaO_2<60mmHg$和/或$PaCO_2>50mmHg$时，即为呼吸衰竭。

2. 循环系统变化　缺氧、酸中毒可引起肺小动脉反射性痉挛，肺循环压力增高，导致肺动脉高压；肺部病变也可使肺循环阻力增加；两者最终导致右心负荷加重。此外，病原体和毒素可损害心肌，引起中毒性心肌炎。上述因素可导致心功能不全发生。少数病例因严重毒血症和低氧血症而发生微循环障碍、休克，甚至弥散性血管内凝血。

3. 中枢神经系统变化　严重缺氧可使脑细胞无氧代谢增加，造成乳酸堆积、ATP生成减少和钠-钾泵转运功能障碍，使细胞内钠离子增多并吸收水分，导致脑水肿。高碳酸血症可使毛细血管扩张，血脑屏障通透性增加而致颅内压增高。病原体毒素作用也可致中毒性脑病。

4. 消化系统变化　胃肠道在缺氧和毒素的作用下易发生功能紊乱，出现呕吐、腹泻等症状，严重者可发生中毒性肠麻痹。胃肠道毛细血管通透性增加可引起消化道出血。

5. 水、电解质代谢紊乱和酸碱平衡失调　缺氧时体内有氧代谢发生障碍，酸性代谢产物发生堆积，加上高热、饥饿、脱水、吐泻等因素，常引起代谢性酸中毒。二氧化碳潴留可导致呼吸性酸中毒。重症肺炎患儿常出现混合性酸中毒。缺氧和二氧化碳潴留致肾小动脉痉挛而引起水钠潴留；严重缺氧时，抗利尿激素分泌增加，使水钠重吸收增加，导致稀释性低钠血症。钾离子在酸中毒时可向细胞外转移，血钾浓度增高或正常。6月龄以上患儿的呼吸代偿功能有所增强，早期可因呼吸增快，通气过度，可能出现呼吸性碱中毒。伴有腹泻或呕吐的肺炎患儿，可出现多重酸碱平衡紊乱。

【临床表现】

1. 症状　起病大多较急，病前常有上呼吸道感染症状。发热，咳嗽，呼吸困难是本病的主要临床表现，但不同病原菌引起的肺炎症状各有其特点。发热热型不定，多为不规则发热，体温多在38~39℃，也可高达40℃，但重度营养不良患儿或新生儿可不发热。咳嗽早期为刺激性干咳，后期有痰。呼吸困难表现为呼吸增快，多在发热、咳嗽后出现。患儿可出现精神不振、食欲减退、烦躁不安、轻度腹泻或呕吐。重者可出现点头样呼吸。反应差、口吐泡沫是新生儿及婴儿肺炎时的早期重要症状，应予以特殊注意。

2. 体征　WHO儿童急性呼吸道感染防治规划特别强调呼吸增快是肺炎的主要表现。呼吸急促是指婴儿＜2月龄，呼吸≥60次/min，2~12月龄呼吸≥50次/min，1~5岁呼吸≥40次/min，可见鼻翼扇动、吸气性凹陷（胸骨上、下，锁骨上窝及肋间隙软组织凹陷），呼吸困难严重者可出现口周和指/趾端发绀。肺部听诊早期呼吸音粗或闻及干啰音，以后可闻及较固定的细小啰音。肺内病灶融合扩大时，可听到管状呼吸音，叩诊呈浊音。如果发现一侧有叩诊实音或呼吸音消失，则应考虑有无合并胸腔积液或脓胸。

3. 重症肺炎的临床表现　当肺炎患儿出现严重的通气、换气功能障碍或肺内外严重并发症时，即为重症肺炎；除呼吸系统外，常累及其他系统，出现相应的临床表现。

（1）循环系统：重症者可出现不同程度的心功能不全或心肌炎、弥散性血管内凝血及休克。合并心力衰竭时可参考以下诊断标准：① 一般状况差，突然烦躁不安，明显发绀；② 呼吸困难加剧，呼吸急促，＞60次/min；③ 心率突然增快，婴儿＞180次/min，幼儿＞160次/min，不能用发热、呼吸困难解释；或心脏扩大，心音低钝，出现奔马律；④ 肝脏迅速增大，超过2cm。有的患儿可伴有少尿或无尿，眼睑或双下肢水肿。并发心肌炎者表现为面色苍白，心动过速、心音低钝、心律不齐，心电图表现为ST段下移和T波低平、双向和倒置。并发弥散性血管内凝血者表现为血压下降，四肢凉，皮肤、黏膜出血等。并发休克者表现为皮肤发花，面色苍白或发灰，出汗，四肢厥冷，脉速，呼吸浅，神志淡漠甚至不清，血压降低，体温过高或不升，以及无尿等。

（2）神经系统：并发中毒性脑病时，一般状态差，早期表现为烦躁不安，后期出现嗜睡、意识障碍、昏迷甚至抽搐；体格检查可见呼吸不规则，前囟膨隆、张力高，双眼凝视，瞳孔对光反射减弱甚至消失；脑脊液除压力增高外，其他检查均正常。

（3）消化系统：并发中毒性肠麻痹时，呕吐、腹泻、腹胀是本病突出症状，一般状态差。有消化道出血时，呕吐物中有咖啡样物，出现柏油样便。体格检查可见腹部膨隆，肠鸣音消失。

【并发症】

主要见于延误诊治、治疗不当或病原体致病力强时，早期正确治疗者并发症很少见。细菌性肺炎最多见的肺部并发症为脓胸、脓气胸、肺大疱等，常由金黄色葡萄球菌、肺炎链球菌引起，革兰氏阴性杆菌次之。

1. 脓胸　较常见，为胸膜腔因化脓性感染造成积脓所致。主要表现为在肺炎病程中病情恶化，全身中毒症状加重，面色苍白，精神萎靡，高热不退，或体温下降后再次上升；频咳或咳嗽突然加重，呼吸困难，发绀，年长儿可诉胸痛。患侧呼吸运动受限，语音震颤减弱，叩诊浊音，呼吸音明显减弱或消失。当积液较多时，患侧肋间隙饱满，气管移向健侧。

2. 脓气胸　较少见，为肺脏边缘的脓肿破裂，脓液与气体进入胸腔所致。主要表现为病情突然加重，剧烈咳嗽、突然呼吸困难、烦躁、发绀。胸腔积液的上方叩诊为鼓音，下方为浊音；如无粘连，改变体位时浊音区可移动；呼吸音明显减弱或消失。若支气管胸膜瘘的裂口处形成活瓣，空气只进不出，形成张力性气胸。胸部立位X线检查可见患侧有液气面。一经确诊应立即进行胸腔穿刺或胸腔闭式引流，以免危及生命。

3. 肺大疱　细支气管管腔因炎症肿胀狭窄，分泌物黏稠，形成活瓣性阻塞，空气只进不出，导致肺泡扩大、破裂而形成肺大疱。肺大疱小者可无症状，大者可引起急性呼吸困难。

4. 肺不张　小儿呼吸道较狭小，支气管黏膜肿胀，平滑肌痉挛，黏稠分泌物可阻塞气道引起肺不张。气道分泌物多、黏稠及咳嗽反射减弱（包括咳嗽无力、使用镇咳药等）时易促进肺不张的发生。如肺不张较长时间存在，易继发感染，造成支气管损害，引起支气管扩张及肺脓肿。

【严重度评估】

WHO推荐2月龄至5岁儿童出现胸壁吸气性凹陷或鼻翼扇动或呻吟之一表现者提示有低氧血症，为重度肺炎；如果出现中心性发绀、严重呼吸窘迫、拒食或脱水征、意识障碍（嗜睡、昏迷、惊厥）之一表现者为极重度肺炎，这是重度肺炎的简易判断标准，适用于发展中国家及基层地区。对于住院患儿或条件较好的地区CAP严重度评估，还应依据肺部病范围、有无低氧血症及有无肺内外并发症等表现判断。

【辅助检查】

1. 外周血检查

（1）白细胞：细菌性肺炎时白细胞计数大多增高，以中性粒细胞增多为主，可有核左移和中毒性颗粒。但患有重症金黄色葡萄球菌或革兰氏阴性杆菌肺炎时，白细胞可不高或降低。病毒性肺炎的白细胞大多正常或降低。

（2）C反应蛋白（C-reactive protein，CRP）：急性细菌感染时，CRP浓度上升；肺炎支原体感染时也部分增高；而病毒感染时则上升不明显。

（3）降钙素原（procalcitonin，PCT）：是一种蛋白质，当严重细菌、真菌、寄生虫感染及脓毒症和多器官功能衰竭时升高。一般病毒感染时不会升高。

2. 病原学检查　常见病原学检查主要包括病原体分离培养、免疫学特异性抗原和抗体检测、应用PCR技术对病原体特异性基因片段进行检测。

（1）病毒学检测：呼吸道标本病毒抗原的快速检测是病毒感染早期诊断的主要方法之一。较成熟的方法包括免疫荧光法检测呼吸道脱落上皮细胞内的病毒抗原、酶免疫法或金标法检测呼吸道分泌物中的病毒特异性抗原等。尤其是直接免疫荧光法检测试剂盒在国内和国外实验室普遍应用，可快速检测4种7型常见的呼吸道病毒，如呼吸道合胞病毒、腺病毒、甲型和乙型流感病毒、副流感病毒1型、2型和3型。通过分子生物学手段尤其是聚合酶链反应（PCR）或逆转录PCR（RT-PCR）检测呼吸道分泌物中的病毒特异性基因片段，具有很高的灵敏度，特异度强，有早期诊断价值。采用经典免疫荧光试验（IFA）、酶联免疫吸附试验（ELISA）等可检测病毒特异性抗体。疾病早期抗病毒特异性的IgM升高，继而IgG抗体升高。急性期与恢复期双份血清抗体滴度进行性升高价值最大，如恢复期血清抗体上升≥4倍，可作为病毒感染诊断、血清分型的很好指标，即使病原体分离阴性，也可确诊。但抗体测定对早期诊断的价值很小，影响抗体的因素也较多。通过感染肺组织或呼吸道标本（如鼻咽分泌物、支气管肺泡灌洗液）对病毒进行分离培养是诊断肺部病毒感染的金标准，但病毒培养技术要求较高，耗时较长，不适宜临床患儿的早期诊断。

（2）细菌病原体检测：细菌检查可取下呼吸道分泌物、胸腔穿刺液、血液、肺活检组织等相应标本进行病原体培养和分离鉴定，是确定感染的最可靠方法；也可取深部痰液涂片染色，所得结果有一定指导意义。通过对分离培养的细菌进行药物敏感试验，可选择最敏感的抗生素进行特定病原体的靶向治疗。

（3）肺炎支原体（MP）检测：急性期和恢复期双份血清特异性IgG抗体比较有4倍以上的升高或下降到原来的1/4是MP感染的确诊依据，但双份血清检查可行性差，且没有早期诊断价值。单份血清特异性IgM抗体的明显升高是目前临床早期诊断MP感染的主要实验室依据。近年来临床上较多采用颗粒凝集法测定IgM抗体，一般认为MP-IgM≥1∶160，有较高的诊断价值。采用PCR技术对鼻咽标本、痰及支气管肺泡灌洗液、胸腔积液中的MP进行特异性基因检测，灵敏度和特异度均佳，尤其是荧光定量实时PCR，可对MP感染作出早期诊断，但影响结果的因素较多，容易有假阳性。MP分离培养是最为可靠的诊断依据，但技术要求高，操作烦琐，耗时长，无早期诊断的价值。

3. X线检查　不同病原体感染，肺部X线表现各有其特点。在不同疾病时期，肺部X线表现也有变化。早期可仅有两肺纹理增粗，肺野透亮度降低、肺门阴影增浓等，以后可出现大小不等的小点片状阴影，多见于两肺中下野。小点片状阴影可融合成大片状浸润影。肺不张、肺气肿、肺脓肿、脓胸、脓气胸、肺大疱等发生时可出现相应的X线改变。

4. 血气分析　是判断缺氧程度，有无呼吸衰竭、电解质紊乱和酸碱平衡失调的可靠依据（详见第十七章第三节）。

【诊断和鉴别诊断】

1. 诊断思路及线索

（1）发热、咳嗽、咳痰或痰鸣、气促或呼吸困难是小儿支气管肺炎的四大主症；肺部听诊闻及吸气末、相对固定的细小湿啰音，或管状呼吸音等是重要的典型临床体征；胸部影像学检查是确诊及病理分型的关键；病原体鉴定是感染性肺炎的确切证据。

（2）病因诊断对指导治疗及估计预后尤为重要，因此临床上应尽可能病因诊断。

（3）要特别注意某些肺炎患儿的不典型表现：有的仅有咳嗽而无明显发热，易误诊为支气管炎；有的仅有发热而早期无咳，易误诊为急性上呼吸道感染；有的胸部X线片已有明显改变，但听诊却无典型体征；有的胸部X线片无明显炎症，但肺部CT显示炎症已很明显。对可疑肺炎患儿要及时拍胸部X线片，必要时应进行肺部CT检查。

（4）不同病原体所致肺炎各有其临床及体征特点，要注意区分。

2. 鉴别诊断

（1）急性支气管炎：年长儿病情较轻，一般状况较好，以咳嗽、咳痰为主，一般无发热及呼吸困难，肺听诊呼吸音粗、无固定啰音，肺部X线检查可正常或肺纹理增粗，无斑片状的渗出影。婴幼儿急性支气管炎病情较年长儿较重，与肺炎早期不易区别，需密切随诊和复查肺部X线片。

（2）支气管异物：见本章第三节。

（3）急性粟粒性肺结核：婴幼儿多见，有结核病接触史。起病可急可缓，但以急性起病多见。临床上表现为突然高热、苍白无力、盗汗、食欲缺乏等明显中毒症状，伴有咳嗽、气促、呼吸困难及发绀。肺部体征多不典型，早期可仅表现为呼吸音粗或减低，晚期可闻及细湿啰音，易与肺炎混淆。多数患儿伴有肝脾及浅表淋巴结肿大，特别是6月龄以下婴儿易并发结核性脑膜炎。结核菌素试验阳性，胸部X线片或CT检查见肺部有大小、密度、分布均匀一致的粟粒状阴影。本病未及时治疗时，其病灶可融合成小片或大片状阴影；若合并其他细菌感染则更易掩盖原结核病灶。

【治疗】

采取综合治疗措施，治疗原则是保持气道通畅，纠正低氧及二氧化碳潴留，积极控制感染，加强支持疗法，及时对症治疗，防治并发症。

1. 一般治疗　经常通风换气，保持室内空气流通。室温保持在20℃左右，相对湿度以55%~60%为宜。给予热量丰富，富含维生素并易于消化吸收的食物，保证营养及水分摄入。保持呼吸道通畅，口腔分泌物或痰液应随时吸出；痰液黏稠者可予以盐酸氨溴索等祛痰药。定时更换体位，以减轻肺淤血，促进肺部炎症吸收。有低氧血症者应给予吸氧。烦躁不安可加重缺氧，必要时需予以镇静。防止交叉感染，注意隔离。

2. 抗生素治疗

（1）抗生素的使用指征：细菌性肺炎、非典型微生物肺炎（如肺炎支原体肺炎、衣原体肺炎等）、真菌性肺炎及继发细菌感染的病毒性肺炎。

（2）抗生素的使用原则：① 根据病原菌培养及其药物敏感试验的结果选用最敏感性药物；② 选用渗透下呼吸道浓度高的药物；③ 根据药代学和药效学合理使用药物，如给药剂量、间隔、疗程等；④ 重症宜静脉用药及联合用药。

（3）病原菌明确时的抗生素选择：对病原菌明确者，根据其药物敏感试验结果，选用无临床禁忌证的最敏感抗生素最为科学。对青霉素敏感的肺炎链球菌首选青霉素或阿莫西林，不敏感者首选头孢曲松、头孢噻肟，备选万古霉素；流感嗜血杆菌、卡他莫拉菌首选阿莫西林/克拉维酸、氨苄西林/舒巴坦，备选头孢呋辛、头孢曲松、头孢噻肟；甲氧西林敏感的金黄色葡萄球菌首选苯唑西林、氯唑西林，耐药者首选万古霉素、利奈唑胺；铜绿假单胞菌首选亚胺培南、美罗培南；大肠埃希菌肺炎宜选用第三代头孢菌素，必要时可联合氨基糖苷类抗生素等（需注意，氨基糖苷类抗生素6岁以下儿童禁用，6岁及以上者慎用，必须使用者应进行血药浓度和听力的监测）。

（4）病原菌未明确时的抗生素选择：对病原菌尚未明确者，属于临床经验性用药阶段，应根据感染的场所（CAP或HAP）、患儿的年龄、临床特点、辅助检查等，初步判断可能的病原体（详见本节"几种不同病原体所致肺炎的特点"）。临床疑为社区获得性细菌性肺炎时，应首选青霉素或阿莫西林；治疗3日不见效者需选用头孢菌素类抗生素。对轻症肺炎，也可选用广谱的口服青霉素类或第二代头孢菌素类。对青霉素过敏者可选用大环内酯类抗生素。对疑为肺炎支原体或衣原体感染者，选用大环内酯类抗生素，如阿奇霉素、红霉素及罗红霉素。对怀疑细菌和肺炎支原体等不典型微生物混合感染者，需青霉素族/头孢菌素类抗生素和大环内酯类抗生素联合应用。

（5）早发性HAP的抗生素选择：病原菌与CAP相似，常见病原菌为肺炎链球菌、流感嗜血杆菌、甲氧西林敏感的金黄色葡萄球菌和非耐药的革兰氏阴性杆菌等；对未接受过抗菌药物治疗且无其他危险因素者，可选用阿莫西林或头孢呋辛或阿莫西林/克拉维酸或氨苄西林/舒巴坦；对于应用过抗菌药物和/或有其他危险因素的早发型HAP，可选用头孢曲松或头孢噻肟，或头孢曲松/头孢噻肟联合大环内酯类。

（6）晚发性HAP的抗生素选择：除上述病原菌外，还可能有铜绿假单胞菌、不动杆菌属细菌及耐甲氧西林金黄色葡萄球菌等；推荐使用头孢哌酮/舒巴坦，联合糖肽类或利奈唑胺。目前，抗生素尤其是头孢菌素类药物发展很快，应根据病原体、病情、年龄、免疫功能、有无基础疾病、细菌敏感情况、患者的经济状况等合理选用。滥用抗生素不仅易导致细菌耐药、治疗困难，而且易继发霉菌感染及其他并发症。

（7）用药疗程：普通肺炎应用药至体温正常后1周，临床症状基本消失后3日。肺炎支原体肺炎用药至少2~3周，如临床症状未消失还需继续用药。金黄色葡萄球菌肺炎疗程宜长，体温平稳后应继续用药2周，总疗程4~6周。

3. 抗病毒治疗　目前尚无理想的广谱抗病毒药。现认为更昔洛韦（丙氧鸟苷）治疗巨细胞病毒感染疗效较好；神经氨酸酶抑制剂（如奥司他韦）对甲、乙型流感病毒感染具有特异疗效。

4. 对症治疗

（1）吸氧：有低氧血症者应给予吸氧，患儿呼吸急促、呼吸困难、发绀、三凹征阳性均为氧疗指征。轻者鼻导管低流量吸氧，0.5~1L/min；重者需面罩给氧，2~4L/min，吸入气氧浓度不要过高，以50%~60%为宜。

（2）退热与镇静：高热时予以药物或物理降温，以防惊厥发生并能减慢心率及呼吸频率；烦躁时予以镇静，以减少氧耗及心脏负担。降温及镇静的处理同急性上呼吸道感染的对症治疗（详见本章第二节）。

（3）祛痰平喘：口腔分泌物或痰液应随时吸出，尤其是婴儿；痰液黏稠者可予以盐酸氨溴索药物治疗，静脉或雾化吸入均可。对有喘憋或有明显支气管痉挛者，治疗上同支气管哮喘急性发作的处理（详见本章第七节）。

（4）纠正水、电解质代谢紊乱和酸碱平衡失调，控制入液量，注意补液速度。

5. 并发其他脏器受累的治疗

（1）肺炎合并心力衰竭的治疗：治疗原则是吸氧、镇静、强心、利尿、改善微循环。① 吸氧、镇静同上。② 强心剂：首选毛花苷C，饱和量0.04~0.06mg/kg，首次剂量用饱和量的1/2，余量分2次，每6小时给药1次，可肌内注射或加入静脉滴管中输入给药。如饱和量的全量已使用完毕而心力衰竭症状未能有效控制，可每日使用维持量（饱和量的1/4）继续应用。也可选用毒毛花苷K，每次0.007~0.010mg/kg，加入静脉滴管中输入，按病情需要，6~12小时后可重复使用。如病情需要注射钙剂治疗，则6~8小时后方可给洋地黄类药物。应用洋地黄类药物时要密切观察有无中毒反应，心力衰竭愈重，其治疗量和中毒量愈接近，故易发生中毒。③ 利尿药：呋塞米最为常用，每次1~2mg/kg，肌内注射或静脉注射。④ 血管活性药：通过扩张周围小动脉，减少心脏排血阻力，使心脏后负荷降低；对小静脉的扩张能减少静脉回心血量，降低心脏前负荷。目前在儿科临床的常用药物有卡托普利、酚妥拉明、多巴胺等。卡托普利剂量为0.4~0.5mg/（kg·d），分2~4次口服，首剂0.5mg/kg；酚妥拉明，每次0.5~1mg/kg，1次量不超过10mg，溶于10%葡萄糖溶液10~20ml缓慢静脉注射，必要时可于1~2小时后重复使用；心力衰竭伴有血压下降时可应用多巴胺，按5~10μg/（kg·min）用输液泵控制持续静脉滴注，必要时可适当增加剂量。

（2）肺炎合并中毒性脑病的治疗：在综合治疗的基础上，积极控制惊厥、降低颅内压，防治脑水肿，保护脑细胞。① 镇静：频繁惊厥可加重脑缺氧及脑水肿，故应及时镇静止惊。镇静方法同前所述。② 降低颅内压：应用20%甘露醇，每次0.5~1g/kg，静脉输入，据病情可4~12小时给药1次。呋塞米（剂量同前）可与甘露醇交替使用，加快体液的排出，有助于颅内压的降低。应用以上药物时，要注意低钾血症等电解质紊乱的发生。地塞米松静脉注射有助于减轻中毒症状，缓解脑水肿，必要时可酌情使用（每次0.2~0.4mg/kg）。③ 保护脑细胞：可给予能量合剂。④ 肺炎合并呼吸衰竭、休克、DIC的治疗（详见第十七章第三节、第六节、第八节）。

6. 糖皮质激素的应用　在重症肺炎的基础上出现以下临床表现时可考虑使用全身性糖皮质激素：① 严重喘憋或呼吸衰竭；② 全身中毒症状明显；③ 合并感染性休克；④ 合并脑水肿；⑤ 胸腔短期有大量渗出。

鉴于全身性糖皮质激素在小儿重症肺炎应用的有效性目前尚缺乏大样本的循证医学依据，以及全身性糖皮质激素可能对患儿带来风险，因此，要严格把握适应证，不能应用扩大化。剂量及疗程根据患儿的基础情况及病情进展而定，通常如下：① 地塞米松0.1~0.3mg/（kg·d），静脉滴注，疗程3~5日；② 琥珀酸氢化可的松5~10mg/（kg·d），静脉滴注，疗程3~5日；③ 甲泼尼龙，常规剂量1~2mg/（kg·d），静脉滴注，3~5日。

理论上糖皮质激素的应用存在胃肠道出血倾向、多重感染机会增加、糖代谢紊乱等风险。糖皮质激素应在使用有效抗生素的同时应用，较长时间使用易继发霉菌感染及其他激素并发症。

7. 并发症治疗　对于胸腔积液明显者，需予以胸腔穿刺排液，不但有利于减轻呼吸困难，更有助于明确积液性质，以便正确指导治疗。脓胸与脓气胸一经确诊应立即进行胸腔穿刺排脓；3日内可每日穿刺1次，尽量抽尽脓液；脓液量不多时可隔日1次；对脓液量多、增长快或黏稠的患儿，应采用胸腔闭式引流的方法治疗。对支气管内痰液黏稠、自行咳痰困难，或已经形成阻塞性肺不张的儿童，可经纤维支气管镜在可视下进行冲洗吸痰和局部给药治疗。

8. 支持疗法　对免疫力弱、营养不良及病情较重的患儿，可酌情给予人丙种球蛋白注射治疗，也可输血浆；贫血患儿可据病情少量输血。给予热量丰富，富含维生素并易于消化吸收的食物；进食差者补充维生素B、维生素C等多种维生素；有佝偻病或营养性贫血者及时补充维生素D及铁剂。

9. 物理治疗　对病情迁延，肺部啰音不易消失者，可辅以超短波、红外线等肺部物理治疗。可使胸背皮肤受到刺激后充血，从而消减肺部淤血，并能促进肺部渗出物的吸收和啰音的消失。

二、几种不同病原体所致肺炎的特点

（一）呼吸道合胞病毒肺炎

由呼吸道合胞病毒感染引起。呼吸道合胞病毒（RSV）属副黏病毒科，是引起小儿病毒性肺炎最常见的病原体，可引起间质性肺炎及毛细支气管炎，典型病理所见是单核细胞的间质浸润。本病多见于婴幼儿，尤其多见于1岁以内小儿。临床表现发热多不明显，多为中、低热，少数可有高热。喘憋是本病的典型特征，可突然发生；喘憋以呼气困难为主，轻者烦躁不安，严重者有较明显的呼吸困难、喘憋、口唇发绀、鼻翼扇动及三凹征。肺部听诊可闻及广泛的哮鸣音，喘憋时常听不到湿啰音，趋于缓解时则可有弥漫性中小湿啰音、捻发音。重症病例可出现低氧血症、代谢性酸中毒或呼吸性酸中毒，易并发呼吸衰竭、心力衰竭。X线表现为两肺可见小点片状、斑片状阴影，部分患儿有不同程度的肺气肿及支气管周围炎的影像。外周血白细胞计数大多正常。取鼻咽拭子或气管内分泌物行病毒抗原或核酸检测有助于确定病原体。

（二）腺病毒性肺炎

主要由3、7型腺病毒引起，11型及21型也可引起。冬春两季多发。病理改变重，范围广，病变处支气管壁各层均有破坏，肺泡也有炎症细胞浸润，致使通气、换气功能障碍，最终导致低氧血症及二氧化碳潴留。病情迁延者，可引起严重的肺功能损害。

1. 临床特点　多见于6月龄至2岁小儿，潜伏期4~6日。起病急，稽留热。咳嗽出现早，特点为剧烈的频咳或阵咳，多为干咳。病情严重者会出现喘憋、呼吸困难及发绀。肺部体征出现晚，与呼吸困难症状不平行，多在发病3~5日后方出现湿啰音。患儿中毒症状重，除呼吸系统外，可伴有其他多器官系统受累，如神经系统，表现为嗜睡、惊厥甚至昏迷等；循环系统出现急性心力衰竭以致休克；血液系统出现血小板减低，凝血功能障碍，引起消化道出血和血尿。单核吞噬细胞系统反应强烈，出现肝脾大及肝功能损伤。

2. 辅助检查特点 血白细胞正常或偏低。胸部X线表现比体征出现早，可见大小不等的片状或融合病灶，肺气肿多见。有的出现胸膜反应或积液。病灶吸收缓慢，一般于2周左右吸收，严重者时间更长。最后证实需靠病毒学检测，目前常用鼻咽拭子或气管内分泌物行病毒抗原或核酸检测，血清腺病毒抗体测定。本病容易继发细菌感染，此时病情明显恶化，有较高的病死率。

（三）肺炎支原体肺炎（mycoplasmal pneumoniae pneumonia，MPP）

近年来在小儿十分常见，MPP目前占小儿肺炎的20%左右，高峰年超过30%。肺炎支原体（MP）感染可在世界范围内发生，全年发病，以秋冬季多发。可在人口密集区每4~7年暴发流行1次。国外资料表明，MP感染与年龄和患者的免疫状态有一定关系，学龄期儿童发病率最高，其次是学龄前期，1~3岁婴幼儿也不少见；MPP分别占5~9岁和9~15岁全部肺炎患儿的33%和70%。目前发病机制尚未完全阐明，目前认为主要机制有两种：MP直接损伤和宿主异常的免疫应答反应。病理改变主要是支气管、毛细支气管和肺间质炎症。光镜下可见管壁间质水肿、充血，有单核细胞及浆细胞浸润，管腔内充满白细胞及脱落上皮细胞。电镜下可见纤毛上皮细胞的纤毛脱落，微纤毛缩短。肺泡腔内亦可见渗出和水肿，肺泡壁增厚。胸膜可有点状纤维素性渗出，可伴胸腔积液。有报道尸检可见弥漫性肺泡坏死和透明膜变，DIC或多发性血管内血栓形成和栓塞。

1. 临床特点 起病缓慢，潜伏期为2~3周，亦可见急性起病者。首发症状多为发热和咳嗽，较大儿童常伴有头痛、咽痛、肌痛、倦怠、食欲缺乏、全身不适等。热型不定，多数患儿起病时体温>38℃，常持续1~3周，有肺外并发症时持续时间明显延长。早期咳嗽为干咳，约1周后有痰。MPP患儿常表现为症状和体征的不平衡，有的症状重、体征轻，表现为高热持续不退、咳嗽剧烈、精神不振等，但胸部X线片示肺内病变不重，听诊啰音不明显；有的症状轻、体征重，表现为高热消退较快、咳嗽不剧烈或仅轻咳、精神状况良好，但胸部X线片示肺内炎症变重，可见大片实变影，听诊可闻及管状呼吸音或明显啰音。该特点可与细菌性肺炎相鉴别，细菌性肺炎的症状与体征通常是平行的。MPP合并胸腔积液者较多见，肺外并发症可累及多个系统，如各型皮疹、心肌炎、心包炎、溶血性贫血、血小板减少性紫癜、脑炎、脑膜炎、瑞氏综合征、脑栓塞、蛋白尿等。MPP可合并混合感染，如病毒、细菌感染等，此时病情加重，病程延长，严重者可危及生命。

2. 辅助检查特点 该病肺部体征往往和肺部X线征象不相平行，常常表现为肺部听不到啰音而胸部X线片改变已很明显。因此临床上如怀疑MPP，应及早行胸部X线检查。MPP的胸部X线表现主要有以下四种改变：① 支气管肺炎性改变，常见于右肺中、下野；② 间质性肺炎改变，两肺呈弥漫性网状结节样阴影；③ 大叶性肺炎改变，呈大片密度增高影，以右下肺多见；④ 肺门淋巴结肿大。合并胸膜炎时可见胸腔积液改变。胸部X线异常持续的时间与病变性质有关，肺叶实变较间质病变吸收慢，合并混合感染时吸收慢。一般在4周时大部分吸收，8周时完全吸收。也有报道症状消失1年胸部X线片才完全恢复。外周白细胞计数多为正常或偏高，以中性粒细胞为主；极个别者也有减少或呈类白血病反应。ESR、CRP明显增加。血气分析与临床表现及胸部X线片改变不平行，即使有大片实变，血气分析可正常。胸腔积液外观淡黄，pH基本正常；而细菌感染则呈脓性外观，pH明显减低。目前检测血清MP-IgM抗体是临床最常用的特异诊断方法。MP核酸检测包括MP-DNA或MP-RNA检测，适用于MPP的早期诊断。

本病治疗原则与一般肺炎相同，抗生素以大环内酯类（阿奇霉素等）为首选，轻者可口服，重者需静脉用药。对于耐药的MMP，新型四环素类抗菌药物（多西环素）具有确切疗效，但此类药物可能导致牙齿发黄和牙釉质发育不良，仅适用于8岁以上儿童。疗程依病情而定，一般为10~14日。

（四）衣原体肺炎

是由衣原体引起的肺部疾病，近年来在全世界的城市中，婴幼儿感染有流行趋势。衣原体同支原体一样，也是一种介于病毒与细菌之间的微生物。衣原体与细菌不同，自身不能合成ATP，故也称"能量寄生菌"。衣原体属分为四种：沙眼衣原体（*C. trachomatis*，CT）、肺炎衣原体（*C. pneumonia*，CP）、鹦鹉热衣原体（*C. psittaci*）和家畜衣原体（*C. pecorum*）。常见的引起肺炎的衣原体为CT和CP。CT是引起6月龄以内婴儿肺炎的重要病原体之一，病理改变为间质性肺炎特征。

1. 临床特点　起病缓慢，早期多有上呼吸道感染症状，如流涕、鼻塞及咳嗽。约一半患儿有急性结膜炎或该病病史，常伴有鼻咽炎。咳嗽症状明显，呈间断性或百日咳样咳嗽，婴幼儿常有呼吸急促。多数患儿无发热，如有高热者提示合并其他疾病。肺部体征为肺部可闻及干湿啰音，喘鸣音少见。

2. 辅助检查特点　约75%的患者外周血嗜酸性粒细胞计数绝对值增高（>400/μl）。血清免疫球蛋白多异常，IgM均增高，IgG多数增高，IgA一般正常。在鼻咽分泌物或血清中，用免疫荧光法可检测出衣原体IgG或IgM抗体；确诊CP急性感染应强调双份血清（间隔2周），恢复期抗体滴度上升4倍。单份血清特异性IgM抗体滴度持续升高也有诊断价值，这包括CP-IgG>1：512、CT-IgM>1：64，但最好同时有PCR法CP/CT核酸阳性。通过培养技术常能分离出CT。胸部X线表现呈弥漫性间质性病变，双肺可见气肿，或见斑片状肺浸润病灶；支气管周围变厚或局灶性实变。有的可见胸膜反应，出现少量胸腔积液。治疗同支原体肺炎。

（五）葡萄球菌肺炎

多由凝固酶阳性的金黄色葡萄球菌引起。新生儿和婴幼儿多由呼吸道传播，2岁以上小儿多由血行感染。金黄色葡萄球菌对机体的危害程度取决于细菌的毒力和机体的免疫状态。金黄色葡萄球菌侵入肺部后，其病理改变以广泛性出血、坏死及多发性小脓肿为特点。临床上往往有先期感染征象，如上呼吸道炎或皮肤等其他感染灶。高热明显，呈弛张热，中毒症状重，可伴有各型中毒性皮疹。咳嗽频繁、剧烈。肺部体征出现早，症状与体征相平行。并发脓胸、脓气胸时呼吸困难加剧。外周血白细胞及中性粒细胞增高。痰液涂片有金黄色葡萄球菌凝固酶阳性。血培养可阳性。胸部X线检查早期呈一般支气管肺炎改变，以后依据病变部位及性质不同，可出现小（大）片状浸润、肺脓肿、胸腔积液、肺大疱等。

第七节　支气管哮喘

案例10-6　　患儿，男，5.5岁，因"反复咳喘1年，再发咳喘2日"就诊。患儿近1年反复咳喘，喘时
　　　　　　伴"咝咝"声，以感冒和运动后明显，无明显发热，共发作5次。近2日咳嗽及喘息加重，
　　　　　　并出现呼吸困难。起病以来未按哮喘诊断和治疗。患儿母亲有哮喘病史，患儿有过敏性鼻
　　　　　　炎，幼儿期反复患湿疹。体格检查：神志清楚，一般状况可，烦躁不安，口周轻度发绀，
　　　　　　可见三凹征；双肺呼吸音粗，可闻及散在哮鸣音；心率140次/min，心律齐，心音有力，
　　　　　　无杂音；肺肝界位于右锁骨中线第6肋间，四肢活动良好，肢端温。胸部X线检查示肺气肿
　　　　　　改变。
　　　　　　思考：
　　　　　　1. 上述病例如何诊断？
　　　　　　2. 上述病例需与哪些疾病相鉴别？
　　　　　　3. 上述病例目前如何治疗？
　　　　　　4. 上述病例喘息缓解后如何长期治疗？

支气管哮喘（bronchial asthma）简称"哮喘"，是儿童时期最常见的慢性呼吸系统疾病。总体发病规律为发达国家高于发展中国家，城市高于乡村。美国、英国、澳大利亚、新西兰等国的哮喘发病率在10%~30%。近年来，哮喘发病率在世界范围内呈现逐年增加的趋势，我国城市14岁以下儿童哮喘在1990年、2000年及2010年的累积患病率分别为1.09%、1.97%及3.02%，引起全社会的高度关注，早期防治，至关重要。世界卫生组织（WHO）联合美国国立卫生院心肺血液研究所制定了全球哮喘防治创议（Global Initiative for Asthma，GINA）方案，对全球哮喘的规范化诊治具有重要的指导意义。该方案不断更新，近年来每年皆重新修订，成为哮喘诊治领域公认的权威性指南。中华医学会儿科学分会呼吸学组重新制定了《儿童支气管哮喘诊断与防治指南（2016年版）》，对儿童哮喘的早期诊断、规范化治疗及科学管理等具有重要的临床指导作用。

【定义】

支气管哮喘是多种细胞（如嗜酸性粒细胞、肥大细胞、T细胞、中性粒细胞及气道上皮细胞等）和细胞组分共同参与的气道慢性炎症性疾病。这种慢性炎症导致气道反应性增加，通常出现广泛多变的可逆性气流受限，并引起反复发作性的喘息、气促、胸闷和咳嗽等症状，常在夜间和/或清晨发作或加剧，多数患儿可经治疗缓解或自行缓解。

【病因】

哮喘是一种受遗传因素和环境因素双重影响的疾病，病因复杂，尚未完全明了。哮喘患者亲属患病率高于群体患病率，并且亲缘关系越近，患病率越高。在一个家系中，患病人数越多，其亲属患病率越高；患者病情越严重，其亲属患病率也越高；认为可能存在有哮喘特异基因、IgE调节基因和特异性免疫反应基因。儿童哮喘常见的发病诱因依次为上呼吸道感染、天气变化（受凉）、运动、劳累、食物（鱼虾、鸡蛋、牛奶等）、刺激性气体（被动吸烟、油漆、油烟等）及药

物等（阿司匹林、乙醇等）。此外，所有恒温动物的皮毛、室内尘螨、霉菌、蟑螂、花草（花粉）等也是某些哮喘儿童的诱发因素。

【病理生理】

支气管哮喘的病理生理特征是气道慢性炎症、气道高反应性（airway hyperresponsiveness，AHR）及气流受限。气道慢性炎症是AHR形成的重要基础。多种炎症细胞、炎症介质及细胞因子等共同参与的气道慢性炎症，可引起气道上皮和上皮内神经的损害，暴露气道末梢神经，引起AHR。当气道受到变应原或其他诱发因素的刺激时，气道反应性增高，可引起气道痉挛，导致气流受限。在疾病早期，气流受限是可逆的；若病变持续进展，可导致气道平滑肌及基底膜纤维增殖，则可致气道重塑，气道不可逆性狭窄。

【发病机制】

哮喘的发病机制复杂，目前认为与免疫、神经、精神、内分泌和遗传学背景密切相关。变应原进入体内刺激机体后，产生特异性IgE，后者与肥大细胞和嗜碱性粒细胞表面的受体结合。当变应原再次进入体内与IgE抗体结合后，可使肥大细胞脱颗粒，释放组胺和白三烯等炎症介质，引起速发型哮喘反应（即刻反应，15~30分钟达高峰，约1小时消退）。速发型哮喘反应释放的趋化因子吸引嗜酸性粒细胞、中性粒细胞、单核细胞等，引起白三烯、血小板活化因子、毒性蛋白等释放，引起迟发型哮喘反应（接触变应原3~4小时后发生，持续时间长）。气道的自主神经系统支配除肾上腺素能神经和胆碱能神经外，还存在非肾上腺素能非胆碱能（nonadrenergic noncholinergic，NANC）神经系统，兴奋性NANC神经系统是一种无髓鞘感觉神经系统，可释放P物质、神经激肽等神经肽，引起支气管平滑肌收缩、血管通透性增强、黏液分泌增多等，从而增强和放大气道慢性炎症。

【临床表现】

1. 症状　咳嗽、呼气性呼吸困难、喉部闻及"咝咝"的喘鸣声（有家属比喻为"拉风箱"声）是其典型的临床表现。上述症状可在诱发因素（见病因）的刺激下突然出现；也可在去除诱因后予以良好通风、保持安静时自发性减轻或缓解，反之则可使症状突然加重。"突发突止"是本病区别于肺内其他炎症的重要特征。以接触变应原、冷空气、运动等因素诱发的哮喘，一般无发热；以感染因素诱发的哮喘，可伴有发热及相应的上（下）呼吸道感染症状。

2. 体征　哮喘缓解期可无体征。轻度哮喘发作时呼吸困难多不明显，安静时肺内哮鸣音可消失，但活动后双肺可闻及呼气相哮鸣音，呼气相延长。严重哮喘发作时可出现明显的呼吸困难，窘迫性咳嗽，三凹征，发绀，烦躁不安，恐惧，嗜睡或昏迷；双肺叩诊呈过清音，肺肝界下移，听诊双肺闻及弥漫性呼气相哮鸣音，呼气相延长。需要特殊强调的是，肺部哮鸣音的强弱并非与哮喘病情完全一致，在严重哮喘时由于气道阻塞明显，此时哮鸣音可反而减弱甚至消失。

【辅助检查】

1. 肺功能检查　主要用于5岁以上的哮喘患儿，是判定气流受限的程度、临床病情严重程度分度的重要客观指标。第1秒用力呼气容积（forced expiratory volume in one second，FEV_1）指最大吸气至肺总量后1秒内的快速呼出量，正常儿童$FEV_1 \geqslant$正常预计值80%，哮喘儿童FEV_1有不同程度减低。对于 $FEV_1 <$ 正常预计值 70% 的疑似哮喘儿童，选择支气管舒张实验评估气流受限的可逆性，吸入速效 β_2 受体激动剂（如沙丁胺醇）15 分钟后 FEV_1 增加 $\geqslant 12\%$，为支气管舒张试验阳性；对于 $FEV_1 \geqslant$ 正常预计值 70% 的疑似哮喘儿童，可选择支气管激发试验测定气道反应性。最大呼气中期流量（maximal mid-expiratory flow，MMF）指用力呼出气量为 25%~75% 肺活量的平均流量，MMF 反映小气道的阻塞。呼气流量峰值（peak expiratory flow，PEF）反映气道的通畅性。哮喘患儿可使用简易峰流速仪在家中每日 2 次连续动态检测，若 PEF 日间变异率 $\geqslant 13\%$ 有助于确诊。

2. 变应原测试　目的是发现和明确哮喘的诱因，避免接触，从而预防哮喘发作。临床常用的方法有变应原皮肤点刺试验及血清特异性 IgE 检测。

3. 呼出气一氧化氮（FeNO）检测　主要反映气道嗜酸性粒细胞炎症，有助于哮喘的诊断、严重程度的判断及疾病控制评估。未控制的哮喘常伴随着 FeNO 值的升高。但需注意，FeNO 值的影响因素较多，不能单靠 FeNO 值的增高或减低来确诊或除外哮喘，如变应性鼻炎儿童 FeNO 值也会明显增高；即使 FeNO 的值正常，气道炎症及高反应性仍可存在。

4. 诱导痰嗜酸性粒细胞分类计数　诱导痰嗜酸性粒细胞水平增高程度与气道阻塞程度、可逆情况和过敏状态相关。

5. 胸部 X 线检查　帮助除外引起咳、喘的其他肺部疾病，尤其是肺部 CT 对鉴别诊断价值更大。哮喘发作时胸部 X 线片早期可正常，也可呈双肺通气过度、肺气肿、肺不张等改变；合并肺炎时可出现相应炎症性改变；偶见气胸、纵隔气肿。

6. 支气管镜检查　反复喘息和咳嗽儿童，经规范哮喘治疗无效，怀疑其他气道内疾病时可行支气管镜检查，如气道异物、气道内膜结核、气道内肿物、气道软化、先天性气道狭窄、食管气管瘘等。

7. 血气分析　对哮喘急性发作期病情的判定非常重要。轻、中度哮喘时 $PaCO_2$ 表现为减低，如正常或升高预示疾病严重。

【诊断】

1. 儿童哮喘　哮喘的诊断主要依据详细病史、呼吸道症状、体征及肺功能检查，证实存在可变的呼气气流受限，并排除可引起相关症状的其他疾病。

（1）反复喘息、咳嗽、气促、胸闷，多与接触变应原、冷空气、物理性刺激、化学性刺激、呼吸道感染、运动及过度通气（如大笑和哭闹）等有关，常在夜间和/或凌晨发作或加剧。

（2）发作时双肺可闻及散在或弥漫性、以呼气相为主的哮鸣音，呼气相延长。

（3）上述症状和体征经抗哮喘治疗有效，或自行缓解。

（4）除外其他疾病所引起的喘息、咳嗽、气促和胸闷。

（5）临床表现不典型者（如无明显喘息或哮鸣音），应至少具备以下 1 项。

1）证实存在可逆性气流受限：① 支气管舒张试验阳性，吸入速效 β_2 受体激动剂（如沙丁胺醇压力定量气雾剂 200~400μg）15 分钟之后 FEV_1 增加 $\geqslant 12\%$；② 抗哮喘治疗后肺通气功能改善，给予吸入性糖皮质激素（inhaled corticosteroids，ICS）和/或抗白三烯药物治疗 4~8 周后，FEV_1 增加 $\geqslant 12\%$。

2）支气管激发试验阳性。

3）PEF日间变异率（连续监测2周）≥13%。

符合第（1）~（4）条或第（4）、（5）条者，可诊断为哮喘。

2. 咳嗽变异性哮喘 咳嗽变异性哮喘（cough variant asthma，CVA）是儿童慢性咳嗽最常见原因之一，以咳嗽为唯一表现，不伴有明显喘息。诊断依据如下所示。

（1）咳嗽持续 >4周，常在运动、夜间和/或清晨发作或加重，以干咳为主，不伴喘息。

（2）临床上无感染征象，或经较长时间抗生素治疗无效。

（3）抗哮喘药物诊断性治疗有效。

（4）排除其他原因引起的慢性咳嗽。

（5）支气管激发试验阳性和/或PEF日间变异率（连续监测2周）≥13%。

（6）个人或一、二级亲属特应性疾病史，或变应原检测阳性。

以上（1）~（4）项为诊断基本条件。

3. 哮喘预测指数 哮喘预测指数能有效预测3岁以内喘息儿童发展为持续性哮喘的危险性。哮喘预测指数阳性指在过去1年喘息 ≥4次，具有1项主要危险因素或2项次要危险因素。主要危险因素包括：① 父母有哮喘病史；② 经医生诊断为特应性皮炎；③ 有吸入变应原致敏的依据。次要危险因素包括：① 有食物变应原致敏的依据；② 外周血嗜酸性粒细胞 ≥4%；③ 与感冒无关的喘息。如哮喘预测指数阳性，建议按哮喘规范治疗。

4. 分期与病情严重程度评估

（1）哮喘的分期：根据哮喘患儿临床表现和肺功能，将哮喘全过程分为哮喘急性发作期、哮喘慢性持续期及哮喘临床缓解期。哮喘急性发作期指突然发生喘息、咳嗽、气促和胸闷等症状，或原有症状急剧加重。≥6岁儿童与<6岁儿童哮喘急性发作期病情严重程度分级见表10-3和表10-4。哮喘慢性持续期指近3个月内不同频度和/或程度出现症状（喘息、咳嗽或胸闷）。哮喘临床缓解期指经过治疗或未经治疗症状和体征消失、肺功能（FEV_1或PEF）≥80%预计值，并维持3个月以上。

（2）哮喘病情严重程度评估

1）对新患或既往诊断哮喘但未规范化治疗患儿的病情严重程度评估，见表10-5。

▼ 表10-3 ≥6岁儿童哮喘急性发作期病情严重程度分级

临床特点	轻度	中度	重度	危重度
呼吸急促	走路时	稍事活动时	休息时	呼吸不整
体位	可平卧	喜坐位	前弓位	不定
讲话方式	能成句	成短句	说单字	难以说话
精神意识	可有焦虑、烦躁	常焦虑、烦躁	常焦虑、烦躁	嗜睡、意识模糊
辅助呼吸肌活动及三凹征	常无	可有	通常有	胸腹矛盾运动
哮鸣音	散在，呼气末期	响亮、弥漫	响亮、弥漫	减弱乃至消失

临床特点	轻度	中度	重度	危重度
脉率	略增加	增加	明显增加	减慢或不规则
吸入速效β₂激动剂后PEF占正常预计值或本人最佳值的百分数/%	>80	60~80	≤60	无法完成检查
血氧饱和度（吸空气）/%	90~94	90~94	90	<90

注：1. 判断急性发作严重程度时，只要存在某项严重程度的指标，即可归入该严重等级。

2. 幼龄儿童较年长儿或成人更易发生高碳酸血症。

3. 血氧饱和度指在吸氧和支气管扩张剂治疗前的测得值。

PEF，呼气流量峰值。

▼ 表10-4 <6岁儿童哮喘急性发作期病情严重程度分级

临床特点	轻度	重度
精神意识改变	无	焦虑、烦躁、嗜睡或意识不清
讲话方式	能成句	说单字
发绀	无	可能存在
脉率/（次·min⁻¹）	<100	>200（0~3岁） >180（4~5岁）
哮鸣音	存在	减弱，甚至消失
血氧饱和度（吸空气）/%	≥92	<92

注：1. 判断急性发作严重度时，只要存在某项严重程度的指标，即可归入该严重等级。

2. 判断讲话方式时，需要考虑儿童的正常语言发育过程。

3. 血氧饱和度指在吸氧和支气管扩张剂治疗前的测得值。

▼ 表10-5 哮喘患儿病情严重程度分级的判断指标

病情	临床特点
轻度间歇（一级）	日间发作<1次/周，夜间哮喘症状≤2次/月，发作间期无症状，肺功能正常，PEF或FEV₁≥正常预计值80%，PEF变异率<20%
轻度持续（二级）	日间症状>1次/周，但不是每日都有；发作时可能影响活动和睡眠，夜间哮喘症状>2次/月，PEF或FEV₁≥正常预计值80%，PEF变异率20%~30%
中度持续（三级）	每日有症状，影响活动和睡眠；夜间哮喘症状>1次/周，PEF或FEV₁达正常预计值60%~79%，PEF变异率>30%
重度持续（四级）	症状频繁发作，体力活动受限，严重影响睡眠；PEF或FEV₁<正常预计值60%，PEF变异率>30%

注：1. 只要具备某级严重度的一个特点则可将其列入该级中。

2. 任何一级，甚至轻度间歇发作，都可出现严重的哮喘发作。

3. PEF变异率测定方法是每日清晨傍晚定时测定PEF，至少连续监测1周，然后计算每日PEF变异率。

PEF，呼气流量峰值。FEV₁，第1秒用力呼气容积。

2）哮喘急性发作时病情严重程度的评估有助于迅速给予有效的个体化治疗（表10-3、表10-4）。

【诊断和鉴别诊断】

1. 诊断思路及线索　≥6岁儿童的典型哮喘，通过病史及相关的辅助检查一般不难诊断。而<6岁的儿童哮喘则诊断困难。迄今尚无特异的诊断工具或诊断标识物检测。因此，任何患有反复喘息和咳嗽发作的婴幼儿都应该被怀疑哮喘，通常需要通过长期随访、广泛鉴别和观察对支气管扩张剂和/或抗感染治疗后的反应方获得确诊。对于<6岁喘息儿童，如具有以下临床特点时高度提示哮喘的诊断：①　>1次/月的发作性喘息；②　活动诱发的喘息或咳嗽；③　非病毒感染导致的间歇性夜间咳嗽；④　喘息症状持续至3岁以后；⑤　抗哮喘治疗有效，但停药后又复发。

（1）发病年龄及季节：儿童哮喘的高发年龄为1~6岁，初次起病年龄多在3岁以下，学龄期后逐渐下降。发病季节以冬季高发，其次为换季时节及秋季。

（2）发病诱因：儿童哮喘尤其是婴幼儿哮喘的发病诱因主要是呼吸道感染，故容易误诊为各型呼吸道感染性疾病；剧烈运动、烟雾及异味刺激、过甜或过咸饮食、暴露于灰尘（螨、蟑螂）环境等也是较常见的诱因。

（3）发作症状：咳嗽、呼气性呼吸困难、喉部闻及"哐哐"的喘鸣声（有家属比喻为"拉风箱"声）是其典型的临床表现，早期可伴有流泪及打喷嚏。上述症状可突然出现及迅速停止（又称突发突止），是本病区别于肺内其他炎症的重要特点。发作时如减少诱因刺激，保持安静及离开原有环境予以良好通风，常可使轻度哮喘症状自发性减轻或缓解，反之则可使症状突然加重。

（4）既往史及家族史：遗传倾向在哮喘患儿表现较为明显，起病越早，相关性越明显。因此在一、二级亲属中如有哮喘或长期支气管炎病史时，应对该患儿特殊询问其他与哮喘有关的线索，如可疑哮喘，则需定期随诊。婴儿湿疹、变应性鼻炎及反复呼吸道感染是哮喘患儿常易并发的疾病，尤应引起医生的注意。

（5）注意儿童喘息的3种临床表型：早期一过性喘息、早期持续性喘息（指3岁前起病）及迟发性喘息/哮喘。前2种喘息主要由肺发育延迟、急性呼吸道病毒感染所致，患儿无过敏症，也无家族过敏性疾病史，大多数患儿的喘息在3岁之内或学龄期逐渐消失。而迟发性喘息/哮喘儿童多有典型的特应性体质背景或家族史，哮喘症状常迁延持续至成人期，气道有典型的哮喘病理特征。应该注意的是，第1、2种类型的儿童喘息只能通过回顾性分析才能作出鉴别，在治疗时如此分类并不合适。

（6）参考哮喘预测指数：对预测3岁以内喘息儿童发展为持续性哮喘的危险性有一定帮助。

（7）恰当运用试验性治疗：试验性治疗对<6岁儿童哮喘诊断非常有帮助，尤其是对那些临床上疑诊哮喘的婴幼儿。试验性治疗是指对临床上疑诊哮喘的儿童予以支气管扩张剂及抗炎药物（ICS、白三烯受体调节剂）治疗，观察其对喘息症状或哮鸣音的减轻是否有效。如果试验性治疗有效且能除外其他疾病所引起的喘息和咳嗽，则可考虑哮喘诊断或按照哮喘予以治疗。如果用ICS、支气管扩张剂或白三烯受体拮抗剂治疗无效，则需要重新审定哮喘诊断。

2. 鉴别诊断　在诊断儿童哮喘时须除外引起小儿喘息或长期咳嗽的其他疾病可能。

生后1~2个月出现喘息，则应先除外有无气道发育方面的异常等，而不能首先考虑哮喘；反之，如果3岁既往健康小儿出现喘息（除外气道异物），则应先考虑哮喘，然后再考虑其他疾病。2岁以下婴幼儿的急性喘息（第1次）常见于急性毛细支气管炎、气道异物、支气管炎/肺炎、过敏症（如食物过敏等）等；反复喘息常见于婴幼儿哮喘、咽/气管软化、慢性肺疾病（新生儿期呼吸系统疾病后）、先天异常造成的气道狭窄（如血管环等）、胃食管反流、闭塞性细支气管炎、肺结核等。咳嗽变异性哮喘应与喉炎、支气管炎、百日咳、习惯性咳嗽等相鉴别。

还需与以下疾病相鉴别。

（1）喉炎、气管炎、毛细支气管炎、支气管肺炎、支气管异物、肺结核，详见本章相关章节。

（2）先天性喉喘鸣：生后不久或数日即可出现吸气性喉喘鸣。轻者喘鸣可间歇出现，在俯卧位时或睡眠时可减轻或消失，哭闹或吃奶时喘鸣加重；重者睡眠时亦可闻及喘鸣，吸气性呼吸困难明显，出现三凹征。而哮喘为呼气性呼吸困难，无吸气时喉部组织塌陷。

（3）血管环压迫：本病为先天性血管发育畸形，由主动脉及其分支和肺动脉血管异常压迫气管和食管引起。临床表现为慢性气道阻塞症状，吸气时胸骨上窝凹陷并伴有习惯性喘鸣，仰卧位时症状加重，头后仰时呼吸困难可有所减轻。气管和食管同时发生梗阻为本病特征。钡餐检查显示食管受压是诊断的主要依据。诊断主要靠CT血管成像、磁共振成像、支气管镜。

（4）闭塞性毛细支气管炎：是一种以下呼吸道损伤后纤维组织阻塞细支气管为特征的疾病。临床表现为急性肺炎后有持续性咳嗽、咳痰和喘息，可有迁延性肺部湿啰音或喘鸣。肺炎后持续运动不耐受也提示本病。本病有持续性气道阻塞时的临床表现与疗效不好的支气管哮喘症状相似，询问病史时应特殊注意。本病肺部CT以透光度不均及马赛克征象为特征；肺功能检查可有阻塞性通气障碍和/或限制性通气障碍同时存在。影像学和肺功能检查对诊断有帮助，但确诊主要靠肺活检。

（5）胃食管反流：是一种由于胃内容物不受控制地从胃反流至食管而引起的上消化道运动功能障碍性疾病。在小儿较为常见。反流物可导致支气管收缩，支气管反应性增高，从而诱发哮喘发作；此外，胃食管反流也可引起反射性喉痉挛，导致复发性呼吸暂停、喘息及梗阻性窒息等。在呼吸系统主要表现为吸入性肺炎、慢性咳嗽、喘息和哮喘发作。24小时食管pH测定是诊断本病的金标准。

（6）囊性纤维化：囊性纤维化常有呼吸系统损害，早期表现为支气管上皮黏液腺分泌过多及黏膜下细胞浸润，毛细支气管炎和支气管扩张常常随病情进展累及全肺。临床症状主要表现为咳嗽、咳痰，严重者支气管扩张可引起咯血、运动受限。体格检查时肺部可闻及细湿啰音或喘鸣音，严重者可出现杵状指/趾。氯化物汗液测试阳性有助于诊断。囊性纤维化患者AHR的发生率在25%~50%，是普通人群发生率的几倍。

（7）百日咳：由百日咳鲍特菌所致的急性呼吸道传染病。5岁以下小儿多见，潜伏期7~14日。咳嗽为最初症状，体温正常或微热。随病情发展，咳嗽日益加重，以夜间明显。咳嗽特点为阵发性痉挛性咳嗽，伴吸气性吼声。轻者每日10次以上，重者可达数十次之多。在诊断咳嗽变异性哮喘时要注意除外本病。

（8）习惯性咳嗽：又称精神性咳嗽，是一种原因不明、好发于学龄儿童的疾病，常表现为高声调、刺激性咳嗽，可影响儿童活动，但睡眠时消失。胸部X线片及支气管激发试验均正常，吸入支气管扩张剂无改善。患儿一般情况良好，肺内无器质性病变。

【治疗】

1. 治疗原则　坚持长期、持续、规范、个体化的治疗原则。急性发作期的治疗原则是抗炎和平喘，以快速缓解症状；慢性持续期的治疗原则是坚持长期抗炎，降低气道高反应，防止气道重塑，避免危险因素和自我保健。

2. 治疗目标　包括：① 尽可能控制哮喘急性发作症状，甚至无症状；② 防止症状反复；③ 肺功能正常或接近正常；④ 预防发生不可逆的气流受限；⑤ 能参加正常活动（包括体育锻炼）；⑥ 避免药物不良反应；⑦ 防止因哮喘而死亡。

3. 治疗哮喘的药物　包括缓解药物和控制药物。缓解药物可快速缓解支气管收缩，用于哮喘急性发作期，包括吸入型速效β_2受体激动剂、全身性糖皮质激素、抗胆碱药、口服短效β_2激动剂和短效茶碱等。控制药物主要通过抗炎作用维持哮喘临床控制，包括ICS、白三烯受体拮抗剂、缓释茶碱、长效β_2受体激动剂、肥大细胞膜稳定剂、全身性糖皮质激素和抗IgE抗体等。

4. 哮喘急性发作期治疗　根据哮喘急性发作的严重程度决定其治疗方案，并不断评估对治疗的反应，进行个体化治疗。

（1）氧疗：有低氧血症者，采用鼻导管或面罩吸氧，以维持血氧饱和度 >94%。

（2）吸入速效β_2受体激动剂：β_2受体激动剂根据起作用的快慢分为速效和缓慢起效两大类；根据维持时间的长短分为短效β_2受体激动剂（short-acting β_2 agonist，SABA）（作用维持4~6小时）和长效β_2受体激动剂（long-acting β_2 agonist，LABA）（作用维持12小时）两类。吸入型速效β_2受体激动剂是缓解哮喘急性症状的首选药物。药物及剂量为雾化吸入沙丁胺醇或特布他林，体重 ≤20kg，每次2.5~5mg；体重 >20kg，每次5mg。严重哮喘发作时第1小时可每20分钟1次，以后根据病情每1~4小时重复吸入治疗。如具备雾化给药条件，雾化吸入应为首选，可使用氧驱动（氧气流量6~8L/min）或空气压缩泵雾化吸入。如不具备雾化吸入条件时，可使用压力型定量吸入器（pressurized metered dose inhaler，pMDI）经储雾罐吸药，每次单剂喷药，连用4~10喷（5岁及以下2~6喷），用药间隔与雾化吸入方法相同。经吸入速效β_2受体激动剂及其他治疗无效的哮喘重度发作患儿，可静脉应用β_2受体激动剂。药物剂量为沙丁胺醇15μg/kg缓慢静脉注射，持续10分钟以上；病情严重需静脉维持时剂量为1~2μg/（kg·min）。静脉应用β_2受体激动剂时容易出现心律失常和低钾血症等严重不良反应，必要时进行心电图、血气分析及电解质测定等监测。

（3）抗胆碱药：吸入型抗胆碱药如异丙托溴铵的舒张支气管作用弱于β_2受体激动剂，起效慢，但长期使用不易耐药。对β_2受体激动剂治疗反应不佳的哮喘中重度急性发作患者应尽早联合使用。

（4）糖皮质激素：糖皮质激素是治疗病情较重的儿童哮喘急性发作的一线药物。可根据病情选择雾化吸入、口服或静脉途径给药。药物及剂量：① 口服，泼尼松或泼尼松龙短程治疗，每日1~2mg/kg，分2~3次，疗程1~7日；② 静脉，甲泼尼龙1~2mg/（kg·次），根据病情可间隔4~8小时重复使用；③ 雾化吸入，早期雾化吸入糖皮质激素有助于控制哮喘，可选用雾化吸入布地奈德混悬液0.5~1mg/次，或丙酸倍氯米松混悬液0.4~0.8mg/次，每6~8小时1次。病情严重时不能以吸入治疗替代全身糖皮质激素治疗，以免延误病情。

（5）短效茶碱：由于氨茶碱平喘效应弱于SABA，而且治疗窗窄，在哮喘急性发作的治疗中，一般不推荐静脉使用茶碱治疗哮喘急性发作。如哮喘发作经上述药物治疗后仍不能有效控制时，可酌情考虑使用。药物及剂量为氨茶碱负荷量4~5mg/kg（≤250mg），缓慢静脉滴注20~30分钟，继之根据年龄持续滴注维持剂量0.6~0.8mg/（kg·h）；如已口服氨茶碱者，可直接使用维持剂量持续静脉滴注；亦可采用间歇给药方法，每6~8小时缓慢静脉滴注4~5mg/kg。治疗时需密切观察药物安全性，监测心电图、血药浓度。

（6）肾上腺素：每次皮下注射1∶1 000肾上腺素溶液（1mg/ml）0.01ml/kg，儿童最大不超过0.3ml，20分钟使用1次，不超过3次。如果能选择β_2受体激动剂时，不推荐使用肾上腺素。

（7）经合理联合治疗，但症状持续加重，出现呼吸衰竭征象时，应及时给予辅助机械通气治疗。在应用辅助机械通气治疗前禁用镇静药。

5. 哮喘慢性持续期治疗　哮喘急性发作期按上述综合治疗措施短期内控制后，转为哮喘慢性持续期治疗，以预防哮喘再次发作。

（1）ICS：是哮喘长期控制的首选药物。吸入治疗的优点是药物直接作用于气道黏膜，局部抗炎作用强，起效迅速，全身不良反应小，通常需要长期、规范吸入。目前常用的ICS有布地奈德、丙酸氟替卡松、丙酸倍氯米松等。5岁及以上小儿可直接吸入气雾剂或干粉剂；5岁以下小儿需辅用有活瓣的面罩储雾罐方能吸入气雾剂；雾化溶液需使用以压缩空气（或流量>6L/min氧气）为动力的特殊雾化器装置，适用于任何年龄。

（2）白三烯受体调节剂：分为白三烯受体拮抗剂和白三烯合成酶抑制剂，临床常用的白三烯受体拮抗剂包括孟鲁司特钠和扎鲁司特，耐受性好，副作用少。

（3）缓释茶碱：主要协助ICS抗炎，每日分1~2次服用，以维持昼夜血药浓度稳定。

（4）长效β_2受体激动剂：主要用于经中等剂量ICS仍无法完全控制的≥6岁儿童哮喘的联合控制治疗，包括福莫特罗、沙美特罗、班布特罗及丙卡特罗等。

（5）肥大细胞膜稳定剂：色甘酸钠，常用于预防运动及其他刺激诱发的哮喘。

（6）抗IgE抗体：对IgE介导的过敏性哮喘具有较好的效果，适用于血清IgE明显升高、高剂量ICS无法控制的12岁以上重度持续性过敏性哮喘患儿。

（7）变应原特异性免疫治疗（allergy specific immunotherapy，AIT）：是目前可能改变过敏性疾病自然进程的唯一治疗方法。在无法避免接触变应原时可考虑针对变应原的特异性免疫治疗。特异性免疫治疗应与抗炎及平喘药联用，坚持足疗程治疗。

（8）儿童分级治疗疗程和剂量调整方案：儿童哮喘强调规范化治疗，每3个月评估病情，以决定升级治疗、维持治疗或降级治疗。如果治疗效果不满意，必须寻找原因，包括吸入方法是否正确、激素剂量是否合适、诱发因素是否避免等。如果排除以上干扰因素，而哮喘在1~3个月内仍未有效控制，要及时升至上一级治疗。对于病情控制患者，如单用ICS，可尝试剂量减少50%；如联合使用ICS和LABA，先将ICS剂量减少50%，直到小剂量ICS时才考虑停用LABA。使用小剂量ICS时，哮喘维持控制，且1年内无症状反复，可考虑停药观察。

（9）控制和预防与哮喘相关的疾病：有些疾病可诱发和加重小儿哮喘的病情，或降低吸入激素及β₂受体激动剂的疗效，使哮喘反复发作，不能按期有效控制，如反复上、下呼吸道感染，慢性变应性鼻炎，胃食管反流等。在治疗哮喘的同时必须积极治疗和预防上述疾病。对免疫力低下的哮喘患儿，可适当应用免疫调节剂治疗；对过敏体质较重或对特定变应原极为敏感且难以避免者，可酌情采用变应原特异性免疫治疗。

【哮喘的管理与教育】

哮喘的管理与教育对哮喘的预防、用药的依从性及能否达到满意疗效至关重要。医生应让家属了解什么是哮喘；为什么哮喘需长期治疗；为什么要吸入激素治疗；长期吸入激素为什么不用担心副作用；为什么激素不能随意减量或停药；吸入的正确方法；峰流速仪的使用和哮喘日志的记录；常见诱发因素有哪些，帮助回忆和寻找该患儿的特异性诱发因素，制订预防措施；定期复诊的重要性。

【预后】

儿童哮喘的预后较成人好，病死率为2/10万~4/10万，70%~80%年长后症状不再反复，但仍可能存在不同程度气道炎症和AHR，30%~60%患儿可完全控制或自愈。

（郑湘榕　刘沉涛）

学习小结

呼吸系统的解剖、生理及免疫功能低下特点决定了小儿易患上、下呼吸道感染。急性感染性喉炎以6月龄~3岁小儿多见，伴有声音嘶哑（严重者可失声）、吸气性呼吸困难及吸气性喉喘鸣，是本病的重要特征。婴幼儿急性支气管炎与肺炎早期不易区别，应注意随诊和复查肺部X线片。急性毛细支气管炎多见于6月龄内婴儿，表现为呼气性呼吸困难，双肺可闻及呼气性喘鸣音，胸部X线片示以双肺肺气肿为主。小儿肺炎的分类方法很多，病原体明确者以病因分类，病原体不明确者可按病理解剖学分类，咳嗽、发热、咳痰或痰鸣、气促或呼吸困难是小儿支气管肺炎的四大主症，体格检查可闻及吸气末、相对固定的细小湿啰音等，胸部影像学检查是确诊及病理分型的关键，病原体鉴定是感染性肺炎的确切证据。支气管哮喘是以气道高反应性为特征，典型特点是反复发作的喘息、胸闷或咳嗽，多与诱发因素刺激或运动等有关，发作时双肺可闻及散在或弥漫性哮鸣音。其治疗原则是去除发病诱因，控制急性发作，预防哮喘复发，防止并发症和药物不良反应。

一、选择题

1. 关于小儿呼吸生理特点，下列说法不正确的是
   A. 呼吸频率较成人快
   B. 婴儿以胸腹式呼吸为主
   C. 肺活量小
   D. 每平方米体表面积的每分通气量与成人相似
   E. 气道阻力大于成人

2. 患儿，1.5岁，发热3日，体温39℃，流涎，厌食，呕吐。体格检查：咽部充血，其周围黏膜可见多个2~4mm疱疹，有的破溃成小溃疡，其最可能的诊断为
   A. 化脓性扁桃体炎
   B. 疱疹性咽峡炎
   C. 流行性感冒
   D. 咽结膜热
   E. 急性胃肠炎

3. 毛细支气管炎常见的临床表现是
   A. 主要发生在冬春季，多见于学龄前儿童

   B. 急性起病，多为中高热，全身中毒症状较重
   C. 以喘憋和肺部哮鸣音为突出表现
   D. 出现呼吸困难，主要为吸气困难，可为阵发性
   E. 体格检查可触及肝脾，主要是因为合并心力衰竭

4. 哮喘长期控制治疗首选的药物是
   A. 缓释茶碱
   B. 全身性糖皮质激素
   C. 吸入性糖皮质激素
   D. 长效β_2受体激动剂
   E. 速效β_2受体激动剂

5. 婴幼儿肺炎最常见的病理类型是
   A. 间质性肺炎
   B. 支气管肺炎
   C. 大叶性肺炎
   D. 毛细支气管炎
   E. 支气管间质性肺炎

   答案：1. B 2. B 3. C 4. C 5. B

二、简答题

1. 小儿肺炎的分类有哪些？小儿支气管肺炎的临床表现有哪些？

2. 重症肺炎的定义是什么？

3. 金黄色葡萄球菌肺炎的临床特点有哪些？如何诊断？其如何与肺炎支

原体肺炎鉴别？

4. 儿童支气管哮喘的定义及诊断标准是什么？

5. 儿童支气管哮喘的常见诱因有哪些？

第十一章　消化系统疾病

11章

学习目标

知识目标	1. 掌握　消化系统疾病的临床特征、诊断要点、与其他疾病的鉴别要点、治疗原则。 2. 熟悉　消化系统疾病的发病机制、常见并发症和治疗方案。 3. 了解　消化系统疾病如反流性食管炎、消化性溃疡的内镜表现。
能力目标	1. 能指导家长采取合适的措施防治儿童常见消化系统疾病。 2. 能随年龄特点，识别儿童消化系统疾病病情变化。 3. 能说明儿童常见消化系统疾病的特点，并列出相应的治疗措施。
素质目标	具备人文关怀理念、沟通交流技巧，具有团队合作精神、自主学习能力。

第一节　儿童消化系统的解剖生理特点

案例11-1　患儿，男，2月龄，因"吐奶次数多"就诊。出生体重3.0kg，母乳喂养，吐奶次数多，每次喂奶后有溢奶，5~6次/d，每次吐奶量少，无奶块，无咖啡色样物，大便呈糊状，2~3次/d，食欲佳，无发热。体格检查：一般情况好，体重5.0kg，反应好，营养发育好，皮肤弹性好，腹平软，肝肋下2cm，脾肋下未触及，余无特殊。

思考：

1. 该患儿的诊断是什么？

2. 需与哪些疾病相鉴别？

一、解剖生理特点

小儿正处于生长发育阶段，所需要的总能量相对较成人多，而消化器官发育尚未完善，如解剖结构不完善、消化道动力不足、消化酶分泌不足、吸收能力不足，容易发生功能失调。

（一）口腔

口腔是消化道起始端，具备吸吮、咀嚼、吞咽、消化、味觉、发音等功能。新生儿及婴幼儿口腔容量小，唇肌及咀嚼肌发育良好，颊部有坚厚的脂肪垫，足月新生儿出生时已具有较好的吸吮和吞咽功能，生后即可开奶。新生儿和婴儿的唾液腺发育较差，唾液分泌少，口腔黏膜柔嫩且易干燥，血管丰富，易受损伤或微生物感染。3月龄以下婴儿唾液腺中淀粉酶含量较低，不宜喂淀粉类食物。3~4月龄时唾液分泌开始增多，5~6月龄后唾液量明显增多。婴幼儿口底浅，尚不能及时吞咽过多的唾液，常发生生理性流涎。

（二）食管

新生儿食管长度为8~10cm，1岁时为12~14cm，5岁时为16~20cm，学龄儿童为25~30cm。1岁以内婴儿食管横径为0.6~0.8cm，幼儿为1cm，学龄儿童为1.2~1.5cm。食管的功能主要是推进吞咽的食物和液体入胃，防止胃内容物反流。新生儿及婴儿食管呈漏斗状，弹力组织及肌肉组织发育尚不发达。食管下段贲门括约肌发育不成熟，调控能力差，常发生胃食管反流。

（三）胃

新生儿胃容量为30~60ml，1~3月龄婴儿为90~150ml，1岁为250~300ml，5岁为700~850ml，成人约2 000ml。由于婴儿胃容量有限，每日喂食次数较年长儿为多。但哺乳开始后幽门即开放，胃内容物陆续排入十二指肠，故实际胃容量相对较高。婴儿贲门括约肌张力低，关闭作用差，幽门肌肉发育较良好。由于自主神经调节不成熟，常发生幽门括约肌压力增高，引起幽门痉挛，发生呕吐。婴儿胃呈水平位，当小儿站立行走时，渐变为垂直位。胃排空时间随食物种类不同而异，水的排空时间为1.5~2小时，母乳为2~3小时，牛乳为3~4小时，婴幼儿喂养间隔时间不宜过短，要符合各种食物胃排空的时间。

（四）肠

小儿肠管长度一般为身长的5~7倍或坐高的10倍，肠管相对比成人长，有利于营养物质吸收。小肠的主要功能为运动（蠕动、摆动、分节蠕动）、消化、吸收、免疫。结肠、直肠的主要功能为存储食物残渣、进一步吸收水分及形成粪便。食物通过肠道的时间个体差异较大，12~36小时不等。婴幼儿肠系膜长且柔软，结肠袋尚未形成，腹膜固定升结肠差，易发生肠扭转、肠套叠。小儿肠壁薄弱，黏膜通透性高，屏障功能差，易发生感染及变态反应性疾病。小儿消化道血管和淋巴管丰富。年龄越小，结肠相对越短，不利于水分的吸收，故小儿粪便不易成形，多为糊状。婴儿大脑皮质功能发育尚不完善，进食时容易产生胃结肠反射，故大便次数多于成人。

（五）肝

年龄越小，肝相对越大。新生儿肝重量为体重的4%，10月龄时为出生体重的2倍，3岁时则增至3倍。小儿肝的上、下界随年龄而异，正常小儿肝上界在右锁骨中线第5肋间（婴儿在第4肋间）。肝下缘1岁时在右锁骨中线肋缘下2cm处扪及，剑突下更易触到，4岁时肝下缘渐上升，6岁时可在右肋缘下1~2cm处扪及，质地软而无压痛。肝富有血管，结缔组织较少，肝细胞小，再生能力强，不易发生肝硬化。但婴儿肝易受各种不利因素影响，如缺氧、感染、药物中毒等均可使细胞发生肿胀、脂肪浸润、变性、坏死、纤维增生而影响其正常生理功能。婴儿时期肝内胆汁分泌较少，故对脂肪的消化吸收能力较差。

（六）胰腺

胰腺对新陈代谢起重要作用，既分泌胰岛素又能分泌胰液，后者进入十二指肠发挥多种消化酶的消化作用。胚胎20周时，胰腺腺泡已经发育成熟；新生儿胰液所含脂肪酶活性不高，直到2~3岁时才接近成人水平。婴儿由于肠液中淀粉酶含量较少，不宜摄入过多的淀粉类食物。新生儿出生时胰腺分泌量少，婴幼儿胰淀粉酶、胰脂肪酶、胰蛋白酶活性均较低，故对淀粉、脂肪和蛋白质的消化吸收能力较差；3~4月龄时，胰腺发育较快，胰液分泌量也随之增多；出生后1年，胰腺外分泌部分生长迅速，为出生时的3倍。胰酶出现的顺序依次为胰蛋白酶、糜蛋白酶、羧肽酶、脂肪酶，最后是淀粉酶。

二、肠道细菌

胎儿的肠道在母体内是无菌的，生后数小时细菌开始经皮肤、口、鼻、肛门等处侵入。肠内菌群与食物成分及周围环境的细菌污染程度有关。单纯母乳喂养儿肠道细菌以双歧杆菌占绝对优势，其他如嗜酸杆菌、大肠埃希菌、产气乳酸杆菌等含量较少。人工喂养或混合喂养儿肠道内大肠埃希菌、嗜酸杆菌、双歧杆菌及肠球菌所占比例几乎相等。这种区别主要是由乳类中蛋白质和碳水化合物的比例和成分不同所致。母乳含碳水化合物较多，蛋白质较少；牛乳含蛋白质较多，相应的能分解蛋白质的大肠埃希菌在肠内繁殖增多。肠道菌群受家庭、饮食、生活方式影响较大。正常肠道菌群对入侵的致病菌有一定拮抗作用，并参与免疫调节、促进黏膜屏障功能及肠道营养代谢作用等。大量使用抗生素后，可使肠道正常菌群失调，导致消化功能紊乱。

三、婴儿粪便

新生儿最初3日内排出的粪便性状黏稠，呈橄榄绿色，无臭，称为胎粪。它由脱落的肠上皮细胞、浓缩的消化液、咽下的羊水构成。一般在24小时内第1次排出胎粪，2~3日后即转变为普通的婴儿粪便。排便次数因人而异，随年龄增加而逐渐减少为每日1~2次。

母乳喂养儿的粪便呈金黄色，稠度均匀，偶或稀薄而微带绿色，有酸味，pH 4.7~5.1，但不臭，每日排便平均2~4次。增加辅食后，大便次数即减少。

人工喂养儿粪便色淡黄，大便较干，量多，微有腐败臭味，每日排便1~2次，易发生便秘。

混合喂养儿粪便黄色、较软，介于牛奶与母乳喂养之间，每日1~3次不等。添加淀粉后可使大便增多，添加水果、蔬菜等辅食后，大便外观与成人粪便相似。

第二节　口炎

案例11-2　　患儿，男，5月龄，因"食欲低下3日"就诊。3日前起胃口差，食欲低下，流涎较多，下唇内侧可见白色分泌物，无发热。体格检查：一般情况好，下唇舌侧、口腔颊部黏膜表面覆盖白色乳凝块样片状物，不易擦去，舌苔厚，咽无充血。

思考：

1. 该患儿的诊断和诊断依据是什么？

2. 如何治疗？

口炎（stomatitis）是指口腔黏膜由各种感染引起的炎症，若病变限于局部，如舌、牙龈、口角，则分别称为舌炎、牙龈炎、口角炎等。本病婴幼儿多见，可单独发病，亦可继发于全身性疾病，如急性感染、腹泻、营养不良、维生素B或维生素C缺乏等。感染常由病毒、真菌及细菌引起。不注意食具及口腔卫生或各种疾病造成机体抵抗力下降等均可导致口炎的发生。现将几种常见的口炎分述如下。

一、鹅口疮

鹅口疮又名口腔念珠菌病，为白念珠菌感染在口腔黏膜表面形成的白色斑膜，多见于新生儿和婴幼儿。营养不良、慢性腹泻、长期使用广谱抗生素或类固醇激素的患儿常有此症。

【临床表现】

口腔黏膜表面覆盖白色乳凝块样小点或小片状斑膜，可逐渐融合成大片，形如奶块，但不易擦去，周围无炎症反应。斑膜面积大小不等，可见于舌、颊、腭或唇内黏膜，偶可累及咽部。重症患儿可伴低热、拒食、吞咽困难。

【诊断】

将一小片白膜置玻片上，加10%氢氧化钠一滴，在显微镜下可查到白念珠菌菌丝及孢子，即可诊断。

【治疗】

一般不需口服抗真菌药。可用制霉菌素溶液含10万~20万U/ml涂口腔，每日3~4次。严重者可同时口服制霉菌素，40万~80万U/d，分3次服用，效果良好。婴儿室注意隔离及乳具的消毒，以预防传播。

二、疱疹性口炎

疱疹性口炎是由单纯疱疹病毒1型所引起的急性口腔黏膜炎症。好发年龄为1~4岁。在卫生条件差的家庭和托儿所中感染容易传播，无明显的季节性差异。

【临床表现】

潜伏期约10日。起病时先发热，一般可到38~39℃，最高达40℃，1~3日后出现口腔炎征象。其特征为在舌、唇内面、上腭、颊黏膜等部位有散在或成簇的小疱，直径为2~3mm，周围有红晕，破裂后形成浅的小溃疡，有黄白色纤维性分泌物覆盖。由于疼痛剧烈，患儿可出现拒食、流涎、烦躁，常因拒食啼哭才被发现。体温在3~5日后恢复正常，病程1~2周。所属颌下及颈淋巴结常肿大和压痛，可持续2~3周。

【鉴别诊断】

疱疹性咽峡炎由柯萨奇病毒所引起，多发生于夏季、秋季。疱疹主要发生在咽峡和软腭，有时见于舌部但不累及牙龈和颊黏膜，颌下淋巴结不肿大，常骤起发热及咽痛。

【治疗】

保持口腔清洁，婴幼儿要勤喂水，以微温或凉的流质饮食为宜，禁用刺激性药物。局部可喷洒锡类散、西瓜霜等。疼痛严重者，在餐前以2%利多卡因涂抹局部。可用2.5%~5%金霉素鱼肝油涂口腔预防继发感染。有继发感染时可用抗生素。

三、溃疡性口炎

溃疡性口炎主要是由链球菌、金黄色葡萄球菌、肺炎球菌等引起的，铜绿假单胞菌、大肠埃希菌亦可引起。常发生于全身感染抵抗力低下时，口腔不洁，细菌繁殖而引起。

【临床表现】

病初口腔黏膜充血水肿，随后在口腔的各部位如牙龈、舌、唇内侧、上腭及颊黏膜等处出现大小不等、界限清楚的糜烂面或溃疡，并有较厚的纤维素样渗出物形成灰白色或黄色的假膜覆盖创面，剥离后可见出血性糜烂面。溃疡疼痛或极痛，流涎多、拒食、烦躁，所属淋巴结肿大，发热可达39~40℃，体温持续数日到1周，溃疡渐渐愈合。

【治疗】

做好口腔护理，多清洗口腔，用0.1%~0.3%依沙吖啶清洗口腔，每日1~2次。局部一般涂以0.2%甲硝唑液或5%金霉素鱼肝油效果为佳。此外，冰硼散、锡类散等均可使用。注意补给足够的营养及液体，补充维生素B_1、维生素B_2及维生素C等。全身症状明显时，需要抗生素治疗。

第三节　胃食管反流和反流性食管炎

案例11-3　患儿，男，15月龄，反复呕吐3个月就诊。近3个月来反复呕吐，每日5~6次，非喷射性，无呕血，伴反流和夜间咳嗽，食欲佳，无体重下降，大便1次/d。体格检查：一般情况好，咽喉无红肿，心肺听诊无异常，腹平软，肝脾无肿大。

思考：

1. 该患儿的诊断与鉴别诊断是什么？

2. 需进一步进行什么检查？

胃食管反流（gastroesophageal reflux，GER）是指胃内容物反流到食管，甚至口咽部，可分为生理性和病理性两种。小儿GER大多数为生理性，1~4月龄为好发年龄，到12~18月龄时大多会自行好转。当反流频繁发作或持续发生时，即考虑为病理性GER。病理性反流引起一系列食管内外症状和/或并发症时，称为胃食管反流病（gastroesophageal reflux disease，GERD）。

【病因和发病机制】

1. 抗反流屏障功能低下 ① 食管下括约肌（LES）压力低下。LES是指食管、胃连接的功能解剖部位，是最主要的抗反流屏障。LES在吞咽时反射性松弛，静息状态保持一定张力使食管下端关闭。当腹腔压增高时，LES压力相应增高以防止反流发生。LES压力降低是引起GER的重要因素。② LES周围组织抗反流作用减弱。如腹腔段食管短或缺如，His角较大（正常为30°~50°），膈肌食管裂孔钳夹作用减弱，膈食管韧带和食管下端黏膜瓣解剖结构存在器质性或功能性病变，以及胃内压、腹压增高等。③ 一过性LES松弛（TLESR），是指非吞咽情况下LES发生自发性松弛，松弛前后无任何吞咽动作，可持续8~10秒，长于吞咽诱发的LES松弛。目前认为，大约90%的GER是由TLESR引起的。

2. 食管廓清能力降低 食管廓清能力是依靠食管的推进性蠕动、食物的重力、唾液的冲洗及食管黏膜分泌的碳酸氢盐中和酸的共同作用。当食管蠕动减弱或消失，或出现病理性蠕动时，食管清除反流物的能力下降，有害的反流物质在食管内停留时间延长，增加了对黏膜的损伤。

3. 食管黏膜屏障功能破坏 屏障作用是由含不移动水及碳酸氢根的黏液层、上皮细胞的紧密连接、黏膜下丰富的毛细血管共同构成。反流物中的某些物质（主要是胃酸、胃蛋白酶）使食管黏膜屏障功能破坏，黏膜抵抗力减弱，导致食管黏膜损伤，引起反流性食管炎。

4. 胃、十二指肠功能失常 ① 胃排空能力低下，使胃内容物和压力增加，当胃内压增高超过LES压力时可激发LES开放；胃容量增加导致胃扩张，胃酸分泌增加，并使贲门食管段缩短，使其抗反流屏障功能降低。② 十二指肠病变时，幽门括约肌关闭不全导致十二指肠胃反流。

【临床表现】

一般情况下，除非反流的内容物到达口腔，否则反流是难以被注意到的。反流可引起食管症状和食管外症状，不具特异性，且随年龄而不同。

1. 食管症状

（1）反流：反流的临床表现随年龄而不同。婴幼儿以呕吐为主要表现，多数发生在进食后，有时在夜间或空腹时，严重者呈喷射状。呕吐物为胃内容物，有时含少量胆汁。部分婴儿可表现为溢乳、反刍或吐泡沫、拒食，年长儿可表现为胸骨后烧灼痛、腹痛、反酸、嗳气、反胃等。

（2）反流性食管炎症状：① 胸骨后烧灼感，位于胸骨下端，饮用酸性饮料可使症状加重，服用抗酸剂症状减轻，见于有表达能力的年长儿；② 咽下疼痛，婴幼儿表现为喂食困难、烦躁、拒食，年长儿可有咽下疼痛，如并发食管狭窄则出现严重呕吐和持续性吞咽困难；③ 呕血和便血，当食管炎症严重，发生糜烂或溃疡时，可出现呕血或黑便症状。

2. 食管外症状

（1）与GER明确相关的症状：反流性咳嗽、反流性咽炎、反流性哮喘。新生儿、婴幼儿极易引起吸入性肺炎，有时甚至导致吸入性窒息、猝死综合征等严重后果。与GER可能相关的食管外症状，如鼻窦炎、中耳炎、喉炎、肺纤维化等。

（2）生长障碍：是最常见的食管外症状，主要表现为体重不增和生长发育迟缓，见于80%左右的患儿。

（3）精神神经症状：部分患儿表现为不安、易激惹、夜惊、婴儿鬼脸及神经系统疾病。

【诊断和鉴别诊断】

GER临床表现复杂且缺乏特异性，仅凭临床症状有时难以与其他引起呕吐的疾病相鉴别。以呕吐为主要表现的新生儿、婴儿应排除消化道畸形及器质性病变，如肠旋转不良、先天性肥厚性幽门狭窄、肠梗阻、胃扭转等。以呕吐为主要临床表现的年长儿，应排除贲门失弛缓症、嗜酸细胞性食管炎等消化系统疾病，以及内分泌代谢、中枢神经系统等其他系统的疾病。凡临床发现不明原因的反复呕吐、吞咽困难、反复发作的慢性呼吸道感染、难治性哮喘、生长发育迟缓、营养不良、贫血、反复窒息、呼吸暂停等症状时都应考虑GER的可能，针对不同情况，选择必要的辅助检查以明确诊断。

【辅助检查】

1. 食管钡餐造影　可对食管的形态、运动状况、钡剂的反流和食管与胃连接部的组织结构作出判断，并能观察到有无食管裂孔疝、贲门失弛缓症、食管狭窄、溃疡等病变；但对GER诊断的灵敏度和特异度均较差，可作为初筛。

2. 24小时食管pH动态监测　是诊断GER方便、快捷、先进的方法。检查时间不影响睡眠和进食，更符合生理情况，能客观反映GER的情况。不仅可以发现反流，还可以了解反流的程度，以及反流与症状、体位、进食的关系。根据酸反流指数和综合评分，可区分生理性和病理性反流，是目前诊断胃酸反流最可靠灵敏的方法。特别适用于一些症状不典型的患者，或用于查找一些症状如咳嗽、哽噎、喘鸣、呼吸暂停等的原因。

3. 内镜检查　胃镜检查是诊断反流性食管炎最主要的方法，不仅可以直接观察到食管黏膜损伤情况，而且结合病理学检查，可确定是否存在食管炎及黏膜炎症的程度，但不能反映反流的严重程度。内镜下食管炎主要表现为黏膜红斑、糜烂、溃疡。巴雷特食管（Barrett食管）是指食管鳞状上皮由腺上皮取代，出现杯状细胞的肠上皮化生。伴有肠上皮化生者进展为腺癌的风险明显增高。

4. 食管动力功能检查　食管测压是测定动力功能的重要方法。应用低顺应性灌注导管系统和腔内微型传感器导管系统等测压设备，可了解食管运动情况及LES功能。

5. 高分辨率食管测压（HREM）　是新一代高效、简洁、快速的测压方法。测压导管上的压力感受器排列更密集，插管一步到位，无须牵拉，即可得出与传统相比高清的上下食管括约肌、近段食管、移行区、中远段食管的压力图，对贲门失弛缓症、硬皮病、弥漫性食管痉挛、食管裂孔疝等有很高的诊断价值。

6. 食管多通道腔内阻抗（MII）测定　将含有多个阻抗感受器的一根导管置于食管中，根据其阻抗值的不同和变化情况，了解食管反流物的性质和走行状态。阻抗测定结合食管pH监测，可监测反流，区分反流物的性质（气体、液体、固体），判断是酸反流还是非酸反流，对于明确GERD的病因和临床诊断有重要意义。

7. 胃、食管放射性核素闪烁扫描　口服或胃管内注入含有^{99m}Tc标记的液体，应用γ照相机测定食管反流量，并可了解食管运动功能。该方法也是测定胃排空率的最好手段，并能了解胃排空与GER的关系，确定有无肺部吸入，明确呼吸道症状与GER的关系。

【治疗】

对诊断为GER的患儿，要与患儿家长进行充分的沟通，向其解释GER的形成及发展，使其对该病有较全面的了解。对有合并症或影响生长发育者必须及时进行治疗，包括体位治疗、饮食治疗、药物治疗和外科治疗。

1. **体位治疗** 是一种简单、有效的治疗方法。新生儿和婴幼儿的最好体位为左侧卧位，可有效减少TLESR、反流的发生，减轻反流症状。俯卧位虽可减少反流发生，但有发生猝死的风险，需家长看护。对年长儿也建议睡眠时采取左侧卧位，将床头抬高20~30cm，减少反流频率及反流物误吸。

2. **饮食治疗** 以稠厚饮食为主，少量多餐，婴儿增加喂奶次数，缩短喂奶间隔时间，人工喂养儿可在牛奶中加入糕干粉、米粉或进食谷类食品；年长儿亦应少量多餐，避免过饱，以高蛋白低脂肪饮食为主；避免睡前2小时进食，保持胃处于非充盈状态。避免食用降低LES张力和增加胃酸分泌的食物，如酸性饮料、高脂饮食、巧克力和辛辣食品。肥胖儿应控制饮食。

3. **药物治疗** 目的是降低胃酸和/或促进上消化道动力。常用的药物包括促胃肠动力药、抑酸和抗酸药、黏膜保护剂，使用时应注意药物的适用年龄及不良反应。

（1）促胃肠动力药：常用选择性、周围性多巴胺D_2受体拮抗剂多潘立酮，使胃肠道上部的蠕动和张力恢复正常，促进胃排空，增加胃窦和十二指肠运动。常用剂量为0.2~0.3mg/（kg·次），每日3次，饭前半小时及睡前口服，疗程2~4周。

（2）抑酸和抗酸药：主要作用为抑制胃酸分泌、中和胃酸以减少反流物对食管黏膜的损伤，提高LES张力。

1）抑酸药：① H_2受体拮抗剂，阻断组胺与壁细胞H_2受体结合，通过拮抗H_2受体间接影响质子泵分泌胃酸。常用药物有西咪替丁、雷尼替丁。② 质子泵抑制剂（PPI），作用于泌酸最终环节质子泵，能特异性地抑制壁细胞顶端膜构成的分泌微管和胞质内管状泡上的H^+-K^+-ATP酶，从而有效地抑制胃酸的分泌。代表药有奥美拉唑，0.6~0.8mg/（kg·d），晨起顿服1次，疗程8~12周。

2）抗酸药：又称中和胃酸药，如碳酸钙口服液、氢氧化铝凝胶等。

（3）黏膜保护剂：用于GER引起的食管糜烂、溃疡者。此类药物用药后可在病变表面形成保护膜，促进黏膜的修复和溃疡的愈合，但一般不单独用于GER的治疗。药物有硫糖铝、L-谷氨酰胺呱仑酸钠颗粒等。

4. **外科治疗** 早期诊断和及时应用体位、饮食等治疗方法后，大多数患儿症状能明显改善。较严重者可加用药物治疗，一般不需要手术治疗。对于反流症状严重，合并食管狭窄、溃疡、出血，或严重影响生长发育的患儿，内科治疗效果欠佳，可选择手术治疗。手术治疗目的是加强LES功能，目前多采用Nissen胃底折叠加胃固定术。随着腹腔镜在儿科的应用，腹腔镜手术逐渐替代了传统的开腹手术。

第四节 慢性胃炎和消化性溃疡

案例11-4　患儿，男，8岁，呕血伴黑便2日入院。2日前无明显诱因下呕吐2次，含少量咖啡色样物，解黑便1次，量不多，诉腹胀，伴脐周痛、不剧烈，无头晕，无视物模糊，无大汗淋漓。其母有"胃炎，幽门螺杆菌感染史"。体格检查：体温37℃，心率92次/min，呼吸18次/min，血压110/60mmHg，一般情况可，神志清楚，脸色略苍白，心律齐，两肺呼吸音清，腹平软，脐上轻压痛，肝脾无肿大，肠鸣音略亢进。血常规Hb 101g/L，WBC 11×10⁹/L，PLT 331×10⁹/L。大便常规：OB（++）。

思考：

1. 该患儿的诊断及依据是什么？
2. 需要进一步进行什么检查？
3. 目前的治疗方案是什么？

一、慢性胃炎

胃炎（gastritis）是指由各种物理性、化学性或生物性有害因子引起的胃黏膜炎性病变。胃炎是儿童腹痛，尤其是反复上腹部疼痛最常见的原因。根据病因可分为原发性和继发性，根据病程、内镜下病变和组织病理结果可分为急性胃炎、慢性（浅表性、萎缩性、特殊类型）胃炎，后者发病率高。

【病因和发病机制】

慢性胃炎指各种有害因子持续反复作用于胃黏膜而引起的慢性炎症，以浅表性胃炎最常见（占90%~95%），萎缩性胃炎少见。病因尚未完全明确，其中幽门螺杆菌（*Helicobacter pylori*，Hp）感染被认为是引起慢性胃炎的重要病因。感染Hp后，胃黏膜病变以胃窦黏膜小结节、小颗粒状隆起为特征，病理组织学显示淋巴细胞增多，淋巴滤泡形成。其他因素如十二指肠液反流：幽门括约肌功能失调，使十二指肠液反流入胃增加。长期食用刺激性食物、长期服用阿司匹林等非甾体抗炎药及类固醇激素类药物、神经精神因素、全身慢性疾病影响，以及环境、遗传、免疫和营养状态等均与慢性胃炎的发病相关。

【病理】

浅表性胃炎可见上皮细胞变性，小凹上皮细胞增生，固有膜炎症细胞主要为淋巴细胞、浆细胞浸润。萎缩性胃炎主要为固有腺体萎缩、肠腺化生及炎症细胞浸润。

【临床表现】

常见症状为反复腹痛，疼痛常于餐时或餐后加重，多数位于上腹部、脐周。轻者表现为间歇性隐痛或钝痛，严重者为剧烈绞痛。幼儿腹痛可仅表现不安和不愿进食，年长儿症状似成人，多诉上腹痛，常伴有食欲缺乏、恶心、呕吐、腹胀，继而影响营养状况及生长发育。胃黏膜糜烂出血者可出现呕血、黑便。

【辅助检查】

1. 胃镜检查 为首选可靠的诊断方法。能直接观察胃黏膜病变及其程度，内镜下表现为充血、水肿、糜烂、新鲜或陈旧出血，胃窦黏膜微小结节，有时可见黏膜表面黏液斑或反流的胆汁。可取病变部位组织进行Hp检测和病理学检查。

2. Hp检测 可分为侵入性检查和非侵入性检查两大类。

（1）侵入性检查：需通过胃镜检查取胃黏膜活检组织进行检测，包括以下两种。

1）胃黏膜组织切片染色与培养：切片苏木精–伊红染色或沃森–斯塔里银染色（Warthin-Starry银染色），在黏膜层呈鱼贯状排列、形态微弯的杆菌；Hp培养需在微需氧环境下用特殊培养基进行，3~5日可出结果，是最准确的诊断方法，但培养困难。

2）尿素酶试验：尿素酶试剂中含有尿素和酚红，Hp产生的酶可分解其中的尿素产生氨，后者使试剂中的pH上升，从而使酚红由棕黄色变成红色。将活检胃黏膜组织放入上述试剂（滤纸片）中，如胃黏膜含有Hp则试剂变为红色，此法快速、简单，特异度和灵敏度可达80%以上。

（2）非侵入性检查：主要有以下几种。

1）核素标记尿素呼气试验：让患儿口服一定量放射性核素^{13}C标记的尿素，如果患儿消化道内含有Hp，则Hp产生的尿素酶可将尿素分解产生CO_2，由肺呼出。通过测定呼出气体中^{13}C含量即可判断胃Hp感染程度，其特异度和灵敏度均达90%以上。

2）粪便Hp抗原（HpSA）检测：Hp定居于胃黏膜上皮细胞表面，而胃黏膜上皮细胞每1~3日更新1次，定植在上皮细胞表面的Hp在更新中随之脱落，其部分菌体和代谢产物等经幽门到小肠、大肠，随粪便排出，所以可通过粪便来检测Hp。HpSA检测是一种简单、准确、快速诊断Hp的方法，灵敏度和特异度均达90%以上，且适用于婴幼儿及其他无法配合尿素呼气试验及胃镜检查者。

3）血清学检测Hp抗体：因不能提供Hp现症感染的依据，所以不作为检测Hp的首选方法，主要用于流行病学调查或筛选。

【诊断和鉴别诊断】

根据病史、体格检查、临床表现、胃镜和病理学检查，基本可以确诊。由于引起小儿腹痛的病因很多，急性发作的腹痛必须注意与外科急腹症如阑尾炎、胃穿孔、胆胰肠等腹内脏器的器质性疾病，以及腹型过敏性紫癜相鉴别。慢性反复发作性腹痛应与肠道寄生虫、肠痉挛、消化性溃疡、嗜酸细胞性胃肠炎等疾病相鉴别。小儿慢性胃炎的诊断、分类基本套用成人标准，将胃炎分为原发性和继发性，前者又分为慢性浅表性胃炎、慢性萎缩性胃炎和特殊类型胃炎。

1. 慢性浅表性胃炎 占小儿慢性胃炎的90%~95%，根据炎症程度又可分为轻、中、重度三级。轻度是指炎症细胞浸润较轻，多限于黏膜的浅表1/3，其他改变均不明显；中度是指病变程度介于轻度和重度之间，炎症细胞累及黏膜全层的1/3~2/3；重度是指黏膜上皮变性明显，且有坏死、胃小凹扩张、变长变深，可伴肠腺化生，炎症细胞浸润较重，超过黏膜全层2/3，可见固有膜内淋巴滤泡形成。

2. 慢性萎缩性胃炎 真正"萎缩性胃炎"在小儿极少见，腺体数量减少往往是炎症的结果。

3. 特殊类型胃炎　包括肉芽肿性胃炎、胃克罗恩病（胃 Crohn 病）、结节病所致胃炎、血管性胃炎、嗜酸性胃炎、淋巴细胞性胃炎、反应性胃炎。

【治疗】

主要在于去除病因，如不良饮食习惯、胆汁反流等。药物治疗目的在于改善和消除临床症状，对 Hp 感染者应予以抗 Hp 治疗。

1. 一般治疗　养成良好的饮食习惯和生活规律。选择易消化无刺激性食物，避免服用对胃黏膜有损害的药物。

2. 药物治疗　① 有 Hp 感染者应进行规范的抗 Hp 治疗（详见本节消化性溃疡的治疗）；② 增强胃黏膜屏障功能，如 L-谷氨酰胺呱仑酸钠颗粒、硫糖铝等；③ 促进胃蠕动、减少肠液反流，腹胀、呕吐或胆汁反流者加用多潘立酮；④ 抑酸剂减少胃酸分泌，常用质子泵抑制剂如奥美拉唑，或 H_2 受体拮抗剂如西咪替丁等。

二、消化性溃疡

消化性溃疡（peptic ulcer）是指接触消化液（胃酸、胃蛋白酶）的胃肠黏膜及其深层组织的一种病理性缺损，其深层达到或穿透黏膜、肌层。溃疡的好发部位是胃、十二指肠，也可发生于食管、小肠、胃肠吻合处，胃溃疡（gastric ulcer，GU）和十二指肠溃疡（duodenal ulcer，DU）发病率相近。各年龄儿童均可发病，以学龄儿童多见。婴幼儿多为急性、继发性溃疡，常有明确的原发疾病；年长儿多为慢性、原发性十二指肠溃疡，男孩多于女孩，部分可有家族史。

【病因和发病机制】

消化性溃疡的病因繁多，有遗传、精神、环境、饮食、内分泌、感染等因素，迄今尚无定论。发病机制多倾向于侵袭因子防御因子失衡学说，即溃疡形成是对胃和十二指肠黏膜有损害作用的侵袭因子（酸、胃蛋白酶、胆盐、微生物、药物及其他有害物质）与黏膜自身的防御因素（黏膜屏障、黏液重碳酸氢盐屏障、黏膜血流量、细胞更新能力、前列腺素分泌等）之间失去平衡的结果。胃酸分泌增加和胃蛋白酶的消化作用是发生消化性溃疡的重要因素。目前认为，Hp 感染在消化性溃疡的发病中起着极其重要的作用。流行病学调查显示 80% 以上的十二指肠溃疡与 50% 以上的胃溃疡存在 Hp 感染。经药物治疗痊愈的消化性溃疡患儿若 Hp 阳性则极易复发，而 Hp 根治后溃疡的复发率即下降，说明 Hp 在溃疡病发病机制中起重要作用。另外，消化性溃疡的发生具有遗传因素的证据，20%~60% 溃疡患儿有家族史，这与 Hp 感染的家族聚集倾向有关，2/3 的十二指肠溃疡患者家族成员血清胃蛋白酶原升高。其他如精神创伤、中枢神经系统病变、外伤、手术、饮食习惯不当、气候因素、使用对胃黏膜有刺激性药物（如非甾体抗炎药、类固醇激素）等均可降低胃黏膜的防御能力，引起胃黏膜损伤，导致溃疡发生。

继发性溃疡是由全身疾病引起的胃、十二指肠黏膜局部损害，见于各种危重疾病所致的应激反应。

【病理】

十二指肠溃疡好发于球部，偶尔位于球后以下部位称为球后溃疡。多为单发，也可多发。胃溃疡多发生在胃窦及胃窦胃体交界的小弯侧，少数可发生在胃体、幽门管内。溃疡大小不等、深浅不一，胃镜下观察呈圆形、不规则圆形或线形，底部有灰白苔，周围黏膜充血、水肿。溃疡浅者累及黏膜肌层，深者达肌层甚至浆膜层，溃破血管时引起出血，穿破浆膜层时引起穿孔。胃和十二指肠同时有溃疡时称为复合溃疡。

【临床表现】

由于溃疡在各年龄阶段的好发部位、类型和演变过程不同，临床症状和体征也有所不同，年龄越小，症状越不典型。不同年龄患者的临床表现有各自的特点。

1. 新生儿期　多为继发性溃疡，病死率较高。常急性起病，表现为呕血、黑便、腹胀、腹膜炎等，易被漏诊。生后2~3日亦可发生原发性溃疡。

2. 婴儿期　继发性溃疡多见，发病急，以突发性上消化道出血或穿孔为首发症状；原发性溃疡以胃溃疡多见，前期可有食欲减退、呕吐、进食后啼哭、腹痛、腹胀、生长发育迟缓等，亦可表现为呕血、黑便。

3. 幼儿期　胃溃疡和十二指肠溃疡发病率相当，常见进食后呕吐，间歇发作脐周及上腹部疼痛，烧灼感少见，可有夜间和清晨痛醒，亦可发生呕血、黑便甚至穿孔。

4. 学龄前期及学龄期　以原发性十二指肠溃疡多见，临床表现与成人接近，以反复发作上腹痛、脐周疼痛为主，可有烧灼感、饥饿痛、夜间痛或有反酸、嗳气，严重者可出现呕血、便血或重度贫血。也有些表现为贫血、粪便隐血试验阳性。少数患儿表现为无痛性黑便、晕厥，甚至休克。并发穿孔时腹痛剧烈，可放射至背部。

【辅助检查】

1. 血常规和粪便隐血试验　血常规检测如血红蛋白进行性下降，表明有活动性出血。素食3日后如粪便隐血试验阳性者提示有消化道出血。

2. 胃镜检查　是诊断消化性溃疡的首选方法。胃镜检查不仅能准确诊断溃疡、估计病灶大小、观察溃疡周围炎症的轻重和溃疡表面有无血管裸露，可活检黏膜行病理组织学和细菌学检查，还可以在内镜下止血，评估药物治疗效果。

3. X线钡餐造影　既往应用较广泛，但灵敏度和特异度均较低，适用于对胃镜检查有禁忌者。如发现胃和十二指肠壁龛影等直接征象可确诊。

4. Hp检测　详见本节慢性胃炎的辅助检查。

【并发症】

主要为出血、穿孔和幽门梗阻，常可伴发缺铁性贫血。

1. 消化道出血　是消化道溃疡最常见的并发症。部分患儿消化道出血可为消化性溃疡的首发症状，而无任何前驱表现。呕血一般见于胃溃疡，呕吐物为咖啡色样；而黑便较多见于十二指肠溃疡。

2. 穿孔　穿孔较出血少见，溃疡穿孔常突然发生，而无任何先兆症状，穿孔后引起弥漫性腹膜炎。小儿直立位腹部X线片腹腔内出现游离气体表示胃、肠穿孔。

3. 梗阻　梗阻发生的部位主要在十二指肠球部或幽门管。溃疡急性发作时球部水肿和幽门括约肌痉挛可引起暂时性梗阻，但会随着炎症好转而消失。梗阻时出现上腹胀满不适、腹痛、恶心、呕吐，但大量呕吐后症状可暂时减轻。呕吐物无胆汁，胃镜或X线检查可诊断。

【诊断和鉴别诊断】

由于儿童消化性溃疡的症状不如成人典型，常易误诊，故对反复发作的上腹痛、夜间痛；与饮食有关的呕吐；粪便隐血试验阳性的贫血患儿；反复胃肠不适，且有溃疡病家族史者；原因不明的呕血、便血者等，均应警惕消化性溃疡的可能性，及时进行上消化道内镜检查，尽早明确诊断。

【治疗】

目的是缓解和消除症状，促进溃疡愈合，防止复发，预防并发症。无严重并发症的患儿均应首选内科治疗，只有内科治疗无效的顽固性溃疡患儿或发生并发症时，才考虑外科手术治疗。

1. 一般治疗　培养良好的生活习惯，规律性饮食，避免过度疲劳及精神紧张。不暴饮暴食，避免咖啡、辛辣等刺激性强的食物，少用对胃黏膜有损害的药物。如有出血时，应监测生命体征，如血压、心率及末梢循环；暂时禁食，积极治疗，补充足够血容量，以防失血性休克。如失血严重时应及时输血，必要时可行内镜下局部止血及全身应用止血药。

2. 药物治疗　原则为抑制胃酸分泌和中和胃酸，强化黏膜防御能力，根除Hp治疗。

（1）抑制胃酸治疗：是消除侵袭因素影响的主要途径，而溃疡愈合与抑酸治疗的强度和时间成正比。

1）抗酸药：常用碳酸钙、氢氧化铝、氢氧化镁及其复方制剂。

2）抑酸药：常用质子泵抑制剂（PPI），作用于胃黏膜壁细胞，降低壁细胞中的H^+-K^+-ATP酶活性，阻抑H^+从细胞质内转移到胃腔而抑制胃酸分泌。如奥美拉唑，剂量为每日0.6~0.8mg/kg，清晨餐前30分钟顿服，疗程4~8周。

（2）胃黏膜保护剂：如硫糖铝、L-谷氨酰胺呱仑酸钠颗粒。

（3）根除Hp治疗常用药物：枸橼酸铋钾6~8mg/（kg·d），阿莫西林50mg/（kg·d），克拉霉素15~20mg/（kg·d），甲硝唑20~30mg/（kg·d），呋喃唑酮5mg/（kg·d），分2次口服，目前多主张联合用药。以下方案可供参考。

1）以PPI为中心药物的"三联"方案：① PPI+上述抗生素中的2种，持续2周；② PPI+上述抗生素中的2种，持续10日。

2）以铋剂为中心药物的"三联""四联"治疗方案：① 枸橼酸铋钾+2种抗生素；② 枸橼酸铋钾+PPI+2种抗生素2周。

3. 手术治疗　消化性溃疡一般不需手术治疗。手术治疗指征：① 溃疡合并穿孔；② 难以控制的出血，失血量大，48小时内失血量超过血容量的30%；③ 有幽门完全梗阻，经胃肠减压等保守治疗72小时仍无改善。

第五节 肠套叠

案例 11-5　患儿，男，9 月龄，阵发性哭闹伴呕吐半日就诊。患儿无明显诱因出现阵发性哭闹，伴呕吐，每次持续 10 余分钟，间隔 20 余分钟反复发生，间隙期患儿安静，发病后解稀便 1 次，无发热，无咳嗽。体格检查：痛苦表情，心肺听诊无明显异常，腹部触诊可触及包块。

思考：

1. 该患儿的诊断及鉴别诊断是什么？

2. 需要进一步进行什么检查？

3. 该患儿的后续治疗方案是什么？

肠套叠（intussusception）是指某段肠管及其相应的肠系膜套入邻近肠腔所致的一种肠梗阻，是婴幼儿时期最常见的急腹症之一。本病 1 岁以内婴儿占 60%~65%，其中 4~10 月龄婴儿多见，2 岁以后逐渐减少，5 岁后罕见。男女之比为 2：1 或 3：2。

肠套叠多为顺行套叠，与肠蠕动方向一致。根据套入部最近端和鞘部最远端肠段部位将肠套叠分为：① 回盲型，回盲瓣是肠套叠头部，带领回肠末端进入升结肠，盲肠、阑尾也随着翻入结肠内；② 回结肠型，回肠从距回盲部几厘米处起，套入回肠最末端，穿过回盲瓣进入结肠，阑尾不套入鞘内，此型最多，占 70%~80%；③ 回回结肠型，回肠先套入远端回肠内，然后整个再套入结肠内，占 10%~15%；④ 小肠型，小肠套入小肠，包括空回型、回回型及空空型；⑤ 结肠型，结肠套入结肠；⑥ 多发型，在肠管不同区域内有分开的两个、三个或更多的肠套叠。

【病因和发病机制】

肠套叠病因尚不清楚，可能与饮食改变如辅食添加、婴儿期回盲部游离度大、肠道内病毒感染、肠痉挛及自主神经失调有关。肠套叠套入最远处为头部或顶端，肠管从外面套入处为颈部。肠套叠在纵断面上分为三层，外层为肠套叠鞘部或外筒，套入部为内筒和中筒。外筒与中筒各以黏膜面相接触，中筒与内筒各以浆膜面相接触。肠套叠发生后，套入部随着肠蠕动不断推进，该段肠管及其肠系膜一并套入鞘内，颈部紧束使之不能自动退出。由于鞘部尤其是颈部痉挛收缩，挤压套入肠管，牵拉和压迫肠系膜，使静脉和淋巴回流受阻，组织充血水肿。黏膜细胞分泌大量黏液进入肠腔内，与血液及粪质混合排出果酱样血便。如进一步发展，导致肠壁水肿、增厚，动脉受压，套入部肠管缺血坏死，严重者并发穿孔。

肠套叠分为原发性和继发性。婴幼儿肠套叠几乎均为原发性，开始于回盲部，无明确的起套点，其病因未明了。继发性肠套叠占 2%~5%，多因肠壁或肠腔内器质性病变，如肠息肉、梅克尔憩室、肠重复畸形、肠肿瘤、腹型过敏性紫癜致肠壁血肿，或翻入肠腔内，或牵引肠壁，成为起点引起肠套叠。

【临床表现】

1. 急性肠套叠

（1）阵发性哭闹不安：既往健康的婴儿突然发生阵发性哭闹，出现面色苍白、拒食、出汗、异常痛苦表现，持续10~20分钟，然后有5~10分钟或更长时间的安静或入睡，如此反复发作。如合并肠坏死或腹膜炎，表现为萎靡不振、反应低下。部分患儿体质较弱，或并发肠炎、痢疾等疾病时，哭闹不明显，而表现为烦躁不安。

（2）呕吐：呕吐物初为乳汁、乳块或食物残渣，以后可含胆汁，晚期吐粪便样液体（提示有肠管梗阻）。

（3）果酱样血便：发病开始时，可有1~2次正常大便。发病6~12小时后可出现暗红色果酱样黏液血便。偶尔有以大量鲜血便及休克为主要表现而就诊的，属于无痛型表现。部分患儿直肠指检时才发现血便。婴儿肠套叠发生便血者达80%以上。

（4）腹部肿块：在疾病早期，腹柔软不胀，于右上腹肋缘下或脐上多可触及肿物，呈腊肠样、有弹性、略可活动。晚期病例，发生肠坏死或腹膜炎时，出现腹胀、腹水、腹肌紧张和压痛，不易触及肿块。有时腹部触诊和直肠指检双合诊检查可触及肿块。约80%病例可触及肿块；腹胀严重或腹肌紧张时不易触及。

（5）全身情况：患儿在早期一般情况尚好，体温正常，无全身中毒症状。随着病程延长，精神渐差，继而面色苍白、嗜睡，此时腹痛反而减轻。并发肠坏死或腹膜炎时，常有严重脱水、高热、昏睡、昏迷及休克等中毒症状。

2. 慢性肠套叠 多发生于年长儿童，起病较为缓慢，病程较长可延续2周以上，以继发性肠套叠为主。多表现为不完全性肠梗阻，肠坏死发生时间相对较晚。也可表现为阵发性腹痛，腹痛时上腹或脐周可触及肿块，发作间歇期较长。可发生血便，呕吐较少见。慢性肠套叠多呈回结肠型。

【诊断】

健康婴幼儿突然发生阵发性腹痛或哭闹、呕吐、果酱样血便和腹部肿块，即可确诊。早期未排血便前应做直肠指检，可疑患者可用以下检查确诊。

1. 腹部超声检查 肠套叠在横断面上显示为典型"同心圆"或"靶环"征，纵切面上呈"套筒"征。彩色多普勒超声对小儿肠套叠进行血流动力学检测，可指导正确选择复位方式，也可进行复位治疗。

2. 空气灌肠 在空气灌肠前先做腹部正侧位全面透视检查，观察肠内气体及分布情况。由肛门注入气体，在X线透视下可见套叠顶端有致密软组织肿块，呈半圆形向结肠内突出，气栓前端形成明显杯口影，具有确定性诊断价值，并可同时进行复位治疗。

【鉴别诊断】

1. 细菌性痢疾 多见于夏季发病，早期即可出现高热，体温达39℃或更高。大便次数多，含黏液脓血便，可伴里急后重。大便常规检查可见成堆脓细胞，如细菌培养阳性即可确诊。但细菌性痢疾偶尔亦可引起肠套叠，两种疾病可同时存在或肠套叠继发于细菌性痢疾，要注意区分。

2. 过敏性紫癜 腹型紫癜患儿可表现为阵发性腹痛、呕吐，有便血或腹泻，呈暗红色。但绝大多数患儿双下肢有出血性皮疹，膝关节和踝关节肿痛，部分有血尿。该病由于肠壁水肿和肠功能紊乱，可并发肠套叠。

3. 梅克尔（Meckel）憩室出血　梅克尔憩室溃疡出血突然发生，常表现为无痛性便血，便血量往往很多，严重者可出现休克，也可并发肠套叠。

4. 蛔虫性肠梗阻　多见于幼儿及儿童，有阵发性腹痛，可有吐出蛔虫或大便排出蛔虫史，症状与肠套叠相似，临床很少有便血。腹部肿块多在脐周呈条索或面粉团样，腹部超声显示肠腔内蛔虫影像。

5. 先天性肥厚性幽门狭窄　可表现为呕吐，常在出生2~8周，尤其3~5周出现。临床特征为非胆汁性喷射性呕吐、左上腹胃蠕动波、右上腹部触及橄榄样肿块，腹部超声诊断标准为幽门肌层厚度>4mm，幽门管长度>15mm。可通过体格检查及腹部超声与肠套叠鉴别。

【治疗】

小儿急性肠套叠治疗分为非手术治疗和手术治疗两种。

1. 非手术治疗

（1）空气灌肠：通过肛门注入气体，以空气压力将肠管复位。

1）空气灌肠的适应证：① 肠套叠在48小时内；② 全身情况良好，无明显脱水和电解质紊乱；③ 无明显腹胀和腹膜炎表现。

2）尚需注意事项：① 肠套叠已超过48小时，全身情况差，有腹胀、腹膜刺激征者不宜进行空气灌肠；② 对3~4月龄婴幼儿应特别谨慎，因年龄小、肠壁薄，易穿孔；③ 诊断性空气灌肠时，压力控制在50~60mmHg（6.6~8.0kPa）以下；复位治疗时，压力控制在60~100mmHg（8.0~13.3kPa）；④ 在X线透视下进行空气灌肠，逐步加压，如肠套叠阴影不移动，形态不改变，应放弃空气灌肠复位而改为手术治疗；⑤ 灌肠复位后需口服0.5~1.0g活性炭，6~8小时后排出粪便内含黑色炭末，证实肠套叠已复位；⑥ 若灌肠后仍有哭闹、呕吐，则有再发可能。

（2）超声监视下水压灌肠疗法：腹部超声观察到肠套叠影像后，可在实时监视下水压灌肠复位，随着注水量增加和肠腔内压力的升高，肠套叠块影逐渐消失，同时注水阻力消失，压力下降，证明肠套叠已复位。

2. 手术治疗　手术指征：① 肠套叠超过48~72小时，或虽然时间不长，但病情严重，全身情况不良，有高热、精神萎靡不振、休克等中毒症状；② 腹胀明显，腹部压痛，腹肌紧张，X线透视下见肠腔内多个液平面，疑有肠坏死；③ 复发3次以上，有原发器质性病变，如肠息肉等；④ 疑为小肠套叠；⑤ 空气灌肠失败；⑥ 彩色多普勒超声血流动力学检测显示肠壁严重水肿，阻力指数显著增高，无血流，且有复套。根据患儿全身情况及套叠肠管的病理变化可经剖腹手术或腹腔镜手术选择进行肠套叠复位术、肠切除吻合术或肠造瘘术。

第六节　腹泻病

案例11-6　患儿，女，20月龄，呕吐、腹泻3日就诊。3日前起低热，伴呕吐5~6次，无呕血。第2日

起热退，呕吐好转，患儿出现腹泻，大便7~8次/d，水样便，略有酸臭味，无黏液脓血便。食欲缺乏，尿量偏少，无抽搐。体格检查：一般状况可，唇略干燥，哭时泪少，心率为100次/min，心律齐，呼吸20次/min，两肺呼吸音清，腹平软，皮肤弹性正常，四肢温。

思考：

1. 该患儿的诊断及可能的病原体是什么？

2. 需要进一步进行哪些检查？

3. 如何评估患儿的脱水程度？

4. 治疗方案及用药原则是什么？

腹泻病（diarrhea）是一组由多病原体、多因素引起的，以大便次数增多和大便性状改变为主要表现的消化道综合征。腹泻病是我国婴幼儿最常见的疾病之一，6月龄至2岁的婴幼儿发病率高，是造成儿童营养不良、生长发育障碍的常见原因之一。

【易感因素】

婴幼儿容易发生腹泻病，主要与下列因素有关。

1. 消化系统发育尚未成熟，胃酸和消化酶分泌较少，消化酶活力低下，对食物的耐受力较差，不能适应食物质和量的较大变化。

2. 生长发育快，所需营养物质相对较多，且婴儿食物以液体为主，摄入量较多，胃肠道负担重。

3. 机体及肠黏膜免疫功能不完善　① 婴儿胃酸偏低，胃排空较快，对进入胃内的细菌杀灭能力减弱；② 血液中免疫球蛋白（尤其是IgM、IgA）和胃肠道分泌型IgA（sIgA）均较低，肠黏膜的免疫防御反应及口服耐受机制均不完善。

4. 肠道菌群失调　正常肠道菌群对入侵的致病微生物有拮抗作用，新生儿生后尚未建立正常肠道菌群，改变饮食使肠道内环境改变，或滥用广谱抗生素，均可使肠道正常菌群失调而患肠道感染。

5. 人工喂养　母乳中含有大量体液因子（sIgA、乳铁蛋白等）、巨噬细胞和粒细胞、溶菌酶、溶酶体等，有很强的抗肠道感染作用。人工喂养儿食物中缺乏上述免疫物质，且食物和食具易受污染，肠道感染发生率明显高于母乳喂养儿。

【病因】

根据病因可分为感染性和非感染性腹泻两类。

1. 感染因素　肠道内感染可由病毒、细菌、真菌、寄生虫引起，前两者多见，尤其是病毒。

（1）病毒感染：病毒性肠炎主要病原体为轮状病毒（rotavirus，RV），属于呼肠病毒科轮状病毒属；杯状病毒科（*Calicivirus*）的诺如病毒（Norovirus）和札幌病毒（Sapovirus）；星状病毒（astrovirus）；肠道腺病毒（enteric adenovirus）等。其他肠道病毒包括柯萨奇病毒（Coxsackievirus）、埃可病毒（enterocytopathogenic human orphan virus）；冠状病毒科（*Coronavirus*）的凸隆病毒（torovirus）等。

（2）细菌感染（不包括法定传染病）

1）致腹泻大肠埃希菌（*Escherichia coli*，EC）：根据引起腹泻的大肠埃希菌致病性和发病机制的不同，将已知菌株分为5大类。① 肠致病性大肠埃希菌（enteropathogenic *E.coli*，EPEC）：为最早发现的致腹泻性大肠埃希菌。② 肠产毒性大肠埃希菌（enterotoxigenic *E.coli*，ETEC）：产生不耐热肠毒素（heat-labile enterotoxin，LT）和耐热肠毒素（heat-stable enterotoxin，ST），引起腹泻。③ 肠侵袭性大肠埃希菌（enteroinvasive *E.coli*，EIEC）：直接侵入小肠黏膜引起炎症反应，也可黏附和侵入结肠黏膜，导致肠上皮细胞炎症和坏死，引起痢疾样腹泻。④ 肠出血性大肠埃希菌（enterohemorrhagic *E.coli*，EHEC）：产生与志贺杆菌相似的肠毒素（vero毒素），引起出血性肠炎。⑤ 肠集聚性大肠埃希菌（enteroadherent-aggregative *E.coli*，EAEC）：以集聚方式黏附于下段小肠和结肠黏膜致病，不产生肠毒素，亦不引起组织损伤。

2）空肠弯曲菌（*Campylobacter jejuni*）：直接侵入空肠、回肠和结肠黏膜，引起侵袭性腹泻，某些菌株亦能产生肠毒素。

3）耶尔森菌（*Yersinia*）：除侵袭小肠、结肠黏膜外，还可产生肠毒素，引起侵袭性和分泌性腹泻。

4）其他：沙门菌（*Salmonella*）（主要为鼠伤寒和其他非伤寒、副伤寒沙门菌）、嗜水气单胞菌（*Aeromonas hydrophila*）；艰难梭菌（*Clostridium difficile*）、金黄色葡萄球菌（*Staphylococcus aureus*）、铜绿假单胞菌（*Pseudomonas aeruginosa*）和变形杆菌（*Bacillus proteus*）等均可引起腹泻。

（3）真菌：致腹泻的真菌有念珠菌、曲菌、毛霉菌，婴儿以白念珠菌（*Candida albicans*）性肠炎多见。

（4）寄生虫：常见为蓝氏贾第鞭毛虫、阿米巴原虫和隐孢子虫等。

（5）肠道外感染：如患中耳炎、上呼吸道感染、肺炎、尿路感染、皮肤感染或急性传染病时，有时亦可产生腹泻症状，可能是因为发热、感染原释放的毒素；抗生素治疗；直肠局部激惹（如膀胱炎、阑尾周围脓肿等）作用而并发腹泻。有时病原体（主要是病毒）可同时感染肠道。

（6）抗生素相关性腹泻：长期、大量使用广谱抗生素可导致肠道菌群紊乱，金黄色葡萄球菌、艰难梭菌、铜绿假单胞菌、变形杆菌或白念珠菌等可大量繁殖，引起药物较难控制的肠炎，排除其他（如病程中伴发的肠道病毒或细菌感染等）诱发因素，称为抗生素相关性腹泻（antibiotic-associated diarrhea，AAD）。

2. 非感染因素

（1）饮食因素：① 喂养不当可引起腹泻，多见于人工喂养儿，主要是由于喂养不定时、饮食量不当或食物成分不适宜，如突然改变食物品种，或过早喂给大量淀粉类或脂肪类食品；果汁，特别是含高果糖或山梨醇的果汁，可产生高渗性腹泻。② 过敏性腹泻，如食物过敏相关性肠病、小肠结肠炎、直肠结肠炎等。③ 原发性或继发性双糖酶（主要为乳糖酶）缺乏或活性降低，肠道对糖的消化吸收不良而引起腹泻。

（2）气候因素：气候突然变化、腹部受凉，使肠蠕动增加；天气过热，消化液分泌减少或由于口渴饮奶过多等均可能诱发消化功能紊乱致腹泻。

【发病机制】

导致腹泻症状产生的机制有渗透性腹泻、分泌性腹泻、渗出性腹泻、肠道功能异常性腹泻等。但临床上不少腹泻并非由某种单一机制引起，也可由多种机制共同作用发生。

1. 感染性腹泻　病原微生物多随污染的食物或饮水进入消化道，亦可通过污染的日用品、手、玩具或带菌者传播。

（1）病毒性肠炎：病毒侵入肠道后，在小肠绒毛顶端的柱状上皮细胞上复制，使细胞发生空泡样变性和坏死；其微绒毛肿胀，排列紊乱和变短，受累的肠黏膜上皮细胞脱落，致使小肠黏膜吸收水分和电解质的能力受损，肠液在肠腔内大量积聚而引起腹泻。同时，发生病变的肠黏膜细胞分泌双糖酶不足且活性降低，使食物中糖类消化不全而积滞在肠腔内，并被细菌分解成小分子的短链有机酸，使肠液的渗透压增高。微绒毛破坏亦造成载体减少，上皮细胞钠转运功能障碍，水和电解质进一步丢失（图11-1）。

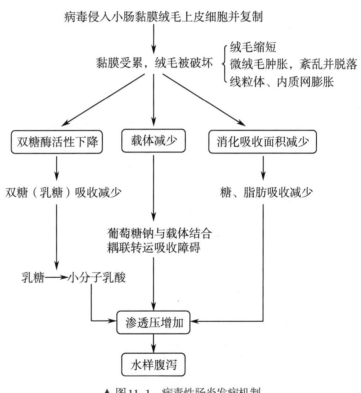

▲ 图11-1　病毒性肠炎发病机制

（2）细菌性肠炎：肠道感染的病原菌不同，发病机制亦不同。

1）肠毒素性肠炎：由各种产生肠毒素的细菌引起的分泌性腹泻，典型的细菌有霍乱弧菌、肠产毒性大肠埃希菌、空肠弯曲菌等。以肠产毒性大肠埃希菌为例，当细菌侵入肠道后，黏附在小肠黏膜上皮细胞，进行繁殖产生毒素，但不侵入肠黏膜。细菌在肠腔内释放2种肠毒素，即LT和ST，LT与小肠上皮细胞膜上的受体结合后激活腺苷酸环化酶，致使腺苷三磷酸（ATP）转变为环磷酸腺苷（cAMP），cAMP增多后即抑制小肠绒毛上皮细胞吸收Na⁺、Cl⁻和水，并促进肠腺分泌Cl⁻；ST则通过激活鸟苷酸环化酶，使鸟苷三磷酸（GTP）转变为环磷酸鸟苷（cGMP），cGMP增多后亦使肠上皮细胞减少Na⁺和水的吸收，促进Cl⁻分泌。两者均使小肠液总量增多，超过结肠的吸收限度而发生腹泻，排出大量水样便，导致患儿脱水和电解质紊乱（图11-2）。

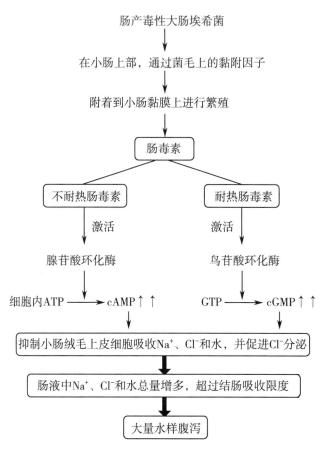

ATP. 腺苷三磷酸；cAMP. 环磷酸腺苷；GTP. 鸟苷三磷酸；cGMP. 环磷酸鸟苷。

▲ 图11-2　肠毒素性肠炎发病机制

2）侵袭性肠炎：各种侵袭性细菌感染可引起渗出性腹泻，如志贺菌属、沙门菌属、肠侵袭性大肠埃希菌、空肠弯曲菌、耶尔森菌和金黄色葡萄球菌等均可直接侵袭小肠或结肠肠壁，使肠黏膜充血、水肿，炎症细胞浸润，引起渗出甚至溃疡等病变。患儿排出含有大量白细胞和红细胞的黏液脓血便，并出现全身中毒症状。结肠由于炎症病变而不能充分吸收来自小肠的液体，并且某些致病菌还会产生肠毒素，故亦可发生水样腹泻。一般都有发热、腹痛，甚至里急后重等症状。

2. 非感染性腹泻　当进食过量或食物成分不恰当时，食物不能被充分消化和吸收而积滞在小肠上部，使肠腔内酸度降低，有利于肠道下部的细菌上移和繁殖。食物发酵和腐败，分解产生的短链有机酸（如醋酸、乳酸等）使肠腔内渗透压增高（渗透性腹泻）；腐败性毒性产物如胺类可刺激肠壁，使肠蠕动增加导致腹泻，进而发生脱水和电解质紊乱；毒性产物被吸收入血液循环后，可出现不同程度的中毒症状。

【临床表现】

不同病因引起的腹泻，临床表现和临床过程各有其特点。故在腹泻病诊断中需考虑病程、病情轻重及可能的病原体。既往认为病程在2周以内的腹泻为急性腹泻，病程在2周至2个月为迁延性腹泻，病程在2个月以上者称为慢性腹泻。2018年国际儿科胃肠病学、肝病学和营养学会联盟（FISPGHAN）急性腹泻工作小组制定的《关于非营养不良儿童急性腹泻管理的通用建议》中提出：病程7日或以下的腹泻称为急性腹泻，病程持续8~13日者称为持续性腹泻，病程14日或以上为慢性或迁延性腹泻。

1. 共同临床表现

（1）消化道症状：腹泻时大便次数增多、量增加，伴性状改变。便次为每日3次以上，甚至10余次。大便呈稀便、糊状便、水样便，甚或黏液脓血便。判断腹泻时粪便的性状比次数更重要。如果便次增多而大便成形，不是腹泻。母乳喂养儿每日排便2~4次，呈糊状，也不是腹泻。恶心、呕吐是常见的伴发症状，严重者呕吐咖啡样物，还可有腹痛、腹胀、食欲缺乏，严重者拒食。

（2）全身症状：病情严重者全身症状明显，可有发热，体温38~40℃，少数高达40℃以上，烦躁不安、精神萎靡、嗜睡、惊厥，甚至昏迷。随着全身症状加重，可引起神经系统、心、肝、肾功能失调。

（3）水、电解质代谢紊乱和酸碱平衡失调：主要为脱水及代谢性酸中毒，有时还有低钾血症、低钙血症和低镁血症。

1）脱水：一般表现为体重减轻，口渴不安，皮肤苍白或苍灰、弹性差，前囟和眼眶凹陷，黏膜干燥，眼泪减少，尿量减少。严重者可导致循环障碍，甚至休克死亡。按丢失的液体量占总体重的百分比把脱水程度分为轻度（小于5%）、中度（5%~10%）、重度（大于10%）。脱水的评估见第四章第三节"小儿液体疗法"。

2）代谢性酸中毒：脱水大多伴有不同程度的代谢性酸中毒，应注意早期发现。患儿可出现精神不振、唇红、呼吸深大、呼出气凉而有丙酮味症状，但婴儿症状可不典型。腹泻时代谢性酸中毒的发生原因有腹泻时丢失大量碱性物质；进食少，肠吸收不良，摄入热量不足，使脂肪分解增加，酮体生成增多；脱水时血容量减少，血液浓缩使血流缓慢，组织灌注不良和缺氧，无氧酵解增多，乳酸堆积；脱水时肾血流量不足，排酸、保钠功能低下，使酸性代谢产物滞留体内等。

3）低钾血症：患儿可表现为精神不振、无力、腹胀、心律失常、碱中毒等。腹泻时出现低钾血症的原因有胃肠液中含钾较多，呕吐和腹泻时会丢失大量钾盐（腹泻时大便中含钾量为17.9mmol/L±11.8mmol/L）；进食少，钾的摄入量不足；肾脏保钾功能比保钠差，缺钾时仍有一定量钾继续排出。

4）低钙血症和低镁血症：腹泻患儿进食少，吸收不良，从大便中丢失钙、镁，可使体内钙、镁减少，尤其见于腹泻持续时间较长和活动性佝偻病患儿。但是，脱水、酸中毒时由于血液浓缩、离子钙增多等，可不出现低钙的症状，待脱水、酸中毒纠正后离子钙减少，出现低钙症状（手足搐搦和惊厥）。少数腹泻持续时间长和营养不良患儿输液后出现震颤、抽搐，用钙剂治疗无效时应考虑有低镁血症可能。

2. 几种常见类型肠炎的临床特点 见表11-1。

▼ 表11-1 常见类型肠炎的临床特点

疾病名称	发病时间	年龄段	典型症状
轮状病毒肠炎	秋冬季	6~24月龄婴幼儿	大便呈水样或蛋花汤样，无腥臭，每日可多达10余次，常并发脱水、酸中毒及电解质紊乱
诺如病毒肠炎	全年，易见于寒冷季节	1~10岁	与轮状病毒肠炎相似，是集体机构急性暴发性胃肠炎首要致病原
大肠埃希菌肠炎			
产毒性大肠埃希菌肠炎	5~8月份多见	不限	呕吐、腹泻、大便呈水样，量多，或蛋花汤样大便，可发生脱水、电解质紊乱和酸中毒
致病性大肠埃希菌肠炎	与产毒性大肠埃希菌肠炎相似		
侵袭性大肠埃希菌肠炎	5~8月份多见	—	高热，腹泻频繁，大便黏液状含脓血，可出现严重的全身中毒症状甚至休克
集聚性大肠埃希菌肠炎	与产毒性大肠埃希菌肠炎相似		
出血性大肠埃希菌肠炎	5~8月份多见	—	开始为黄色水样便，后转为血水便，有特殊臭味，个别病例可伴发溶血性尿毒综合征和血小板减少性紫癜
空肠弯曲菌肠炎	全年，夏季多见	6~24月龄婴幼儿	发热、呕吐，初为水样便，迅速转变为黏液性或脓血便，有恶臭味
鼠伤寒沙门菌小肠结肠炎	6~9月份	2岁以下	大便次数多为每日6~10次，重者每日10~20次，大便性质多变，可为黄绿色稀便、水样便、黏液便或脓血便
耶尔森菌小肠结肠炎	冬春季节	—	腹泻和/或腹痛，大便为水样、黏液样或脓血便

（1）轮状病毒肠炎：是婴儿腹泻最常见的病原体，多发生在6~24月龄婴幼儿。呈散发或小流行，经粪-口途径传播，也可通过气溶胶形式传播。潜伏期为1~3日，起病急，常伴发热和上呼吸道感染症状，一般无明显中毒症状。病初1~2日常先发生呕吐，随后出现腹泻。大便次数多，每日可多达10余次，黄色或淡黄色，粪便含水分多，呈水样或蛋花汤样，无腥臭味。常并发脱水、酸中毒及电解质紊乱。本病为自限性疾病，数日后呕吐渐停，腹泻减轻，自然病程为3~8日。轮状病毒感染亦可侵犯多个脏器，产生神经系统症状（如惊厥）、心肌受累（血清心肌酶谱异常）、肺部炎症和肝胆损害等。大便显微镜检查偶有少量白细胞，轮状病毒感染后1~3日即

有大量病毒自粪便中排出，可持续1~2周。

（2）诺如病毒肠炎：全年散发，暴发易见于寒冷季节（11月份至次年2月份）。该病毒是集体机构急性暴发性胃肠炎的首要致病原，发病年龄为1~10岁，多见于年长儿。多为粪–口传播。潜伏期为12~36小时，急性起病。首发症状为阵发性腹痛、恶心、呕吐和腹泻，全身症状有畏寒、发热、乏力、头痛和肌肉痛等，可有呼吸道症状。大便量中等，为稀便或水样便。吐泻频繁者可发生脱水及酸中毒。本病为自限性疾病，症状持续12~72小时。病初1~2日大便排出的病毒最多，发病后3日则不易检出病毒。粪便及周围血象检查一般无特殊发现。

（3）大肠埃希菌肠炎：多发生在气温较高的季节，以5~8月份为多。

1）产毒性大肠埃希菌肠炎：潜伏期1~2日，轻症仅大便次数稍增多，性状轻微改变，排几次稀便后即痊愈。常伴呕吐，但多无发热及全身症状。病情较重者则腹泻频繁，量多，呈水样或蛋花汤样大便，可发生脱水、电解质紊乱和酸中毒。大便显微镜检查可有少量白细胞。一般病程3~7日，亦可较长。

2）致病性大肠埃希菌肠炎：症状与产毒性大肠埃希菌肠炎相似。

3）侵袭性大肠埃希菌肠炎：潜伏期为13~24小时。起病急，高热，腹泻频繁，大便黏液状含脓血。常伴有恶心、呕吐、腹痛和里急后重。可出现严重的全身中毒症状甚至休克。需做大便细菌培养与细菌性痢疾鉴别。

4）集聚性大肠埃希菌肠炎：症状与产毒性大肠埃希菌肠炎相似。

5）出血性大肠埃希菌肠炎：大便次数增多，开始为黄色水样便，后转为血水便，有特殊臭味，伴腹痛，个别病例可伴发溶血性尿毒综合征和血小板减少性紫癜。大便显微镜检查有大量红细胞，常无白细胞。

（4）空肠弯曲菌肠炎：6月龄至2岁婴幼儿发病率最高，多见于夏季，经口感染，可由动物或人直接感染人，或通过污染的水、食物传播。临床症状与痢疾相似，患儿可有发热、全身不适、恶心、呕吐、头痛和肢体疼痛等症状，大便次数增多，一般每日少于10次，初为水样，迅速转变为黏液性或脓血便，有恶臭味。腹痛剧烈或伴血便者，易误诊为阑尾炎或肠套叠。大便显微镜检查可见大量白细胞和数量不等的红细胞。病程约为数日至1周。

（5）鼠伤寒沙门菌小肠结肠炎：小儿沙门菌感染中最常见者。全年发病，以6~9月份发病率最高，年龄多在2岁以下，易在新生儿室流行。常由污染的水、牛奶和其他食物经口感染。潜伏期为8~48小时，以胃肠炎型和/或败血症型（包括感染休克型）多见。起病急，主要症状为发热、腹泻。病情轻重不等，年龄越小，病情越重，并发症越多。大便次数多为每日6~10次，重者每日10~20次；大便性质多变，可为黄绿色稀便、水样便、黏液便或脓血便。大便显微镜检查为多量白细胞及数量不等的红细胞。

（6）耶尔森菌小肠结肠炎：多发生于冬季和早春，动物是重要的传染源，以粪–口途径感染为主，由动物或人直接传染或通过污染的水、食物传播。不同年龄的患儿症状有所不同，5岁以下患儿以肠炎的症状多见。主要表现为腹泻和/或腹痛，大便为水样、黏液样或脓血便，多伴有发热、头痛、全身不适、呕吐和腹痛。大便显微镜检查有大量白细胞及数量不等的红细胞。病程

1~3周，少数患儿可延续数月。

（7）抗生素诱发的肠炎：长期应用广谱抗生素致肠道菌群失调，使肠道耐药的金黄色葡萄球菌、梭状芽孢杆菌、白念珠菌和铜绿假单胞菌等大量繁殖引起肠炎。发病多在用药2~3周之后，或体弱多病免疫功能低下，或长期应用肾上腺皮质激素者。

1）金黄色葡萄球菌肠炎：多继发于使用大量抗生素后，由病菌侵袭肠壁和产生肠毒素所致，主要表现为腹泻。起病较急，大便有腥臭味、水样，暗绿似海水色，黏液多，有假膜，少数有便血。重者腹泻频繁，可发生脱水、电解质紊乱和酸中毒。多数有不同程度的中毒症状如发热、恶心、呕吐、谵妄，甚至休克。大便显微镜检查有大量脓细胞和成簇的革兰氏阳性球菌，培养有葡萄球菌生长，凝固酶阳性。

2）艰难梭菌性肠炎：由艰难梭菌（又称难辨梭状芽孢杆菌）引起。除万古霉素和胃肠道外用的氨基糖苷类抗生素外，几乎各种抗生素均可诱发本病。病变主要在结肠，也可累及小肠，黏膜出现红斑、水肿，进而浅层黏膜坏死形成黄白色假膜。本菌在肠道内大量繁殖，产生毒素A（肠毒素）和毒素B（细胞毒素）致病。主要表现为腹泻，轻症大便每日数次，停用抗生素后很快痊愈；重症者频泻，黄绿色水样便，可有假膜排出。黏膜下出血可引起大便带血，伴有腹痛、腹胀。严重者可出现脱水、电解质紊乱和酸中毒，甚至发生休克。对可疑病例可行结肠镜检查，大便厌氧菌培养、组织培养法检测细胞毒素可协助确诊。

3）真菌性肠炎：多为白念珠菌所致，2岁以下婴儿多见。主要症状为腹泻，大便次数增多，黄色稀便，泡沫较多，带黏液，有时可见豆腐渣样斑块（菌落）。病程迁延，常伴鹅口疮。大便显微镜检查有真菌孢子和菌丝，真菌培养阳性可确诊。

3. 迁延性、慢性腹泻 病因复杂，感染、食物过敏、酶缺陷、免疫缺陷、先天畸形等均可引起。以急性腹泻未彻底治疗或治疗不当、迁延不愈最为常见。营养不良的婴幼儿患病率较高，且腹泻易迁延不愈，持续腹泻又加重了营养不良，两者互为因果，最终引起免疫功能低下，继发感染，形成恶性循环，导致多脏器功能异常。

【实验室检查】

1. 大便常规 大便显微镜检查时注意有无脓细胞、白细胞、红细胞与吞噬细胞，还应注意有无虫卵、寄生虫、真菌孢子和菌丝，有助于腹泻病的病因和病原学诊断。

2. 病原学检查 ① 粪便培养：对确定腹泻病原有重要意义，1次粪便培养阳性率较低，需多做几次，新鲜标本即刻送检可提高阳性检出率。② 粪便乳胶凝集试验：对某些病毒性肠炎有诊断价值，如轮状病毒、肠道腺病毒、星状病毒等，有较好灵敏度和特异度；也可用于空肠弯曲菌肠炎的诊断。③ 粪便酶联免疫吸附试验：对轮状病毒有高灵敏度、特异度，可用于轮状病毒肠炎和其他病毒性肠炎诊断。④ 聚丙烯酰凝胶（PAGE）电泳试验：此法可检测出粪便轮状病毒亚群及不同电泳型，有助于轮状病毒分型和基础研究。

3. 粪便还原糖检查 双糖消化吸收不良时，粪便还原糖呈阳性，pH<6.0。还原糖检查可用改良本尼迪克特试剂（班氏试剂）或Clinitest试纸比色。继发性双糖酶缺乏远较原发性多见，原发性者以蔗糖-异麦芽糖酶缺最常见。

4. 血白细胞计数和分类 病毒性肠炎白细胞计数一般不增高。细菌性肠炎白细胞计数可增高或不增高，半数以上的患儿有杆状核粒细胞增高，杆状核粒细胞大于10%，有助于细菌感染的诊断。

5. 血培养 对细菌性痢疾、大肠埃希菌肠炎和沙门菌肠炎等细菌性肠炎有诊断意义，血液细菌培养阳性者有助于诊断。

6. 血生化检查 对腹泻较重的患儿，应及时检查血pH、二氧化碳结合力、碳酸氢根、血钠、血钾、血氯、血浆渗透压，对于诊断及治疗均有重要意义。

7. 其他 对迁延性和慢性腹泻者，必要时做呼气氢试验，也可做电子结肠镜检查。

【诊断和鉴别诊断】

根据发病季节、病史（包括喂养史和流行病学资料）、临床表现和大便性状可作出临床诊断。要判定有无脱水（程度和性质）、电解质紊乱和酸碱平衡失调。注意寻找病因，可根据大便常规有无白细胞对腹泻进行初步分类。

1. 大便无或偶见少量白细胞 表明无侵袭性细菌感染，多为肠毒素或病毒、非侵袭性细菌、寄生虫或喂养不当引起的腹泻，水样泻多见。需鉴别的疾病如下所示。

（1）生理性腹泻：多见于6月龄以内婴儿，外观虚胖，常有湿疹，生后不久即出现腹泻；除大便次数增多外，无其他症状，食欲好，不影响生长发育，添加辅食后大便即逐渐转为正常。

（2）食物蛋白过敏相关性直肠结肠炎：发病年龄较小（2月龄左右），为母乳喂养或混合喂养婴儿，有轻度腹泻粪便带血（多为血丝），无全身其他器官受累，患儿一般状态好；粪便常规检查可见红细胞增多，粪便隐血试验阳性，可见白细胞。

2. 大便有较多的白细胞 表明结肠和回肠末端有侵袭性炎症病变，常由各种侵袭性细菌感染所致，仅凭临床表现难以区别。需鉴别的疾病如下所示。

（1）细菌性痢疾：常有流行病学病史，起病急，全身症状重。大便次数多，量少，排脓血便伴里急后重，大便显微镜检查有较多脓细胞、红细胞和吞噬细胞，大便细菌培养有痢疾志贺菌生长可确诊。

（2）坏死性肠炎：中毒症状较严重，腹痛、腹胀、频繁呕吐、高热，初为黄色稀便，后大便呈现暗红色糊状或赤豆汤样血水便；腹部X线片示小肠局限性充气扩张、肠壁积气、肠间隙增宽等。

【治疗】

治疗原则为预防和纠正脱水，继续喂养，合理用药，预防并发症。不同时期的腹泻病治疗各有侧重，急性腹泻多注意维持水、电解质平衡；迁延性及慢性腹泻则应注意肠道菌群失调及饮食疗法。

1. 急性腹泻的治疗

（1）预防脱水和纠正水、电解质代谢紊乱及酸碱平衡失调。

1）预防脱水：从患儿腹泻开始，就给口服足够的液体以预防脱水。母乳喂养儿应继续母乳喂养，并且增加喂养的频次及延长单次喂养的时间；混合喂养的婴儿应在母乳喂养基础上给予口服补液盐（ORS）或其他清洁饮用水；人工喂养儿选择ORS、流质如汤汁、米汤水和酸乳饮品或清洁饮用水。

2）轻至中度脱水治疗：口服补液以及时纠正脱水，应用ORS，用量（ml）＝体重（kg）×（50~75）。一般4小时内服完；密切观察患儿病情，并辅导家长给患儿服用ORS。应用ORS后仍存在持续、频繁、大量腹泻或频繁、严重呕吐，或者ORS服用量不足，提示口服补液可能失败。4小时后重新评估患儿的脱水状况，如患儿仍有脱水表现，要调整补液方案。

3）重度脱水治疗

A. 静脉输液：首先以2：1等张含钠液20ml/kg，于30~60分钟内静脉注射或快速滴注以迅速增加血容量，改善循环和肾功能，或直接用生理盐水20ml/kg进行扩容。在扩容后根据脱水性质（等渗性脱水用2：3：1含钠液，低渗性脱水用4：3：2含钠液，高渗性脱水用1：2含钠液）按80ml/kg继续静脉滴注，先补2/3量，一般婴幼儿5小时，较大儿童2.5小时；在补液过程中，每1~2小时评估1次患儿脱水情况，如无改善，则加快补液速度；婴儿在补液后6小时，儿童在补液后3小时重新评估脱水情况，选择适当补液的方案继续治疗；一旦患儿可以口服（通常婴儿在静脉补液后3~4小时，儿童在静脉补液后1~2小时），即给予ORS。

B. 鼻饲管补液：重度脱水时如无静脉输液条件，立即转运到就近医院进行静脉补液，转运途中可以鼻饲点滴方法进行补液。采用ORS液，以20ml/（kg·h）的速度补充，如患儿反复呕吐或腹胀，应放慢鼻饲点滴速度，总量不超过120ml/kg。每1~2小时评估1次患儿脱水情况。

4）纠正代谢性酸中毒：当脱水纠正后，组织灌注得以改善，堆积的乳酸进入血中，易产生和加重酸中毒，故补液后应注意酸中毒的纠正，一般主张当血气分析的pH＜7.30时用碱性药物，所需5%碳酸氢钠量（ml）＝（－BE）×0.5×体重（kg）。一般将碳酸氢钠稀释成1.4%的溶液输入，先给予计算量的1/2，复查血气后调整剂量。

5）纠正低钾血症：有尿或入院前6小时内有尿即应及时补钾；一般每日可给钾3mmol/kg，严重低钾者可给4~6mmol/kg；补钾的输注速度应小于0.3mmol/（kg·h），浓度不应超过40mmol/L（0.3%）；每日静脉补钾时间不应少于8小时；切忌将钾盐静脉注射，否则会导致高钾血症，危及生命；在补钾时应多次监测血清钾水平，有条件者给予心电监测。细胞内的钾浓度恢复正常要有一个过程，因此纠正低钾血症需要一定时间，一般静脉补钾要持续4~6日。口服缓慢补钾更安全，故能口服时可改为口服补充。

6）纠正低钙血症及低镁血症：出现低钙症状时可用10%葡萄糖酸钙（每次1~2ml/kg，最大量≤10ml）加葡萄糖稀释后静脉注射。低镁者用25%硫酸镁按每次0.1mg/kg深部肌内注射，每6小时1次，每日3~4次，症状缓解后停用。

7）第2日及以后的补液：经第1日补液后，脱水和电解质紊乱已基本纠正，第2日及以后主要是补充继续损失量（防止发生新的累积损失）和生理需要量，继续补钾，纠正酸中毒，供给热量。一般可改为口服补液。若腹泻仍频繁或口服量不足者，仍需静脉补液。补液量需根据吐泻和进食情况估算，并供给足够的生理需要量，用1/5~1/3张含钠液补充。继续损失量是按"丢多少补多少""随时丢随时补"的原则，用1/3~1/2张含钠溶液补充。

（2）继续喂养：强调继续饮食，满足生理需要，补充疾病消耗，以缩短腹泻后的康复时间，要根据疾病的特殊病理生理状况、个体消化吸收功能和平时的饮食习惯进行合理调整。有严重呕吐者可暂时禁食4~6小时（不禁水），待好转后继续喂养。

1）调整饮食：母乳喂养儿继续母乳喂养，小于6月龄的人工喂养患儿可继续喂配方乳，大于等于6月龄的患儿可继续食用已经习惯的日常食物。避免给患儿喂食含粗纤维的蔬菜和水果及高糖食物。

2）营养治疗

A. 糖源性腹泻：以乳糖不耐受最多见。治疗宜采用去双糖饮食，可采用去（或低）乳糖配方奶或豆基蛋白配方奶。时间为1~2周，腹泻好转后转为原有喂养方式。

B. 过敏性腹泻：以牛奶蛋白过敏较常见。避免食入过敏食物，婴儿通常能耐受深度水解蛋白配方奶；如仍不耐受，可采用以氨基酸为基础的配方奶或全要素饮食。

C. 要素饮食：适用于慢性腹泻、肠黏膜损伤、吸收不良综合征者。

D. 肠外营养：用于少数重症病例，不能耐受口服营养物质、伴有重度营养不良及低蛋白血症者。

（3）补锌治疗：急性腹泻病患儿能进食后即予以补锌治疗，可以加快肠黏膜修复，缩短病程，减轻症状，减少未来3个月内腹泻发生的机会。但《关于非营养不良儿童急性腹泻管理的通用建议》中指出：对生活在低收入国家或具有中高度缺锌风险地区的6月龄以上患儿，建议将补锌作为口服补液疗法的辅助治疗；在高收入国家的营养良好儿童中，补锌的疗效未得到有力证据；对6月龄以下的患儿，无论营养状况如何，补锌都没有明显效果。因此推荐给6月龄至5岁的急性腹泻病儿童给予锌补充剂，剂量为：≥6月龄，元素锌20mg/d，疗程10~14日。元素锌20mg相当于硫酸锌100mg，葡萄糖酸锌140mg。

（4）合理使用抗生素：腹泻患儿须行粪便的常规检查和pH试纸检测。急性水样便腹泻在排除霍乱后，多为病毒性或产肠毒素性细菌感染，常规不使用抗生素类药；黏液脓血便多为侵袭性细菌感染，须应用抗生素，药物可根据当地药物敏感试验情况经验性选用；用药后48小时，病情未见好转，可考虑更换抗生素；用药第3日须进行随访；强调抗生素疗程要足够；应用抗生素前应先行粪便标本的细菌培养和病原体检测，以便依据分离出的病原体及药物敏感试验结果选用和调整抗菌药物。金黄色葡萄球菌肠炎、假膜性小肠炎、真菌性肠炎应立即停用原来使用的抗生素，根据病原可选用万古霉素、苯唑西林钠、利福平、甲硝唑或抗真菌药治疗。

（5）其他治疗方法：有助于改善腹泻病情，缩短病程。

1）肠黏膜保护剂：能吸附病原体和毒素，维持肠细胞的吸收和分泌功能，与肠道黏液糖蛋白相互作用可增强其屏障功能，阻止病原微生物的攻击，如蒙脱石散。

2）肠道微生态疗法：有助于恢复肠道正常菌群的生态平衡，抑制病原菌定植和侵袭，控制腹泻。给予益生菌如布拉氏酵母菌、鼠李糖乳杆菌、双歧杆菌、嗜酸乳杆菌、粪链球菌等。

3）抗分泌治疗：脑啡肽酶抑制剂消旋卡多曲可通过延长消化道内源性脑啡肽的生理活性来抑制肠道水、电解质的分泌，治疗分泌性腹泻。

4）避免用止泻药：如洛哌丁醇，因为它抑制胃肠动力，增加细菌繁殖和毒素的吸收，对于感染性腹泻有时是很危险的。

5）中医治疗：采用辨证方药、针灸、穴位注射及推拿等方法。

2. 迁延性和慢性腹泻治疗　因迁延性、慢性腹泻常伴有营养不良和其他并发症，病情较为复杂，必须采取综合治疗措施。

（1）积极寻找引起病程迁延的原因，针对病因进行治疗，切忌滥用抗生素，避免顽固的肠道菌群失调。

（2）预防和治疗脱水，纠正电解质紊乱及酸碱平衡失调。

（3）营养治疗：此类患儿多有营养障碍，营养支持疗法对促进疾病恢复、肠黏膜损伤的修复是有益的。

1）继续母乳喂养，人工喂养儿应调整饮食。

2）双糖不耐受患儿食用含双糖（包括蔗糖、乳糖、麦芽糖）的饮食可使腹泻加重。其中以乳糖不耐受最多见，治疗宜采用去双糖饮食，可采用豆浆（每100ml鲜豆浆加5~10g葡萄糖）或去乳糖配方奶粉。

3）过敏性腹泻：患儿在应用无双糖饮食后腹泻仍不改善时，需考虑蛋白质过敏（如对牛奶或大豆蛋白过敏）的可能性，应回避过敏食物或改用深度水解蛋白配方奶、氨基酸配方奶。

4）要素饮食：是肠黏膜受损伤患儿最理想的食物，由氨基酸、葡萄糖、中链甘油三酯、多种维生素和微量元素组合而成。

5）肠外营养：少数严重患儿不能耐受口服营养物质，可采用静脉高能营养。推荐方案为脂肪乳2~3g/（kg·d），复方氨基酸2~2.5g/（kg·d），葡萄糖12~15g/（kg·d），电解质及多种微量元素适量，液体120~150ml/（kg·d），热量50~90cal/（kg·d）。好转后改为口服。

（4）药物治疗：① 抗生素，仅用于分离出特异病原体的感染患儿，并根据药物敏感试验结果选用；② 补充微量元素和维生素，如锌、铁、维生素A、维生素C和B族维生素等，有助于肠黏膜的修复；③ 应用微生态制剂和肠黏膜保护剂。

（5）中医辨证论治有良好疗效，并可配合中药、推拿、捏脊、针灸和磁疗等。

【预防】

1. 合理喂养，提倡母乳喂养，逐步添加辅食，适时断奶。人工喂养者应根据具体情况选择合适的代乳品。

2. 加强卫生宣传，养成良好的卫生习惯，饭前便后洗手，对食物、食具、尿布、便器、玩具等要做好日常消毒工作，做好水源、食品及粪便管理。

3. 注意气候变化，避免过热和受凉。

4. 隔离感染性腹泻患儿，集体机构如有感染性腹泻流行，应积极治疗，做好消毒隔离工作，防止交叉感染。

5. 避免长期滥用抗生素，必须使用抗生素，特别是广谱抗生素时，应加用微生态制剂。

6. 接种轮状病毒疫苗对预防轮状病毒肠炎有较好的效果。

第七节　食物过敏相关消化道疾病

案例11-7　　患儿，男，3月龄，反复便血2周。近2周反复便中带血，为新鲜血丝或少量血斑点，时有时无，大便3~5次/d，糊状便，无黏液。纯母乳喂养，食欲佳，少量溢奶，体重增长良好。

体格检查：一般情况好，心肺听诊无异常，腹平软，无脱水征。

思考：

1. 该患儿的诊断与鉴别诊断是什么？

2. 需要进行的进一步检查是什么？

3. 目前的治疗方案是什么？

食物过敏（food allergy，FA）是食物不良反应的一种，指一种或多种特定食物成分进入人体后使机体致敏，再次反复进入可导致机体对其产生异常免疫反应，引起生理功能紊乱和/或组织损伤，进而引发一系列临床症状。食物过敏在儿童中的发病率为0.02%~8.00%，因年龄、地区、变应原而不同。其症状呈非特异性，涉及消化系统、呼吸系统、皮肤、心血管系统和神经系统等，其中60%儿童食物过敏累及消化系统，严重者可导致生长发育迟缓、贫血和低蛋白血症。

食物过敏相关消化道疾病是指食物过敏引起消化道黏膜损伤，以消化道症状为主要表现的一类疾病。临床表现为呕吐、反流、喂养困难、拒食、易激惹、腹痛、腹胀、腹泻、便秘、消化道出血、生长发育障碍等。

【发病机制】

根据其免疫介导途径的不同，儿童食物过敏相关消化道疾病可分为3类。

1. IgE途径介导的食物过敏相关消化道疾病　主要有口腔过敏综合征（oral allergy syndrome，OAS）和严重过敏反应。急性起病，患者在进食某种食物数分钟至2小时后，出现口唇部或咽喉部不适，恶心、呕吐、腹痛、腹泻等症状，通常伴随皮肤过敏和哮喘，甚至过敏性休克的表现。

2. IgE途径和非IgE途径共同介导的食物过敏相关消化道疾病　主要是嗜酸细胞性食管炎（eosinophilic esophagitis，EoE）、嗜酸细胞性胃肠炎（eosinophilic gastroenteritis，EG），可发生于任何年龄。患者常表现为餐后恶心、呕吐、腹痛及间歇性腹泻，偶有大便带血，其特征是食管、胃或小肠壁有嗜酸性粒细胞浸润，可有外周血嗜酸性粒细胞增多。嗜酸性粒细胞浸润胃肠道黏膜、肌层和/或浆膜层，肌层浸润导致胃和小肠变厚和僵硬，临床可出现阻塞征象；浆膜层浸润可表现为嗜酸细胞性腹水。

3. 非IgE途径介导的食物过敏相关消化道疾病　包括食物蛋白诱导的小肠结肠炎综合征（food protein induced enterocolitis syndrome，FPIES）、食物蛋白诱导的直肠结肠炎（food protein induced proctocolitis，FPIP）、食物蛋白诱导的肠病（food protein induced enteropathy，FPIE）和乳糜泻。这类胃肠道过敏症症状局限于胃肠道，病程呈亚急性或慢性。

【临床表现】

1. OAS 患儿进食几分钟或数小时后，口咽部（唇、舌、上腭）和咽喉部出现不适感，如舌部麻木、疼痛、肿胀或者痒感，上唇和/或下唇的肿胀等，少数患儿可同时出现全身过敏症状，症状24小时内消失，口唇水肿消失后不留痕迹。常见的变应原是蔬菜、水果。

2. 严重过敏反应 通常在暴露于食物后数分钟至2小时起病，出现皮肤、呼吸道症状及低血压，可伴有呕吐、腹痛、腹泻等。常见的变应原是鸡蛋、牛奶、花生和其他豆科植物、坚果、胶乳等。

3. FPIE 症状多在生后1岁内出现，摄入可疑食物数小时或数日后出现呕吐及慢性腹泻，可合并脂肪泻和乳糖不耐受；还可出现蛋白丢失性肠病表现，如低蛋白血症、水肿等。常见的变应原为牛奶蛋白，还有大豆、鸡蛋、鱼、鸡和米等。

4. FPIES 首次发作常在2岁以内，常急性发病，腹泻可出现在摄入食物后2~6小时内，排水样便或稀便，常伴呕吐；严重病例可出现脱水、低血压、嗜睡、苍白、肌张力低下甚至休克，如病变累及结肠可出现血便，不伴有皮肤或呼吸道症状，不伴发热或低体温。回避过敏食物，症状缓解，重新引入过敏食物，症状再现。常见变应原是牛奶，其他有鸡蛋、南瓜、豆类蔬菜、燕麦、米、大麦、马铃薯、鱼、鸡、火鸡等。

5. FPIP 60%患儿是母乳喂养儿，可在生后第1周甚至生后几小时内发病，6月龄内发病最为常见。主要临床表现为腹泻，粪便性状变化较多，有时为正常便，有时为黏液便、血便（从便中带有少量血丝到以较多血为主的大便）。患儿一般状况好，无体重减轻，常伴有湿疹。常见变应原有豆类、鱼、鸡蛋、小麦、牛奶等。

6. 乳糜泻 也称慢性麸质敏感性肠病，具有遗传易感性，HLA-DQ2及HLA-DQ8的表达与乳糜泻的发病有关。疾病发生与摄入麦胶蛋白（小麦、大麦、黑麦、燕麦）等有关，2岁以内婴幼儿以消化道症状为主，常有慢性腹泻、腹胀、厌食、肌肉萎缩、易激惹、生长发育迟缓等。1/3患儿伴呕吐。儿童主要为肠外表现，如皮肤疱疹样改变、缺铁性贫血、牙釉质发育不良、自身免疫病（甲状腺炎、1型糖尿病等）、身材矮小、青春期延迟等。有些患儿可出现暴发性水样便、腹胀、脱水、电解质紊乱，甚至出现昏迷，称为乳糜泻危象。

7. EoE 是一种与免疫相关，以嗜酸性粒细胞浸润食管壁为特征的慢性炎症性疾病。其临床表现多样，婴儿患者通常存在喂养困难、哭闹、呕吐、生长发育迟缓等。青少年及儿童主要表现为烧心、腹痛、呕吐、体重不增、进食梗阻、吞咽困难、食物嵌塞等。常见的并发症包括食管狭窄、感染和食管穿孔。

8. EG 是一种以胃肠道嗜酸性粒细胞异常浸润为特征的比较少见的胃肠道疾病，食物过敏是其发病原因之一，可伴有外周血中嗜酸性粒细胞增高。根据嗜酸性粒细胞浸润胃肠壁的深度，分为三型。Ⅰ型（黏膜病变型）最常见，以腹痛、腹泻为主，也可伴有失血性贫血、吸收不良和肠道蛋白丢失等；Ⅱ型（肌层病变型）较少见，浸润以肌层为主，胃肠壁增厚、僵硬可引起幽门及肠道的狭窄或梗阻；Ⅲ型（浆膜病变型）罕见，浆膜增厚并可累及肠系膜淋巴结，可出现渗出性腹水及腹膜炎，腹水中可有大量的嗜酸性粒细胞。以上三型可单独或混合出现。

【诊断】

1. 详细询问病史　包括症状的表现特征、摄食时间与症状发生的关系、膳食种类和过敏史。先要明确食物过敏与消化道症状之间的关系，尤其是IgE介导的食物过敏症状多在进食后短时间内发生，更需明确症状是否与食物有关：① 消化道症状出现可能与摄入某种食物有关；② 有消化道症状反复出现或持续存在，如腹泻、便血、呕吐、反流、喂养困难等伴或不伴生长发育障碍；③ 不能用其他疾病解释。建议家长记录患儿饮食日记（母乳喂养的婴幼儿还需要记录母亲的每日饮食）。

2. 食物过敏检查方法

（1）血常规：部分食物过敏患儿会出现外周血嗜酸性粒细胞升高。

（2）血清特异性IgE（sIgE）检测：可协助了解IgE介导的食物过敏机体致敏情况，但结果判断因年龄、变应原种类、检测方法不同而不同；并且其结果阴性的临床意义要大于结果阳性。

（3）皮肤点刺试验（skin prick test，SPT）：是比较方便、简单、快速、重复性好、阳性率高的试验，有助于判断IgE介导的过敏反应。

（4）食物激发试验（food challenge，FC）：包括双盲安慰剂对照食物激发试验（double blind，placebo controlled food challenge，DBPCFC）（诊断的金标准）、单盲食物激发试验（single blinded food challenge，SBFC）、开放性食物激发试验（open food challenge，OFC）等，是食物过敏诊断的主要方法。回避可疑食物2~4周，症状缓解后，通过逐步添加可疑食物来激发症状出现的方法，观察食物与临床症状之间的相关性。目前儿科临床多采用开放性食物激发试验，但必须在有专业人员和急救设施准备的医疗机构进行。禁忌证是皮肤点刺试验强阳性、sIgE大于95%阳性预测值、严重湿疹、中度至重度营养不良等。

（5）乳糜泻特异性抗体检测：血清学抗麦醇溶蛋白抗体（anti gliadin antibodies，AGA）、抗肌内膜抗体（endomysium antibodies，EMA）、抗组织转谷氨酰胺酶（anti tissue transglutaminase antibodies，tTG）IgA阳性，提示乳糜泻可能性大。

（6）内镜检查

1）有以下情况之一者必须进行消化内镜和黏膜组织病理检查：① 疾病与食物摄入有关，但经过回避饮食4周，症状仍不缓解；② 病情需要进一步诊断和鉴别诊断；③ 需要明确EG、EoE、FPIE和乳糜泻的诊断。

2）以下情况不需要内镜检查：① IgE介导的食物过敏相关消化道疾病常常有明确的食物暴露史，容易诊断，如OAS、严重过敏反应等；② 已经明确症状或疾病与食物摄入有关，且回避饮食后症状明显好转，如FPIES、FPIP。

3. 诊断标准　目前国内外公认的食物过敏诊断金标准仍然是双盲安慰剂对照食物激发试验。但是该试验必须在医疗机构进行，以及时应对过敏反应，如低血压、休克等，因此还难以广泛开展。食物回避也是诊断部分食物过敏的有效方法，特别是皮肤点刺试验及食物特异性IgE测定不能发现变应原的患儿。如果回避疑似变应原的食物6周后患儿相应症状好转甚至消失，可临床诊断为食物过敏。

（1）乳糜泻诊断包括以下几点：① 有典型消化道症状；② AGA、EMA、tTG IgA 强阳性；③ 检测到 *HLA-DQ2/HLA-DQ8* 基因；④ 肠黏膜损伤（Marsh 分级）；⑤ 去麸质饮食治疗有效。满足以上 5 条中的 4 条或未行基因检测时满足 4 条中的 3 条，即可诊断。

（2）EoE 诊断主要包括以下 3 点：① 食管功能异常相关的症状；② 食管的嗜酸性粒细胞性炎症，即食管黏膜多点活检标本嗜酸性粒细胞 ≥ 15 个/高倍镜视野；③ 排除其他一些食管嗜酸性粒细胞增多的原因。需要与 GERD 鉴别。

（3）EG 诊断标准：① 有腹痛、腹泻或腹胀等消化道症状；② 胃肠道黏膜活检或腹水中有嗜酸性粒细胞浸润；③ 病理证实胃肠道多处组织中嗜酸性粒细胞浸润（ ≥ 20 个/高倍镜视野）；④ 除外其他引起嗜酸性粒细胞增高疾病。

【治疗】

食物过敏相关消化道疾病的治疗原则以回避变应原饮食为主，必要时给予相应药物治疗，监测营养状态，注意营养素补充。

1. 饮食管理　WHO 及欧洲 SPEAACI 均推荐婴儿出生后 4~6 个月应该母乳喂养，避免接触固体食物，哺乳期母亲回避高风险食物以预防过敏性疾病。食物回避仍是食物过敏的主要治疗手段。变应原明确时，进行回避或采用加热或者消化酶处理，减轻变应原性；变应原不明确，可以短期采用限制性食物疗法。即在 2~4 周内限定患儿只食用很少引起过敏的食物，如大米、蔬菜、猪肉等。如果在这段时间过敏症状消失，可以定期有计划、有步骤地引入单一食物，对于过敏的食物则进行回避。母乳喂养者限制母亲摄入可能致敏的食物如牛奶蛋白及奶制品，配方奶喂养者如对牛奶蛋白过敏则回避牛奶蛋白及奶制品，并给予特殊配方奶粉替代治疗 6 个月或至患儿 9~12 月龄。不推荐以其他动物奶（水牛、山羊、马、猴、驴）来源的奶粉作为牛奶蛋白过敏患儿的代用品。不推荐大豆基质配方作为 6 月龄以下牛奶蛋白过敏患儿的代用品。教育家长认真阅读食物和营养补充剂的标签，尽量避免摄入过敏食物。

2. 营养管理　要监测患儿营养状态和生长发育状况，对母乳喂养的患儿需要评估母亲营养状态。注意各种营养素的补充，如维生素 A、维生素 D、维生素 E 的补充。

3. 药物治疗　对腹泻患儿先给予对症处理，纠正水、电解质代谢紊乱和酸碱平衡紊乱，给予黏膜保护剂促进损伤黏膜的修复。对于合并湿疹的患儿，给予局部保湿、润肤、外用激素及免疫抑制剂治疗。出现严重过敏反应时，肾上腺素为一线药物，肌内注射，5~10 分钟可重复使用。IgE 介导为主的症状较重的患儿可选用西替利嗪或孟鲁司特钠。EoE 和 EG 可局部或全身应用激素治疗。益生菌和益生元的添加，对食物过敏相关消化道疾病的预防及治疗效果仍不明确。

4. 免疫疗法　食物过敏治疗的最终目的是建立持续的口服耐受，即对该抗原的低或无免疫反应的状态。一旦建立口服耐受，即使长期不接触变应原，再次接触时也不会引起过敏症状。研究显示大部分花生、牛奶、鸡蛋过敏患者可以通过此途径进行脱敏。口服免疫治疗、舌下含服免疫治疗、单克隆抗体治疗等在食物过敏相关消化道疾病中的临床应用效果仍需进一步研究。

（吴捷）

学习小结

小儿消化系统各个器官随年龄增长逐渐发育完善，深入了解不同器官在不同年龄阶段的生理特点，是理解小儿消化系统疾病的基础。口炎、胃食管反流及反流性食管炎、慢性胃炎及消化性溃疡、肠套叠、腹泻病、食物过敏相关消化道疾病是儿童常见消化系统疾病。儿童口炎要先查明口腔黏膜受损面积大小和程度，明确进食情况、是否发热及其他伴随症状和体征，评估儿童的营养状况、生长发育。根据患儿口腔黏膜病变的程度、类型、病灶表面是否有膜状物结合全身的症状体征分析诊断并予以治疗。胃食管反流及反流性食管炎可影响儿童生长发育，婴幼儿以呕吐为主要表现，年长儿可表现为胸骨后烧灼感、咽下疼痛、反酸、嗳气等，24小时食管pH动态监测是诊断胃酸反流最可靠灵敏的方法，治疗包括体位治疗、饮食治疗、药物治疗及手术治疗。消化性溃疡是我国儿童最常见的消化系统疾病之一。其病因复杂多样，与幽门螺杆菌感染关系密切。临床表现主要为腹痛、恶心、呕吐、反酸、嗳气等，腹痛为最常见的症状，多位于脐周及上腹部。胃镜检查是诊断溃疡病最准确的手段。治疗包括饮食治疗、抑酸及增强黏膜保护治疗、对症止血治疗及抗幽门螺杆菌治疗等。肠套叠是2岁以内婴幼儿最常见的急腹症，以突然发生阵发性腹痛或哭闹、呕吐、果酱样血便和腹部肿块为主要表现，治疗包括空气灌肠、水压灌肠及手术治疗。腹泻病是我国婴幼儿最常见的疾病之一，可由感染性和非感染性因素引起。轮状病毒是婴儿腹泻最常见的病原，为自限性。腹泻病的治疗以调整饮食、预防和纠正脱水、电解质紊乱及酸碱平衡失调为主，需注意合理用药，加强护理，预防并发症的发生。食物过敏是指机体对食物变应原产生的异常免疫反应，检查方法主要有血清特异性IgE检测、皮肤点刺试验、食物激发试验等，饮食回避是该病的主要治疗手段。

复习参考题

一、选择题

1. 婴儿容易发生生理性流涎的时间为
   A. 新生儿期
   B. 6~8月龄
   C. 4~6月龄
   D. 2~3月龄
   E. 1~2月龄

2. 关于新生儿及婴儿容易发生胃食管反流的原因，以下说法错误的是
   A. 新生儿及婴儿食管呈漏斗状，弹力组织及肌肉组织发育尚不发达
   B. 新生儿及婴儿食管下段贲门括约肌发育不成熟，调控能力差
   C. 新生儿及婴儿贲门括约肌张力低，关闭作用差
   D. 新生儿及婴儿胃容量小
   E. 新生儿及婴儿幽门肌肉发育较良好，由于自主神经调节不成熟，常发生幽门括约肌压力增高

3. 关于婴幼儿容易发生肠套叠的原因，以下说法错误的是
   A. 婴幼儿肠系膜长且柔软
   B. 结肠袋尚未形成
   C. 婴幼儿小肠相对较长

D. 腹膜固定升结肠差

E. 婴幼儿肠蠕动协调能力差

4. 患儿，男，15月龄，因"反复呕吐4个月"就诊。非喷射性呕吐，无咖啡及胆汁样呕吐物，伴反流和夜间咳嗽。最可能的诊断是

A. 胃食管反流病

B. 先天性肥厚性幽门狭窄

C. 肠套叠

D. 消化性溃疡

E. 中枢神经系统感染

5. 患儿，男，9月龄，因"间歇性哭闹20小时"就诊。有规律性腹痛，伴呕吐，排果酱样便2次，体格检查腹部可触及包块。最可能的诊断是

A. 肠道肿瘤

B. 蛔虫性肠梗阻

C. 细菌性痢疾

D. 肠套叠

E. 过敏性紫癜

6. 患儿，女，8月龄，因"发热、腹泻、轻咳2日"入院。每日大便10余次，蛋花汤样。大便镜检：白细胞2~3个/HPF，大便细菌培养阴性；血常规：WBC 7.5×10^9/L；除轻度脱水征外，无其他异常。最可能的诊断是

A. 致病性大肠埃希菌肠炎

B. 细菌性痢疾

C. 病毒性肠炎

D. 金黄色葡萄球菌肠炎

E. 霉菌性肠炎

答案：1. C 2. D 3. C 4. A 5. D 6. C

二、简答题

1. 简述婴幼儿容易发生肠套叠的原因。

2. 儿童胃食管反流病的发病机制包括哪几方面？治疗原则有哪些？

3. 简述肠套叠的临床表现。

4. 简述不同病原体引起腹泻病的临床特点。

5. 简述不同程度脱水的临床特点。

6. 简述食物过敏相关消化道疾病的治疗原则。

第十二章

循环系统疾病

学习目标

知识目标	1. **掌握** 先天性心脏病的分类；常见先天性心脏病，如室间隔缺损、动脉导管未闭、房间隔缺损的血流动力学特点、临床表现、并发症和治疗原则。
	2. **熟悉** 胎儿循环特点及出生后变化；熟悉先天性心脏病的心电图和X线片表现。
	3. **了解** 先天性心脏病的超声心动图表现、心导管检查和手术指征。
能力目标	能够正确诊断常见先天性心脏病，初步识别心肌炎及感染性心内膜炎。
素质目标	通过血流动力学分析，推导相应先天性心脏病可能出现的症状体征、常见心电图及胸部X线片表现，以及诊治重点。

案例12-1 患儿，男，6.5月龄。主诉：发现心脏杂音2个月，咳嗽、喘憋1日。现病史：2个月前因"肺炎"在当地医院就诊时发现心脏杂音，近1日出现咳嗽、喘憋和阵发性烦躁不安，口周发绀。患儿近半个月每次需30分钟左右完成奶量，平素多汗，哭闹时有口周发绀。近3天小便量少，大便正常，睡眠尚可。既往史：2次患"肺炎"住院治疗。家族史：母亲30岁，妊娠40日左右患"上呼吸道感染"，未用药，1周左右自愈。体格检查：体温38℃，呼吸61次/min，脉搏160次/min，血压80/50mmHg，体重5kg；发育落后，营养差，急性病容；神志清楚，精神差，烦躁不安，皮肤弹性稍差；咽充血，呼吸急促，口周稍发绀，哭闹时显著，鼻翼扇动、三凹征（+），双肺可闻及密集的中细湿啰音。心前区隆起，心尖搏动弥散，胸骨左缘第3、4肋间可触及震颤，心左界位于第4肋间左乳线外2cm，心率160次/min，心律齐，心音稍低钝，胸骨左缘第3、4肋间可闻及3~4级收缩期反流性杂音，传导广泛，P_2增强。四肢末梢暖，周围血管征（-）；腹平坦，肝肋下3cm，质中边锐；脾肋下未触及，肠鸣音活跃。

思考：

1. 患儿的临床特点有哪些？

2. 初步诊断是什么？

第一节 儿童心血管系统特点

（一）胎儿新生儿循环转换

1. 胎儿循环特点 胎儿时期的营养和气体交换是通过脐血管和胎盘与母体之间以弥散方式进行的。由胎盘来的动脉血经脐静脉进入胎儿体内，至肝下缘分成两支，一支入肝与门静脉吻合；另一支经静脉导管入下腔静脉，与来自下半身的静脉血混合，共同流入右心房。由于下腔静脉瓣的存在，来自下腔静脉的混合血（以动脉血为主）流入右心房后，约1/3经卵圆孔流入左心房，再经左心室流入升主动脉，主要供应心脏、脑及上肢；其余流入右心室。从上腔静脉回流的、来自上半身的静脉血，流入右心房后绝大部分流入右心室，与来自下腔静脉的血一起进入肺动脉。由于胎儿肺脏处于压缩状态，肺动脉的血只有少量流入肺脏，经肺静脉回到左心房，而约80%的血液经动脉导管与来自升主动脉的血汇合后，进入降主动脉（以静脉血为主），供应腹腔器官及下肢，同时经过脐动脉回至胎盘，换取营养及氧气。因此，胎儿期供应脑、心、肝及上肢的血氧量远远较下半身高（图12-1）。

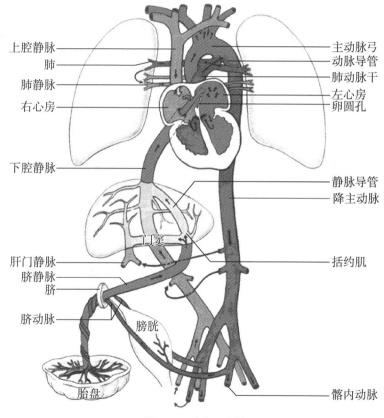

▲ 图12-1 胎儿血液循环

2. 出生后循环途径的改变 出生后脐血管被阻断，呼吸建立，肺泡扩张，肺小动脉管壁肌层逐渐退化，管壁变薄并扩张，肺循环阻力下降；从右心经肺动脉流入肺脏的血液增多，使肺静脉回流至左心房的血量也增多，左心房压力因而增高。当左心房压力超过右心房时，卵圆孔瓣膜在功能上关闭，到出生后5~7个月，解剖上大多闭合。同时，呼吸使血氧增高，动脉导管壁平滑肌受到刺激后收缩，加上出生后体内前列腺素的减少，使导管逐渐闭塞，流经动脉导管的血流逐渐减少，最后停止。足月儿约80%在生后24小时形成功能性关闭，约80%婴儿于生后3个月、95%婴儿于生后1年内形成解剖性关闭。若动脉导管未按正常程序关闭，即为动脉导管未闭。脐血管则在血流停止后6~8周完全闭锁，形成韧带。

（二）儿童时期心血管解剖生理特点

心脏形态及大小随心脏的收缩和舒张而变化，也随年龄、体型的不同而变化。儿童时期心脏血管有其自身的解剖特点。

1. **心脏位置与形态**　儿童心脏位置随年龄增长而发生变化。2岁以下幼儿心脏多呈横位，2岁以后逐渐转为斜位。婴幼儿期心脏形状为球形、圆锥形或椭圆形；6岁以后心脏形状接近成人，为长椭圆形。

2. **心腔大小和容积**　儿童心脏的长径、横径和前后径在不同年龄期有不同的增长率，生后第1年增长最快。自出生至成人，四个心腔容积发展的速度是不均衡的。出生时心腔容积为20~22ml，7岁时增加至5倍，为100~120ml，18~20岁达240~250ml。

3. **房室增长速度**　胎儿期右心室负荷大，左心室负荷小而右心占优势。随着年龄的增长，体循环量日趋增大，左心室负荷明显增加，左心室壁厚度增长较快。6岁时，左心室壁厚度达1cm，右心室壁则为0.6cm，即1.6∶1（成人为2.6∶1）。15岁时左心室壁厚度增长到出生时的2.5倍，但右心室壁仅增长1/3。

4. **血管**　儿童的动脉相对较粗，如新生儿的动、静脉内径之比为1∶1，而成人为1∶2；冠状动脉也相对较粗，以充分保证心肌供血。此外，婴儿期肺、肾、肠及皮肤的微血管也相对较粗，故对这些器官的血液供应较好。

5. **血压**　出生时收缩期血压（即收缩压）为60~70mmHg，2岁以内为70~80mmHg，2岁以后可按以下公式来计算：收缩压（mmHg）＝年龄×2+80。舒张期血压（即舒张压）约为收缩压的2/3。下肢血压比上肢血压高20mmHg左右。

6. **心率**　儿童的心率随年龄增长而减慢。新生儿心率为120~140次/min，1岁以内为110~130次/min，2~3岁为100~120次/min，4~7岁为80~100次/min，8~14岁为70~90次/min。

第二节　儿童心血管系统疾病的诊断方法

（一）病史采集

针对先天性心脏病，重点病史采集内容包括：① 体力活动和喂养困难，反映心脏功能状况；② 反复呼吸道感染，尤其是肺炎；③ 生长发育，心脏病患儿生长发育可较落后，但智力发育大多在正常范围；④ 是否有发绀及出现的时间、程度及与哭闹的关系，提示先天性心脏病的类型或进展程度；⑤ 水肿，提示心力衰竭；⑥ 发现心脏杂音，是先天性心脏病的重要线索；⑦ 有无呼吸困难；⑧ 母亲妊娠史，如妊娠期间健康状况，有无病毒感染或其他特殊疾病、接触过放射线等，是否服用过药物，有无出现胎动异常，有无流产、死产或早产史；⑨ 家族史，包括父母是否近亲结婚，家族中是否有人患心脏病或其他先天畸形。

针对川崎病合并冠状动脉病变、心肌病、心肌炎、风湿性心脏病及心律失常等疾病，病史采集时要了解这些疾病相关的病史，如发热情况、皮疹出现时间及形态、黏膜改变，有无关节痛、舞蹈症、胸闷、心悸、晕厥等症状，以及呼吸道和消化道前驱感染病史等。

（二）体格检查

1. 全身检查

（1）一般情况：应从全身评价开始，观察营养状况、体格发育和智力发育是否正常，以及精神状态和体位是否正常。有心力衰竭时患儿往往比较烦躁，不喜欢平卧于床上。

（2）皮肤、黏膜：观察发绀、水肿或皮疹。发绀型先天性心脏病常常于出生后不久或几个月后就出现发绀。水肿的出现往往提示发生了心力衰竭，说明病情严重。当心脏病并发感染性心内膜炎时，可发生散在分布的皮肤出血点。风湿性心脏病活动期则可有皮肤特征性环状红斑、皮下结节等。川崎病可以有球结膜充血、皮疹、卡疤充血、指/趾末端硬性肿胀及脱皮。

（3）头面部：除观察口唇、舌有无发绀外，须注意有无特殊面容。如21-三体综合征常常合并先天性心脏病，这种患儿的面容比较特殊，表现为眼裂细小、眼角上斜、双眼距增宽、鼻梁偏塌、耳郭较小和舌常伸出口外。

（4）颈部：强烈颈动脉搏动提示心脏搏动强烈，颈静脉怒张见于右心衰竭。

（5）肺部：左心衰竭时，患儿表现为呼吸急促，双肺可闻及湿啰音，严重者还可闻及哮鸣音。

（6）腹部：如果肝短时间内迅速增大，提示急性右心衰竭。

（7）四肢：观察有无发绀和杵状指/趾，有无四肢活动障碍或存在手指畸形等。部分先天性心脏病可伴有指/趾表观异常；发绀型先天性心脏病并发脑栓塞或脑脓肿时，可发生肢体瘫痪；风湿性心脏病可有关节炎表现。

2. 心脏检查

（1）视诊：心尖搏动的位置随年龄变化而发生有规律的变化。正常婴儿心尖常在左锁骨中线外第4肋间，3岁后达左锁骨中线内第5肋间。心尖搏动的范围直径一般在2~3cm以内。心尖搏动强烈、范围较大反映心脏扩大。如果心尖搏动位置偏左且位置较低，搏动范围在左锁骨中线外，提示左心室扩大；如果在左锁骨中线内侧和剑突下见到范围较大的活跃搏动，则提示右心室扩大。因为儿童的胸廓骨骼比较软，当心脏扩大时，心脏搏动的不断撞击可引起胸廓局部饱满或向前突出，即为心前区隆起。

（2）触诊：心尖搏动的位置和范围与视诊时相似。当左心室肥厚时，心尖位置可能较正常位置低，搏动范围可达5~6cm，搏动强烈。心前区抬举感提示右心室肥大。当心脏发生间隔缺损、瓣膜或血管狭窄时，血流从压力高的部位快速流向压力较低的部位，形成湍流，触诊时可感觉到震颤。震颤的部位常表示病变的部位，该处常可听到4级以上的心脏杂音。

（3）叩诊：正常心脏左界呈向左下斜行的弧线，最远点与视诊时心尖搏动位置相似；心脏右界一般沿着胸骨右缘。左侧心界向左下延伸提示左心室扩大，向左外延伸提示右心室也有扩大；右侧心界如果超出胸骨右缘，多提示右心房扩大、心包积液或心脏位置异常等。

（4）听诊：除心率、心律、心音等内容外，听诊时特别要注意是否存在心脏杂音。当心脏有畸形，血流通过异常通道（如室间隔缺损）或狭窄的部位（如肺动脉瓣狭窄）时，便可产生湍流，形成心脏杂音。不同类型心脏病变所产生的心脏杂音往往具有不同的特点，包括心脏杂音出现的部位、时相、响度、性质、传导方向等。此外，心包炎时可在心前区听到心包摩擦音。

3. 周围血管征 怀疑先天性心脏病时，应常规测量四肢血压及周围动脉搏动情况。如上肢血压升高，下肢血压降低，足背动脉搏动微弱或消失，提示主动脉缩窄。脉压增宽，有毛细血管搏动、水冲脉、股动脉枪击声等周围血管征时，提示动脉导管未闭或主动脉瓣关闭不全。

（三）特殊检查

1. 心电图检查 心电图可提供心脏位置、心率、心律，以及各个心房和心室有无肥大等信息。

2. X线检查 X线检查可了解心脏的位置、形态、大小和搏动情况，观察肺血流分布、有无肺水肿等。正常情况下，心胸比值一般小于0.50，但1岁以内的婴儿有时可达0.55。肺野的血管影增多提示肺循环血流量增多，当进入肺循环的血流量减少时，肺门血管影缩小，肺野透亮度增高。

3. 超声心动图检查 超声心动图能清楚地显示心脏内部结构及其活动情况、对心脏各个部位的大小和血流状态进行精确测量，目前已经成为儿童心脏病诊断不可或缺的检查手段。常用的超声心动图检查方法包括下列几种。

（1）M型超声心动图：是最早的超声心动图诊断技术，将单晶体探头放在心前区对心脏进行探测，超声波的回声在示波屏上形成光点群；通过辨认波形和回声返回时间的先后，对心脏各腔室和血管的内径进行定量测定。

（2）二维超声心动图：通过多晶体探头向心脏进行扇形扫描，将超声波信号所经过的心脏血管各层结构的回声反射，在示波屏上进行光电同步扫描，能在同一时间较大范围内以平面的方式显示心脏血管实时的活动图像（图12-2）。

（3）多普勒超声心动图：是利用物理学上多普勒原理，根据红细胞运动产生的声波频率变化，在二维或M型超声心动图基础上实时显示血流的方向和速度，包括脉冲多普勒、连续多普勒和彩色多普勒血流成像三种。

（4）经食管超声心动图：将特制的超声探头

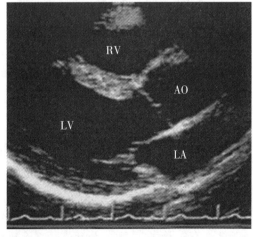

RV. 右心室；LV. 左心室；AO. 主动脉；LA. 左心房。
▲ 图12-2 二维超声心动图

置入食管或胃底内，从后方或下方对心脏血管进行扫查。由于声束不受胸骨、肋骨及肺的阻挡，在胸廓畸形、胸部透声条件差的病例中可获得较好的检查效果。

（5）胎儿超声心动图：即妊娠期对胎儿进行的超声心动图检查，可在产前诊断先天性心脏病和心律失常，并评估心功能状态。

（6）三维超声心动图：以立体方式显示心脏血管结构及其相互关系、活动状况等，直观地显示缺损部位、形态、大小及其与周围邻近组织结构的关系，对诊断先天性心脏病和瓣膜病具有很大优势。

4. 心导管检查　心导管检查是用不透光的特制导管通过外周静脉或动脉插入心房、心室和血管内，了解不同部位的压力和血氧含量，并结合造影以明确心脏血管是否存在异常的情况，一般在X线透视下进行。其指征主要包括以下几种情况：① 复杂型先天性心脏病的术前诊断和术后随访；② 先天性心脏病术前肺血管压力和阻力评估；③ 介入性心导管术；④ 电生理检查和射频消融术；⑤ 进行心内膜心肌活检。

5. 心血管造影　心血管造影的原理是在上述心导管检查过程中，在极短时间内用压力注射器将造影剂（又称对比剂）迅速注入心脏或大血管腔的特定部位；同时在X线透视下进行录像或摄片，观察造影剂所显示的心脏腔室和血管的位置、大小、形态、走行、血流方向及有无异常的通道等信息。

6. 放射性核素心血管造影　放射性核素心血管造影是将放射性核素注入人体，其释放的射线经精密的闪烁照相机拍摄、记录、储存，进行重组图像分析；可确定有无心内分流及分流量大小，判断心功能，对先天性心脏病的诊断、术后随访和疗效评价有较高的临床价值。

7. 计算机断层扫描　近年来，计算机断层扫描在诊断下列心脏疾患方面具有较高的价值，如心瓣膜、心包和血管壁的钙化，心血管腔内血栓和肿物，主动脉、上腔静脉和肺动脉及其分支病变和异常，心包缩窄，心肌病等；此外，还可以很好地显示血管环压迫所导致的气道狭窄。

8. 磁共振成像　磁共振成像能够实现心脏与血管的解剖成像，评估先天性心脏病的结构、功能和血流，较常用于诊断主动脉弓病变，如主动脉缩窄、主动脉弓离断及主动脉环等。另外，对永存动脉干及肺动脉狭窄、闭锁，大动脉转位，右心室双出口等均有较高的诊断价值。同时能评估心脏功能、血流和组织特征，对心肌炎、心肌病的诊断体现出越来越重要的价值。

第三节　儿童先天性心脏病的概述与分类

先天性心脏病是指胎儿时期心脏血管发育异常所致的心血管畸形，是儿童时期最常见的心脏病。国内外资料均显示，先天性心脏病的发病率为0.6%~0.8%，即每1 000名新出生的婴儿中有6~8名患有先天性心脏病。近年来随着诊断和治疗技术的提高，大多数先天性心脏病有可能经过手术治疗得到根治。

（一）先天性心脏病的发病因素

胎龄2~8周为心血管发育最关键的时期，在此期间胎儿如果受到有害因素的损害就可能发生心血管畸形。目前资料显示，先天性心脏病有明显家族性发病倾向，由单基因和染色体异常引起者约占先天性心脏病总数的15%。21-三体综合征患儿中有约40%发生先天性心脏病。CATCH22综合征为染色体22q11微缺失，可导致圆锥动脉干畸形，可伴胸腺发育异常。马方综合征常合并升主动脉根部扩张、主动脉瓣关闭不全，可能与*Fibrillin*基因异常有关。威廉姆斯综合征（Williams syndrome）常合并主动脉瓣上狭窄、周围肺动脉狭窄，可能与7q11.23基因微缺失相关。

然而，多数先天性心脏病的发生是由于环境因素与多基因决定的遗传易感性相互作用。与心血管畸形相关性较强的环境因素主要包括：① 病毒感染，如妊娠最初3个月内感染风疹、流行性感冒、流行性腮腺炎病毒等；② 缺氧，高原地区动脉导管未闭和房间隔缺损的发病率较高，提示宫内缺氧可能是心血管畸形发生的危险因素；③ 理化物质，如服用抗癌或抗癫痫药、酗酒、吸毒、接触放射线等；④ 孕妇疾病，如糖尿病、系统性红斑狼疮等。

影响先天性心脏病发病的因素很多，通过抑制哪一种因素能更好地降低其发病率目前还没有确切的结论。但加强妊娠期保健，尤其是妊娠3个月内尽可能避免那些不利于胎儿发育的因素，对预防先天性心脏病的发生十分必要。另外，对于这类多因素致病的疾病来说，早期诊断和早期治疗尤为重要，遗传咨询和产前筛查对于有效预防先天性心脏病的发生也具有重要意义。

（二）先天性心脏病的类型

先天性心脏病的种类很多，可根据血流动力学和临床表现分为三大类。

1. 左向右分流型（潜伏发绀型） 最为多见，主要表现为心脏间隔的缺损和主动脉与肺动脉之间的异常交通，较常见的有室间隔缺损、房间隔缺损和动脉导管未闭等。由于心脏收缩时左心压力高于右心，一般情况下左心的血液通过缺损流入右心，而右心的血液不会流入左心，因而不会出现发绀。但是，当出现哭闹、活动或屏气时，右心的压力可增高，当超过左心的压力时，静脉血就会从右心流入左心，出现发绀。这种情况下出现的发绀是暂时性的，当患儿恢复安静后发绀可以消失。但如果没有得到及时治疗，右心的压力和肺动脉压力会不断增高，逐渐发展为梗阻性肺动脉高压，此时右心压力超过左心，便会发生反向分流，导致持续发绀，这种情况称为"艾森门格综合征"。

2. 右向左分流型（发绀型） 这一类型多见于复杂性先天性心脏病，主要表现为右侧前向血流梗阻和大血管连接异常，较常见的有法洛四联症、大动脉转位等。这一类患者右心的压力往往高于左心，因而静脉血可直接流入左心，出现明显发绀。

3. 无分流型（无发绀型） 主要表现为心脏血管内某一部位的狭窄性病变，如肺动脉瓣狭窄和主动脉瓣狭窄等。这一类患者因左心和右心之间或动静脉之间无异常交通或分流，一般不会出现发绀。但若狭窄严重时，也可出现发绀。

第四节　儿童常见的先天性心脏病

一、房间隔缺损

房间隔缺损（atrial septal defect，ASD）是常见的先天性心脏病之一，占总数的5%~10%。由于儿童时期症状多较轻，不少患者到成人时才被发现。房间隔缺损根据解剖可分为三种类型，即原发孔型、继发孔型和静脉窦型，以继发孔型多见（图12-3）。

【病理生理】

房间隔缺损左向右分流量除了与缺损大小有关，主要取决于左、右心室的相对顺应性和体、肺循环的相对阻力。小型房间隔缺损分流量小；大型房间隔缺损心房水平存在大量左向右分流，导致右心室容量负荷增加，肺循环血流量明显上升；肺循环血流量增加可导致肺动脉压增高，使左向右分流减少，甚至出现右向左分流，患儿出现发绀。

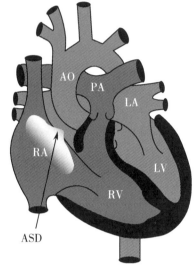

ASD.房间隔缺损；RV.右心室；LV.左心室；RA.右心房；LA.左心房；AO.主动脉；PA.肺动脉。

▲ 图12-3　房间隔缺损
继发孔型示意图

箭头所指示位置为房间隔缺损。

【临床表现】

1. 症状　症状出现的早晚和轻重取决于缺损的大小。

缺损小、分流量小者，可长期没有症状，常在体格检查时被发现。一般到成年期后，大多在21~40岁开始出现症状。缺损大、分流量大者，症状出现较早，易患呼吸道感染；因体循环血量不足而影响生长发育，患儿体格瘦小、乏力、多汗、活动后气急，并因肺循环充血而易患支气管炎、肺炎。当哭吵、患肺炎或心力衰竭时，右心房压力可以超过左心房，出现暂时性右向左分流，出现发绀。在成人可继发肺动脉高压，发生持续的发绀和右心衰竭。

2. 体征　小型房间隔缺损患儿生长发育多正常；大型缺损者生长发育可受影响，婴幼儿体重不增，年长儿身材瘦小。心前区较饱满，可有抬举性搏动，心浊音界扩大。左胸第2、3肋间可触及肺动脉搏动。收缩期杂音在婴幼儿期可不明显。杂音的响度多为2~3级，在左侧第2、3肋间靠近胸骨边缘处最为响亮，不伴有震颤。收缩期杂音的产生是由大量的血液经过肺动脉，肺动脉瓣口相对狭窄所引起。右心室大量血液进入肺动脉使肺动脉瓣关闭延迟，并且不受呼吸影响，因此肺动脉瓣区第二心音呈固定分裂。分流量大者，大量血液从右心房经三尖瓣口进入右心室，可在三尖瓣听诊区闻及相对狭窄所产生的舒张期隆隆样杂音。肺动脉高压形成后，肺动脉瓣区收缩期杂音可减轻，第二心音更加响亮，而第二心音分裂变窄或消失。晚期病例发生右心衰竭时，可有颈静脉怒张、肝大等体征。

【辅助检查】

1. 胸部X线检查　主要表现为：① 右心房和右心室扩大；② 肺动脉段突出，肺门阴影粗大，肺野充血；在透视下有时可见"肺门舞蹈征"；③ 主动脉结缩小（图12-4）。

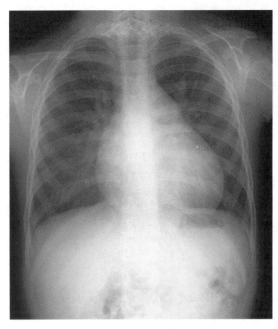

▲ 图12-4　房间隔缺损胸部X线片表现

2. 心电图检查　可有电轴右偏、右心室肥大和/或不完全性右束支传导阻滞，QRS波群为rsR′型，PR间期可延长。少数可有P波高尖。如有电轴左偏，提示原发孔型房间隔缺损。

3. 超声心动图检查　中、大型房间隔缺损的分流使右心房、右心室、右心室流出道内径增大，室间隔与左心室后壁呈同向运动（矛盾运动），是右心室容量负荷增加所致。二维超声心动图可探及房间隔缺损部位及大小；叠加彩色多普勒血流成像可观察经过缺损的分流情况（图12-5）。

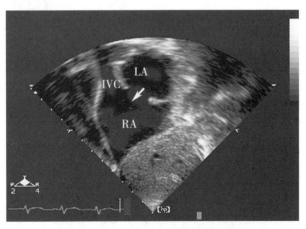

IVC.下腔静脉；LA.左心房；RA.右心房。
▲ 图12-5　房间隔缺损的超声心动图表现
箭头所处位置为房间隔缺损。

4. 心导管检查 当临床资料不能解释病情时，或怀疑有肺动脉高压存在时，才可能需要做心导管检查加以明确。

【预后】

部分继发孔型房间隔缺损在婴儿期可自然闭合。幼年或少年期活动多正常，随年龄增长可发生肺动脉高压，青年期逐渐出现活动后气急，至中年时有呼吸困难、心律失常和心力衰竭，极少并发感染性心内膜炎。

【治疗原则】

有血流动力学改变的继发孔型房间隔缺损首选介入封堵治疗。小型房间隔缺损，左向右分流量很小，即肺循环血流量与体循环血流量之比≤1.5倍者，不一定需要治疗。有重度肺动脉梗阻性病变，出现发绀者失去关闭缺损的机会，预后不良。

二、室间隔缺损

室间隔缺损（ventricular septal defect，VSD）是最常见的先天性心脏病，占总数的25%~50%。

【病理生理】

若存在室间隔缺损，左心房血液进入左心室后，一部分从左心室到主动脉至体循环，为有效循环；另一部分则自左心室经室间隔缺损分流入肺循环，为无效循环。左向右分流量的多少与缺损大小有关。小型缺损（<5mm）者左向右分流量小，所引起的血流动力学改变不明显；中型缺损（5~10mm）者肺动脉压可增高；大型缺损（>10mm）早期出现肺血管痉挛，肺动脉压升高，后期可发生梗阻性肺动脉高压，出现双向分流，甚至以右向左分流为主，临床出现发绀（图12-6）。

【临床表现】

1. 症状 取决于缺损的大小和肺循环的阻力。小型缺损分流量较少，一般无明显症状；缺损较大、分流量较多者，可有生长发育迟缓、活动耐力差、气促，并反复出现呼吸道感染，婴幼儿还可出现充血性心力衰竭。如果病情进展出现肺动脉压增高，虽然分流量减小，但出现气促、心悸及活动受限；当肺循环阻力达到甚至超过体循环压力时，出现右向左分流，患儿表现为发绀。一些大型缺损合并肺动脉高压的

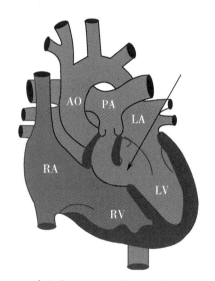

RV.右心室；LV.左心室；RA.右心房；LA.左心房；AO.主动脉；PA.肺动脉。
▲ 图12-6 室间隔缺损大型示意图
箭头所指示位置为室间隔缺损。

患儿往往在婴儿期即出现症状，如喂养困难，活动后气促、苍白、多汗，体重不增，反复呼吸道感染，出生后半年内常出现心力衰竭。

2. 体征 杂音通常于出生后1周内出现，少数于出生2~3周时才出现。通常在胸骨左缘第3、4肋间闻及全收缩期3~4级粗糙吹风样杂音，向心前区及周围广泛传导。分流量大者尚可在心尖

部有相对性二尖瓣狭窄所致的舒张期隆隆样杂音。出现肺动脉高压时，哭闹后口唇发绀，严重者安静时即有明显发绀，此时收缩期杂音减轻或者消失，而肺动脉瓣区可有第二心音亢进、分裂。

【辅助检查】

1. 胸部X线检查 小型缺损者，心脏和大血管的形态基本正常。中、大型缺损者，左心室轻度到重度扩大，主动脉结较小，肺动脉段突出，肺充血明显，透视下可见"肺门舞蹈征"；晚期左、右心室均扩大。出现艾森门格综合征时，肺动脉段显著扩张，肺门血管影增粗更加明显，但周围肺血管纹理反而减少（图12-7）。

2. 心电图检查 小型缺损者，心电图多正常。中、大型缺损者，有左心室肥大，之后随着肺血管阻力升高，右心室也肥大。艾森门格综合征者，以右心室肥大和劳损为主。

3. 超声心动图检查 二维超声心动图显示室间隔回声中断，可确定室间隔缺损的部

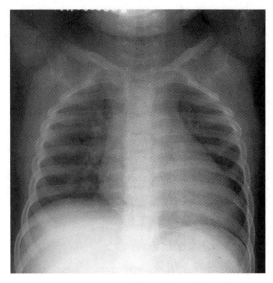

▲ 图12-7 室间隔缺损胸部X线片表现

位、大小及其类型；叠加彩色多普勒血流成像可显示分流情况，利用连续多普勒技术可测定分流速度，还可估测肺动脉压（图12-8）。

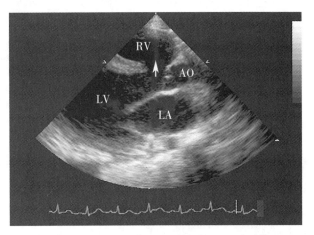

RV.右心室；LV.左心室；LA.左心房；AO.主动脉。
▲ 图12-8 室间隔缺损的超声心动图表现
箭头所处位置为室间隔缺损。

4. 心导管检查 单纯室间隔缺损很少需要诊断性心导管检查，超声心动图及磁共振成像等无创性技术已经能够有效地诊断室间隔缺损的部位及血流动力学改变。心导管检查可进一步证实诊

断及进行血流动力学检查，评价肺动脉高压的程度，计算肺血管阻力及肺分流量等。造影可显示心腔形态、大小及心室水平分流束的起源、部位，除外其他合并畸形等。

【预后】

部分膜周部或肌部室间隔缺损可能自行闭合，6岁以上闭合的机会减少。感染性心内膜炎、心力衰竭、主动脉瓣脱垂等是室间隔缺损较常见的并发症，需要及时处理。大型室间隔缺损者，早期即可因肺循环血量增加，导致急性左心衰竭。部分患儿肺血管阻力严重升高，出现艾森门格综合征而失去手术机会。

【治疗原则】

对于小型缺损而无症状或缺损有自然闭合倾向者，可暂不手术，随访观察。清除龋齿、扁桃体炎等可能诱发感染性心内膜炎的因素。对于大型缺损伴反复肺部感染和心力衰竭者、经积极药物治疗后病情不易控制者，以及位于主动脉瓣下和肺动脉瓣下的室间隔缺损者，应尽早进行手术。手术方法包括外科手术和介入封堵术。

三、动脉导管未闭

动脉导管未闭（patent ductus arteriosus，PDA）是儿童先天性心脏病常见类型之一。早产儿发生动脉导管未闭者较多见，体重低于1 200g者发病率可高达80%，高原地区发生率相对较平原地区高。

【病理生理】

动脉导管分流量的多少取决于导管的粗细、肺血管阻力的大小，以及主、肺动脉压力阶差。主动脉在收缩期和舒张期的压力均超过肺动脉，因此通过动脉导管的左向右分流血流连续不断。导管分流量大者，肺循环血量增加后将使肺血管阻力增大、肺动脉压升高。当肺动脉压升高，其舒张压接近降主动脉舒张压时，则分流仅发生在收缩期。若肺动脉压升高超过主动脉压时，肺动脉血可经未闭导管进入降主动脉，出现双下肢发绀更为明显，左上肢可轻度发绀，右上肢和头面部正常，即"差异性发绀"（图12-9）。

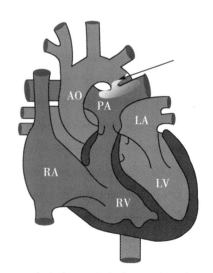

RV.右心室；LV.左心室；RA.右心房；LA.左心房；AO.主动脉；PA.肺动脉。
▲ 图12-9 动脉导管未闭示意图
箭头所指示位置为动脉导管未闭。

【临床表现】

1.症状 导管细小者，临床可无症状。导管粗大者，症状往往在出生后2~3个月肺血管阻力下降后才出现，可产生左心衰竭。表现为发育落后、身材瘦小、易疲乏、心悸，易患上呼吸道感染、肺炎等。早产儿由于肺小动脉平滑肌较少，血管阻力较早下降，于第1周即可有症状，往往出现气促、心动过速和呼吸困难等，哺乳时更为明显。

2.体征 分流量大者可有左侧胸廓隆起，心尖搏动增强。胸骨左缘第2、3肋间可闻及响亮的连续性机器样杂音，杂音向左锁骨下、左颈部和背部传导。舒张期杂音的响度随着肺动脉压的升高而递减，严重肺动脉高压时仅闻及收缩期杂音，之后收缩期杂音亦逐渐减弱，甚至消失。此外，分流量大者，在心尖部可听到相对性二尖瓣狭窄产生的舒张期杂音。肺动脉高压者肺动脉瓣区第二心音亢进，但常被机器样杂音所掩盖。婴儿期因肺动脉压较高，主、肺动脉压力差在舒张期不显著，往往仅有收缩期杂音；合并肺动脉高压和心力衰竭时，多仅有收缩期杂音。由于舒张压降低，脉压增宽，可出现周围血管征，如水冲脉、毛细血管搏动征等。

【辅助检查】

1. **胸部X线检查**　导管细小者心影在正常范围。分流量大者，胸部X线片显示心影轻至中度扩大，左心缘向下、向左外侧延长，左心房可轻度增大。主动脉结可正常或突出（图12-10）。肺动脉段突出、肺门血管影增粗。肺动脉高压时，右心室也有扩大征象。

2. **心电图检查**　分流量不大者电轴可以正常或左偏，分流量大者则左心室高电压或左心室肥大，偶有左心房肥大。明显肺动脉高压者则有左、右心室肥大，严重者仅有右心室肥大。

3. **超声心动图检查**　二维超声心动图可以直接显示连接主、肺动脉的未闭动脉导管，脉冲多普勒在动脉导管开口处可探及典型的连续性湍流

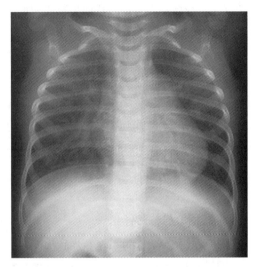

▲ 图12-10　动脉导管未闭胸部X线片表现

频谱。叠加彩色多普勒血流成像可见红色血流信号出自降主动脉，通过未闭动脉导管后沿肺动脉外侧壁向前延伸；当肺动脉高压超过主动脉压时，可见蓝色血流信号自肺动脉经未闭导管进入降主动脉（图12-11）。

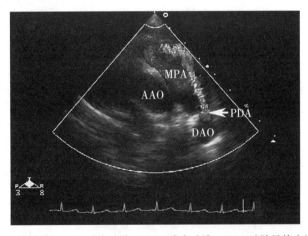

MPA.肺动脉；AAO.升主动脉；DAO.降主动脉；PDA.动脉导管未闭。
▲ 图12-11　动脉导管未闭的超声心动图表现
箭头所指示位置为动脉导管未闭。

4. 心导管检查 绝大多数动脉导管未闭经超声心动图检查后可明确诊断。当肺动脉高压、肺血管阻力增加或怀疑有其他合并畸形时，仍有必要进行心导管检查。

【预后】

动脉导管未闭若分流量大且未经治疗，可死于左心衰竭。能存活至成人者有可能发生充血性心力衰竭、肺动脉高压，严重者可有艾森门格综合征。年长儿分流量不大，可无症状，但未治疗的患者亦有 40% 在 45 岁前死亡。心力衰竭和心内膜炎是较常见的并发症。早产儿动脉导管未闭者，若同时伴有呼吸窘迫综合征、坏死性小肠结肠炎、颅内出血、肾功能不全等疾病，动脉导管的存在可导致左心衰竭，从而进一步加重病情。

【治疗原则】

动脉导管未闭可以采用介入治疗或手术治疗。婴幼儿如有心力衰竭或进行性心脏扩大，内科保守治疗无效，则应尽早进行手术。

早产儿动脉导管未闭可采用吲哚美辛（消炎痛）抑制环氧合酶阻止前列腺素合成，以抑制其扩张动脉导管的作用，促使动脉导管收缩闭合。对于吲哚美辛治疗 48~72 小时心力衰竭不能控制者，则需行手术结扎。吲哚美辛的副作用有肾功能不全、低钠血症、血小板功能不全、胃肠道出血、左心室舒张功能受损及肺水肿等。

四、肺动脉狭窄

肺动脉狭窄（pulmonary artery stenosis，PS）约占先天性心脏病的 7%，是指右心室漏斗部、肺动脉瓣或肺动脉总干及其分支等处的狭窄；以肺动脉瓣狭窄最为常见，其次为漏斗部狭窄，肺动脉干及其分支狭窄则很少见（图 12-12）。

【病理生理】

肺动脉狭窄时，右心室排血受阻，因而右心室腔与肺动脉之间存在跨瓣压力阶差，其压力阶差随着肺动脉狭窄程度加重而增大。

【临床表现】

1. 症状 轻度肺动脉狭窄临床上无症状，生长发育可正常。中度狭窄患者，随着年龄的增大症状逐渐显现，表现为活动耐力差、乏力、心悸、气促等。重度狭窄者可有头晕或晕厥发作，若合并大型房间隔缺损，可出现发绀和杵状指/趾。重度或极重度肺动脉狭窄常在婴儿期即出现明显症状，如不及时治疗可在幼儿期死亡。

2. 体征 心前区隆起，胸骨左缘下部搏动较强，且在胸骨左缘上部可触及收缩期震颤。特征性杂音是在胸骨左缘第 2 肋间听到 3~4 级响亮粗糙的喷射性收缩期杂音，向左颈部

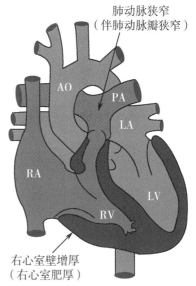

肺动脉狭窄
（伴肺动脉瓣狭窄）

右心室壁增厚
（右心室肥厚）

RV. 右心室；LV. 左心室；RA. 右心房；
LA. 左心房；AO. 主动脉；PA. 肺动脉。
▲ 图 12-12 肺动脉狭窄示意图
箭头所指示位置为肺动脉瓣狭窄。

或左锁骨下等部位传导。极重度狭窄因通过瓣口的血流较少，杂音反而减轻。肺动脉瓣区第二心音常减弱、分裂。

【辅助检查】

1. 胸部X线检查　轻度肺动脉狭窄胸部X线检查可无异常表现；中、重度狭窄病例则显示心影轻度或中度扩大，以右心室和右心房肥大为主，心尖因右心室肥大呈球形向上抬起。肺门血管影减少，肺野血管细小，肺野清晰（图12-13）。肺动脉瓣狭窄者可见狭窄后肺动脉扩张，扩大的肺动脉段呈圆隆状向外突出。

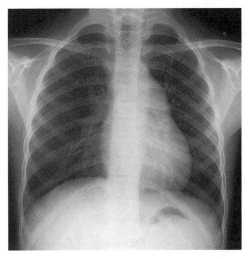

▲ 图12-13　肺动脉狭窄胸部X线片表现

2. 心电图检查　轻度肺动脉狭窄患者心电图在正常范围；中度以上狭窄则出现电轴右偏、右心室肥大伴劳损，T波倒置，ST段压低；重度狭窄者可出现心房肥大的高尖P波。

3. 超声心动图检查　二维超声心动图结合连续多普勒技术可以评估梗阻的部位及严重程度。右心房、右心室内径可增宽，右心室壁及室间隔增厚，肺动脉瓣增厚，瓣叶开放受限制，瓣叶呈圆顶形突起，瓣口狭小，狭窄后肺动脉扩张（图12-14）。彩色多普勒血流成像显示色彩镶嵌的湍流信号自肺动脉瓣口延续至肺动脉内。此外，可根据肺动脉血流速度估测跨瓣压差，根据三尖瓣反流压差估测右心室压力。

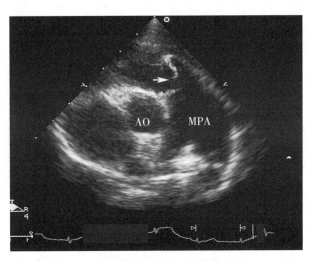

MPA. 肺动脉；AO. 主动脉。
▲ 图12-14　肺动脉狭窄的超声心动图表现
箭头所指示位置为狭窄的肺动脉瓣。

4. 心导管检查 大多数患者经超声心动图检查可明确诊断，只有少数情况下需行右心导管检查和心血管造影。心导管检查根据右心室收缩压和跨肺动脉瓣压力阶差评估狭窄程度。右心导管从分支肺动脉拉出至右心室过程中，连续记录压力，可判断肺动脉狭窄部位。

【预后】

肺动脉狭窄的预后及进展速度与狭窄程度密切关联。轻度肺动脉瓣狭窄很少出现症状，病情进展慢，寿命可延续至青壮年；但需定期随访和预防心内膜炎发生。新生儿重度肺动脉瓣狭窄可表现为进行性加重的低氧血症、酸中毒和心力衰竭。

【治疗原则】

治疗目的是解除狭窄，治疗方法包括介入治疗及外科手术治疗。目前经皮腔内球囊肺动脉瓣成形术已逐渐替代了外科手术治疗。中、重度狭窄者大多数首选经皮腔内球囊肺动脉瓣成形术，但当肺动脉瓣增厚、肺动脉瓣环发育不良或合并有其他畸形时，则宜采用外科手术治疗。

五、法洛四联症

法洛四联症（tetralogy of Fallot，TOF）是儿童最常见的发绀型先天性心脏病，约占总数的10%。法洛四联症由以下四种畸形组成：① 肺动脉狭窄，以漏斗部狭窄多见，其次为漏斗部和瓣膜合并狭窄，狭窄程度一般随着年龄增长而加重；② 室间隔缺损，多为大型膜周部缺损；③ 主动脉骑跨，主动脉骑跨于左、右心室之上，随着主动脉发育增大，骑跨现象可逐渐加重；④ 右心室肥厚，为肺动脉狭窄后右心室收缩期阻力负荷增大的结果。法洛四联症常合并其他心脏畸形，如右位主动脉弓、房间隔缺损、永存左上腔静脉等。

【病理生理】

法洛四联症最基本的病理改变是肺动脉狭窄。血液从右心室进入肺循环受阻，引起右心室压力增高、右心室肥厚。主动脉除了接受左心室的血液，还直接接受一部分来自右心室的静脉血，因而出现发绀（图12-15）。因严重低氧血症，红细胞代偿性增多，血液黏滞度增加，可导致脑血栓形成、脑栓塞、脑脓肿，也可出现感染性心内膜炎。

【临床表现】

1. **症状** 大多数患儿于1岁以内出现发绀，大多在3月龄后出现，并逐渐加重，多见于毛细血管丰富的浅表部位，如唇、指/趾甲床、球结膜等。因血氧含量下降，活动耐力差，在哭闹、情绪激动、体力活动、寒冷等诱因下可出现气促及发绀加重。肺动脉严重狭窄或闭锁者，早期即可发生低氧血症。运动后有蹲踞症状，下肢屈曲使静脉回心血流减少，减轻心脏负荷；同时下肢动脉受压，体循环阻力增加，

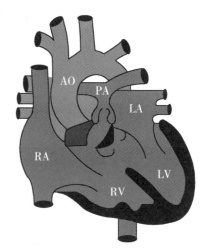

RV.右心室；LV.左心室；RA.右心房；
LA.左心房；AO.主动脉；PA.肺动脉。
▲ 图12-15 法洛四联症示意图

使右向左分流减少，从而使缺氧症状暂时得以缓解。婴儿则喜欢蜷曲体位。部分婴儿可发生缺氧

发作，表现为突然发绀加重、抽搐甚至晕厥等。缺氧发作的发生机制主要是突然发生漏斗部痉挛，引起一过性肺动脉梗阻。缺氧发作的频繁时期为生后6~18个月，之后发作减少，可能与侧支循环的建立有关。此外，因红细胞增多，血液黏滞度高，血流变慢，可引起脑血栓，若为细菌性血栓则形成脑脓肿。法洛四联症很少发生心力衰竭。

2. **体征** 肺动脉狭窄严重者生长发育缓慢，身高体重低于同龄儿。典型患者全身皮肤及口腔黏膜发绀，眼结膜充血，牙釉质钙化不良。缺氧持续6个月以上，指/趾端毛细血管扩张与增生，局部软组织增生、肥大，出现杵状指/趾，呈棒槌状，逐渐加重。多数患者无心前区隆起，胸骨左缘有抬举性搏动。在胸骨左缘第2~4肋间可闻及右心室流出道梗阻引起的典型收缩期喷射性杂音。杂音响度与肺动脉狭窄的严重程度有关，杂音越长、越响，说明狭窄越轻，右心室到肺动脉的血流也越多，发绀越轻。第一心音往往正常，肺动脉瓣区第二心音减弱，主动脉瓣区第二心音增强，因主动脉位置前移易传导至胸骨左侧，第二心音有单一感。主动脉扩张显著者，胸骨左缘第3、4肋间可听到收缩早期喀喇音。若在前胸壁或背部听到传导广泛的连续性杂音，说明有丰富的侧支循环形成。

【实验室检查】

法洛四联症往往有红细胞计数、血红蛋白和血细胞比容升高，并与发绀程度成比例。血细胞比容可增加（在60%~70%），血红蛋白可达170~230g/L。动脉血氧饱和度可下降至60%~80%。严重发绀者，血小板计数和全血纤维蛋白原明显减少，血块收缩能力差，凝血时间和凝血酶原时间延长，但大多不影响手术治疗。

【辅助检查】

1. **胸部X线检查** 典型者心影大小一般正常，上纵隔影增宽，肺部血管影细小，右心室肥厚使心尖上翘、圆钝，肺动脉段内凹，因此心影轮廓呈"靴形"（图12-16）。若双侧肺血管影不对称，提示左、右肺动脉狭窄程度不一致。若两肺内有丰富的侧支循环血管所构成的网状结构，说明周围肺动脉发育差。

2. **心电图检查** 表现为电轴右偏和右心室肥厚，且这种改变可以多年无进展，与单纯性肺动脉狭窄有所不同。右心房肥大少见于婴幼儿，多见于较大儿童。

3. **超声心动图检查** 二维超声心动图可准确诊断法洛四联症，显示右心室流出道狭窄部位

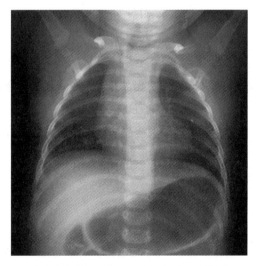

▲ 图12-16 法洛四联症胸部X线片表现

和程度，肺动脉及其分支发育情况（图12-17）。彩色多普勒血流成像可见室间隔水平双向分流，右心室血流直接注入骑跨的主动脉。此外，还可以显示右心房和右心室增大，而左心室较小。

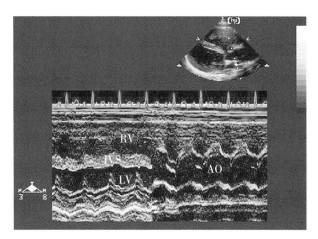

RV.右心室；LV.左心室；AO.主动脉；IVS.室间隔。
▲ 图12-17　法洛四联症的超声心动图表现

4. 心导管检查　虽然超声心动图可以明确诊断法洛四联症，但心导管检查结合心血管造影仍经常用于了解肺动脉分支狭窄的部位和严重程度、周围肺动脉的发育情况、冠状动脉畸形和肺部侧支循环等。这对于制订合理的手术计划、预测手术预后等都具有重要意义。

【预后】

法洛四联症为发绀型先天性心脏病中预后较好的一种，轻症者可活至成年，肺动脉狭窄越重，预后越差。

【治疗原则】

由于患者血液黏滞度高，应注意防止脱水，及时抗感染治疗，预防感染性心内膜炎发生。有缺氧发作时需立即阻断缺氧发作的恶性循环，置患儿于胸膝位，吸氧，皮下或肌内注射吗啡，缓慢静脉注射普萘洛尔，应用碳酸氢钠纠正酸中毒，也可以给予去氧肾上腺素静脉注射。对频繁发作者可以口服普萘洛尔预防缺氧发作。严重法洛四联症患者，新生儿期需要积极进行内、外科治疗，包括纠正代谢性酸中毒，用前列腺素E保持动脉导管开放；随着体外循环的装置和灌注技术的完善，以及心肌保护方法和手术技巧的改进，目前多主张在婴儿期施行一期心内修复手术。

第五节　病毒性心肌炎

心肌炎是由各种感染或其他原因引起的心肌间质炎症细胞浸润和邻近的心肌细胞坏死，导致心功能障碍和其他系统损害的疾病。病毒性心肌炎是病毒感染引起的心肌炎性改变，有时病变也可累及心包或心内膜。儿童期的发病率尚不确切。

【病因及发病机制】

引起儿童心肌炎的常见病毒有柯萨奇病毒（B组和A组）、埃可病毒、腺病毒、流感和副流感病毒、麻疹病毒、单纯疱疹病毒等。值得注意的是，新生儿期B组柯萨奇病毒感染可导致群体流行，其病死率可高达50%以上。本病的发病机制尚不完全清楚，可能与病毒对被感染心肌细胞的直接损害作用和病毒触发人体自身免疫反应而引起心肌损害有关。

【临床表现】

1. **症状**　表现轻重不一，取决于年龄和感染的急性或慢性过程。部分患者起病隐匿，有乏力、活动受限、心悸、胸痛等症状，少数重症患者可发生心力衰竭并发严重心律失常、心源性休克，病死率高。部分患者呈慢性进程，演变为扩张型心肌病。新生儿患病时病情进展快，常见高热、反应低下、呼吸困难和发绀，常有神经、肝和肺部的并发症。

2. **体征**　心脏可有轻度扩大，伴心动过速、心音低钝及奔马律。反复心力衰竭者，心脏明显扩大，肺部出现湿啰音及肝脾大，呼吸急促和发绀；重症患者可突然发生心源性休克，脉搏细弱，血压下降。

【辅助检查】

1. **心电图**　可呈QRS波低电压、ST段压低、T波改变。也可见各种心律失常，如期前收缩、传导阻滞、阵发性异位心动过速、心房扑动、心房颤动和心室颤动等。

2. **心脏生物标志物**

（1）肌酸激酶（CK）、肌酸激酶同工酶（CK-MB）、血清乳酸脱氢酶（LDH）及α-羟丁酸脱氢酶（α-HBDH）在急性期均可升高。

（2）心肌肌钙蛋白（cTnI或cTnT）对心肌炎均有较高的诊断价值。

3. **超声心动图**　轻症可以完全正常，部分可见左室扩大，室间隔和左室后壁运动幅度降低，甚至出现射血分数下降。部分急性心肌炎可有室间隔增厚、心包积液及二尖瓣关闭不全。

4. **心脏磁共振成像**　心脏磁共振成像诊断心肌炎具有高度的灵敏度和特异度，可以用来显示心肌水肿、坏死及纤维化。

5. **放射性核素显像检查**　可以显示心肌炎症浸润部位，提示心肌炎。

6. **血清抗心肌抗体检查**　部分患儿血清抗心肌抗体检测阳性，有助于心肌炎的诊断。

7. **病原学检查**　疾病早期可从咽拭子、粪便、心包积液分离出病毒，用RT-PCR的方法检测出病毒RNA，或检测病毒血清抗体。检测结果的意义需要综合考虑。

8. **心内膜心肌活检（endomyocardial biopsy，EMB）**　对心肌进行电镜和免疫组织化学检查及病原学检测，是诊断病毒性心肌炎的金标准；但由于取样部位的局限性及患者的依从性不高，临床应用有限。

【诊断】

2018年，中华医学会儿科学分会心血管学组及其心肌炎协作组在既往多版儿童心肌炎诊断建议的基础上，结合新进展提出《儿童心肌炎诊断建议（2018年版）》。

（一）主要临床诊断依据

1. 心功能不全、心源性休克或心脑综合征。

2. 心脏扩大。

3. 血清cTnI或cTnT或CK升高，伴动态变化。

4. 显著心电图改变（心电图或24小时动态心电图）。

5. 心脏磁共振成像呈现典型心肌炎症表现。

在上述心肌炎主要临床诊断依据"4"中，"显著心电图改变"包括以R波为主的2个或2个以上主要导联（Ⅰ、Ⅱ、aVF、V_5）的ST-T改变持续4日以上伴动态变化，新近发现的窦房、房室传导阻滞，完全性右或左束支传导阻滞，窦性停搏，成联律、成对、多形性或多源性期前收缩，非房室结及房室折返引起的异位性心动过速，心房扑动、心房颤动，心室扑动、心室颤动，QRS低电压（新生儿除外），异常Q波等。

在上述心肌炎主要临床诊断依据"5"中，"心脏磁共振成像呈现典型心肌炎症表现"指具备以下3项中至少2项：① 提示心肌水肿，T_2加权像显示局限性或弥漫性高信号；② 提示心肌充血及毛细血管渗漏，T_1加权像显示早期钆增强；③ 提示心肌坏死和纤维化，T_1加权像显示至少1处非缺血区域分布的局限性晚期延迟钆增强。

（二）次要临床诊断依据

1. 前驱感染史，如发病前1~3周内有上呼吸道或胃肠道病毒感染史。

2. 胸闷、胸痛、心悸、乏力、头晕、面色苍白、面色发灰、腹痛等症状（至少2项），婴儿可有拒乳、发绀、四肢凉等。

3. LDH、α-HBDH或天冬氨酸转氨酶升高。

4. 心电图轻度异常。

5. 抗心肌抗体阳性。

在上述心肌炎次要临床诊断依据"3"中，若在血清LDH、α-HBDH或天冬氨酸转氨酶升高的同时，亦有cTnI、cTnT或CK-MB升高，则只计为主要指标，该项次要指标不重复计算。

在上述心肌炎次要临床诊断依据"4"中，"心电图轻度异常"指未达到心肌炎主要临床诊断依据中"显著心电图改变"标准的ST-T改变。

（三）心肌炎临床诊断标准

1. **心肌炎** 符合心肌炎主要临床诊断依据≥3条，或主要临床诊断依据2条加次要临床诊断依据≥3条，并除外其他疾病，可以临床诊断心肌炎。

2. **疑似心肌炎** 符合心肌炎主要临床诊断依据2条，或主要临床诊断依据1条加次要临床诊断依据2条，或次要临床诊断依据≥3条，并除外其他疾病，可以临床诊断疑似心肌炎。

凡未达到诊断标准者，应给予必要的治疗或随诊，根据病情变化，确诊或除外心肌炎。在诊断标准中，应除外的其他疾病包括冠状动脉疾病、先天性心脏病、高原性心脏病，以及代谢性疾病（如甲状腺功能亢进症及其他遗传代谢病等）、心肌病、先天性房室传导阻滞、先天性完全性右或左束支传导阻滞、离子通道病、直立不耐受、β受体功能亢进及药物引起的心电图改变等。

【治疗】

1. **休息** 一旦确诊心肌炎，建议避免剧烈体育运动。急性期需卧床休息，减轻心脏负荷。

2. 药物治疗

（1）抗病毒治疗：部分患儿可应用抗病毒治疗，目前没有明确证据表明抗病毒治疗可使患儿获益。

（2）改善心肌营养：果糖-1,6-二磷酸、磷酸肌酸有益于改善心肌能量代谢，促进受损细胞的修复，同时可选用大剂量维生素C、辅酶Q10等。

（3）大剂量丙种球蛋白：通过免疫调节作用减轻心肌细胞损害。

（4）糖皮质激素：治疗效果存在争议。主要用于重型患者合并心源性休克、致死性心律失常（三度房室传导阻滞、室性心动过速）、心肌活检证实慢性自身免疫性心肌炎症反应者。

（5）对症治疗：对并发心律失常、心力衰竭、心源性休克等患儿予以针对性治疗。应特别注意在心肌炎患儿应用洋地黄时饱和量应较常规剂量减少，并注意补钾，以避免洋地黄中毒。

第六节　心内膜弹力纤维增生症

心内膜弹力纤维增生症（endocardial fibroelastosis）的主要病理改变为心内膜下弹力纤维及胶原纤维增生，心脏扩大，心室壁和心内膜增厚，心室收缩和舒张功能下降。多数于1岁以内发病。病因尚未完全明确，部分病例可能由病毒性心肌炎发展而来。

【临床表现】

主要表现为充血性心力衰竭，按症状的轻重缓急可分为三型。

1. 暴发型　起病急骤，突然出现呼吸困难、口唇发绀、面色苍白、烦躁不安、心动过速、心音减低，可闻及奔马律，肺部常闻及干、湿啰音，肝增大，少数出现心源性休克，甚至于数小时内猝死。此型多见于6月龄内的婴儿。

2. 急性型　起病亦较快，但心力衰竭发展不如暴发型急剧。常并发支气管炎，肺部出现细湿啰音。部分患儿因心腔内附壁血栓脱落而发生脑栓塞。此型发病年龄同暴发型。如不及时治疗，多数死于心力衰竭。

3. 慢性型　症状同急性型，但进展缓慢。患儿生长发育多较落后。经适当治疗可获得缓解，存活至成年期，但仍可因反复发生心力衰竭而死亡。

【诊断】

除发病年龄特点和临床表现以充血性心力衰竭为主外，心电图有重要价值，多呈左心室肥大，少数表现为右心室肥大或左、右心室同时肥大，可同时出现ST段、T波改变及房室传导阻滞。X线改变包括左心室增大明显，左心缘搏动多减弱，肺纹理增多。超声心动图有决定性作用，显示左心房、左心室增大，左心室后壁和室间隔增厚，左心室心内膜增厚。必要时可行左心导管检查，左心室舒张压增高，其波形具有诊断意义。选择性造影则可见左心室增大、室壁增厚及排空延迟。

【治疗】

应用正性肌力药物，如洋地黄可用于控制心力衰竭，一般反应较好。使用时间最少2年。在无禁忌证的情况下可同时选用血管紧张素转化酶抑制剂、β受体阻滞剂。肾上腺皮质激素使用时间不宜过长。合并肺部感染时，应给予抗生素等治疗。本病如不治疗，大多于2岁前死亡。对洋地黄反应良好而又能长期坚持治疗者预后较好，且有痊愈的可能。

第七节　感染性心内膜炎

感染性心内膜炎（infective endocarditis）是心脏内膜的感染性疾病，近年来由于致病微生物的变迁、心脏手术和心导管检查的广泛开展、长期静脉内置管增多等因素，本病的发病率并无显著下降。

【病因】

1. 易感因素　约90%的感染性心内膜炎患者均有原发心脏病变，如先天性心脏病及风湿性瓣膜病等。心内补片、人工心脏瓣膜等是近年感染性心内膜炎常见的易感因素。

2. 病原体　几乎所有的微生物均可导致感染性心内膜炎，80%以上由链球菌和葡萄球菌所致。

3. 诱发因素　常见的诱发因素为纠治牙病和扁桃体摘除术，其他诱发因素包括心导管检查和介入治疗，人工心脏瓣膜置换，心内直视手术，长期使用抗生素、糖皮质激素和免疫抑制剂等。

【病理和病理生理】

正常人口腔和上呼吸道聚集的一些细菌会在机体防御功能低下时侵入血流，特别是口腔感染、拔牙、扁桃体摘除术时。当心脏内膜，特别是心瓣膜存在病理改变或先天性缺损时，细菌易在表面黏着、繁殖，从而形成心内膜炎。此外，双侧心室或大血管间存在较大的压力差和异常通道，血流通过异常通道冲击心内膜面，造成内膜损伤，易在此部位形成有菌赘生物，受累部位多在压力低的一侧。

赘生物可致瓣膜溃疡、穿孔，腱索缩短及断裂，导致心肌脓肿、室间隔穿孔和动脉瘤，大的或多量的赘生物可堵塞瓣膜口或肺动脉。赘生物脱落可导致器官栓塞。微小栓子栓塞毛细血管，产生皮肤瘀点，即奥斯勒结节（Osler结节）。目前认为Osler结节有可能是组织针对感染而产生的免疫性血管炎表现。此外，还可引起颅内出血，如脑出血、蛛网膜下腔出血等。

【临床表现】

临床表现及其严重程度与相关的合并症及病原微生物有密切关系。① 发热：是最常见的症状，体温多数超过38℃，热型可不规则或低热，少数病例体温可正常。② 心功能不全及心脏杂音：部分病例出现心功能不全或原有心功能不全加重；瓣膜损伤反流可出现相应的心脏杂音，或使原有的杂音性质、响度发生改变，但有时较难察觉。③ 血管征象：瘀斑（球结膜、口腔黏膜、躯干及四肢皮肤）及詹韦损害（Janeway损害，即手掌和足底红斑或无压痛的出血性瘀点）较少见；血管栓塞是重要合并症，可出现相关部位的缺血、出血症状。④ 免疫征象：指/趾甲下出血

（呈暗红、线状）、Osler结节（指/趾掌面红色皮下结节）及罗特斑（Roth斑，即眼底椭圆形出血斑，中央苍白）均不是特有的症状，临床较少见。免疫复合物性肾小球肾炎可见于部分病例，表现为血尿、肾功能不全。

【辅助检查】

1. 血培养　血培养阳性是确诊感染性心内膜炎的重要依据，对疑诊者尽量在取血培养后应用抗生素。感染性心内膜炎的菌血症是持续性的，不必等体温升高时取血培养。多数病例需选择不同部位取静脉血2~3次，每次间隔至少30分钟，并做药物敏感试验。最常见病原菌为草绿色（甲型溶血性）链球菌与金黄色葡萄球菌，约占阳性血培养的80%以上。

2. 超声心动图　心内膜受损的超声心动图征象主要有赘生物、腱索断裂、瓣膜穿孔、心内修补材料部分裂开、心内脓肿及人工心脏瓣膜瓣周脓肿等。在儿童病例中，超声心动图检查可见心内膜受损征象者约占85%。

3. CT　对怀疑有颅内病变者应及时进行CT检查，了解病变部位和范围。

4. 其他　血常规可见进行性贫血，多为正细胞性贫血，白细胞数增高，中性粒细胞比例升高，红细胞沉降率加快，C反应蛋白阳性，血清球蛋白常增多，免疫球蛋白升高，循环免疫复合物及类风湿因子阳性。尿常规有红细胞，发热期可出现蛋白尿。

【诊断】

感染性心内膜炎需结合病理学指标和临床指标进行诊断。

（一）**病理学指标**

病理学指标包括：① 赘生物（包括已形成栓塞的）或心脏感染组织经培养或镜检发现微生物；② 赘生物或心脏感染组织经病理检查证实伴活动性心内膜炎。

（二）**临床指标**

1. 主要指标

（1）血培养阳性：分别2次血培养有相同的感染性心内膜炎的常见微生物（甲型溶血性链球菌、金黄色葡萄球菌、凝固酶阴性葡萄球菌、肠球菌等）。

（2）心内膜受累证据（超声心动图征象）：① 附着于瓣膜、瓣膜装置、心脏或大血管内膜、人工材料上的赘生物；② 腱索断裂、瓣膜穿孔、人工心脏瓣膜或缺损补片有新的部分裂开；③ 心腔内脓肿。

2. 次要指标

（1）易感染条件：基础心脏疾病、心脏手术、心导管术、经导管介入治疗、中心静脉内置管等。

（2）较长时间的发热 ≥ 38℃，伴贫血。

（3）原有的心脏杂音加重，出现新的心脏杂音，或心功能不全。

（4）血管征象：重要动脉栓塞、感染性动脉瘤、瘀斑、脾大、颅内出血、结膜出血、Janeway损害。

（5）免疫学征象：肾小球肾炎、Osler结节、Roth斑、类风湿因子阳性。

（6）微生物学证据：血培养阳性，但未符合主要指标中的要求。

3. 诊断依据

（1）具备下列①~⑤项任何之一者可诊断感染性心内膜炎：① 符合临床主要指标2项；② 符合临床主要指标1项和临床次要指标3项；③ 符合心内膜受累证据和临床次要指标2项；④ 符合临床次要指标5项；⑤ 符合病理学指标1项。

（2）有以下情况时可以排除感染性心内膜炎诊断：① 有明确的其他诊断解释心内膜炎表现；② 经抗生素治疗≤4日，临床表现消除；③ 抗生素治疗≤4日，手术或尸检无感染性心内膜炎的病理证据。

（3）临床考虑感染性心内膜炎，但不具备确诊依据时仍应进行治疗，根据临床观察及进一步的检查结果确诊或排除感染性心内膜炎。

【治疗】

总的原则是积极抗感染、加强支持疗法，但在应用抗生素之前必须先做几次血培养和药物敏感试验，以期对抗生素选择及剂量提供指导。

1. 抗生素应用原则 早期、联合、足量、足疗程，选择敏感的抗生素。在具体应用时，对不同的病原菌感染选用不同的抗生素。抗生素应连用4~8周，用至体温正常，栓塞现象消失，周围血血常规、红细胞沉降率恢复正常，血培养阴性。停药8周后需复查血培养。

2. 一般治疗 包括细心护理，保证患者充足的热量供应，可少量多次输新鲜血或血浆，也可输注丙种球蛋白。

3. 手术治疗 近年来早期外科治疗感染性心内膜炎取得了良好效果。对心脏赘生物和污染的人工材料进行清创、修复或置换损害的瓣膜，挽救了严重患者，提高了治愈率。手术指征为：① 瓣膜功能不全引起的中重度心力衰竭；② 抗生素使用1周以上仍高热，赘生物增大；③ 反复发生栓塞；④ 真菌感染；⑤ 瓣膜穿孔破损。

【预后和预防】

合理应用抗生素治疗以来，近年病死率已有明显下降。残留严重瓣膜损伤者，需进行瓣膜修复或置换。有先天性或风湿性心脏病的患儿平时应预防感染，注意口腔卫生，防止牙龈炎、龋齿。若施行口腔手术、扁桃体摘除术、心导管检查和心脏手术时，可于术前1~2小时及术后48小时使用抗生素治疗。

第八节 心律失常

心律失常（cardiac arrhythmia）可以是先天性的，也可以是获得性的。心律失常的主要危险是由此产生的严重心动过缓或心动过速，可导致每搏输出量的降低，并可能引起晕厥或猝死。但大多数心律失常并无生命危险，如单纯房性、室性期前收缩可存在于正常儿童中，准确判断心律失常是否对生命构成威胁非常重要。

一、期前收缩

期前收缩（premature systole）是儿童时期最常见的心律失常。异位起搏点可位于心房、房室交界或心室组织，分别引起房性、房室交界性及室性期前收缩，其中以室性期前收缩为多见。

【病因】

常见于无器质性心脏病的儿童。可由疲劳、精神紧张、自主神经功能不稳定等引起，但也可发生于心肌炎、先天性心脏病或风湿性心脏病的儿童。另外，药物（如肾上腺素受体激动药、洋地黄、奎尼丁）中毒及缺氧、酸碱平衡失调、电解质紊乱（低钾血症）、心导管检查、心脏手术等均可引起期前收缩。健康学龄儿童中1%~2%有期前收缩。

【临床表现】

儿童症状较成人轻，多数患儿无明显症状。部分患儿可有心悸、胸闷、心前区不适。为了明确诊断并了解期前收缩的性质，必须进行心电图检查。根据心电图有无P′波的存在、P′波的形态、PR间期长短及QRS波的形态来判断期前收缩属于何种类型。

【辅助检查】

1. **房性期前收缩的心电图特征**　① P′波提前，可与前一心动周期的T波重叠；② P′R间期在正常范围；③ 期前收缩后代偿间歇不完全；④ 如伴有变形的QRS波则为心室内差异传导所致（图12-18）。

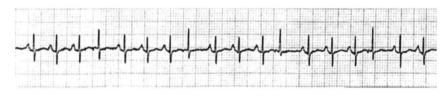

▲ 图12-18　房性期前收缩

2. **房室交界性期前收缩的心电图特征**　① QRS波提前，形态、时限与正常窦性基本相同。② 期前收缩所产生的QRS波前或后有逆行P′波，P′R<0.10秒；有时P′波可与QRS波重叠而辨认不清。③ 多伴有完全代偿间歇（图12-19）。

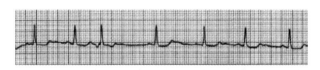

▲ 图12-19　房室交界性期前收缩

3. **室性期前收缩的心电图特征**　① QRS波提前，其前无异位P′波；② QRS波宽大、畸形，T波与主波方向相反；③ 期前收缩后多伴有完全代偿间歇（图12-20）。

【治疗】

必须针对基本病因治疗原发病。良性期前收缩无自觉症状者多数不需用药治疗。对在器质性心脏病基础上出现的期前收缩或有自觉症状、心电图上呈多源性者，则应予以抗心律失常药治疗。

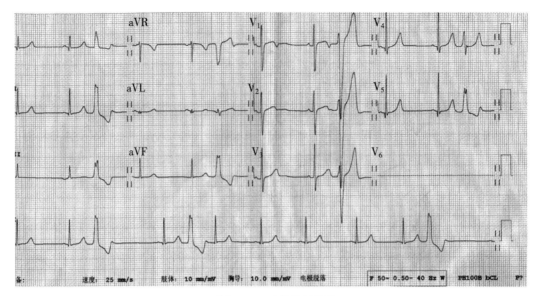

▲ 图12-20 室性期前收缩

根据期前收缩的不同类型选用药物，可服用普罗帕酮或β受体阻滞剂。房性期前收缩若用以上药物无效，且排除禁忌证后，可应用洋地黄类。室性期前收缩必要时可选用利多卡因、美西律等。

二、阵发性室上性心动过速

阵发性室上性心动过速（paroxysmal supraventricular tachycardia）是儿童最常见的异位快速心律失常，狭义概念指阵发性折返性室上性心动过速，广义概念指异位激动形成或折返环路在房室束（又称希氏束）以上的心动过速。若不及时治疗，易致心力衰竭。本病可发生于任何年龄，容易反复发作，但初次发病以婴儿期多见。

【病因】

常见于无器质性心脏病的患儿。预激综合征患儿可出现室上性心动过速反复发作。也可发生于先天性心脏病、风湿性心脏病、洋地黄中毒等器质性心脏病。感染为常见诱因，也可由疲劳、精神紧张、过度换气、心脏手术、心导管检查等诱发。

【临床表现】

临床特点为阵发性发作，突然发作，突然停止。发作时可表现为烦躁不安、面色青灰、皮肤湿冷、呼吸增快、脉搏细弱，常伴有干咳，有时呕吐。年长儿可自诉心悸、心前区不适、头晕等。发作时心率突然增快，在160~300次/min。发作停止时心率突然减慢，恢复正常。此外，听诊时第一心音强度完全一致，发作时心率较固定而规则等为本病的特征。发作持续超过24小时者易引发心力衰竭。

【辅助检查】

1. X线检查　取决于原来有无心脏器质性病变和心力衰竭。透视下见心脏搏动减弱。

2. 心电图检查　RR间隔绝对匀齐，心室率婴儿多在250~300次/min，儿童在160~200次/min。

P波往往难于辨认，约半数病例可见紧随QRS波后的逆行P波。QRS波多形态正常。ST-T波可呈缺血型改变。部分患儿在发作间歇期可有预激综合征表现（图12-21）。

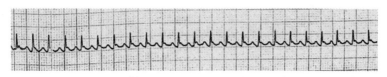

▲ 图12-21　阵发性室上性心动过速

【治疗】

1. 终止发作

（1）兴奋迷走神经终止发作：对无器质性心脏病、无明显心力衰竭者可先用此方法刺激咽部，以压舌板或手指刺激患儿咽部使之产生恶心、呕吐，使患儿深吸气后屏气；如无效时可试用压迫颈动脉窦法、潜水反射法。

（2）药物治疗：以上方法无效或当即有效但很快复发时，可考虑应用药物终止发作。

1）腺苷三磷酸：快速静脉注射有强烈兴奋迷走神经的作用，并可减慢房室传导，抑制窦房结、心房及浦肯野纤维的自律性。有传导阻滞及窦房结功能不全者慎用。

2）普罗帕酮：复律率高，起效快，有心功能不全及传导阻滞者禁用。

3）维拉帕米：对房室结有显著的抑制作用，不良反应为血压下降，并具有明显负性肌力作用，加重房室传导阻滞，1岁以内婴儿禁用。

4）洋地黄类药物：适用于病情较重，有心力衰竭表现者。室性心动过速或洋地黄中毒引起的室上性心动过速禁用此药。低钾血症、心肌炎、阵发性室上性心动过速伴房室传导阻滞或伴预激综合征者、肾功能减退者慎用。

（3）电学治疗：对并发心力衰竭、心源性休克或心电图QRS波宽大畸形不易与室性心动过速鉴别者，可使用同步直流电复律；有条件者还可以采用心房调搏复律。

2. 预防复发　对于反复发作或并发严重心功能障碍者，终止发作后应继续口服药物预防复发。常用地高辛、普萘洛尔或普罗帕酮。

3. 射频消融术　对反复发作，药物难以控制或发作时并发严重血流动力学障碍者可考虑使用此方法。

三、室性心动过速

室性心动过速（ventricular tachycardia）是指起源于房室束分叉处以下的连续宽大畸形QRS波组成的心动过速。

【病因】

可由心脏手术、心导管检查、严重心肌炎、先天性心脏病、感染、缺氧、电解质紊乱等原因引起。但不少病例病因不易确定。

【临床表现】

与阵发性室上性心动过速相似，但症状比较严重。可表现为烦躁不安、苍白、呼吸急促。年长儿可主诉心悸、心前区疼痛，严重病例可有晕厥、休克、充血性心力衰竭等。发作短暂者血流动力学改变较轻；发作持续24小时以上者则可发生显著的血流动力学改变。体格检查发现心率增快，常在150次/min以上，节律整齐，心音可有强弱不等。

【辅助检查】

心电图特征：① 心室率常在150~250次/min，QRS波宽大畸形，时限增宽；② T波方向与QRS波主波方向相反，P波与QRS波之间无固定关系；③ QT间期多正常，可伴有QT间期延长，多见于多形性室性心动过速；④ 心房率较心室率缓慢，有时可见到室性融合波或心室夺获。

心电图是诊断室性心动过速的重要手段，但有时与室上性心动过速伴心室内差异性传导的鉴别比较困难，必须综合临床病史、体格检查、心电图特点、对治疗措施的反应等仔细加以区别。

【治疗】

室性心动过速是一种严重的快速心律失常，可发展为心室颤动，导致心源性猝死。合并有基础心脏病者病死率可达50%以上，所以必须及时诊断，予以适当处理。发生于器质性心脏病者甚至可出现心室颤动，应及时终止。有血流动力学障碍者首选体外同步直流电击复律，无血流动力学障碍者用药物复律。药物可首选利多卡因，无效时换用普罗帕酮、美西律、苯妥英钠、普萘洛尔、胺碘酮和索他洛尔等。同时需及时纠正伴随的低钾血症、缺氧、酸中毒、心力衰竭等。

对多形性室性心动过速伴QT间期延长者，如为先天性因素，首选β受体阻滞剂，禁忌应用Ⅰa、Ⅰc及Ⅲ类药物和异丙肾上腺素。后天性因素所致者，可选用异丙肾上腺素，必要时可试用利多卡因。

四、房室传导阻滞

房室传导阻滞是指由于房室传导系统某部位的不应期异常延长，激动从心房向心室传播过程中传导延缓或部分甚至全部不能下传的现象。

【分类】

临床上将房室传导阻滞分为以下类型。

1. 一度房室传导阻滞　房室传导时间延长，心电图表现为PR间期超过正常范围，但每个心房激动都能下传到心室（图12-22）。

2. 二度房室传导阻滞　心房激动部分下传心室而部分脱落，造成不同程度的漏搏。通常又可分为两型。

（1）二度Ⅰ型房室传导阻滞（莫氏Ⅰ型，文氏现象）：可以是病理性的，也可以是生理性的。特点是PR间期逐步延长，最终P波后不出现QRS波，在PR间期延长的同时，RR间期往往逐步缩短，且脱漏的前后两个R波的距离小于最短RR间期的2倍（图12-23）。

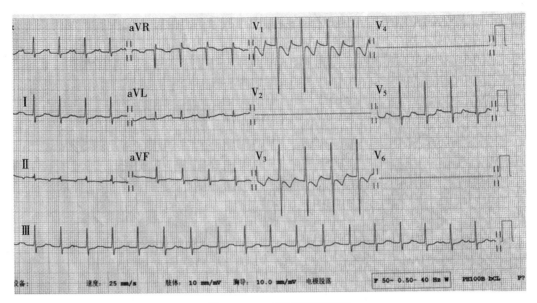

▲ 图12-22　一度房室传导阻滞

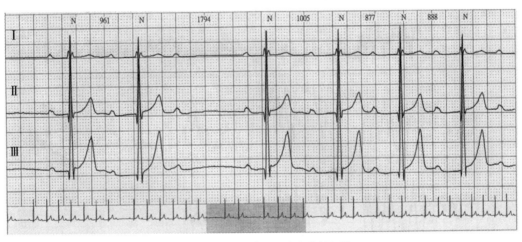

▲ 图12-23　二度Ⅰ型房室传导阻滞

（2）二度Ⅱ型房室传导阻滞（莫氏Ⅱ型）：为广泛的不可逆性病变所致，易发展为完全性房室传导阻滞。此型特点为PR间期固定不变，心房搏动部分不能下传到心室，发生间歇性心室脱漏，且常伴有QRS波增宽（图12-24）。

3. 三度房室传导阻滞　即房室传导阻滞有效不应期极度延长，使P波全部落在有效不应期内，完全不能下传到心室，心房与心室各自独立活动，彼此无关。心室率较心房率慢（图12-25）。

【病因】

一度房室传导阻滞可见于正常健康儿童，也可由风湿性心脏炎、病毒性心肌炎、发热、先天性心脏病引起。应用洋地黄也能造成PR间期延长。二度房室传导阻滞产生的原因有风湿性心脏病、各种原因引起的心肌炎、严重缺氧、心脏手术后及先天性心脏病（尤其是大动脉转位）等。三度房室传导阻滞又称完全性房室传导阻滞，在儿童期较少见。病因可分为先天性与获得性两种。后者以心脏手术引起者最为常见，其次为病毒性心肌炎。

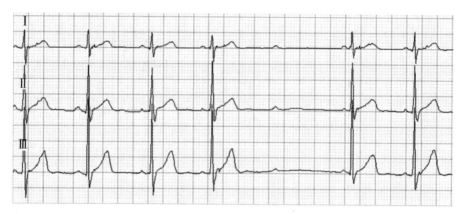

▲ 图12-24　二度Ⅱ型房室传导阻滞

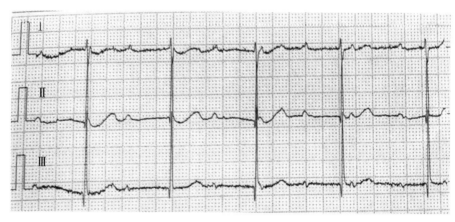

▲ 图12-25　三度房室传导阻滞

【临床表现】

一度房室传导阻滞本身对血流动力学并无不良影响。临床听诊除第一心音较低钝外，并无其他特殊体征。诊断主要通过心电图检查。二度房室传导阻滞临床表现取决于基础心脏病变及由传导阻滞引起的血流动力学改变。当心室率过缓时可引起胸闷、心悸。听诊时除原有心脏疾患所产生的听诊改变外，尚可发现心律不齐、脱漏搏动。二度Ⅱ型房室传导阻滞预后则比较严重，容易发展为完全性房室传导阻滞。在临床上，部分三度房室传导阻滞患儿并未诉不适，重者因心排血量减少而自觉乏力、眩晕、活动时气短。最严重的表现为阿-斯综合征发作，患儿出现突然意识丧失、抽搐，甚至威胁生命。某些患儿则表现为心力衰竭及对应激状态的耐受能力降低。体格检查时脉率缓慢而规则，第一心音强弱不一，有时可闻及第三心音或第四心音。绝大多数患儿心底部可闻及1~2级喷射性杂音，为心脏每搏输出量增加引起的半月瓣相对狭窄所致。由于经过房室瓣的血量也增加，可闻及舒张中期杂音。X线检查发现不伴有其他心脏疾患的三度房室传导阻滞中，约60%有心脏增大。

【治疗】

1. 一度房室传导阻滞 应着重病因治疗，预后较好。

2. 二度房室传导阻滞 治疗应针对原发疾病。当心室率过缓、每搏输出量减少时可用阿托品、异丙肾上腺素治疗。预后与心脏的基础病变有关。

3. 三度房室传导阻滞 有心功能不全症状或阿-斯综合征表现者需积极治疗。纠正缺氧与酸中毒可改善心脏传导功能。由心肌炎或手术暂时性损伤引起者，肾上腺皮质激素可消除局部水肿。可口服阿托品、麻黄碱，或异丙肾上腺素舌下含服，重症者应用阿托品皮下或静脉注射，或异丙肾上腺素1mg溶于5%~10%葡萄糖溶液250ml中，持续静脉滴注，然后根据心率调整速度。

4. 安装起搏器 指征为反复发生阿-斯综合征，药物治疗无效或伴心力衰竭者。一般先安装临时起搏器，经临床治疗可望恢复正常，若观察4周左右仍未恢复，应考虑安置永久起搏器。

（闫辉）

学习小结

本章概述了胎儿循环的特点及出生后卵圆孔、动脉导管关闭的机制，出生后心脏大小、形态的变化特点，血压和心率的动态变化规律。先天性心脏病的类型可分为左向右分流型、右向左分流型和无分流型三类，胸部X线检查、心电图及超声心动图是其诊断的重要手段，对于某些患儿尚需心导管检查。常见的左向右分流型先天性心脏病包括房间隔缺损、室间隔缺损、动脉导管未闭。缺损的大小、缺损两侧压力阶差是分流量的决定因素。法洛四联症的右向左分流量和发绀的程度取决于肺动脉狭窄的程度，其并发症与缺氧引起的继发性红细胞增多症、血液黏滞度增高有密切关系。儿童病毒性心肌炎的常见病原有柯萨奇病毒、埃可病毒、腺病毒、流感和副流感病毒等，确诊需临床诊断和病原学诊断。心内膜弹力纤维增生症主要表现为充血性心力衰竭，洋地黄为其治疗首选药物。感染性心内膜炎主要由链球菌和葡萄球菌所致，临床表现及其严重程度与病原微生物有密切关系。儿童心律失常可为先天性的，也可是获得性的，准确判断心律失常是否对生命构成威胁非常重要。在治疗的同时，还应积极寻找病因。

复习参考题

一、选择题

1. 动脉导管未闭患儿在肺动脉压升高时可出现

A. 面部发绀较下肢重

B. 面部与上肢发绀较下肢重

C. 上肢发绀较下肢重

D. 右上肢和头面部正常，下肢发绀

E. 左上肢和头面部正常，下肢发绀

2. 法洛四联症的发绀程度取决于
   A. 室间隔缺损的大小
   B. 房间隔缺损的大小
   C. 主动脉骑跨的位置
   D. 肺动脉狭窄的程度
   E. 右室壁厚度

3. 患儿，男，5岁，发热2周，间断应用头孢类及大环内酯类抗生素治疗，体温波动在37.2~39℃，入院体格检查发现皮肤瘀点、瘀斑，甲床下线状出血，最重要的检查是
   A. 血小板计数
   B. 血培养
   C. 出凝血功能
   D. 血型
   E. 局部皮肤活检

4. 对于儿童心脏叩诊结果的描述，以下说法正确的是
   A. 10月龄婴儿叩诊左界在左乳线外1cm，提示心脏向左侧扩大
   B. 5岁儿童叩诊心左界在左锁骨中线外1cm，提示心脏向左侧扩大
   C. 6岁儿童叩诊心左界在左锁骨中线上，提示心脏向左侧扩大
   D. 8岁儿童叩诊心左界在左锁骨中线内0.5cm，提示心脏向左侧扩大
   E. 12岁儿童叩诊心左界在左锁骨中线内0.5cm，提示心脏向左侧扩大

5. 患儿，女，15岁，因"头晕并胸闷气短1周，半日前晕倒1次"就诊，3周前曾有呼吸道感染病史。体格检查：心音稍低钝，心律齐，心率41次/min。以下心电图改变最可能的是
   A. 三度房室传导阻滞
   B. 二度Ⅱ型房室传导阻滞
   C. 二度Ⅰ型房室传导阻滞
   D. 一度房室传导阻滞
   E. 窦性心动过缓

   答案：1. D 2. D 3. B 4. B 5. A

二、简答题

1. 房间隔缺损与室间隔缺损临床表现的异同点是什么？

2. 为什么说肺动脉狭窄是决定法洛四联症临床症状的最重要因素？

3. 胎儿循环向成人循环转变过程中卵圆孔、动脉导管关闭的主要原因是什么？

第十三章 泌尿系统疾病

学习目标

知识目标	1. **掌握** 儿童急性肾炎典型病例及严重病例的临床表现、诊断和处理，肾病综合征的分类、临床表现、常见并发症和治疗，小儿尿路感染的特点、诊断要点及治疗原则。
	2. **熟悉** 小儿肾小球疾病分类，儿童血尿的诊断思路，尿路感染的预防和预后。
	3. **了解** 儿童泌尿系统解剖生理特点，尿路感染和先天性尿路畸形的关系，尿路感染相关的影像学检查。
能力目标	1. 能指导家长采取合适的措施防治儿童急性肾炎、肾病综合征和尿路感染等儿童泌尿系统疾病。
	2. 能识别儿童严重急性肾炎的病情变化。
	3. 能说明儿童常见泌尿系统疾病的特点，并列出相应的治疗措施。
素质目标	具备对儿童泌尿系统疾病方面的人文关怀理念、与儿童及家长对于有关疾病的沟通交流技巧、团队合作精神和有关疾病的自主学习能力。

第一节 儿童泌尿系统解剖生理特点

【解剖特点】

1. 肾脏　肾脏呈蚕豆形，位于脊柱两侧，腹膜后方，右肾位置略低于左肾。新生儿肾脏重约24g，长6cm，表面凹凸不平呈分叶状，成人时重约150g，长12cm。婴儿肾脏位置较低，其下极可低至髂嵴以下第4腰椎水平，2岁以下肾脏容易在腹部扪及，以后肾脏位置逐渐升高达腰部。肾脏内缘中部称为肾门，是血管、神经和输尿管出入的门户。肾门以内是肾实质围成的腔隙，称为肾窦，肾窦包括肾盂、肾盏、肾动脉及肾静脉的主要分支和它们周围的疏松结缔组织及脂肪组织。肾实质是由皮质和髓质组成的，皮质位于表层，占肾实质的外1/3，内2/3为髓质。肾单位是肾脏的基本结构和功能单位，每个肾脏有100多万个肾单位，由肾小体及其下属的近端肾小管、髓袢的降支和升支、远端肾小管组成。肾小体由特殊的动脉性毛细血管球和包在其外面的肾小囊构成，是生成原尿的结构。

2. 输尿管　婴幼儿输尿管较长而弯曲，管壁肌肉及弹力纤维发育不良，容易受压及扭曲而导致梗阻，造成尿潴留而诱发感染。

3. 膀胱　婴儿膀胱位置比年长儿及成人高，尿液充盈时可顶入腹腔内，触诊时容易扪及，随年龄增长逐渐下降至盆腔内，因此婴儿可经耻骨上膀胱穿刺而获得尿液进行培养。膀胱受脊髓和大脑控制，在正确教养下可于1岁半左右养成控制排尿的习惯。

4. 尿道　新生女婴尿道仅长1cm（性成熟期为3~5cm），外口暴露且接近肛门，易受污染。男婴尿道较长，但常有包茎，积垢时也可引起上行感染。

【生理特点】

肾脏的生理功能主要为排泄体内代谢产物如尿素、有机酸；调节水和电解质平衡；维持内环境稳定及内分泌功能如分泌肾素、前列腺素、促红细胞生成素等。胚胎9~12周时肾脏开始形成尿液，为羊水的主要成分。但胎儿内环境的稳定靠胎盘维持，肾脏尚未发挥功能。肾脏的发育约在胎龄36周时完成，此时肾单位的数量已达成人量，出生时已能完成肾脏的生理功能，但贮备能力差，在喂养不当、疾病或应激状态时易出现功能紊乱。生后1周肾小球滤过率为成人的1/4，3~6月龄为成人的1/2，至1岁时各项肾功能指标按体表面积计算已接近成人水平。

1. 肾小球的滤过作用　新生儿出生时肾小球滤过率甚低，平均约20ml/（min·1.73m^2），早产儿则更低，因此过量的水分和溶质不能迅速有效地排出。1岁时接近成人水平。

2. 肾小管的重吸收及排泄功能　足月新生儿的氨基酸及葡萄糖的重吸收能力正常，能维持钠平衡，但调节幅度有限，同时由于肾小球滤过率较低，在钠负荷量过大时不能迅速排钠，而易致水肿。早产儿肾功能尚不成熟，葡萄糖肾阈较低，易出现糖尿。新生儿最初10日对钾的排泄能力较差，故有高钾血症倾向。

3. 尿的浓缩和稀释　新生儿及幼婴对尿的稀释能力接近成人，可将尿稀释至40mmol/L，但由于肾小球滤过率低，利尿速度慢，大量水负荷时易出现水肿。新生儿及婴幼儿由于髓袢短，加上尿素生成量少导致形成渗透压梯度有限，使浓缩功能欠佳，婴儿尿最高渗透压仅达700mmol/L〔700mOsm/（kg·H$_2$O）〕，而成人可达1 400mmol/L。因此婴幼儿应急状态下保留水分能力较差，腹泻、呕吐等情况下易发生脱水，甚至诱发急性肾功能不全。

4. 酸碱平衡　新生儿及婴幼儿肾脏保留HCO$_3^-$能力较低，分泌H$^+$及NH$_3$能力低，在正常情况下酸碱平衡的调节能力已达最高限度，不足以应对病理状况下的额外负担，较易出现酸中毒。

5. 肾脏的内分泌功能　肾脏不仅是一个排泄器官，而且是一个重要的内分泌器官，它可以通过自分泌、旁分泌及胞内分泌的形式产生一系列内分泌活性物质，在调节血压、水电解质平衡及钙磷代谢等多方面起重要作用。新生儿肾脏已具有内分泌功能，释出肾素较多，血浆肾素、血管紧张素、醛固酮均高于成人，生后2周内逐渐降低。由于胎儿血氧分压较低，胚胎肾合成促红细胞生成素较多，生后随着血氧分压增高，促红细胞生成素合成减少。

6. 小儿排尿及尿液特点

（1）尿量：小儿尿量个体差异较大，不仅与肾血流量、肾小球滤过率、肾小管重吸收率相关，还与摄入液体量、活动量、环境温度等有关。新生儿尿量一般为1~3ml/（kg·h），婴儿尿量为400~500ml/d，幼儿为500~600ml/d，学龄前期儿童为600~800ml/d，学龄期儿童为800~1 400ml/d。

（2）排尿控制：正常排尿机制在婴儿期由脊髓反射完成，以后建立脑干-大脑皮质控制机制，至3岁已能控制排尿。在1.5~3岁，小儿主要通过控制尿道外括约肌和会阴肌控制排尿；若3岁后仍保持这种排尿机制，不能控制膀胱逼尿肌收缩，则出现不稳定膀胱，表现为白天尿频、尿急、尿失禁，以及夜间遗尿。

第二节　儿童肾小球疾病的临床分类

根据中华医学会儿科学分会肾脏病学组在2000年制定的《小儿肾小球疾病的临床分类、诊断及治疗》，以及2009年发布的《儿童常见肾脏疾病诊治循证指南（一）：激素敏感、复发/依赖肾病综合征诊治循证指南（试行）》，儿童肾小球疾病的临床分类如下：

（一）原发性肾小球疾病（primary glomerular disease）

1. 肾小球肾炎（glomerulonephritis）

（1）急性肾小球肾炎（acute glomerulonephritis）：急性起病，多有前驱感染，以血尿为主，伴不同程度蛋白尿，可有水肿、高血压或肾功能不全，病程多在1年内。可分为：① 急性链球菌感染后肾小球肾炎（acute poststreptococcal glomerulonephritis，APSGN），有链球菌感染的血清学证据，起病6~8周内有血补体低下。② 非链球菌感染后肾小球肾炎（non-poststreptococcal glomerulonephritis）。

（2）急进性肾小球肾炎（rapidly progressive glomerulonephritis，RPGN）：起病急，有尿改变（血尿、蛋白尿、管型尿）、高血压、水肿，并常有持续性少尿或无尿，进行性肾功能减退。若缺乏积极有效的治疗措施，预后严重。

（3）迁延性肾小球肾炎（persistent glomerulonephritis）：有明确急性肾炎病史，血尿和/或蛋白尿迁延达1年以上，或没有明确急性肾炎病史，但血尿和蛋白尿超过半年，不伴肾功能不全或高血压。

（4）慢性肾小球肾炎（chronic glomerulonephritis）：病程超过1年，或隐匿起病，有不同程度的肾功能不全或肾性高血压的肾小球肾炎。

2. 肾病综合征（nephrotic syndrome，NS）

按2009年《儿童常见肾脏疾病诊治循证指南（一）：激素敏感、复发/依赖肾病综合征诊治循证指南（试行）》，诊断标准为：① 大量蛋白尿，1周内3次尿蛋白定性（＋＋＋）~（＋＋＋＋），或随机或晨尿尿蛋白/肌酐（mg/mg）≥2.0；24小时尿蛋白定量≥50mg/kg。② 低蛋白血症，血浆白蛋白低于25g/L。③ 高脂血症，血浆胆固醇高于5.7mmol/L。④ 不同程度的水肿。以上4项中以①和②为诊断的必要条件。

（1）依临床表现分为两型：单纯型肾病（simple type NS）和肾炎型肾病（nephritic type NS）。

只有上述表现者为单纯型肾病，凡具有以下4项之一或多项者属于肾炎型肾病：① 2周内分别3次以上离心尿检查红细胞 ≥ 10个/HPF，并证实为肾小球源性血尿者；② 反复或持续高血压，学龄儿童 ≥ 130/90mmHg，学龄前儿童 ≥ 120/80mmHg，并除外糖皮质激素等原因所致；③ 肾功能不全，并排除由血容量不足等所致；④ 持续低补体血症。

（2）按糖皮质激素（简称"激素"）反应分为：① 激素敏感型肾病（steroid-responsive NS），以泼尼松足量 [2mg/（kg·d）或60mg/（m² · d）] 治疗 ≤ 4周尿蛋白转阴者；② 激素耐药型肾病（steroid-resistant NS），以泼尼松足量治疗 >4周尿蛋白仍阳性者；③ 激素依赖型肾病（steroid-dependent NS），对激素敏感，但连续2次减量或停药2周内复发。

（3）肾病复发与频复发的概念：复发是指连续3日，晨尿蛋白由阴性转为（+++）或（++++），或24小时尿蛋白定量 ≥ 50mg/kg或尿蛋白/肌酐（mg/mg）≥ 2.0。频复发（frequently relapse，FR）是指肾病病程中半年内复发 ≥ 2次；或1年内复发 ≥ 3次。

3. 孤立性血尿或蛋白尿（isolated hematuria or proteinuria） 指仅有血尿或蛋白尿，而无其他临床症状、化验改变及肾功能改变者。

（1）孤立性血尿：指肾小球源性血尿，分为持续性和再发性。

（2）孤立性蛋白尿：分为体位性和非体位性。

（二）继发性肾小球疾病（secondary glomerular disease）

1. 过敏性紫癜性肾炎。

2. 狼疮性肾炎。

3. 乙型肝炎病毒相关性肾炎。

4. 其他 毒物、药物中毒，或其他全身性疾患所致的肾炎及相关性肾炎。

（三）遗传性肾小球疾病（hereditary glomerular disease）

1. 先天性肾病综合征（congenital nephrotic syndrome） 指生后3个月内发病，临床表现符合肾病综合征，可除外继发所致者（如弓形体、风疹病毒、巨细胞病毒、单纯疱疹病毒以及其他病原体如微小病毒B19，或先天性梅毒等病原微生物感染所致）。分为：① 遗传性，芬兰型、法国型（弥漫性系膜硬化）；② 原发性，指生后早期发生的原发性肾病综合征。

2. 遗传性肾炎 [奥尔波特综合征（Alport综合征）]。

3. 家族性再发性血尿。

4. 其他 如指甲–髌骨综合征。

第三节 急性肾小球肾炎

案例13-1　　患儿，女，10岁，因"血尿、尿少4日"入院。体格检查：眼睑、下肢轻度水肿。血压：140/95mmHg。尿蛋白（ + ），RBC 40~50个/HPF，WBC 10~20个/HPF。

思考：

1. 最可能的疾病诊断是什么？

2. 临床诊断思路如何考虑？需要完善哪些检查？

3. 如患儿入院后很快出现气急，不能平卧，要警惕什么情况发生？如何处理？

急性肾小球肾炎（acute glomerulonephritis）简称"急性肾炎"，广义上是指一组病因不一，临床表现为急性起病，多有前驱感染，以血尿、水肿、尿少、高血压为特点的肾小球疾患。临床以急性链球菌感染后肾小球肾炎（acute poststreptococcal glomerulonephritis，APSGN）最为多见，即为狭义的急性肾小球肾炎。A群乙型溶血性链球菌感染后引起免疫反应，免疫复合物沉积在肾小球，而致弥漫性肾小球毛细血管内渗出性、增生性炎症病变。每年1月份、2月份和9月份、10月份为发病高峰期，多见于学龄期儿童，男：女发病率为2∶1。根据近年国内外流行病学资料，该病发病率呈下降趋势，下降原因与我国及全球感染的有效防控和及时的抗感染治疗有关；由于我国经济水平、营养和居住条件大幅改善，我国的链球菌感染率和急性肾小球肾炎的发病率显著下降。本节主要介绍APSGN。

【病因】

引起急性肾小球肾炎的病原体有A群乙型溶血性链球菌、非链球菌（包括葡萄球菌、革兰氏阴性杆菌）、病毒（流感病毒、柯萨奇病毒B4、EB病毒、麻疹病毒、流行性腮腺炎病毒）、肺炎支原体、白念珠菌、原虫、螺旋体、寄生虫等。

A群乙型溶血性链球菌中，呼吸道感染所致肾炎的菌株以12型为主，少数为1、3、4、6、25、49型，约5%引起肾炎。皮肤感染引起肾炎的菌株则以49型为主，少数为2、55、57、60型，可达25%。

【发病机制】

A群乙型溶血性链球菌感染后导致肾炎的机制是机体对链球菌的某些抗原成分（如细胞壁的M蛋白或细胞质中某些抗原成分）产生抗体，形成循环免疫复合物，并随血流抵达肾脏，沉积于肾小球基底膜，激活补体，造成肾小球局部免疫反应而致病。近年来还提出来一些其他机制，如链球菌中的某些阳离子抗原，植入肾小球基底膜，通过原位抗原抗体反应而致病；致病菌株分泌神经氨酸酶改变了机体正常IgG，从而使其具有抗原性，导致抗体产生，沉积在肾脏而发病。

免疫炎症反应导致毛细血管内增生，管腔狭窄和闭塞，可引起钠和水排出降低，肾小球滤过率下降，临床出现少尿、高血压和氮质血症，血容量增加和静脉压增加，间质容量增加，出现水肿和高血压；严重时可有循环充血、急性肾功能不全和高血压脑病；肾小球基底膜完整性受损可出现血尿和蛋白尿。

【病理】

早期肾活检主要为弥漫性毛细血管内增生性肾小球肾炎。光镜下可见肾小球肿大，内皮细胞及系膜细胞增生（称为毛细血管内增生），中性多形核白细胞和单核细胞在肾小球内浸润，毛细血管腔狭窄乃至闭塞，但毛细血管壁通常无坏死。在少数肾小球，可见局限性毛细血管外增生

（新月体），但较少有弥漫性新月体形成。肾小管间质一般病变轻微。电镜下除光镜所见增生渗出性病变外，在上皮侧可见大块状电子致密沉积物呈驼峰状沉积，此为本病的特征改变。驼峰一般在病后4~8周消退。免疫荧光检查在毛细血管袢周围和系膜区可见IgG颗粒样沉积，常伴有C3和备解素沉积。

【临床表现】

1. 典型病例

（1）前驱表现：发病前1~4周常有链球菌感染史，以上呼吸道感染、扁桃体炎为前驱感染者，前驱期为1~2周。以皮肤脓疱疮为前驱病者，前驱期为2~4周。

（2）水肿：常为最先出现的症状。初期以眼睑及颜面部为主，逐渐下行至四肢，呈非凹陷性，合并腹水及胸腔积液极为少见。水肿主要是由于全身毛细血管壁通透性增强，肾小球滤过率减少，肾小管对钠的重吸收增强，水钠异常潴留等导致高血容量、细胞外液增加。

（3）尿量：尿量减少常与水肿平行，尿量越少水肿越严重。少尿标准为每日尿量学龄儿童 <400ml，学龄前儿童 <300ml，婴幼儿 <200ml或每日尿量 <250ml/m²；无尿标准为每日尿量 <50ml/m²。

（4）血尿：初期可出现肉眼血尿，1~2周后转为镜下血尿，轻症可无肉眼血尿。镜下血尿可在首次血尿后持续1~2年。

（5）高血压：见于约70%的病例。高血压的标准为学龄儿童 ≥130/90mmHg，学龄前期儿童 ≥120/80mmHg，婴幼儿 ≥110/70mmHg。主要与水钠潴留、高血容量有关。高血压常在发病的1~2周内发生，持续1~2周后随利尿消肿而下降至正常。

2. 严重病例 除上述表现外，出现下列临床表现之一即为严重病例。

（1）急性肾功能不全：表现为严重少尿甚至无尿，血肌酐及尿素氮明显升高，血肌酐 ≥176mmol/L（2mg/dl），电解质紊乱和代谢性酸中毒。

（2）严重循环充血：水钠潴留可引起严重循环充血及心力衰竭，表现为明显水肿、少尿甚至无尿、心慌气促、呼吸困难不能平卧、颈静脉怒张，两肺湿啰音、心音低钝、心率增快、奔马律和肝进行性增大。

（3）高血压脑病：血压急骤升高达160/110mmHg以上，脑血管痉挛或脑血流灌注过多而表现为脑水肿，如头痛、呕吐、视力模糊，严重者神志不清、昏迷、惊厥等。眼底检查可见视网膜小动脉痉挛，有时还可见视盘水肿。

3. 非典型病例

（1）轻型肾炎：有前驱感染病史，临床症状很轻，尿检轻度异常或正常，一过性血清补体水平降低为诊断的重要依据。

（2）表现为肾病综合征的急性肾小球肾炎：蛋白尿明显时可出现低蛋白血症、高脂血症和凹陷性水肿。通过尿检及血清补体的动态观察可与肾炎型肾病综合征相鉴别。

【辅助检查】

1. 尿液分析 尿镜检红细胞增多，可有红细胞管型、颗粒管型及透明管型等，早期可见较多白细胞或上皮细胞。尿蛋白（+）~（++），24小时尿蛋白定量多 <1g/m^2。

2. 血液检查 可有轻度贫血，一般与血容量增加、血液稀释有关。红细胞沉降率多升高，1~3个月内可恢复正常。

3. 肾功能检查 一过性氮质血症，肾小管功能相对良好，轻度稀释性低钠血症。

4. 链球菌感染的指标 皮肤病灶或咽拭子细菌培养可发现A群乙型溶血性链球菌。抗链球菌溶血素O（ASO）升高见于约80%的以急性上呼吸道感染为前驱症状者和约50%以皮肤脓疱疮为前驱症状者，感染后2~3周开始升高，3~5周达高峰，半年内恢复正常。还可检测抗脱氧核糖核酸酶B（anti-DNAase B）、抗透明质酸酶（anti-HAase）及抗双磷酸吡啶核苷酸酶（anti-ADPNase），抗透明质酸酶在皮肤感染时阳性率较高，抗双磷酸吡啶核苷酸酶则在呼吸道感染时阳性率高，而抗脱氧核糖核酸酶B则在两种感染时阳性率都 >90%。

5. 免疫学检查 血清总补体（CH50）和补体C3的下降是诊断急性肾小球肾炎的关键，多在4~8周内恢复正常。血清丙种球蛋白（又称γ球蛋白）和免疫球蛋白IgG水平可增高。

6. 其他 心电图可表现为低电压、T波低平等改变。X线可发现心影轻度增大，超声检查可见双肾正常或弥漫性肿大、皮质回声增强。

【诊断和鉴别诊断】

链球菌感染后，经1~4周前驱期，出现水肿、高血压、血尿、血清补体的动态变化即可明确诊断。但确诊APSGN则需包括下述3点中的2点：① 在咽部或皮肤病损处，检出致肾炎的乙型溶血性链球菌；② 对链球菌成分的抗体有一项或多项呈阳性，如ASO、抗脱氧核糖核酸酶B抗体、抗透明质酸酶抗体、抗双磷酸吡啶核苷酸酶抗体等；③ 血清补体C3降低。

还需与以下疾病进行鉴别诊断。

1. 其他病原体感染后的肾小球肾炎 已知多种病原体感染也可引起增殖性肾炎，表现为水肿、高血压、血尿，称为急性肾炎综合征。病原体有细菌（葡萄球菌、肺炎球菌等）、病毒（流感病毒、EB病毒、水痘病毒、柯萨奇病毒、流行性腮腺炎病毒、埃可病毒、巨细胞病毒及乙型肝炎病毒等）、肺炎支原体及原虫等。这些感染后肾炎患者往往血清补体C3下降不如APSGN显著。

2. 其他原发性肾小球肾炎

（1）膜增生性肾小球肾炎：起病似急性肾炎，但常有显著蛋白尿、血清补体C3持续低下，病程呈慢性过程，必要时行肾活检鉴别。

（2）急进性肾炎：起病与急性肾炎相同，常在3个月内病情持续进展恶化，血尿、高血压、急性肾衰竭伴少尿持续不缓解，病死率高。

（3）IgA肾病：多于上呼吸道感染后1~2日内即以血尿起病，通常不伴水肿和高血压。一般无血清补体下降，有时有既往多次血尿发作史。鉴别困难时需行肾活检。

3. 继发性肾脏疾病 也可以急性肾炎综合征起病，如系统性红斑狼疮、过敏性紫癜、溶血性尿毒综合征、坏死性小血管炎、肺出血肾炎综合征（Goodpasture综合征）。根据各病其他表现可以鉴别。

4. 急性尿路感染或肾盂肾炎　在儿童也可表现有血尿，但多有发热、尿路刺激症状，尿中以白细胞为主，尿镜检红细胞多为正常、均一形态，尿细菌培养阳性可以鉴别。

5. 慢性肾炎急性发作　儿童病例较少，常有既往肾脏病史，发作常于感染后1~2日诱发，缺乏间歇期，且常有生长发育落后、较重贫血、持续高血压、肾功能不全；有时伴心脏、眼底变化、尿比重固定，超声检查有时见两肾体积偏小。

【治疗】

本病主要治疗原则为清除残余病原菌、对症处理及保护肾功能。

1. 一般治疗

（1）休息：卧床休息直至水肿消退、血压正常及肉眼血尿消失。红细胞沉降率正常后可上学，但尿Addis计数恢复正常前应控制活动量。

（2）饮食：急性期应限制水、盐及蛋白质摄入量。食盐摄入量控制在1~2g/d水平，伴肾功能不全时蛋白质摄入量以0.5g/（kg·d）为宜。

2. 抗生素　目的为清除残余病原菌，应用青霉素20万~30万U/（kg·d）或红霉素30mg/（kg·d）治疗2周。疑感染有其他病原菌时，选用敏感抗生素治疗。

3. 对症治疗　给予对症处理如利尿、降压等。

（1）利尿：轻度水肿者可选用氢氯噻嗪2~3mg/（kg·d）口服，尿增多后加用螺内酯2mg/（kg·d）口服。口服利尿药效果差或重度水肿患儿可静脉滴注或肌内注射呋塞米1~2mg/（kg·次）。静脉注射过大剂量可有一过性耳聋。还可采用利尿合剂即多巴胺和酚妥拉明各0.3~0.5mg/kg、呋塞米2mg/kg，加入10%葡萄糖100~200ml中静脉滴注，利尿效果优于单用呋塞米。

（2）降压：凡经休息、控制水盐、利尿而血压仍高者应给予抗高血压药。钙通道阻滞剂：选用硝苯地平0.25~0.5mg/（kg·次），1日3次或4次，口服或舌下含服。如血压仍不能控制可用尼卡地平0.5~1mg/（kg·次），2次/d。血管紧张素转化酶抑制剂：卡托普利1~2mg/（kg·d），2~3次/d，口服。α₁受体阻滞剂：哌唑嗪0.02~0.05mg/（kg·次），1日3~4次，口服。

4. 重症病例治疗

（1）急性肾功能不全：维持水、电解质及酸碱平衡，加强利尿，呋塞米可用至3~5mg/（kg·次），具体措施详见第十七章第五节。

（2）严重循环充血：严格限制水、钠摄入量，快速利尿、降压。可用硝普钠1~2μg/（kg·min），小剂量毛花苷C 0.01mg/（kg·次），一般1~2次即可，不必维持用药。上述治疗无效时可用血液滤过、血液透析或腹膜透析治疗。

（3）高血压脑病：首选硝普钠静脉滴注，剂量为1~5μg/（kg·min），最大量<8μg/（kg·min），严格控制滴速并根据血压及时调整。主要副作用有恶心、呕吐、头痛、肌痉挛、血压过低等。需新鲜配制，配制>4小时后不宜使用，输液中应避光。也可用二氮嗪3~5mg/（kg·次）或尼卡地平0.5~6μg/（kg·min）静脉注射。惊厥者可用地西泮0.3mg/（kg·次）静脉注射或苯巴比妥（phenobarbital）5~8mg/（kg·次）肌内注射治疗。

【病程和预后】

一般在病程2周时，随尿量增多，肉眼血尿消失、水肿消退、血压逐渐恢复；4~6周时尿常规接近正常，4~6个月时尿Addis计数恢复正常，少量镜下血尿可持续6个月至1年。痊愈率为90%~95%，少数重症患者可迁延1~3年甚至发展成慢性肾炎或慢性肾功能不全。

防治感染是预防急性肾炎的根本。减少呼吸道及皮肤感染，对急性扁桃体炎、猩红热及脓疱疮患儿应及早、彻底地给予抗生素治疗。此外，感染后1~3周内应随访尿常规，及时发现和治疗本病。

第四节　肾病综合征

案例13-2　　患儿，男，6岁，因"眼睑、下肢水肿，尿蛋白（+++）2周，血尿、尿少4日"入院。血清白蛋白23g/L，血胆固醇6.8mmol/L。体格检查：眼睑、下肢轻度水肿，血压120/60mmHg。肝肾功能正常。患儿对糖皮质激素治疗敏感，2周后水肿消退，尿蛋白转阴。

思考：

1. 该患儿出现严重水肿的机制是什么？

2. 下一步糖皮质激素如何继续使用？

3. 患儿在治疗中出现腓肠肌痉挛，可能原因是什么？如何减少并发症和药物治疗的副作用？

肾病综合征（nephrotic syndrome，NS）简称"肾病"，是由肾小球滤过膜对血浆蛋白的通透性增高、大量血浆蛋白自尿中丢失而导致一系列病理生理改变的一种临床综合征，以大量蛋白尿、低蛋白血症、高脂血症和水肿为其主要临床特点。本病在儿童较为常见，国外报道16岁以下人口年发生率约为1/50 000。2014年我国37所医院的调查显示原发性肾病综合征占泌尿系统疾病住院患儿的20.0%，是儿科最常见的肾脏病之一。我国在儿童难治性肾病的治疗及机制研究方面做了大量独特工作，肾病综合征获得有效治疗，改善了预后。

【病因和发病机制】

肾病综合征可分为原发性、继发性及先天性，原发性肾病综合征占90%以上，其次为各种继发性肾病综合征，可继发于感染、药物、中毒或肿瘤、代谢病及全身性疾病。先天性肾病综合征较少，以芬兰型先天性肾病综合征为代表，已发现为编码肾小球足突间裂孔隔膜上蛋白裂隙素的基因突变所致。以下重点介绍小儿原发性肾病综合征。

原发性肾病综合征的病因不清楚，其发病往往因呼吸道感染、过敏反应等而诱发。发病机制尚未完全明了，一般认为蛋白尿是由肾小球毛细血管壁电荷屏障和/或滤过屏障结构破坏所致。正常肾小球滤过膜电荷屏障由基底膜上的固定阴离子位点（主要为硫酸肝素多糖）及内皮、上皮细胞表面的多阴离子（主要为盐酸蛋白）组成。滤过屏障则由滤过膜内侧的内皮细胞窗孔、基底膜及上皮细胞裂孔隔膜组成。

微小病变型肾病（minimal change nephrosis，MCN）可能与细胞免疫紊乱，特别是T细胞免疫功能紊乱有关。其依据在于MCN肾组织中无免疫球蛋白及补体沉积；外周血T细胞CD4/CD8比例失衡，淋巴细胞转化率低下；抑制T细胞的病毒感染（如麻疹）可诱导本病缓解；出现T细胞功能异常的疾病如霍奇金病可导致MCN；抑制T细胞的糖皮质激素及免疫抑制剂可诱导本病缓解。尽管肾病状态下血生化及内分泌改变也有可能诱导免疫抑制状态的产生，但这些改变主要见于MCN，而在非微小病变型肾病中少见，说明这种免疫紊乱更可能是原因，而非肾病状态的结果。推测MCN细胞免疫紊乱，使淋巴细胞产生一种肾小球通透因子（glomerular permerbility factor，GPF）直接引起蛋白尿。

近年来研究发现肾病的发病具有遗传学基础。国内报道糖皮质激素敏感患者以HLA-A1、HLA-B8、HLA-DR3、HLA-DR7、HLA-DRW52出现的频率明显增高，而儿童HLA-DR7抗原频率高达38%，频复发肾病患儿则与HLA-DR9有关。另外肾病还有家族性表现，且易同胞患病。近20年来，对于肾小球足细胞及裂孔隔膜超微结构的认识跃升到分子水平，不断有新的足细胞固有分子被发现，如裂隙素、CD2相关蛋白、足细胞素、α辅肌动蛋白4、FAT$_1$等，并逐渐认识到这些分子在肾病综合征的发病机制中起到关键作用。

非微小病变型肾病的肾活检标本中免疫荧光检查可见IgG和C3沉积，提示为免疫复合物肾炎。通过免疫反应激活补体及凝血、纤溶系统等，损伤基底膜，导致滤过屏障被破坏，出现非选择性蛋白尿。还可通过非免疫机制，如血压增高、血糖增高或由于基底膜结构缺陷而破坏滤过屏障，出现蛋白尿。

【病理】

绝大多数原发性或继发性肾病综合征都是以肾小球病变为主，并可分别根据光镜下的肾小球病变而进行病理分型。主要有5种病理类型，即微小病变型肾病（minimal change nephrosis，MCN）、系膜增生性肾小球肾炎（mesangial proliferative glomerulonephritis，MSPGN）、局灶节段性肾小球硬化（focal segmental glomerulosclerosis，FSGS）、膜性肾病（membranous nephropathy，MN）和膜增生性肾小球肾炎（membranoproliferative glomerulonephritis，MPGN）。我国于2018年报告，全国15家医院经肾活检证实的7 962名年龄<18岁的儿童患者，MCN占29%，MSPGN占10%，MN占6%，FSGS占5%。

微小病变型肾病光镜下肾小球无明显病变，或仅有轻微病变。肾小球毛细血管基底膜正常。由于有大量蛋白尿，肾小管管腔可见蛋白管型，同时肾小管上皮细胞可有小滴状玻璃样变性及脂肪变性。免疫荧光观察绝大多数无任何免疫球蛋白或补体成分在肾小球内沉积。电镜观察见肾小球脏层上皮细胞肿胀，细胞质内可见空泡及吸收性蛋白滴沉积，其足突广泛融合，无电子致密物沉积。

【病理生理】

1. 大量蛋白尿 是最根本的病理生理改变，也是导致本病其他三大特点的根本原因。由于肾小球滤过膜受免疫或其他因素的损伤，电荷屏障和/或分子筛的屏障作用减弱，血浆蛋白大量漏入尿中。近年还注意到其他蛋白成分的丢失及其造成的相应后果，包括多种微量元素的载体蛋白，如转铁蛋白丢失导致小细胞低色素性贫血，锌结合蛋白丢失导致体内锌不足；多种激素的结合蛋白，如25-羟骨化醇结合蛋白由尿中丢失以致钙代谢紊乱；甲状腺素结合蛋白丢失导致T_3、T_4下降；免疫球蛋白IgG、IgA及B因子、补体成分的丢失导致抗感染力下降；抗凝血酶Ⅲ、Ⅹ、Ⅺ因子及前列腺素结合蛋白丢失导致高凝及血栓形成。

2. 低蛋白血症 低蛋白血症是病理生理改变中的关键环节，对机体内环境（尤其是渗透压和血容量）的稳定及多种物质代谢产生多方面的影响。大量血浆白蛋白自尿中丢失是低蛋白血症的主要原因，蛋白质分解增加为次要原因。当血浆白蛋白低于25g/L时可出现水肿，在并发大量体液丢失时易诱发低血容量性休克。低蛋白血症还导致脂类代谢的异常。

3. 高胆固醇血症 低蛋白血症导致肝代偿性白蛋白合成增加，有些脂蛋白与白蛋白经共同合成途径合成也增加，同时，脂蛋白、脂酶活力下降也是形成高脂血症的因素。一般血浆白蛋白<30g/L，即出现血胆固醇增高，如白蛋白进一步降低，则甘油三酯也增高。

4. 水肿 肾病综合征时水肿机制尚未完全阐明，可能与下列有关：血浆白蛋白下降，血浆胶体渗透压降低，血浆中水分由血管内转入组织间隙直接形成水肿；水分外渗导致血容量下降，通过容量和压力感受器使体内神经、体液因子发生变化，引起水钠潴留而导致全身水肿；低血容量使交感神经兴奋性增高，近端小管重吸收钠增多，加重水钠潴留。因此肾病综合征的水肿可能是上述诸多因素共同作用的结果。

【临床表现】

1. 单纯型肾病 多于2~7岁发病，男：女为2：1，起病多隐匿，部分患儿起病前有上呼吸道感染、肠炎、皮肤感染或各种过敏等。主要表现为水肿，多见于颜面及下肢，呈凹陷性，严重者伴腹水、胸腔积液及阴囊水肿。水肿明显时伴有少尿，无明显血尿和高血压。

2. 肾炎型肾病 年长儿多见，水肿较轻，可出现血尿和高血压，或有肾功能不全。病程多迁延反复。

【辅助检查】

1. 尿检查 大量蛋白尿，1周内3次尿蛋白定性（＋＋＋）~（＋＋＋＋），或随机或晨尿尿蛋白/肌酐（mg/mg）≥2.0；24小时尿蛋白定量≥50mg/kg。肾炎型肾病可见血尿（离心尿红细胞≥10个/HPF）、尿纤维蛋白降解产物增高；尿蛋白电泳在单纯型肾病主要为白蛋白，肾炎型肾病时可出现大分子及小分子蛋白尿。

2. 血液检查 低蛋白血症，血浆白蛋白低于25g/L，血清蛋白电泳显示白蛋白比例明显下降、α_2球蛋白明显升高、丙种球蛋白减少。高脂血症，血浆胆固醇高于5.7mmol/L，甘油三酯>1.2mmol/L。电解质可正常，或有低钠血症、低钾血症、低钙血症。肾功能一般正常。红细胞沉降率明显增快。

【并发症】

1. 感染 最常见，也是病情反复和/或加重的诱因，影响糖皮质激素的疗效。其原因有体液免疫功能低下（免疫球蛋白自尿中丢失、合成减少、分解代谢增加），常伴有细胞免疫功能和补体系统功能不足；蛋白质营养不良、水肿导致局部循环障碍；同时应用糖皮质激素和免疫抑制剂。细菌性感染中既往以肺炎链球菌为主，近年来革兰氏阴性菌所致感染亦见增加。病毒感染多发生在接受糖皮质激素和免疫抑制剂治疗的过程中，多并发水痘、麻疹、带状疱疹等，病情较一般患儿重。常见呼吸道、泌尿道、皮肤感染及原发性腹膜炎等。

2. 高凝状态及血栓栓塞合并症　肾病时体内凝血和纤溶系统可有如下变化：纤维蛋白原增高；血浆中凝血因子Ⅴ、Ⅶ增加；抗凝血酶Ⅲ下降；血浆纤溶酶原活性下降；血小板数量可增加，黏附性和聚集力增高。高凝状态可发生血栓栓塞，其中以肾静脉血栓多见，急性者表现为骤然发作的肉眼血尿和腹痛，体格检查有脊肋角压痛和肾区肿块，双侧者有急性肾功能减退。慢性肾静脉血栓形成常仅为水肿加重、蛋白尿不缓解。X线检查患肾增大、输尿管切迹，肾静脉造影可确诊。其他部位的静脉或动脉也可发生栓塞：两侧肢体水肿程度明显不一致，不随体位改变而变化，多有下肢深静脉血栓形成；下肢疼痛伴足背动脉搏动消失，应考虑下肢动脉血栓形成；此外若皮肤突发紫斑迅速扩大，或出现顽固性腹水，或突发不明原因的咯血及呼吸困难而缺乏肺部阳性体征，或突发偏瘫或神志异常等均应考虑是否与栓塞有关。所有病理类型中膜性肾病最易出现血栓栓塞。

3. 电解质紊乱　主要为低钠血症、低钾血症、低钙血症。长期禁盐，过多应用利尿药及呕吐、腹泻等，均可导致低钠血症及低钾血症，甚至低血容量性休克。蛋白尿时钙与蛋白结合而丢失，维生素D结合蛋白丢失，肠吸收钙减低，服用糖皮质激素的影响及骨骼对甲状旁腺激素调节作用的敏感性降低均可导致低钙血症，可出现低钙惊厥及骨质疏松。

4. 急性肾衰竭　病程中发生急性肾衰竭的原因为：低血容量但又不恰当地大量利尿导致肾血流灌注不足；严重的肾间质水肿、肾小管被蛋白管型堵塞以致肾小囊及近曲小管内静水压力增高，导致肾小球滤过减少；药物引起的肾小管间质病变；并发双侧肾静脉血栓形成等。

5. 肾上腺危象　见于糖皮质激素突然撤减或感染应激时内源性糖皮质激素水平不足，表现为表情淡漠、呕吐、血压降低乃至休克。

6. 肾小管功能障碍　除原有肾小球的基础病变可引起肾小管功能损害外，主要是大量尿蛋白的重吸收导致肾小管功能损害；临床上表现为糖尿、氨基酸尿，以及从尿中丢失钾、磷，严重者可呈范科尼综合征（Fanconi综合征）。

7. 生长障碍　可能与蛋白丢失、糖皮质激素副作用有关。此外，胰岛素水平下降，甲状腺素减低等也可能是肾病患儿生长障碍的机制之一。

【诊断】

见本章第二节。

【治疗】

1. 一般治疗

（1）休息与饮食：高度水肿时宜卧床休息，病情稳定后可正常活动，但避免剧烈运动。可给予食盐摄入1~2g/d，蛋白摄入量应适宜，1~2g/（kg·d），合并肾功能不全时宜低蛋白饮食［<0.5g/

（kg·d）]，注意补充维生素D、钙、锌及水溶性维生素。

（2）利尿：轻度水肿可口服氢氯噻嗪2mg/（kg·d），每日3次，和保钾利尿药如螺内酯2mg/（kg·d）。重者可静脉注射呋塞米每次1~2mg/kg，应用呋塞米前可快速输注低分子右旋糖酐10ml/kg，较单用呋塞米利尿效果明显。严重水肿并有显著低蛋白血症者可使用白蛋白，协助提高血浆胶体渗透压以达到利尿目的。

（3）抗凝：高凝状态是肾病综合征常见并发症，肾静脉血栓可引发肾衰竭，应及时给予抗凝治疗。治疗期间监测凝血酶原时间、血浆纤维蛋白原、血小板计数等。抗凝治疗常用药物包括以下几种。

1）抗凝剂

A. 肝素：50~80U/（kg·d），溶于生理盐水或10%葡萄糖溶液100ml，2小时静脉输入，用药期间监测凝血酶原时间。

B. 低分子量肝素：50~80U/kg，皮下注射，副作用小，现临床已广泛采用。

2）纤溶药物：如尿激酶，首剂40 000U溶于10%葡萄糖溶液或生理盐水100ml中静脉滴注，以后改为20 000U/d维持，在此期间监测纤维蛋白原。

3）血小板解聚剂

A. 潘生丁：3mg/（kg·d），最大量<150mg/d，分2~3次口服。

B. 阿司匹林：5~10mg/（kg·d），每日1次口服。

2. 糖皮质激素 为肾病综合征治疗的首选药物。

（1）泼尼松（prednisone）口服治疗：应用广泛，适用于初治患者。疗程可分为：① 短程，剂量为2mg/（kg·d），口服4周或至蛋白转阴后2周；然后剂量减少1/2或减少1/3，改为隔日晨顿服，8周后骤停。1年内复发率为83%，现已少用。② 中程，剂量为2mg/（kg·d），口服4周，最长不超过6周；然后改为每次2mg/kg，隔日晨顿服，连用4周，此后逐步减量，直至停药，总疗程为6个月。1年内复发率为61%。③ 长程，剂量为2mg/（kg·d），口服4周，最长8周；然后改为每次2mg/kg，隔日晨顿服，此后逐步减量，直至停药，总疗程为9~12个月。1年内复发率最低，约32%。

疗效判断：治疗4周后判断疗效，尿蛋白转阴为激素敏感型肾病。激素耐药型肾病、激素依赖型肾病及频复发肾病为难治性肾病（相关概念见本章第二节）。对复发和激素依赖型肾病的治疗：调整糖皮质激素的剂量和疗程；对于糖皮质激素治疗后或在减量过程中复发者，原则上再次恢复到初始疗效剂量或上一个疗效剂量，或改隔日疗法为每日疗法，或将糖皮质激素减量的速度放慢，延长疗程。同时注意查找患儿有无感染或影响糖皮质激素疗效的其他因素存在。更换糖皮质激素制剂：对泼尼松疗效较差的病例，可换用其他糖皮质激素制剂，如甲泼尼龙、曲安西龙、曲安奈德注射液等。激素耐药型肾病患儿通常需要糖皮质激素联合免疫抑制剂治疗。

（2）甲泼尼龙冲击治疗：用于难治性肾病，剂量为20~30mg/（kg·d），总量<1.0g，加入10%葡萄糖溶液100~250ml中静脉滴注1~2小时，每日1次，3日为1疗程。如需冲击治疗2个疗程可于3日至1周后重复，或隔日静脉滴注1次，连用3次。

长期使用糖皮质激素可产生许多不良反应：脂肪代谢紊乱，脂肪异常分布出现满月脸、水牛背、向心性肥胖；蛋白质分解代谢增加出现负氮平衡，肌肉萎缩无力、伤口愈合延迟；糖代谢紊乱引起血糖升高和糖尿病；水、电解质代谢紊乱，出现水钠潴留、高血压；钙磷代谢异常导致高钙尿症和骨质疏松；胃酸分泌旺盛易引起消化道溃疡；神经精神方面有欣快感、兴奋、失眠，甚至精神病、癫痫发作；还可发生白内障，眼压升高；无菌性股骨头坏死、生长停滞；高凝状态；易发生感染或诱发结核灶活动；应激状态时易出现肾上腺功能不全甚至肾上腺危象，表现为恶心、呕吐、腹痛、休克。因此，长期应用糖皮质激素患儿，应定期监测血压、眼压、骨密度等指标。

3. 细胞毒性药物 用于难治性肾病。多与中小剂量的糖皮质激素合用，有协同作用。常用药物有以下几种。

（1）环磷酰胺（CTX）：剂量为2~3mg/（kg·d）口服，疗程2~3个月，累积量不超过250mg/kg。静脉冲击时，每次0.5~0.75g/m²，每月1次，连用6次，必要时可追加2~4次，累积量<150mg/kg。冲击时应充分水化，液体入量不小于2.5L/m²。副作用有胃肠反应、血白细胞减少、脱发、出血性膀胱炎及性腺损害（主要为男孩），青春期应慎用。

（2）环孢素：目前认为是激素耐药、病理类型为FSGS患儿的首选药物。3~5mg/（kg·d）或100~150mg/（m²·d），口服，疗程1~2年，须监测血药浓度（谷浓度80~120μg/L）及肝肾功能。

（3）吗替麦考酚酯：20~30mg/（kg·d）或800~1 200mg/m²，分2次口服，最大剂量1g，每日2次。疗程12~24个月，须监测血常规和肝功能。

（4）他克莫司（FK506）：0.05~0.15mg/（kg·d），每间隔12小时1次，口服，维持血药浓度5~10μg/L，疗程12~24个月。

（5）其他：如利妥昔单抗、咪唑立宾和硫唑嘌呤等。

4. 中药 可用中药抗凝，调节免疫并减少复发。常用雷公藤多苷片2mg/（kg·d），每日3次口服，逐步减量至1mg/（kg·d），疗程3~5个月；川芎嗪4mg/（kg·d），每日3次口服；保肾康100~150mg/次，每日3次口服；也可用黄芪、生母、知母、白术等滋阴补气中药治疗。

【预后】

儿童肾病综合征的预后与原发病、病理类型、治疗反应密切相关。微小病变型虽多次复发但远期预后良好，非微小病变型预后较差。

第五节 尿路感染

案例13-3 患儿，男，6月龄，发热4日，伴排尿时哭吵。体格检查：咽稍红，心肺（-）。血常规：白细胞计数15.0×10⁹/L。肝、肾功能正常。既往发热2次，抗生素治疗后可好转。

思考：

1. 该男婴需立即进行的检查是什么？

2. 最可能的疾病诊断是什么?

3. 抗生素治疗的原则是什么? 如何考虑进一步检查?

尿路感染 (urinary tract infection, UTI) 是指病原微生物入侵泌尿系统并在尿液中繁殖,侵入泌尿道黏膜或组织引起炎症反应。尿路感染是儿科最常见的感染性疾病之一。无论成人或儿童,女性尿路感染的发病率普遍高于男性,但新生儿或婴幼儿早期,男性发病率却高于女性。根据感染部位分为上尿路感染和下尿路感染,前者指肾盂肾炎,后者指膀胱炎和尿道炎。上尿路感染的危害较大,以婴幼儿发病率最高,反复感染可形成肾瘢痕,严重者可致继发性高血压和慢性肾衰竭。由于儿童时期感染局限在尿路某一部位者较少,且临床上又难以准确定位,故常不加区别统称为尿路感染。可根据有无临床症状,分为症状性尿路感染 (symptomatic urinary tract infection) 和无症状菌尿症 (asymptomatic bacteriuria),无症状菌尿症是儿童尿路感染的一个重要组成部分,见于各年龄、性别的儿童,但以学龄女孩最常见。由于我国采取广泛的预防知识宣讲和有效的抗感染治疗措施,尿路感染的发病率有显著性下降。

【病因】

为各种病原微生物,大肠埃希菌占75%~90%,其次为肺炎克雷伯菌、变形杆菌、产气杆菌和产碱杆菌。初次患尿路感染的新生儿、所有年龄的女孩和1岁以下的男孩,主要致病菌仍是大肠埃希菌;而1岁以上男孩的主要致病菌是变形杆菌。革兰氏阳性球菌的比例近年有所升高,如肠链球菌和葡萄球菌。由器械操作诱发的尿路感染可为肠道细菌和铜绿假单胞菌。在泌尿道梗阻、结构异常、尿路结石、膀胱输尿管反流和神经源性膀胱的基础上并发尿路感染可为一种以上细菌的混合感染。腺病毒可引起出血性膀胱炎。真菌感染可能继发于糖尿病患儿留置导尿、免疫缺陷病或糖皮质激素、广谱抗生素或其他免疫抑制剂治疗过程中。

【发病机制】

以上行感染为最主要感染途径,其次为血行感染,少数为邻近器官感染的直接侵犯。正常时,泌尿道通过定期排尿将细菌冲洗出尿道和泌尿道黏膜产生的分泌型IgA、溶菌酶、有机酸等抗菌物质,可有效减少细菌的黏附,一般只有在诱因存在时才易发尿路感染。

1. 上行感染 正常小儿尿道有少许细菌存在,当机体抵抗力下降或尿道黏膜损伤时细菌可入侵或沿尿道上行引起膀胱、肾盂和肾间质的感染。女孩尿道短,上行感染机会比男孩多。此外,下列因素可促发上行感染形成。

(1) 解剖生理特点:婴幼儿输尿管长而弯曲,管壁肌肉弹力纤维发育不良,蠕动力弱,易于扩张,尿流不畅。

(2) 膀胱输尿管反流 (vesicoureteric reflux, VUR):正常输尿管进入膀胱壁呈钝角,有一定的斜度和长度,开口呈斜行裂隙状,起瓣膜作用。当输尿管进入膀胱的角度改变、在膀胱壁内行程太短、输尿管末端环形和纵行肌纤维数量和分布异常或输尿管膀胱开口的先天异常,以及脊髓脊膜膨出所致的神经源性膀胱均可引起膀胱输尿管反流。婴儿期在膀胱充盈期和排尿期产生的逼尿肌功能亢进,使膀胱内压增高,改变了膀胱壁和输尿管交界处的解剖关系也可引起膀胱输尿管反流，但为暂时性。

膀胱输尿管反流分为5级。Ⅰ级：反流仅见于输尿管。Ⅱ级：反流至肾盂、肾盏。Ⅲ级：输尿管轻至中度扩张与扭曲，肾盏中度扩张，穹窿无或轻度变钝。Ⅳ级：输尿管中度扩张，穹窿角完全消失。Ⅴ级：输尿管显著扩张与扭曲，肾盂、肾盏显著扩张，多数肾盏不见乳头压迹。

尿液反流可造成上行性尿路感染反复发作，Ⅲ级以上的反流可因肾盏内压力过高引起肾内反流和肾间质损害。两者同时或单独存在可引起肾瘢痕，导致慢性肾衰竭。

（3）其他先天畸形和尿路梗阻：常见有肾盂输尿管连接处狭窄、肾盂积水、先天性巨输尿管、后尿道瓣膜、多囊肾、结石、肿瘤等，使引流不畅而继发感染。

（4）病原菌的致病力：以大肠埃希菌为例，其菌体抗原和荚膜抗原K是决定大肠埃希菌尿路致病性的必要条件。此外，大肠埃希菌菌体表面有许多P菌毛，表达的黏附素能特异地与泌尿道上皮细胞表面的特异受体结合，使菌体紧密黏附于泌尿道上皮以避免被尿液冲洗，故易在局部繁殖引起上行感染。

2. 血行感染 在败血症或其他病灶引起的菌血症时，细菌经血流进入肾皮质和肾盂引起尿路感染。血行感染在新生儿多见。

【临床表现】

因年龄和尿路感染部位不同而异，表现有肾盂肾炎、膀胱炎和无症状菌尿症三种形式。

1. 肾盂肾炎 婴幼儿占多数，以全身感染中毒症状为主要表现，常有38.5℃以上的发热，高热时可有惊厥或寒战，表现为全身不适、精神萎靡、面色苍黄、呕吐、腹泻。新生儿常见败血症样表现，有体重下降、喂养困难、黄疸、激惹、发热或体温不升。年长儿诉胁肋部或腰部痛及肾区叩击痛。

2. 膀胱炎 年长女孩为多见，有尿频、尿急、排尿困难、排尿不尽、下腹不适、耻骨上区疼痛、尿失禁的症状，有时伴尿液恶臭、外阴部湿疹等。一般无发热。

3. 无症状菌尿症 小儿尿培养阳性而且无任何感染的临床症状，但若不治疗可能发展为症状性尿路感染。

【辅助检查】

1. 血液检查 急性肾盂肾炎常有血白细胞计数和中性粒细胞比例明显增高、红细胞沉降率增快、C反应蛋白 >20mg/L。膀胱炎上述实验指标多正常。

2. 尿常规检查 清洁中段尿离心镜检可见WBC≥5个/HPF，提示尿路感染，若见WBC管型，提示肾盂肾炎。肾乳头炎或膀胱炎可有明显血尿或终末血尿。严重者，可有短暂明显的蛋白尿。

3. 亚硝酸盐试纸条试验［格里斯试验（Griess test）］和尿白细胞酯酶检测 亚硝酸盐试纸条对诊断尿路感染的特异度高而灵敏度低，大肠埃希菌、副大肠埃希菌和克雷伯菌呈阳性，产气杆菌、变形杆菌、铜绿假单胞菌和葡萄球菌为弱阳性，粪链球菌、结核分枝杆菌阴性。如采用晨尿，可提高其阳性率。白细胞酯酶是人体白细胞内含有的一种特异性酶类，临床常用这种酶类来检测标本中有无白细胞存在。两者联合检测可增加特异度和灵敏度。

4. 细菌学检查　尿培养是确定诊断的重要证据。严格操作常规以免尿液污染，同时进行菌落计数，若菌落计数 ≥ 10^5/ml 有诊断意义，10^4~10^5/ml 为可疑。但已有膀胱炎尿路刺激症状的患儿，尿白细胞明显增多，尿培养菌落计数为 10^3~10^4/ml 亦应考虑尿路感染的诊断。对婴幼儿和新生儿及怀疑尿路感染而留尿困难的小儿，可做耻骨上膀胱穿刺尿液培养，阳性即有诊断意义。用集尿袋留取尿液的培养结果仅有排除意义。留做细菌培养的尿液若不能及时送检，应暂放在 4℃ 冰箱内。大量利尿或已应用抗菌药物治疗则影响结果。有发热的尿路感染患儿应同时做血培养。如尿培养阳性应做药物敏感试验，以指导抗生素的选择。

5. 尿直接涂片法找细菌　用 1 滴均匀、新鲜尿液置玻片上烘干，用亚甲蓝或革兰氏染色，在高倍镜或油镜下每个视野若见到细菌 ≥ 1 个，表示尿内菌落计数 ≥ 10^5/ml。尿沉渣涂片革兰氏染色及细菌形态尚可作为选用药物治疗的参考。

6. 其他实验室指标　对病情迁延，特别是疑有尿路畸形或肾瘢痕形成者，要注意肾小球及肾小管功能测定。

7. 影像学检查　超声检查可探查泌尿系统的结构和膀胱排泄功能有无异常，有无结石、梗阻、残余尿等感染诱因。伴有发热症状的尿路感染均建议采用超声检查。

静脉肾盂造影可显示泌尿系统有无先天畸形、肾盂积水及其程度。排泄性膀胱造影（MCU）对早期发现膀胱输尿管反流及后尿道瓣膜等意义重大。

放射性核素锝-99m-二巯基丁二酸（^{99m}Tc-dimer-captosuccinic acid，^{99m}Tc-DMSA）肾静态显像可作为上尿路感染诊断的可靠指标，发现肾盂肾炎的灵敏度和特异度均在 90% 以上。急性肾盂肾炎时，由于肾实质的炎症细胞浸润、肾间质水肿、肾小管细胞坏死，形成病变部位放射性核素分布的稀疏区，炎症消散后此种稀疏区可消失。当慢性肾盂肾炎肾瘢痕形成时，病变部位的 ^{99m}Tc-DMSA 摄入更少，且肾外形可因瘢痕收缩而缩小或见楔形缺损区。

【诊断和鉴别诊断】

患者多有感染或尿路刺激的临床症状，结合尿常规、尿培养菌落计数可以作出诊断。符合以下第 1、2 条者可确诊。

1. 清洁中段尿，离心镜检可见白细胞 ≥ 5 个/HPF，或有尿路感染症状。

2. 中段尿培养菌落计数 ≥ 10^5/ml。

3. 如无第 1 条，应重复尿培养，若同一细菌仍 ≥ 10^5/ml，可确诊为无症状菌尿症。

完整的尿路感染诊断除评定泌尿系统被细菌感染外，还应包括以下内容：① 本次感染是初染、复发或再感染；② 确定致病菌的类型并做药物敏感试验；③ 有无尿路畸形如膀胱输尿管反流、尿路梗阻等，如有膀胱输尿管反流，还要进一步了解反流的严重程度和有无肾瘢痕形成；④ 感染的定位诊断，即上尿路感染或下尿路感染。

鉴别诊断中，须注意以下方面：急性肾小球肾炎病程中可有暂时性尿白细胞增多，但有血尿、水肿和高血压；急性间质性肾炎和狼疮性肾炎亦有白细胞尿，可结合临床和相关检查进行鉴别诊断；对一般抗菌治疗无效且尿细菌培养多次阴性者，尚应结合胸部 X 线片、结核菌素纯蛋白衍生物（tuberculin purified protein derivative，PPD）试验、尿沉渣找抗酸杆菌和静脉肾盂造影等排除泌尿系统结核；蛲虫病、包茎、会阴炎症亦可出现尿频、尿急症状，但尿白细胞正常或轻微增多，尿培养结果不符合尿路感染，加强局部处理可缓解症状。

【治疗】

目的在于积极控制感染、防止复发、保护肾功能。

1. 一般治疗 急性期卧床休息，多饮水，进食易消化、含足够热量和蛋白质的食物。女孩应注意外阴部的清洁卫生。

2. 抗感染治疗

（1）选用抗生素的原则：① 感染部位，对肾盂肾炎应选择血药浓度高的药物，对膀胱炎应选择尿浓度高的药物。② 感染途径，对上行感染，首选磺胺类药物治疗。如发热等全身症状明显或属血行感染，多选用青霉素类、氨基糖苷类或头孢菌素类抗生素单独或联合治疗。③ 根据尿培养及药物敏感试验结果，同时结合临床疗效选用抗生素。④ 药物在肾组织、尿液、血液中都应有较高的浓度。⑤ 选用的药物抗菌能力强，抗菌谱广，最好能用强效杀菌剂，且不易使细菌产生耐药菌株。⑥ 对肾功能损害小的药物。

常用药物包括：① 氨苄西林，剂量为50~100mg/（kg·d），为常用广谱抗生素，由于耐药菌株增加，可选用复方阿莫西林、复方氨苄西林等新型制剂；② 头孢菌素类，选择第二、三代头孢菌素，效果较好，肾毒性小，第一代对肠杆菌科细菌基本无效，肾毒性大；③ 氨基糖苷类，由于可引起耳、肾毒性，静脉滴注要慎用，时间不可长，如阿米卡星5~8mg/（kg·d）；④ 喹诺酮类，抗菌作用较强，但7岁以下小儿慎用；⑤ 复方磺胺甲噁唑剂量为50mg/（kg·d）、呋喃妥因8~10mg/（kg·d），适用于下尿路感染和预防性用药。对真菌感染可用抗真菌药。

（2）疗程：婴幼儿如伴有呕吐、精神萎靡者，建议静脉用药，常规疗程为2周。对治疗恢复不顺利者应根据尿培养及药物敏感试验结果及时更换抗生素，疗程为4~6周。年长儿且明确为下尿路感染者，疗程为5~7日。初次尿路感染痊愈后于第1、2、3、6、12个月应随访中段尿培养，至少1年。

（3）无症状菌尿症的治疗：单纯无症状菌尿症一般无须治疗。但若合并尿路梗阻、膀胱输尿管反流或存在其他尿路畸形，或既往感染使肾脏留有陈旧性瘢痕者，则应积极选用前述抗菌药物治疗。疗程7~14日，继之给予小剂量抗菌药物预防，直至尿路畸形被矫治。

（4）复发和再感染的治疗：多数经治疗于数日内症状消失，50%的患儿可复发，多在1个月内出现。常见原因有药物选择不当、耐药菌株、L型细菌、尿路畸形等。再感染多发生在初次治疗后停药1个月以上，再感染多为不同菌株或同一菌株不同血清型所引起，常合并有尿路梗阻和膀胱输尿管反流等尿路畸形。复发和再感染治疗的关键在于去除诱因。治疗可延长至6周或更长，并选用复方磺胺甲噁唑、呋喃妥因等以1/5~1/4量维持1年或更长。

3. 尿路畸形的治疗 肾盂输尿管连接处狭窄或后尿道瓣膜、膀胱输尿管反流Ⅴ级应给予手术治疗。

【预后】

复发和再感染的患儿随着尿路畸形的矫正，大多数尿路感染急性发作的次数可明显降低，肾瘢痕形成的风险减少。少数起病早但发现晚，就诊时已有广泛肾瘢痕形成的慢性尿路感染儿童，会发展成高血压、进行性肾损害，直到慢性肾衰竭。

第六节　肾小管性酸中毒

案例13-4　　患儿，女，4岁，因"厌食、恶心，生长落后"入院。体格检查有佝偻病表现。实验室检查：低血钾、低血钠和代谢性酸中毒。出生史无特殊，一直坚持补充维生素D和钙剂。

思考：

1. 这个病例的特点是什么？

2. 临床的诊断思路是什么？如何诊断和治疗？

3. 您以往的临床经验是如何帮助诊断这个病例的？

肾小管性酸中毒（renal tubular acidosis，RTA）是由近端肾小管对HCO_3^-重吸收障碍和/或远端肾小管排泌氢离子障碍所致的一组临床综合征。其主要表现为：① 慢性高氯性酸中毒；② 电解质紊乱；③ 肾性骨病；④ 尿路症状等。特发性者为先天缺陷，多有家族史，早期无肾小球功能障碍。继发性者可见于许多肾脏和全身疾病。

肾小管性酸中毒一般分为4个临床类型：① 远端肾小管性酸中毒；② 近端肾小管性酸中毒；③ 混合型或Ⅲ型肾小管性酸中毒；④ 高钾型肾小管性酸中毒。

一、远端肾小管性酸中毒（Ⅰ型）

远端肾小管性酸中毒（distal renal tubular acidosis，dRTA）是由远端肾小管排泌H^+障碍，尿NH_4^+及可滴定酸排出减少所致。

【病因】

远端肾小管性酸中毒有原发性和继发性，原发者见于先天性肾小管功能缺陷，多为常染色体显性遗传，也有隐性遗传和特发病例。继发者可见于很多疾病，如肾盂肾炎、特发性高丙种球蛋白血症、舍格伦综合征、原发性胆汁性肝硬化、系统性红斑狼疮、纤维素性肺泡炎、甲状旁腺功能亢进、甲状腺功能亢进症、维生素D中毒、特发性高钙尿症、肝豆状核变性、药物性或中毒性肾病、肾髓质囊性病、地中海贫血、碳酸酐酶缺乏症等。

【发病机制】

原发性或继发性原因导致远端肾小管排泌H^+和维持小管腔液-管周间H^+梯度功能障碍，使尿液酸化功能障碍，尿pH>6，净酸排泄减少。正常情况下远曲小管HCO_3^-重吸收很少，排泌的H^+主要与管腔液中Na_2HPO_3交换Na^+，形成NaH_2PO_4，与NH_3结合形成NH_4^+。$H_2PO_4^-$与NH_4^+不能弥散至细胞内，因此产生较陡峭的小管腔液-管周间H^+梯度。远端肾小管性酸中毒患者不能形成或维持这个梯度，故使H⁺蓄积，而体内HCO₃储备下降，血液中Cl⁻代偿性增高，发生高氯性酸中毒。由于泌H⁺障碍，Na⁺–H⁺交换减少，必然导致Na⁺–K⁺交换增加，大量K⁺、Na⁺被排出体外，造成低钾血症、低钠血症；患者长期处于酸中毒状态，致使骨质脱钙、骨骼软化而变形，骨质游离出的钙可导致肾钙化或尿路结石。

【临床表现】

1. 原发性病例　可在出生后即有临床表现。

2. 慢性代谢性酸中毒　患儿表现为厌食、恶心、呕吐、腹泻、便秘、生长发育迟缓。尿pH＞5.5。

3. 电解质紊乱　主要为高氯血症和低钾血症，患者出现全身肌无力和周期性瘫痪。

4. 骨病　常表现为软骨病或佝偻病，出牙延迟或牙齿早脱，维生素D治疗效果差。患者常有骨痛和骨折，小儿可有骨骼畸形和侏儒等。

5. 尿路症状　由于肾结石和肾钙化，患儿可有血尿、尿痛等表现，易导致继发感染与梗阻性肾病。肾脏浓缩功能受损时，患者还常有多饮、多尿、烦渴等症状。

【实验室检查】

1. 血液生化检查　① 血浆pH、HCO₃或CO₂结合力降低；② 血氯升高，血钾、血钠降低，血钙和血磷偏低，阴离子间隙正常；③ 血碱性磷酸酶（ALP）升高。

2. 尿液检查　① 尿比重低；② 尿pH＞5.5；③ 尿钠、钾、钙、磷增加；④ 尿氨显著减少。

3. HCO₃排泄分数（FE HCO₃）　正常值＜5%。方法是从每日口服碳酸氢钠2~10mmol/kg，逐日增加剂量至酸中毒纠正，然后测定血和尿中HCO₃和肌酐（Cr），按下列公式计算：

$$FE\ HCO_3^- = （尿［HCO_3^-］/血［HCO_3^-］）÷（尿Cr/血Cr）×100$$

4. 氯化铵（NH₄Cl）负荷试验　口服NH₄Cl 0.1g/kg，1小时内服完，3~8小时内收集血和尿液，测量血HCO₃和尿pH。当血HCO₃降至20mmol/L以下时，尿pH＞5.5，具有诊断价值；尿pH＜5.5，则可排除本病。氯化铵负荷试验对有明显酸中毒者不宜应用。

5. 肾功能检查　早期为肾小管功能降低。待肾结石、肾钙化导致梗阻性肾病时，可出现肾小球滤过率下降，血肌酐和尿素氮（BUN）升高。

6. X线检查　骨骼显示骨密度普遍降低和佝偻病表现，可见陈旧性骨折。腹部X线片可见泌尿系统结石影和肾钙化。

【诊断和鉴别诊断】

根据以上典型临床表现，排除其他原因所致的代谢性酸中毒，尿pH＞5.5者，即可诊断远端肾小管性酸中毒。确定诊断应具有：① 即使在严重酸中毒时，尿pH也不会低于5.5；② 有显著的钙、磷代谢紊乱及骨骼改变；③ 尿氨显著降低；④ FE HCO₃＜5%；⑤ 氯化铵负荷试验阳性。

应与各种继发性远端肾小管性酸中毒相鉴别。

【治疗】

1. 纠正酸中毒　儿童有6%~15%的碳酸氢盐从肾脏丢失（在成人＜5%），故可给予2.5~7mmol/（kg·d）的碱性药物。常用口服碳酸氢钠或用复方枸橼酸溶液（Shohl液，含枸橼酸

140g，枸橼酸钠98g，加水1 000ml），每毫升复方枸橼酸溶相当于1mmol的碳酸氢钠盐。开始剂量2~4mmol/（kg·d），最大可用至5~14mmol/（kg·d），直至酸中毒纠正。

2. 纠正电解质紊乱　低钾血症可服10%枸橼酸钾0.5~1mmol/（kg·d），每日3次。不宜用氯化钾，以免加重高氯血症。

3. 肾性骨病的治疗　可用维生素D、钙剂。维生素D剂量5 000~10 000U/d。但应注意：① 从小剂量开始，缓慢增量；② 监测血药浓度及血钙、尿钙浓度及时调整剂量，防止高钙血症的发生。

4. 利尿药　噻嗪类利尿药可减少尿钙排泄，促进钙回吸收，防止钙在肾内沉积。如氢氯噻嗪1~3mg/（kg·d），分3次口服。

5. 补充营养，保证入量，控制感染及原发疾病的治疗均为非常重要的措施。

【预后】

如早期发现，长期治疗，防止肾钙化及骨骼畸形的发生，预后良好，甚至可达正常的生长发育水平。有些患儿可自行缓解，但也有部分患儿可发展为慢性肾衰竭而死亡。

二、近端肾小管性酸中毒（Ⅱ型）

近端肾小管性酸中毒（proximal renal tubular acidosis，pRTA）是由近端肾小管重吸收HCO_3^-功能障碍所致。

【病因】

近端肾小管性酸中毒根据病因亦可分为原发性和继发性。① 原发性者多为常染色体显性遗传，亦可与隐性遗传和X连锁遗传有关，多见于男性，部分为散发性病例；② 继发性者可继发于重金属盐中毒、过期四环素中毒、甲状旁腺功能亢进、高球蛋白血症、半乳糖血症、胱氨酸尿症、肝豆状核变性、干燥综合征、肾髓质囊性病变、多发性骨髓瘤等。

【发病机制】

HCO_3^-重吸收障碍的机制尚未明确，可能与下列因素有关：① 近端肾小管管腔中碳酸酐酶功能障碍，影响HCO_3^-分解成CO_2和H_2O，从而使近端肾小管分泌的H^+与腔液中HCO_3^-结合减少；② H^+分泌泵障碍；③ 近端肾小管H^+排泌的调节异常；④ H^+-K^+ATP酶缺陷。

患儿肾小管HCO_3^-阈值一般为15~18mmol/L（正常21~25mmol/L），显著低于正常阈值。因此即使血液HCO_3^-浓度低于21mmol/L，亦有大量的HCO_3^-由尿中丢失，此时患儿产生酸中毒而其尿液呈碱性。由于其远端肾小管泌H^+功能正常，当患儿HCO_3^-下降至15~18mmol/L时，尿HCO_3^-丢失减少，尿液酸化正常，尿pH可低于5.5。补碱后尿中排出大量碳酸氢盐。远端肾小管K^+-Na^+交换增多，可导致低钾血症。

【临床表现】

本型多见于男性。症状与远端肾小管性酸中毒相似，但较轻。其特点为：① 生长发育落后，但大多数无严重的骨骼畸形，肾结石、肾钙化少见。② 明显的低钾血症表现。③ 高氯性代谢性酸中毒。④ 可同时有其他近端肾小管功能障碍的表现。患儿常有多尿、脱水、烦渴症状。⑤ 少数病例只有尿的改变，而无代谢性酸中毒，即呈不完全型，但可进一步发展为完全型。

【实验室检查】

1. 血液生化检查　① 血pH、HCO_3^-或CO_2结合力降低；② 血氯显著升高，血钾显著降低，阴离子间隙可正常。

2. 尿液检查　① 尿比重和渗透压降低；② 当明显酸中毒、血HCO_3^-<16mmol/L时，尿pH<5.5。

3. HCO_3^-排泄分数（FE HCO_3^-）>15%。

4. 氯化铵负荷试验　尿pH<5.5。

【诊断和鉴别诊断】

在临床上具有多饮、多尿、恶心、呕吐和生长迟缓，血液检查具有持续性低钾、高氯性代谢性酸中毒特征者应考虑近端肾小管性酸中毒。确定诊断应具有：① 当血HCO_3^-<16mmol/L时，尿pH<5.5；② FE HCO_3^->15%；③ 尿钙不高，临床无明显骨骼畸形、肾结石和肾钙化；④ 氯化铵负荷试验阴性。

当患儿伴有其他近端肾小管功能障碍时，须注意与下列疾病相鉴别：① 原发性Fanconi综合征；② 胱氨酸尿症；③ 肝豆状核变性；④ 毒物或药物中毒等引起的继发性肾小管性酸中毒。

【治疗】

1. 纠正酸中毒　因儿童肾HCO_3^-阈值比成人低，所以患儿尿中HCO_3^-丢失更多，治疗所需碱较远端肾小管性酸中毒为大；其剂量为10~15mmol/（kg·d），给予碳酸氢钠或复方枸橼酸溶液口服。

2. 纠正低钾血症。

3. 重症者可给予低钠饮食并加用氢氯噻嗪，可减少尿HCO_3^-排出，促进HCO_3^-重吸收。

【预后】

本型预后较好，多数患儿能随年龄增长而自行缓解。

第七节　血尿

血尿（hematuria）是儿科泌尿系统疾病最常见的症状，正常人尿中红细胞仅为0~2个/高倍镜视野（high power field，HPF）。血尿是指尿液中红细胞数超过正常，可分为肉眼血尿及镜下血尿。要先鉴别是为真性血尿还是假性血尿。常见假性血尿可见于：① 非泌尿道出血，阴道或下消化道出血混入，尤其青春期女孩应排除月经污染。② 红色尿，机体某些代谢产物如卟啉可使尿呈红色，酚红、刚果红、氨基比林、柔红霉素等也可使尿呈红色；新生儿期由于尿中排出较多尿酸盐也可使尿布红染；红色尿还见于血红蛋白尿及肌红蛋白尿；某些食物、蔬菜中的色素也使尿呈红色。鉴别点在于尿镜检时有无红细胞。

血尿的检查方法及标准为取6ml清洁新鲜中段尿（以晨尿为好），以1 500r/min的速度离心5

分钟，取沉渣镜检，正常人红细胞仅为0~2个/HPF，当红细胞>3个/HPF则考虑有病理意义。每升尿液中出血量超过1ml时，则可见肉眼血尿。大量出血呈烟灰水样，酸性尿时颜色较暗红，肉眼血尿放置过久也呈暗红色。

病毒感染、剧烈运动后偶有一过性血尿，排除方法为3次以上尿镜检。

【病因】

血尿病因复杂，泌尿系统各部位的炎症、畸形、结石、外伤及肿瘤等均可引起血尿，还可见于全身血液系统疾病时因凝血功能障碍而致血尿。但最多见的是肾小球性血尿。近年来根据尿红细胞形态等的改变，常将血尿分为肾小球性血尿及非肾小球性血尿，有利于临床诊断。

1. **肾小球性血尿**　指血尿来源于肾小球。

（1）原发性肾小球疾病：如急性、慢性肾小球肾炎，肾病综合征，急进性肾炎，IgA肾病，Alport综合征，薄基膜性肾病等。

（2）继发性肾小球疾病：如狼疮性肾炎（lupus nephritis，LN）、过敏性紫癜性肾炎、乙型肝炎病毒相关性肾炎、溶血性尿毒综合征（hemolytic-uremic syndrome，HUS）、肺出血肾炎综合征等。

（3）遗传性肾脏疾病：如Alport综合征、薄基膜性肾病等。

2. **非肾小球性血尿**　血尿来源于肾小球以下泌尿系统，如肾盏、肾盂、输尿管、膀胱或尿道。

（1）泌尿道急性及慢性感染。

（2）肾盂、膀胱、输尿管结石。

（3）特发性高钙尿症。

（4）左肾静脉压迫综合征或称胡桃夹现象。

（5）先天性肾及血管畸形：如多囊肾、膀胱憩室、动静脉瘘、血管瘤等。

（6）肿瘤、外伤及异物。

（7）药物所致肾及膀胱损伤：如环磷酰胺、磺胺类、氨基糖苷类抗生素如庆大霉素等。

（8）结核、原虫及螺旋体等感染。

（9）全身疾病引起的出血：如血小板减少性紫癜、新生儿自然出血、血友病等。

【实验室检查】

1. **尿常规检查**　常用多联试纸法进行过筛及普查，灵敏度为90%，但假阳性率较高，需进一步做尿沉渣镜检以明确。当离心尿红细胞>3个/HPF且分别检测3次以上则有病理意义，血尿如伴蛋白尿及红细胞管型则多为肾小球病变。

2. **尿红细胞形态**　采用相差显微镜及扫描电镜观察尿红细胞形态变化。肾实质病变时红细胞通过基底膜时受挤压，并受肾小管渗透压作用而变形，故认为当尿中红细胞形态以变形红细胞为主时属肾小球性血尿，其变形程度和肾病变严重性相一致。而红细胞形态基本正常、均一或变形红细胞数目<10%则为非肾小球性血尿，多由尿路血管破裂出血造成。当红细胞形态严重变形呈芽孢环状、穿孔等改变时，称为严重变形红细胞，严重变形红细胞数目>30%考虑为肾性血尿。临床诊断符合率各家报告均在95%左右，但需注意尿中红细胞<8 000个/ml及低比重时不可靠，

需重新测定。

血细胞自动分析仪测定尿红细胞形态容积分布曲线，对判断血尿来源有一定意义。当尿平均红细胞体积（MCV）<72fl，且呈小细胞分布时，则说明为肾小球性血尿。本法不受尿比重、pH及主观影响，有一定临床应用价值。

3. 血常规及相应的血液系统检查　贫血程度、生血状况（网织红细胞计数）、血小板计数、出凝血时间、凝血酶原时间、纤维蛋白原水平、血浆抗凝血酶Ⅲ（AT Ⅲ）等对于以血尿为表现的各类原发及继发性肾炎、肾衰竭、合并血栓，或全身血液疾病所致血尿的诊断及鉴别诊断有意义。

4. 其他肾性血尿相关化验　血尿伴蛋白尿要进一步测定24小时尿蛋白定量，当24小时尿蛋白>1g时多明确有肾实质病变；ASO、血补体C3及乙型肝炎相关抗原测定可鉴别肾炎性质；BUN、Cr、内生肌酐清除率（Ccr）、胱抑素C（Cys-C）等指标可判断肾功能受损程度。

5. 尿钙测定　当随意尿Ca（mg/dl）/Cr（mg/dl）>0.21时，则进一步测定24小时尿钙定量，当尿Ca>4mg/（kg·d）时则应疑为高钙尿症，应查2~3次才能确定。

6. 尿细菌检查　尿沉渣涂片找细菌、尿细菌计数及尿培养以确定尿路感染引起血尿的病因，反复发作者要除外膀胱输尿管反流。

7. 特殊检查　疑为结石引起应做腹部X线片；超声可观察肾脏大小、结构、有无左肾静脉受压、肾静脉扩张、结石、畸形及肿物，对血尿诊断及鉴别诊断极为重要；静脉肾盂造影及膀胱逆行造影根据需要选用；数字减影血管造影可明确有无动静脉瘘、血管病变及血栓等；肾CT检查可除外占位性病变，小儿应用较少。

8. 肾活检　可明确肾小球性血尿的病因，对指导治疗及判断预后有一定帮助，以下指征可考虑做肾活检：血尿伴24小时尿蛋白定量>1~2g，或伴高血压及氮质血症者；伴持续补体C3下降者；有肾炎家族史者；凡尿中的红细胞数量超过正常而无明确的临床症状、实验室改变及肾功能异常者，称为单纯性血尿，如持续半年以上，也应考虑肾活检。

【诊断和鉴别诊断】

1. 判断血尿来源

（1）肉眼观察：尿液带有血块多来自下尿路；带有血块或混合黏膜样物质多来自膀胱；滴血多来自尿道。尿三杯试验是指用三只白色透明容器收集患儿排尿过程中的初、中、终段的尿液（初及中段尿液不得少于20ml）。仅有初段血尿表示病变在尿道；终末滴血提示病变在膀胱颈部和三角区、后尿道及前列腺等处；全程血尿则提示病变在肾、输尿管或膀胱。

（2）肾小球性血尿特点：肾小球性血尿为全程血尿，无血块；可有肾区钝痛；常合并蛋白尿及管型，特别是有红细胞管型更说明血尿来自肾实质；尿沉渣红细胞形态及容积分布曲线检查符合肾小球性血尿。

2. 病史及体格检查

（1）血尿有关病史：既往有无肉眼血尿发作史和尿常规检查史；家族中有无肾脏病史及患尿毒症者，有无耳聋患者；发病有无前驱感染及诱因；有无发热、皮疹、关节肿痛，便血或咯血史；有无服用抗生素、磺胺类药物、环磷酰胺等药物史。新生儿期血尿可见于新生儿出血症、严重缺氧、窒息、肾静脉血栓及急性肾乳头坏死等；婴幼儿期血尿最常见于尿路感染及先天性尿路畸形，其次为肾胚胎瘤、肾母细胞瘤、溶血性尿毒综合征、重症遗传性肾炎，部分家族性良性血尿也在3岁前起病；儿童期血尿最常见于急性肾炎综合征及各类原发性或继发性肾小球肾炎，其次为尿路感染、家族性良性血尿、Alport综合征、高钙尿症及左肾静脉扩张等。

（2）体格检查：对血尿的初诊患儿要做全面体格检查。包括生长发育状况；有无水肿、高血压、贫血貌；皮肤有无出血点、瘀斑、皮疹；腹部有无包块；肾区有无叩击痛；有无耳聋，特别是神经性耳聋，眼疾等。并检查外生殖器，特别是男孩有无包茎、包皮粘连。

3. 结合病史、临床表现及体格检查综合分析

（1）血尿和感染有关：急性肾炎综合征常有较明显的前驱感染病史；病毒感染如流行性腮腺炎病毒或EB病毒感染可出现一过性血尿；细菌性心内膜炎可伴肾梗死而出现血尿；流行性出血热有出血、发热和肾衰竭；溶血性尿毒综合征常有肠道感染史；肾结核不仅有血尿，更多伴脓尿。最常见的尿路感染可由细菌、病毒、衣原体等引起，表现血尿伴尿路刺激症状，但婴儿可仅表现为发热、拒食、哭闹及体重不增等。

（2）血尿伴蛋白尿、水肿和高血压：最常见为急性肾炎综合征，当血清补体C3下降且在8周内恢复正常时，则可确诊为急性链球菌感染后肾小球肾炎；血尿伴有进行性少尿、肾功能急骤恶化者考虑急进性肾炎可能性大；儿童期发作性肉眼血尿，且和上呼吸道关系密切，则应考虑IgA肾病；持续低补体血症伴血尿及中度以上蛋白尿多见于膜增生性肾小球肾炎；生长发育障碍、中度以上贫血、持续高血压及肾功能不全首先想到慢性肾炎；血尿伴大量蛋白尿则为肾炎型肾病，病理可见多种形态改变，特别应注意微小病变也有13%可出现镜下血尿。

（3）系统性疾病及遗传病所致的肾损害：典型的过敏性紫癜性肾炎及LN不难诊断，但应注意不典型病例及急、重型病例。有的LN病例持续3年血尿伴轻至中度蛋白尿，反复查抗核抗体阴性，最终靠肾活检典型免疫荧光表现才确诊，更有学龄前4~5岁儿童以全身皮疹、贫血、镜下血尿起病的LN者；血尿伴不明原因的发热、消瘦、贫血及咯血史应疑为肺出血肾炎综合征；发热伴面、颈、上胸部潮红，热退后出现低血压、休克、少尿，继而出现血尿应考虑流行性出血热；溶血性尿毒综合征除血尿、少尿外还有皮肤黏膜出血及黄疸；家族性良性血尿常有明确家族史；同时伴耳聋、眼疾，肾功能进行性恶化者，尤其是男孩，最多见于Alport综合征。

4. **特殊类型血尿** 包括特发性高钙尿症及胡桃夹现象。需通过尿红细胞形态、尿Ca（mg/dl）/Cr（mg/dl）、24小时尿钙定量及腹部超声鉴别。

儿童血尿诊断程序见图13-1。

【治疗和预后】

主要是对因治疗，血尿较重时适当注意休息。对病因不明的血尿患儿应长期随访。

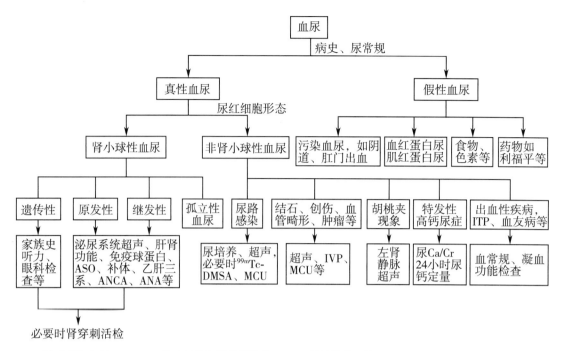

ASO. 链球菌溶血素O；ANCA.抗中性粒细胞胞质抗体；ANA.抗核抗体；^{99m}Tc-DMSA.锝-99m-二巯基丁二酸；
MCU.排泄性膀胱造影；IVP.静脉肾盂造影；Cr.肌酐；ITP.免疫性血小板减少症。

▲ 图13-1 血尿诊断流程

第八节 遗尿症

小儿遗尿症（enuresis）是指 ≥5岁小儿，睡眠状态下不自主排尿 ≥2次/周，持续6个月以上。遗尿症可分为原发性和继发性，单纯性和复杂性。原发性是指尿床从婴儿期延续而来，从未有过6个月以上不尿床；继发性是指有过6个月以上的不尿床期后又出现尿床。单纯性是指仅有夜间尿床，白天无症状，不伴泌尿系统和神经系统解剖或功能异常；复杂性是指除夜间尿床外，白天伴有下泌尿系统症状，常为继发于泌尿系统或神经系统疾病。儿童最常见的仍为原发性单纯性遗尿症，发病率男多于女。遗尿症可严重损害儿童的自尊，导致严重的心理与可能的精神异常。因此小儿遗尿症的积极诊断与治疗具有重要的意义。

【病因和发病机制】

遗尿症的病因至今仍不十分明确，近年的研究认为是多病因所致。

1. 遗传因素 大部分遗尿症患儿有家族史。据研究，父母双亲有遗尿史者，子代发生率为77%。丹麦研究报道，*NE*基因定位于13号染色体。

2. 睡眠觉醒障碍 大部分患儿夜间睡眠过深，难以唤醒。这种觉醒反应是随年龄的增长而逐渐完善的，遗尿症是这种发育过程的延迟或障碍所致。临床观察发现，这部分孩子体格发育较正常儿童延迟。据研究，当夜间膀胱充盈时，脑电图改变由深睡眠转入浅睡眠状态，位于脑桥的LC神经元被认为是觉醒中心之一，由此推测，LC神经元的功能障碍或膀胱到LC神经元的传导通路障碍导致了遗尿症。

3. 精氨酸加压素（arginine vasopressin，AVP）异常 近年来研究报道，约70%患者存在夜间AVP分泌不足现象。正常人夜间AVP分泌增多，在凌晨1~2时达到峰值，使夜间尿量控制在一定范围内。而遗尿症患者夜间AVP分泌不足，导致夜间尿量增多，尿渗透压降低，不能适应膀胱容量而导致遗尿。

4. 膀胱功能障碍 主要指功能性膀胱容量（functional bladder capacity，FBC）减少、逼尿肌不稳定和尿道梗阻致逼尿肌过度收缩。FBC是指白天膀胱充盈至最大耐受程度时的膀胱充盈量。相当一部分患儿FBC较正常儿童减少。逼尿肌不稳定是指在膀胱充盈过程中发生无抑制性收缩，逼尿肌不稳定本身可导致FBC减少。

5. 不良的排尿、排便习惯 有些儿童习惯过多抑制排尿和排便，如两腿交叉扭曲或坐在脚后跟上，每日排尿仅2~3次和严重便秘，明显增加遗尿和尿路感染机会。

【临床表现】

患儿经常遗尿，每夜发生1~2次，有时候一夜发生多次，患儿遗尿后并不觉醒，遗尿的时间大多在上半夜，当时处在第3、4深睡眠阶段（非快速眼动睡眠期），小儿醒时不觉得有排尿梦境；少数可在后半夜第1、2浅睡眠阶段（快速眼动睡眠期）发生遗尿，小儿醒时有排尿的梦境记忆。遗尿可持续数月，也有消失后再出现。临床尿检一般无异常。小儿常有心理负担而不愿意与同龄人交往，在睡前则提心吊胆担忧遗尿。一些家长对患儿缺乏耐心，对患儿施加压力，加重患儿精神负担，可产生恶性循环，形成顽固性遗尿。

【诊断和鉴别诊断】

对于≥5岁，睡眠状态下不自主排尿≥2次/周，持续时间超过6个月的儿童可以诊断遗尿症。对遗尿症患儿，应先确定是功能性的还是器质性的。通过详细询问病史、体格检查、尿液分析和影像学检查等以明确是否存在器质性疾病，其中膀胱超声检查非常重要。需重点注意以下疾病。

1. 泌尿系统疾病 如包茎、包皮过长、尿路感染等，除病史及体格检查外，应行尿常规或尿培养，必要时行静脉肾盂造影。

2. 神经系统疾病 如隐性脊柱裂、脊髓损伤、癫痫、大脑发育不全等，这些疾病各有其特点及神经症状和体征，一般诊断不困难。隐性脊柱裂做X线片检查可确定。

3. 其他 如糖尿病、尿崩症，由于多尿而遗尿；蛲虫病局部刺激等均应注意鉴别。

【治疗】

遗尿症对患儿及家长生活质量和心理的影响不容忽视，给患儿带来很大精神负担。因此，必须重视儿童遗尿问题，正确对待并积极治疗小儿遗尿症。

1. 调整饮食习惯，加强膀胱功能训练 患儿晚饭尽量少吃流质饮食或饮水，餐后或睡前3小时避免喝水，晚餐与睡觉至少间隔2~3小时。睡前忌过度兴奋或剧烈活动并养成睡前排尿的习惯。鼓励患儿白天特别是上午多饮水，并且尽可能地延迟排尿，以使尿量增多，膀胱容量逐渐增大，提高膀胱括约肌功能。

2. 唤醒治疗 使用尿湿报警器，将湿度感应器放在患儿床单或内裤上，一排尿则报警唤醒患儿，或用闹钟定时唤醒患儿排尿。通过以上方法训练患儿对膀胱膨胀的敏感性并及时苏醒。此法安全、有效、无副作用，但短期内不能见效，须长期坚持使用，治愈率达70%，复发率低。

3. 药物治疗 去氨基-8-D-精氨酸加压素（1-deamino-8-D-arginine vasopressin，DDAVP），AVP分泌不足是临床应用DDAVP的理论依据。DDAVP除有抗利尿作用外，还有改善睡眠，促进觉醒的作用。用法为0.1~0.2mg，每日睡前半小时口服1次，3个月为1个疗程，有效率为70%~90%，但停药后复发率较高，用药时须限水以防出现水中毒等副作用。近年研究发现小剂量长疗程（6~12个月）使用的远期疗效较好。

自主神经类药物及中枢兴奋药物一般以1个月为1个疗程，然后逐渐减量至停药。

（1）自主神经类药物中抗胆碱药可增加FBC，有抗痉挛作用，可解除膀胱逼尿肌无抑制性收缩，对有尿流动力学紊乱的患儿有效。常用药物有盐酸丙米嗪，类似药物有去甲替林、阿米替林、地昔帕明等。

（2）中枢兴奋药物常用甲氯芬酯，主要作用于中枢外周神经系统，对中枢神经的作用包括抗抑制活动，从而易于唤醒睡眠中的小儿。近年的研究认为其有促进脑代谢，改善记忆的作用。可治愈约50%的遗尿症，15%~20%患儿有改善，但停药后60%可复发。用法为口服0.1g，每日2~3次。

4. 中医药治疗 中医认为遗尿属肾虚，多以温补固肾为主，对脾肺气虚者益气固涩，肝经湿热者泻肝清热。另外针灸和按摩也有一定疗效。

（周国平）

学习小结

本章介绍了儿童泌尿系统解剖生理特点及儿童肾小球疾病的分类方法。重点介绍了急性肾小球肾炎、肾病综合征、尿路感染的临床特点及诊疗原则。

急性肾小球肾炎典型临床表现包括急性起病，多有前期感染、血尿、水肿、尿少、高血压。特征性实验室检查除尿液改变外还可见ASO升高，补体C3下降，补体多在8周内恢复正常。急性肾小球肾炎的严重并发症有急性肾功能不全、严重循环充血及高血压脑病。治疗包括休息、限盐，积极清除感染灶，对症利尿降压处理，防治严重并发症的发生，预后一般比较好。

肾病综合征以大量蛋白尿、低蛋白血症、高脂血症和水肿为主要临床特点。肾病综合征患儿由于免疫力低下及使用糖皮质激素常常并发感染，其他并发症还包括高凝状态和血栓形成、电解质紊乱、急性肾衰竭、肾小管功能障碍、肾上腺危象等。其治疗以中长程糖皮质激素为主，糖皮质激素剂量的调整需要规范进行，并要注意长期使用糖皮质激素的不良反应。激素依赖或激素耐药患儿常常需要联合免疫抑制剂治疗。

尿路感染以革兰氏阴性杆菌感染多见。分上尿路感染和下尿路感染，其中上尿路感染危害较大，以婴幼儿发病率最高，常由膀胱输尿管反流引起，反复感染可形成肾瘢痕，可致继发性高血压和慢性肾衰竭。因此在尿路感染患儿中常需行影像学检查以评判泌尿系统形态学改变。治疗选择敏感抗生素，进行规范的抗感染治疗。

复习参考题

一、选择题

1. 急性肾炎能恢复上学的指标是
   - A. 血尿消失
   - B. 血压正常
   - C. 红细胞沉降率正常
   - D. 抗链球菌溶血素O正常
   - E. 蛋白尿消失

2. 先天性肾病综合征的发病年龄一般在
   - A. 1月龄内
   - B. 3月龄内
   - C. 6月龄内
   - D. 1岁内
   - E. 3岁内

3. 儿童原发性肾病综合征的最常见病理类型是
   - A. 微小病变型肾病
   - B. 系膜增生性肾小球肾炎
   - C. 局灶节段性肾小球硬化
   - D. 膜性肾病
   - E. 膜增生性肾小球肾炎

4. 急性肾炎起病前可以有皮肤感染，其前驱期多为
   - A. 2~4周
   - B. 4~8周
   - C. 1~2周
   - D. 0~1周
   - E. 8~12周

5. 婴幼儿的少尿标准是每日尿量少于
   - A. 400ml
   - B. 300ml
   - C. 200ml
   - D. 100ml
   - E. 50ml

答案：1. C   2. B   3. A   4. A   5. C

二、简答题

1. 急性肾小球肾炎和肾病综合征各自临床特点和并发症是什么？这两种疾病均可见水肿，其水肿机制和表现有何区别？

2. 肾病综合征的治疗要点有哪些？糖皮质激素的常见副作用有哪些？如何根据对糖皮质激素治疗的反应对肾病综合征进行分类？

3. 尿路感染的常见病原菌是什么？如何对尿路感染进行全面的诊断和评估？

4. 遗尿症的病因有哪些？

第十四章　血液系统疾病

学习目标

知识目标	1. 掌握　儿童造血和血液特点；儿童贫血的分类、诊断标准、诊断步骤和方法；营养性贫血的病因、临床表现、诊断与鉴别诊断及治疗。 2. 熟悉　儿童原发免疫性血小板减少症的临床表现、诊断和治疗原则。 3. 了解　儿童溶血性贫血、再生障碍性贫血、血友病、白血病、组织细胞病等疾病的诊断要点和一般处理原则。
能力目标	1. 能采取合适的措施防治儿童常见血液系统疾病。 2. 能识别不同年龄儿童常见血液系统疾病的病情变化。 3. 能说明儿童常见血液系统疾病的特点，并列出相应的治疗措施。
素质目标	具备人文关怀理念、沟通交流技巧，具有团队合作精神、自主学习能力。

第一节　儿童造血和血液特点

一、造血特点

小儿造血分为胚胎期造血和生后造血两个阶段。

（一）胚胎期造血

开始于中胚层卵黄囊的血岛，然后在肝、脾等髓外造血器官，最后转移至骨髓造血。因而形成三个不同的造血期。

1. **中胚叶造血期**　腹侧中胚层可能是造血干细胞的最早起源。约于胚胎第3周，在卵黄囊壁上形成许多血岛。血岛中间的细胞首先分化成原始血细胞，原始血细胞再分化为初级原始红细胞，其胞质中的血红蛋白主要为血红蛋白Gower1和血红蛋白Gower2。自胚胎第6周后，血岛开始退化，初级原始红细胞逐渐减少，至12~15周时消失。

2. **肝脾造血期**　肝造血自胚胎第6~8周开始，并逐渐成为胎儿中期的主要造血部位，4~5个月时达高峰，6个月后逐渐减退，于出生时停止。胎肝造血主要是产生有核红细胞，自胚胎12周后，不再合成血红蛋白Gower1和Gower2等，而以合成胎儿血红蛋白F（$\alpha_2\gamma_2$）为主，并出现少量的成人血红蛋白A_1（$\alpha_2\beta_2$）和血红蛋白A_2（$\alpha_2\delta_2$）。此外，胎肝也产生少量粒细胞和巨核细胞。

脾脏自胚胎第8周开始参与造血，主要生成红细胞、粒细胞、淋巴细胞和单核细胞。胚胎5个月之后，脾脏生成红细胞和粒细胞的功能逐渐减退至消失，而生成淋巴细胞的功能可维持终生。

胸腺是中枢淋巴器官，胚胎第6~7周逐渐出现胸腺，并开始生成淋巴细胞，维持至出生。来源于卵黄囊、肝或骨髓的淋巴干细胞在胸腺中经包括胸腺素在内的微环境诱导分化为具有细胞免疫功能的前T细胞和成熟T细胞，并迁移至周围淋巴组织，在相应的微环境中分化为不同的亚群，这种功能维持终生。胚胎期胸腺还有短暂生成红细胞和粒细胞的功能。

自胚胎第11周淋巴结开始生成淋巴细胞，并成为终生造淋巴细胞、浆细胞的器官。胎儿期淋巴结亦有短暂的红系造血功能。

3. 骨髓造血期　胚胎第6周开始出现骨髓，至胚胎4个月开始造血活动，并逐渐成为胎儿中后期的主要造血器官，直至出生2~5周后成为唯一的造血场所。

（二）生后造血

1. 骨髓造血　出生后，骨髓是主要的造血场所。婴幼儿期所有骨髓均为红髓，全部参与造血，以满足生长发育的需要。随着年龄的增长，部分红髓逐渐被黄髓代替。5~7岁开始，长骨干中出现脂肪组织（黄髓），随着年龄增长，黄髓逐渐增多，红髓相应减少，至18岁时红髓仅分布于椎骨、胸骨、肋骨、颅骨、锁骨、肩胛骨、骨盆等扁平骨及长骨近端。但黄髓仍有潜在的造血功能，当机体处于疾病状态需要增加造血时，它可转变为红髓而恢复造血功能。小儿在出生后前几年缺少黄髓，故造血代偿潜力小，当造血需要增加时，就会出现髓外造血。

2. 髓外造血　生理状态下，2月龄以后髓外造血停止，骨髓均为红髓，参与造血。当婴幼儿遇到各种感染、溶血、贫血、骨髓受异常细胞侵犯、骨髓纤维化等情况需要增加造血时，肝、脾和淋巴结可随时适应需要，恢复到胎儿时的造血状态，此时肝、脾和淋巴结肿大，外周血出现有核红细胞和幼稚粒细胞。这是小儿造血器官的一种特殊反应，称为"髓外造血"，感染及贫血等纠正后即恢复正常。

二、血象特点

不同年龄小儿的血象有所不同。

1. 红细胞数及血红蛋白量　胎儿期处于相对缺氧状态，促红细胞生成素合成增加，故红细胞数和血红蛋白量较高，出生时红细胞数（5.0~7.0）$\times 10^{12}$/L，血红蛋白量150~220g/L。出生后6~12小时因进食较少和不显性失水，其红细胞数和血红蛋白量往往比出生时更高，此后逐渐下降。足月健康新生儿生后1~2周红细胞数和血红蛋白量逐渐下降，8~10周时红细胞数降至3.0$\times 10^{12}$/L左右、血红蛋白降至100g/L左右后停止，出现轻度贫血，这种下降是生理性的，故称为"生理性贫血"。出生后随着自主呼吸的建立，血氧含量增加，导致促红细胞生成素合成减少，骨髓造血功能暂时性降低，网织红细胞减少；胎儿红细胞较大，寿命较短而且破坏较多（生理性溶血）；婴儿生长发育迅速，循环血量迅速增加等因素，导致生理性贫血出现。早产儿生理性贫血出现早且重，在生后3~6周血红蛋白可下降至70~90g/L。生理性贫血一般无临床症状，其经过呈自限性。3个月后，红细胞数和血红蛋白量又缓慢增加，约于12岁时达成人水平。此外，出生时外周血液中可见到少量有核红细胞，生后1周内消失。

网织红细胞比例在出生3日内为0.04~0.06，于生后4~7日迅速下降至0.005~0.015，以后随生理性贫血恢复，于4~6周回升至0.02~0.08，5月龄以后约与成人相同。

2. 白细胞数与分类 出生时白细胞数为（15~20）×10^9/L，生后6~12小时可达（21~28）×10^9/L，然后逐渐下降，1周时平均为12×10^9/L。婴儿期白细胞维持在10×10^9/L左右，易受哭闹、进食、肌肉紧张、疼痛、缺氧等影响而发生波动，8岁后接近成人水平。

白细胞分类的变化具有特征性：出生时中性粒细胞较高，占0.60~0.65，淋巴细胞占0.30~0.35。生后4~6日两者比例相等，曲线第一次交叉。随后淋巴细胞比例上升，占0.60~0.65，中性粒细胞占0.30~0.35，整个婴儿期均是淋巴细胞占优势。至4~6岁时两者比例又相等，形成第二次交叉。以后中性粒细胞继续增多，淋巴细胞减少，逐渐达成人值，粒细胞占0.65。此外，初生时外周血中也可出现少量幼稚中性粒细胞，但在数日内即消失。

3. 血小板数 血小板数与成人相似，为（150~250）×10^9/L。

4. 血红蛋白种类 血红蛋白除量的变化外，还有质的改变。血红蛋白分子由两对多肽链组成，构成血红蛋白分子的多肽链共有6种，分别为α、β、γ、δ、ε和ζ链，不同的血红蛋白分子由不同的多肽链组成。从胚胎至成人有6种不同的血红蛋白分子。胚胎4~8周血红蛋白（Hb）为Gower1（$\zeta_2\varepsilon_2$）、Gower2（$\alpha_2\varepsilon_2$）和Portland（$\zeta_2\gamma_2$），在胚胎12周时消失，并为HbF（$\alpha_2\gamma_2$）所代替。胎儿6个月时HbF占0.90，而HbA（$\alpha_2\beta_2$）仅占0.05~0.10；以后HbA合成逐渐增加，至出生时HbF占0.70，HbA约占0.30，HbA$_2$（$\alpha_2\delta_2$）<0.01。出生后HbF迅速为HbA所代替，1岁时HbF不超过0.05，至2岁时不超过0.02；成人的HbA约占0.95，HbA$_2$占0.02~0.03，HbF不超过0.02。

5. 血容量 小儿血容量相对较成人多，新生儿血容量约占体重的10%，平均300ml；儿童占体重的8%~10%；成人占体重的6%~8%。

（翟晓文）

第二节　儿童贫血概述

贫血是指外周血中单位容积内的红细胞（RBC）或血红蛋白（Hb）低于正常。正常时，婴儿和儿童的红细胞和血红蛋白随年龄不同而有差异。根据世界卫生组织的资料，血红蛋白的低限值在6~59月龄为110g/L，血细胞比容（HCT）为0.33；5~11岁血红蛋白为115g/L，HCT为0.34；12~14岁血红蛋白为120g/L，HCT为0.36，海拔每升高1 000m，血红蛋白上升4%；低于此值者为贫血。6月龄以下的婴儿由于生理性贫血等因素，血红蛋白值变化较大，我国小儿血液会议（1988年）将生后10天内新生儿贫血标准暂定为血红蛋白<145g/L，此后血红蛋白逐渐下降，1个月以上婴儿根据联合国儿童基金会补充建议，1~3月龄时血红蛋白<90g/L，4~6月龄时血红蛋白<100g/L，为贫血。

【贫血的分类】

1. 贫血程度分类 根据外周血血红蛋白含量或红细胞数量，贫血分为4度：① 轻度，血红蛋白从正常下限至90g/L；② 中度，60g/L ≤ 血红蛋白 <90g/L；③ 重度，30g/L ≤ 血红蛋白 <60g/L；④ 极重度，血红蛋白 <30g/L。新生儿血红蛋白在144~120g/L者为轻度，90g/L ≤ 血红蛋白 <120g/L者为中度，60g/L ≤ 血红蛋白 <90g/L者为重度，<60g/L者为极重度。

2. 贫血病因分类 根据病因，贫血可分为红细胞和血红蛋白生成不足性贫血、溶血性贫血和失血性贫血3类。

（1）红细胞和血红蛋白生成不足性贫血：包括生理性贫血；造血物质缺乏，如缺铁性贫血（铁缺乏）、营养性巨幼细胞贫血（维生素B_{12}、叶酸缺乏）、维生素A缺乏、维生素B_6缺乏、铜缺乏、维生素C缺乏、蛋白质缺乏等；骨髓造血功能障碍，如再生障碍性贫血，单纯红细胞再生障碍性贫血；感染性及炎症性贫血如慢性感染、儿童类风湿病、系统性红斑狼疮等；铅中毒；慢性肾衰竭、甲状腺功能减退等；骨髓浸润或被其他细胞占据（如白血病、淋巴瘤、转移瘤、脂质代谢病、骨硬化症等）。

（2）溶血性贫血：包括红细胞内在缺陷和红细胞外在因素破坏。

1）红细胞内在缺陷：① 红细胞膜结构缺陷，如遗传性球形红细胞增多症、遗传性椭圆形红细胞增多症；② 红细胞内酶缺乏，如丙酮酸激酶（PK）缺乏症、葡萄糖–6–磷酸脱氢酶（G6PD）缺乏症、嘧啶5′核苷酸酶（P5′N）缺乏症；③ 血红蛋白合成与结构异常，如珠蛋白生成障碍性贫血（又称地中海贫血）、血红蛋白病（S、E、C、D）等。

2）红细胞外在因素破坏：① 免疫因素，体内存在破坏红细胞的抗体，如新生儿溶血病、自身免疫性溶血性贫血、药物所致的免疫性溶血性贫血等；② 非免疫因素，如感染因素（细菌的溶血素或疟原虫对红细胞的破坏）、物理化学因素（烧伤、苯、铅、砷、蛇毒等可直接破坏红细胞）、脾功能亢进、弥散性血管内凝血等。

（3）失血性贫血：急性失血如创伤性大出血、出血性疾病等；慢性失血如溃疡病、钩虫病、鲜牛奶过敏、肠息肉等。

3. 形态分类 根据平均红细胞体积（MCV）、平均红细胞血红蛋白含量（MCH）和平均红细胞血红蛋白浓度（MCHC），将贫血分为4类（表14-1）。

▼ 表14-1 贫血的细胞形态分类

项目	MCV/fl	MCH/pg	MCHC/（g/L^{-1}）	常见疾病
正常值	80~100	27~34	320~360	
大细胞性	>100	>34	320~360	巨幼细胞贫血
正细胞性	80~100	27~34	320~360	再生障碍性贫血、单纯红细胞障碍性贫血
单纯小细胞性	<80	<27	320~360	慢性感染
小细胞低色素性	<80	<27	<320	缺铁性贫血、地中海贫血

注：MCV，平均红细胞体积；MCH，平均红细胞血红蛋白含量；MCHC，平均红细胞血红蛋白浓度。

【临床表现】

其临床表现与贫血病因、程度轻重、发生急慢等因素有关。急性贫血如急性失血或溶血，虽贫血程度轻，亦可引起严重症状甚至休克；慢性贫血，若机体各器官的代偿功能较好，可无症状或症状较轻，当代偿不全时才逐渐出现症状。

1. 一般表现　皮肤、黏膜苍白为突出表现。贫血时皮肤（面、耳轮、手掌等）、黏膜（睑结膜、口腔黏膜）及甲床呈苍白色；重度贫血时皮肤往往呈蜡黄色，易误诊为轻度黄疸；相反，伴有黄疸、发绀或其他皮肤色素改变时可掩盖贫血的表现。此外，病程较长的患儿还可伴有乏力、易疲倦、毛发干枯、营养低下、体格发育迟缓等。

2. 造血器官反应　婴幼儿期的骨髓几乎全是红髓，贫血发生后，骨髓不能进一步代偿，故常出现髓外造血；表现为肝脾和淋巴结肿大，外周血中可出现有核红细胞、幼稚粒细胞。

3. 各系统症状

（1）循环和呼吸系统：贫血时，由于组织缺氧，可出现一系列代偿性功能改变，如呼吸加速、心率加快、动脉压增高，有时可见毛细血管搏动。重度贫血失代偿时，则出现心脏扩大，心前区收缩期杂音，甚至发生充血性心力衰竭。

（2）消化系统：胃肠蠕动及消化酶分泌功能均受影响，出现食欲减退、恶心、腹胀或便秘等。

（3）神经系统：表现为精神不振，注意力不集中，情绪萎靡或易激动等。年长儿可有头痛、昏眩、眼前发黑或耳鸣等。

【诊断要点】

贫血是一个综合征，必须查清贫血的病因，才能进行合理和有效的治疗。因此，详细询问病史、全面的体格检查和必要的实验室检查是作出贫血病因诊断的重要依据。

1. 病史

（1）发病年龄：不同年龄期发生贫血的原因不同。出生即有严重贫血者要考虑产前、产时或产后失血（胎儿-母体输血、胎儿-胎儿输血、脐带出血等）；生后48小时内出现贫血、黄疸者，新生儿溶血病可能性大；婴儿期发病者多考虑营养缺乏性贫血、遗传性溶血性贫血；儿童期发病者多考虑慢性出血性贫血、再生障碍性贫血、其他造血系统疾病、全身性疾病引起的贫血。

（2）病程经过和伴随症状：起病急、病程短者，提示急性溶血或急性失血；起病缓慢者，提示营养性贫血、慢性失血、慢性溶血等。如伴有黄疸和血红蛋白尿提示溶血；伴有呕血、便血、血尿等提示出血性疾病；伴有神经和精神症状如嗜睡、震颤等提示维生素B_{12}缺乏；伴有骨痛提示骨髓浸润性病变；肿瘤性疾病多伴有发热、肝脾及淋巴结肿大。

（3）喂养史：详细了解婴幼儿的喂养方法及饮食的质与量对诊断和病因分析有重要意义。1岁内单纯乳类喂养而少加辅食者，幼儿及年长儿饮食质量差、偏食或搭配不合理者，可出现营养性贫血。

（4）过去史：询问有无寄生虫病，特别是钩虫病史；询问其他系统疾病，如消化系统疾病、慢性肾病、严重结核、慢性炎症性疾病（如类风湿病）等可引起贫血的各种疾病。此外，还要询问有无服用对造血系统有不良影响的药物，如氯霉素、磺胺等；有无服用可能引起溶血的食物，如蚕豆等。

（5）家族史：与遗传有关的贫血，如遗传性球形红细胞增多症、G6PD缺乏、地中海贫血等，家族（或近亲）中可有同样患者。

2. 体格检查

（1）生长发育：慢性贫血往往有生长发育障碍。某些遗传性溶血性贫血，特别是重型β地中海贫血，还表现有特殊面貌，如颧、额突出，眼距宽，鼻梁低，下颌骨较大等；先天性骨髓衰竭性疾病引起贫血，可表现为骨骼畸形、身材矮小等。

（2）营养状况：营养不良常伴有慢性贫血。

（3）皮肤、黏膜：皮肤和黏膜苍白的程度一般与贫血程度成正比。小儿因自主神经功能不稳定，面颊的潮红与苍白有时不一定能正确反映有无贫血，观察甲床、结膜及唇黏膜的颜色比较可靠。长期慢性贫血者皮肤呈苍黄色，甚至呈古铜色；反复输血者皮肤常有色素沉着。如贫血伴有皮肤、黏膜出血点或瘀斑，要注意排除出血性疾病和白血病。伴有黄疸时提示溶血性贫血。

（4）指甲和毛发：缺铁性贫血的患儿指甲菲薄、脆弱，严重者扁平甚至呈匙状甲（又称反甲）。营养性巨幼细胞贫血患儿头发细黄、干稀、无光泽，有时呈绒毛状。

（5）肝、脾和淋巴结肿大：肝脾轻度肿大多提示髓外造血，这是婴幼儿贫血常见的体征。如肝脾明显肿大且以脾大为主者，多提示遗传性溶血性贫血。贫血伴有明显肝脾、淋巴结肿大者，应考虑造血系统恶性疾病（如白血病、恶性淋巴瘤）。

除上述病史与体格检查资料外，还应注意贫血对各系统的影响，如心脏扩大和心尖部收缩期杂音等，以及各系统可能的其他损害与贫血的因果关系。

【实验室检查】

血液检查是贫血诊断和鉴别诊断不可缺少的措施，临床上应由简到繁进行。一般根据病史、体征和初步的实验室检查资料，通过综合分析，对大多数贫血可作出初步诊断或确定诊断；对暂时不能明确诊断者，亦可根据初步线索选择进一步必要的检查。

1. 外周血象 这是简单而又重要的检查方法。根据红细胞数和血红蛋白量可判断有无贫血及其程度，并可根据形态分类协助病因分析。仔细观察血涂片中细胞大小、形态及染色情况，对贫血的病因诊断有帮助。红细胞较小、染色浅、中央淡染色区扩大，多提示缺铁性贫血；红细胞呈球形、染色深提示遗传性球形红细胞增多症；红细胞大小不等、染色浅并有异形、靶形和碎片者，多提示地中海贫血；红细胞形态正常则见于急性溶血或骨髓造血功能障碍。白细胞和血小板计数及观察到血涂片中白细胞和血小板的质和量的改变可协助诊断或初步排除造血系统其他疾病（如白血病）及感染性疾病所致的贫血。

网织红细胞计数可反映骨髓造血功能。增高提示骨髓造血功能活跃，可见于急、慢性溶血或失血性贫血；降低提示造血功能低下，可见于再生障碍性贫血、营养性贫血等。此外，在治疗过程中定期检查网织红细胞计数，有助于判断疗效，如缺铁性贫血经合理治疗后网织红细胞在1周左右即开始增加。

2. 骨髓检查 骨髓涂片检查可直接了解骨髓造血细胞生成的质和量的变化，对某些贫血的诊断具有决定性意义（如白血病、再生障碍性贫血、营养性巨幼细胞贫血）。骨髓活检对白血病、转移瘤等骨髓病变具有诊断价值。

3. **血红蛋白分析检查** 如血红蛋白碱变性试验、血红蛋白电泳、包涵体生成试验等，对地中海贫血和异常血红蛋白病有诊断意义。

4. **红细胞渗透脆性试验** 脆性增高见于遗传性球形红细胞增多症；减低则见于地中海贫血。

5. **特殊检查** 红细胞酶活力测定可明确先天性红细胞酶缺陷所致的溶血性贫血；抗球蛋白试验可协助诊断自身免疫性溶血；血清铁、铁蛋白、红细胞游离原卟啉等检查可以分析体内铁代谢情况，可协助诊断缺铁性贫血；核素铬–51可以测定红细胞寿命；基因分析方法对遗传性溶血性贫血不但有诊断意义，还有产前诊断价值。

【治疗原则】

1. **去除病因** 这是治疗贫血的关键，有些贫血在病因去除后，很快可以治愈。对一些贫血原因暂时未明的，应积极寻找病因，予以去除。

2. **一般治疗** 加强护理，预防感染，改善饮食质量和搭配等。

3. **药物治疗** 针对贫血的病因，选择有效药物给予治疗，如铁剂治疗缺铁性贫血，维生素 B_{12}、叶酸治疗营养性巨幼细胞贫血，肾上腺皮质激素治疗自身免疫性溶血性贫血和先天性纯红细胞再生障碍性贫血，免疫抑制剂（抗胸腺细胞球蛋白、环孢素）治疗再生障碍性贫血等。

4. **输红细胞** 当贫血引起心功能不全时，输红细胞是抢救措施。长期慢性贫血者，若代偿功能良好，可不必输红细胞。必须输红细胞时应注意输注的量和速度，贫血愈严重，一次输红细胞量愈少且速度宜慢。一般选用浓缩红细胞，每次5~10ml/kg，速度不宜快，以免引起心力衰竭和肺水肿。对于贫血合并肺炎的患儿，每次输红细胞量应减少，速度更应减慢。

5. **造血干细胞移植** 这是目前根治严重遗传性溶血性贫血、重型再生障碍性贫血和"高危"白血病的有效方法，但受人类白细胞抗原（HLA）相配的造血干细胞来源的限制。

6. **并发症治疗** 婴幼儿贫血易合并急/慢性感染、营养不良、消化功能紊乱等，应予积极治疗。同时还应注意贫血与合并症相互影响的特点，如贫血患儿在消化功能紊乱时对于体液失衡的调节能力较无贫血的儿童差，在输液治疗时应予注意。

（翟晓文）

第三节 营养性贫血

一、缺铁性贫血

案例14-1 患儿，女，4月龄。因"发现贫血3日"就诊。患儿3日前因流涕于当地医院查血常规提示贫血：Hb 90g/L，MCV 70fl，MCH 26pg，MCHC 280g/L。无呕血、便血，无鼻出血、

咯血，无尿色改变。患儿为妊娠34周早产，出生体重2.1kg，生后纯母乳喂养至今。体格检查：体重5.6kg，精神反应好，面色苍白，睑结膜、口唇苍白，浅表淋巴结未触及肿大，肝肋下2.5cm，脾肋下0.5cm，神经系统体格检查未见异常。

思考：

1. 本例的诊断与鉴别诊断是什么？

2. 为明确诊断，应进行哪些辅助检查？

缺铁性贫血（iron deficiency anemia，IDA）是指体内铁缺乏导致血红蛋白合成减少，临床上以小细胞低色素性贫血、血清铁蛋白减少和铁剂治疗有效为特点的贫血症。缺铁性贫血是小儿最常见的一种贫血，主要发生在6月龄至2岁的婴幼儿，其次是青春期女童，严重危害小儿健康，是我国重点防治的小儿常见病之一。

【铁的代谢】

1. 人体内铁元素的含量及其分布　正常成人男性体内总铁量约为50mg/kg，女性约为35mg/kg，正常新生儿约为75mg/kg，早产儿及低体重儿体内的铁量与其体重成正比。总铁量中约67%用于合成血红蛋白和肌红蛋白，32%以铁蛋白及含铁血黄素形式贮存于骨髓、肝和脾内，<1%存在于含铁酶内和以运转铁形式存在于血浆中。

2. 铁的来源

（1）外源性铁：主要来自食物，占人体铁摄入总量的1/3。动物性食物含铁高且为血红素铁，吸收率高，达10%~15%；母乳与牛乳含铁量均低，但母乳的铁吸收率比牛乳高2~3倍；植物性食物中的铁是非血红素铁，吸收率低，为1.7%~7.9%。

（2）内源性铁：体内红细胞衰老或破坏所释放的血红蛋白铁，占人体铁摄入总量的2/3，几乎全部被再利用。

3. 铁的吸收　食物中的铁主要以Fe^{2+}形式在十二指肠和空肠上段被吸收。进入肠黏膜细胞的Fe^{2+}被氧化成Fe^{3+}，一部分与细胞内脱铁铁蛋白结合形成铁蛋白，暂时保存在肠黏膜细胞中；另一部分与细胞质中载体蛋白结合后移出胞外进入血液。食物中的铁一般是Fe^{3+}，肠腔内各种因素如维生素C、稀盐酸、果糖、氨基酸等还原物质能使Fe^{3+}变成Fe^{2+}，有利于铁的吸收；磷酸、草酸等可与铁形成不溶性铁酸盐，难于吸收；植物纤维、茶、咖啡、蛋、牛奶、抗酸药物等可抑制铁的吸收。

4. 铁的转运与利用　被吸收的Fe^{2+}进入血流后又氧化成Fe^{3+}，并与转铁蛋白结合，后者称为血清铁（serum iron，SI）。血清铁被转运至骨髓幼红细胞胞质后，进一步进入线粒体，并与原卟啉Ⅸ结合，形成血红素，血红素再与珠蛋白结合形成血红蛋白。转铁蛋白-铁复合物通过与位于幼红细胞膜上的转铁蛋白受体（TfR）作用后，把铁转运入幼红细胞胞质。而转铁蛋白又返回血浆中重新执行运铁功能，如此循环不断。正常情况下，血浆中的转铁蛋白仅1/3与铁结合，其余2/3仍具有与铁结合的能力，在体外加入一定量的铁可使其达到饱和状态，所加的铁量即为未饱和铁结合力。血清铁与未饱和铁结合力之和称为血清总铁结合力（total iron-binding capacity，

TIBC）。血清铁在总铁结合力中所占的百分比称为转铁蛋白饱和度（transferrin saturation，TS）。此外，铁还参与肌红蛋白和某些酶（如细胞色素C、单胺氧化酶、核糖核苷酸还原酶、琥珀酸脱氢酶等）的合成。

5. 铁的储存　在体内，未被利用的铁以铁蛋白及含铁血黄素的形式贮存。当机体需铁增加时，铁蛋白很容易被利用，含铁血黄素铁不易被利用。通过还原酶的作用，铁蛋白中的Fe^{2+}释放，然后由氧化酶氧化成Fe^{3+}，与转铁蛋白结合后被转运到需铁的组织。

6. 铁的排泄　正常情况下每日仅有极少量的铁排出体外。小儿每日排出量约为15μg/kg，约2/3随脱落的肠黏膜细胞、红细胞、胆汁由肠道排出，其他经肾脏和汗腺排出，表皮细胞脱落也失去极微量的铁。

7. 铁的需要量　小儿由于生长发育的需要，每日需摄入的铁量相对较成人多。成熟儿自4月龄至3岁每日约需铁1mg/kg；早产儿需铁较多，约2mg/kg；各年龄小儿每日摄入总量不宜超过15mg。

【胎儿和儿童期铁代谢特点】

1. 胎儿期铁代谢特点　胎儿通过胎盘从母体获得铁，以妊娠晚期3个月获铁量最多，平均每日约4mg。因此，足月儿从母体获得的铁足够其生后4~5个月内所需；而未成熟儿从母体获得铁较少，容易发生缺铁。孕母严重缺铁，由于母体TfR的代偿性增加和胎盘摄铁能力的下降，可影响胎儿获取铁量。

2. 婴幼儿期铁代谢的特点　足月新生儿体内总铁约75mg/kg，其中25%为储存铁。生后由于"生理性溶血"释放的铁较多，随后是"生理性贫血"期造血相对较低下，加之从母体获取的铁一般能满足4个月所需，婴儿早期不易发生缺铁。但早产儿从母体获取铁少，且生长发育更迅速，可较早发生缺铁。约4月龄以后，从母体获取的铁逐渐耗尽，加上此期生长发育迅速，造血活跃，因此对膳食铁的需要增加；而婴儿主食人乳和牛乳的铁含量均低，不能满足机体所需，储存铁耗竭后即发生缺铁，故6月龄至2岁的小儿缺铁性贫血发生率高。

3. 儿童期和青春期铁代谢特点　儿童期一般较少缺铁，此期缺铁的主要原因是偏食使摄取的铁不足，或是食物搭配不合理使铁的吸收受抑制；肠道慢性失血也是此期缺铁的原因。青春期由于生长发育迅速而对铁的需要量增加，初潮以后少女如月经过多造成铁的丢失也是此期缺铁的原因。

【病因】

1. 先天储铁不足　新生儿体内铁的含量主要取决于血容量和血红蛋白的浓度，血容量与体重成正比。胎儿从母体获得的铁以妊娠最后3个月最多，故早产、双胎或多胎、胎儿失血、异常的胎-母输血、孕母严重缺铁等均可使胎儿储铁减少。

2. 铁摄入量不足　这是缺铁性贫血的主要原因。母体供给的铁一般仅能满足生后4个月所需，人乳、牛乳、谷物中含铁量均低，如不及时添加含铁较多的辅食，容易发生缺铁性贫血。年长儿偏食、厌食、饮食结构不合理造成铁摄入量不足，都可导致贫血。

3. 生长发育因素　足月儿从母体获得的储存铁和生后红细胞破坏所释放的铁可满足生后体重

增长1倍所需。婴儿期生长发育较快，5月龄和1岁时体重分别为出生时的2倍和3倍；随着体重增加，血容量也增加较快，1岁时血液循环中的血红蛋白增加2倍；未成熟儿的体重及血红蛋白增加倍数更高；如不及时添加含铁丰富的食物，则易致缺铁。

4. 铁的吸收障碍　食物搭配不合理［鞣酸（又称单宁酸）、茶叶、咖啡等］可影响铁的吸收。慢性腹泻、呕吐、肠炎、脂肪泻等，可影响营养素的吸收。

5. 铁的丢失过多　正常婴儿每日排泄铁量相比成人多。每毫升血约含铁0.5mg，长期慢性失血可致缺铁，如肠息肉、梅克尔憩室、膈疝、钩虫病、少女月经过多等可致慢性失血。用不经加热处理的鲜牛奶喂养的婴儿可因对牛奶过敏而致肠出血（每日失血约0.7ml）。

【发病机制】

1. 缺铁对血液系统的影响　铁是合成血红蛋白的原料，缺铁时血红素生成不足，进而血红蛋白合成也减少，导致新生的红细胞内血红蛋白含量不足，细胞质减少，细胞变小；而缺铁对细胞的分裂、增殖影响较小，故红细胞数量减少程度不如血红蛋白减少明显，从而形成小细胞低色素性贫血。缺铁通常经过以下三个阶段才发生贫血：① 铁缺乏（iron depletion，ID）期，又称铁减少期，此阶段体内储存铁已减少，但供红细胞合成血红蛋白的铁尚未减少；② 缺铁性红细胞生成（iron deficient erythropoiesis，IDE）期，又称红细胞生成缺铁期，此期储存铁进一步耗竭，红细胞生成所需的铁亦不足，但循环中血红蛋白的量尚未减少；③ 缺铁性贫血期，此期出现小细胞低色素性贫血和一些非造血系统的症状。

2. 缺铁对其他系统的影响　缺铁可影响肌红蛋白的合成，并可使多种含铁酶（如细胞色素C、单胺氧化酶、核糖核苷酸还原酶、琥珀酸脱氢酶等）的活性减低。由于这些含铁酶与生物氧化、组织呼吸、神经递质分解及合成有关，铁缺乏时会造成细胞功能紊乱，尤其是单胺氧化酶的活性降低，造成重要的神经递质如5-羟色胺、去甲肾上腺素、肾上腺素及多巴胺发生明显变化，不能正常发挥功能，因而产生一些非造血系统的表现，如体力减弱、易疲劳、表情淡漠、注意力难以集中、记忆力减退和智力降低等。缺铁还可引起组织器官的异常，如口腔黏膜异常角化、舌炎、胃酸分泌减少、脂肪吸收不良和指/趾出现反甲等。此外，缺铁时T细胞功能减弱，粒细胞杀菌能力降低，髓过氧化物酶活性降低，吞噬功能出现缺陷，易患感染性疾病。

【临床表现】

贫血大多起病缓慢，开始多不为家长所注意，发现时多数患儿已经为中度贫血。症状的轻重取决于贫血程度、发生发展的速度。

1. 一般表现　皮肤黏膜逐渐苍白，以唇、口腔黏膜及甲床较明显。年幼儿表现为不爱活动、喜抱、烦躁不安或精神不振、食欲减退等。年长儿可自诉头晕、乏力、易疲倦、心悸、活动后气短、视物模糊、眼前发黑、耳鸣等。

2. 髓外造血表现　由于髓外造血，肝、脾可轻度肿大。年龄愈小、病程愈久、贫血愈重，肝脾大愈明显，但肿大很少超过中度，淋巴结肿大较轻。

3. 非造血系统症状　铁缺乏导致体内含铁酶活性降低，影响细胞代谢，使机体免疫功能、行为、发育、胃肠道、皮肤黏膜发生一系列非造血系统表现。

（1）消化系统症状：食欲减退、呕吐、腹泻、口腔炎、舌炎或舌乳头萎缩，重者可出现萎缩性胃炎或吸收不良综合征。少数病程长的儿童可出现异食癖（如嗜食泥土、墙皮、煤渣等）。

（2）神经系统症状：婴幼儿可表现精神不振、淡漠、烦躁不安、易激惹、吞咽困难，甚至呼吸暂停。学龄儿童在课堂上常表现行为异常，如注意力不集中、理解力降低、记忆力减退、多动、乱闹、不停的小动作等，智力多数低于同龄儿。

（3）心血管系统症状：明显贫血时心率增快，严重者心脏扩大甚至发生心力衰竭。

（4）其他：细胞免疫功能降低，患儿易反复发生感染，并常因并发感染而加重贫血。皮肤表现干燥，毛发无光泽、易脱落；指/趾甲扁平、薄、脆，甚至出现反甲。

【实验室检查】

1. 外周血血常规　红细胞、血红蛋白均降低，血红蛋白降低比红细胞数减少明显，呈小细胞低色素性贫血。平均红细胞体积（MCV）<80fl，平均红细胞血红蛋白量（MCH）<27pg，平均红细胞血红蛋白浓度（MCHC）<310g/L。外周血涂片可见红细胞大小不等，以小细胞为多，中央淡染区扩大，重症病例的红细胞呈环形。网织红细胞数正常或轻度减少。白细胞一般无改变，钩虫病导致缺铁性贫血的患儿可同时出现嗜酸性粒细胞增高。血小板正常或升高，部分缺铁性贫血患儿因血小板升高而就诊。

2. 骨髓象　呈增生活跃，红细胞增生旺盛，以中、晚幼红细胞增生为主。各期红细胞均较小，细胞质少，染色偏蓝，显示细胞质成熟程度落后于胞核。粒细胞和巨核细胞系一般无明显异常。

3. 有关铁代谢的检查

（1）血清铁蛋白（serum ferritin，SF）：可较敏感地反映体内储存铁情况，缺铁发生时，先消耗储存铁，因此在缺铁性贫血早期（铁缺乏期），即出现铁蛋白的减低。其放射免疫法测定的正常值：<3月龄婴儿为194~238μg/L，3月龄后为18~91μg/L；<12μg/L提示缺铁。受其他因素影响，在有感染、肿瘤、肝、心脏等疾病时，血清铁蛋白可明显升高。因此，当缺铁合并这些疾病时其血清铁蛋白值可不降低，此时测定红细胞内碱性铁蛋白有助诊断。

（2）红细胞游离原卟啉（free erythrocyte protoporphyrin，FEP）：红细胞内缺铁时FEP不能完全与铁结合成血红素，血红素减少又反馈性地使FEP合成增多，未被利用的FEP在红细胞内堆积，导致FEP值增高；当FEP>0.9μmol/L（500μg/dl）时提示细胞内缺铁。如血清铁蛋白值降低、FEP升高而未出现贫血，这是IDE期的典型表现。FEP增高还见于铅中毒、慢性炎症和先天性原卟啉增多症。

（3）血清铁、总铁结合力和转铁蛋白饱和度：这三项检查可反映血浆中铁含量，通常在缺铁性贫血期才出现异常，即血清铁和转铁蛋白饱和度降低，总铁结合力升高。血清铁正常值为12.8~31.3μmol/L（75~175μg/dl），<9.0~10.7μmol/L（50~60μg/dl）有意义，其生理变异大，在感染、恶性肿瘤、类风湿关节炎等疾病时也可降低。总铁结合力>62.7μmol/L（350μg/dl）有意义，其生理变异较小，在病毒性肝炎时可增高。转铁蛋白饱和度<15%有诊断意义。

4. 骨髓可染色铁　骨髓可染色铁反映单核-吞噬细胞系统中的储存铁，是诊断缺铁的金指标。缺铁时，骨髓可染色铁显著减少甚至消失。骨髓涂片用亚铁氰化钾（普鲁士蓝）染色后，在骨髓小粒中看不到蓝色的亚铁氰化铁颗粒，提示骨髓细胞外铁明显减少［0~（±），正常值（＋）~（＋＋＋）］；幼红细胞内铁小粒反映细胞内铁，缺铁时减少、淡染或消失。缺铁性贫血时，细胞外铁先消失，重症时细胞内铁消失；经铁剂治疗后，细胞内铁先恢复，细胞外铁需较长时间出现。

5. 其他检查　如怀疑有慢性肠道失血，可行粪便隐血试验，进一步可行消化道钡餐造影、腹部超声、消化道核素扫描等检查，以了解有无消化道畸形、失血。胸部影像学检查可以了解有无肺部出血，用以鉴别肺含铁血黄素沉着症。心脏彩色多普勒超声检查可以了解心脏扩大、心功能情况。

【诊断】

根据病史，特别是喂养史、临床表现和血象特点，一般可作出初步诊断。进一步进行铁代谢的生化检查有确诊意义。必要时可进行骨髓检查。用铁剂治疗可证实诊断。缺铁性贫血诊断确定后需要注意寻找缺铁的原因。

【鉴别诊断】

主要是与各种小细胞低色素性贫血进行鉴别。

1. 地中海贫血　多有家族史，地区性比较明显，呈小细胞低色素性轻度到中重度贫血。血涂片中可见多数靶形红细胞。血红蛋白电泳可见血红蛋白F或血红蛋白A_2增加。血清铁、转铁蛋白饱和度、骨髓可染色铁增多。

2. 慢性感染性贫血　多呈小细胞正色素性贫血，少数呈低色素性。血清铁蛋白增高，血清铁和总铁结合力均降低，骨髓铁粒幼细胞增多。有原发基础疾病，铁剂治疗贫血无改善。

3. 肺含铁血黄素沉着症　起病突然，表现为发热、咳嗽、咯血、不同程度小细胞低色素性贫血。痰和胃液中可找到含铁血黄素细胞，胸部X线片肺野中可见网点状阴影。

4. 铁粒幼细胞贫血　亦表现为小细胞低色素性贫血，血清铁、铁蛋白增高，总铁结合力降低，骨髓中铁粒幼细胞明显增多，可见到多数环状铁粒幼细胞。铁剂治疗无效。

5. 铅中毒　有铅中毒病史。外周血红细胞可见嗜碱性点彩，网织红细胞增高。血铅含量增高，红细胞和尿中原卟啉增加明显，FEP和血红蛋白比值增高。

【治疗】

主要原则为去除病因和补充铁剂。

1. 一般治疗　加强护理，保证充足睡眠；避免感染，如伴有感染者应积极控制感染；重度贫血者注意保护心脏功能。根据患儿消化能力，适当增加含铁质丰富的食物，注意饮食的合理搭配，以增加铁的吸收。

2. 去除病因　对饮食不当者应纠正不合理的饮食习惯和食物组成，有偏食习惯者应予纠正。若有慢性失血性疾病，如钩虫病、肠道畸形等，应予及时治疗。

3. 铁剂治疗

（1）口服铁剂：铁剂是治疗缺铁性贫血的特效药，若无特殊原因，应采用口服法给药；二价铁盐容易吸收，故临床均选用二价铁盐制剂。常用的口服铁剂有硫酸亚铁（含元素铁20%）、富马酸亚铁（含元素铁33%）、葡萄糖酸亚铁（含元素铁12%）、琥珀酸亚铁（含元素铁35%）等。服药最好在两餐之间，既减少对胃黏膜的刺激，又利于吸收。目前第三代铁剂已广泛应用于儿童缺铁性贫血的临床治疗，如蛋白琥珀酸铁、多糖铁复合物、右旋糖酐铁等，其含铁量高，胃肠道反应轻，剂型方便，口感更容易被儿童接受。口服补铁剂量为元素铁每日4~6mg/kg，分3次口服。同时服用维生素C，可增加铁的吸收。牛奶、茶、咖啡及抗酸药等与铁剂同服均可影响铁的吸收。口服补给铁剂12~24小时后，细胞内含铁酶开始恢复，患儿精神症状减轻、食欲增加。网织红细胞于补铁2~3日后开始上升，5~7日达高峰，2~3周后降至正常。血红蛋白于补铁治疗1~2周后逐渐上升，直至用药第4周上升均较快，治疗4周后血红蛋白应上升20g/L以上。铁剂治疗一般应用至血红蛋白达到正常后6~8周，以补充储存铁。循证医学资料表明，间断补充元素铁每次1~2mg/kg，每周1~2次或每日1次亦可达到补铁的效果，疗程2~3个月。补铁后如未出现预期的治疗效果，应考虑如下可能：诊断是否正确；患儿是否按医嘱服药；是否同时存在影响铁吸收或导致铁继续丢失的原因未去除等。

（2）注射铁剂：注射铁剂较容易发生不良反应，甚至可发生过敏性反应致死，故应慎用。对于确实不能耐受口服铁剂、腹泻严重而贫血较重的患儿，才考虑铁剂注射。常用注射铁剂有山梨醇铁、右旋糖酐铁、蔗糖铁。注射铁剂的治疗效应并不比口服快，同时不良反应多且严重，故必须严格掌握适应证。

4. 输注红细胞　缺铁性贫血由于发病缓慢，机体代偿能力强，一般不必输红细胞。输注红细胞的适应证是：① 贫血严重，尤其是发生心力衰竭者；② 合并严重感染者；③ 急需外科手术者。输血必须采取少量多次的方法，贫血愈严重，每次输注量应愈少。血红蛋白在30g/L以下者，应采用等量换血方法；血红蛋白在30~60g/L者，每次可输注浓缩红细胞4~6ml/kg；血红蛋白在60g/L以上者，不必输红细胞。

【预防】

做好卫生宣教工作，使全社会尤其是家长认识到缺铁对小儿的危害性及做好预防工作的重要性，使之成为儿童保健工作中的重要内容。主要预防措施包括：① 提倡母乳喂养，因母乳中铁的吸收利用率较高。② 做好喂养指导，无论是母乳喂养还是人工喂养的婴儿，均应及时添加含铁丰富且铁吸收率高的辅助食品，如精肉、血、内脏、鱼等，并注意膳食合理搭配。不建议单纯牛乳喂养。③ 婴幼儿食品（谷类制品、牛奶制品等）应加入适量铁剂加以强化。④ 对早产儿，尤其是非常低体重的早产儿宜在2月龄左右给予铁剂预防。⑤ 应注重青春期心理健康和引导，加强营养，合理搭配饮食，加强含铁丰富饮食摄入。重视青春期女童月经失血量过多问题，必要时给予干预。

二、营养性巨幼细胞贫血

案例14-2　患儿，女，1岁。1个月前开始大便呈水样，每日3~6次，曾予"抗生素"治疗未愈。生后羊乳喂养，未添加辅食。体格检查：体重9kg，表情呆滞，面色苍黄，毛发纤细稀疏、

黄色，肝肋下3.5cm，脾肋下1cm。外周血RBC 3.6×10^{12}/L，Hb 103g/L，MCV 95fl，MCH 30pg，MCHC 350g/L，可见巨幼变有核红细胞，分叶核的中性粒细胞占0.15。

思考：

1. 为明确诊断，本例需完善何种检查？

2. 营养性巨幼细胞贫血的常见病因及处理原则是什么？

营养性巨幼细胞贫血（nutritional megaloblastic anemia）是由维生素B$_{12}$和/或叶酸缺乏导致DNA合成障碍，细胞分裂与成熟减缓所致的一种大细胞性贫血。主要临床特点为贫血、神经精神症状、红细胞减少较血红蛋白减少更明显、红细胞体变大、骨髓中出现巨幼红细胞、维生素B$_{12}$和/或叶酸治疗有效的一类贫血。

【维生素B$_{12}$与叶酸代谢】

1. 维生素B$_{12}$的代谢　维生素B$_{12}$又称钴胺素，来源主要是动物食品，如肉类、肝、肾含量较多。母乳中维生素B$_{12}$的量与母亲血浆中的含量是一致的，若母亲缺乏维生素B$_{12}$，则其乳汁中的含量极低。食物中的维生素B$_{12}$在胃酸作用下被释放出来，并立即与R蛋白及胃壁细胞分泌的内因子结合，通过十二指肠上皮细胞，R蛋白被胰腺分泌的蛋白酶水解，维生素B$_{12}$-内因子复合物在回肠远端与肠黏膜细胞微绒毛的特殊受体结合而吸收。当给予大剂量维生素B$_{12}$时，口腔和小肠黏膜也可通过梯度弥散机制吸收一部分。吸收后的维生素B$_{12}$，在血液中主要与钴胺传递蛋白（transcobalamin，TC）结合，供血细胞利用。

维生素B$_{12}$由肝经胆汁排入肠中，每日约1μg，其中2/3与内因子结合经回肠再吸收。每日随粪便、尿液排出的量仅占体内总贮存量的0.1%。

2. 叶酸的代谢　叶酸广泛存在于绿叶蔬菜、瓜果、豆类、谷物和动物肝肾、蛋、奶制品中，人乳及牛乳中含量不高，羊乳更少。

食物中的叶酸绝大部分以叶酸多谷氨酸形式存在，人体摄入后，须经小肠黏膜的叶酸轭合酶分解为单谷氨酸叶酸后方能吸收。

血浆中的叶酸与血清蛋白结合时，无生物学活性；必须在二氢叶酸还原酶作用下还原为四氢叶酸，再转运入组织细胞内，才发挥生物功能。

【病因】

1. 摄入量不足　饮食中缺少新鲜蔬菜、水果，过度蒸煮蔬菜，经过3~4个月即可出现叶酸缺乏。饮食中缺乏肉类、动物肝肾、长期素食、母亲素食的单纯母乳喂养婴儿可出现维生素B$_{12}$缺乏。羊乳中叶酸含量很低，单纯以羊奶喂养者，可致叶酸缺乏。

2. 需要量增加　婴儿生长发育较快，对叶酸、维生素B$_{12}$的需要量也增加。严重感染、恶性肿瘤、甲状腺功能亢进症、溶血性贫血时，可导致叶酸或维生素B$_{12}$需要量增加。

3. 吸收或代谢障碍　食物中维生素B$_{12}$必须与胃底部壁细胞分泌的糖蛋白结合成复合物才能在末端回肠黏膜吸收，进入血液循环后再与TC结合，运送到肝。各种胃肠疾病、慢性腹泻、小肠切除、局限性肠炎、内因子生成不全或缺乏、内因子抗体产生可导致叶酸或维生素B$_{12}$吸收障碍。

【发病机制】

叶酸在二氢叶酸还原酶的还原作用和维生素B_{12}的催化作用下变成四氢叶酸，后者是DNA合成过程中必需的辅酶。当维生素B_{12}或叶酸缺乏后，四氢叶酸减少，导致DNA合成障碍，核分裂时间延长；但RNA的合成相对较多，胞核发育停滞，而胞质继续发育成熟，造成胞核、胞质发育不平衡，细胞巨幼样变。由于红细胞生成速度变慢，这种有缺陷的幼稚细胞寿命缩短，巨幼红细胞在骨髓内即早期死亡，进入血液循环的红细胞寿命也较短，从而出现贫血。

DNA合成障碍也导致粒细胞核成熟障碍，出现巨大幼稚粒细胞和中性粒细胞分叶过多现象。而且可使巨核细胞的核发育障碍而致巨大血小板。粒细胞、巨核细胞DNA合成障碍及无效造血，可造成全血细胞减少。维生素B_{12}能促使脂肪代谢产生的甲基丙二酸转变成琥珀酸而参与三羧酸循环，此作用与神经髓鞘中脂蛋白形成有关，因而能保持中枢和外周髓鞘神经纤维的功能完整性；当维生素B_{12}缺乏时，可导致中枢和外周神经髓鞘受损，因而出现神经精神症状。叶酸缺乏主要引起情感改变，偶见深感觉障碍，其机制尚未明了。

维生素B_{12}缺乏还可使中性粒细胞和巨噬细胞吞噬细菌后，杀灭细菌作用减弱，使组织、血浆及尿液中甲基丙二酸堆积，后者是结核分枝杆菌细胞壁成分的原料，有利于结核分枝杆菌生长，故维生素B_{12}缺乏者易伴结核病。

【临床表现】

以6月龄至2岁婴幼儿多见，起病缓慢。

1. 一般表现　全身症状与贫血的程度不一定成正比。多呈虚胖或颜面轻度水肿，常为非可凹性，毛发纤细稀疏、黄色，严重者皮肤有出血点或瘀斑。

2. 贫血表现　皮肤常呈现蜡黄色，睑结膜、口唇、指甲等处苍白，偶有轻度黄疸，疲乏无力，常伴有轻度肝、脾大。贫血严重者心前区收缩期杂音，心脏扩大，易并发心功能不全。

3. 精神神经症状　可出现烦躁不安、易怒、善忘、精神不振等贫血所致精神系统症状。维生素B_{12}缺乏者可伴有明显神经系统症状，与贫血的程度不完全平行，表现为表情呆滞、目光发直、对周围反应迟钝、嗜睡、不认亲人、少哭不笑，智力、动作发育落后甚至退步。重症病例可出现不规则性震颤，手足无意识运动，甚至抽搐、感觉异常、共济失调、踝阵挛和巴宾斯基征阳性等。叶酸缺乏不发生神经系统症状，但可导致神经精神异常。

4. 消化系统症状　厌食、恶心、呕吐、腹胀、腹泻、便秘；舌乳头萎缩，萎缩性舌炎（又称镜面舌），舌系带处发生溃疡；晚期病例可见吸吮、吞咽困难，常伴哭声嘶哑、咽喉部有痰声。

【实验室检查】

1. 外周血象　呈大细胞性贫血，MCV>100fl，MCH>34pg，红细胞比血红蛋白降低更明显。血涂片可见红细胞大小不等，以大细胞为多，中央淡染区消失，易见嗜多色性和嗜碱点彩红细胞，可见巨幼变的有核红细胞。白细胞偏低，粒细胞体积增大，核分叶过多，常见分叶>5个。白细胞的改变出现在红细胞改变前，故对早期诊断有重要意义。网织红细胞、血小板计数常减少。

2. 骨髓象　增生明显活跃，以红细胞系增生为主，粒、红系均出现巨幼变，表现为胞体变大、核染色质粗而松、副染色质明显，细胞核浆发育不平衡，胞核发育落后于胞质。中性粒细胞的细胞质空泡形成，核分叶过多。巨核细胞核有过度分叶现象，出现巨大血小板。

3. 血清维生素B$_{12}$和叶酸测定 血清维生素B$_{12}$正常值为200~800ng/L，<100ng/L为缺乏。血清叶酸水平正常值为5~6μg/L，<3μg/L为缺乏。

【诊断】

根据年龄、病史和临床表现、血象和骨髓象可诊断为营养性巨幼细胞贫血。在此基础上，如神经精神症状明显，则考虑为维生素B$_{12}$缺乏所致。有条件时测定血清维生素B$_{12}$或叶酸水平可进一步确诊。

【鉴别诊断】

1. 红血病或红白血病 患者骨髓中也可出现很多巨幼红细胞，但常常伴有多少不一的原幼粒细胞，血清叶酸或维生素B$_{12}$均不减少，叶酸或维生素B$_{12}$治疗无效。

2. 恶性贫血 由内因子缺乏所致维生素B$_{12}$吸收障碍，可分先天性恶性贫血、少年型恶性贫血和少年型恶性贫血合并内分泌疾病三种类型。在我国皆少见。

3. 骨髓增生异常综合征 骨髓除有巨幼样改变外，巨核系、粒系还表现病态造血，骨髓染色体异常，叶酸或维生素B$_{12}$治疗无效。

4. 脑发育不全 维生素B$_{12}$缺乏的患者，如伴有神经精神症状者需鉴别。但本病多于出生后即出现发育迟缓，除神经系统症状外，尚有智力低下，无贫血表现，用维生素B$_{12}$治疗后神经症状无改善。

【治疗】

1. 一般治疗 注意营养，及时添加辅食；加强护理，防止感染。

2. 去除病因 对引起维生素B$_{12}$和叶酸缺乏的原因应予去除。

3. 维生素B$_{12}$和叶酸治疗 缺乏维生素B$_{12}$者，给予维生素B$_{12}$ 500~1 000μg肌内注射1次；或每次肌内注射100μg，每周2~3次，连用2~4周，直至临床症状好转、血象恢复正常。单纯维生素B$_{12}$缺乏者不宜加用叶酸，以免加重神经精神症状。神经系统症状者明显者需大剂量、长时间应用维生素B$_{12}$，每日1mg，连续肌内注射2周以上。由维生素B$_{12}$吸收缺陷所致的患者，每月肌内注射1mg，长期应用。维生素B$_{12}$治疗后6~7小时骨髓中巨幼红细胞可转为正常幼红细胞；一般精神症状2~4日后好转；网织红细胞2~4日开始增加，6~7日达高峰，2周后降至正常；神经精神症状恢复较慢。

缺乏叶酸者，口服叶酸5mg/次，每日3次，连续数周至临床症状好转、血象恢复正常为止。同时服用维生素C，有助于叶酸吸收。如叶酸缺乏伴维生素B$_{12}$缺乏者，须同时应用维生素B$_{12}$，以免加重神经精神症状。服用叶酸1~2日后食欲好转，骨髓中巨幼红细胞转为正常；2~4日网织红细胞增加，4~7日达高峰；2~6周红细胞和血红蛋白恢复正常。因使用抗叶酸代谢药物而致病者，可用亚叶酸钙治疗。先天性叶酸吸收障碍者，口服叶酸剂量应增至每日15~50mg才有效。

治疗初期，由于新生大量红细胞，细胞外钾转移至细胞内，可引起低钾血症，甚至发生低血钾性婴儿猝死，应预防性补钾。

【预防】

改善哺乳母亲的营养，婴儿应及时添加辅食，注意饮食均衡，及时治疗肠道疾病，注意合理应用抗叶酸代谢药物。

（翟晓文）

第四节　溶血性贫血

溶血性贫血（hemolytic anemia）是多种病因引起红细胞寿命缩短或过早破坏，且超过了骨髓代偿造红细胞能力的一组疾病。

正常红细胞寿命为120日左右，每日约1%的衰老红细胞在脾脏清除，同时，相当量的新生红细胞从骨髓中释放进入血液循环。当红细胞破坏的速度过快和/或量过多，大于骨髓的代偿能力时，即发生本综合征。

一、遗传性球形红细胞增多症

案例14-3　　患儿，男，7岁。因"面色苍黄4年"就诊。患儿面色苍黄于感染或劳累后加重，感染控制后好转。否认肝炎、传染病接触史；饮食史无特殊，无偏食；无明确服用药物或进食蚕豆诱因。体格检查：营养发育略差，精神反应较好，面色苍黄，口唇、睑结膜苍白，巩膜黄染，肝肋下未触及；脾肋下3.5cm，质地偏硬，表面光滑。血常规：Hb 80g/L，网织红细胞（Ret）9%，MCHC 430g/L；ALT 30U/L，AST 67U/L，TBIL 63.18μmol/L，DBIL 10.5μmol/L。骨髓常规：增生明显活跃，红系增生极度活跃，粒红比例减低，晚幼红细胞易见，巨核细胞不少。腹部超声：肝不大，脾肋下4cm，胆囊内可见泥沙样结石。

思考：

1. 本例的诊断、鉴别诊断是什么？

2. 为明确诊断，需要完善什么检查？

遗传性球形红细胞增多症（hereditary spherocytosis，HS）是红细胞膜先天性缺陷的溶血性贫血，以不同程度贫血、反复出现黄疸、脾大、球形红细胞增多及红细胞渗透脆性增加为特征。

【病因和发病机制】

本病是由调控红细胞膜蛋白的基因突变造成红细胞膜缺陷所致，目前已发现的HS常见突变基因包括*ANK1*、*AE1*（*SLC4A1*）、*SPTB*、*EPB42*和*SPTA1*等，以*ANK1*基因突变最为常见，占50%~67%。大多数为常染色体显性遗传，半数以上有阳性家族史，两性均可患病，但1/4病例缺乏明显家族史。极少数患者呈常染色体隐性遗传，临床表现重。

正常红细胞膜由双层脂质和膜蛋白组成，本病是由于调控红细胞膜蛋白的基因突变造成膜骨架蛋白（血影蛋白、锚蛋白）单独或联合缺陷。缺陷造成红细胞的病理生理改变：① 红细胞膜双层脂质不稳定，以出芽形式形成囊泡而丢失，使红细胞表面积减少，表面积与体积比值下降，红细胞变成球形；② 红细胞膜阳离子通透性增加，钠和水进入胞内而钾透出胞外，为了维持红细胞内外钠离子平衡，钠泵作用加强导致ATP缺乏，钙ATP酶受抑，造成细胞内钙离子浓度升高并沉积在红细胞膜上；③ 红细胞膜蛋白磷酸化功能下降，过氧化物酶增加，与膜结合的血红蛋白增加，导致红细胞变形性下降。球形红细胞的细胞膜变形性能和柔韧性能减弱，少量水分进入胞内即易胀破而溶血，红细胞通过脾时易被破坏而溶解，发生血管外溶血。

【临床表现】

贫血、黄疸、脾大是本病三大特征，而且在慢性溶血性贫血的过程中易出现急性溶血发作。发病年龄越小，症状越重。新生儿期起病者出现急性溶血性贫血和高胆红素血症；婴儿和儿童患者贫血的程度差异较大，大多为轻至中度贫血。黄疸可见于大部分患者，多为轻度，呈间歇性。几乎所有患者有脾大，且随年龄增长而逐渐显著，溶血危象时肿大明显。随着年龄增大，超过一半的患者并发胆石症，为胆红素性胆囊结石。少数患儿可并发下肢复发性溃疡。

在慢性病程中，常因感染、劳累或情绪紧张等因素诱发溶血危象，贫血和黄疸突然加重，伴有发热、寒战、呕吐，脾大显著并有疼痛。也可出现再生障碍危象，表现为以红系造血受抑为主的骨髓造血功能暂时性抑制，出现严重贫血，可有不同程度的白细胞和血小板减少。后者与微小病毒感染有关，呈自限性过程，持续数日或1~2周缓解。

【实验室检查】

1. 外周血象　贫血多为轻至中度，发生危象时可呈重度；网织红细胞升高；MCV和MCH多正常，MCHC增高；白细胞及血小板多正常。外周血涂片可见胞体小、染色深、中心浅染区消失的球形红细胞增多，是本病的特征，占红细胞数的20%~40%。仅少数患者球形红细胞数量少或红细胞形态改变不明显。发生再生障碍危象时，贫血加重，甚至全血细胞减少，网织红细胞也减少。

2. 红细胞渗透脆性试验　是确诊本症的主要方法。大多数病例红细胞渗透脆性增加，0.50%~0.75%盐水开始溶血，0.40%完全溶血。24小时孵育脆性试验则100%病例阳性。再生障碍危象和合并铁缺乏时，红细胞渗透脆性可相应降低。

3. 骨髓象　红细胞系统增生极度活跃，以中晚幼红细胞居多。发生再生障碍危象时，红细胞系统增生低下，有核红细胞减少。

4. 酸化甘油溶解试验（$AGLT_{50}$）　红细胞$AGLT_{50}$缩短。正常人红细胞$AGLT_{50}$约为1 800秒，HS患者可在150秒内。

5. 其他　溶血的证据如血清非结合胆红素、乳酸脱氢酶增高，尿中尿胆原增加。红细胞自身溶血试验阳性，加入葡萄糖或ATP可以纠正。采用十二磺酸钠聚丙烯酰胺凝胶电泳或放射免疫法测定膜蛋白含量有助于判断膜蛋白的缺陷。分子生物学方法可确定基因突变位点。

【诊断和鉴别诊断】

根据贫血、黄疸、脾大等临床表现，末梢血球形红细胞增多，红细胞渗透脆性增加即可作出诊断，阳性家族史更有助于确诊。对于球形红细胞数量不多者，可做孵育后红细胞渗透脆性试验和自身溶血试验，如为阳性有诊断意义。

铁缺乏时红细胞渗透脆性可降低，当本病合并缺铁时，红细胞渗透脆性可能正常。轻型 HS 溶血发作时可误认为黄疸性肝炎，应注意鉴别。

可见球形红细胞是本病的特点，但数量不等的小球形红细胞亦可见于其他疾病，如自身免疫性溶血性贫血、G6PD 缺乏症及红细胞受机械、生物、化学损伤等。自身免疫性溶血患者既有溶血的表现，球形红细胞亦明显增多，易与本病混淆，抗球蛋白试验阳性、肾上腺皮质激素治疗有效等可资鉴别。HS 与抗球蛋白试验阴性的温抗体型自身免疫性溶血性贫血鉴别较困难，家族史、反复抗球蛋白试验及肾上腺皮质激素治疗的反应有助于两者的鉴别，必要时需要做红细胞膜蛋白分析、基因检测进行鉴别。

【治疗】

1. 一般治疗　注意防治感染，避免劳累和情绪紧张。反复溶血或贫血严重时，适当补充叶酸，以防叶酸缺乏而加重贫血。

2. 防治高胆红素血症　见于新生儿发病者（参见第六章第七节）。

3. 输注红细胞　贫血轻者无须输红细胞，重度贫血或发生溶血危象时应输红细胞。发生再生障碍危象时，除输红细胞外，必要时应给予血小板输注。

4. 脾切除术　是本病主要治疗方法。脾切除术对常染色体显性遗传病例有显著疗效，术后黄疸消失、贫血纠正，不再发生溶血危象和再生障碍危象，红细胞寿命延长，但不能根除先天缺陷，故球形红细胞依然存在。手术应于 5 岁以后进行，因过早切脾可降低机体免疫功能，易发生严重感染，特别是肺炎球菌性败血症，尤其是婴幼儿患者。脾切除术指征为：① 血红蛋白 ≤80g/L，网织红细胞 ≥10% 的病例；② 如血红蛋白为 80~110g/L，网织红细胞为 8%~10%，具有以下情况者考虑切脾。贫血影响生活质量或体能活动；贫血影响重要器官的功能；髓外造血明显。切脾时注意有无副脾，如有应同时切除，以免术后复发。胆石症应于脾切除术前明确诊断或手术时探查，与脾一并切除。为防止术后感染，应在术前 1~2 周注射多价肺炎球菌疫苗，术后应用长效青霉素预防治疗 1 年。脾切除术后血小板数于短期内升高，如血小板计数（PLT）>800×10⁹/L，应给予抗血小板凝集药物，如双嘧达莫等。

二、红细胞葡萄糖–6–磷酸脱氢酶缺乏症

案例 14-4　患儿，男，2 岁。因"面色苍黄、酱油色尿 2 日"入院。本次发病前无明确感染前驱史，无服药史，但在发病前 2 日，曾进食蚕豆。患儿父母祖籍均为广西。体格检查：神志清楚，精神反应弱，面色苍黄，口唇苍白，结膜苍白，巩膜黄染，肝脾肋下未触及。血常规：WBC 14.23×10⁹/L，RBC 2.27×10¹²/L，Hb 61g/L，Ret 13.3%；ALT 16U/L，AST 57U/L，LDH 427U/L，TBIL 75.18μmol/L，DBIL 10.5μmol/L；尿常规：隐血（ ++），红细胞 1~2 个 /HPF，尿胆原（ + ），尿胆红素（ – ）；血葡萄糖–6–磷酸脱氢酶活性减低，血浆游离

血红蛋白升高，直接抗球蛋白试验阴性。

思考：

1. 试述本例的诊断及诊断依据、鉴别诊断。

2. 试述溶血性贫血的特点。

红细胞葡萄糖-6-磷酸脱氢酶（G6PD）缺乏症是一种X连锁不完全显性红细胞酶缺陷病。本病分布遍及世界各地，估计全世界有2亿以上的人患有G6PD缺乏症。在我国分布规律呈"南高北低"的态势，长江流域及其以南各省（自治区），以云南省、海南省、广东省、广西壮族自治区、福建省、四川省、江西省、贵州省等的发病率较高，北方地区较为少见。

【病因】

本病呈X连锁不完全显性遗传，*G6PD*基因定位于X染色体长臂2区8带（Xq28），全长约18.5kb，含13个外显子，编码515个氨基酸。男性半合子和女性纯合子均表现为G6PD显著缺乏；女性杂合子发病与否，取决于其G6PD缺乏的细胞数量在细胞群中所占的比例，在临床上有不同的表现度，故称为不完全显性。

迄今，*G6PD*基因的突变已达122种以上；中国人（含海外华裔）的*G6PD*基因突变型有17种，其中最常见的是nt1376G→T（占57.6%）、nt1388G→A（占14.9%），其他突变有nt95A→G、nt493A→G、nt1024G→T等。同一地区不同民族的基因突变型相似，而分布在不同地区同一民族的基因突变型则差异很大。

【发病机制】

目前认为服用氧化性药物（如伯氨喹）诱发溶血的机制为：G6PD在磷酸戊糖旁路中是6-磷酸葡萄糖（G-6-P）转变为6-磷酸葡萄糖酸（G-6-PG）反应中必需的酶。当G6PD缺乏时，还原型烟酰胺腺嘌呤二核苷酸磷酸（NADPH）减少，不能维持生理浓度的还原型谷胱甘肽（GSH），从而使红细胞膜蛋白和酶蛋白中的巯基遭受氧化，破坏了红细胞膜的完整性。NADPH减少后，高铁血红蛋白（MHb）不能转变为氧合血红蛋白，高铁血红蛋白增加导致红细胞内不可溶性变性珠蛋白小体（即海因茨小体）形成明显增加，红细胞膜变硬，通过脾脏时被破坏，导致溶血。新生的红细胞G6PD活性较高，对氧化性药物有较强的"抵抗性"，当衰老红细胞酶活性过低而被破坏后，新生红细胞即代偿性增加，故不再发生溶血，呈"自限性"。蚕豆诱发溶血的机制未明，蚕豆浸液中含有多巴、多巴胺、蚕豆嘧啶类、异脲咪等类似氧化剂物质，可能与蚕豆病的发病有关，但很多G6PD缺乏者在进食蚕豆后并不一定发病，故认为还有其他因素参与，尚有待进一步研究。

【临床表现】

根据诱发溶血的不同原因，可分为以下5种临床类型。

1. **药物诱导溶血性贫血**　G6PD缺乏者服用氧化性药物后，可引起急性溶血。现已将与G6PD缺乏者引起溶血的有关药物分为三类：① 肯定引起所有G6PD缺乏者溶血的药物，应禁忌使用，如伯氨喹、磺胺吡啶、对氨苯磺酰胺、呋喃西林、甲苯胺蓝等；② 对非先天性非球形细胞性溶血性贫血患者，常规治疗量不引起溶血，只有在超剂量使用，或合并感染，或同时服用其他氧化性药物时会引起溶血，如奎宁、氯喹、乙胺嘧啶、对乙酰氨基酚、阿司匹林、异烟肼、苯海拉明、秋水仙碱等；③来自个例报道可引起 G6PD 缺乏者溶血的药物，如柳氮磺嘧啶、吲哚美辛、四环素等。常于服药后 1~3 日出现急性血管内溶血。有头晕、厌食、恶心、呕吐、疲乏等症状，继而出现黄疸、血红蛋白尿，溶血严重者可出现少尿、无尿、酸中毒和急性肾衰竭。

2. 蚕豆病 常见于 <10 岁小儿，男孩多见，常在蚕豆成熟季节流行，进食蚕豆或蚕豆制品（如粉丝、豆腐、酱油）均可致病，母亲食蚕豆后哺乳可使婴儿发病。通常于进食蚕豆或其制品后 24~48 小时内发病，轻者仅有轻度溶血，重者可在短期内出现溶血危象，极重型者病情发展迅速，严重贫血、黄疸、明显血红蛋白尿、神志不清、抽搐甚至出现休克、急性肾衰竭等。溶血可持续数日，临床症状逐渐改善而自愈。

3. 新生儿黄疸 在 G6PD 缺乏症高发地区由 G6PD 缺乏引起的新生儿黄疸并不少见。感染、病理产、缺氧、给新生儿哺乳的母亲服用氧化性药物、新生儿穿戴有樟脑丸气味的衣服等均可诱发溶血，但也有不少病例无诱因可查。黄疸大多于出生 2~4 日后达高峰，半数患儿可有肝脾大，贫血大多数为轻度或中度，重者可致胆红素脑病。

4. 感染诱发的溶血 细菌、病毒感染，如急性传染性肝炎、肺炎、肠炎、败血症、伤寒、细菌性痢疾、传染性单核细胞增多症、水痘及接种牛痘等均可诱发 G6PD 缺乏者发生溶血。一般于感染后几日之内突然发生溶血，程度大多较轻，黄疸多不显著。

5. 先天性非球形细胞性溶血性贫血（congenital non-spherocytic hemolytic anemia，CNSHA） 是一组红细胞酶缺陷所致的慢性溶血性贫血，其中 1/3 病例由 G6PD 缺乏所致。临床表现不同程度的慢性血管外溶血，表现为贫血、黄疸、脾大，感染和/或药物可加重溶血。约有半数病例在新生儿期以高胆红素血症起病。

【实验室检查】

1. 红细胞 G6PD 缺乏症的筛选试验 常用以下 3 种方法。

（1）高铁血红蛋白还原试验：正常还原率 ≥0.75，中间型为 0.74~0.31，显著缺乏者 ≤0.30。此试验可出现假阳性或假阴性，故应配合其他有关实验室检查。

（2）荧光斑点试验：正常 10 分钟内出现荧光，中间型者 10~30 分钟出现荧光，严重缺乏者 30 分钟仍不出现荧光。本试验灵敏度和特异度均较高。

（3）硝基四氮唑蓝（NBT）纸片法：正常滤纸片呈紫蓝色，中间型呈淡蓝色，显著缺乏者呈红色。

2. 红细胞 G6PD 活性测定 这是特异性的直接诊断方法，正常值随测定方法不同而不同。

（1）世界卫生组织（WHO）推荐的 Zinkham 法为（12.1±2.09）U/gHb。

（2）国际血液学标准化委员会（SICSH）推荐的 Clock 与 Mclean 法为（8.34±1.59）U/gHb。

（3）NBT 定量法为 13.1~30.0NBT 单位。

（4）近年开展 G6PD/6-PGD 比值测定：可进一步提高杂合子检出率，正常值为成人 1.0~1.67，脐带血 1.1~2.3，低于此值为 G6PD 缺乏。

3. 海因茨小体生成试验 在溶血时阳性细胞 >0.05，溶血停止时呈阴性。不稳定血红蛋白病患者此试验亦可为阳性。

4. 基因检测 采用分子生物学的方法检测到引起G6PD缺乏的相应致病基因可确诊此病。

【诊断】

阳性家族史或过去病史均有助于临床诊断。病史中有急性血管内溶血特征，并有食蚕豆、感染、服药物史，或新生儿黄疸，或自幼即出现原因未明的慢性溶血者，均应考虑本病。结合实验室检查即可确诊。

需要与其他类型先天性红细胞内酶缺乏症、自身免疫性溶血性贫血、阵发性睡眠性血红蛋白尿症等溶血性疾病相鉴别。

【治疗】

本病无特殊治疗，无溶血无须治疗。发生溶血时应去除诱因，停用可疑药物，停食蚕豆，治疗感染等。

轻症患者急性溶血期给予一般支持疗法、补液即可奏效，去除诱因后溶血大多于1周内自行停止。溶血及贫血较重者注意水、电解质平衡，纠正酸中毒，碱化尿液等预防肾衰竭。对严重贫血，或有心脑功能损害症状者，应及时输注G6PD正常浓缩红细胞，并监护至血红蛋白尿消失。如出现肾衰竭，应及时采取有效措施。

新生儿高胆红素血症可用蓝光治疗，个别严重者应考虑换血疗法，以防止胆红素脑病的发生。

【预防】

在G6PD缺乏症高发地区，应进行群体G6PD缺乏症的筛查。已知为G6PD缺乏者应避免进食蚕豆及其制品，忌服有氧化作用的药物，并加强对各种感染的预防。

三、地中海贫血

案例14-5 患儿，男，1岁。自8月龄起面色苍白，广西人。在当地医院输浓缩红细胞1次，输血后精神转活跃；1个月后患儿面色渐苍白，尿色稍黄。给予补铁治疗1个月，贫血未改善。体格检查：贫血貌，巩膜无黄染，心肺无异常，腹稍膨隆，肝肋下2cm，脾肋下1cm。血常规：RBC 3.26×10^{12}/L，Hb 66g/L，MCV 78fl，MCH 25pg，MCHC 300g/L。HbA$_2$ 0.03，HbF 0.34。

思考：

1. 本例的诊断是什么？诊断依据有哪些？

2. 如何开展预防工作？

地中海贫血（thalassemia）又称海洋性贫血、珠蛋白生成障碍性贫血，是遗传性溶血性贫血的一组疾病。其共同特点是珠蛋白基因的缺陷使一种或几种珠蛋白肽链合成减少或完全不能合

成，导致血红蛋白的组成成分异常，引起慢性溶血性贫血。本组疾病均属常染色体不完全显性遗传，临床症状轻重不一。

本病以地中海沿岸国家和东南亚各国多见，我国长江以南各省均有报道，以广东省、广西壮族自治区、海南省、四川省、重庆市等的发病率较高，在北方较为少见。患者以汉族为多。

【病因和发病机制】

正常人血红蛋白（Hb）中的珠蛋白含四种肽链，即 α、β、γ 和 δ。根据珠蛋白肽链组合的不同形成三种 Hb，即 HbA（$\alpha_2\beta_2$）、HbA$_2$（$\alpha_2\delta_2$）、HbF（$\alpha_2\gamma_2$）。当遗传缺陷时，珠蛋白基因缺失或点突变后，珠蛋白肽链合成障碍，从而出现慢性溶血性贫血。根据肽链合成障碍的不同，分别称为 α、β、$\delta\beta$ 和 δ 等地中海贫血。其中以 α 和 β 地中海贫血较常见。

1. β地中海贫血　人类 β 珠蛋白基因簇位于第 11 号染色体短臂 1 区 5 带（11p15.4）。β地中海贫血的病因主要是该基因的点突变，少数为基因缺失。β地中海贫血基因突变非常复杂，迄今已发现的突变类型达 200 多种，国内已发现 50 多种突变。其中，6 种热点突变 Codon（CD）41/42（−TCTT）、IVS−Ⅱ−654（C→T）、CD17（A→T）、TATA box28（A→G）、CD71/72（+A）　和 CD26（G→A）约占突变类型的 90%。而 CD26（G→A）形成慢速异常 HbE，是 β 地中海贫血的特殊基因类型。基因缺失和有些点突变可致 β 链的生成完全受抑制，称为 β^0 地中海贫血；有些点突变或缺失使 β 链的生成部分受抑制，则称为 β^+ 地中海贫血。染色体上的 2 个等位基因突变点相同者称为纯合子；同源染色体上只有 1 个突变点者称为杂合子；等位基因的突变点不同者称为双重杂合子。我国 β 地中海贫血发生率为 0.67%，以广东省、广西壮族自治区、云南省、贵州省、四川省等为高。

根据 β 基因缺陷所产生杂合子和纯合子的不同，将 β 地中海贫血分为重型、轻型、中间型三种类型。重型 β 地中海贫血是纯合子或双重杂合子状态。因 β 链生成完全或几乎完全受到抑制，含有 β 链的 HbA 合成减少或消失，而多余的 α 链则与 γ 链结合而成为 HbF（$\alpha_2\gamma_2$），使 HbF 明显增加。由于 HbF 比 HbA 的氧亲和力高，在组织中不易释出氧，患者出现组织缺氧。缺氧引起红细胞生成素大量分泌，刺激骨髓造血功能，红骨髓极度扩张，因而引起一系列骨骼改变。过剩的 α 链沉积于幼红细胞和红细胞中，形成 α 链包涵体附着于红细胞膜上而使其变僵硬，在骨髓内大多被破坏而导致"无效造血"。部分含有包涵体的红细胞虽能成熟并被释放至外周血，但当它们通过微循环时就容易被破坏，这种包涵体还影响红细胞膜的通透性，从而导致红细胞的寿命缩短。所以，患儿在临床上呈慢性溶血性贫血。贫血使肠道对铁的吸收增加，加上铁利用障碍和在治疗过程中的反复输血，使组织中沉积大量的铁，导致含铁血黄素沉着症，产生继发性血色病。轻型 β 地中海贫血是杂合子状态，β 链的合成仅轻度减少，故其病理生理改变极轻微。中间型 β 地中海贫血是双重杂合子和某些地中海贫血变异型的纯合子或双重杂合子状态，其病理生理改变介于重型和轻型之间。

2. α地中海贫血　人类 α 珠蛋白基因簇位于第 16 号染色体短臂末端（16p13.3）。每条染色体各有 2 个 α 珠蛋白基因，从 5′ 端到 3′ 端顺序分别为 $\alpha_2\alpha_1$ 基因；一对染色体共有 4 个 α 珠蛋白基因（基因型：αα/αα）。大多数 α 地中海贫血是由 α 珠蛋白基因的缺失所致，少数由基因点突变造成。缺失α_2基因，称为左侧缺失，所缺失的是4.2kb基因片段（$\alpha^{4.2}$）；缺失α_2基因的3′端和α_1基因的5′端，形成了由α_2基因的5′端和α_1基因的3′端构成的融合基因，称为右侧缺失，所缺失的是3.7kb基因片段（$\alpha^{3.7}$）；当缺失大小尚未确定时，用上标描述其地域或家族起源，如--^{MED}表明首次在地中海地区人群中发现的两个α基因缺失，--^{SEA}为东南亚缺失型。非缺失型α地中海贫血是由基因突变造成的α珠蛋白基因缺陷（α^T）所致，迄今已发现的突变有10多种，国内以HbCS（Hb Constant Spring，α^{CS}）和HbQS（Hb Quong Sze，α^{QS}）为主，其他突变少见。

若仅是一条染色体上的一个α基因缺失或缺陷，则α链的合成部分受抑制，称为α^+地中海贫血（基因型：-α/$\alpha\alpha$）；若每一条染色体上的2个α基因均缺失或缺陷，则无α链合成，称为α^0地中海贫血（基因型：--/$\alpha\alpha$）。重型α地中海贫血是α^0地中海贫血的纯合子状态，其4个α珠蛋白基因均缺失或缺陷，以致完全无α链生成，因而含有α链的HbA、HbA$_2$和HbF的合成均减少。患者在胎儿期即发生大量γ链合成γ_4（Hb Bart），Hb Bart对氧的亲和力极高，造成组织缺氧而引起胎儿水肿综合征。

中间型α地中海贫血是α^0和α^+地中海贫血的双重杂合子状态，是由3个α珠蛋白基因缺失或缺陷所造成的，患者仅能合成少量α链，其多余的β链即合成HbH（β_4）。HbH对氧亲和力较高，又是一种不稳定Hb，容易在红细胞内变性沉淀而形成包涵体，造成红细胞膜僵硬而使红细胞寿命缩短。

轻型α地中海贫血是α^+地中海贫血纯合子或α^0地中海贫血杂合子状态，它仅有2个α珠蛋白基因缺失或缺陷，故有相当数量的α链合成，病理生理改变轻微。静止型α地中海贫血是α^+地中海贫血杂合子状态，它仅有一个α基因缺失或缺陷，α链的合成略为减少，病理生理改变非常轻微。

【临床表现和实验室检查】

1. β地中海贫血根据病情轻重的不同，可分为以下3型。

（1）重型：又称Cooley贫血。患儿出生时无症状，至3~12月龄开始发病，呈慢性进行性贫血，面色苍白，肝脾大，发育不良，常有轻度黄疸，症状随年龄增长而日益明显。食欲缺乏，生长发育停滞，肝脾日渐肿大，以脾大明显，可达盆腔。由于骨髓代偿性增生，出现骨骼变大、髓腔增宽，先发生于掌骨，以后为长骨和肋骨；1岁后颅骨改变明显，表现为头颅变大、额部隆起、颧高、鼻梁塌陷、两眼距增宽，形成地中海贫血特殊面容。患儿常并发支气管炎或肺炎。当并发含铁血黄素沉着症时，因过多的铁沉着于心肌和其他脏器如肝、胰腺等而引起该脏器损害的相应症状；其中最严重的是心力衰竭，它是贫血和铁沉着造成心肌损害的结果，是导致患儿死亡的重要原因之一。本病如不治疗，多于5岁前死亡。

实验室检查：外周血象呈小细胞低色素性贫血。外周血涂片红细胞大小不等，中央浅染区扩大，出现异形、靶形、碎片红细胞和有核红细胞、嗜碱性点彩红细胞、嗜多染性红细胞、豪-乔小体等，有核红细胞、网织红细胞增高。白细胞及血小板数增加，并发脾功能亢进者减少。骨髓象呈红细胞系统增生明显活跃，以中、晚幼红细胞占多数，成熟红细胞改变与外周血相同。红细胞渗透脆性明显减低。HbF含量明显增高，大多 >0.40，这是诊断重型β地中海贫血的重要依据。

颅骨X线片可见颅骨内外板变薄，板障增宽，在骨皮质间出现垂直短发样骨刺。肽链分析可明确诊断，基因分析可检测到突变位点。

（2）轻型：患者无症状或轻度贫血，脾不大或轻度大。病程经过良好，能存活至老年。本病易被忽略，多在重型患者家族调查时被发现。

实验室检查：成熟红细胞有轻度形态改变，红细胞渗透脆性正常或减低，Hb电泳显示HbA_2含量增高（0.035~0.060），这是本型的特点。HbF含量正常。

（3）中间型：多于幼童期出现症状，其临床表现介于轻型和重型之间，中度贫血，脾脏轻或中度大，黄疸可有可无，骨骼改变较轻。输血量小或不必输血仍可维持生命。

实验室检查：外周血涂片红细胞形态和骨髓象的改变如重型，红细胞渗透脆性减低，HbF含量为0.40~0.80，HbA_2含量正常或增高。

2. α地中海贫血

（1）静止型：患者无临床及血液异常表现，红细胞形态正常，常因家系调查或婚前、产前及新生儿脐血筛查时发现。出生时脐带血中Hb Bart含量为0.01~0.02，但3个月后即消失。

（2）轻型：本型患者无贫血或轻度贫血，感染或妊娠时贫血加重，轻度肝、脾大或无肿大。轻度小细胞低色素性贫血，红细胞形态大小不等、中央浅染、异形、偶见靶形等，红细胞渗透脆性降低，海因茨小体生成试验阳性，HbA_2和HbF含量正常或稍低。患儿脐血Hb Bart含量为0.034~0.140，于生后6个月时完全消失。

（3）中间型：又称HbH病，根据发病年龄、病情轻重，临床表现有所不同。轻型病例常见，儿童或青少年期发病，轻度贫血，轻度肝、脾大，合并呼吸道感染或服用氧化性药物、抗疟药物等可诱发急性溶血而加重贫血，甚至发生溶血危象。重型病例患儿出生时无明显症状，婴儿期以后逐渐出现贫血、脾大明显，需依靠输血维持生命。

实验室检查：贫血程度轻重不一，外周血涂片呈明显红细胞大小不等、浅染、异形、靶形和碎片。红细胞渗透脆性减低，HbH包涵体和海因茨小体生成试验均阳性，异丙醇试验强阳性。Hb电泳可见HbH，含量1.5%~44.3%。可做基因诊断明确基因型。

（4）重型：又称Hb Bart胎儿水肿综合征，是重型α地中海贫血，控制α链合成的4个基因均缺失，故无α链合成。胎儿常于妊娠期30~40周时流产、死胎或娩出后短期内死亡，胎儿呈重度贫血、黄疸、水肿、肝脾大、腹水、胸腔积液。胎盘巨大且质脆。

实验室检查：中重度贫血，有核红细胞和网织红细胞明显增高，外周血涂片红细胞明显大小不等、异形、靶形，伴特征性低色素性巨红细胞。Hb中几乎全是Hb Bart或同时有少量HbH，无HbA、HbA_2和HbF。肽链分析证实本患儿无α链，基因诊断证实无α链基因。

【诊断和鉴别诊断】

根据临床特点和实验室检查，结合阳性家族史，一般可作出诊断。有条件时，可进行基因诊断。本病须与下列疾病鉴别。

1. 缺铁性贫血　轻型地中海贫血的临床表现和红细胞的形态改变与缺铁性贫血有相似之处，故易被误诊。但缺铁性贫血常有缺铁诱因，血清铁蛋白含量减低，骨髓外铁粒幼细胞减少，红细胞游离原卟啉升高，铁剂治疗有效等可资鉴别。对可疑病例，可借助Hb碱变性试验和Hb电泳进行鉴别。

2. 遗传性球形红细胞增多症 见本节遗传性球形红细胞增多症。

3. 传染性肝炎或肝硬化 因HbH病贫血较轻，还伴有肝脾大、黄疸，少数病例还可有肝功能损害，故易被误诊为黄疸性肝炎或肝硬化。但通过病史询问、家族调查及红细胞形态观察、Hb电泳检查即可鉴别。

【治疗】

静止型/轻型地中海贫血无须特殊治疗，中间型和重型地中海贫血应采取下列一种或数种方法给予治疗。

1. 一般治疗 注意休息和营养，积极预防感染。适当补充叶酸和维生素E。

2. 输血和去铁治疗 此法在目前仍是重要治疗方法之一。

（1）红细胞输注：少量输注法仅适用于中间型α和β地中海贫血，不主张用于重型β地中海贫血。对于重型β地中海贫血，应从早期开始给予中、高量输血，以使患儿生长发育接近正常和防止骨骼病变。其方法是先反复输注浓缩红细胞，使患儿Hb含量达120~150g/L，然后每隔2~4周输注浓缩红细胞10~15ml/kg，使Hb含量维持在90~105g/L。但本法容易导致含铁血黄素沉着症，故应同时给予铁螯合剂治疗。

（2）铁螯合剂：通常在规则输注红细胞1年或10~20单位后进行铁负荷评估，如铁超负荷（血清铁蛋白>1 000μg/L），则开始应用铁螯合剂去铁治疗。目前常用的铁螯合剂包括去铁胺、地拉罗司、去铁酮。去铁胺每日25~50mg/kg，每晚1次连续皮下注射12小时，或加入等渗葡萄糖溶液中静脉滴注8~12小时，每周5~7日，长期应用。去铁胺长期使用偶可致白内障和长骨发育障碍，剂量过大可引起视力和听觉减退。地拉罗司为一种新型的三价铁螯合剂，口服吸收率高，在欧美国家已推荐为一线铁螯合剂，适用于2岁以上铁过载患儿。去铁酮是一种二齿状突起的口服铁螯合剂，对去除心脏铁沉积尤为有效，适用于6岁以上患者。进行铁螯合剂治疗患儿，需要定期复查铁蛋白，当铁蛋白<500μg/L时，可暂停去铁治疗。

3. 脾切除术 脾切除术对HbH病和中间型β地中海贫血的疗效较好，对重型β地中海贫血效果差。脾切除术可致免疫功能减弱，应在5~6岁以后施行，并严格掌握适应证。

4. 造血干细胞移植 异基因造血干细胞移植是目前能根治重型β地中海贫血的方法。如有HLA相配的造血干细胞同胞供者，应作为治疗重型β地中海贫血的首选方法。

5. 基因调控治疗 包括药物诱导治疗及基因编辑治疗，前者是指应用化学药物刺激增加γ基因表达或减少α基因表达，以改善β地中海贫血的症状。已用于临床的药物有羟基脲、阿扎胞苷、阿糖胞苷、白消安、异烟肼等。基因编辑治疗主要集中在自体造血干细胞和诱导多能干细胞方面，尚处于研究中。

【预防】

开展人群普查和遗传咨询，做好婚前指导以避免地中海贫血基因携带者之间联姻，对预防本病有重要意义。采用基因分析法进行产前诊断，可在妊娠早期对重型β和α地中海贫血胎儿作出诊断并及时终止妊娠，以避免胎儿水肿综合征的发生和重型β地中海贫血患者出生，是目前预防本病行之有效的方法。

四、自身免疫性溶血性贫血

案例14-6　患儿，男，3岁。因"皮肤、巩膜黄染伴酱油色尿1日"入院。体格检查：贫血貌，皮肤、巩膜黄染，肝肋下未触及；脾肋下1cm，质地软。血常规：WBC 13.61×10^9/L，RBC 2.32×10^{12}/L，Hb 69g/L，Ret 16.1%；ALT 21U/L，AST 28U/L，TBIL 86.32μmol/L，DBIL 13.6μmol/L；尿常规：红细胞0~1个/HPF，尿胆原（＋＋）；直接抗球蛋白试验阳性。

思考：

1. 本例的诊断及诊断依据是什么？

2. 如何明确病因？

3. 本例主要的治疗措施是什么？

自身免疫性溶血性贫血（autoimmune hemolytic anemia，AIHA）是免疫性溶血性贫血的一种，其他还有小儿时期最多见的新生儿同族免疫性溶血性贫血和药物性免疫性溶血性贫血。AIHA是机体内产生了与红细胞自身抗原起反应的自身抗体，并吸附于红细胞表面，从而引起红细胞破坏的一种溶血性贫血。本病在儿童时期不少见，其发病数约占全部溶血性贫血的1/4左右，其中77%发生于10岁以下小儿，男性略多于女性。根据自身抗体作用在红细胞所需的最合适温度，可把AIHA分为温抗体型和冷抗体型。

（一）温抗体型AIHA

【病因和发病机制】

本病可分为原发性与继发性两大类。原发性者无明显诱因，继发性因素包括自身免疫或炎症性疾病、伊文思综合征（Evans综合征）、免疫缺陷、恶性病（例如急性白血病、淋巴瘤）、感染和移植后状态。此外，约20%是由某些药物（如青霉素、奎宁、奎尼丁、甲基多巴等）引起。

发病机制：① 红细胞抗原性改变。如某些病毒细菌的产物或药物如青霉素、头孢菌素等与红细胞膜的蛋白质结合，改变了红细胞膜的抗原性，从而产生抗体，破坏红细胞。② 药物与抗体形成免疫复合物，不牢固地吸附在红细胞膜上，激活补体，促使发生溶血。③ 交叉反应性抗体的产生。如病毒或细菌等感染后产生的抗体，交叉作用于红细胞抗原而致溶血。④ 机体自身免疫监视功能失调，免疫活性细胞丧失了对自身红细胞的识别能力，从而产生自身抗体，引起溶血。

溶血机制：① 红细胞的免疫清除。温抗体主要是IgG，其Fab片段（即抗原结合片段）与红细胞膜抗原结合，使红细胞被自身抗体调理化，调理化的红细胞可以在血液循环内被直接破坏（血管内溶血）；而尤其是当通过脾脏等器官时，附着在红细胞膜上的温抗体Fc片段（即可结晶片段）与巨噬细胞膜的Fc受体结合，不需要激活补体，即被巨噬细胞吞噬（血管外溶血）。② 红细胞的损伤。巨噬细胞不仅可以直接消化调理的红细胞，而且其表面具有蛋白裂解活性的酶还可以将部分红细胞膜消化掉，导致红细胞体积与表面积的比值增高而呈球形，球形红细胞通过脾脏时易被破坏。③ 补体参与红细胞溶解作用。自身抗体与红细胞抗原结合后，通过传统补体激活途径激活补体，造成红细胞溶解。温抗体型 AIHA 主要是血管外溶血，当有补体参与时也可发生血管内溶血。

【临床表现】

根据病情一般分为急性型与慢性型两种。

1. 急性型　占温抗体型 AIHA 的 70%~80%，以婴幼儿和学龄前儿童多见，多在 2~12 岁。多继发于感染，尤其是呼吸道感染后。起病急，伴有寒战、发热、无力、苍白和黄疸，常出现血红蛋白尿。脾脏多肿大。少数合并血小板减少时则有出血现象。临床经过呈自限性，起病 1~2 个月内溶血停止，病程不超过 3~6 个月。其潜在的系统疾病少见。由青霉素引起的与青霉素用量有关，若每日用量不超过 120 万 U，很少出现溶血，溶血一般较轻，停药后溶血很快消退。急性型对肾上腺皮质激素治疗效果好，多能完全恢复，很少死亡。

2. 慢性型　临床过程多漫长，多见于婴儿和 12 岁以上儿童。以原发性者居多，偶继发于红斑狼疮等结缔组织病。起病缓慢，主要症状为贫血、黄疸、肝脾大，并可合并血小板或粒细胞减少。症状反复发作可持续数月或数年，甚至长达 20 年之久。肾上腺皮质激素的疗效不明确。病死率约为 10%，死亡原因常常和原发系统疾病有关。合并血小板减少者，预后大多不良。

【实验室检查】

1. 血象和骨髓象　贫血多呈轻或重度。血涂片可见红细胞大小不等，呈球形，嗜多色性；网织红细胞明显增高，急性型可以 >10%，而再生障碍危象时显著减少。血小板正常或减少。白细胞多增高，偶见减少。骨髓红系明显增生。

2. 抗球蛋白试验（antiglobulin test，Coombs test）　分为直接抗球蛋白试验（DAT）和间接抗球蛋白试验（IAT），前者主要是测定吸附于红细胞表面的不完全抗体，而后者主要是测定血浆中游离的不完全抗体。本病这两种试验大多数都为阳性，试验结果阳性是诊断的重要依据，尤其是直接抗球蛋白试验阳性。

少数患者抗球蛋白试验始终为阴性，主要与抗球蛋白试验的灵敏度及试剂有关。因此普通抗球蛋白试验阴性不能除外本病。

有新生儿同种免疫性溶血、输血反应所致的溶血和其他自身免疫病时此试验亦呈阳性，需结合临床加以区别。

3. 其他　红细胞渗透脆性可以增加，其增加程度与周围血中球形红细胞的多少成正比。此外，非结合胆红素增加，结合珠蛋白减低等同其他溶血性贫血。

【诊断】

根据有溶血的临床表现，结合直接抗球蛋白试验阳性，即可诊断；对于抗球蛋白试验阴性的可疑病例，诊断主要依据临床表现和肾上腺皮质激素的治疗反应来判断。如果肾上腺皮质激素有效，除外其他溶血性疾病，结合临床也可以诊断。

诊断后需要进一步确定是原发性还是继发性。有的继发性AIHA，其原发病常在溶血性贫血之后出现，因此需要长期随访，结合临床表现，尽早发现。

【治疗】

总的治疗措施包括纠正贫血和消除抗体两方面。继发于其他疾病或药物者，应积极治疗原发疾病或立即停用引起溶血的药物。

1. 肾上腺皮质激素　为首选药物，作用是：① 抑制巨噬细胞吞噬包被有自身抗体的红细胞，干扰巨噬细胞膜Fc受体的表达和功能；② 减少红细胞膜与抗体的结合；③ 抑制自身抗体的产生。

重度贫血患儿在最初的24~72小时，每6~8小时静脉给予甲泼尼龙1~2mg/kg。严重者也可以采用冲击剂量，如甲泼尼龙30mg/（kg·d），最大剂量为1g/d，连续3日；随后改为常规剂量维持。轻中度贫血患儿可以接受口服泼尼松治疗，剂量1~2mg/（kg·d），最大剂量为60mg/d。当HCT大于0.30或者血红蛋白稳定在100g/L及以上才考虑减量，减量可先快后慢，根据患者耐受情况在2~6个月内逐渐减量，例如每月减少2.5~10.0mg，后期缓慢减量，直到血红蛋白、网织红细胞计数、LDH和结合珠蛋白正常。若减量或停药后复发，可再加量至控制溶血的剂量。为了减轻肾上腺皮质激素的副作用，凡需长期用药的尽可能隔日顿服。肾上腺皮质激素的有效率为32.5%~77%。

2. 利妥昔单抗　利妥昔单抗是CD20单克隆抗体，能够作用于表达CD20的B细胞，诱导其凋亡，减少自身抗体的产生，从而发挥抗肿瘤和免疫抑制作用。目前的临床研究主要推荐用于AIHA二线治疗或难治复发类型的治疗。一般采用375mg/m²，每周1次，静脉滴注，应用2~4周；也有报道显示小剂量利妥昔单抗（100mg/次，每周1次，静脉滴注，连续4次）可降低经济负担及不良反应，而不降低疗效。

3. 其他免疫抑制剂　副作用较多，一般不宜首选。适用于激素治疗无效或激素维持量过高过长；脾切除术无效或切除后复发者。常用的有硫唑嘌呤、巯嘌呤（6-MP）、环磷酰胺及环孢素等。

4. 脾切除术　适应证：① 激素治疗有禁忌证者；② 大剂量激素治疗无效者；③ 需要长期用较大剂量的激素才能维持血红蛋白在正常水平者；④ 激素与免疫抑制剂联用仍不能控制溶血者；⑤ 经常反复发作者。温抗体型AIHA行脾切除术后约有50%原发性和30%继发性可获缓解。随着利妥昔单抗的应用，脾切除术的应用可能推后考虑或更严格选择。

5. 输血　需要慎重和避免不必要的输血，输血时可能因输入补体而加重溶血和引起输血反应。需要纠正严重贫血时，宜输入红细胞，每次以输入100ml为宜；为减少补体作用，可输入经生理盐水洗涤过的同型红细胞。输血速度宜慢，如发现血清游离血红蛋白增多或溶血加重，应立即停止输血。

6. 其他　对危重患者可试用大剂量静脉注射丙种球蛋白，每日0.4g/kg，连续5日；或每日1g/kg，连续2日冲击治疗，可起到缓解溶血的作用，部分患者有效。血浆置换对IgM型冷抗体效果较好（37℃时80%IgM型抗体呈游离状态），但对其他吸附在红细胞上温抗体效果不佳，且置换带入大量补体。达那唑与激素联合使用，停激素后用作维持治疗。也有应用抗淋巴细胞球蛋白或抗胸腺细胞球蛋白治疗难治复发性AIHA。

原发性AIHA严重程度变异大，大多预后良好，也有严重威胁生命的情况。约30%的AIHA患者发展为慢性，需要注意常伴有的基础疾病。

（二）冷抗体型AIHA

冷抗体型AIHA可为原发性，但多数继发于支原体感染、EB病毒感染，偶见继发于淋巴细胞增殖性疾病。

【发病机制】

冷凝集素是IgM抗体，在4℃的条件下，稀释至1∶1 000可使生理盐水中的红细胞凝集。在寒冷的环境中，冷凝集素可使机体红细胞在小血管中凝集，引起阻塞而致发绀和雷诺现象；当体内温度低于32℃时，IgM抗体与红细胞膜上的抗原相结合，激活补体而致红细胞膜损伤，导致血管内溶血。

【临床表现】

可分为两个类型，即冷凝集素病和阵发性冷性血红蛋白尿症。

1. 冷凝集素病（cold agglutinin disease，CAS）　急性起病者多为5岁以下小儿，发病多在寒冷季节，常继发于支原体肺炎或传染性单核细胞增多症。除原发病的症状外，在寒冷季节出现雷诺征，即指/趾远端和耳郭肿胀、疼痛、局部皮肤发绀；贫血较轻或间歇性贫血，但与遇冷有关；黄疸和脾大多不明显。病程经过多呈自限性，即原发病痊愈时，本病亦随之而愈。慢性型主要见于老年人。

2. 阵发性冷性血红蛋白尿症（paroxysmal cold hemoglobinuria，PCH）　>1岁的小儿均可发病，多继发于先天性梅毒、麻疹、腮腺炎、水痘、传染性单核细胞增多症等，少数为原发性。患儿每于遇冷后发病，多起病急，以血管内溶血为主，偶伴雷诺现象；或呈慢性溶血性贫血，与寒冷无关。大多持续数小时后缓解，遇冷可以复发。患者血浆中有多–兰抗体（Donath–Landsteiner antibody），属IgG抗体，在15℃以下时此种抗体与红细胞结合；当温度升至37℃时，这些吸附抗体的红细胞与补体结合而发生溶血。

【实验室检查】

1. 冷凝集素试验　冷凝集素病患者血浆中冷凝集素滴度可高达1∶2 000以上，主要是IgM，在寒冷（4℃）时和补体参与下，与自身红细胞、O型红细胞或与患者同型红细胞发生凝集，当温度增至37℃时，凝集的红细胞发生可逆性散开。冷凝集素试验阳性是诊断冷凝集素病的重要依据。

2. 冷热溶血试验（Donath–Landsteiner test，D–L test）　阵发性冷性血红蛋白尿症患者血浆中含有自身多–兰抗体，是抗红细胞的自身冷抗体。当患者全身或局部处于16℃以下时，冷抗体与自身红细胞结合，体外加入补体，温度升至37℃时即发生溶血。本试验阳性是诊断阵发性冷性血红蛋白尿症的重要依据。

【治疗】

主要治疗原发病。贫血严重时可输红细胞，但应将输入的血加温至37℃，以减少溶血。肾上腺皮质激素治疗与脾切除术的效果皆不明确，但用硫唑嘌呤或环磷酰胺等可使症状减轻。

（翟晓文）

第五节 再生障碍性贫血

案例14-7　患儿，男，8岁，1周前发现皮肤黏膜出血点。体格检查：中度贫血貌，心率100次/min，呼吸32次/min，颈部、躯干皮肤可见散在针尖大小出血点，压之不褪色，全身浅表淋巴结未触及肿大，心肺听诊未见异常，腹软，肝、脾无肿大。血常规：WBC 1.3×10^9/L，N 0.35×10^9/L，Hb 75g/L，PLT 45×10^9/L，外周血涂片未见异常形态细胞。

思考：

1. 该患儿最可能的诊断及诊断依据是什么？
2. 主要治疗方法有哪些？

　　再生障碍性贫血（aplastic anemia，AA）简称"再障"，是由多种原因引起的骨髓造血衰竭（bone marrow failure，BMF）综合征。临床主要表现为贫血、出血和感染，外周血二系或三系血细胞减少，而肝脾和淋巴结无肿大。

【病因和发病机制】

　　再生障碍性贫血是一组异质性疾病，目前病因及发病机制并未完全明确。先天性BFM的病因与先天/遗传因素有关。电离辐射、某些药物（如氯霉素）和化学物品、病毒感染等通过损害造血干细胞/祖细胞或造血微环境来增加再生障碍性贫血发生的概率。

　　再生障碍性贫血可能的发病机制主要包括：① 多能造血干细胞内在缺陷；② 免疫紊乱导致造血细胞增殖调节异常；③ 造血微环境缺陷；④ 遗传倾向。研究表明再生障碍性贫血患儿常有细胞免疫紊乱，细胞毒性T（CD3⁺、CD8⁺）细胞异常活化，辅助性T细胞亚群Th1/Th2分化偏移，调节性T细胞（Treg细胞）减少，CD4/CD8比例倒置，使得骨髓中造血干细胞（CD34⁺）数目明显减少，减少程度与病情轻重程度相关。

【临床表现】

　　主要表现为贫血、出血及感染，与其他血液系统疾病如白血病等较相似。一般无肝脾及淋巴结肿大。

　　再生障碍性贫血可分为先天性与获得性两大类。

　　1. 先天性再生障碍性贫血　主要包括：① 范科尼贫血（Fanconi anemia，FA），是一种常染色体或X连锁隐性遗传病，表现为先天畸形、骨髓衰竭及肿瘤易感性。发病多在6~8岁，男多于女，进行性血细胞减少，可见多发性畸形，如上肢骨骼畸形（常见拇指畸形或缺失，其次为第一掌骨发育不全、尺骨畸形、并指畸形）、身材矮小、小头畸形、脊柱畸形、皮肤片状棕色素沉着和奶油咖啡斑、耳郭畸形或耳聋，部分患儿智力低下。有5%~10%的患者发展为急性白血病。治疗主要有药物治疗、手术治疗等，造血干细胞移植可达到治愈血液系统异常的目的。② 先天性角化不良（dyskeratosis congenital，DC），是一种X连锁遗传病，主要为男性发病，本病表现除全血细胞减少外，头面部及肩部皮肤可见网状色素增加，营养不良性指/趾甲及口腔黏膜白斑。

本病尚可有性、智力及体格发育迟缓、流泪、毛细血管扩张性红斑、牙本质发育不良等。③ 施瓦赫曼-戴蒙德综合征（Shwachman-Diamond综合征，SDS），又称中性粒细胞减少伴胰腺功能不全，为常染色体隐性遗传，多在婴幼儿期发病，除全血细胞减少外，可有脂肪泻和发育营养不良等。④ 先天性无巨核细胞性血小板减少症（congenital amegakaryocytic thrombocytopenia，CAMT），婴儿期仅以血小板减少，继而进展为全血细胞减少。

2. 获得性再生障碍性贫血 又分为原发性与继发性再生障碍性贫血。发生继发性再生障碍性贫血最常见的原因包括药物（如环磷酰胺、阿糖胞苷等化疗药物）、放射损伤（X射线、电离辐射）、病毒感染（如肝炎病毒），此外，EB病毒、微小病毒B19、巨细胞病毒感染也可能与再生障碍性贫血的发生有关。不明原因引起的再生障碍性贫血称为原发性再生障碍性贫血，占获得性再生障碍性贫血的50%左右。

【实验室检查】

1. **血常规检查** 外周血三系细胞减少，通常为正细胞性正色素性贫血。网织红细胞<1%，粒细胞减少，淋巴比例增高，血小板计数必定减少。

2. **骨髓穿刺涂片** 重型或极重型为骨髓增生低下或重度低下，非重型多呈增生不良，可见灶性增生活跃，骨髓小粒造血细胞减少，非造血细胞比例增多，巨核细胞减少或缺如，红系、粒系可明显减少。

3. **血清促红细胞生成素**（erythropoietin，EPO）浓度升高。

4. **淋巴细胞亚群** CD8$^+$ T细胞增多，CD4$^+$/CD8$^+$ 比例倒置，Treg细胞减少。

5. **造血干细胞/祖细胞培养** 集落减少、集簇增加。

【诊断标准】

1. **临床表现** 发热、贫血、出血等血细胞减少相应的临床表现。一般无肝脾和淋巴结肿大。

2. **血象** 至少符合以下三项中的两项：① 血红蛋白（Hb）<100g/L；② 血小板计数（PLT）<100×10^9/L；③ 中性粒细胞计数（ANC）<1.5×10^9/L（如为二系减少，必须包含血小板减少）。

3. **骨髓穿刺** 骨髓有核细胞增生低下，脂肪和非造血细胞比例增高，巨核细胞减少或缺如。

4. **骨髓活检** 骨髓造血组织减少，有核细胞增生减低，巨核细胞减少或缺如，无纤维组织增生，无异常细胞浸润。

5. **排除其他全血细胞减少疾病**。

【分型】

符合上述再生障碍性贫血诊断标准者，根据骨髓病理及外周血细胞计数分型。

1. **重型再生障碍性贫血**（severe aplastic anemia，SAA） ① 骨髓有核细胞增生程度介于正常的25%~50%，但残余造血细胞<30%，或有核细胞增生程度<正常的25%；② 血象符合以下中的两项，ANC<0.5×10^9/L、PLT<20×10^9/L、网织红细胞绝对值<20×10^9/L。

2. **极重型再生障碍性贫血**（very severe aplastic anemia，VSAA） 除符合SAA标准外，需ANC<0.2×10^9/L。

3. 非重型再生障碍性贫血（non-severe aplastic anemia，NSAA） 未达到SAA及VSAA标准的再生障碍性贫血患儿。

【鉴别诊断】

需与其他引起外周血细胞减少的疾病，如低增生性白血病、骨髓增生异常综合征、噬血细胞综合征、阵发性睡眠性血红蛋白尿、严重营养性贫血、恶性组织细胞病、脾功能亢进等进行鉴别。主要依据为骨髓涂片、骨髓活检、流式细胞术、分子生物学等检查。

【治疗】

对先天性或遗传性再生障碍性贫血轻型者，可给予药物治疗；对重型者，除对症支持治疗外，需进行异基因造血干细胞移植根治。儿童再生障碍性贫血大多数是获得性再生障碍性贫血，需接受综合治疗。

1. 一般治疗 避免剧烈运动，防止外伤及出血。

2. 去除病因 停止接触可疑致病因素。

3. 防治感染 对于SAA和VSAA患儿，应给予保护性隔离，一旦出现感染，及早采用强力抗感染药。

4. 成分输血 当血红蛋白<60g/L或PLT<10×10⁹/L时，积极给予成分输血，使血红蛋白和血小板达到相对安全的水平。

5. 造血生长因子应用 如重组人粒细胞-巨噬细胞集落刺激因子（rhGM-CSF）、粒细胞集落刺激因子（G-CSF）、血小板生成素（TPO）等。

6. 免疫抑制剂 抗胸腺细胞球蛋白、抗淋巴细胞球蛋白、环孢素、免疫球蛋白、糖皮质激素、环磷酰胺、抗CD52单抗等。

7. 中药 中西医结合可提高疗效。

8. 异基因造血干细胞移植 适用于SAA、VSAA、输血依赖性NSAA、重型先天性或遗传性再生障碍性贫血，健康的同胞全相合供者首选。

（王叨）

第六节　出血性疾病

一、免疫性血小板减少症

案例14-8　　患儿，男，2岁，3日前皮肤出现多个出血点。体格检查：颜面、颈部及躯干散在针尖大小出血点，压之不褪色，心肺正常，肝、脾和淋巴结不大。血常规：白细胞计数6×10⁹/L，血红蛋白112g/L，血小板计数12×10⁹/L，外周血细胞形态正常。追问病史，2周前接种百白破混合疫苗。

思考：

1. 该患儿最可能的诊断及诊断依据是什么？

2. 该病的治疗原则是什么？

免疫性血小板减少症（immune thrombocytopenia，ITP）又称特发性血小板减少性紫癜，是小儿最常见的出血性疾病。其主要临床表现为皮肤、黏膜自发性出血，血小板减少，束臂试验（又称毛细血管脆性试验）阳性，出血时间延长，血块收缩不良。本病高发年龄为3~6岁，冬春季高发。

【病因和发病机制】

ITP是一种自身免疫病，其发病机制包括体液免疫和细胞免疫紊乱，常由感染（尤其病毒）、疫苗接种等诱发。病毒感染后使机体产生相应的抗体，这类抗体可与血小板膜上抗原发生交叉反应，使血小板受损而被单核巨噬细胞系统所清除。病毒感染后，体内形成的抗原抗体复合物可附着于血小板表面，使血小板易被单核巨噬细胞系统吞噬和破坏，血小板的寿命缩短，导致血小板减少。由于血小板和巨核细胞有共同抗原性，抗血小板抗体同样作用于骨髓中巨核细胞，导致骨髓中巨核细胞成熟障碍，血小板生成和释放均受到影响，使血小板生成减少。患儿血清中血小板相关免疫球蛋白［又称血小板相关抗体（PAIgG）］含量多增高。另外研究证实，辅助性T细胞（Th cell）和细胞毒性T细胞（CTL）的活化及相关细胞因子紊乱是导致本病慢性化过程的重要原因。

免疫性血小板减少症的发生可以是独立的（原发）或与其他疾病相关（继发）。继发免疫性血小板减少症常见病因包括自身免疫病（抗心磷脂综合征、SLE等）、病毒感染（CMV、Hp、HCV、HIV感染等）、疫苗接种、药物、免疫缺陷病等。

【临床表现】

本病见于各个年龄时期小儿，以1~4岁小儿多见，男女发病数无差异，冬春季高发。发病前1~4周常有病毒感染史（如上呼吸道感染、流行性腮腺炎、水痘等），亦可见于疫苗接种后。急性起病，可伴有或无发热，以自发性皮肤和黏膜出血为主要表现，多为针尖大小出血点，或为瘀斑和紫癜，少见皮下血肿。全身散在分布，在易于碰撞的部位更多见。常伴有鼻出血或牙龈出血，胃肠道大出血少见，偶见肉眼血尿。青春期女性患者可有月经过多。少数患者可有结膜下和视网膜出血。约1%患儿发生颅内出血，危及生命。出血严重者可致贫血，贫血与出血程度一致。肝脾偶见轻度肿大，淋巴结不肿大。

【实验室检查】

1. 血常规　外周血血小板计数 $<100 \times 10^9/L$，红细胞数和白细胞数多正常。血小板 $<50 \times 10^9/L$ 时可见自发性出血，$<20 \times 10^9/L$ 时出血明显，$<10 \times 10^9/L$ 时出血严重。出血严重可致贫血。

2. 骨髓涂片　骨髓巨核细胞正常或增多，但存在分化成熟障碍，产板型巨核细胞数目明显减少。

3. 血小板相关抗体测定　主要是PAIgG增高，但PAIgG增高并非ITP的特异性改变，其他免疫疾病亦可增高。但测定结合在血小板表面的糖蛋白、血小板内的抗血小板膜抗原（GP）

Ⅱb/Ⅲa自身抗体和GP Ⅰb/Ⅸ自身抗体等可提高临床诊断的灵敏度和特异度。

4. 其他　毛细血管脆性试验阳性，出血时间延长，血块收缩不良，血清凝血酶原消耗不良。放射性核素测定血小板寿命缩短，自身免疫病相关抗体等。慢性ITP患者的血小板黏附和聚集功能可以异常。

【诊断和分型】

临床有皮肤、黏膜自发性出血表现，无肝、脾及淋巴结肿大，至少2次血小板计数减少、外周血细胞形态正常，可以初步诊断ITP。

根据病程可将ITP分为3型：① 新诊断的ITP，确诊后 <3个月；② 持续性ITP，确诊后3~12个月；③ 慢性ITP，确诊后 >12个月。以上分型不适用于继发免疫性血小板减少症。

此外，根据临床病情界定，重症ITP是指血小板计数 $<10 \times 10^9/L$ 伴活动性出血，或病程中新的出血症状必须应用提升血小板的药物治疗，包括增加原有药物的剂量。难治性ITP是指脾切除术后仍为重症ITP的患儿。

【鉴别诊断】

ITP的诊断是排除性诊断，需注意与其他引起血小板减少的疾病相鉴别。

1. 急性白血病　以单纯血小板减少起病的白血病易与ITP混淆，白血病常有肝脾淋巴结肿大，外周血涂片可见原始幼稚细胞，通过骨髓检查可确诊。

2. 再生障碍性贫血　表现为发热、贫血和出血，肝、脾和淋巴结无肿大，与ITP合并贫血者相似。但发生再生障碍性贫血时贫血较重，外周血白细胞数和中性粒细胞数减少，骨髓造血功能减低，巨核细胞减少或缺如有助于诊断。

3. 过敏性紫癜　出血性皮疹多见于下肢和臀部，对称分布，成批出现，血小板计数正常，一般易于鉴别。

4. 威斯科特-奥尔德里奇综合征（Wiskott-Aldrich综合征）　属X连锁隐性遗传病，男性发病，婴儿期即可发病，典型表现为血小板减少、严重湿疹、反复感染"三联征"。

5. 继发性血小板减少症　严重细菌感染和病毒血症均可引起血小板减少，化学药物、脾功能亢进、自身免疫病（如系统性红斑狼疮等）、恶性肿瘤侵犯骨髓和某些溶血性贫血等均可导致血小板减少，临床均须加以鉴别。

【治疗】

儿童ITP多为自限性，治疗目的是控制出血、减少血小板破坏、使血小板数量满足机体止血需要，而非血小板数目达到正常数量。

血小板计数（PLT）临床安全值分别为：① 口腔科检查，PLT $\geq 20 \times 10^9/L$；② 拔牙或补牙，PLT $\geq 30 \times 10^9/L$；③ 小手术，PLT $\geq 50 \times 10^9/L$；④ 大手术，PLT $\geq 80 \times 10^9/L$。

1. 一般治疗

（1）限制活动，避免外伤，明显出血时应卧床休息。

（2）有或疑有细菌感染者，酌情使用抗生素。

（3）避免应用影响血小板功能的药物，如阿司匹林等。

（4）暂停疫苗接种。

2. 一线治疗

（1）糖皮质激素：常用泼尼松剂量为每日1.5~2mg/kg（最大量≤60mg），分3次口服，待PLT正常后稳定1~2周，逐渐减量至停药，疗程4~6周。如果糖皮质激素停药后复发，可再用泼尼松治疗。应用时注意监测糖皮质激素副作用。

（2）静脉注射免疫球蛋白（IVIG）：重症ITP或伴有明显出血倾向时考虑应用，常用剂量为每日400mg/kg，使用3~5日，或每日0.8~1g/kg，使用1~2日，静脉滴注，必要时可重复。

3. 紧急治疗　通常不主张预防性输注血小板，如遇危及生命的出血时，可紧急输注血小板，同时给予IVIG 1.0g/（kg·d），使用2日和/或大剂量甲泼尼龙10~30mg/（kg·d）冲击治疗，以减少自体血小板抗体对输注外源性血小板的破坏。

4. 二线治疗　对于一线治疗无效病例，需要重新评估诊断，进一步排除其他疾病，酌情启用二线治疗。

（1）促血小板生成药物：包括重组人血小板生成素（rhTPO）和TPO受体激动剂（艾曲泊帕等），主要用于激素治疗无效或激素依赖性ITP、难治性ITP。

（2）利妥昔单抗：主要用于治疗慢性ITP和难治性ITP。剂量为375mg/m^2，静脉滴注，每周1次，共4次。一般在首次注射4~8周内起效。

药物治疗可选择促血小板生成药物（如TPO受体激动剂等）、抗CD20单克隆抗体（利妥昔单抗）。免疫抑制剂治疗ITP副作用大、疗效不确切，慎用。

（3）脾切除术：现多主张采用腹腔镜脾切除术。脾切除术有效率约为70%，适用于病程超过1年，PLT持续<50×10^9/L（尤其是<20×10^9/L），有较严重的出血症状且内科治疗效果不好者，手术宜在6岁以后进行。有研究认为，术前PAIgG明显增高者，脾切除术的疗效亦较差。

（4）免疫抑制剂：主要用于治疗慢性ITP。环孢素3~5mg/（kg·d），分2次口服；长春新碱0.75~1.00mg/m^2，静脉注射，每周1次；环磷酰胺300~400mg/m^2，每1~2周1次；硫唑嘌呤1.5~2.5mg/（kg·d），分2次口服等。选择免疫抑制剂治疗一定要慎重，对其利弊要进行综合评价。

（5）其他：达那唑（danazol）是一种合成的雄性激素，对部分病例有效，剂量为10~15mg/（kg·d），分次口服，连用2~4个月。干扰素α2b对部分顽固病例有效，剂量为每次5万~10万U/kg，皮下或肌内注射，每周3次，连用3个月。

【预后】

ITP是一种良性自限性疾病，80%的患儿在诊断后12个月内PLT可恢复正常，仅20%左右的患儿病程持续1年以上。病死率为0.5%~1%，主要致死原因为颅内出血。

二、血友病

案例14-9　患儿，男，2岁，磕碰后右膝关节肿胀2日。家族中舅舅也有类似症状。体格检查：右侧膝关节肿胀明显，有波动感，触痛。血常规：RBC 4.6×10^{12}/L、Hb 107g/L、WBC 5×10^9/L、

PLT 165×10^9/L。

思考：

1. 该患儿最可能的诊断是什么？诊断根据是什么？

2. 为进一步明确诊断，还需进行哪些实验室检查？

血友病（hemophilia）是一组X连锁的先天性隐性遗传性凝血功能障碍的出血性疾病，包括：① 血友病A，又称遗传性抗血友病球蛋白［凝血因子Ⅷ（FⅧ）］缺乏症；② 血友病B，即凝血因子Ⅸ（又称血浆凝血活酶成分）缺乏症。血友病的发病率为（5~10）/10万，血友病A最常见（占80%~85%），血友病B次之。

【发病机制】

血友病A和B为X连锁隐性遗传，血友病A为FⅧ缺乏，血友病B为凝血因子Ⅸ（FⅨ）缺乏。由女性传递、男性发病。FⅧ和FⅨ都是产生凝血酶所必需的关键因子。凝血酶是血小板聚集、纤维蛋白形成、血痂收缩及凝血因子ⅩⅢ激活的关键因素，由于血友病患者缺乏FⅧ或FⅨ，凝血酶的形成受到影响，血痂形成延迟，微小的损伤即可发生出血不止。FⅧ基因位于X染色体长臂末端（Xq28），最常见的FⅧ基因缺陷是内含子22倒位，其余为基因缺失、基因重排、点突变等。血友病B的FⅨ基因位于X染色体长臂末端（Xq27），常见基因缺陷包括点突变、框架移位、缺失和插入等。

血友病A/B的遗传方式一般有以下四种可能：① 正常男子与血友病A或B携带者结婚，他们所生的儿子发生血友病A或B的可能性为50%，所生的女儿成为血友病A或B携带者的可能性也有50%；② 血友病A或B男患者与正常女子结婚，他们所生的儿子中无血友病A或B患者，但所生的女儿100%为血友病A或B携带者；③ 血友病A或B男患者与携带血友病A或B的女子结婚，他们所生的子女中可能有25%的血友病A或B男患者、25%血友病A或B女患者、25%携带血友病A或B的女儿及25%正常儿子，但这种概率只有1/100万；④ 血友病A或B男患者与血友病A或B女患者结婚，他们所生的子女均为血友病A或B患者，此概率更低。

【临床表现】

出血症状的轻重及发病的早晚与凝血因子活性水平相关。血友病A和B大多在2岁内发病，亦可在新生儿期即发病。主要表现为关节、肌肉和深部组织出血，也可在胃肠道、泌尿道、中枢神经系统出血等。如反复出血治疗不及时可导致关节畸形和假肿瘤等，严重者可危及生命。出血程度与凝血因子水平及活性有关。

1. 皮肤、黏膜出血　由于皮下组织、口腔、牙龈黏膜易于受伤，为出血好发部位。幼儿亦常见于头部碰撞后出血不止和血肿。

2. 关节出血　是本病典型的症状之一，约见于2/3以上的患者，常发生在创伤、行走和运动后，其中以膝关节最为常见，其他常受累的关节依次为肘、踝、肩、髋和腕等。主要见于中、重型患者，轻型患者少见。关节出血可以分为3期：① 急性期：关节腔内及周围组织出血，引起局部红肿、热痛和功能障碍；由于肌肉痉挛，关节多处于屈曲位置。② 关节炎期：因反复出血、血液不能完全被吸收，刺激关节组织，形成慢性炎症，滑膜增厚。③ 后期：关节纤维化、僵硬、畸形、肌肉萎缩、骨质破坏，导致功能丧失。膝关节反复出血，常引起膝屈曲、膝外翻、腓骨半脱位，形成特征性的血友病步态。

3. 肌肉出血和血肿 重型血友病A常发生肌肉出血和血肿，多发生在创伤或活动过久后，多见于用力的肌群。深部肌肉出血时可形成血肿，导致局部肿痛和活动受限，可引起局部缺血性损伤和纤维变性。在前臂可引起手挛缩，在小腿可引起跟腱缩短，腰肌痉挛可引起下腹部疼痛。

4. 创伤或手术后出血 不同程度的创伤、小手术，如拔牙、扁桃体摘除、脓肿切开、肌内注射或针灸等，均可引起严重的出血。

5. 其他部位的出血 如鼻出血、咯血、呕血、黑便、血便和血尿等；也可发生颅内出血，是最常见的致死原因之一。

血友病B的出血症状与血友病A相似，患者多为轻型，出血症状较轻。

【实验室检查】

1. 血友病A和B 实验室检查的共同特点是：① 凝血时间延长（轻型者正常）；② 凝血酶原消耗不良；③ 活化部分凝血活酶时间（APTT）延长；④ 凝血活酶生成试验异常。出血时间、凝血酶原时间（PT）和血小板正常。APTT延长不能鉴别血友病的类型，需进一步做凝血活酶生成试验和纠正试验，Biggs凝血活酶生成试验（TGT）敏感并可鉴别血友病A、血友病B或FⅪ缺乏。

2. 测定凝血因子 FⅧ或FⅨ促凝活性（FⅧ：C或FⅨ：C）减少或极少，有助于判断血友病的类型、病情的轻重及指导治疗。正常新鲜血浆所含FⅧ：C或FⅨ：C平均活性均为1U/ml（以100%表示）。

3. 基因诊断 可用基因探针、DNA印迹技术、限制性片段长度多态性开展血友病携带者及产前诊断。

4. 抑制物（inhibitor）检测 抑制物是指血友病患儿缺乏对FⅧ的免疫耐受而产生的中和性抗体。① FⅧ/FⅨ抑制物筛查，采用APTT纠正试验，即正常血浆和患儿血浆按1：1混合，分别于即刻和37℃孵育2小时后测定APTT，若不能纠正，应考虑可能存在抑制物；② 抑制物滴度测定（以FⅧ为例），用不同稀释度的患儿血浆和正常血浆等量混合，孵育2小时，测定残余FⅧ活性。能使正常血浆FⅧ活性减少50%时，测定为FⅧ抑制物的含量为1个Bethesda单位（BU），此时患儿血浆稀释度的倒数即为抑制物滴度，以BU/ml血浆表示。>5BU/ml为高滴度抑制物；≤5BU/ml为低滴度抑制物。

【诊断和鉴别诊断】

根据病史、出血症状和家族史，即可考虑为血友病，进一步确诊须进行有关实验室检查。根据FⅧ：C或FⅨ：C活性水平的高低，将血友病A/B分为4型，即亚临床型、轻型、中型、重型（表14-2）。

因子活性水平	临床分型	出血症状
21%~45%	亚临床型	仅见于严重外伤或手术后有渗血现象
6%~20%	轻型	大的手术或外伤可致严重出血，罕见自发性出血
1%~5%	中型	偶有自发出血，小手术或外伤后可有严重出血
<1%	重型	肌肉或关节自发性出血，血肿

血友病须与血管性血友病（vWD）相鉴别。后者为常染色体显性遗传，临床表现为出血时间延长、阿司匹林耐量试验阳性、血小板黏附率降低、血小板对瑞斯托霉素无凝集反应、血浆F Ⅷ：C/F Ⅸ：C减少或正常、血浆血管性血友病因子（vWF）减少或缺乏。另外，获得性血友病（自身免疫性疾病）、遗传性F Ⅸ缺乏症（常染色体隐性遗传病）及其他凝血因子缺乏症也应予以鉴别。

【治疗】

1. 减少外伤出血机会　血友病患儿需要避免不必要的外伤及可能出血的情况，如锐利家具划伤、有创性操作和手术等。

2. 替代治疗　是目前有效治疗血友病A或B患儿出血的方法（表14-3）。

（1）F Ⅷ浓缩剂：用于血友病A患儿，每输入1U/kg可提高血浆F Ⅷ水平约2%。可根据临床需要输入F Ⅷ：轻度出血10~20U/kg，一般手术或中度出血20~30U/kg，大手术或严重出血40~60U/kg。首次剂量要足，以后每12小时1次，剂量为首次剂量的一半。目前临床上已广泛应用基因重组人F Ⅷ和F Ⅸ制剂，进一步提高了血友病患者治疗的安全性。

（2）F Ⅸ浓缩剂：用于血友病B患儿，可按1U/kg输入，每24小时1次。

（3）冷沉淀物：含F Ⅷ和纤维蛋白原和一定量的vWF，适用于血友病A和血管性血友病患儿。每200ml含F Ⅷ80~100U。输入1U/kg可提高血中F Ⅷ水平约2%，每12小时输注1次。

（4）凝血酶原复合物：含有凝血因子Ⅱ、Ⅶ、Ⅸ、Ⅹ，可用于血友病B的治疗。

（5）新鲜冰冻血浆：含有F Ⅷ和F Ⅸ，适用于血友病A或B。通常每次10ml/kg，血友病A每12小时1次，血友病B每24小时1次。

（6）预防性替代治疗：在患儿发生出血前定期给予凝血因子替代治疗，以达到预防出血的目的，是重型患儿长期预防出血相关并发症及保持正常活动的主要手段。

▼ 表14-3　血友病替代治疗方案

出血程度	F Ⅷ剂量和用法	F Ⅸ剂量和用法
早期轻度出血	10~15U/kg，每12小时1次，共1~3次	15~30U/kg，每日1次，共1~3次
中度出血（明显关节出血、轻度创伤）	20U/kg，每12小时1次，连用2日后可隔日应用，直至止血	30U/kg，每日1次，直至止血
重度出血（颅内出血、严重创伤、大手术等）	首日每次50U/kg，每12小时1次；然后维持F Ⅷ活性>50%，5~7日，必要时维持F Ⅷ活性>30%，5~7日	

注：F Ⅷ，凝血因子Ⅷ；F Ⅸ，凝血因子Ⅸ。

3. 药物治疗

（1）去氨基-8-D-精氨酸加压素（DDAVP）：有提高血浆内FⅧ活性和抗利尿作用，常用于治疗轻型血友病A患者，可减轻其出血症状，对重型患儿无效。适用于>2岁的患儿，剂量为0.2~0.3μg/kg，溶于20ml生理盐水中缓慢静脉注射（至少30分钟），每12小时1次，可用1~3日。使用后凝血因子浓度升高>30%或较前上升>3倍为有效。预试验有效患儿也可使用专供血友病患者使用DDAVP鼻喷剂（100μg/ml），0.25ml/次，来控制轻微出血。此药能激活纤溶系统，故需与氨基己酸或氨甲环酸联用。

（2）抗纤溶药物：常用氨基己酸（EACA）、氨甲环酸等。此类药物对口腔、舌、扁桃体、咽喉部出血及拔牙引起的出血有效，但对关节腔、深部肌肉和内脏出血的疗效较差。应避免与凝血酶原复合物合用。有泌尿系统出血时禁用。

（3）肾上腺皮质激素：对减轻肌肉水肿及对神经的压迫，减轻关节肌肉出血所引起的局部炎性反应有一定效果。但疗程不宜长。

（4）镇痛药：根据病情，选用对乙酰氨基酚和弱或强阿片类药物，或应用环氧合酶-2（COX-2）类解热镇痛药。禁用阿司匹林和其他非甾体抗炎药。

4. 局部处理　对表面创伤、鼻或口腔出血可局部压迫止血，或用纤维蛋白泡沫、吸收性明胶海绵蘸组织凝血活酶或凝血酶敷于伤口处。早期关节出血者，宜卧床休息，并用夹板固定肢体，置于功能位，亦可局部冷敷，并用弹力绷带缠扎。关节出血停止、肿痛消失时，可进行适当物理治疗，以防止关节畸形。

5. 外科治疗　患儿严重关节畸形可手术矫形治疗。

6. 基因治疗　血友病A/B的基因治疗均已有成功报道。随着研究的深入，基因治疗可能成为治疗血友病的有效手段。

【预防】

运用现代诊断技术对家族中的孕妇进行基因分析和产前诊断，如确定胎儿为血友病，可及时终止妊娠。应避免使用阿司匹林和非甾体抗炎药（NSAID）。血友病的综合治疗需要临床多科协作和配合。患儿及其家属应接受本病相关知识的培训，要熟知当关节出血时的处理方法：制动（prohibition）、休息（rest）、冰敷（ice）、压迫（compression）、抬高（elevation），即PRICE方案；立即输注凝血因子替代治疗；对于重症患儿，亦可采取预防性替代治疗以预防血肿形成和关节畸形。

三、凝血因子Ⅺ缺乏症

凝血因子Ⅺ缺乏症（coagulation factor Ⅺ deficiency）既往称为血友病C，为常染色体隐性遗传，男女发病率没有明显差异。其遗传方式不同于FⅧ或FⅨ缺乏症，临床表现也有其特点。本病发病率低，约为1/10万。本病与血友病A、B不同的是，出血症状较轻，关节、肌肉出血罕见，常见瘀斑、鼻出血、月经量过多，自发性出血少见，一般表现为术后或创伤后出血。值得注意的是，凝血因子Ⅺ（FⅪ）活性减低与出血严重程度并不完全相关。临床症状极轻而APTT延长较明显是本病的特点之一。延长的APTT可以用吸附的血浆部分纠正。诊断主要依靠实验室检查：APTT延长，PT、凝血酶时间（TT）正常，FXI活性（FXI：C）减低，在排除获得性FXI缺乏症后可初步诊断，检出FXI基因突变即可确诊。大多数患者FXI：C与FXI基因纯合或杂合突变类型具有一致性，一般认为FXI重度缺乏（FXI：C<15%~20%）为纯合或复合杂合突变，FXI部分缺乏（FXI：C 15%~<70%）为杂合突变。确诊FXI缺乏症需要检测FXI的活性（FXI：C）和抗原（FXI：Ag）水平。一般轻微出血不需要治疗。外伤后严重出血、手术后出血均需替代治疗。目前尚无认证的FXI浓缩剂，必须用新鲜冰冻血浆（fresh frozen plasma，FFP）。输10~15ml/kg血浆可使FXI血浆水平达20%~30%。

（王叨）

第七节　白血病

案例14-10　患儿，男，3岁，发热伴面色苍白近1个月。近1个月来间断发热，最高体温达38.2℃，伴腿痛，活动明显减少。体格检查：重度贫血貌，心率136次/min，心尖部收缩期杂音3级，肝肋下2cm，脾肋下3cm。血常规：WBC 13.9×10⁹/L，RBC 1.6×10¹²/L，Hb 53g/L，PLT 12×10⁹/L；中性粒细胞0.34、淋巴细胞0.45、分类不明细胞0.21。

思考：

1. 该患儿最可能的诊断及诊断依据是什么？

2. 为进一步确诊，该患儿还需要进行哪些检查？

3. 该患儿发热的原因有哪些？

白血病（leukemia）是造血组织中某一系血细胞恶性克隆增殖，浸润到各组织和器官，从而引起一系列临床表现的恶性血液病。据统计，15岁以下儿童白血病发病率约为4/10万，是儿童时期最常见的恶性肿瘤（约占1/3）。其中急性淋巴细胞白血病（ALL）约占65%，急性髓系白血病（AML）约占25%，慢性粒细胞白血病（CML）占2%~3%，幼年型慢性粒细胞白血病（JCML）占1%~2%，余为分类不明儿童白血病。

【病因和发病机制】

病因尚未明确，可能与下列因素有关。① 病毒因素：多年研究已证明属于RNA病毒的逆转录病毒，又称人类嗜T淋巴细胞病毒（HTLV）可引起成人T细胞白血病。② 化学因素：一些化学物质有致白血病的作用，如儿童或成人因肿瘤化疗，易发生第二肿瘤（白血病）；苯及其衍生物易引起成人AML。③ 放射因素：妊娠期子宫和儿童暴露于X线片，儿童发生白血病的概率明显增加；在曾接受胸腺放射治疗（简称"放疗"）胸腺肥大的小儿中，白血病发生率较正常小儿高出 10 倍。④ 遗传因素：有染色体畸变的人群白血病发病率高于正常人，同卵双生一个患白血病，另一个发生白血病的风险 >70%；如果 1 岁前发生白血病，这个概率会更高；利 - 弗劳梅尼综合征（Li Fraumeni 综合征）由于抑癌基因 *p53* 的缺失，易引起家族性多种癌症的发生，如白血病等；其他如 21- 三体综合征、先天性睾丸发育不全综合征、先天性免疫缺陷病等均易继发白血病。⑤ 不良生活方式：某些成人癌症可能与生活方式相关，如过度肥胖、吸烟、酗酒等，但儿童肿瘤与之关系不像成人那么密切。有研究报道，妊娠期过度饮酒，此后小儿发生白血病的概率增加。

正常细胞增殖、分化和凋亡完全受基因的控制。某些基因促进细胞增殖和分化，称为癌基因；某些基因下调细胞增殖和分化并促使适时细胞凋亡，称为抑癌基因。一旦细胞 DNA 受到某种因素的影响发生损伤，癌基因启动和 / 或抑癌基因关闭，即可导致造血细胞 "恶变"，发生白血病。造血细胞恶变通常发生在骨髓多能干细胞水平，但也有时发生在定向干细胞水平。白血病细胞分化障碍、凋亡受阻，在骨髓中大量增殖，抑制正常的造血并浸润其他器官组织。

【分类和分型】

根据白血病细胞的分化程度，自然病程的长短，可将白血病分为急性和慢性两大类。急性白血病主要是未成熟、分化差的细胞（常为原始型）；慢性白血病则是较成熟的细胞。急性白血病占 90%~95%，慢性白血病仅占 3%~5%。急性白血病又分为 ALL 和 AML。小儿时期的白血病以 ALL 为主，约占 75%，急性非淋巴细胞白血病占 20%~25%。目前常采用形态学（M）、免疫学（I）、细胞遗传学（C）和分子生物学（M），即 MICM 分型来指导治疗和提示预后。① 形态学分型：根据白血病细胞形态学的不同，分为若干亚型（表 14-4）。② 免疫学分型：应用单克隆抗体检测淋巴细胞表面抗原标记，一般可将 ALL 分为 T、B 细胞两大系列。B 系 ALL（B-ALL）约占小儿 ALL 的 85%，T 系 ALL（T-ALL）占 10%~15%。伴有髓系标志的 ALL（My⁺-ALL）具有淋巴系的形态学特征，以淋巴系特异抗原为主，但伴有个别、次要的髓系特异性抗原标志。如急性髓细胞 M1~M5 型可有 CD33、CD13、CD14、CD15、髓过氧化物酶（MPO）等髓系标志中的 1 项或多项阳性，也可有 CD34 阳性。其中 CD14 多见于单核细胞系，M6 可见血型糖蛋白 A 阳性，M7 可见血小板膜抗原 Ⅱb/Ⅲa（GPⅡb/Ⅲa）阳性和 / 或 CD41、CD68 阳性。③ 细胞遗传学分型：主要有染色体数目的异常、染色体核型的异常。如 ALL 可见染色体数目异常，如 ≤45 条的低二倍体，或 ≥47 条的高二倍体；染色体核型异常，如 12 号和 21 号染色体易位，即 t（12；21）；9 号和 22 号染色体易位，即 t（9；22）或 t（4；11）。AML 的染色体数目异常以亚二倍体为主，超二倍体较少。④ 分子生物学改变：主要有免疫球蛋白（Ig）重链（IgH）基因重排和 T 细胞受体基因（TCR）片段重排和 ALL 表达相关的融合基因。必须强调的是，形态学分型是白血病诊断的基础，应结合免疫学、细胞遗传学和分子生物学检测信息综合评估，旨在反映白血病生物学的本质，对指导临床治疗和预后判断具有重要的价值。

FAB 分类	细胞特征
急性淋巴细胞白血病	
L1 型	• 以小细胞为主，有较一致的圆形细胞核，胞质少，胞质空泡不明显
L2 型	• 以大细胞为主，大小不一，核型不规则；胞质量中等，胞质空泡不定
L3 型	• 以大细胞为主，大小一致，核染色质较细致；核形规则，胞质量中等，胞质空泡明显
急性髓系白血病	
M0 型	• 未分化的原始粒细胞 ≥90%，胞质无奥氏小体（Auer 小体）
M1 型	• 未分化型原始粒细胞 ≥90%，早幼粒细胞很少，中幼粒细胞以下阶段细胞极少见，可见 Auer 小体
M2 型	• 原始粒和早幼粒细胞 >50%，可见 Auer 小体；有较多核质发育不平衡的中幼粒细胞
M3 型	• 颗粒增多的异常早幼粒细胞占 30% 以上，胞质多少不一，根据胞质中的颗粒形态的不同，分为粗颗粒型（M3a）和细颗粒型（M3b）
M4 型	• 原始粒-单核细胞（混合型），骨髓中异常嗜酸性粒细胞增多
M5 型	• 以原始、幼稚单核细胞为主，可分为：未分化型，以原始单核细胞为主，>80%；部分分化型，原始单核细胞 <80%
M6 型	• 骨髓中有核红细胞 >50%，以原始及早幼红细胞为主，且常有巨幼样变
M7 型	• 原始巨核细胞 >30%；外周血有原始巨核细胞

注：FAB，形态学。

【临床表现】

各型急性白血病的临床表现基本相同，大多较急，少数缓慢。

1. 发热　多数患儿起病时有发热，热型不定，可低热、不规则发热、持续高热或弛张热，一般不伴寒战。发热原因有两个，一个是肿瘤性发热，多为低热且抗生素治疗无效；另一个是感染性发热，多为高热。

2. 贫血　出现较早，并随病情发展而加重，表现为苍白、虚弱无力、活动后气促等。贫血是由造血干细胞受到抑制所致。

3. 出血　以皮肤和黏膜出血多见，多表现为紫癜、瘀斑、鼻出血及牙龈出血，部分表现为消化道出血和血尿，偶有颅内出血，为引起死亡的重要原因之一。出血的主要原因为骨髓被白血病细胞浸润，巨核细胞生长受抑制，血小板的生成减少和功能不足；白血病细胞浸润肝脏，纤维蛋白原、凝血酶原和因子Ⅴ等生成不足；感染和白血病细胞浸润，使毛细血管受损、血管通透性增加；并发弥散性血管内凝血。

4. 白血病细胞浸润引起的症状和体征　① 肝、脾、淋巴结肿大：白血病细胞浸润多发生于肝、脾而造成其肿大，在 ALL 尤其显著；全身浅表淋巴结轻度肿大，因纵隔淋巴结肿大引起压迫症状而发生呛咳、呼吸困难和静脉回流受阻。② 骨和关节浸润：患儿骨、关节疼痛较为常见，部分呈游走性关节痛，骨和关节痛多见于ALL。③ 中枢神经系统浸润：白血病细胞侵犯脑实质和/或脑膜时即引起中枢神经系统白血病（CNSL），ALL尤其多见。浸润可发生于病程中任何时候，但多见于化疗后缓解期。它是导致急性白血病复发的主要原因，表现为头痛、呕吐、嗜睡、视盘水肿等，可出现脑膜刺激征；浸润脑神经核或神经根时，可引起脑神经麻痹；脊髓浸润可引起横贯性损害而致截瘫。此外，也可有惊厥、昏迷。脑脊液检查可以确诊：脑脊液色清或微浊，压力增高；细胞数 $>10 \times 10^6/L$，蛋白 $>0.45g/L$；将脑脊液离心沉淀做涂片检查可发现白血病细胞。④ 睾丸浸润：表现为局部肿大、触痛，阴囊皮肤可呈红黑色，因而常成为白血病复发的另一重要原因。⑤ 绿色瘤：是急性粒细胞白血病的一种特殊类型，白血病细胞浸润眶骨、颅骨等，在局部呈块状隆起而形成绿色瘤。

【诊断】

全血细胞计数和血液涂片是白血病首先检查项目，通过该项检查可以作出白血病的初步判断，必须通过骨髓检查（涂片和活检）方能作出形态学的诊断。骨髓中原始细胞的比例常在20%~95%。通过组织化学、细胞遗传学、免疫表型和分子生物学方法等检查，进一步确定白血病的亚型。同时，由于白血病细胞基因的异质性，其临床表现和对治疗的反应差异很大。

ALL临床分型：国内外一般按照临床特点将儿童ALL分为3型。我国依据影响预后相关的危险因素，按国家卫生健康委员会发布的《儿童急性淋巴细胞白血病诊疗规范（2018年版）》，把儿童ALL分为低危（LR）、中危（IR）和高危（HR）三种类型。

1. LR-ALL 符合以下所有条件：① 年龄 ≥1岁且 <10岁；② 诊断时外周血白细胞计数 $<50 \times 10^9/L$；③ 诱导化疗第15~19日骨髓M1（原淋 + 幼淋 <5%）；或诱导化疗第33~45日骨髓M1；④ 诱导治疗第15~33日白血病微小残留（MRD）$<1 \times 10^{-2}$ 和巩固治疗前MRD $<1 \times 10^{-4}$。

2. IR-ALL 符合以下任何一项或多项：① 年龄 ≥10岁；② 初诊最高WBC ≥ $50 \times 10^9/L$；③ 第15~19日骨髓M2（5% ≤ 原淋 + 幼淋 <20%）且第33~45日骨髓M1；④ t（1；19）或 *E2A-PBX1* 融合基因阳性；⑤ CNS2、CNSL（CNS3）和/或睾丸白血病（TL）；⑥ Ph⁺ALL；⑦ Ph样ALL；⑧ iAMP 21；⑨ T-ALL；⑩ 诱导治疗第15~19日，1×10^{-3} ≤ MRD $<1 \times 10^{-1}$ 或诱导治疗后（第33~45日），1×10^{-4} ≤ MRD $<1 \times 10^{-2}$ 或巩固治疗前MRD $<1 \times 10^{-4}$。

3. HR-ALL 符合以下任何1项或多项：① 第15~19日骨髓M3（原淋 + 幼淋 ≥20%）；② 第33~45日骨髓未完全缓解（原淋 + 幼淋 ≥5%），呈M2/M3；③ t（4；11）（*MLL-AF4*）或其他 *MLL* 基因重排阳性；④ 低二倍体（≤44条）或DNA数 <0.8；⑤ *IKZF* 阳性；⑥ *MEF2D* 重排；⑦ *TCF3-HLF*/t（17；19）（q22；p13）；⑧ 诱导治疗后（第33~45日）评估纵隔瘤灶没有缩小到最初肿瘤体积的1/3，评为高危，巩固治疗前仍存在瘤灶者列入高危；⑨ 诱导治疗第15~19日MRD ≥ 1×10^{-1}，或诱导治疗后（第33~45日）MRD ≥ 1×10^{-2}，或巩固治疗前MRD ≥ 1×10^{-4}。

AML临床分型共分8型（M0~7型），见表14-4。

【鉴别诊断】

本病发病早期症状不典型，特别是白细胞数正常或减少者，外周血涂片不易找到幼稚白细胞，诊断较困难，须与以下疾病相鉴别。

1. 再生障碍性贫血　本病血象呈全血细胞减少，肝、脾、淋巴结不肿大，与低增生性白细胞临床表现类似，但骨髓有核细胞增生低下，无幼稚白细胞增生。

2. 传染性单核细胞增多症　本病可有肝、脾、淋巴结肿大，白细胞数增高、分类淋巴细胞为主，易与ALL混淆，查外周血细胞形态可见异形淋巴细胞，未见白血病细胞。本病病程自限性，血象多于1个月左右恢复正常，血清嗜异性凝集反应阳性，骨髓无白血病细胞。

3. 类白血病反应　为造血系统对感染、中毒和溶血等刺激因素的一种异常反应，以外周血出现幼稚白细胞或白细胞数增高为特征。当原发疾病被控制后，血象即恢复正常。此外，根据血小板数多正常、白细胞中有中毒性改变，如中毒颗粒和空泡形成及中性粒细胞碱性磷酸酶积分显著增高等，可与白血病区别。

4. 风湿性关节炎　以发热、关节疼痛为主要表现的白血病易与风湿性关节炎混淆，必要时行骨髓细胞检查以鉴别。

【治疗】

（一）支持疗法

包括：① 加强护理和营养，做好保护性隔离；② 积极防治继发感染；③ 成分输血，必要时输注红细胞或血小板；④ 注意防治高尿酸血症，化疗早期给予充分水分和碱化尿液，别嘌醇每日200~300mg/m^2，分次口服；⑤ 集落刺激因子的应用，中性粒细胞 <1.0×10^9/L 时给予 G-CSF 或粒细胞–巨噬细胞集落刺激因子（GM-CSF）。

（二）化学药物治疗

目的是杀灭白血病细胞，解除白血病细胞浸润引起的症状，使病情缓解并巩固治疗效果，减少耐药而治愈。化疗的原则和方法是采用联合、适量、间歇、交替、分层和长期治疗的方针。程序为依次进行诱导缓解、早期强化、髓外白血病预防、延迟强化治疗、维持和加强治疗。依据临床危险度分层，选择合适的治疗方案，争取做到个体化精准治疗。

1. ALL的治疗

（1）诱导缓解治疗：VDLP 或 VDLD，共4周，具体药物如下所示。

长春新碱（VCR）1.5mg/（m^2·次）（每次最大量不超过2mg），静脉注射，第8、15、22、29日。柔红霉素（DNR）30mg/（m^2·次），静脉滴注，LR，第8、15日；IR 和 HR，第8、15、22、29日。门冬酰胺酶（ASP）5 000~10 000U/（m^2·次），肌内注射或静脉滴注，于第8~22日内隔日1次，共8~10次。泼尼松（PDN，VDLP方案应用）45~60mg/（m^2·d），第1~28日，第29日起1周内减停。地塞米松（DXM，VDLD方案应用）6~8mg/（m^2·d），第1~28日，第29日起1周内减停。

（2）早期强化治疗：进一步最大限度杀灭体内微小残留的白血病细胞，可有效预防复发。选择CAM或CAML方案，根据危险度不同给予1~2个疗程，具体药物如下：环磷酰胺（CTX）1 000mg/（m^2·d），第1日，静脉滴注；阿糖胞苷（Ara-C）75~100mg/（m^2·次），7~8日，每日1次，静脉滴注；巯嘌呤（6-MP）50~75mg/（m^2·d），7~14日，空腹口服。培门冬酶（PEG-ASP，CAML方案）2 000~2 500U/（m^2·d），第2日，1次，肌内注射。

（3）髓外白血病防治

1）三联鞘内注射（TIT）：常用甲氨蝶呤、阿糖胞苷、地塞米松3种药物联合鞘内注射，防治中枢神经系统白血病，于诱导治疗第1日予以Ara-C+MTX；此后三联鞘内注射（剂量见表14-5），第8、15、22日，共3次。

▼ 表14-5　不同年龄三联鞘内注射药物剂量

年龄	MTX/（mg·次$^{-1}$）	Ara-C/（mg·次$^{-1}$）	DXM/（mg·次$^{-1}$）
<1岁	6	12	2
1~2岁	8	24	2.5
2~3岁	10	30	3
≥3岁	12	36	4

注：MTX，甲氨蝶呤；Ara-C，阿糖胞苷；DXM，地塞米松。

2）大剂量甲氨蝶呤-亚叶酸钙（HDMTX-CF）疗法：于巩固治疗休息1~3周后，血、尿常规及肝、肾功能正常者开始化疗。LR和IR，每10日为1疗程，共4个疗程。甲氨蝶呤（MTX）2~5g/（m²·次），每2周1次，共4次，每次MTX 1/6总量（每次<500mg）作为突击量在30分钟内快速静脉滴注，余量在23.5小时内均匀滴入。在突击量MTX滴入后，行三联鞘内注射1次（表14-5），滴注MTX开始后第36小时给予亚叶酸钙（CF）解救，15mg/(m²·次)，6小时1次，3~8次；6-MP 25mg/（m²·d），不超过56日，根据WBC调整剂量。实施期间需要进行水化、碱化。

HR治疗采用2轮"HR-1′、HR-2′、HR-3′"方案。

A. HR-1′方案：DXM 20mg/（m²·d），口服或静脉注射，第1~5日；VCR 1.5mg/（m²·次）（每次最大剂量2mg），静脉注射，第1、6日；大剂量甲氨蝶呤（HD-MTX）5g/（m²·次），静脉滴注，第1日；CF 15mg/（m²·次），6小时1次，3~8次，根据MTX血药浓度调整；CTX 200mg/（m²·次），12小时1次，静脉滴注，第2~4日，共5次，HD-MTX结束后7小时开始给予；美司钠400mg/（m²·次），于静脉滴注CTX的0小时、4小时、8小时给予；Ara-C 2 000mg/（m²·次），12小时1次，第5日，共2次；维生素B₆ 150mg/（m²·次），静脉滴注或口服，12小时1次，第5日，共2次；PEG-ASP 2 500U/（m²·次），肌内注射，第6日；TIT第1日。

B. HR-2′方案：DXM 20mg/（m²·d），口服或静脉注射，第1~5日；长春地辛（VDS）3mg/（m²·次），静脉注射，第1、6日；HD-MTX 5g/（m²·次），静脉滴注，第1日；CF 15mg/（m²·次），6小时1次，3~8次，根据MTX血药浓度调整；异环磷酰胺（IFO）800mg/（m²·次），静脉滴注，12小时1次，第2~4日，共5次，HD-MTX结束后7小时开始给予；DNR 30mg/（m²·次），静脉滴注，第5日；PEG-ASP 2 500U/（m²·次），肌内注射，第6日；TIT第1日。

C. HR-3′方案：DXM 20mg/（m²·d），口服或静脉注射，第1~5日；Ara-C 2 000mg/（m²·次），静脉滴注，12小时1次，第1~2日；维生素B₆ 150mg/（m²·次），静脉滴注或口服，12小时1次，第1~2日；依托泊苷（VP-16）100mg/（m²·次），静脉滴注，12小时1次，共5次，

第3~5日；PEG-ASP 2 500U/（m²·次），肌内注射，第6日；TIT第5日。

3）颅脑放射线治疗：用于3岁以上患儿，凡诊断时外周血WBC>100×10⁹/L，或有t（9；22）或t（4；11）核型异常者，或有CNSL者，于完全缓解后6个月开始，总剂量12~18Gy，分10~15次于2~3周内完成。

（4）延迟强化治疗：推荐VDLD方案和CAM或CAML方案。VDLD方案：VCR每周1次，共3~4次，剂量同前；DXM 8~10mg/（m²·d），第1~7日，第15~21日，口服；ASP 6 000~10 000U/（m²·次），共4~10次或PEG-ASP，2 000~2 500U/（m²·次），共2次（间隔14日），肌内注射。DNR 30mg/（m²·次），每周1次，静脉滴注，共2~4次（VDLD方案）；Ara-C 2 000mg/（m²·次），静脉滴注，12小时1次，第1~2日，共4次（VDLA方案）。

（5）维持和加强治疗：为了巩固疗效，在上述疗程后还应进行规律的维持和强化治疗，达到长期缓解或治愈的目的。维持方案推荐MP方案，6-MP 50mg/（m²·d），持续睡前空腹口服，MTX 15~30mg/（m²·次），每周1次，口服或肌内注射。加强治疗方案：COAD（CTX 600mg/m²，Ara-C 100mg/m²，VCR和DXM剂量用法同前）、VDLD（用法同早期强化）等。

（6）化疗总疗程：LR组男女孩均为2年，IR组女孩2年，男孩2.5年，HR组男女孩均为2.5年。

2. AML的治疗

（1）非M3型AML治疗

1）诱导缓解

A. 方案1——DA：DNR 30~40mg/（m²·d），每日1次，静脉滴注，第1~3日；Ara-C 150~200mg/（m²·d），分2次，静脉滴注或肌内注射，第1~7日。

B. 方案2——DAE方案：DNR和Ara-C同上；VP-16 100~150mg/（m²·d），每日1次，静脉滴注，第5~7日。

C. 方案3HAD：高三尖杉酯碱（HHT）3mg/（m²·d），每日1次，静脉滴注，第1~5日；Ara-C 200mg/（m²·d），分2次，皮下注射，第1~7日；DNR 40mg/（m²·d），每日1次，静脉滴注，第1~3日。

2）巩固治疗：采用原有效的诱导方案1~2个疗程，然后采用含中大剂量Ara-c的化疗方案治疗。总治疗时间为6~8个月。

3）CNSL预防：三联药物鞘内注射方法同ALL，诱导缓解期每2周1次，完全缓解后每3个月1次。

（2）M3型AML的治疗：可用维A酸（ATRA）+砷剂［三氧化二砷（ATO）/复方黄黛片（RIF）］联合诱导缓解治疗。ATRA 25mg/（m²·d），第1~28日，口服；ATO 0.15mg/kg/d（最大量10mg/d），第1~28日，静脉滴注，或RIF 50~60mg/（kg·d），第1~28日，口服。高危组可在上述药物基础上联合蒽环类药物。然后进行缓解后巩固和维持治疗。预防CNSL与其他ANLL相同。

（三）CNSL的治疗

初诊时已发生CNSL者，在进行全身化疗的同时，采用三联鞘内注射，第1周3次，第2、3

周各2次，第4周1次，共8次，直至脑脊液白血病细胞消失，之后在不同治疗阶段鞘内注射。如果治疗反应良好，可不予放疗。如需放疗，可在完成延迟强化治疗后维持治疗前接受颅脑放疗，适应证和剂量见上述。放疗后不再应用HD-MTX及Ara-C，每8周鞘内注射1次，直至停止全身化疗。完全缓解后在维持巩固期发生CNSL者，也按上述方法进行三联鞘内注射，但在完成第5次后，必须做全身强化疗，常用早期强化方案，然后完成余下3次鞘内注射。紧接全身强化疗之后应进行颅脑放疗，此后每8周三联鞘内注射1次，直到治疗终止。

（四）睾丸白血病（TL）的治疗

初诊时已发生TL者，先诱导治疗至巩固治疗结束后，超声检查仍有病灶者进行活检，若确定白血病细胞残留者需睾丸放疗。或在全身化疗骨髓缓解的患儿出现睾丸白血病复发，也需放疗。一般进行双侧睾丸放疗，剂量20~26Gy，对年龄较小的幼儿采用12~15Gy。

（五）造血干细胞移植（hematopoietic stem cell transplantation）

部分高危患者可在完全缓解后，巩固1~2个疗程后进行。

【预后及转归】

ALL的5年生存率为75%~90%，AML的5年生存率为40%~60%。

（王叨）

第八节　组织细胞病

一、朗格汉斯细胞组织细胞增生症

案例14-11　　患儿，女，4岁，发现右眼上睑肿胀2个月，加重伴上睑下垂1个月。当地医院做眼眶CT及眼眶MRI提示眼睑肿物，眶骨及颅骨多处损害。无发热，无外伤史。

思考：

1. 该患儿最可能的诊断及诊断依据是什么？

2. 为明确诊断需进行哪些检查？

朗格汉斯细胞组织细胞增生症（Langerhans cell histiocytosis，LCH）既往称组织细胞增生症X（histiocytosis X），是一组树突状细胞（抗原呈递细胞）异常增生、临床表现多样、多发于儿童的组织细胞疾病，男多于女。根据临床主要表现将本症分为3型，即莱特勒－西韦病（Letterer-Siwe disease，LS）、韩－薛－柯病（Hand Schuller Christian disease，HSC）和骨嗜酸性粒细胞肉芽肿（eosinophilic granuloma of bone，EGB），但各型之间临床表现又可以相互重叠，出现中间型。其组织学特点是朗格汉斯细胞的增生、浸润，并伴有嗜酸性粒细胞、单核巨噬细胞和淋巴细胞等不同程度的增生。

【病因和发病机制】

病因不明。目前认为，LCH的病因可能与免疫功能紊乱、细胞因子介导、病毒感染、吸烟和遗传等因素相关。国际组织细胞协会协作组（WGHS）将LCH归为组织细胞增生症Ⅰ类，以便与单核–巨噬相关性细胞疾病（Ⅱ类，如噬血细胞综合征）及恶性组织细胞病和急性单核细胞白血病（Ⅲ类）相区别。

【病理】

病变可只限于单个器官或孤立病灶，也可同时侵犯多个器官，其中以肺、肝、淋巴结、骨髓、皮肤、垂体等处病变最为显著。尸检材料观察同一患者的不同器官或同一器官的不同部位，其组织学改变不同。显微镜下除组织细胞外，还可见嗜酸性粒细胞、巨噬细胞、淋巴细胞、多核巨细胞和充脂性组织细胞（即泡沫细胞）等，但不见分化极差的恶性组织细胞。病变久者可见大量泡沫细胞和嗜酸性粒细胞，形成肉芽肿。各种病理改变中，朗格汉斯细胞（LC）增生最具特征性。LC表达CD1a，直径12~13μm，胞核不规则，有核裂或分叶，核仁明显，细胞质不规则，电镜下细胞质内含分散、呈网球拍状或棒状的细胞器，称为伯贝克颗粒（Birbeck颗粒）。

【临床表现】

根据受累器官、部位及年龄不同而有较大差异。一般年龄越小，病情越重，随年龄增长，病变越局限，症状也越轻。现根据有关资料分为如下3型，但各型之间临床表现又可以相互重叠，出现中间型。

1. 莱特勒–西韦病

（1）发病年龄：多在1岁以内发病，起病急，病情重，病变广泛，可侵犯全身多个系统器官。

（2）发热：热型不规则，高热与中毒症状不一致。

（3）皮疹：出现较早，多分布于躯干、头皮发际部，四肢较少；为红色或棕黄色斑丘疹，继而呈出血性，亦可呈湿疹样、脂溢性皮疹，以后结痂，脱痂后留白斑或色素沉着。各期皮疹可同时存在，常成批发生。

（4）肝、脾和淋巴结肿大：肝、脾中重度肿大，脾大较为明显，肝功能异常和黄疸，多有淋巴结肿大。

（5）呼吸道症状：常有咳嗽、气促、发绀，但肺部体征不明显。可合并肺大疱或自发性气胸等。可有喘憋症状，甚至导致呼吸衰竭而死亡。

（6）其他：有贫血、中耳炎、腹泻和营养不良等。

2. 韩–薛–柯病

（1）发病年龄：多见于2~4岁，5岁以后发病减少。起病缓慢，骨和软组织器官均可损害。

（2）骨质缺损：最早且最常见的是颅骨缺损。病变开始为头皮组织表面隆起，硬而有轻度压痛，病变蚀穿颅骨外板后肿物变软，触之有波动感，骨质缺损边缘锐利、分界清楚；此后肿物逐渐被吸收，形成局部凹陷。除颅骨外，可见下颌骨破坏、牙齿松动、脱落、牙槽脓肿等；骨盆、脊柱、肋骨、肩胛骨和乳突等亦常受累。

（3）突眼：因眶骨破坏而表现为眼球突出和上睑下垂，多为单侧。

（4）尿崩：为垂体和下丘脑组织受浸润所致，个别患儿可见蝶鞍破坏。

（5）其他：有孤立、稀疏的黄色丘疹，呈黄色瘤状；久病者可导致发育迟缓。

3. 骨嗜酸性粒细胞肉芽肿

（1）发病年龄：各年龄组均可发病，尤多见于4~7岁。

（2）骨髓破坏：本型的主要表现为单发病灶，常无软组织和器官损害。病变局部肿胀而微痛，无红热，有时可见病理性骨折。任何骨均可受累，但以扁平骨较多见，颅骨最常见，其他有下颌骨、四肢骨、骨盆骨和脊椎骨等。椎骨受累可出现脊髓压迫症状。

（3）其他：多发病灶者可伴有发热、厌食、体重减轻等；可有肺嗜酸性粒细胞肉芽肿。

【辅助检查】

1. 血常规　MS-LCH患者可有不同程度的贫血，白细胞数正常、减少或增多，血小板数正常或减少。也可无明显变化。

2. 影像学检查对诊断有帮助，不少病例甚至由影像学检查最先发现。

（1）X线：骨髓系统受累的LCH病变部位呈虫蚀样改变，甚至为巨大缺损，为溶骨性凿穿样损害，形状不规则，呈圆形或椭圆形。脊柱改变多表现为椎体破坏，偶见椎旁脓肿。下颌骨浸润时牙槽硬板及支持骨破坏，出现漂浮牙征象。

（2）CT：肺部是最易受损的器官之一。典型表现为肺野透亮度减低，呈毛玻璃状，两肺弥漫网状或网点状阴影，或在网点状基础上有局限或弥漫的阴影颗粒。病变表现从弥漫性纤维化及弥散性结节浸润病变到弥散性囊性变，严重者可见弥散性小囊肿、肺气肿、气胸、纵隔气肿或皮下气肿等，婴幼儿常见胸腺肿大。

（3）MRI：对累及中枢神经软组织损害的诊断更为准确。

（4）超声检查：对肝脾受累及包块性质的检查有重要意义，可在彩色多普勒超声引导下行病灶穿刺活检术。

3. 全身骨显像　全身骨显像一次检查即可观察到患儿的全身骨骼，对于完整显示病变骨骼具有优势。全身骨显像通常表现为局灶性异常放射性浓集或类圆形放射性稀疏、缺损伴周边环形放射性浓集。对活动性骨病变意义比较大。

4. 骨髓细胞学检查　对于有血常规改变者或怀疑有骨髓受累患儿可做骨髓穿刺检查，了解有无LC及免疫组织化学有无CD1a阳性细胞。对分型及预后有重要意义。

5. 病理检查　皮疹压片和病灶活体组织的病理检查发现LC是诊断的重要依据。皮疹压片法操作简便，患者痛苦小，阳性率高。可做皮疹、淋巴结、牙龈或肿物活检或病灶局部穿刺物或刮出物的病理检查。病理切片发现病变区可见典型LC存在，及嗜酸性粒细胞、巨噬细胞、淋巴细胞等浸润。免疫组织化学可见CD31/S-100、CD1a、langerin（CD207）阳性表达。有条件者应取新鲜病理组织做电镜检查，观察病变部位有无典型LC存在，胞质中是否有Birbeck颗粒存在。

6. 其他　对有眼、耳、口腔受累者可行眼压、耳镜、牙片等专科检查。α-D甘露糖酶试验阳性、花生凝集素结合试验阳性。

【诊断】

凡原因不明的发热、皮疹、贫血、耳溢脓、反复肺部感染，肝、脾、淋巴结肿大，眼球突出、尿崩、颅骨缺损、头皮肿物等均应考虑本病。诊断需要结合病史体征、影像学检查和病理三方面。

2009年国际组织细胞协会制定的病理诊断标准如下所示：

1. 初诊 压片、皮肤活检、淋巴结、肿物穿刺或手术标本病理检查光镜发现典型LC浸润。

2. 诊断 初诊的基础上以下4项中≥2项指标阳性：① ATP酶阳性；② CD31/S100阳性表达；③ α-D甘露糖酶试验阳性；④ 花生凝集素结合试验阳性。

3. 确诊 在光镜检查的初诊基础上，以下3项中≥1项指标阳性：① langerin阳性；② CD1a抗原阳性；③ 电镜检查发现病变细胞内含Birbeck颗粒。

由于LCH可同时侵犯多个器官，各器官受累的标准如下所示：

1. "危险器官"受累的标准

（1）造血功能受累（伴或不伴骨髓侵犯）：符合以下≥2项。① 贫血，血红蛋白<100g/L，婴儿<90g/L（排除铁缺乏等其他原因）；② 白细胞减少，白细胞计数<4×10^9/L；③ 血小板减少，血小板<100×10^9/L。骨髓侵犯：骨髓涂片上证实有CD1a和/或CD207阳性细胞。

（2）脾受累：脾在锁骨中线肋缘下>2cm。

（3）肝受累：符合以下≥1项。① 肝在锁骨中线肋缘下>3cm；② 肝功能不良，血浆蛋白<55g/L，白蛋白<25g/L，不是其他原因所致；③ LCH的组织病理学诊断。

2. 特殊部位受累 颈椎破坏导致脊髓压迫或病变波及脊髓。

3. 可危及中枢神经系统的损害 长期的颅骨受累（不包括穹隆受累）可累及垂体或下丘脑，导致发育迟缓或尿崩症。

根据上述器官受累的标准，以脏器与系统受累为主，进一步对病情进行临床分类，以便指导治疗。

（1）单系统LCH（single system LCH，SS-LCH）：包括骨（单发或多发）、皮肤、淋巴结、肺、中枢系统、肝、脾或少见部位（如胸腺、甲状腺等）。

（2）多系统LCH（multiple system LCH，MS-LCH）：有≥2个脏器/系统受累，伴或不伴"危险器官"受累。

（3）下列定位及病变程度分类是全身治疗的指征：① SS-LCH伴有可危及中枢神经系统的损害；② SS-LCH伴有多病灶骨髓损害；③ SS-LCH伴有特别部位损害；④ MS-LCH伴或不伴危险器官损害。

【治疗】

1. SS-LCH（通常是骨、淋巴结、皮肤）的临床病程一般是良性的，自发缓解率较高，因此应进行最低限度的治疗。手术刮除，甚至低剂量的局部放疗（4~6Gy）就能达到治疗目的。不宜手术刮除的局部病灶，可病灶内局部注射糖皮质激素，甲泼尼龙每次75~750mg。单纯骨损害者可试用吲哚美辛。

2. MS-LCH应进行系统性的联合化疗，以减少疾病的复发率及改善长期预后。MS-LCH化疗：① 长春碱（VBL）+ 泼尼松6周诱导方案，VBL每次6mg/m²，每周第1日静脉注射1次；泼尼松，每日40mg/m²，分次口服，连用4周，第5周、第6周逐渐减量。② 对于原有症状及体征持续存在或有新病灶出现者，可应用6周VBL + 泼尼松。第2疗程方案，VBL应用同前，每周在静脉注射VBL当日开始口服3日泼尼松，剂量同上。③ 维持治疗，在上述治疗6~12月后症状、体征消失的患者进入维持治疗，总疗程12个月。每3周应用1次VBL，方法同上；应用VBL的每周中，口服5日泼尼松，剂量同上；维持治疗期间每日口服巯嘌呤（6-MP），每日50mg/m²。

SS-LCH伴有可危及CNS的损害或多病灶骨髓损害或特别部位损害时，应用上述VBL + 泼尼松6周初治方案，接或不接第2疗程，然后应用上述维持治疗方案，但不用6-MP，总疗程12个月。

3. 对于难治性（正规治疗无效）或复发的伴有"危险器官"受累的MS-LCH、伴有造血功能低下的MS-LCH，可在原方案基础上加用阿糖胞苷、依托泊苷、甲氨蝶呤、克拉屈滨（2-CdA）等化疗药物。目前，克拉屈滨联合大剂量阿糖胞苷已被用于治疗难治性高危LCH患者。

4. 造血干细胞移植（HSCT） 是复发难治性LCH的挽救性治疗手段，通过高强度化疗、移植后的移植物抗肿瘤作用和免疫调节作用，达到根治LCH的目的。但目前HSCT治疗LCH的临床研究不多，因此对于移植指征、移植预处理方式的选择等尚无定论。

5. 靶向治疗 研究发现约有一半以上LCH患儿与*BRAF*-V600E基因突变及其他丝裂原活化蛋白激酶（MAPK）通路相关基因突变有关，提示使用MAPK通路拮抗剂［主要有BRAF抑制剂维罗非尼和达拉非尼、丝裂原活化的细胞外信号调节激酶（MEK）抑制剂曲美替尼等］有益于患者。目前的临床研究显示MAPK抑制剂对于LCH的治疗有明显疗效，但这些药物停药后有极高的复发率，因此它们对于LCH的治疗地位和应用的疗程尚不明确。对于多系统受累及危险器官受累的患者及复发难治性的LCH病例，此类药物与化疗相结合可能是今后的治疗方向。

6. 其他 在化疗的同时，可加用胸腺素，每次1~2mg，肌内注射，隔日1次。亦可试用α干扰素和环孢素，对于同时减少化疗的毒副作用，改善免疫功能有一定作用。存在感染者可给予积极抗感染治疗。尿崩症可应用鞣酸加压素或去氨加压素治疗。生长发育障碍者可使用生长激素。

二、噬血细胞综合征

案例14-12 患儿，男，9岁，发热2周，伴全身瘀点、瘀斑就诊。体格检查：精神反应弱，贫血貌，全身散在瘀点、瘀斑，颈部淋巴结明显肿大，部分融合；肝肋下2cm，剑突下3cm，脾肋下3cm，质硬。入院后血常规提示三系减低：WBC 2.0×10^9/L，ANC $< 0.5 \times 10^9$/L，Hb 78g/L，PLT 60×10^9/L。生化常规提示：ALT 148U/L，高甘油三酯血症（3.5mmol/L）。凝血提示：纤维蛋白原0.8g/L。

思考：

1. 患儿首先需要考虑的诊断是什么？

2. 为明确诊断，需进行哪些检查？

噬血细胞性淋巴组织细胞增生症（hemophagocytic lymphohistiocytosis，HLH），又称噬血细胞综合征（hemophagocytic syndrome，HPS），是一组由多种病因诱发细胞因子"瀑布"释放引起的过度炎症反应综合征，组织病理学检查可见组织细胞增生伴吞噬各种血细胞为特征。其主要临床表现为高热、肝脾及淋巴结肿大、肝功能受损、血细胞减少、凝血功能异常等，可伴中枢神经系统受累。

【病因及分类】

HPS按是否存在HPS相关的基因异常可分为原发性和继发性两大类。原发性HPS包括：① 家族性HPS（FHL），分为5个亚型，即FHL-1~5，由穿孔素基因（*PRF1*）、*UNC13D*、*STX11*、*STXBP2*等基因及编码蛋白功能缺陷所致；② 免疫缺陷相关性HPS，如白细胞异常色素减退综合征（Chediak-Higashi综合征）、格里塞利综合征（Griscelli综合征），X连锁淋巴组织增殖性疾病（XLP）；③ EB病毒驱动型HPS，缺陷基因包括*MAGT1*、*ITK*、*CD27*、*CD70*等。继发性HPS与继发感染、恶性肿瘤、结缔组织疾病、组织损伤等有关。继发性HPS包括：① 感染相关性HPS，可由细菌、真菌、支原体、原虫、病毒感染所致，病毒感染最常见，尤其是EB病毒感染；② 自身免疫病相关性HPS，又称巨噬细胞活化综合征（MAS），常见于幼年型类风湿关节炎、系统性红斑狼疮等疾病；③ 恶性肿瘤相关性HPS，如淋巴瘤、白血病等；④ 其他，药物变态反应、造血干细胞移植、嵌合抗原受体T细胞治疗（CAR-T细胞治疗）等。

【发病机制】

多种致病因素导致机体免疫调节紊乱，主要表现为细胞毒性T细胞和单核/巨噬细胞增殖活化，而自然杀伤细胞功能减低或缺乏。$CD8^+$ T细胞广泛活化，产生大量细胞因子［如TNF-α、IL-1、IL-6、IL-10和γ干扰素（IFN-γ）］，刺激单核/巨噬细胞增殖、活化，一方面吞噬血液循环中的粒细胞、红细胞、血小板，呈现"噬血细胞现象"；另一方面又释放大量的细胞因子，形成细胞因子"风暴"，继而引发过度的炎症反应，最终损害多脏器功能，产生一系列临床症状。

【病理】

吞噬有形态、结构完整的白细胞、（有核）红细胞、血小板的单核/吞噬细胞称为噬血细胞。受累的脾、肝、淋巴结、骨髓、中枢神经系统等器官病理切片可见大量单核/巨噬细胞浸润，噬血细胞易见。

【临床表现】

2岁前发病者多为原发性HPS，继发性HPS可见于各个年龄段。本病起病急，病情进展快，如不及时治疗，病死率较高。

1. 发热 早期多表现为持续发热，体温 >38.5℃，超过7日。

2. 肝、脾、淋巴结肿大 呈进行性肿大，脾大明显，常伴肝功能异常和黄疸。

3. 贫血、出血 皮肤出血点、瘀斑、紫癜、鼻出血、消化道出血及其他内脏出血。贫血则由出血及细胞因子抑制骨髓造血所致。

4. 皮疹 多样性，可为全身斑丘疹、荨麻疹样、麻疹样皮疹等。

5. 中枢神经系统受累 多在病程晚期出现，少数病例亦可早期发生。表现为神经兴奋性增高、前囟饱满、颈强直、肌张力增高或降低、抽搐等；亦可有脑神经麻痹、共济失调、偏瘫或全瘫、失明、意识障碍、颅内压增高等。

6. 呼吸系统 淋巴细胞及巨噬细胞浸润肺部可致间质性肺炎表现。

【辅助检查】

1. 血常规 早期即可全血细胞或二系血细胞减少。

2. 骨髓细胞形态 早期常表现为反应性增生骨髓象，疾病晚期骨髓增生程度低下；光学显微镜下可见噬血细胞（吞噬红细胞、粒细胞），但在疾病早期噬血细胞现象可不明显。

3. 血液生化 甘油三酯（TG）≥3.0mmol/L，低密度脂蛋白升高而高密度脂蛋白降低；肝功能异常，ALT和胆红素升高，白蛋白降低；血清铁蛋白（SF）通常≥500μg/L，也可极度升高；乳酸脱氢酶（LDH）可明显增高。

4. 凝血功能 纤维蛋白原（Fibrinogen）<1.5g/L，活化部分凝血活酶时间（APTT）及凝血酶原时间（PT）延长。

5. 免疫学检查 T细胞功能缺陷，自然杀伤细胞活性降低或缺如；可溶性CD25升高；细胞因子谱包括IFN-γ、IL-10明显升高，而且IL-6轻度升高，具有极高的特异度和灵敏度（>90%）。

6. 脑脊液检查 有神经系统损害表现者应尽快行脑脊液检查。脑脊液压力升高，细胞数轻度增加，以淋巴细胞为主，蛋白升高。但也有神经系统症状明显而脑脊液正常者。

7. 影像学检查 胸部X线片可显示有间质性肺浸润，可出现胸腔积液；颅脑CT或MRI检查可发现异常，其改变表现为陈旧性或活动性感染灶、脱髓鞘、出血、萎缩、水肿、钙化。

8. HPS相关性基因 已发现20余种基因缺陷与HPS发病密切相关。

【诊断】

2004年国际组织细胞协会提出该病的诊断指南见表14-6。有阳性家族史、父母近亲婚配等有利于家族性HPS的诊断。

▼ 表14-6 噬血细胞综合征的诊断标准

满足以下2条之一可诊断为HPS：

　1. 符合HPS的分子诊断

　2. 满足下列诊断标准8条中的5条者

　　（1）发热

　　（2）脾大

　　（3）血细胞减少（二系或三系）：Hb<90g/L（新生儿<100g/L），ANC<1.0×10⁹/L，PLT<100×10⁹/L

　　（4）高甘油三酯血症或低纤维蛋白原血症：甘油三酯（空腹）≥3.0mmol/L，纤维蛋白原≤1.5g/L

　　（5）骨髓、脾、淋巴结中发现噬血细胞，无恶性病证据

　　（6）自然杀伤细胞活性降低或完全缺少

　　（7）血清铁蛋白增高（≥500μg/L）

　　（8）可溶性CD25（可溶性IL-2受体）≥2 400U/ml

注：Hb，血红蛋白；ANC，中性粒细胞计数；PLT，血小板计数；IL-2，白细胞介素-2。

【鉴别诊断】

1. 原发性和继发性HPS的鉴别   两者在发病机制、治疗及预后方面有明显差异。原发性HPS具有家族遗传倾向和基因缺陷，一般发病年龄较小，病情较重，易于反复，造血干细胞移植（HSCT）为目前唯一的根治性手段。继发性HPS一般无家族史或基因缺陷，但多有明确的诱因或基础疾病，病情相对较轻，一般不需要HSCT治疗。因此，即使符合HPS临床诊断标准，也需尽量及时检查是否存在HPS相关基因的突变，以便明确HPS的类型以指导临床合理治疗。对于继发性HPS，应积极寻找病因（常见的如感染、肿瘤及风湿免疫性疾病），并治疗原发病。对病因不明者，通过系统随访观察可能发现原发病。一般可根据特殊临床表现、免疫学和分子遗传学分析对两者加以鉴别。自然杀伤细胞活性检测及SCD25测定对于HPS具有较高的灵敏度和特异度。血清铁蛋白>10 000μg/L对于HPS的诊断有较高的特异度。而IFN-γ、IL-10明显增高，IL-6正常或轻度增高的细胞因子谱对于HPS有很高的特异度（99.5%）和灵敏度（91.8%），对于HPS与病毒感染、细菌感染的鉴别及肿瘤、自身免疫病合并HPS的判断均具有重要的价值。另外，需要强调的是，即使未检测出HPS相关基因突变或明确诱发因素，并不能完全排除原发性HPS的可能。

2. HPS与其他疾病的鉴别   目前HPS，尤其是继发性HPS的诊断主要基于非特异性的临床表现和实验室检查，因此需对下述临床表现与HPS相似的疾病进行鉴别。

（1）重症感染：重症感染、全身炎症反应综合征（systemic inflammatory response syndrome，SIRS）、多器官功能障碍综合征（multiple organ dysfunction syndrome，MODS）等也可有发热、血细胞减少、肝脾淋巴结肿大、转氨酶异常等类似HPS表现，需注意鉴别。同时，HPS治疗过程中可能再次发热，应注意鉴别是HPS复发或是继发感染。

（2）血液病：朗格汉斯细胞组织细胞增生症（LCH）、骨髓增生异常综合征（MDS）、AIHA等可有血象改变、肝脾大、肝功能异常等类似HPS表现，也需加以鉴别。

【治疗】

大多数HPS病情凶险，进展迅速，不及时治疗病死率高。诊断后应立即开始治疗；有些未达到诊断标准的病例，可在密切观察病情的同时给予诊断性治疗。

1. 原发病的治疗   根据引起继发性HPS的原发病给予相应的治疗。

2. 化学疗法   药物主要包括地塞米松（DXM）、环孢素（CsA）、依托泊苷（VP-16）等。化疗分为诱导缓解阶段（1~8周）和维持治疗阶段（9~40周），疗程共40周。对复发难治病例的治疗可采用DEP或L-DEP方案挽救性化疗，或抗人CD52抗体（阿伦单抗）和抗人胸腺球蛋白（ATG）等治疗。

3. 支持治疗

（1）积极防治感染：包括抗细菌、病毒、真菌等。急性期静脉注射丙种球蛋白可提高患儿机体抗感染能力，也可以发挥免疫抑制作用，间接抑制炎性细胞因子的释放，从而减轻细胞因子对各脏器的损伤作用。

（2）输血支持：输注血浆、血小板、浓缩红细胞等进行对症支持治疗，补充凝血因子，防治弥散性血管内凝血。

（3）营养支持：补充能量，纠正酸碱平衡失调及电解质紊乱。

4. 造血干细胞移植（HSCT） HSCT是治疗原发性HPS的重要手段，能够彻底纠正因自然杀伤细胞和/或CTL细胞脱颗粒作用相关基因缺陷所导致的免疫清除功能缺陷。其适应证为原发性HPS、反复复发或经一线、二线治疗效果不佳的难治性HPS患儿。

【预后】

家族性HPS患儿的自然病情进展非常迅速，存活期一般<2个月，需行HSCT才有治愈的希望。继发性HPS的预后取决于治疗原发病的疗效。

（王叨）

学习小结

造血分为胚胎期造血和生后造血两个阶段，不同年龄儿童的血象有所不同。贫血是儿童时期最常见的疾病症状之一，可根据程度、病因及红细胞形态进行分类。在贫血的诊疗过程中明确病因是关键，这就需要收集病史、喂养史和家族史等，进行贫血相关的实验室检查，从而指导诊断和治疗。营养性贫血包括缺铁性贫血及营养性巨幼细胞贫血，在治疗中除补充铁剂、叶酸及维生素B_{12}外，还应去除病因。溶血性贫血包括先天性溶血性疾病（遗传性球形红细胞增多症、G6PD缺乏症及地中海贫血）和免疫性溶血性贫血，均需要特殊的实验室检测手段以明确诊断。出血性疾病包括ITP及血友病，前者的治疗目的是控制出血、减少血小板破坏，使血小板数量满足机体止血需要，而后者的治疗除减少外伤出血机会外，替代治疗是目前有效防治血友病A或B患儿出血的方法。此外，本章还结合有关方面的最新进展，介绍了再生障碍性贫血、白血病及朗格汉斯细胞组织细胞增生症及噬血细胞综合征的病因、临床表现、实验室检查、诊断及治疗等，供同学们在学习过程中参考及应用。

复习参考题

一、选择题

1. 观察儿童贫血患者皮肤及黏膜颜色时，较为可靠的检查部位是
   A. 面颊、皮肤及上颚黏膜
   B. 手背皮肤及口腔黏膜
   C. 耳轮皮肤
   D. 颈部皮肤及舌面
   E. 甲床、结膜及唇黏膜

2. 患儿，男，9月龄，面色苍白2个月。生后喂养，刚开始添加米糊。体格检查：面色苍白，心肺听诊正常，肝肋下1cm，脾未触及。血常规：Hb 80g/L，RBC 2.82×10^{12}/L，

MCV 71fl。血涂片：红细胞大小不一，中央苍白区明显。最可能的诊断是

A. 生理性贫血

B. 遗传性球形红细胞增多症

C. 地中海贫血

D. 缺铁性贫血

E. 单纯红细胞性再生障碍性贫血

3. 患儿，男，4岁。皮肤发黄、酱油色尿1日。2日前食用蚕豆。体格检查：脉搏122次/min，皮肤、巩膜黄染，双肺呼吸音清，心律齐，肝脾肋下未触及。血常规：Hb 67g/L，RBC 2.25×10^{12}/L，网织红细胞0.15。尿常规：尿胆原（++）。最有助于诊断的检查是

A. 血胆红素测定

B. 酸化甘油溶解试验

C. 抗球蛋白试验

D. 骨髓细胞学检查

E. 高铁血红蛋白还原试验

4. 患儿，女，9月龄。皮肤瘀点、瘀斑1日。2周前接种麻腮风疫苗。体格检查：面部、躯干及下肢皮肤可见散在针尖大小出血点，浅表淋巴结不大，肝肋下刚触及，脾肋下未触及。血常规：WBC 5.3×10^9/L，N 0.35，L 0.60，Hb 115g/L，PLT 16×10^9/L。首先考虑的诊断是

A. 免疫性血小板减少症

B. 过敏性紫癜

C. 类白血病反应

D. 血友病

E. 急性白血病

5. 患儿，女，8岁。发热、面色苍白、关节痛1个月。体格检查：贫血貌，浅淋巴结黄豆至花生米大，胸骨压痛，肝肋下3cm，脾肋下2cm。血常规：Hb 78g/L，WBC 15.2×10^9/L，PLT 50×10^9/L。最可能的诊断是

A. 风湿性关节炎

B. 幼年型特发性关节炎

C. 结核性关节炎

D. 再生障碍性贫血

E. 急性白血病

答案：1. E 2. D 3. E 4. A 5. E

二、简答题

1. 试述儿童贫血的病因分类及诊断标准。

2. 试述缺铁性贫血的诊断及治疗原则。

3. 试述AA的分型诊断标准及治疗原则。

4. 试述ITP的分型及诊断要点。

5. 试述儿童白血病的诊断标准及分型。

6. 试述噬血细胞综合征的诊断标准及治疗原则。

神经肌肉系统疾病

第一节　儿童神经系统解剖生理特点

在儿童各系统生长发育过程中，神经系统的发育是最早、最快的，特别是婴儿时期尤为明显。儿童神经系统发育尚未完善，不同年龄阶段神经系统的发育各具特点。

一、儿童神经系统解剖特点

（一）脑和脊髓

1. 脑　儿童脑发育迅速，年龄越小，生长发育速度越快。出生时脑的平均重量约为370g，占体重的10%~12%，2岁时脑重约为1 000g。出生时的大脑形态和结构及神经细胞数目与成人无明显差异，已有主要的脑沟和脑回，但发育不完善，大脑皮质较薄，脑回较宽，脑沟较浅，神经细胞分化差，髓鞘形成不全。3岁时神经细胞分化基本完成，8岁时接近成人。神经纤维髓鞘化始于胚胎7个月，至4岁时基本完成，故在婴幼儿时期神经冲动传导速度慢，且易于扩散和泛化。

2. 脊髓　出生时脊髓的结构已较完善，重2~6g，功能也相对成熟。脊髓下端在新生儿期位于第2腰椎下缘。生后脊髓的发育与脊柱的发育不平衡，出生时脊髓下端位于第3、4腰椎水平，4岁时位于第1、2腰椎之间。因此，婴幼儿时期儿童进行腰椎穿刺检查时，应取第4、5腰椎间隙为宜，以避免损伤脊髓，4岁以后腰椎穿刺部位与成人相同。

（二）脑脊液

儿童年龄不同，其脑脊液的量、压力、常规及生化指标的正常值有所不同。新生儿期脑脊液的量少，约为50ml，压力低，为0.29~0.78kPa（30~80mmH$_2$O），故脑脊液抽取困难。随着年龄不断增长，脑脊液的量逐渐增加，压力也逐渐升高。正常儿童脑脊液外观清亮透明，压力为0.69~1.96kPa（70~200mmH$_2$O），白细胞数（0~10）×10^6/L［新生儿（0~20）×10^6/L］，蛋白0.2~0.4g/L（新生儿0.2~1.2g/L），糖2.8~4.5mmol/L（新生儿3.9~5.0mmol/L），氯化物117~127mmol/L（新生儿110~122mmol/L）。

二、儿童神经系统生理特点

1. 大脑皮质的兴奋性　新生儿及婴幼儿大脑皮质兴奋性低，神经活动过程弱，受外界环境刺激易疲劳，故睡眠时间较长；而皮质下中枢的兴奋性较高，因皮质发育尚未成熟，对皮质下中枢难以控制，故在婴幼儿时期神经冲动传导速度慢，且易于扩散和泛化，在遇到强烈刺激时容易发生惊厥。

2. 神经反射　儿童神经系统发育不完善，神经反射也有别于成人，包括终生存在的反射、暂时性反射、病理反射和脑膜刺激征。常见的异常神经反射表现有反射不对称、反射该出现时未出现、反射该消失时未消失、出现病理反射。

（1）终生存在的反射：包括浅反射和腱反射。浅反射如腹壁反射和提睾反射，在婴儿时期不易引出，到1岁才稳定。腱反射包括肱二头肌、膝和踝反射，反射减弱提示神经、肌肉或神经肌肉接头处疾病；反射亢进伴有病理反射则提示上运动神经元疾病。

（2）暂时性反射：在婴儿时期存在一些暂时性反射，往往在数月后消失。如拥抱反射、吸吮反射、觅食反射和握持反射出生时已存在，至6月龄左右消失；颈肢反射在2月龄出现，至5~6月龄消失；支撑反射和迈步反射，出生时出现，至2~3月龄消失；颈拨正反射出生时出现，至6月龄消失。此类暂时性反射，若在该出现时未出现或该消失时未消失，均提示病理状态。

（3）病理反射：亦称锥体束征，包括巴宾斯基（Babinski）征、查多克（Chaddock）征、奥本海姆（Oppenheim）征、戈登（Gordon）征和踝阵挛等。18个月以内儿童巴宾斯基征两侧对称阳性为正常生理现象，若为单侧阳性或18个月以后阳性则为异常，则提示锥体束损害。

（4）脑膜刺激征：包括颈强直、克尼格征和布鲁津斯基征，阳性则提示脑膜病变或颅内压增高。但婴儿期前囟和颅缝未闭合，可以缓解颅内高压，因此，婴儿期即便是有脑膜病变时，脑膜刺激征可能不明显或出现较晚。

第二节　细菌性脑膜炎

案例15-1　患儿，男，8月龄，2日前开始出现发热，体温38~39℃，伴呕吐、抽搐，呕吐物为胃内容物，喷射状，抽搐2次，呈全面性发作，每次发作持续1分钟左右缓解，发作后精神欠佳，发病以来精神欠佳、吸奶差。患儿出生史正常，既往身体健康，接种国家规定的所有疫苗。最近无传染病接触史和外伤史。体格检查：昏迷状，呼吸规则，颜面及口唇无发绀，前囟饱满、张力增高，颈强直，心肺腹无异常，四肢肌张力正常，双膝反射正常，病理征阴性，克尼格征和布鲁津斯基征阳性。

思考：

1. 该患儿最可能的诊断是什么？

2. 诊断依据有哪些？需与哪些疾病鉴别？

3. 如何治疗？

细菌性脑膜炎（bacterial meningitis）是由各种细菌引起的中枢神经系统感染性疾病，以发热、头痛、呕吐、惊厥、意识障碍和脑膜刺激征为主要临床表现，伴有脑脊液的化脓性改变，故又称化脓性脑膜炎。重症病例病死率高，后遗症严重。早期诊断和治疗是降低病死率和后遗症发生率的关键。随着脑膜炎球菌、流感嗜血杆菌、肺炎链球菌疫苗的接种和对本病诊断治疗水平的不断提高，本病的发病率和病死率明显下降。

【致病菌和入侵途径】

1. 致病菌　常见的致病菌因年龄而异。新生儿期细菌性脑膜炎与年长儿、成人细菌性脑膜炎的致病菌存在差异。机体免疫功能低下或血脑屏障功能受损更易感染，免疫缺陷患儿可发生条件致病菌感染，如表皮葡萄球菌、铜绿假单胞菌等。不同年龄细菌性脑膜炎的常见致病菌见表15-1。

▼ 表15-1　不同年龄细菌性脑膜炎的常见致病菌

年龄	致病菌
新生儿	大肠埃希菌、B群链球菌、李斯特菌、脑膜炎球菌
<3月龄	大肠埃希菌、金黄色葡萄球菌
3月龄至3岁	流感嗜血杆菌、肺炎链球菌、脑膜炎球菌
学龄前期和学龄期儿童	脑膜炎球菌、肺炎链球菌、流感嗜血杆菌、金黄色葡萄球菌

2. 入侵途径　致病菌可通过多种途径侵入脑膜致病。

（1）血流播散：最常见的途径。病原菌多由上呼吸道或消化道侵入血流引起菌血症，通过血-脑脊液屏障进入脑膜致病。新生儿皮肤、胃肠道黏膜、脐部常是病原菌入侵的门户。

（2）邻近组织器官感染：如中耳炎、乳突炎等扩散波及脑膜而致病。

（3）与颅腔存在直接通道：如颅骨骨折、神经外科手术、皮肤窦道及脑脊膜膨出等，病原菌可由此直接通道进入蛛网膜下腔而致病。

【病理】

细菌性脑膜炎病理学变化广泛，软脑膜和蛛网膜普遍受累，脑组织表面及脑底、脑沟、脑裂、基底池和脊髓表面均有不同程度的脓性渗出物，造成广泛的炎性粘连及脓液积聚。多数情况下大脑底部炎症后的广泛粘连，以及炎症影响蛛网膜颗粒对脑脊液的再吸收，引起交通性脑积水；脓液可以阻塞脑室系统内的脑脊液循环，或者炎症后反应性胶质细胞增生使中脑导水管阻塞，导致阻塞性脑积水（又称梗阻性脑积水）。有时脓液可包围神经及神经根，引起脑膜刺激征及肢体的瘫痪。炎症所致的脑水肿可间接地压迫血管，出现相应部位的脑梗死。血管壁受到炎症细胞的浸润而致血管内皮细胞损伤，血管狭窄，发生继发性缺血及梗死。缺氧、脑内循环障碍、中毒、发热等均可致脑细胞功能障碍，出现惊厥、意识障碍等神经系统症状。穿过硬脑膜下腔的血管有炎症时可使血管内的血浆渗出，引起硬脑膜下积液。

【临床表现】

90%的细菌性脑膜炎患儿为5岁以下儿童，2岁以内发病者约占75%。流感嗜血杆菌引起的细菌性脑膜炎好发于2月龄至2岁儿童。一年四季均有细菌性脑膜炎发生，但肺炎链球菌引起的以冬、春季多见，而脑膜炎球菌和流感嗜血杆菌引起的细菌性脑膜炎分别以春、秋季发病多。大多急性起病。部分患儿病前有数日上呼吸道或胃肠道感染病史，脑膜炎球菌和流感嗜血杆菌引起的细菌性脑膜炎有时伴有关节痛。

1. 典型的临床表现

（1）全身感染中毒症状：由细菌毒素刺激所致。表现为高热、烦躁不安、精神萎靡，随着烦躁或萎靡的发展而突然出现面色青灰及苍白，具有早期诊断意义。

（2）颅内压增高的症状：表现为头痛、呕吐和视盘水肿，前囟未闭合的儿童可出现前囟饱满、张力增高、颅缝分离。① 头痛：由于脑细胞水肿或脑室系统急性梗阻，患儿急性颅内压增高，出现极为剧烈的头痛，婴儿时期不会诉头痛仅有哭闹、尖叫等。② 呕吐：可出现喷射性呕吐，不如头痛常见，但可能会成为患儿唯一的症状。③ 视盘水肿：是颅内压增高最客观的重要体征，具有诊断价值。在婴幼儿时期颅内压增高，易引起颅腔的扩大，或有前囟的调节作用，常无视盘水肿出现，而以前囟膨隆、头皮静脉怒张、激惹及呕吐等为主要症状。

（3）脑功能障碍的症状：出现不同程度的意识障碍、惊厥。① 意识障碍：是本病最重要的症状之一。疾病早期可以出现情感障碍，如兴奋、躁动不安、容易激惹和失眠；随着病情进一步发展，可出现嗜睡、昏睡、昏迷等不同程度的意识障碍。② 惊厥：约30%的患儿出现反复的全面性或局灶性惊厥发作，以全面性发作较为常见，惊厥发作的主要原因是脑组织缺氧或水肿所致的脑功能障碍。

（4）脑膜刺激征：包括颈强直、克尼格征和布鲁津斯基征阳性。颈强直在细菌进入脑脊液后1日左右才出现，其特点是颈部僵直。检查时操作要轻柔，否则较小儿童因不合作可呈假阳性。

2. 不典型的临床表现 年龄小于3月龄的婴儿和新生儿细菌性脑膜炎，临床表现多不典型，主要表现在体温、颅内高压症状和惊厥不典型。

（1）体温：体温可以出现升高、降低或不发热，甚至出现体温不升。

（2）颅内高压症状：可不明显，可能仅有吐奶、尖叫或颅缝分离。

（3）惊厥：可不明显/不典型，如仅见面部、肢体轻微抽搐，或呈现发作性眨眼、呼吸不规则、屏气等各种不易发现及确定的发作。

3. 常见致病菌所致脑膜炎的临床特点

（1）脑膜炎球菌脑膜炎：又称流行性脑脊髓膜炎，一般在冬春季节流行。脑膜炎球菌A群易于流行，B群和C群为散发或者小流行。流行性脑脊髓膜炎分为脑膜炎型和暴发型2种类型。脑膜炎型也称普通型，患儿临床表现和细菌性脑膜炎相似，75%左右的患儿可出现皮肤的瘀点和瘀斑。暴发型是最为凶险的一种类型，如不及时抢救，患儿多在24小时内死亡。暴发型包括休克型、脑膜脑炎型和混合型，休克型除休克的表现外，患儿皮肤出现大量的瘀点、瘀斑，并迅速融合成片，并发弥散性血管内凝血；脑膜脑炎型患儿除脑膜炎型的临床表现外，迅速出现频繁惊厥和昏迷，可发生脑水肿和脑疝；混合型具有休克型和脑膜脑炎型两种表现，其病情最严重、病死率最高。我国针对流行性脑脊髓膜炎的疫苗研制成功和正式获批生产后，A群C群脑膜炎球菌多糖疫苗接种得以广泛实施，本病的发病率已明显下降。

（2）其他常见致病菌所致细菌性脑膜炎的临床特点：见表15-2。

▼ 表15-2 几种常见细菌所致细菌性脑膜炎的临床特点

项目	肺炎链球菌脑膜炎	流感嗜血杆菌脑膜炎	葡萄球菌脑膜炎	大肠埃希菌脑膜炎
发病数	多	较多	较少	较少
好发年龄	婴儿较多	3月龄至3岁	各年龄，以新生儿及年长儿较多	3月龄以内婴儿，尤以新生儿较多
发病季节	不定，冬春较多	不定，夏季较少	不定	不定
侵入途径	常继发于肺炎、中耳炎、乳突炎、颅脑外伤后	上呼吸道	脐、皮肤及各种化脓性病灶	脐部、消化道、中耳、尿布疹、脊柱裂等
临床特点	不典型，脑膜刺激征少，偶见稀疏小瘀点，易复发，易并发硬脑膜下积液或脑积水	有明显前驱期（上呼吸道感染），常有轻度贫血，有时见瘀点，可合并硬脑膜下积液	多伴脓毒败血症表现，多见皮疹，呈猩红热样或荨麻疹样，有时见瘀点	不典型、极易并发室管膜炎，预后差
脑脊液特点	脓性、黏稠不易流出，或混浊不清，细胞数仅数百，但涂片可见大量革兰氏阳性菌，弹头形双球菌	涂片有多形革兰氏阴性杆菌	较稠，涂片易找到成堆的革兰氏阳性球菌	可找到革兰氏阴性杆菌

【并发症】

1. 硬脑膜下积液 硬脑膜下积液是细菌性脑膜炎最常见的并发症，多于细菌性脑膜炎出现症状数小时或数日后发生，常于起病后7~10日出现。10%~15%的硬脑膜下积液有临床症状，主要发生在1岁以内的患儿，以流感嗜血杆菌感染者较多见。细菌性脑膜炎患儿经过合理治疗效果不佳，或者病情及脑脊液改变在逐渐好转过程中又再出现发热、烦躁、意识障碍、头痛、喷射性呕吐及惊厥等症状，体征出现前囟膨隆、颅缝裂开、头围增大，叩诊有破壶音等颅内压增高表现，应高度警惕合并硬脑膜下积液。因此，临床上遇此类情况应及时进行头颅透光试验、影像学检查（CT或者MRI扫描），明确诊断后可进行硬脑膜下穿刺放液。正常情况下硬脑膜下积液<2ml，蛋白质定量<0.4g/L。细菌性脑膜炎并发硬脑膜下积液时，液体量增多，颜色深黄，少数可呈脓性。

2. 室管膜炎 亦是比较常见的并发症，年龄愈小、延误诊治时间愈久的患儿发生率愈高。病原学方面以革兰氏阴性杆菌所致者多见。患儿在有效抗生素治疗下体温不退，惊厥、意识障碍不改善，进行性加重的颈强直甚至角弓反张，脑脊液始终无法正常化，以及颅脑CT显示脑室扩大，需考虑本症。确诊有赖于侧脑室穿刺，取脑室内脑脊液显示异常。治疗大多困难，病死率和致残率高。

室管膜炎的诊断标准：① 脑脊液细菌培养或涂片获得阳性结果，与腰椎穿刺脑脊液一致；② 脑脊液白细胞数≥50×10⁶/L，糖<1.6mmol/L，或蛋白质≥0.4g/L；③ 腰椎穿刺脑脊液已接近正常，但脑脊液仍然有炎性改变（如细胞数增高、蛋白升高、糖量降低），即可确诊。

3. 抗利尿激素异常分泌综合征 细菌性脑膜炎患儿除因呕吐、食欲缺乏等可引起水、电解质代谢紊乱外，还可出现抗利尿激素异常分泌综合征，即脑性低钠血症。主要表现为昏睡、昏迷、惊厥、水肿、全身软弱无力、四肢肌张力低下、尿少等。其原因是炎症刺激神经垂体致抗利尿激素过度异常分泌，使体内水潴留，引起血钠降低，加剧脑水肿，必要时可测定血钠明确。低钠血症所引起的某些临床表现常与细菌性脑膜炎本身的表现相混淆，一经纠正即可消失。

4. 脑积水 炎症破坏蛛网膜颗粒，或颅内静脉窦栓塞致脑脊液重吸收障碍，导致交通性脑积水；炎性渗出物粘连堵塞脑室内脑脊液流出通道，如导水管、第四脑室侧孔或正中孔等狭窄处，导致阻塞性脑积水。发生脑积水后，患儿出现烦躁不安、嗜睡、呕吐、惊厥、头颅进行性增大、颅缝分离、前囟饱满、头皮静脉扩张。至疾病晚期，持续的颅内高压使大脑皮质退行性萎缩，患儿出现进行性智力倒退和其他神经功能障碍。

5. 脑脓肿 表现为治疗过程中出现局限性神经系统体征及颅内压增高的症状，如头痛、呕吐进行性加重，有时伴局部抽搐。脑脓肿多见于金黄色葡萄球菌脑膜炎。

6. 其他 可出现耳聋、失明、癫痫及智力障碍等。

【辅助检查】

1. 脑脊液检查 确诊本病的重要依据。

（1）脑脊液常规及生化检查：脑脊液正常值见表15-3。典型细菌性脑膜炎患儿的脑脊液压力增高，外观混浊；白细胞计数显著增加，数百至数千，以中性粒细胞为主；糖含量降低，常低于1.11mmol/L；蛋白质含量增加，多在1g/L以上，见表15-4。

项目	脑脊液（CSF）正常值
外观	清亮
压力	新生儿0.29~0.78kPa（30~80mmH$_2$O） 儿童0.69~1.96Pa（70~200mmH$_2$O）
细胞数	新生儿（0~20）×10^6/L 儿童0~10×10^6/L
蛋白定性	阴性
蛋白定量	新生儿0.2~1.2g/L 儿童0.2~0.4g/L
糖	新生儿3.9~5.0mmol/L 儿童2.8~4.5mmol/L
氯化物	新生儿110~122mmol/L 儿童117~127mmol/L

▼ 表15-4　不同病原菌所致脑膜炎的脑脊液特点

病种	压力	外观	细胞数	蛋白	糖	氯化物	其他
细菌性脑膜炎	升高	混浊、脓样	数百至数千，多形核占优势	升高	减少	减少	涂片和细菌培养
结核性脑膜炎	升高	毛玻璃状	（50~500）×10^6/L，多为单核细胞	明显升高	减少	减少	涂片和细菌培养
病毒性脑膜炎	正常或升高	清亮	零至数百，多为单核细胞	正常或轻度升高	正常	正常	特异性抗体和病毒分离
隐球菌性脑膜炎	升高	常清亮或混浊	（10~150）×10^6/L早期多核细胞为主，晚期单核细胞为主	增加	明显减少	减少	真菌培养、墨汁染色

（2）脑脊液的病原学检查：病原学检查能指导临床用药。① 细菌涂片及培养：涂片找病原菌是早期、快速、简便、实用的方法。待脓液自然沉淀后取沉淀物涂成薄片，进行革兰氏及亚甲蓝两种染色寻找细菌；细菌培养应争取在抗生素治疗开始之前进行，并做药物敏感试验以指导临床用药。② 特异性抗原检测：其原理是利用已知的抗体（诊断血清）测定标本中的细菌抗原供快速诊断。

2. 其他

（1）血培养：疑似细菌性脑膜炎的病例均应做血培养，以帮助寻找致病菌。

（2）皮肤瘀点、瘀斑涂片：是发现脑膜炎球菌重要且简便的方法。

（3）外周血象：白细胞数大多明显增高，分类以中性粒细胞为主。

（4）血清降钙素原：>0.5μg/L提示细菌感染。

（5）神经影像学：出现局灶性神经系统异常体征或疑有并发症时应进行CT或MRI检查，以便及时诊断和处理。

【诊断和鉴别诊断】

1. 诊断　凡是急性发热起病，伴有反复惊厥、意识障碍或颅内高压症状的婴幼儿，均应注意本病的可能性，应该尽早进行脑脊液检查以明确诊断。典型的细菌性脑膜炎诊断不难，但治疗不彻底的细菌性脑膜炎需与病毒性脑膜炎及结核性脑膜炎鉴别。

2. 鉴别诊断

（1）病毒性脑膜炎：详见本章第三节。

（2）结核性脑膜炎：除婴儿可急性起病外，一般起病较缓，多有结核接触史和其他部位结核灶。结核性脑膜炎脑脊液外观呈毛玻璃样，细胞数多在500×10^6/L以内，以淋巴细胞为主，糖和氯化物降低，蛋白增高，有时脑脊液静置后在上层有一薄膜，进行涂片或细菌培养可找到结核分枝杆菌。结核菌素试验强阳性（体弱者可呈阴性）。

（3）其他：需与热性惊厥、中毒性脑病、硬膜下血肿、真菌性脑膜炎、代谢紊乱等疾病鉴别。

【治疗】

1. 控制感染

（1）选用原则：抗生素应力求用药24小时内杀灭脑脊液中的致病菌，故应选择对病原菌敏感且能较高浓度透过血脑屏障的药物。急性期要静脉分次用药，做到用药早、剂量足和疗程够。

（2）病原菌未明确前的抗生素选择：应选用覆盖最可能病原菌的抗生素治疗。生后2~3周的新生儿，推荐氨苄西林加头孢噻肟；对于晚期新生儿，推荐万古霉素加头孢噻肟或者头孢他啶。对于1月龄以上患儿，推荐万古霉素加第三代头孢菌素（头孢曲松或头孢噻肟）。对于存在脑穿通伤、神经外科术后或脑脊液分流术后等基础疾病因素者，推荐万古霉素加头孢他啶或美罗培南；对于基底骨折者，推荐万古霉素加头孢曲松或头孢噻肟。常用抗生素剂量：氨苄西林每日200mg/kg、头孢曲松每日80~100mg/kg、头孢他啶每日100~150mg/kg、头孢噻肟每日200~300mg/kg、万古霉素每日60mg/kg（分成每6小时1次）、美罗培南每日80~120mg/kg（分成每8小时1次）。

（3）病原菌明确时，应参照细菌药物敏感试验选用抗生素。① 流感嗜血杆菌：对敏感菌株选用氨苄西林，耐药者选用第三代头孢菌素联合美罗培南，疗程10~14日。② 肺炎链球菌：对青霉素敏感者，首选青霉素每日20万~40万U/kg；对青霉素耐药者，按照如上病原菌未明确方案选用抗生素，疗程10~14日。③ 脑膜炎球菌：首选青霉素，对青霉素耐药者可改用第三代头孢菌素（头孢曲松或头孢噻肟），疗程7日。④ 大肠埃希菌：选用氨苄西林加第三代头孢菌素，疗程3周以上。⑤ 金黄色葡萄球菌：选用萘夫西林（每日200mg/kg）、万古霉素或利福平（每日10~20mg/kg），疗程3周以上。

2. 肾上腺皮质激素的应用　具有抗炎、降低颅内压、减轻脑膜粘连等作用，急性期可给予地塞米松每日 0.2~0.5mg/kg，一般疗程 3~5 日。

3. 并发症的治疗　硬脑膜下积液较多时应反复穿刺放液，必要时请神经外科协助处理；室管膜炎可进行侧脑室穿刺引流，减轻脑室内压，并注入抗生素；脑积水以手术治疗为主。

4. 对症及支持疗法　急性期应注意观察生命体征、意识及瞳孔的变化。颅内压力增高时给予脱水剂如 20% 甘露醇，目前认为应小剂量多次使用，每次 0.25~0.5g/kg。保证营养和能量的供应，维持水、电解质平衡。处理高热、惊厥、感染性休克等。

【预后】

一般而言，年龄越小，感染的细菌量多、毒力强，起病后未得到及时合理治疗的，有局灶性体征的患儿预后差、病死率高、后遗症重。常见的后遗症包括智力障碍、癫痫、脑积水、失明、失听、肢体瘫痪、行为及性格障碍等。

第三节　中枢神经系统病毒感染

案例15-2　患儿，男，12岁，近5日来发热，体温39℃左右，伴呕吐，为胃内容物，每日2~3次，无胆汁样及咖啡样物；阵发性头痛，部位及性质不详，今日突然抽搐1次，持续数分钟后停止。发病以来精神欠佳、睡眠增多。患儿出生史正常，既往身体健康，接种国家规定的所有疫苗。最近无传染病接触史和外伤史。体格检查：昏睡状，呼吸规则，颜面及口唇无发绀，心肺腹无异常，四肢肌张力正常，双膝反射正常，病理征阴性，脑膜刺激征阴性。

思考：

1. 该患儿最可能的诊断是什么？

2. 诊断依据有哪些？需与哪些疾病鉴别？

3. 如何治疗？

【概述】

1. 中枢神经系统病毒感染　是指病毒侵犯中枢神经系统实质、被膜及血管等引起的急性或慢性炎症性（或非炎症性）疾病。

根据感染的部位可分为：① 主要侵犯脑和/或脊髓实质所致的脑炎、脊髓炎或脑脊髓炎；② 主要侵犯脑和/或脊髓软膜所致的脑膜炎、脊膜炎或脑脊膜炎；③ 脑实质与脑膜均受累所致的脑膜脑炎。根据发病情况及病程可分为急性、亚急性和慢性感染。根据特异性致病因子不同，可被诊断为单纯疱疹病毒性脑炎、流行性乙型脑炎等。

病毒性脑膜炎（viral meningitis）是一组由各种病毒感染引起的软脑膜和蛛网膜弥漫性炎症的临床综合征。临床主要表现为发热、头痛和脑膜刺激征。病毒性脑膜炎是临床最常见的无菌性脑膜炎。因多数病例的病因诊断尚存在一定困难，所以临床常统称为急性无菌性脑膜炎或脑炎。

2. 中枢神经系统病毒感染的特点

（1）引起中枢神经系统感染的病毒在多方面有两重性：① 病毒存在的两重性。第一是细胞外形式，即在细胞外环境时，则不显复制活性，但保持感染活性，以病毒体或病毒颗粒形式存在；第二是细胞内形式，即在细胞内时，则解体释放出核酸分子（DNA或RNA），借助细胞内环境的条件以独特的生命活动体系进行复制，为核酸分子形式。② 病毒的致病性和非致病性。在分子水平、细胞水平和机体水平可能有不同的含义，在细胞水平有细胞病变作用，但在机体水平可能并不显示临床症状，此可称为亚临床感染或阴性感染。③ 病毒感染的急性和慢性。病毒感染所致的临床症状有急、慢之分，有的病毒一般只表现急性感染而很少表现慢性感染；有的则既有急性过程，也有慢性过程。

（2）病毒感染后是否导致机体发病，一方面取决于病毒的毒力，病毒数量和合适的侵入门户；另一方面取决于机体的免疫力。

【病因和发病机制】

1. 病因 引起中枢神经系统病毒性疾病的病毒种类繁多，如疱疹病毒（DNA病毒，包括单纯疱疹病毒、水痘-带状疱疹病毒、EB病毒和巨细胞病毒）、肠源性病毒（小型RNA病毒，包括脊髓灰质炎病毒、柯萨奇病毒、埃可病毒）、虫媒病毒（RNA病毒，包括乙型脑炎病毒、森林脑炎病毒）、狂犬病毒及人类免疫缺陷病毒（HIV）等（表15-5）。

▼ 表15-5 导致儿童脑炎和脑膜炎的病毒

类型	常见病毒
散发性	单纯疱疹病毒1型和2型 脊髓灰质炎病毒 非脊髓灰质炎病毒的肠道病毒 流行性腮腺炎病毒 腺病毒 狂犬病毒 人类免疫缺陷病毒 EB病毒
流行性	巨细胞病毒 水痘-带状疱疹病毒 肠道病毒71型 淋巴细胞性脉络丛脑膜炎病毒 乙型脑炎病毒 东部和西部马脑炎病毒 蜱传播的脑炎病毒

2. 发病机制 中枢神经系统病毒感染途径有：① 血行感染；② 直接感染；③ 神经干逆行感染。多数病毒侵入人体后在淋巴系统繁殖，通过血液循环感染各器官，在脏器中繁殖的大量病毒可进一步通过血液循环到达中枢神经系统，在脑内繁殖，破坏神经组织。某些病毒可侵入神经系统或者通过神经干逆行感染。

【临床表现】

各种病毒引起的急性中枢神经系统病毒感染的临床表现差异较大，取决于病毒类型、致病强度、神经系统受累的部位和患儿的免疫功能等。因此，即使是同一病毒引起的感染，临床表现也可不同。大多起病较急，病前多有上呼吸道或消化道的症状，主要表现为发热及头痛、呕吐等颅内高压症状；可出现意识障碍，表现为对外界反应淡漠、迟钝或烦躁、嗜睡，重者出现昏迷；常有惊厥，可为局灶性、全面性发作或出现惊厥持续状态。根据受损的部位可以出现肢体的瘫痪，有的患儿可表现为锥体外系的运动障碍如舞蹈样动作、肌强直；有的患儿还可出现精神障碍如记忆力减退、定向障碍、情绪改变、易怒，有时出现猜疑。持续严重的颅内高压可导致脑疝形成。病程一般为2周，多数病例可以完全恢复，仅少数留有癫痫、肢体瘫痪等不同程度的后遗症。

几种常见的病毒性脑炎的表现如下。

1. 急性单纯疱疹病毒性脑炎（herpes simplex virus encephalitis） 大多数病例由1型单纯疱疹病毒（HSV-1）所致。临床以急性起病、高热、头痛、呕吐为首发症状，有肌阵挛及癫痫发作，大多伴有意识障碍，重者迅速进入深昏迷。有的首发症状为精神错乱，甚至有错觉、幻觉、妄想及怪异行为，亦可出现谵妄。有的可见偏瘫、失语、双眼同向偏斜、不自主运动。部分患者可见口唇疱疹。神经系统检查可出现脑膜刺激征及病理征阳性。脑电图可见弥漫性高波幅慢波，颞区更明显，并可有周期性高波幅尖波。颅脑MRI可见额颞叶长T_2信号，常见于一侧或双侧（图15-1）。病毒学检查显示双份脑脊液单纯疱疹病毒抗体滴度增高达4倍以上；单份脑脊液上述抗体滴度>1∶80；血清中和抗体或补体结合抗体滴度渐增加到4倍以上可明确。

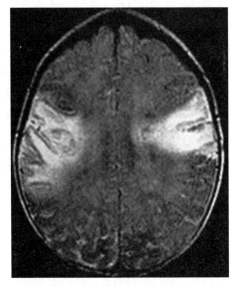

▲ 图15-1 单纯疱疹病毒性脑炎颅脑MRI表现

2. 流行性乙型脑炎（epidemic encephalitis B） 简称"乙脑"。本病是由乙型脑炎病毒感染引起的中枢神经系统急性传染病，传染源是被感染的人或动物，通过蚊子叮咬而传播。本病有严格的流行季节，主要集中在7~9月份，流行区内80%以上患者为10~15岁以下的儿童。

本病潜伏期为1~2周。典型症状为初起发热，急剧升高达39~40℃，伴头痛、恶心、呕吐、全身乏力、嗜睡，也可有寒战。数日后出现持续高热、不同程度的意识障碍如嗜睡、昏迷等，而且日益加重，也有谵妄和精神症状，可有局灶性或全面性的癫痫发作。体温升高持续7~10日后，若治疗得当，病情逐渐转入恢复期，否则在病程极期，可因心力衰竭、呼吸衰竭、脑疝而死亡。流行性乙型脑炎的特异性IgM抗体测定于病后第4日即可查出，早期诊断率达80%以上。预防接种乙型脑炎疫苗是十分重要的防疫措施。

【辅助检查】

1. 脑脊液 多数患儿脑脊液压力增高，外观清亮，白细胞计数多在300×10⁶/L以内，以淋巴细胞为主，蛋白轻度升高，糖含量正常，见表15-4。

2. 病原学检查 可于发病早期采集标本（脑脊液、粪便、血液、尿液、呼吸道黏膜分泌物，必要时行脑组织活检等）分离病毒，怀疑某种病毒时应选取相应的标本送检以提高阳性率。血清学试验一般采用双份血清法，分别于发病早期和恢复期分别取血清标本，抗体滴度如有4倍以上升高则可确诊。

3. 脑电图（EEG） 无特异性，多表现为弥漫性高幅慢波，或以某部位为主；有惊厥发作者可见棘波或者尖波发放。脑电图的改变与病情一致，结合临床对诊断及预后的评估有一定的价值。

4. 影像学检查 早期除脑水肿外，多无明显改变；后期可明确病变部位、病损程度和范围，以及有无并发症等。

【诊断和鉴别诊断】

1. 诊断 仔细询问病史，如病前有无接触或同时发生的腮腺炎、麻疹、水痘或传染性单核细胞增多症等，有无接触动物或蚊虫叮咬史等。诊断主要根据病史、临床表现、脑脊液和病原学检查。

2. 鉴别诊断

（1）细菌性脑膜炎：详见本章第二节。

（2）结核性脑膜炎：该病往往亚急性起病，有结核接触史及其他部位的结核病灶，临床有结核感染中毒症状，结合脑脊液特点、结核菌素试验等进行鉴别。

【治疗】

1. 一般治疗 对重症患儿应密切观察病情变化，加强护理，注意营养和能量供应，维持水、电解质平衡。

2. 抗病毒药 可给予利巴韦林、干扰素等。对疱疹病毒脑炎可用阿昔洛韦每次5~10mg/kg，每8小时静脉滴注1次，疗程1~2周。对巨细胞病毒脑炎可用更昔洛韦每次5mg/kg，每日2次，疗程10~15日。阿糖腺苷为每日5~20mg/kg静脉滴注，持续12小时（浓度不超过7mg/L），连续7~10日。利巴韦林每日10mg/kg，肌内注射或静脉滴注，疗程7~10日。

3. 降低颅内压，减轻脑水肿 20%甘露醇每次0.25~0.5g/kg静脉滴注，亦可用氢化可的松每日5~10mg/kg或地塞米松每日0.25~0.5mg/kg静脉滴注。

4. 对症治疗 物理降温或用中药、西药退热。苯巴比妥或地西泮控制惊厥。若出现后遗症可采用针灸、推拿、药物及康复训练等方法治疗。

第四节 吉兰-巴雷综合征

案例15-3 患儿，男，4岁，进行性双下肢无力3日，病程中无感觉异常，无大小便失禁，无发热，无头痛，无呕吐。起病前4周，有上呼吸道感染病史。既往史正常。体格检查：神志清楚，呼吸平稳，颈软，心肺腹无异常，脑神经检查正常，双上肢肌力肌张力正常，双下肢近端肌力4级、远端肌力3级，双侧膝反射未引出，无明显感觉障碍，克尼格征、布鲁津斯基征阴性，双侧病理征阴性。

思考：

1. 该患儿最可能的诊断是什么？

2. 诊断依据有哪些？需与哪些疾病鉴别？

3. 如何治疗？

吉兰-巴雷综合征（Guillain-Barré syndrome，GBS）又称急性感染性多发性神经根神经炎，是一种周围神经系统疾病。GBS是引起儿童弛缓性麻痹的主要疾病之一。主要表现为肢体对称性、弛缓性麻痹，可侵犯脑神经、脊神经，以运动神经受累为主，重症患儿累及呼吸肌。本病为急性发病，有自限性，预后良好。本病病因尚未阐明，疑与病毒或其他感染有关，被认为是一种器官特异性的自身免疫病。

【临床表现】

1. 肌无力表现 以进行性肌肉无力为突出症状。多数患儿首发症状是双下肢无力，然后呈上行性麻痹进展；少数患儿呈下行性麻痹。患儿肢体可以从不完全麻痹逐渐发展为完全性麻痹，表现为不能坐、翻身，颈部无力，手足下垂。麻痹呈对称性（双侧肌力差异不超过一级），肢体麻痹一般远端重于近端。

2. 脑神经麻痹 病情严重者常有脑神经麻痹，常见第9、10、12对脑神经受累，患儿表现语音低微，吞咽困难或进食时呛咳，颜面无表情。可见单一脑神经麻痹，少数重症患儿可累及全部运动脑神经。

3. 呼吸肌麻痹 病情严重患者可出现呼吸肌麻痹，引起呼吸困难和周围性呼吸衰竭危及生命。

4. 自主神经功能障碍 常有出汗过多或过少、肢体发凉、阵发性脸红、心率增快；严重病例可有心律不齐、期前收缩，血压升高及不稳，可突然降低或上升，有时上升与下降交替出现；病情好转时，心血管系统症状亦减轻。患儿还可出现膀胱和肠道功能障碍，表现为一过性尿潴留或失禁，常有便秘或腹泻。

【分型】

根据临床表现、起病特点及神经电生理学特征，GBS常见分型如下所示。

1. 急性炎性脱髓鞘性多发性神经病（AIDP） 急性起病，在起病4周内达到高峰，免疫损伤的主要靶位是周围神经原纤维的髓鞘，导致多灶和节段性脱髓鞘，轴索相对完整。

2. 急性运动轴突性神经病（AMAN） 起病迅速，免疫损伤靶位是脊髓前根和周围运动神经原纤维的轴索导致的轴索变性。髓鞘相对完整无损，感觉神经无受累。

3. 急性运动感觉轴突性神经病（AMSAN） 较少见，免疫损伤靶位也在轴索，但同时累及脊髓背根与前根，以及运动和感觉神经原纤维。

4. 米勒-费希尔（Miller-Fisher）综合征（MFS） 为GBS的特殊亚型，临床表现为眼部肌肉麻痹和共济失调，无肢体瘫痪。受累神经同时存在髓鞘脱失和轴索传导阻滞。

5. GBS的复发型 GBS患者治愈后间隔一段时间复发者。

6. 亚急性炎性脱髓鞘性多发性神经病（SIDP） 临床表现同急性GBS，但是起病及病程介于急性和慢性之间。

7. 慢性炎性脱髓鞘性多发性神经病（CIDP） 慢性起病，进行性肌无力持续2个月以上。

还有一些GBS少见的变异型，如急性全自主神经病、假性肌营养不良、GBS的脑神经型。

【辅助检查】

1. 脑脊液 压力大都正常。多数患儿的脑脊液可出现蛋白细胞分离现象，即蛋白虽增高，但细胞数正常，为本病特征之一。脑脊液蛋白和细胞分离在起病后2~3周达高峰，4周后蛋白含量逐渐下降。另外，脑脊液中可发现寡克隆区带，根据IgG指数和IgG鞘内合成率均可发现有鞘内合成的免疫球蛋白。

2. 电生理检查 可见神经传导速度减慢，近端潜伏期延长，波幅正常或轻度异常，提示脱髓鞘改变。

【诊断和鉴别诊断】

1. 诊断 根据急性或者亚急性起病，临床表现为对称性的弛缓性麻痹，多数为上行性，少数可以表现为下行性，严重病例可伴有呼吸肌受累，结合脑脊液的蛋白细胞分离现象和/或神经传导功能异常不难作出诊断。

2. 鉴别诊断 本病需与脊髓灰质炎、急性横贯性脊髓炎进行鉴别，鉴别要点见表15-6。

▼ 表15-6 吉兰-巴雷综合征与脊髓灰质炎、急性横贯性脊髓炎的鉴别要点

鉴别点	吉兰-巴雷综合征	脊髓灰质炎	急性横贯性脊髓炎
起病时发热	无	有，持续数日，热退出现瘫痪	有，发病前1~2周出现发热
病变分布	对称性，远端重于近端	非对称性，多为单侧，节段性分布	横贯性损害
瘫痪类型	弛缓性	弛缓性	休克期为弛缓性，后为痉挛性
脑神经受累	可有	无	无上升性脊髓炎可有吞咽及构音困难
感觉障碍	多为主观性，疼痛、麻木等	无	存在感觉障碍平面
排便障碍	无或者一过性	无	早期出现
脑脊液	蛋白细胞分离 细胞数正常、蛋白增高	细胞蛋白分离 细胞数增高、蛋白正常	细胞数和蛋白正常或者轻度增高
后遗症	少	有，轻	多，重

【治疗】

GBS的治疗包括支持治疗、药物治疗、对症治疗及康复治疗等。

1. 支持治疗 本病除四肢瘫痪外，重症患者可有呼吸肌麻痹，因此在疾病进展期需要严密观察呼吸肌的功能状况。如出现呼吸浅快、胸式呼吸减弱等表现，应及时给予辅助呼吸，如气管插管、机械通气或者气管切开，注意气管切开后的护理。

2. 药物治疗 抑制异常免疫反应，消除致病因子的神经损伤，促进神经再生。

（1）静脉注射免疫球蛋白（IVIG）：作用机制可能与大量抗体竞争性地阻止抗原与淋巴细胞表面抗原受体结合，增强自然杀伤细胞的非特异性效应和增强T细胞的免疫调节有关。用于急性期患者，可延缓本病的进展速度。剂量按400mg/（kg·d）计算，静脉滴注，连用5日。使用安全，不良反应少见。禁忌证为IVIG过敏或先天性IgA缺乏。

（2）血浆置换（plasma exchange，PE）：推荐有条件者尽早应用，可清除血浆中的致病因子，如特异的周围神经髓鞘抗体和其他免疫复合物等。宜在发病后2~3周内进行，用于重症或者呼吸肌麻痹患者，能改善症状、减少合并症。每次血浆置换量为30~50ml/kg，在1~2周内进行3~5次。副作用为血流动力学改变可能造成血压变化、心律失常，使用中心导管引发气胸和出血，以及可能合并败血症。禁忌证为严重感染、心律失常、心功能不全、凝血系统疾病等。

一般不推荐血浆置换和IVIG联合应用。少数患者在1个疗程的血浆置换或IVIG治疗后，病情无好转或仍在进展，或恢复过程中再次加重者，可以延长治疗时间或增加1个疗程。

3. 对症治疗

（1）心电监测：有明显的自主神经功能障碍者，应给予心电监测；如果出现直立性低血压、高血压、心动过速、心动过缓、严重心脏传导阻滞、窦性停搏时，须及时采取相应措施处理。

（2）营养支持：延髓支配肌肉麻痹者有吞咽困难和饮水呛咳，需给予鼻饲营养，以保证每日足够热量、维生素，防止电解质紊乱。合并有消化道出血或胃肠麻痹者，给予肠外营养支持。

（3）其他对症处理：患者如出现尿潴留，则留置导尿管以帮助排尿；对有神经性疼痛的患者，适当应用药物缓解疼痛；如出现肺部感染、尿路感染、压疮、下肢深静脉血栓形成，积极给予相应的处理，以防止病情加重。因语言交流困难和肢体肌无力严重而出现抑郁症时，应给予心理治疗，必要时给予抗抑郁药物治疗。

（4）神经营养治疗：常用B族维生素治疗，包括维生素B_1、维生素B_6、维生素B_{12}等。

4. 康复治疗 病情稳定后，应早期给予综合康复治疗，以预防失用性肌萎缩和关节挛缩。

【预后】

GBS病死率约为3%，主要死于呼吸衰竭、感染、低血压、严重心律失常等并发症。多数患者神经功能在数周至数月内基本恢复，少数遗留持久的神经功能障碍。

第五节 惊厥

案例15-4　患儿，男，12月龄。今晨突然出现四肢强直抖动、颜面及口唇发绀、意识丧失，双眼上翻，约2分钟后停止，遂急诊入院，测体温39℃。患儿出生史正常，既往身体健康。患儿父亲年幼时有类似发作史。接种国家规定的所有疫苗。最近无传染病接触史和外伤史。体格检查：神志清楚，反应可，咽红，心肺腹无异常，神经系统检查无异常。

思考：

1. 该患儿最可能的诊断是什么？

2. 诊断依据有哪些？需与哪些疾病鉴别？

3. 如何治疗？

惊厥（convulsion）是儿童时期常见的急症，是由多种原因引起大脑皮质神经元的过度同步放电导致暂时性脑神经功能紊乱。临床表现为全身或者局部骨骼肌的不自主收缩，常伴有意识丧失。儿童惊厥的发病率是成人的10~15倍；5%~6%的儿童都曾发生过一次或多次惊厥。其原因是大脑皮质的神经髓鞘未完全形成，保护作用差，受刺激后兴奋冲动易于泛化。惊厥频繁发作可使患儿遗留严重的后遗症，影响儿童智力发育和健康，惊厥持续状态可危及生命。

【病因】

1. 非感染性疾病　颅内疾病包括癫痫、颅内占位性病变（如脑肿瘤）、颅脑外伤、脑出血、颅脑畸形等。颅外疾病包括低钙血症、低镁血症、低血糖、低钠血症、高钠血症、维生素B_6缺乏或依赖症、代谢性疾病、各种中毒（药物、农药、有毒植物、一氧化碳等）、急性心源性脑缺血综合征、缺氧、栓塞、肾源性高血压、尿毒症等。

2. 感染性疾病　颅内感染包括病毒性脑炎、乙型脑炎、细菌性脑膜炎、结核性脑膜炎、脑脓肿、新型隐球菌性脑膜炎、弓形虫病、脑型疟疾、脑寄生虫感染等。颅外感染包括热性惊厥、中毒性菌痢、重症肺炎、败血症等导致的中毒性脑病。

【发病机制】

惊厥的病理生理基础是大脑皮质神经元的异常放电，凡能引起脑细胞功能紊乱的疾病均可引起惊厥。引起惊厥的病因、病理不同，而其电生理是相同的。钾离子和神经胶质细胞对产生惊厥放电有显著的影响。病灶处神经细胞减少，神经胶质细胞增生，树突分支减少和变形，导致去神经型过敏，产生重复放电，使细胞外离子浓度改变，从而使神经细胞的兴奋性发生改变。惊厥的发生与脑内兴奋与抑制过程失去平衡有关。

【临床表现】

惊厥是儿童常见的症状，其表现与病灶所牵涉神经元的部位、范围及功能有关。惊厥发作前少数可有先兆，如极度烦躁、精神紧张、神情惊恐。患儿可表现为突然意识丧失或跌倒，两眼上翻或凝视、斜视，头向后仰或转向一侧，牙关紧闭，四肢呈强直性或阵挛性抽搐，可伴有发绀、口吐白沫、大小便失禁，经数秒、数分钟或十几分钟后惊厥停止，进入昏睡状态。在发作时或发作后检查患儿，可见瞳孔散大、瞳孔对光反应迟钝。发作停止后不久意识恢复。如果惊厥持续超过30分钟，或频繁惊厥中间无清醒期持续超过30分钟者称为惊厥持续状态。需要注意的是，新生儿惊厥很不典型，可以是局部的或肌阵挛发作，也可以表现为轻微发作形式，如口角抽动、双眼凝视斜视、眨眼、吸吮、吞咽动作等。上述的不典型症状早产儿比足月儿更多见。

下面介绍不同原因所致儿童惊厥发作的临床特点。

1. 热性惊厥 是指感染性疾病如上呼吸道感染、支气管肺炎及急性传染病早期等引起发热所伴发的惊厥。据调查5%~8%的儿童曾发生过热性惊厥，占儿童期惊厥原因的30%。多见于6月龄至5岁的儿童，急骤高热的初期（39~40℃）发生惊厥。临床表现以全面性发作最常见，每次发作持续数秒至数分钟，一般不超过5~10分钟，惊厥停止后神志即恢复正常。除有各系统的急性感染的症状与体征外，无昏迷，间歇期无神经系统阳性体征。多数患儿发作后1~2周做脑电图检查为正常；可追问到既往热性惊厥史和家族遗传史；预后多良好，少数发展为癫痫（1%~3%）。热性惊厥可分为单纯型与复杂型两类。

（1）单纯型：首次发作年龄多在6月龄至5岁，5岁后发作次数逐渐减少，小于6月龄、大于5岁者罕见，多由上呼吸道感染引起。惊厥在发热24小时之内发作者占80%，发作形式为全面性，持续数秒至数分钟，不超过5分钟，有自限性，发作后无神经系统异常。2周后进行脑电图检查无异常。

（2）复杂型：发病年龄可在6月龄以内或5岁以上，发热在38℃以下即可引起惊厥；发作呈不对称性或局灶性，次数频繁（指发热24小时内超过1次或每年发作超过5次），发作持续时间超过15分钟，可有异常的神经系统体征。热退2周查脑电图可出现异常。

2. 中枢神经系统感染 可由细菌、病毒、真菌等侵入中枢神经系统，引起脑膜和脑实质的损害及脑水肿，导致惊厥发作。根据发病季节、病史、临床特点及脑脊液的检查即可诊断，如流行性脑脊髓膜炎多见于冬春季；流行性乙型脑炎则多见于夏秋季；病毒性脑炎及结核性脑膜炎常年散发。病毒性脑炎及结核性脑膜炎患儿各有其病毒感染及结核病史。颅内感染患儿可有发热、头痛、呕吐、嗜睡、惊厥及昏迷，常出现脑膜刺激征和锥体束征。脑脊液检查可明确感染的类型。

3. 中毒性脑病 是儿童时期比较常见的一种中枢神经系统病变，可出现类似脑炎的表现，但非病原体直接侵入脑组织所引起，可能与感染中毒及过敏有关。原发病常为败血症、中毒性菌痢等。病理改变为脑实质充血、水肿、广泛的小出血点，少数病例有脑小血管损害，无明显炎症表现。主要临床表现是在原发病的基础上，出现中枢神经系统症状，如高热、头痛、呕吐、烦躁不安、意识障碍、惊厥、昏迷等。神经系统无定位症状。脑脊液检查除压力稍高，有时蛋白稍增高外，无其他异常。轻者脑症状于24小时内消失，无后遗症；严重者惊厥频繁，昏迷可持续数日甚或数月，发生去大脑强直、角弓反张，甚至危及生命。幸存者可遗留智力减退、肢体瘫痪等后遗症。

4. 手足搐搦症 由血清游离钙浓度降低，使肌肉、神经兴奋性增加所致。多见于1岁以内的婴儿，特别是人工喂养儿与有佝偻病基础者，冬末春初多发。婴幼儿多表现为全面性发作形式的惊厥。部分患儿可出现喉及支气管痉挛，引起呼吸暂停。

5. 低血糖　是指由于某些原因，血中葡萄糖含量降低所致。患儿在病前多有吐泻、饥饿、感染等前驱症状，一般易在清晨早餐前发病，可伴有恶心、呕吐、面色苍白、口渴、多汗、疲乏、头晕、心慌、嗜睡。新生儿低血糖常无症状，即使有症状也是非特异性的，如精神淡漠、呼吸暂停、体温不升或惊厥等；较年长儿童有饥饿感和上腹部不适。空腹血糖测定：全血血糖<2.2mmol/L（40mg/dl）诊断为低血糖。但惊厥后可使血糖上升，所以血糖测定正常也不能排除低血糖诊断，严重低血糖可造成永久性脑损害。

6. 癫痫　是惊厥的常见原因。癫痫发作根据临床表现和脑电图特征，可分为局灶性发作、全面性发作和起始不明的发作。局灶性发作根据发作期间意识是否清楚，可分为意识清楚的局灶性发作和意识受损的局灶性发作。全面性发作包含两个亚型，即运动型全面性发作（包括强直阵挛、强直、阵挛、肌阵挛、肌阵挛–强直–阵挛、肌阵挛失张力、失张力、癫痫性痉挛）和非运动型全面性发作（失神、非典型失神、失神伴肌阵挛及失神伴眼睑肌阵挛）。癫痫具有反复发作、突发突止的特征。脑电图检查可协助诊断。

7. 中毒　包括药物、毒物及误食毒果等。常见原因包括药品或毒物保管不严，误服中毒；进食有毒动、植物，如河豚、银杏、毒蕈及喷洒了农药的瓜果、蔬菜，采食野果如蓖麻子、曼陀罗等；食物处理不当而产生毒性，如喝变质乳类、进食变质肉类等；服用有机磷（敌敌畏、敌百虫）、有机氯等或寒冷季节用煤取暖，不注意通风，造成一氧化碳中毒。上述中毒均可引起惊厥，必须提高警惕，及时诊治。

【诊断与鉴别】

1. 诊断　惊厥发作是儿科门诊常见的神经系统症状之一。诊断的目的是了解发病的表现及病因，以免导致严重的脑损害。惊厥诊断的关键在于寻找病因。因此在进行急救的同时，应详细采集病史和体格检查，并结合患儿的年龄、伴随症状及惊厥发作的季节等，酌情行相关的辅助检查，多可作出病因诊断。

（1）年龄：惊厥首次发作年龄与病因之间具有一定的相关性。不同年龄发生惊厥的原因不同，故寻找病因时要考虑到年龄。新生儿期的病因以产伤、窒息、颅内出血、败血症、脑膜炎、脑发育缺陷、代谢异常、巨细胞病毒感染及弓形虫病等多见。婴幼儿期的病因包括热性惊厥、中毒性脑病、中枢神经系统感染、手足搐搦症、药物中毒、低血糖、癫痫、脑发育缺陷、脑损伤后遗症等。年长儿的病因以中毒性脑病、颅内感染、癫痫、中毒多见。

（2）季节：某些惊厥性疾病的发生具有明显的季节性。冬末春初时易发生维生素D缺乏性手足搐搦症及一氧化碳中毒；冬春季应注意流行性脑脊髓膜炎；夏秋季应多考虑乙型脑炎、中毒性菌痢等。

（3）病史：有无发热是非常重要的线索。有热惊厥多为感染所致，应详细询问有无热性惊厥史、传染病接触史等。无热惊厥多为非感染性，应详细询问出生史、喂养史、智力与体格发育情况、既往类似发作史、误服毒物史及脑外伤史。

（4）伴随症状：常见有头痛、呕吐、咳嗽、胸痛、腹泻、大小便情况、意识障碍等。

（5）体格检查：惊厥发作时，应进行紧急止惊，同时注意观察惊厥情况，待惊厥停止后进行全面体格检查。注意神志、瞳孔大小、面色、呼吸、脉搏、体温、肌张力等的变化及有无皮疹和瘀点。重点检查神经系统，注意有无定位体征、脑膜刺激征和病理反射。还应当注意心音、心律、杂音、肺部啰音、肝脾大小、血压高低。婴幼儿应检查前囟、颅缝，必要时做眼底检查。

（6）辅助检查：根据病史、体格检查及其他线索，针对性选择相关辅助检查。

1）血常规、尿常规、粪便常规：周围血象中白细胞计数显著增多，中性粒细胞增高常提示细菌性感染；原始幼稚细胞增多，注意脑膜白血病的可能。疑为肠炎、细菌性痢疾时，送粪便镜检和培养（必要时冷生理盐水灌肠留取粪便标本）；疑泌尿道疾病者，送尿常规和尿培养；疑先天性代谢病时，可行血氨、血乳酸及血气等检查。

2）血液生化检查：疑有低血糖、低钙血症、低镁血症或其他电解质紊乱时，需检测血糖、血钙、血镁、血钠、尿素氮及肌酐、凝血酶原时间等。

3）脑脊液检查：疑颅内感染者可进行脑脊液常规、生化检查，必要时进行涂片染色和培养。

4）硬脑膜下穿刺：对硬脑膜下出血、积液或积脓可立即确定诊断，并应进行涂片、培养，以明确病原体。

5）脑电图：用于癫痫和颅内病灶的诊断。

6）颅脑超声：操作方便，用于脑积水、脑室内出血，可床边动态观察。

7）颅脑CT和MRI：对颅内占位性病变、颅脑畸形、颅内出血等均有较高诊断价值。

8）眼底检查：明确有无出血、水肿、脉络膜视网膜炎等。

2. 鉴别诊断 惊厥主要进行病因诊断的鉴别，另外还需与晕厥、屏气发作、癔症性发作、习惯性擦腿动作、抽动秽语综合征、睡眠障碍等鉴别。

（1）晕厥：亦称昏厥，是一种急起而短暂的意识丧失，一般历时数秒至数分钟，发作时全身肌张力降低，不能维持站立姿势而昏倒，主要由大脑一过性供血不足所致，多见于年长女孩。由于一过性脑血流量减少，发作时烦躁不安、出汗、黑矇、面色苍白、意识短暂丧失，极少有肌肉抽动，持续数分钟很快恢复。多发生于站立、直立性低血压、劳累、剧痛等情况。脑电图正常。

（2）屏气发作：由情绪反应引起，多于生后6~12个月起病，常因要求得不到满足突然大哭、屏气，严重者意识丧失和惊厥。4岁以后停止发作。脑电图正常。

（3）癔症性发作：见于年长儿，发病前常有精神波动等诱因。发作时常突然倒地，双目紧闭，呼之不应，四肢不规则抖动，有时肢体僵直，屏气或过度换气，甚至出现角弓反张状态。发作持续时间为10~20分钟不等，部分患儿可持续1~2小时，一日发作数次不等，发作时无摔伤、无大小便失禁、不咬破舌，瞳孔无变化，对光反射存在。检查时无病理反射等阳性体征，脑电图检查正常。暗示治疗有效。

（4）习惯性擦腿动作：多见于婴幼儿，患儿出现发作性两腿交叉，摩擦自己的外生殖器，伴有面颊潮红、出汗、眼凝视。一般发生在睡前或刚醒后，持续数分钟，转移患儿的注意力可中止或减少发作。脑电图无特异性改变。

（5）抽动秽语综合征：又称多发性抽动症，是一种以运动、言语和局部肌肉抽动为特点的综合征或行为障碍。临床表现为肌肉抽动，呈复发性、不自主、重复、快速、无目的动作，可分为简单运动性抽动和复杂运动性抽动。常从面部开始，由1~2种动作渐增多或变化，可涉及四肢及躯干多组肌肉，如眨眼、耸肩、摇头等，也可出现眼球转动、拍手、跳、敲打及模仿行为等。眼部症状被认为是抽动秽语综合征常见的首发症状。患者可短时自控，在紧张、兴奋、挫折时加重，分散注意力或睡眠后消失或减轻。秽语是指各种形式的发声。多数病例可缓解，少数可持续至成年。有些患儿可伴有注意力障碍、多动行为、学习困难、睡眠障碍、纪律问题、品德问题、焦虑、抑郁性格等。部分患儿有躯体局部不适感，如压迫感、热感等。患儿常为了减轻身体局部出现的不适感而出现抽动。神经系统检查无阳性体征。应除外舞蹈症、肌阵挛发作及其他有肯定病理变化的神经系统疾病。

（6）睡眠障碍：包括发作性睡病、睡眠性肌阵挛、夜惊、梦游等。常在夜间固定时间发作，故需进行鉴别。睡眠脑电图对本病诊断有较大帮助。

【治疗】

惊厥是小儿神经系统的急症，治疗遵循先止惊后寻因的原则。

1. 急救措施

（1）一般处理

1）保持呼吸道通畅、防止窒息：惊厥发作时，应平卧，头转向一侧，及时清除口、鼻、咽喉内的分泌物或呕吐物，以防吸入气管而发生窒息。一旦发生窒息，除清除分泌物或呕吐物外，要立即行人工呼吸，必要时气管切开。

2）防止意外损伤：避免窒息及误吸，不要向口腔塞入任何物品。

（2）控制惊厥

1）地西泮：常为首选药物，按每次0.3~0.5mg/kg（单次最大剂量10mg）缓慢静脉注射，作用快，1~3分钟可生效，有时用药后数秒止惊。但作用时间短，必要时20分钟后重复用1次，一日可重复3~4次。注意儿童1次最大用量不超过10mg，婴儿不超过3mg。有抑制呼吸、心跳及降低血压等副作用，应注意监测。

2）咪达唑仑：在不能或者难以立即建立静脉通道的情况下，咪达唑仑肌内注射具有很好的止惊效果，首剂0.2~0.3mg/kg（最大剂量不超过10mg）；如发作持续，可继续静脉输注，每分钟1~10μg/kg，维持12~24小时。

3）10%水合氯醛：本药作用较快，持续时间较短。每次0.4~0.6ml/kg，加入1~2倍生理盐水灌肠或鼻饲，起效快，尤其用于静脉通道未开放之前，必要时30分钟后重复1次。

4）苯巴比妥钠：按每次5~10mg/kg，肌内注射。为控制惊厥的基本药物，但效果较慢，注入后20~60分钟才能在脑内达到药物浓度的高峰，故不能使惊厥发作立即停止。但维持时间长，应用地西泮等控制发作后，可用作维持治疗，巩固疗效。

5）苯妥英钠：每次15~20mg/kg（≤0.2g/次），按25mg/min的速度静脉注射，监测心率、血压、心律。本药无抑制呼吸现象，但止惊作用缓慢，且有潜在的心律不齐危险。

6）丙戊酸钠：负荷量给药法，每半小时 10~20mg/kg，静脉注射。维持量 1mg/（kg·h），维持时间依据惊厥情况而定。

7）异戊巴比妥钠：属快速作用巴比妥类药物，在其他药物无效时可试用。由于本药有抑制呼吸作用，婴儿及呼吸衰竭者要慎用。剂量每次 5mg/kg，肌内注射或静脉注射。静脉注射时用 10% 葡萄糖溶液稀释成 1% 溶液，以 1ml/min 速度静脉注射，惊厥停止即终止注射。

8）硫喷妥钠：用于难以控制或反复发作者，每次 10~20mg/kg，配成 2.5% 溶液，深部肌内注射或静脉缓注。但注意勿搬动头部，以免引起喉痉挛。

使用止惊药物时，勿在短期内频繁轮用多种药物，或连续多次用同一止惊药物，以免发生中毒。

2. 对症处理

（1）降颅内压：持续惊厥、视盘水肿、瞳孔两侧不等者，提示脑水肿。给予 20% 甘露醇每次 1~2g/kg 快速静脉滴注，每 6~8 小时 1 次。必要时可同时选用呋塞米，增强脱水、降颅内压作用；也可用地塞米松每次 0.2~0.4mg/kg，静脉注射，每 6 小时 1 次。

（2）维持水和电解质平衡：惊厥患儿无严重液体丢失时，液体总量按 80ml/（kg·d）或 1 000~1 200ml/（kg·m^2），钠按 1~2mmol/kg，钾按 1.5mmol/kg 进行补充。

（3）降温：高热者积极应用物理降温、药物降温。

3. 病因治疗

（1）癫痫：根据癫痫发作类型针对性选择抗癫痫药。初治患儿由单药开始，逐渐增加至有效范围，需长期规律用药。除药物中毒及药物过敏外，更换药物需逐渐过渡。停药过程要缓慢，要注意个体差异，有条件时应做血药浓度或药动学检查。多药联合治疗时要观察药物相互作用及动态观察药物不良反应。一旦癫痫诊断确立，发作 2 次以上，即开始抗癫痫治疗。发作完全控制后 3~4 年开始减药，1 年左右减停。常用抗癫痫药的维持剂量：苯巴比妥 3~5mg/（kg·d）、苯妥英钠 4~8mg/（kg·d）、卡马西平 10~20mg/（kg·d）、丙戊酸钠 20~30mg/（kg·d）、奥卡西平 20~46mg/（kg·d）、氯硝西泮 0.1~0.2mg/（kg·d）。

（2）感染性疾病：选用有效抗感染药。

（3）低钙血症、低镁血症和低血糖：低钙血症可给 5% 葡萄糖酸钙 10~20ml 静脉缓推；或用 10% 氯化钙每次 5~10ml 口服，连用 7 日，第 3 日可用维生素 D。低镁血症可给 25% 硫酸镁每次 0.2~0.4ml/kg 肌内注射，4 次以上或 5 日为 1 个疗程。低血糖给予 50% 葡萄糖溶液每次 2ml/kg 静脉注射，并以 10% 葡萄糖溶液静脉滴注维持，直至症状完全缓解。

（4）维生素 B$_6$ 缺乏症：给予维生素 B$_6$ 50~100mg 静脉注射或口服，惊厥可于数分钟后停止。

（5）颅内占位性病变：如脑脓肿和脑肿瘤应进行手术治疗，尽可能切除病灶。

第六节　儿童癫痫及常见的癫痫综合征

案例15-5　患儿，男，5岁，在幼儿园玩耍时突发意识丧失、四肢强直抖动、头向后仰、牙关紧闭，持续约5分钟缓解，发作后嗜睡。患儿既往有5次类似发作史。最近无传染病接触史和外伤史。体格检查各系统未发现阳性体征。

思考：

1. 该患儿最可能的诊断是什么？

2. 诊断依据有哪些？需与哪些疾病鉴别？

3. 如何治疗？

癫痫（epilepsy）是一种以具有持久性的产生癫痫发作的倾向为特征的慢性脑疾病，可由遗传、代谢、结构、免疫等不同病因所导致。癫痫发作是指脑神经元异常过度、同步化放电活动所造成的一过性临床症状和/或体征，其表现取决于同步化放电神经元的放电部位、强度和扩散途径。癫痫发作不能等同于癫痫，前者是一种症状，可见于癫痫患者，也可以见于非癫痫的急性脑功能障碍，例如病毒性脑炎、各种脑病的急性期等；后者是一种以反复癫痫发作为主要表现的慢性脑功能障碍性疾病。癫痫综合征是一组具有相近特定临床表现和电生理改变的癫痫，即脑电－临床综合征。

癫痫是儿童最常见的神经系统疾病，我国癫痫的年发病率约为35/10万人，整体患病率为4‰~7‰。其中60%的患者起源于小儿时期。长期、频繁或严重的发作会导致进一步脑损伤，甚至出现持久性神经精神障碍。随着临床与脑电图、病因学诊断水平的不断提高，特别是随着神经影像学、分子遗传学技术，以及抗癫痫药、癫痫外科治疗等治疗技术的不断发展，儿童癫痫的诊断和治疗水平不断提高，总体来讲大约70%的患儿可获完全控制，其中大部分甚至能停药后5年仍不复发，能正常生活和学习。

【病因】

根据癫痫的病因，分为遗传性、结构性、感染性、免疫性、代谢性和病因未明的癫痫。导致癫痫发作的因素主要包括遗传因素、脑内结构异常、诱发因素及年龄因素。

1. 遗传因素　癫痫具有遗传易感性。大量研究表明，癫痫和遗传因素有关，其中一些癫痫综合征的基因已经定位；而在某些情况下，如结节性硬化、神经纤维瘤病等，癫痫发作是这些遗传病引起的症状。

2. 脑内结构异常　如变性及脱髓鞘性疾病、脑缺氧、感染、外伤后、中枢神经系统感染、肿瘤、寄生虫等，引起症状性癫痫。

3. 诱发因素及年龄因素　部分癫痫发作确有诱发因素存在，分为非感觉性诱因（如发热、过度换气、饥饿、过饱等）和感觉性刺激（如光、音乐、巨响、味觉刺激、触觉刺激等）。不同年龄阶段主要病因有所不同，年龄或脑的成熟程度可影响发作的倾向及类型。

【临床分类】

癫痫发作类型分类有助于治疗及判定预后，但分类在不断地完善。现介绍国际抗癫痫联盟（ILAE）癫痫发作分类（2017年）基础版的分类。

1. **癫痫发作的分类** 根据发作的临床表现和脑电图特征，分为局灶性发作、全面性发作和起始不明的发作。

（1）局灶性发作：是指这种发作每一次均起源于固定的单侧半球致病网络，起始后可以扩散或者不扩散至双侧半球；若扩散至双侧，则会演变为双侧强直阵挛发作。局灶性发作时可以伴或不伴意识障碍。局灶性发作包括运动起始和非运动起始两组。根据癫痫样放电起源和扩散的脑区不同出现相应的症状，如起源于中央前回运动区的发作，临床上会出现局灶性运动起始的阵挛或者强直发作。

（2）全面性发作：是指这种发作每一次均起源于包括双侧半球致病网络的某一点（而不是仅限于某一固定侧网络），并迅速扩散至双侧网络，伴有意识障碍。如某次发作可以起源于左侧，下一次发作则可以起源于右侧，但均是同一致病网络内。全面性发作包括运动性（全面性强直阵挛发作、全面性肌阵挛发作、全面性失张力发作）及非运动性（失神发作）。

2. **癫痫及癫痫综合征的分类** 癫痫的类型包括局灶性、全面性、兼有全面性及局灶性、不能确定分类性癫痫。癫痫综合征在临床上常结合发病年龄、癫痫发作特点、病因学、伴随症状、家族史、脑电图及影像学特征等，才能作出诊断。明确癫痫综合征的诊断，对于治疗选择、判断预后意义重大。

【临床表现】

1. 癫痫发作的临床特点

（1）局灶性发作：根据发作时意识是否清楚分为意识清楚的局灶性发作和意识受损的局灶性发作。有时候，发作时意识情况不详则可不进行描述，直接根据起始症状分为运动起始发作和非运动起始发作。一次局灶性发作可以演变为双侧强直阵挛发作。

（2）全面性发作：此发作类型包含两个亚型，即运动型全面性发作（包括强直阵挛、强直、阵挛、肌阵挛、肌阵挛-强直-阵挛、肌阵挛失张力、失张力、癫痫性痉挛）和非运动型全面性发作（失神、非典型失神、失神伴肌阵挛及失神伴眼睑肌阵挛）。常见全面性发作分述如下所示。

1）强直阵挛发作：发作包括强直期、阵挛期及发作后状态。开始为全身骨骼肌伸肌或屈肌强直性收缩伴意识丧失、呼吸暂停与发绀，即强直期；继之全身反复、短促的猛烈屈曲性抽动，即阵挛期。发作后昏睡，逐渐醒来的过程中可有自动症、头痛、疲乏等发作后状态。发作期脑电图为强直期全导10Hz以上的快活动，频率减慢，波幅增高，进入阵挛期的棘慢波继之可出现电压低平及慢波。

2）强直发作：发作时全身肌肉强烈收缩伴意识丧失，使患儿固定于某种姿势，如头眼偏斜、双上肢屈曲或伸直呼吸暂停、角弓反张等，持续5~20秒或更长。发作期脑电图为低波幅10Hz以上的快活动或棘波节律。发作间期脑电图背景活动异常，伴多灶性棘-慢或多棘-慢波暴发。

3）阵挛发作：仅有肢体、躯干或面部肌肉节律性抽动而无强直成分。发作期脑电图为10Hz

或10Hz以上的快活动及慢波，有时为棘-慢波。

4）肌阵挛发作：为突发的全身或部分骨骼肌触电样短暂收缩（0.2秒），常表现为突然点头、前倾或后仰，或两臂快速抬起，重者致跌倒，轻者感到患儿"抖"了一下。发作期脑电图为全导棘-慢或多棘-慢波暴发。

5）失张力发作：全身或躯体某部分的肌肉张力突然短暂性丧失而引起姿势的改变，表现为头下垂、肩或肢体突然下垂、屈髋屈膝或跌倒。脑电图发作期表现为多棘-慢波或低波幅快活动，肌电图发作期可见短暂的电静息，与脑电图有锁时关系。

6）失神发作：① 典型失神发作，发作时突然停止正在进行的活动，意识丧失但不摔倒，两眼凝视，持续数秒后意识恢复，发作后不能回忆，过度换气往往可以诱发其发作。发作期脑电图为全导同步3Hz棘-慢复合波，发作间期背景活动正常。② 非典型失神发作，与典型失神发作表现类似，但开始及恢复速度均较典型失神发作慢。发作期脑电图为1.5~2.5Hz的全导慢-棘慢复合波，发作间期背景活动异常。多见于伴有广泛性脑损害的患儿。

2. 常见的儿童癫痫综合征　迄今为止，多数癫痫还是以癫痫综合征的形式被认识。其具有多样性的致病因素，表现为一组相似的临床-脑电图特征，预后和病因有很大关系。临床上常见的儿童癫痫综合征如下所示。

（1）儿童良性癫痫伴中央颞区棘波：是儿童最常见的癫痫综合征，占儿童时期癫痫的15%~20%。多数认为与遗传有关，具有年龄依赖性的特点。通常2~14岁发病，8~9岁为高峰，男略多于女。发作与睡眠关系密切，多于睡眠后不久及醒前出现局灶性发作，大多起始于口面部，如唾液增多、喉头发声、口角抽动、意识清楚，但不能主动发声，部分患儿很快继发全面性强直阵挛发作而意识丧失。发作间期脑电图背景正常，在中央区或中央颞区监测到棘波或棘-慢波发放，睡眠期异常波增多，检出阳性率高。本病预后良好，药物易于控制，精神运动发育正常。

（2）婴儿痉挛症：又称West综合征。多在1岁内起病，4~8月龄为高峰。主要临床特征为频繁的痉挛发作；特异性高峰失律脑电图；精神运动发育迟滞或倒退。痉挛多成串发作，每串连续数次或数十次，可伴有婴儿哭叫，多在嗜睡和苏醒期出现。发作形式包括屈曲型、伸展型和混合型，以屈曲型和混合型居多。屈曲型痉挛发作时，婴儿前臂前举内收，头和躯干前屈呈点头状；伸展型发作时婴儿头后仰，双臂向后伸展。发作间期脑电图高度失律，对本病诊断有价值。该病常见病因包括遗传代谢病（如苯丙酮尿症）、脑发育异常、神经皮肤综合征（如结节性硬化）或围生期脑损伤等。该病大多数属于难治性癫痫，预后不良，惊厥难以控制，可转变为伦诺克斯-加斯托综合征（Lennox-Gastaut综合征）或其他类型发作，80%~90%的患儿遗留智力和运动发育落后。

（3）伦诺克斯-加斯托综合征（LGS）：是儿童期最常见的一种难治性癫痫综合征，占儿童癫痫的2%~5%。2~8岁起病，3~5岁多见。约60%能找到明确病因（病因与婴儿痉挛症相似），约25%由婴儿痉挛症演变而来。临床表现为频繁的、形式多样的癫痫发作。其中以强直发作最多见，也是最难控制的发作形式，其次为非典型失神发作、肌阵挛发作、失张力发作，还可有强直阵挛发作、局灶性发作等。多数患儿的智力和运动发育倒退。脑电图特征为1.5~2.5Hz慢-棘-慢复合波及棘波节律。抗癫痫药疗效差，80%~90%患儿发作不能完全控制，半数有神经系统异常体征，少数呈静止性病程，如能控制发作，认知功能可能有好转。如能找到可切除的病灶，成功手术可显著改善预后。病死率为4%~7%，多由癫痫持续状态造成预后不良。

此外，还有其他一些癫痫综合征，热性惊厥附加症、良性婴儿惊厥（家族性和非家族性）、婴儿良性肌阵挛性癫痫、青少年肌阵挛癫痫、肌阵挛失神癫痫、获得性癫痫性失语等。

【辅助检查】

根据病史、体格检查及其他线索，选择性地进行实验室及其他辅助检查。

1. 血常规、尿常规、粪便常规及血液生化检查　主要是为了进行鉴别诊断。疑有低血糖、低钙血症、低镁血症或其他电解质紊乱时，需选做血糖、血钙、血镁、血钠、尿素氮及肌酐、凝血酶原时间等测定。

2. 脑电图　用于癫痫和颅内病灶的诊断。脑电图不能诊断或除外癫痫，但对于确定癫痫发作起源和发作类型有帮助。假性痫样发作和其他心理学因素引起的发作、心律不齐、晕厥发作等可使用便携式装置脑电图监测或录像脑电图监测。

3. 颅脑CT和磁共振成像　对寻找癫痫发作的原因有帮助。对颅内占位性病变、颅脑畸形、脑室出血、扩张等均有较高诊断价值。

【诊断和鉴别诊断】

1. 诊断　癫痫发作是儿科医生在门诊常见的神经系统症状之一。诊断的目的是了解发病的表现及病因，以免导致严重的脑损害。癫痫诊断应包括是不是癫痫、是哪一型的癫痫及综合征、引起癫痫的病因、行为残障功能评估四个方面的内容。诊断依据包括全面详尽的临床资料和有关的实验室检查。

（1）确定是否为癫痫发作

1）依据病史资料，故应详细采集病史。

2）结合脑电图检查协助诊断。在癫痫非发作期检查脑电图阳性率可达50%以上。若重复检查，并适当选用过度换气、闪光刺激、睡眠及药物等诱发试验，其异常率可增加到75%。长程脑电图监测和视频脑电图检查可进一步提高其阳性率。

3）可参考鉴别诊断排除其他发作性疾病。

（2）确定癫痫发作类型：主要依据详细的病史资料、脑电图检查（包括脑电图常规检查、长程脑电图监测和视频脑电图）结果进行判断。脑电图的特征表现也有助于明确癫痫发作类型，如失神发作为双侧对称、同步3Hz的棘慢波放电，肌阵挛性癫痫为多棘波慢波发放，部分性发作为局限性棘波、尖波、棘慢波，婴儿痉挛症为高度失律脑电图表现。

（3）查明癫痫的病因：在癫痫诊断确定之后，应设法查明病因。在病史中应询问有无家族史，胎儿期、围生期的情况，有无产伤、头颅外伤、脑炎、脑膜炎、脑寄生虫等病史。体格检查中注意有无皮下结节、皮肤改变、全身性疾病及神经系统局限体征。然后，针对所怀疑的病因选择有关实验室检查，如血糖、血钙、血脂、脑脊液、脑电图、经颅多普勒超声、脑血管造影、放射性核素脑扫描、CT、MRI等检查，以进一步查明病因。

（4）运动、认知等功能评估：通过相关量表对患儿进行综合评估，为康复治疗提供依据。

2. 鉴别诊断

（1）屏气发作：由情绪反应引起，多于生后6~12个月起病。患儿表现为剧烈哭闹后，屏住呼吸，然后失去知觉。发作期患儿颜面发绀或苍白，四肢可有数次规律性抽搐。严重者意识丧失和抽搐。

（2）晕厥：亦称昏厥，是一种急起而短暂的意识丧失，一般历时数秒至数分钟，发作时全身肌张力降低，不能维持站立姿势而昏倒，主要由大脑一过性供血不足所致。发作前常有明确的诱因，如站立过久、直立性低血压、劳累、剧痛等。发作期间脑电图正常，常有晕厥阳性家族史。

（3）睡眠障碍：包括发作性睡病、睡眠性肌阵挛、夜惊、梦游等。常在夜间固定时间发作，故需进行鉴别。睡眠脑电图对本病诊断有较大帮助。

（4）癔症性发作：见于年长儿，发病前常有精神波动等诱因。癔症性发作为常见的一种形式，发作时常突然倒地、双目紧闭、呼之不应、四肢阵发性不规则抖动，有时肢体僵直、屏气或过度换气，甚至出现角弓反张状态。暗示治疗有效。

（5）习惯性擦腿动作：多见于婴幼儿，患儿出现发作性两腿交叉，摩擦自己的外生殖器，伴有面颊潮红、出汗、眼凝视。脑电图无特异性改变。

【癫痫持续状态】

癫痫持续状态是指一次发作持续30分钟以上，或间断发作但间歇期意识不恢复，反复发作持续30分钟以上。16%~24%的癫痫发生癫痫持续状态，如全面性强直阵挛发作和局灶性演变为双侧强直阵挛发作等，其中以强直阵挛发作持续状态，即全面性发作持续状态最常见。严重的癫痫持续状态可导致大脑细胞永久性损害，甚至危及生命，因此必须立即抢救，尽快终止发作。其治疗原则是去除病因，控制发作及减轻脑部进一步的损害。治疗应包括急救措施和对症处理（参见本章第六节）。

【治疗】

癫痫主要的治疗目的是控制发作、消除病因、维持精神神经功能。癫痫治疗应采用综合治疗方法，包括抗癫痫药治疗和非药物治疗。非药物治疗主要包括病因治疗、免疫治疗、心理治疗、饮食治疗及外科治疗等，对患儿心理、情绪和社会适应能力等应全面关心，提高患儿的生活质量。抗癫痫药治疗如下所示。

1. 抗癫痫药治疗原则 ① 按不同发作类型选药；② 初治患者由单药开始，逐渐增加至有效范围；③ 提倡单药治疗；④ 剂量个体化，根据病情调整治疗方案；⑤ 简化用药次数；⑥ 需长期规律用药，定期随访；⑦ 除非出现药物中毒及药物过敏，更换药物需逐渐过渡；⑧ 疗程要长，停药过程要缓慢，要注意个体差异，有条件时应做血药浓度监测或药动学检查；⑨ 联合用药时要观察药物相互作用及动态观察药物不良反应；⑩ 复发重治。一般癫痫诊断确立，发作2次以上，即宜开始抗癫痫治疗。治疗至少连续2年不发作，而且脑电图癫痫样放电完全或者基本消失，才开始逐渐减药，减停过程一般要求大于3~6个月。

2. 抗癫痫药的选择 应根据癫痫的发作类型选用药物（表15-7）。抗癫痫药治疗时应从最低剂量开始，无效时逐渐增加药量至完全控制癫痫发作。药物剂量见表15-8。

▼ 表15-7 癫痫不同发作类型药物选择

发作类型及综合征	药物
局灶性发作	卡马西平、苯巴比妥、丙戊酸钠、苯妥英钠
局灶性发作继发全身性发作	卡马西平、丙戊酸钠、苯巴比妥、苯妥英钠、氯硝西泮
失神发作	丙戊酸钠、氯硝西泮、乙琥胺
强直阵挛发作	卡马西平、丙戊酸钠、苯巴比妥、苯妥英钠
强直性发作	卡马西平、丙戊酸钠、苯巴比妥、苯妥英钠
肌阵挛发作、失张力发作	丙戊酸钠、氯硝西泮、乙琥胺、ACTH
婴儿痉挛症	ACTH、硝西泮、氯硝西泮、丙戊酸钠
Lennox-Gastaut综合征	丙戊酸钠、氯硝西泮、ACTH
癫痫持续状态	地西泮、氯硝西泮、劳拉西泮

注：Lennox-Gastaut综合征，伦诺克斯-加斯托综合征；ACTH，促肾上腺皮质激素。

▼ 表15-8 常用抗癫痫药的选用剂量

常用药物	剂量/(mg·kg^{-1}·d^{-1})	每日最大剂量/mg	每日使用次数/次	有效血药浓度/(mg/L)	常见不良反应
苯巴比妥	3~5	180	1~3	15~40	嗜睡、共济失调
卡马西平	10~20	1 000	2~3	8~12	过敏，白细胞减少
丙戊酸钠	20~30	2 000	2~3	50~100	肝功能损害、血小板减少
氯硝西泮	0.1~0.2	10	2~3		嗜睡，共济失调
苯妥英钠	4~8	250	2~3	10~20	牙龈增生，多毛
托吡酯	3~6	1 000	2	4~25	注意力受损，青光眼，低热
奥卡西平	20~46	2 400	2	12~24	过敏，低钠血症
拉莫三嗪	1~15	500	1~2	5~18	过敏，肝肾衰竭

【预后】

癫痫的预后取决于多种因素，如病因、发作类型、发作严重程度、年龄、脑电图改变、治疗早晚和是否规范等。若诊断正确，治疗得当，多数预后良好。少数经过正规抗癫痫药治疗难以控制发作的患儿，如有外科治疗的适应证，应尽早手术治疗，以避免反复发作加重脑损伤。

第七节　脑性瘫痪

- -

案例15-6　患儿，男，16月龄。至今不会独坐、站立，扶站时双腿僵直、双足尖着地，有时双腿交叉。母亲35岁妊娠，妊娠期有流产保胎史，28周早产，出生体重900g，于新生儿科住院23日。接种国家规定的所有疫苗。最近无传染病接触史和外伤史。体格检查：神志清楚，抱入病房，呼吸及发育营养正常，全身皮肤无黄染及皮疹，心肺腹无异常；四肢肌张力高，双侧腹壁反射和双上肢腱反射正常，双下肢腱反射活跃，双侧巴宾斯基征（＋），不会独坐，扶站时双足尖着地。

思考：

1. 该患儿最可能的诊断是什么？

2. 诊断依据有哪些？需与哪些疾病鉴别？

3. 如何治疗？

脑性瘫痪（cerebral palsy，CP）简称"脑瘫"，是一组持续存在的中枢性运动和姿势发育障碍、活动受限综合征，这种综合征是由发育中的胎儿或婴幼儿脑部非进行性损伤所致。脑瘫的运动障碍常伴有感觉、知觉、认知、交流和行为障碍，以及癫痫和继发性肌肉、骨骼等问题。国内外报道目前脑瘫的患病率为1.4‰~3.2‰，我国1~6岁脑瘫患病率为2.46‰。主要表现为运动障碍，伴有或不伴有感知觉和智力缺陷等。

【高危因素】

引起脑瘫的高危因素很多，一般可分为以下几种。

1. 产前因素　早产（尤其是胎龄<28周、出生体重<1 000g的极度未成熟儿）、多胎、宫内感染（绒毛膜羊膜炎、各类病毒及细菌感染）、胎儿不良环境暴露（母亲酗酒、吸烟、吸毒、接触放射线、毒物、高热）等。

2. 产时因素　母亲合并症及产程中的突发事件，如胎盘早剥、脐带脱垂、羊水栓塞等引发胎儿宫内窘迫、新生儿窒息，并由此导致严重的围生期脑损伤。

3. 产后因素　是由新生儿出生后所患疾病导致的各种脑损伤和急性脑病，如中枢神经系统感染、低血糖脑病、胆红素脑病，还有严重的脑实质出血、脑梗死、代谢性脑病等。

4. 发育畸形　存在发育畸形，尤其是中枢神经系统结构畸形时，可能造成分娩过程异常、新生儿缺氧窒息，发生脑病的概率是不伴出生缺陷新生儿的3倍，成为这些患儿后期发展为脑瘫的原因。

5. 遗传因素　近年来研究发现，在部分脑瘫患儿的发病中，有亲缘性、家族聚集的发病倾向，即在同一家系中重复出现脑瘫患者。

【临床分型和分级】

脑瘫患儿的神经系统是非进行性损害，症状开始于婴幼儿时期，主要表现为中枢性运动功能障碍，常伴有各种异常姿势。

1. 临床分型　以痉挛型最常见。

（1）痉挛型四肢瘫：以锥体系受损为主，包括皮质运动区损伤。牵张反射亢进是本型的特征。四肢肌张力增高，上肢背伸、内收、内旋，拇指内收，躯干前屈，下肢内收、内旋、交叉，膝关节屈曲、剪刀步、尖足、足内外翻，拱背坐，腱反射亢进、锥体束征阳性及肌张力检查时呈折刀征等。

（2）痉挛型双瘫：症状同痉挛型四肢瘫，主要表现为双下肢痉挛及功能障碍重于双上肢。

（3）痉挛型偏瘫：症状同痉挛型四肢瘫，表现在一侧肢体。

（4）不随意运动型：以锥体外系受损为主。主要包括：① 舞蹈症；② 手足徐动；③ 舞蹈-手足徐动；④ 肌张力障碍。该型最明显特征为非对称性姿势，头部和四肢出现不随意运动，即进行某种动作时常夹杂许多多余动作，四肢、头部不停地晃动，难以自我控制。该型肌张力可高可低，静止时肌张力低下，随意运动时增高，对刺激敏感，表情奇特，挤眉弄眼，颈部不稳定，构音与发音障碍，流涎，摄食困难，婴儿期多表现为肌张力低下。

（5）共济失调型：以小脑受损为主，可累及锥体系、锥体外系。主要特点为运动感觉和平衡感觉障碍造成运动不协调。为获得平衡，两脚左右分离较远，步态蹒跚，方向性差。运动笨拙、不协调，可有意向性震颤及眼球震颤、平衡障碍、站立时重心在足跟部，基底宽、醉汉步态、身体僵硬。肌张力可偏低，运动速度慢、头部活动少，分离动作差。闭目难立征（+）、指鼻试验（+）、腱反射正常。

（6）Worster–Drought综合征：是一种以先天性假性延髓（球上）轻瘫为特征的脑瘫，表现为嘴唇、舌和软腭的选择性肌力减低，吞咽困难、发音困难、流涎和下颌抽搐。

（7）混合型：具有两型以上的特点。

2. 运动功能分级　常采用粗大运动功能分级系统（gross motor function classification system，GMFCS）进行脑瘫儿童运动功能障碍程度的评估。GMFCS将脑瘫儿童分为5个年龄组（0~2岁、>2~4岁、>4~6岁、>6~12岁、>12~18岁），每个年龄组根据其运动功能从高至低分为5个级别（Ⅰ级、Ⅱ级、Ⅲ级、Ⅳ级、Ⅴ级）。GMFCS对2岁以上脑瘫儿童运动功能障碍的程度判定结果更为准确。

【辅助检查】

1. 颅脑影像学检查　包括颅脑MRI和CT等。颅脑MRI帮助检测出脑部运动区神经解剖学异常，有利于脑瘫的诊断和分型，灵敏度为86%~89%。颅脑神经影像学检查结果正常不能排除脑瘫的风险和诊断。

2. 脑电图　有惊厥病史者必须进行脑电图检查，若有发育迟缓、可疑惊厥发作史和新生儿脑梗死也可行脑电图检查。

3. 其他检查　包括肌电图、听觉评估、视觉评估、智力及语言等相关检查、遗传代谢病的检查、运动功能和神经发育学评估。

【诊断和鉴别诊断】

1. 诊断　典型的脑瘫病例诊断不难，但不典型的患儿易被延误，所以早期发现脑瘫病例，及早采取干预措施是非常重要的。诊断应根据神经系统体格检查、运动功能评估，参考临床病史、神经影像学、生物学指标等进行综合判断，须除外进展性疾病。

（1）必备条件

1）中枢性运动障碍持续存在：婴幼儿脑发育早期（不成熟期）发生抬头、翻身、坐、爬、站和走等粗大运动功能障碍和精细运动功能障碍，或显著发育落后。功能障碍是持久性、非进行性的，但并非一成不变，轻症可逐渐缓解，重症可逐渐加重，最后可致肌肉、关节的继发性损伤。

2）运动和姿势发育异常：包括动态和静态，以及俯卧位、仰卧位、坐位和立位等不同体位时的姿势异常，应根据不同年龄段的姿势发育特点而判断。运动时出现运动模式的异常。

3）肌张力及肌力异常：大多数脑瘫儿童的肌力是降低的；痉挛型脑瘫肌张力增高，不随意运动型脑瘫肌张力波动（在兴奋或运动时增高，安静时减低）。可通过检查腱反射、静止性肌张力、姿势性肌张力和运动性肌张力进行判断。主要通过检查肌肉硬度、手掌屈角、双下肢股角、腘窝角、肢体运动幅度、关节伸展度、足背屈角、围巾征和跟耳试验等确定。

4）反射发育异常：主要表现有原始反射延缓消失和立直反射（如保护性伸展反射）及平衡反应的延迟出现或不出现，可有病理反射阳性。

（2）参考条件

1）有引起脑瘫的病因学依据，如早产、低出生体重、缺氧缺血性脑病、胆红素脑病和宫内感染等。

2）颅脑磁共振影像学佐证。

脑瘫的诊断应当具备上述4项必备条件，参考条件帮助寻找病因。

2. 鉴别诊断

（1）发育指标/里程碑延迟：是指婴幼儿运动、语言或认知中有1项标志性的发育指标/里程碑（如坐、站、走和语言等）没有达到相应年龄段应有的水平。发育指标/里程碑延迟是暂时性、过渡性、症状描述性诊断，适合于婴幼儿。

（2）发育性先天性髋关节发育不良：是由遗传、臀位产、捆腿等因素造成单侧或双侧髋关节不稳定，股骨头与髋臼对位不良的一种疾病。患儿智力和上肢运动功能正常而站立困难，参考髋部超声、骨盆X线片、CT和MRI可协助诊断。

（3）脊髓疾病：应排除脊髓灰质炎和脊髓炎遗留的下肢瘫痪；必要时做脊髓MRI，排除脊髓空洞症、脊髓压迫症和脊髓性肌萎缩等。

（4）先天性甲状腺功能减退症：存在反应低下、哭声低微、体温低、呼吸脉搏慢、智力发育障碍和肌张力低下等生理功能低下的表现。可通过特殊面容、血清游离甲状腺素降低、促甲状腺激素增高和骨龄落后等临床特征及辅助检查进行鉴别。

（5）常见的遗传病：有些遗传病存在运动障碍、姿势异常、肌张力和肌力改变，容易误诊为脑瘫，如家族性（遗传性）痉挛性截瘫、佩利措伊斯-梅茨巴赫病（佩-梅病）、歌舞伎面谱综合征、脊髓小脑性共济失调、强直性肌营养不良、杜氏肌营养不良、婴儿型进行性脊髓性肌萎缩、异染性脑白质营养不良、肾上腺脑白质营养不良、雷特综合征（Rett综合征）等。以上这些遗传病需根据典型的临床特征，并结合染色体、基因和血尿代谢等检查进行确诊。

【治疗】

其目的是尽量改善患儿的运动功能并防止继发的肌肉萎缩、骨骼病变。

1. **康复治疗**　综合、全面地开展康复治疗是脑瘫儿童临床康复的基本原则，不同年龄段脑瘫儿童康复治疗目标的制订及康复策略的选择有所不同。早期应用丰富的环境刺激，可以促进婴幼儿视、触、嗅、听觉的发育，从感觉系统整合到运动系统，可促进运动功能、肌肉骨骼系统的发育。综合、全面的康复治疗可改善脑瘫儿童的运动、语言、行为和认知，综合康复治疗包括运动治疗、作业治疗、物理治疗、中医治疗、矫形器及辅助器具应用、言语-语言治疗、药物治疗、手术治疗、医教结合治疗及家庭干预等方法。综合康复治疗还包括积极防治脑瘫的共患病及继发障碍，脑瘫儿童康复应建立团队干预模式，多学科、跨专业协作。康复治疗3个月左右为1个疗程，根据病情及治疗效果可重复数个疗程。

2. **药物治疗**

（1）缓解痉挛：神经肌肉阻滞剂（A型肉毒毒素）和化学去神经支配药物（苯酚、乙醇）；口服药物（苯二氮䓬类、丹曲林、巴氯芬、替扎尼定等）和巴氯芬鞘内注射。

（2）肌张力障碍管理：A型肉毒毒素、盐酸苯海索、加巴喷丁等。

（3）改善低骨密度和骨质疏松：维生素D、钙补充剂和双膦酸盐。

（4）神经营养药物等。

3. **手术治疗**　如矫正手术、选择性脊神经后根切断术等，但术后仍需进行功能训练及康复治疗。

4. **康复护理**　儿童康复专科护理工作，既要对行动不便的患者管理其饮食、生活，防止营养不良、消化不良和预防压疮，又要重视儿童心理，给予心理支持，防止其发生孤独和自卑心理。

【预防】

一级预防是脑瘫预防的重点，主要目的是防止脑瘫的发生，即研究和采取正确的措施，预防导致脑瘫的各种病因。二级预防是对已经造成脑损害的儿童采取各种措施，早期发现异常，早期干预，防止发生残疾或最大限度地降低残疾等级。三级预防是已经发生残疾的脑瘫，应通过各种措施，预防残障的发生。

第八节　儿童时期常见的肌肉疾病

一、重症肌无力

案例15-7　　患儿，女，5岁，近1个月来发现双侧上睑下垂，伴有眼球活动不灵活，午后较晨起明显，不伴有吞咽困难，无构音障碍，夜间无呼吸困难，持物及行走均无异常。出生史正常，既

往身体健康。体格检查：双侧上睑下垂明显，眼球运动受限，余脑神经检查（–），心肺腹部无异常，四肢肌力、肌张力正常，双膝反射正常，双侧巴宾斯基征（–）。

思考：

1. 该患儿最可能的诊断是什么？

2. 诊断依据有哪些？需与哪些疾病鉴别？

3. 如何治疗？

重症肌无力（myasthenia gravis，MG）是一种主要累及神经–肌肉接头突触后膜上乙酰胆碱受体（acetylcholine receptor，AChR）的自身免疫病。临床特点为部分或全身骨骼肌无力和易疲劳，活动后症状加重，经休息和胆碱酯酶抑制剂治疗后症状减轻。

【病因和发病机制】

MG被认为是自身免疫病，发病机制与自身抗体介导的AChR损害有关。AChR抗体是主要的致病因子。在细胞免疫和补体参与下AChR抗体作用于突触后膜，AChR被大量破坏导致神经–肌肉接头处的信息传递功能障碍，在临床上发生肌无力现象。在AChR抗体阴性的患者中发现肌肉特异性激酶抗体（MuSK）及雷诺丁受体（RyR）抗体可导致突触后膜AChR稳定性下降。另外，许多MG患者与HLA型有关，提示遗传因素在发病中也具有一定的作用。

【临床表现及分型】

儿童MG的起病多在2岁以后，平均年龄2~3岁，女性多于男性。典型表现为骨骼肌的病理性易疲劳现象或者持续性肌无力，活动后加重，上述现象在夜间睡眠后或者长时间休息后消失或者好转。体格检查可发现不同部位的肌力下降，对不同肌肉进行肌疲劳试验可以发现明显的肌疲劳现象，在晚期可出现肌肉萎缩。根据不同的临床特征，可分为下列类型。

1. Ⅰ型，即眼型MG　仅上睑提肌和眼外肌受累，无其他肌群受累的临床和电生理所见，占20%~30%。该型是儿童MG患者最常见的类型，儿童患者达90%左右。典型的表现是一侧或者双侧上睑下垂，有时伴有眼球活动受限及复视。预后良好。

2. ⅡA型，即轻度全身型MG　缓慢进展，以四肢肌肉轻度无力为主要表现，对胆碱酯酶抑制剂治疗反应好，无呼吸肌麻痹，约占30%。

3. ⅡB型，即中度全身型MG　开始进行性发展，常从眼部症状扩展到全身肌肉，突出的特点是构音障碍、吞咽困难和咀嚼困难，呼吸肌一般不受累，患者生后受到限制。胆碱酯酶抑制剂治疗反应欠佳，约占25%。

4. Ⅲ型，即急性暴发型MG　急性起病，半年内迅速出现球部肌肉、全身骨骼肌和呼吸肌的无力，呼吸困难，胆碱酯酶抑制剂治疗反应差，常合并胸腺瘤，病死率高，约占15%。

5. Ⅳ型，即晚期重症型MG　临床症状与急性暴发型MG相似，但病程较长，多在2年以上，由眼型（Ⅰ型）或全身型（Ⅱ型）MG逐渐进展形成，约占10%。

MG可合并其他疾病，儿童患者合并者较少。70%的MG患者存在胸腺异常，10%~40%合并胸腺瘤。10%~15%的患者合并甲状腺疾病。有时MG患者可合并红斑狼疮、多发性肌炎和皮肌炎等。

MG母亲所生的新生儿可有一过性MG，是由母亲的AChR抗体经胎盘传至胎儿所致。患儿生后数小时到3日内出现全身肌张力低下，哭声弱，吸吮及吞咽困难，肌腱反射减弱或者消失。轻症者可自行缓解，2~4周内恢复，重症者如不经治疗，可在数日内死于呼吸衰竭。患儿血中AChR抗体增高明显。

未患MG的母亲娩出MG新生儿则属于先天性MG，血中无AChR抗体，常有阳性家族史。

【辅助检查】

1. 药物试验　可选用甲硫酸新斯的明，每次0.04mg/kg，肌内注射。儿童常用量0.025~0.05mg，最大量≤1.00mg，观察30分钟，肌力改善为阳性。也可用依酚氯铵0.2mg/kg肌内注射，1分钟内肌力改善，作用持续不到5分钟；因该药物作用时间短，小儿哭闹不易观察，故不适用于婴幼儿，在药物试验过程中出现严重的副交感刺激症状（肠绞痛、流涎、心动过缓等）时，可用硫酸阿托品0.01mg/kg，肌内注射。

2. 抗体检测　AChR抗体滴度的检测对MG的诊断具有特征性意义。80%~90%的全身型和60%的眼肌型MG可以检测到血清AChR抗体。抗体滴度的高低与临床症状的严重程度并不完全一致。

3. 电生理检查　重复神经刺激（repetitive nerve stimulation，RNS）为常用的具有确诊价值的检查方法。MG患者表现为典型的突触后膜RNS改变，复合肌肉动作电位（compound muscle action potential，CMAP）波幅正常，活动后无增高或轻度增高，低频刺激（3Hz、5Hz）CMAP波幅递减15%以上（通常以第4或5波与第1波比较），部分患者高频刺激（20Hz以上）时可出现递减30%以上（通常以最后1个波与第1波比较）。最常选择刺激的神经是腋神经、副神经、面神经和尺神经。全身型MG患者RNS的阳性率为50%~70%，且波幅下降的程度与病情轻重相关。单纯眼肌型患者的阳性率较低。RNS应在停用新斯的明17小时后进行，否则可出现假阴性。

4. 其他　甲状腺功能检查确定是否合并甲状腺功能亢进症；怀疑合并其他自身免疫病时应进行相关的免疫学检查；呼吸困难的患者进行肺功能和血气分析检查；胸部增强CT检查明确有无胸腺病变。

【诊断和鉴别诊断】

1. 诊断　具有典型的临床特征即受累骨骼肌的易疲劳性和无力，经休息或用胆碱酯酶抑制剂后症状减轻或消失，且具备下列条件之一者方可确诊：① 甲硫酸新斯的明药物试验阳性。② 重复神经刺激（RNS）阳性，刺激频率为1Hz、2Hz、3Hz、10Hz和20Hz，持续时间为3秒。结果判断以第5波与第1波相比，波幅衰减如大于或等于10%为阳性。③ 血AChR抗体检测阳性。

2. 鉴别诊断　MG需与其他各种原因导致的眼外肌麻痹、吞咽和构音障碍、颈肌无力，以及急性或亚急性四肢弛缓性瘫痪进行鉴别。

（1）眼肌型：需与动眼神经麻痹、先天性上睑下垂、线粒体肌病的慢性进行性眼外肌麻痹型、眼咽型肌营养不良、霍纳综合征、颌动瞬目综合征等进行鉴别。

（2）全身型：需与GBS、多发性肌炎或皮肌炎、兰伯特-伊顿（Lambert-Eaton）综合征、周期性瘫痪、进行性脊肌萎缩症、线粒体肌病、脂质沉积性肌病及甲状腺功能亢进性肌病进行鉴别。

【肌无力危象和胆碱能危象】

1. 肌无力危象　大多是由疾病本身的发展所致。也可因感染、过度疲劳、精神刺激、手术、外伤或应用了对神经肌肉传导有阻滞作用的药物，而未能适当增加胆碱酯酶抑制剂的剂量而诱发。临床表现为患者肌无力症状突然加重，咽喉肌、膈肌和肋间肌极度无力，不能吞咽和咳痰，呼吸困难，最终出现急性呼吸功能不全。常伴烦躁不安，大汗淋漓。

2. 胆碱能危象　临床罕见，除有明显的肌无力症状外，还有胆碱酯酶抑制剂过量应用史。发生危象前常先表现出明显的胆碱酯酶抑制剂的副作用，如恶心、呕吐、腹痛、腹泻、多汗、流泪、皮肤湿冷、口腔分泌物增多、瞳孔缩小、肌束震颤等症状。如症状不典型，可借助肌内注射依酚氯铵进行鉴别诊断，如果用药后症状有所好转，则考虑肌无力危象，可继续使用胆碱酯酶抑制剂；如果用药后症状加重，考虑胆碱能危象，停用胆碱酯酶抑制剂。

【治疗】

1. 胆碱酯酶抑制剂　胆碱酯酶抑制剂可以通过抑制胆碱酯酶的活性来增加突触间隙乙酰胆碱的含量，适用于除胆碱能危象外的所有MG患者。它只能暂时改善症状，维持基本生命活动，不能改变MG病理性的免疫过程，且长期使用具有耐药性，故仅作为MG的辅助性治疗。常用有溴吡斯的明，每片60mg，婴儿15mg/d，小于6岁为30mg/d，6~14岁为60~90mg/d，每4~6小时服用1次。最大剂量儿童不超过7mg/（kg·d）。

2. 糖皮质激素　是现今国际公认有效的常规疗法。可作为眼肌型（Ⅰ型），轻度全身型（ⅡA型）的首选治疗。中度全身型（ⅡB型）、急性暴发型（Ⅲ型）和晚期重症型（Ⅳ型）MG患者在选用血浆置换或大剂量免疫球蛋白等临时措施的同时，也要加用激素。此外，还用于胸腺切除术前的诱导缓解治疗。激素疗法要掌握足量、足疗程、缓慢减量和适当维持剂量的治疗原则。

（1）泼尼松长期维持疗法：总疗程为1年，足量期泼尼松片剂（每片5mg）1~2mg/（kg·d），服用1个月后渐减量，疗程第5个月减至0.5mg/（kg·d），维持1个月。继续减量，全疗程第10个月减至0.25mg/（kg·d），维持到第12个月。以后根据病情继续减量直至停药。泼尼松的有效率在80.2%。

（2）大剂量甲泼尼龙冲击疗法：甲泼尼龙针剂20mg/（kg·d）静脉滴注3日；再以泼尼松维持治疗。其优点是起效时间和达最佳疗效时间比泼尼松长期维持疗法短。治疗初期少数患儿可能出现一过性肌无力加重，故开始治疗宜住院1~2周更为安全。应定期随访，观察疗效，调整剂量，注意不良反应，如高血压、低钾血症、骨质疏松、股骨头坏死等并发症。

3. 血浆置换　可清除血浆中的AChR抗体、补体及免疫复合物等，有效率几乎是100%，但疗效持续短，价格昂贵。适用于非常严重的全身型和急性暴发型MG患者或者危象的抢救，不适于常规治疗。

4. 大剂量静脉注射丙种球蛋白　用于难治性MG或者肌无力危象，0.4g/（kg·d）静脉滴注，连续5日为1疗程。

5. 胸腺切除术　MG合并胸腺瘤者，AChR抗体可考虑胸腺切除术。血清抗AChR抗体滴度增高和病程不足2年者常有更好的疗效。

【禁忌药物】

1. 肌肉松弛剂　如筒箭毒类为绝对禁忌。

2. 吗啡、乙醚、巴比妥类、镇静催眠药（氯丙嗪）对神经-肌肉传递有阻滞作用的药物及其他麻醉镇痛药应慎用。

3. 抗心律失常药如奎宁、奎尼丁、普鲁卡因胺、普萘洛尔、利多卡因等应禁用。

4. 大剂量苯妥英钠应禁用。

5. 氨基糖苷类、四环素类、黏菌素、多黏菌素、巴龙霉素和林可霉素等应禁用。

【预后】

MG患者预后较好，小部分患者经治疗后可完全缓解，大部分患者可药物维持改善症状，绝大多数疗效良好的患者能进行正常的学习、工作和生活。一旦发生危象，病死率较高。

二、进行性肌营养不良

案例15-8　患儿，男，10岁，2岁会走，但一直不会跑跳。6岁开始行走左右摇摆似鸭步，伴小腿肥大变硬。1年前开始出现上楼困难、易跌倒。出生史正常，既往身体健康。体格检查：脑神经检查（-），心肺腹无异常，四肢肌张力稍低，肌力检查示双手握力4$^+$级，双上肢肌力5级，双下肢4级，双侧腹壁反射正常，双腓肠肌肥大，Gower征（+）。

思考：

1. 该患儿最可能的诊断是什么？

2. 诊断依据有哪些？需与哪些疾病鉴别？

3. 如何治疗？

进行性肌营养不良（progressive muscular dystrophy）是一组以进行性加重的肌萎缩和肌无力为主要临床特点的先天性遗传性肌病。临床特点为进行性加重的对称性肌无力、肌萎缩，最终完全丧失运动功能。根据遗传方式和致病基因不同，分为性连锁隐性遗传性肌营养不良、常染色体隐性遗传性肌营养不良、常染色体显性遗传性肌营养不良。

【临床表现】

1. 性连锁隐性遗传性肌营养不良　本病又称抗肌萎缩蛋白病，是由抗肌萎缩蛋白的基因缺陷引起的一组遗传病。包括进行性假肥大性肌营养不良（duchenne muscular dystrophy，DMD）和贝克肌营养不良（Becker muscular dystrophy，BMD）。

（1）进行性假肥大性肌营养不良：也称婴儿型抗肌萎缩蛋白病，是一类儿童最常见的遗传性神经肌肉病。本病为进行性肌营养不良中最严重、最常见的慢性进行性加重的遗传性家族性原发性骨骼肌变性疾病。本病为X连锁隐性遗传病，女性携带突变基因，男性患病。发病率为

1/5 000~1/3 500活产男婴,偶见女孩发病。是由X染色体短臂2区1带位点基因突变,即编码抗肌萎缩蛋白的基因发生突变所致。患儿骨骼肌的肌纤维数目减少,出现肌纤维变性、坏死和再生,结缔组织增生,晚期肌肉间质可被脂肪和结缔组织充填。

1岁前无明显症状,可表现为运动发育落后,独行年龄推迟。在3岁左右即可出现临床症状,表现运动发育落后、不会跑跳、上楼困难。5~8岁后症状明显,腓肠肌肥大变硬,下肢近端无力最早出现,鸭形步态,即行走时左右摇摆似鸭步,多伴有腰部前凸,行走无力易跌倒。由仰卧到站立进行体位转移时,由于骨盆肌无力,患儿必先转为俯卧位,用手支撑躯干俯跪,以双手支撑足背、膝部等处站立,呈典型高尔征(Gower征)阳性(图15-2)。上肢症状出现较晚,穿衣抬臂困难,有翼状肩胛。症状缓慢加重可影响全身骨骼肌,至呼吸肌、面肌、咽喉肌。可在15岁左右卧床不起,肌肉萎缩常并发关节畸形。往往死于心力衰竭和呼吸道并发症,仅25%左右存活至20岁以后。

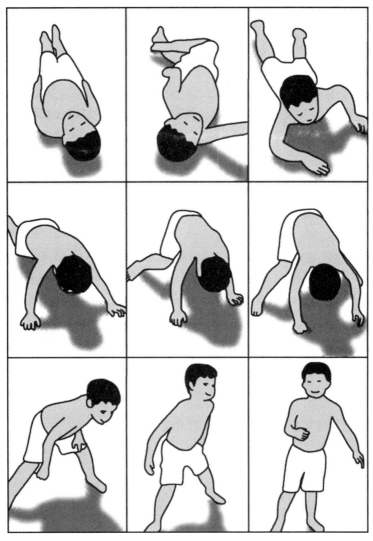

▲ 图15-2 Gower征阳性

（2）贝克肌营养不良：又称晚发型抗肌萎缩蛋白病。临床症状与进行性假肥大性肌营养不良相似，但发病年龄较晚，病程长，发展慢。它是因为有些基因缺陷尚能保留翻译阅读框（又称读码框），抗肌萎缩蛋白能合成并保留部分功能，但其分子量异常且数量减少。多数患者在4~19岁发病，肌无力开始出现在骨盆带肌和下肢肌，5~10年后发展到肩带肌和上肢肌，在疾病晚期，躯干肌、胸锁乳突肌和肢体远端肌肉也受累。可见腓肠肌或三角肌的肌肉肥大，腱反射减弱或消失。关节挛缩出现在疾病晚期并导致患者残疾，常合并有弓形足、心脏和智力异常，个别患者出现隐睾、生殖器发育不良和睾丸挛缩。在发病后25~30年行走能力逐渐丧失，40~50岁死亡。

2. 常染色体隐性遗传性肌营养不良

（1）先天性肌营养不良：先天性肌营养不良为一组不同类型的疾病，婴儿期或幼儿早期发病。根据致病基因和蛋白功能大致可分为三大类：① 基底膜或细胞外基质蛋白异常，包括层粘连蛋白缺陷型先天性肌营养不良，表现为严重的肌力、肌张力低下，可合并关节挛缩畸形。疾病进展缓慢，一般没有明显的中枢神经系统改变，多数患者智力正常，仅磁共振成像显示大脑白质广泛异常；乌尔里希型（Ullrich型）先天性肌营养不良，早期出现肌无力、肌张力低下，伴有近端关节挛缩，远端关节过伸，可出现四肢关节伸面特征性皮肤损害和毛囊角化过度。② 细胞外基质膜受体蛋白缺陷，如福山型先天性肌营养不良（Fukuyama congenital muscular dystrophy，FCMD）、Walker–Warburg综合征。FCMD以具有肌肉症状、脑结构异常为特点。生后表现为软婴儿，肌无力四肢近端重于远端，半数患者有肌肉假性肥大。30%的患者有骨关节挛缩畸形，腱反射减弱或消失，运动发育迟缓。所有患者有智能发育迟缓，50%患者出现癫痫。颅脑CT/MRI显示中枢神经系统结构异常及脑白质髓鞘发育不良等，多数患者4岁后不能行走，在12~15岁前死亡。眼–肌–脑病，以骨骼肌、眼和脑受累为主。③ 脊柱强直伴肌营养不良1型，典型表现为肌力、肌张力低下，颈肌无力，早期脊柱侧凸。

（2）肢带型肌营养不良2型：常散发，从婴幼儿至50岁均有发病，男女均可患病。起病于儿童或青年，病变主要累及肢体近端，首发症状常为骨盆带及肩胛带肌肉萎缩、腰椎前凸、上楼困难、步态呈鸭步、下肢近端无力、上楼及从坐位站起困难；膝反射比踝反射早消失；抬臂困难，出现翼状肩胛；头面颈部肌肉一般不受累，有时可伴腓肠肌假性肥大。病情进展缓慢，平均于发病后20年丧失行动能力。肌电图和肌肉活检均显示肌源性损害，肌营养不良改变；血清肌酶常显著增高，但通常低于进行性假肥大性肌营养不良的水平；心电图正常。

3. 常染色体显性遗传性肌营养不良

（1）面肩肱型肌营养不良：开始表现为闭眼困难和不能吹口哨，而后出现肌病面容、翼状肩胛，随病情发展可以累及躯干肌、骨盆带肌。肌萎缩一般非常明显，假肥大比较少见。

（2）眼咽型肌营养不良：表现为眼外肌和咽肌无力，出现上睑下垂、吞咽困难、发音障碍和腓肠肌痉挛，面肌和肩肱肌在疾病晚期也可受累。

（3）肢带型肌营养不良1型：较2型少见，临床以四肢近端、腰带肌无力、肌萎缩进行性加重为主要临床表现的一组疾病。

【辅助检查】

血清肌酸激酶是诊断本病的重要依据，肌酶升高也出现在亚临床阶段或基因携带者。肌电图呈典型肌病表现，周围神经传导速度正常。心电图检查可有心肌病变表现。基因检测可以确诊肌营养不良，并用于产前诊断和基因携带者的鉴别。肌肉活检出现肌营养不良的病理表现，即肌纤维大小不一，肌纤维变性、坏死和再生，结缔组织增生，婴儿期起病的肌营养不良常以肌纤维坏死为主，而起病晚的肌营养不良一般肌纤维肥大明显。肌肉免疫组织化学染色发现不同膜蛋白缺乏，具有明确分型确诊价值。

【治疗】

目前尚无特效疗法，需要结合多学科综合治疗，给予呼吸系统、循环系统、消化系统、社会-心理及肌肉-骨骼系统的支持。能独行者，应尽量使其进行适当的肌肉活动，防止肌肉挛缩，保持独立生活能力。对逐渐丧失站立或独立行走者，应使用支具以帮助运动和锻炼，以防止脊柱侧凸和肌肉萎缩。口服维生素E，结合针灸、推拿、康复训练等治疗，部分患儿可暂时减轻症状。部分类型肌营养不良长期口服糖皮质激素可以延长独立行走的能力，预防脊柱侧凸。对于进行性假肥大性肌营养不良患儿，根本的治疗方法为替代或纠正无功能的抗肌萎缩蛋白，目前正在研究中的治疗方法包括通过腺病毒载体等进行基因修复、基因替代治疗；干细胞移植治疗；新药物的研发如氨基糖苷类抗生素使无义突变的基因继续表达；外显子跳跃通过反义寡核苷酸诱导特定的外显子切除，形成外显子跳读以恢复阅读框。

（李同欢）

学习小结

细菌性脑膜炎、病毒性脑炎、病毒性脑膜炎是最为常见的中枢神经系统感染，在临床症状和体征方面具有相同的临床特征，如头痛、呕吐等颅内高压症状，惊厥、意识障碍等脑功能障碍的表现，脑膜刺激征阳性等；但是，由于病原的不同也存在着各自的特点，如脑脊液表现的不同、感染诱因的不同、预后不同、治疗方案不同等。吉兰-巴雷综合征是儿童时期常见的周围神经系统疾病，主要表现为对称性、上行性、进行性肌无力，重症患儿可呼吸肌麻痹危及生命，早期发现、诊断和治疗尤为重要。惊厥是儿童神经系统最常见的急症，癫痫是儿童最为常见的慢性发作性疾病之一，两者既有联系又有区别；惊厥和癫痫的病因复杂，病因诊断对治疗具有重要的意义，惊厥的治疗原则为先止惊后寻因，抗癫痫药是治疗癫痫最重要的手段，必须遵循药物选用原则。脑性瘫痪是儿童肢体残疾最常见的原因，临床分型以痉挛型最为常见，应给予综合、全面、个性化的康复治疗。重症肌无力在儿童中较为常见，尤其是眼肌型，正确的临床分型、早期诊断及规范的治疗对减少复发和改善预后具有重要的作用。虽然进行性肌营养不良目前没有根治的方法，但是早期诊断及合理干预，尤其是合理的康复干预对延缓疾病的进展和提高患者的生活质量非常重要，为患者等待新药问世提供了时间上的可能。

一、选择题

1. 关于儿童神经系统解剖生理特点，下列说法错误的是
   A. 年龄越小，生长发育速度越快
   B. 儿童神经细胞分化在3岁时与成人已无区别
   C. 4岁时完成神经纤维的髓鞘化
   D. 脊髓的发育与脊柱的发育不平衡
   E. 脑脊液的量随着年龄增长而增加

2. 细菌性脑膜炎最常见的并发症是
   A. 脑积水
   B. 脑脓肿
   C. 硬脑膜下积液
   D. 脑性低钠综合征
   E. 室管膜炎

3. 病毒性脑炎治疗要点包括
   A. 对症治疗
   B. 控制惊厥发作
   C. 控制脑水肿和颅内压增高
   D. 抗病毒治疗
   E. 以上都是

4. 婴幼儿时期发热伴惊厥最常见的原因是
   A. 热性惊厥
   B. 感染中毒性脑病
   C. 颅内感染
   D. 中毒性菌痢
   E. 重症肺炎合并中毒性脑病

5. 癫痫最常见的发作类型是
   A. 失神发作
   B. 肌阵挛发作
   C. 强直性发作
   D. 强直阵挛发作
   E. 失张力发作

   答案：1. B 2. C 3. E 4. A 5. D

二、简答题

1. 请阐述不同类型中枢神经系统感染的脑脊液特点。
2. 请阐述细菌性脑膜炎的临床表现、常见并发症及治疗原则。
3. 请阐述热性惊厥的临床特点和分类。
4. 请阐述抗癫痫药的治疗原则。
5. 请简述脑性瘫痪的临床分型。
6. 请阐述重症肌无力的临床分型。

内分泌疾病

第一节　概述

内分泌系统的主要功能是促进和协调人体的代谢，维持内环境恒定和内外环境的平衡。人体的代谢、内环境的恒定和内外环境保持平衡很大程度上有赖于具有正常功能的内分泌系统调节，同时，内分泌系统还与免疫和神经系统三者共同构成一个总的调控网络，来协调人体内外环境的平衡。内分泌系统几乎影响生命活动的所有过程，包括新陈代谢、生长发育、维持生殖功能、睡眠甚至情绪和心情。各种内分泌细胞所分泌的不同激素和细胞因子及其相对应的受体是内分泌系统得以实现以上功能的物质基础。

（一）内分泌激素

是由一系列高度分化的内分泌细胞所合成和分泌的化学信使，进入血液后，在一定生理浓度下作用于靶细胞引起生物效应，并对机体生理代谢活动起调节作用。具有内分泌功能的细胞种类众多。经典的内分泌腺体是由多数内分泌细胞聚集形成，如垂体、甲状腺、甲状旁腺、胰岛、肾上腺和性腺等，共同组成传统的内分泌系统。而非经典内分泌器官（如心血管、肝、胃肠道、皮肤、免疫等组织器官）亦具有内分泌功能。如产生促胸腺生成素、促胃液素、促胰液素、促红细胞生成素、肾素和血管紧张素等激素的分泌细胞分散于相应的器官；也有些内分泌细胞广泛分布于全身组织，分泌前列腺素，以及胰岛素样生长因子、表皮生长因子、神经生长因子、血小板源性生长因子等各种生长因子，对激素的分泌和旁分泌的调节都有一定的作用。还有一些具有内分泌功能的神经细胞集中于下丘脑的视上核、室旁核、腹正中核及附近区域，其分泌的肽类激素亦称神经激素，可直接作用于相应的靶器官或靶细胞，也可通过垂体分泌间接调控机体的生理代谢过程。

内分泌激素按其化学本质可分为两类，即蛋白质（肽）类与非蛋白质类。蛋白质类包括了蛋白、肽和多肽类激素，如胰岛素、促胃液素、甲状旁腺激素和降钙素等；而非蛋白质类则包括类固醇激素（如孕酮、雌二醇、皮质类固醇、维生素D等）、氨基酸衍生物（如色氨酸衍生物包括5-羟色胺、褪黑素等，酪氨酸衍生物包括多巴胺、肾上腺素、甲状腺素等）和脂肪酸衍生物（如前列腺素、血栓素等）。内分泌激素按其作用的受体又可分为膜受体激素和核受体激素。前者是亲水性的，又称亲水性激素；后者为脂溶性的，又称脂溶性激素。

内分泌激素的作用方式包括内分泌、旁分泌和自分泌。激素分泌不经过导管，直接分泌到内环境中，所以称为内分泌。这是最初发现的激素作用方式，以此区别于外分泌，如胃肠道分泌消化液，都是通过导管分泌到外环境的消化道里。现知广义的激素既能以传统的内分泌方式起作用，也能直接弥散到邻近的细胞以旁分泌的方式，或者对分泌细胞自身发生效应的自分泌方式发挥作用。神经递质在神经末梢释放，细胞还能以神经分泌和神经内分泌等方式发挥作用。在正常生理状态时，各种激素凭借下丘脑-垂体-靶腺轴的各种反馈机制及其细胞间相互的调节作用而处于动态平衡状态，保持机体内环境的稳定和对外环境变化的适当反应。

（二）内分泌疾病的病因

从胚胎形成直至青春发育期，整个机体处于不断生长、发育和成熟的阶段，内分泌系统本身也在不断发育和成熟，而内分泌系统的功能与胎儿器官的形成、分化与成熟，以及青少年的生长发育、生理功能、免疫机制等密切相关。在此过程中，激素的产生、分泌，受体的结构和功能异常均可造成内分泌疾病。主要病因有遗传与环境两大因素。

1. 遗传因素　由遗传病因导致的内分泌疾病在儿童期发病更为常见，种类非常复杂。既有单基因遗传病，如一些肽类激素基因突变（生长激素、TSHp亚基、LHp亚基、甲状旁腺激素等）引起的激素产生不足或功能降低，激素膜受体基因突变引起的功能丧失或者功能获得，合成肾上腺激素所需要一系列的酶系基因突变导致的类固醇激素合成障碍，或基因导致的缺陷累及全身多系统包括内分泌腺，如肾上腺脑白质营养不良等。也包括一些染色体病如X染色体缺失导致的先天性卵巢发育不良（特纳综合征），47XXY导致睾丸功能不足的先天性睾丸发育不全综合征等。还有表观遗传的缺陷也可导致内分泌疾病如Prader-Willi综合征和假性甲状旁腺功能减退症等。

2. 环境因素　许多环境因素可引起内分泌疾病。如生态环境中碘缺乏导致地方性甲状腺肿及甲状腺功能减退症，高热量饮食导致肥胖，环境内分泌干扰物导致性早熟等。

此外，还有一些是遗传因素和环境因素共同作用下引起的内分泌疾病，如糖尿病等。由环境因素所致的内分泌疾病也常有遗传学背景，但非单基因缺陷，而是多基因（包括多态性）异常所致。

（三）内分泌疾病的诊断与治疗

近年来，激素测定技术快速发展，液相色谱-质谱法（LC/MS）、放射免疫分析（RIA）、放射受体分析（RRA）、酶联免疫吸附试验（ELISA）、荧光免疫分析（FIA）和化学发光免疫分析（CLIA）等各种精确测定方法的广泛应用，以及一系列具有临床诊断价值的动态试验（兴奋或抑制）方法的建立和完善，极大地提高了内分泌疾病的诊断水平。内分泌腺和激素靶器官的影像学检查，如超声、CT、单光子发射计算机体层摄影（SPECT）、正电子发射体层成像（PET）和MRI等大大提高了内分泌疾病定位诊断的水平。分子生物学技术在临床研究中的应用，促进了新疾病的发现。遗传技术如全基因组测序在近20年来的进步使得越来越多的罕见内分泌系统疾病得以诊断。

儿童内分泌疾病的治疗包括激素替代、阻断或减少激素的产生和作用的药物及必要时的手术治疗。激素替代多数需要终身治疗，治疗剂量需个体化，并根据病情及生长发育情况及时调整。随着生物技术的不断改进，现已生产出多种高纯度激素、细胞因子、生长因子等制剂，如多种人工合成的胰岛素，以及重组人生长激素（rhGH）、促性腺激素释放激素类似物（GnRHa）、生长激素抑制激素（SS）等，并已广泛应用于临床。随着激素产生和作用过程中越来越多信号通路的阐明，更多通路靶向药物也得以用于内分泌疾病。

（四）儿童内分泌疾病的特点

种类与成人不同，部分内分泌疾病的临床特征、发病机制、治疗手段也与成人有较大区别，而且儿童内分泌疾病在不同的年龄阶段各有特点。儿童常见的内分泌疾病主要有生长迟缓、性分化异常、性早熟、甲状腺疾病、糖尿病、肾上腺疾病、尿崩症等。若患儿在出生后即存在生化代谢紊乱和激素功能障碍，则会严重影响其智能和体格发育，若未能早期诊治，易造成残疾甚至夭折。如先天性甲状腺功能减退症、先天性肾上腺皮质增生症（失盐型）等。一些与成人"共享"的内分泌病如库欣综合征、甲状腺功能亢进症、糖尿病等，也因小儿是生长中的个体而在临床特征及诊治方面均有别于成人。因此，在对儿科内分泌疾病的诊断和治疗中需充分认识这些特征。

第二节　尿崩症

案例16-1　　患儿，女，8岁，发热咳嗽1周，诊断为支气管炎。发热时遵医嘱多喝水，热退后仍喜饮，每日饮水约4L（热水瓶1瓶多），伴多尿。无头痛、视力改变，能坚持正常学习。体格检查：面色及精神良好，身高126cm，体重23kg，无皮肤干燥，心肺无异常，肝脾未触及，神经系统检查无病理征引出。小便常规：尿比重1.002，尿糖及尿蛋白正常，肾功能正常。

思考：

1. 根据病史，该小儿的多饮多尿初步考虑什么诊断？

2. 诊断依据是什么？

尿崩症（diabetes insipidus，DI）是一种患儿完全或部分丧失尿浓缩功能的临床综合征，以烦渴、多饮、多尿和排出低比重尿为主要临床特征，包括中枢性尿崩症（central diabetes insipidus，CDI）、肾性尿崩症（nephrogenic diabetes insipidus，NDI）和精神性多饮（psychogenic polydipsia，PP）三种类型。临床以中枢性尿崩症多见，中枢性尿崩症是由于垂体抗利尿激素（antidiuretic hormone，ADH）即精氨酸加压素（arginine vasopressin，AVP）分泌不足或缺乏所引起。

【发病机制】

ADH是由下丘脑视上核与室旁核内神经元细胞合成的9肽，因第8位氨基酸残基为精氨酸，故又命名为AVP。AVP通过肾小管膜和集合管的AVP 2型受体对肾脏发挥作用，其主要生理功能是增加肾远曲小管和集合管上皮细胞对水的通透性，促进水的重吸收，使尿量减少，保留水分，使血浆渗透压相对稳定而维持在正常范围。AVP的分泌主要受细胞外液的渗透压和血容量变化影响，位于下丘脑视上核和渴觉中枢附近的渗透压感受器，同时控制着AVP的分泌和饮水行为。人体通过AVP的分泌保持血浆渗透压在280~290mmol/L。尿崩症者AVP的分泌不足或肾小管对AVP不反应，水分不能再吸收，因而大量排尿，口渴，兴奋口渴中枢，大量饮水，使血浆渗透压基本上能保持在正常渗透压的高限，多数尿崩症患者血浆渗透压略高于正常人。而口渴中枢不成熟的早产儿、新生儿、婴幼儿虽大量排尿，但不能多饮，则出现持续性高钠血症，造成高渗性脱水。

【病因】

1. 中枢性尿崩症 中枢性尿崩症由AVP缺乏或不足引起，下丘脑及垂体任何部位的病变均可引起尿崩症。当合成AVP神经元部分受损或仍有10%~20%分泌功能时，患儿可表现为部分性尿崩症。主要病因有三种。

（1）特发性：即未发现原因的AVP缺乏。最多见，以往报道占50%，某些病例可能与中枢神经元的退行性变有关。大多为散发，发病较晚，无家族史，无*AVP*基因突变。

（2）继发性：下丘脑，垂体柄或神经垂体的器质性病损均可引起中枢性尿崩症。① 颅内肿瘤，至少占30%，如颅咽管瘤、垂体瘤、松果体瘤、神经胶质细胞瘤及黄色瘤等；② 外伤，如颅脑外伤（特别是颅底骨折）、手术损伤（尤其下丘脑或垂体部位手术）、产伤等，新生儿期的低氧血症、缺氧缺血性脑病亦可在儿童期发生中枢性尿崩症；③ 颅内感染，如脑炎、脑膜炎或寄生虫感染；④ 其他，如全身性疾病（白血病、结核病、朗格汉斯细胞组织细胞增生症等）、先天性脑畸形、药物等。

（3）遗传性：遗传性（家族性）尿崩症较少见，仅占1%左右。主要为*AVP*基因突变，为常染色体显性遗传或隐性遗传。如同时伴有糖尿病、视神经萎缩和耳聋者，即为Wolfram综合征。

2. 肾性尿崩症 由于中枢分泌的AVP无生物活性或AVP受体异常，AVP不能与肾小管受体结合，或肾小管本身缺陷等，远端肾小管对 AVP 的敏感性低下或抵抗而产生尿崩症。常见病因如下所示。

（1）原发性（家族遗传性）：X 连锁遗传为编码 AVP 的 2 型受体（*AVPR2*）基因突变，占 90%，常染色体隐性遗传为编码水孔蛋白 2（*AQP2*）基因突变，占 10%。

（2）继发性：包括肾小管 – 肾间质性病变（肾盂肾炎、肾小管性酸中毒、肾小管坏死、肾脏移植、多囊肾、肾淀粉样变、氮质血症）、电解质紊乱（低钾血症肾病、高钙尿症）及药物损害（锂、两性霉素、长春新碱和利福平）。

3. 精神性多饮

（1）心因性。

（2）渴觉异常：各种引起渴觉中枢损伤的病变，有药物、感染或浸润性病变。

【临床表现】

1. 发病年龄　本病任何年龄均可发病，特发性和遗传性尿崩症病例多起自儿童或青少年，其中少数遗传病例于婴儿早期发病。男∶女约为 2∶1。

2. 症状　主要表现为烦渴，多饮，多尿，排较固定的低比重尿。婴幼儿常最先表现为多尿，每日尿量超过 3 000ml，夜尿多，尿色淡白如水，供水不足时尿量仍不减少。不能耐受长时间的不饮水，夜间也需要多次饮水。喜饮水多于进食食物，导致患儿进食减少而消瘦。由于饮水不足可出现便秘、低热、呕吐、脱水甚至休克，影响生长发育及智力。儿童主要以多尿、遗尿为早发症状。

3. 体征　多数患儿无脱水表现。婴幼儿若补水不足则会出现烦躁、头痛、肌痛、心率加快、发热、皮肤干燥、皮肤弹性降低、体重下降等高渗性脱水表现。如未及时处理可出现神经系统症状，甚至惊厥、昏迷。儿童由于烦渴、多饮、多尿，进食减少，可影响学习和睡眠，出现少汗、皮肤口唇干燥、精神不振、体重不增、生长发育迟缓等症状。如充分饮水，一般情况正常，可无明显脱水体征。

4. 其他　继发性尿崩症可有原发病的表现，如肿瘤引起的颅内高压、肿瘤压迫症状、相关受累的激素分泌异常等。

5. 需注意的是，有两种情况有多尿但无多饮。其一为继发性中枢性尿崩症，当原发病损同时损害了渴觉中枢时，多尿所致水分丢失不能及时主动摄入；其二为遗传性肾性尿崩症，因生后早期即发病，多尿未能被及时发现而脱水，但患儿又不会表示口渴，而似无多饮。两种情况都可致高渗性脱水并继发脑损害，年龄越小继发脑损害越重。

【辅助检查】

测 24 小时尿量确定为多尿（每日尿量 >3 000ml）后按步骤进行以下检查。

1. 尿液检查　尿色清淡无气味、尿比重低，一般为 1.001~1.005，不超过 1.012，尿渗透压低于 200mmol/L，而尿蛋白、尿糖及其他均为阴性。

2. 血生化检查　血电解质基本正常，血肌酐、尿素氮正常，血渗透压正常或偏高。无条件查血浆渗透压者可用公式推算：血渗透压 =2 ×（血钠 + 血钾）+ 血糖 + 血尿素氮，计算单位均为mmol/L。血浆渗透压/尿液渗透压>1；血糖正常；如有肾脏受累，可有不同程度的肾功能异常。

3. 尿崩症特殊检查

（1）禁水试验：本试验原理是通过限制饮水使细胞外液渗透压升高，AVP分泌而使尿浓缩，故经禁水可了解内源性AVP的分泌状况和尿浓缩能力。主要用于鉴别尿崩症和精神性多饮。

1）方法：夜间禁饮（6~8小时）后，于早晨8时开始，试验前先排尿，测体重、血压、尿量、尿比重及尿渗透压，测血钠和血浆渗透压。于1小时内给饮水20ml/kg，随后禁饮（可不禁食，但只能吃干点）6~8小时。每1小时收集1次尿，测尿量、尿比重、尿渗透压及体重，直至相邻2次尿渗透压之差连续2次<30mmol/L，或体重下降达5%，或尿渗透压≥800mmol/L，即再次采血，测血浆渗透压和血钠浓度。本试验过程中必须严加观察，如果患者排尿甚多，虽然禁饮还不到6小时，但出现发热、血钠>150mmol/L、体重下降超过5%、血压明显下降其中任意一种情况时，立即停止试验并予以饮水。

2）判断：正常儿童或精神性多饮儿童在禁饮后不出现脱水症状，每小时尿量逐渐减少，尿比重逐渐上升，尿渗透压可>800mmol/L，而血钠、血浆渗透压均正常。尿崩症患儿每小时排尿虽有减少，但尿比重无上升，持续排低渗尿，尿渗透压变化不大，而血渗透压上升超过295mmol/L，血钠上升高于145mmol/L，体重下降3%~5%。

（2）禁水–加压素试验：用于中枢性尿崩症与肾性尿崩症的鉴别。对禁水后仍排低渗尿者做此试验。

1）方法：禁水试验结束后，皮下注射垂体后叶激素5U（或精氨酸加压素0.1U/kg），测定注射前及注射后每小时尿渗透压或尿比重，连续2~4次。

2）判断：尿渗透压较注射前升高>50%，尿比重明显上升，达1.015以上，甚至1.020，为完全性中枢性尿崩症；如升高9%~50%，为部分性中枢性尿崩症；如尿渗透压上升<9%，尿比重不升，为肾性尿崩症。

（3）血浆AVP测定：本指标不作为常规和必须具备的诊断依据。但血浆AVP结合禁水试验有助于部分性中枢性尿崩症和肾性尿崩症的鉴别诊断。中枢性尿崩症血浆AVP浓度低于正常；肾性尿崩症血浆AVP基础状态可测出，禁饮后AVP明显升高但尿液不能浓缩而持续排出低渗尿。

4. 影像学检查 疑为继发性中枢性尿崩症时必须做颅脑下丘脑垂体CT或MRI检查。颅内肿瘤在发生尿崩症状时可尚无颅内压增高或中枢神经系统有关症状，甚至开始时因瘤体小使影像学检查阴性，应注意跟踪随访。原发性中枢性尿崩症病程长者神经垂体的信号也会消失。疑有肾器质性病变时，应做超声或CT、MRI，以发现病变。

【诊断和鉴别诊断】

尿崩症的诊断可依据临床烦渴、多饮、多尿，血和尿渗透压测定，禁水和加压素试验及血浆AVP定量来判定。

1. 中枢性尿崩症 根据临床和实验室检查确诊为中枢性尿崩症者，无论是完全性AVP缺乏，还是部分性 AVP 缺乏，均需做颅脑下丘脑垂体 CT 或 MRI，努力寻找可能的原发病灶。无中枢器质性病变依据可循时考虑为特发性或先天性遗传性病变。

2. 原发性肾性尿崩症　禁水–加压素试验显示禁水和垂体后叶激素均不能使尿浓缩时考虑为原发性肾性尿崩症。原发性肾性尿崩症以 AVP 的 2 型受体（AVPR2）突变为主。新生儿期有反复脱水、发热，因脱水继发高钠血症可致脑细胞脱水和脱髓鞘性损伤。如不能早期诊断可引起智能发育迟缓和/或发生癫痫；如早期获得确诊，补足水分则可有正常智力和寿命。AQP2 受体基因突变少见，呈常染色体显性遗传，症状相对轻。

本病尚需与其他原因引起的多饮、多尿相鉴别。

1. 高渗性利尿　因肾小球滤过液中含过多溶质所致，如糖尿病、肾小管性酸中毒、高钙尿症等。根据尿比重、尿渗透压、尿 pH、尿糖、尿蛋白水平及其他临床表现即可鉴别。

2. 低钾血症　见于原发性醛固酮增多症、Barter 综合征或慢性营养不良（低钾合并肾小管空泡变性和肾间质病变）。

3. 高钙血症　见于维生素 D 中毒、甲状旁腺功能亢进症。

4. 习惯性多饮　多见于婴幼儿，由被动喂水（如发热）和摄入液体食物过多引起多尿，或因肾小管浓缩功能尚未健全，需较多的水分来排泄体内的代谢产物。多为渐进起病，多饮、多尿症状逐渐加重，每次的排尿量不多，尤其夜间入睡后饮水较少，排尿量也明显减少。与精神性多饮相似，患儿血钠、血渗透压往往在正常低限，其 AVP 分泌能力正常，禁水试验后排尿量减少，尿比重、尿渗透压上升。

5. 继发性肾性尿崩症　如慢性肾炎、慢性肾盂肾炎等病导致慢性肾功能不全均可发生多尿，根据病史、尿常规、肾功能异常及超声检查等进行鉴别。

【治疗】

主要指对中枢性尿崩症和原发性肾性尿崩症的治疗，包括病因治疗、AVP 替代治疗及水、电解质代谢紊乱的处理。

1. 病因治疗　对有原发病灶的患儿，必须针对病因治疗，如颅内肿瘤所致中枢性尿崩症，应根据肿瘤的性质、部位决定手术或放疗。特发性中枢性尿崩症者应观察有无其他垂体激素缺乏。渴感正常的患儿应充分饮水，但脱水、高钠血症发生时应按高渗性脱水处理，以免造成脑水肿。对精神性多饮者积极寻找多饮多尿的精神因素，对症指导。

2. AVP 替代治疗　主要用于中枢性尿崩症，用外源 AVP 补充替代以改善尿浓缩，其制剂有两类：

（1）鞣酸加压素混悬液：即长效抗利尿素，为动物神经垂体的抽提物，浓度为 5U/ml，制品应在 4℃ 条件下保存；用前置于室温内复温或稍加热至 20℃ 左右，并充分摇匀后再做深部肌内注射，开始剂量为 0.1~0.2ml，逐渐增至有效剂量后维持 3~7 日，一般用量 0.25~0.5ml。一般须待患儿多尿症状复现时才第 2 次给药。开始阶段因患儿多饮已呈惯性，故当见尿量减少时应限制饮水量以防水中毒。此外，过量会致高血压和水中毒，需监测。

（2）去氨加压素［1-脱氧-8-D-精氨酸加压素（DDAVP）］：是人工合成的 AVP 类似物，作用时间8~24小时，缩血管作用弱。该药不良反应少见，是目前治疗中枢性尿崩症的首选药物。不良反应有头痛、恶心、上腹痛等，减量后消失。本品有三种制剂，一种为口服片剂醋酸去氨加压素（每片0.1mg），用量依年龄和病情而异，从小剂量0.05mg/次起始，逐渐加量，直至疗效满意后改为维持量；每日1~2次，以保证睡眠和学习，药物作用维持时间长短与剂量成正比。另一种为其鼻喷雾剂（10μg/喷），每次10~20μg，每日1~2次；还有其滴鼻剂（0.1mg/ml），用量0.05~0.15ml/d，每日1~2次鼻腔滴入，用前需清洁鼻腔。

3. **其他非激素药物治疗**　可选用以下药物，包括：① 噻嗪类利尿药，用于无DDAVP供应的地方。噻嗪类药物可使中枢性或原发性（家族性）肾性尿崩症的尿量减少1/3，该药不涉及AVP分泌及作用机制，而是经其利钠作用使机体相对缺钠，致髓袢升支及集合管代偿性水、钠回吸收增加而使尿量减少。一般用氢氯噻嗪，用量为3~4mg/（kg·d），分2~3次口服，服药期间需相对低钠饮食及补充钾盐。② 吲哚美辛，属于非类固醇类的抗感染药，它通过抑制肾脏前列腺素的合成，减少遗传性和获得性肾性尿崩症患儿的多尿。高盐饮食会影响肾脏对水的吸收，因此治疗期间推荐低盐饮食（300~500mg/d），吲哚美辛的剂量为2mg/（kg·d），分3次服用。

【预后】

精神性多饮好转后无后遗症。中枢性尿崩症由于加压素的治疗，患儿能与正常人一样生活，一般能正常生长发育；本病一般要坚持长期服药，甚至终生服药。肾性尿崩症患儿度过了婴儿期，如其发热及高钠血症等症状消失，即不危及生命，预后尚好。

第三节　先天性甲状腺功能减退症

案例16-2　患儿，女，5岁，系G₁P₁妊娠42⁺²周过期产自然分娩，出生体重4.3kg。生后一直生长缓慢，进食少，便秘，多睡。6月龄抬头，2岁扶站，4岁扶行，目前能独立行走，至今不会讲话。自幼多病，经常患支气管炎和肺炎。体格检查：身高80cm，体重11.5kg，头围48cm，皮肤粗而干，表情迟钝，耳位正常，唇厚、伸舌，鼻梁低塌，心率68次/min，心前区2级收缩期杂音，腹部膨隆，可见肠型，肝脾未触及，肠鸣音稀少，手指粗短，无爪状挛缩，未引出病理反射。血常规示中度贫血。胸部正位X线片示全心稍大，呈心肌肥厚型改变。骨龄3岁。

思考：

1. 该患儿生长迟缓可能由哪些原因引起？

2. 从已有资料考虑什么初步诊断？

先天性甲状腺功能减退症（congenital hypothyroidism，CH）是各种先天因素使甲状腺激素产

生不足或其受体缺陷导致患儿生长障碍，智力落后的临床综合征。是儿科最常见的内分泌疾病之一，旧称呆小病或克汀病，现已不再沿用。

【分类】

1. 根据病因不同分类

（1）散发性先天性甲状腺功能减退症：是先天性甲状腺发育不良、异位或甲状腺激素合成途径中酶缺陷所造成的，国内发生率约为1/3 000，男女比例1∶2。

（2）地方性先天性甲状腺功能减退症：多见于甲状腺肿流行的山区，是由该地区水、土和食物中碘缺乏所致，随着我国碘化食盐的广泛应用，其发病率明显下降。

2. 根据病变涉及位置分类

（1）原发性甲状腺功能减退症：是由甲状腺本身疾病所致。

（2）继发性甲状腺功能减退症：其病变位于垂体或下丘脑，又称为中枢性甲状腺功能减退症，多数与其他下丘脑–垂体轴功能缺陷同时存在，较少见。

（3）外周性甲状腺功能减退症：由甲状腺激素受体功能缺陷所致，较罕见。

3. 根据疾病转归分类

（1）持续性甲状腺功能减退症：指由于甲状腺激素持续缺乏，患儿需终生替代治疗。

（2）暂时性甲状腺功能减退症：指母亲或新生儿等各种原因，致使出生时甲状腺激素分泌暂时性缺乏，甲状腺功能可恢复正常。

【发病机制及病理生理】

1. 甲状腺的发育 甲状腺发生于胚胎第3周，胚胎第5周甲状舌管萎缩，甲状腺从咽部向下移行，第7周移至颈前位置，胚胎第10周起胎儿甲状腺开始摄取碘及碘化酪氨酸，胚胎第12周能合成三碘甲腺原氨酸（triiodothyronine，T_3）、甲状腺素（thyroxine，T_4），但浓度较低，此时完全依赖于胎盘转运及母亲的甲状腺状态。胚胎第20周，胎儿血液中T_3、T_4、游离T_3、游离T_4水平低，促甲状腺激素（thyroid–stimulating hormone，TSH）测不出。至妊娠中期，胎儿下丘脑–垂体–甲状腺轴开始起作用，TSH、T_4、甲状腺素结合球蛋白（thyroxine binding globulin，TBG）渐升高，分娩时甲状腺功能成熟。新生儿TSH正常值逐日变化，生后30~90分钟，由于冷环境刺激，血中的TSH突然升高，于3~4日后降至正常，在TSH影响下，T_3、T_4在生后24~48小时亦升高。了解以上这些激素浓度的生理性变化，才能正确地评估新生儿期的甲状腺功能。

2. 甲状腺激素的合成与释放 甲状腺的主要功能是合成T_4和T_3。血液循环中的无机碘被摄取到甲状腺滤泡上皮细胞内，经过甲状腺过氧化物酶的作用氧化为活性碘，再与酪氨酸结合成一碘酪氨酸（monoiodotyrosine，MIT）和二碘酪氨酸（diiodotyrosine，DIT），两者再分别偶联缩合成T_3和T_4。这些合成步骤均在甲状腺滤泡上皮细胞合成的甲状腺球蛋白（thyroglobulin，TG）分子上进行。甲状腺滤泡上皮细胞再通过摄粒作用将TG形成的胶质小滴摄入胞内，由溶酶体吞噬后将TG水解，释放出T_3和T_4（图16–1）。

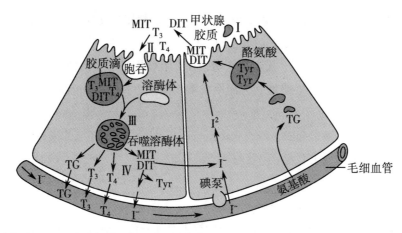

MIT.一碘酪氨酸；T_3.三碘甲腺原氨酸；T_4.甲状腺素；DIT.二碘酪氨酸；Tyr.酪氨酸；TG.甲状腺球蛋白。

▲ 图16-1　甲状腺激素的合成与释放

T_3、T_4释放入血液循环后，约70%与TBG相结合，少量与甲状腺素结合前白蛋白（thyroxine-binding prealbumin，TBPA）和白蛋白结合，仅0.03%的T_4和0.3%的T_3为游离状态。正常情况下，T_4的分泌率较T_3高8~10倍；T_3的代谢活性为T_4的3~4倍；机体所需的T_3约80%在周围组织由T_4转化而成，TSH亦促进这一过程。

3. 甲状腺激素合成和释放的调节　甲状腺素的合成和释放受下丘脑分泌的促甲状腺激素释放激素（thyrotropin releasing hormone，TRH）和垂体分泌的TSH控制；下丘脑产生TRH，刺激腺垂体，产生TSH，TSH再刺激甲状腺分泌T_3、T_4。而血清T_4则可通过负反馈作用降低垂体对TRH的反应性、减少TSH的分泌。

4. 甲状腺激素的主要作用

（1）产热：甲状腺素能加速体内细胞氧化反应的速度，从而释放热量。甲状腺功能减退症患者体温低、怕冷。

（2）促进生长发育及组织分化：甲状腺激素通过对蛋白质的合成作用能促进生长，促进钙磷在骨质中的合成代谢和骨、软骨的生长。与生长激素一起在促进生长方面具有协同作用。甲状腺功能减退症患者生长缓慢，骨龄发育落后。

（3）对代谢的影响：促进蛋白质合成，增加酶的活力；促进糖的吸收、糖原分解和组织对糖的利用；促进脂肪分解和利用；促进水盐代谢，甲状腺激素具有利尿作用，患有甲状腺功能减退症时细胞间液增多，并聚积大量白蛋白与黏蛋白，称为黏液性水肿；促进维生素代谢，使维生素B_1、维生素B_2、维生素B_3、维生素C的需要量增加，同时促进胡萝卜素转变成维生素A及维生素A生成视黄醇。

（4）对中枢神经系统影响：甲状腺素对神经系统的发育及功能调节十分重要。胎儿脑细胞数目在妊娠末3个月增长最快，出生后第1年仍快速增长。在脑细胞增殖、分化期，甲状腺激素必不可少，尤其是妊娠后半期与生后第1年期间更为重要。甲状腺功能减退症发生越早，脑损害越重，且常不可逆转。

（5）对消化系统影响：分泌不足时，常有食欲缺乏、腹胀、便秘等。甲状腺素分泌过多时，食欲亢进，肠蠕动增加，大便次数多，但性质正常。

（6）对血液循环系统影响：甲状腺素能增强β受体对儿茶酚胺的敏感性，故甲状腺功能减退症患者心率慢，心音低钝，心脏增大。而甲状腺功能亢进症患者出现心跳加速、心排血量增加等。

甲状腺发育及甲状腺激素合成、释放、转运与调节过程中任一环节的障碍都可引起甲状腺素不足及其生物效应低下，临床上发生甲状腺功能减退症。

【病因】

1. 散发性先天性甲状腺功能减退症

（1）甲状腺发育异常：包括甲状腺缺如或发育不全或异位，是造成先天性甲状腺功能减退症最主要的原因，占80%~90%。多见于女孩，女：男为2：1。其中1/3病例为甲状腺完全缺如，其余为发育不全或甲状腺在迁移过程中不能到达甲状舌管前，而停留在舌下至正常甲状腺部位之间的任何部位形成异位甲状腺，部分或完全丧失其功能。造成甲状腺发育异常的原因尚未阐明，可能与遗传因素与免疫介导机制有关。

（2）甲状腺激素合成障碍：是出现先天性甲状腺功能减退症的第2位常见原因，占10%~15%。多见于甲状腺激素合成和分泌过程中酶（过氧化物酶、耦联酶、脱碘酶及甲状腺球蛋白合成酶等）的缺陷，造成甲状腺素不足。多为常染色体隐性遗传病。以上病变除甲状腺功能减退外，多以甲状腺肿大为其特征。

（3）TSH、TRH缺乏：亦称中枢性甲状腺功能减退症或继发性甲状腺功能减退症，是因垂体分泌TSH障碍而引起的，常见于特发性垂体功能减退或下丘脑、垂体发育缺陷。其中，TRH分泌缺陷（垂体柄中断综合征、下丘脑病变）较多见。TSH单一缺乏者甚为少见，常与生长激素（growth hormone，GH）、催乳素（prolactin，PRL）、黄体生成素（luteinizing hormone，LH）、促肾上腺皮质激素（adrenocorticotropic hormone，ACTH）等其他垂体激素缺乏并存，是由位于3p11的*Pit-1*基因突变所引起的，临床上称为多种垂体激素缺乏症（multitrophic pituitary hormone deficiency，MPHD）。

（4）甲状腺或靶器官反应低下：① 甲状腺细胞膜上TSH受体的"失功能"变异，TSH因而不能激活受体，T₃、T₄低下，但TSH升高；② 外周组织的甲状腺素β受体变异，虽呈甲状腺功能减退表现，但T₃、T₄和TSH均增高。均为罕见病。

（5）母亲及新生儿因素：母亲服用抗甲状腺药物或母亲患自身免疫性甲状腺疾病，存在抗TSH受体抗体（thyroid stimulating hormone receptor antibody，TRAb），均可通过胎盘或哺乳而影响胎儿，造成甲状腺功能减退，亦称暂时性甲状腺功能减退症，通常在3个月后好转。暂时性甲状腺功能减退症还见于部分早产儿（其下丘脑发育不成熟或脑损伤）。

2. 地方性先天性甲状腺功能减退症　多因孕妇饮食缺碘，胎儿在胚胎期即因碘缺乏而导致甲状腺功能减退。

【临床表现】

甲状腺功能减退症症状出现的早晚及轻重程度与残留甲状腺组织的多少及甲状腺功能减退的

程度有关。先天性无甲状腺或酶缺陷患儿在婴儿早期即可出现症状，甲状腺发育不良者常在生后3~6个月时出现症状，亦偶有数年之后才出现症状。患儿的主要临床特征包括智力落后、生长发育迟缓和生理功能低下。

1. 新生儿期　多数新生儿甲状腺功能减退症的症状和体征轻微，甚至缺如，缺乏特异性，但仔细询问病史及进行体格检查可发现可疑线索，如母亲妊娠期胎动少，患儿常为过期产，出生体重常大于第90百分位数，身长和头围可正常，前、后囟大；生后常有腹胀，胎粪排出延迟，便秘、脐疝，易被误诊为先天性巨结肠；生理性黄疸期延长；因低代谢，患儿对外界反应低下，嗜睡、少哭、哭声低下，体温低（常<35℃），末梢循环差，皮肤出现斑纹或有硬肿现象等；心音低钝，心率缓慢，呼吸表浅、困难甚至呼吸暂停。以上症状和体征均无特异性，易被误诊为其他疾病。开展新生儿筛查以来，暂时性甲状腺功能减退症有所增加，此类患儿虽TSH升高，但无甲状腺发育不良或甲状腺素合成障碍。有些新生儿仅TSH升高，但T_4正常，临床上无甲状腺功能减退症表现，被称为暂时性高TSH血症。

2. 婴幼儿和儿童期　常在出生后数月或1岁后因发育落后就诊，此时甲状腺素缺乏严重，症状典型。临床症状严重程度与甲状腺激素缺乏程度和持续时间密切相关。

（1）特殊面容：头大，短颈，皮肤粗糙、面色苍黄，毛发稀疏、无光泽，面部黏液水肿，眼睑水肿，眼距宽，鼻梁低平，唇厚，舌大而宽厚、常伸出口外，表情淡漠（图16-2）。

（2）生长发育迟缓：生长迟缓严重者1岁内已明显，表现为身材矮小，且呈不匀称性，表现躯体长，四肢短小，上部量/下部量>1.5，站立时腰椎前挺，腹部隆起，常有脐疝；骨龄发育落后（图16-3）。

（3）神经系统功能障碍：运动及智能发育均落后。智力低下，记忆力、注意力均下降，神经反射及感觉迟钝，嗜睡；运动发育障碍，如翻身、坐、立、走的时间都延迟，肌张力低下。常有听力下降。

（4）生理功能低下：精神差，安静少动，对周围事物反应少，体温低而怕冷，声音低哑；心血管功能低下，如心率缓慢、心音低钝；X线片可示心影增大，可伴心包积液、胸腔积液；心电图呈低电压，PR间期延长，传导阻滞等；消化系统功能低下，如食欲缺乏、腹胀、便秘，大便干燥。多有轻到中度贫血，抗贫血药无效，甲状腺素治疗有效。

3. 迟发型

（1）轻中度甲状腺功能减退症：在婴幼儿期除体格生长稍落后外可无明显异常表现，常见于异位甲状腺和甲状腺合成酶（不完全性）缺陷，后者常有甲状腺肿大，是代偿表现。本型智力多在正常范围（可以偏低），就诊原因多为学龄前期身高渐进性落后于同龄儿，体格检查见假性肥胖（隐性黏液性水肿），多有心率缓慢及腹胀，常伴有贫血。

（2）下丘脑-垂体性甲状腺功能减退症：甲状腺本身发育正常，甲状腺功能减退源于TSH或TRH分泌不足。常为腺垂体功能减退的一部分，患儿常保留部分甲状腺激素分泌功能，因此临床症状较轻，面容、体态异常不明显，常伴有腺垂体其他激素分泌不足症状，如低血糖（ACTH缺乏）、小阴茎（GH缺乏或LH缺乏），甚至可伴尿崩症。

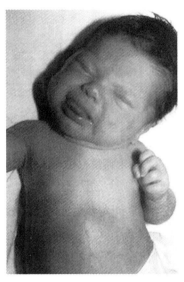

▲ 图16-2　甲状腺功能减退症患儿
特殊面容

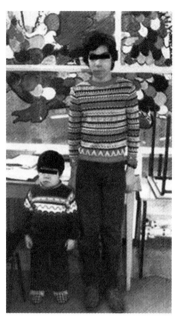

▲ 图16-3　甲状腺功能减退症患
儿与正常儿童

4. 地方性甲状腺功能减退症　发生于缺碘地区，因在胎儿期碘缺乏而不能合成足量甲状腺激素，影响中枢神经系统发育。临床表现为两种不同的类型，但可相互交叉重叠。

（1）"神经性"综合征：主要表现为共济失调、痉挛性瘫痪、聋哑、智力低下，但身材正常，甲状腺功能正常或轻度减低。

（2）"黏液水肿性"综合征：临床上有显著的生长发育和性发育落后、智力低下、黏液性水肿等。血清T_4降低、TSH增高。约25%患儿有甲状腺肿大。

【辅助检查】

1. 新生儿筛查　因本病发生率高和早期诊断而获治疗可保证患儿具正常智力和体格发育，故新生儿筛查对本病意义重大。我国1995年6月1日实施的《中华人民共和国母婴保健法》，将先天性甲状腺功能减退症列入法定筛查内容。国内目前筛查方法为足月新生儿出生72小时后，7日之内，并充分哺乳，足跟采血，滴于专用滤纸片上测定干血滤纸片TSH值，如TSH>20mU/L，进一步采静脉血测TSH、游离T_4确诊。该法方便、经济和有效，能使患儿早期确诊。我国自1981年开始进行新生儿先天性甲状腺功能减退症的筛查，目前全国筛查覆盖率已经超过60%。

新生儿筛查只能检出原发性甲状腺功能减退症和高TSH血症，无法检出中枢性甲状腺功能减退症、TSH延迟升高的患儿；且由于技术及个体差异，约5%的先天性甲状腺功能减退症患儿无法通过新生儿筛查系统检出。因此，对甲状腺功能减退症筛查阴性病例，如有可疑症状，应采血再次检查甲状腺功能。危重新生儿、双胎或接受过输血治疗的新生儿可能出现筛查假阴性结果，必要时应再次采血复查。低或极低体重儿由于下丘脑-垂体-甲状腺轴反馈建立延迟，可能出现TSH延迟升高，为防止新生儿筛查假阴性，可在生后2~4周或体重超过2 500g时重新采血复查测定TSH、游离T_4。

2. **甲状腺功能测定** 包括血清TSH、游离T_4、T_4、游离T_3、T_3，是甲状腺功能减退症的特异性确诊指标。其中血清TSH和游离T_4最具诊断价值，游离T_4浓度不受甲状腺结合球蛋白（TBG）水平影响。若血TSH增高、游离T_4降低，可诊断为原发性甲状腺功能减退症。若血TSH增高、游离T_4正常，可诊断为高TSH血症。若TSH正常或降低，游离T_4降低，诊断为中枢性（继发性）甲状腺功能减退症。患有甲状腺功能减退症时，血清T_3降低或在正常下限（T_4向T_3转化增加，以维持生物活性高的T_3水平）。因婴儿及儿童时期T_3、T_4高于成人，判断时应注意年龄特征。

3. **甲状腺超声检查** 可检测甲状腺是否缺失、大小形状及位置。对异位甲状腺判断不如放射性核素显像敏感，甲状腺肿大常提示甲状腺激素合成障碍或缺碘。

4. **核素扫描** 即单光子发射计算机体层摄影（single photon emission computed tomography，SPECT），碘-123（^{123}I）或锝-99m（^{99m}Tc）由于放射性低常用于儿童甲状腺核素扫描。甲状腺放射性核素扫描可判断甲状腺的位置、大小、发育情况及摄取功能。尤其先天性甲状腺功能减退症治疗2年后，可对甲状腺位置、功能进行充分评估。TSH高时核素摄取增加，而甲状腺素替代治疗后48小时内核素摄取不再增加，故核素扫描检查必须在治疗前进行，但注意不要因为进行此检查而推迟开始治疗时间。甲状腺核素摄取缺乏结合超声可以明确甲状腺是否缺如。若核素扫描提示甲状腺增大，需除外甲状腺激素合成障碍，结合进一步的过氯酸盐排泄试验明确甲状腺碘的氧化和有机化缺陷。

5. **骨龄测定** 摄正位X线片判断（>6月龄，左手正位；<6月龄，右膝正位），甲状腺功能减退症时骨龄延迟，成骨中心小而边缘不规则。正常新生儿期腕部尚未出现骨化中心，而股骨远端或胫骨近端骨化中心已出现。本病患儿可无骨化中心，但并非特异性诊断指标。

6. **甲状腺球蛋白** 测定TG可反映甲状腺组织存在和活性，甲状腺发育不良患儿TG水平明显低于正常对照。甲状腺摄碘缺乏而TG升高者提示甲状腺存在，需考虑TSH受体突变、碘转运障碍或存在母源性TRAb，而非甲状腺发育不良。

7. **抗甲状腺抗体测定** 自身免疫性甲状腺疾病母亲产生的TRAb可通过胎盘影响胎儿甲状腺发育和功能。5%育龄妇女患有自身免疫性甲状腺疾病，可伴有甲状腺球蛋白抗体或过氧化物酶抗体，但TRAb阳性者少见。

8. **TRH刺激试验** 用于鉴别下丘脑或垂体性甲状腺功能减退症。若血清T_4、TSH均低，则疑有TSH或TRH分泌不足，以$7\mu g/kg$的TRH静脉注射，在注射20~30分钟内正常者出现TSH上升峰，90分钟后回至基础值。若未出现高峰，考虑垂体病变；TSH峰值过高或出现时间延长，提示下丘脑病变。随着超敏感的第三代增强化学发光法TSH检测技术的应用，一般不需再进行TRH刺激试验。

9. **其他检查** 延迟诊断和治疗的患儿还需检查血常规、肝功能、心肌酶谱、血脂及心电图等；继发性甲状腺功能减退症应做下丘脑-垂体磁共振成像（magnetic resonance imaging，MRI）及其他垂体激素检查。对有家族史或其他检查物提示为某种缺陷的甲状腺功能减退症时可进行基因检测。

【诊断和鉴别诊断】

1. 诊断　在新生儿期不易确诊，故对新生儿进行群体筛查是诊断本病的重要手段。对典型患儿，根据临床表现及甲状腺功能检查不难确诊，并可进行病因诊断。

（1）甲状腺发育异常：表现为游离 T_4 或 T_4 下降，TSH升高，TG低。甲状腺超声及核素扫描发现甲状腺形态异常。

（2）甲状腺激素合成障碍：表现为游离 T_4、T_4、T_3 低，TSH高，TG低。甲状腺影像学检查一般正常，部分病例有甲状腺肿大。

（3）下丘脑–垂体性甲状腺功能减退症：表现为 T_4、游离 T_4、T_3 低，TSH低或正常，TG正常。常伴其他下丘脑垂体功能障碍表现：代谢异常、生长迟滞、性功能发育障碍等。颅脑MRI检查及TRH刺激试验有助于诊断。

（4）甲状腺结合球蛋白（TBG）缺乏：表现为 T_4 低、游离 T_4 稍低、T_3 及 TSH正常、TBG低，TG正常；为X连锁隐性遗传，无甲状腺肿大。

（5）碘缺乏：表现为 T_4 低、TSH高，多发生于缺碘区，母亲有明显甲状腺肿，其新生儿常伴甲状腺肿大。

2. 鉴别诊断　对不典型或轻症患儿需与以下疾病鉴别。

（1）21–三体综合征　本病也有智能和运动发育迟缓，但其皮肤细腻并有其特殊面容和掌纹，无黏液性水肿，常伴有其他先天畸形。染色体核型分析可鉴别。

（2）先天性巨结肠　本病生后早期即有腹胀、便秘，也可有脐疝，但其面容、精神反应、哭声正常，无代谢低下表现。血 T_3、T_4、TSH正常。钡剂灌肠可见结肠痉挛段与扩张段。

（3）先天性软骨发育不全　本病也有身材矮小，但其主要表现四肢短，尤其上臂和股部，直立位时手指尖摸不到股骨大粗隆，额前突，鼻凹，常呈鸡胸和肋骨外翻，指短分开，腹部膨隆，臀后翘；且患儿智力正常；X线检查有全部长骨变短，增粗，密度增高，干骺端向两侧膨出可资鉴别。

（4）黏多糖贮积症Ⅰ型　本病亦有丑陋面容、矮小及智能发育落后，但其有肝脾大；X线检查可见特征性肋骨飘带状、椎体前部呈楔状，长骨骨骺增宽，掌骨和指骨较短；尿中可检出异常的黏多糖代谢产物。

（5）生长激素缺乏症（垂体性侏儒症）　多有难产史，智力正常，面容幼稚，无黏液水肿面容，全身比例匀称，皮肤细，男孩外生殖器发育小。血生长激素减低，全垂体性侏儒可有 T_4 减低。TSH减低或正常。

【治疗】

1. 治疗原则

（1）因甲状腺素在生后早期对神经系统发育的重要性，早期诊断及治疗至关重要，延误治疗可致脑发育呈不可逆性损害。

（2）一旦确诊，任何类型的先天性甲状腺功能减退症均需立即给予甲状腺素替代治疗，持续性甲状腺功能减退症者需终身治疗。

（3）对于新生儿筛查初次结果显示干血滤纸片TSH值超过40mU/L，同时超声显示甲状腺缺如或发育不良者，或伴有先天性甲状腺功能减退症临床症状与体征者，可不必等静脉血检查结果立即开始左甲状腺素钠治疗。不满足上述条件的筛查阳性新生儿应等待静脉血检查结果后，再决定是否给予治疗。

（4）如为新生儿疾病筛查诊断的先天性甲状腺功能减退症，治疗剂量应该一次足量给予，使血T_4维持在正常高值水平。而对于大年龄的下丘脑－垂体性甲状腺功能减退症，甲状腺素治疗需从小剂量开始，同时给予生理需要量皮质激素治疗，防止突发性肾上腺皮质功能衰竭。对于TSH大于10mU/L，而游离T_4正常的高TSH血症，复查后TSH仍然增高者应给予治疗，左甲状腺素钠起始治疗量可采用维持剂量，4周后根据TSH水平调整。对疑为暂时性甲状腺功能减退症者，可在治疗2年后减药或停药1个月复查甲状腺功能，若功能正常，则可停药定期观察。

（5）治疗期间饮食中应富含蛋白质、维生素及矿物质。对婴儿，左甲状腺素钠片剂应压碎后在勺内加入少许水或奶服用，不宜置于奶瓶内喂药，应避免与豆奶、铁剂、钙剂、考来烯胺、纤维素和硫糖铝等可能减少甲状腺素吸收的食物或药物同时服用。

2. 甲状腺激素替代治疗　左甲状腺素钠（L-thyroxine，L-T_4）是治疗先天性甲状腺功能减退症的最有效药物。L-T_4为人工合成的T_4，100μg/片或50μg/片，纯度高，半衰期为1周，因T_4浓度每日仅有小量变动，血清浓度较稳定，每日服一次即可。治疗目标是2周内使游离T_4达到正常，1个月内使TSH正常。对于严重先天性心脏病患儿，初始剂量应减少。治疗后2周抽血复查，根据血游离T_4、TSH浓度调整治疗剂量。在随后的随访中甲状腺素维持剂量需个体化，血游离T_4应维持在平均值或正常上限，TSH维持正常范围内，根据游离T_4、TSH水平调整剂量。应根据甲状腺功能的严重程度来制订剂量方案，T_4及游离T_4水平严重下降者可10~15μg/（kg·d）起用，T_4及游离T_4水平中度下降者5~10μg/（kg·d）起用，T_4及游离T_4水平轻度下降者2~5μg/（kg·d）起用。年龄越小起始用药剂量越大，参考剂量见表16-1。

▼ 表16-1　甲状腺素替代治疗左甲状腺素钠（L-T_4）剂量表（按年龄推荐）

年龄	剂量	
	总剂量/（μg·d^{-1}）	按体重剂量/（μg·kg^{-1}·d^{-1}）
新生儿	25~50	10~15
3~12月龄	25~75	5~10
1~5岁	50~100	5
6~12岁	50~150	3~5
12岁至成人	75~200	2~3

3. 随访　在治疗开始后应每2周随访1次，血清游离T_4和TSH正常后可减为每3个月1次，3岁以后可减为每6个月1次。随访内容如下：

（1）监测血清游离T_4及TSH：每次调整剂量后4周测定游离T_4及TSH。

（2）监测临床表现：甲状腺素剂量合适时大便次数及性状正常，食欲好转，腹胀消失，心率维持在正常范围，智能及体格发育改善；剂量不足时，患儿身高及骨骼发育落后；剂量过大则引起烦躁、多汗、消瘦、腹痛和腹泻等症状。

（3）监测合并症：有无合并肺动脉狭窄、房间隔缺损、室间隔缺损等心血管系统畸形。

（4）定期进行听力评估。

（5）定期监测体格及智力发育，每年复查1次骨龄。

【预后】

新生儿筛查阳性者确诊后应立即开始正规治疗，预后良好。如果出生后3个月内开始治疗，预后尚可，智能绝大多数可达到正常；如果未能及早诊断而在6月龄后才开始治疗，虽然给予甲状腺素可以改善生长状况，但是智能仍会受到严重损害。

第四节　生长激素缺乏症

案例16-3　患儿，男，10岁，发现生长速率缓慢5年。患儿系足月顺产，出生体重3kg，身长50cm。家长发现自幼儿园中班（5岁）起身高落后于同龄人，年生长速率约4cm/年。平素体健，胃纳欠佳，运动量可，睡眠安，智力正常。体格检查：面容幼稚，脸圆胖，身材匀称，身高126cm，体重22kg，心肺腹部体格检查阴性。阴茎长2.5cm，双侧睾丸2ml，阴毛PH1期。辅助检查：IGF-1 30μg/L，骨龄7岁。

思考：

1. 请问如何评价该儿童的生长发育？

2. 初步考虑什么诊断？

生长激素缺乏症（growth hormone deficiency，GHD）又称垂体性侏儒症，是由腺垂体合成和分泌生长激素（growth hormone，GH）部分或完全缺乏，或结构异常、受体缺陷等所致的生长发育障碍性疾病。其身高处在同年龄、同性别正常健康儿童生长曲线第3百分位数以下或低于均数减2个标准差，符合矮身材标准。发生率为1/5 000~1/4 000。大多为散发性，少部分为家族性遗传。

【发病机制及病理生理】

生长激素是由腺垂体嗜酸性粒细胞合成和分泌的，含191个氨基酸，分子量22kD，属非糖基化蛋白质激素，GH的半衰期为15~30分钟。人类GH基因定位于第17号染色体长臂q22~24区带。GH的自然分泌呈脉冲式，每2~3小时出现一个峰值，夜间入睡后分泌量增高，且与睡眠深度有关，在Ⅲ或Ⅳ期睡眠相时达高峰；白天空腹时和运动后偶见高峰。初生婴儿血清GH水平较高，分泌节律尚未成熟，因此睡醒周期中GH水平少有波动。生后2~3周血清GH浓度开始下降，分泌节律在生后2个月开始出现。儿童期每日GH分泌量超过成人，在青春发育期更明显。在血液循环中，大约50%的GH与GH结合蛋白（GHBP）结合，以GH-GHBP复合物的形式存在。

GH的基本功能是促进生长，同时也是体内多种物质代谢的重要调节因子。其主要生物效应为：① 促生长效应，促进人体各种组织细胞增大和增殖，使骨骼、肌肉和各系统器官生长发育，骨骼的增长即导致身体长高；② 促代谢效应，GH促生长作用的基础是促进合成代谢，可促进蛋白质的合成和氨基酸的转运和摄取；促进肝糖原分解，减少对葡萄糖的利用，降低细胞对胰岛素的敏感性，使血糖升高；促进脂肪组织分解和游离脂肪酸的氧化生酮过程；促进骨骺软骨细胞增殖并合成含有胶原和硫酸黏多糖的基质。

GH促生长作用的实现有赖于下丘脑-GH-IGF轴（促生长素轴）的完整性。该轴包括了GH"上游"的下丘脑分泌的GH释放激素（GHRH）及生长抑素（SS）控制其分泌，以及GH"下游"的GH受体、GH结合蛋白、生长介素［胰岛素样生长因子（insulin-like growth factor，IGF）］及IGF的结合蛋白和受体。IGF-1是介导GH促生长作用的主要生长因子。GH促使肝细胞合成和分泌IGF-1进入血液循环，同时，GH的靶细胞也能合成IGF-1，称为自分泌，如软骨生长板细胞产生的IGF-1对骨生长起重要作用。促生长素轴的任一环节有缺陷都可引起生长迟缓。然而，GHD主要是指因GH分泌不足所致，它可以源于垂体本身GH合成不足，也可以是因神经递质-神经激素功能途径缺陷使GHRH分泌缺陷影响GH释放。

【病因】

1. 特发性（原发性）

（1）下丘脑-垂体功能障碍：资料表明，大多数特发性GHD的病变在下丘脑，其GHRH的释放明显减少；此外，垂体的发育异常，如不发育、发育不良或空蝶鞍，有些伴有视中隔发育不全、唇裂、腭裂等畸形，均可引起GH合成和分泌障碍，其具体原因尚不十分清楚，由下丘脑功能缺陷所造成的GHD远较垂体功能不足导致者为多。其中因神经递质-神经激素功能途径的缺陷，出现GHRH分泌不足而致的身材矮小者称为GH神经分泌功能障碍，这类患儿的GH分泌功能在药物刺激试验中可能表现正常。

（2）遗传性GHD（HGHD）：约占GHD的5%。*GH1*基因缺陷引起单纯性GHD（IGHD），而垂体Pit-1转录因子缺陷导致多种垂体激素缺乏症（MPHD），临床上表现为多种垂体激素缺乏。IGHD按遗传方式可分为 Ⅰ［常染色体隐性遗传（AR）］、Ⅱ［常染色体显性遗传（AD）］、Ⅲ（X连锁）3型。此外，还有少数矮身材儿童是由GH分子结构异常、GH受体缺陷［拉龙综合征（Laron综合征）］或IGF受体缺陷（非洲Pygmy人）所致，临床症状与GHD相似，但呈现GH抵抗或IGF-1抵抗，血清GH水平不降低或反而增高，是较罕见的遗传病。

2. 器质性（获得性）　后天疾病致下丘脑-腺垂体器质性损害，造成GH分泌不足，常见有肿瘤（颅咽管瘤、错构瘤、垂体腺瘤、神经纤维瘤）、炎症（中枢感染后）、外伤（包括围生期损伤，如臀位、难产和生后其他原因所致的头颅外伤）、放射及浸润性病变（如朗格汉斯细胞组织细胞增生症）。

3. 暂时性 体质性青春期生长延迟、社会心理性（受虐待、忽视等）生长抑制、原发性甲状腺功能减退症等均可造成暂时性GH分泌功能低下，在外界不良因素消除或原发疾病治疗后即可恢复正常。

【临床表现】

原发性GHD多见于男孩，男∶女为3∶1。患儿出生时身长和体重均正常，但多有难产史、窒息史、胎位不正等，1岁以后出现生长速度减慢，身高落后比体重低下更为显著，身高处于同年龄、同性别正常健康儿童生长曲线第3百分位数以下（或低于均数−2S），身高年增长速率<5cm。肢体匀称、面容幼稚（娃娃脸）和腹部脂肪堆积为本症典型表现。患儿智力正常，骨龄延迟（骨龄落后生活年龄2岁以上），青春发育大多延迟（与骨龄成熟程度有关）。

一部分GH缺乏患儿同时伴有一种或多种其他垂体激素缺乏，这类患儿除生长迟缓外，尚有其他伴随症状：伴有促肾上腺皮质激素（ACTH）缺乏者容易发生低血糖；伴促甲状腺激素（TSH）缺乏者可有食欲缺乏、活动较少等甲状腺功能不足的症状；伴有促性腺激素缺乏者性腺发育不全，出现小阴茎，至青春期年龄仍无第二性征发育等。

继发性GHD可发生于任何年龄，其中由围生期异常情况导致者，常伴有尿崩症。颅内肿瘤则多有头痛、呕吐、视野缺损等颅内压增高及视神经受压迫的症状和体征。

【辅助检查】

1. GH激发试验 GHD的诊断依靠GH水平的测定。生理状态下，GH呈脉冲式分泌。这种分泌与垂体、下丘脑、神经递质及大脑结构和功能的完整性有关，有明显个体差异，并受睡眠、运动、摄食和应激的影响，故单次测定血GH水平不能真正地反映机体的GH分泌情况。因此，对疑诊患儿必须进行GH激发试验，以判断其垂体分泌GH的功能。

（1）生理性激发：① 运动可激发GH分泌，空腹做剧烈运动后15~20分钟抽血；② 睡眠后在脑电图监测下于睡眠Ⅲ~Ⅳ期或入睡后1小时抽血。两者均只有筛查意义，不能作为确诊手段。

（2）药物激发：为确诊实验，还可以区别病变部位是在下丘脑还是在垂体。常用药物激发剂有胰岛素、可乐定、左旋多巴、精氨酸，具体方法见表16-2。

▼ 表16-2　生长激素释放常用药物激发试验

药物	方法	采血时间
胰岛素	0.05U/kg，生理盐水稀释后静脉注射	注射前、注射后15、30、45、60分钟
可乐定	4μg/kg，1次口服	注射前、注射后30、60、90、120分钟
左旋多巴	10mg/kg，1次口服	注射前、注射后30、60、90、120分钟
精氨酸	0.5g/kg，用注射用水配成5%~10%溶液，30分钟静脉滴注完	注射前、注射后30、60、90、120分钟

由于各种药物激发GH反应途径不同，各种试验的灵敏度、特异度亦有差异，通常采用至少2种作用途径不同的药物进行激发试验才能作为判断的结果。对于年龄较小的儿童，尤其空腹时有低血糖症状者，应用胰岛素时应注意监护，因其可能引起低血糖、惊厥等严重反应。为排除外源性因素的影响，刺激试验前应禁食、卧床休息，于试验前30分钟放好留置针头，在上午8~10时进行试验。一般认为GH的峰值在试验过程中<10μg/L即为分泌功能不正常。GH峰值<5μg/L，为GH完全缺乏；GH峰值为5~<10μg/L，为GH部分缺乏。

2. 血IGF-1、胰岛素样生长因子结合蛋白3（IGFBP3）测定 该检查与GH激发试验结合有助诊断。血清IGF-1浓度与GH峰值呈正相关。IGF-1主要以蛋白结合的形式（IGFBPs）存在于血液循环中，其中以IGFBP3为主（95%以上）。IGFBP3有运送和调节IGF-1的功能，其合成也受GH-IGF轴的调控，因此IGF-1和IGFBP3都是检测GH-IGF轴功能的指标。两者在血液循环中的水平比较稳定，无昼夜变化，其值随年龄增长而升高。目前IGF-1、IGFBP3一般可作为5岁到青春发育期前儿童GHD筛查检测指标。

另外，IGF-1测定还可监测GH治疗后的反应，并具有一定的鉴别诊断意义。如矮小儿童GH激发试验中GH峰值正常，而IGF-1低下，但在注射外源性GH后，IGF-1升高，生长速率加快，表明该儿童的GH分子有变异；如IGF-1不升高，生长不加速，则表明GH分子无变异，可能是GH受体缺陷。

3. 其他辅助检查

（1）X线检查：常用左手腕、掌、指骨正位X线片评定骨龄。GHD患儿骨龄在青春期前常常落后于实际年龄2岁以上。

（2）CT或MRI检查：已确诊为GHD的患儿，根据需要选择颅脑CT或MRI检查，以了解下丘脑-垂体有无器质性病变，尤其对检测肿瘤有重要意义。该项检查不是确诊GHD的特异性检查，而是确诊GHD后的病因学检查，更不应该作为矮小的初筛检查。

（3）常规进行血、尿检查和肝、肾功能检测。

4. 其他内分泌检查 GHD诊断一旦确立，应检查下丘脑-垂体轴的其他功能。根据临床表现可选择测定TSH、T4、ACTH、皮质醇、黄体生成素（LH）、卵泡刺激素（FSH）以判断有无甲状腺、性腺激素等缺乏。

5. 染色体检查 对矮身材患儿具有体态发育异常者应进行核型分析，尤其是女性矮小伴青春期发育延迟者，应常规行染色体核型分析，排除常见的染色体病如特纳综合征等。

【诊断和鉴别诊断】

1. 诊断按临床特征、身高低于同龄同性别正常参照值-2S可初步拟诊。同时应详细了解母亲妊娠期、围生期病史，喂养史及疾病情况，父母身高及父母青春发育年龄，尤其应分析其历年的生长资料以判断生长速度、身高和体重的关系、开始偏离正常生长轨道的年龄及生长的趋势（是否呈衰减性）。体征注意有无GHD面容、身材匀称性及小阴茎等以与其他生长异常鉴别。药物激发的GH峰值是重要的特异性诊断依据，结合血IGF-1水平可确诊。确诊GHD后按需进行颅脑CT或MRI等进行相关病因学检查。

GHD的诊断依据包括：① 匀称性身材矮小，身高落后于同年龄、同性别正常儿童生长曲线第3百分位数以下者（或低于均数 $-2S$）。② 生长缓慢，年生长速率<7cm/年（3岁以下）；<5cm/年（3岁至青春期前）；<6cm/年（青春期）。③ 骨龄落后于实际年龄2年以上。④ 两种药物激发试验结果均示GH峰值低下。⑤ 智能正常，与年龄相称。⑥ 排除其他影响生长的疾病。⑦ 血清胰岛素样生长因子1（IGF-1）水平低于正常。

2. 鉴别诊断　引起生长落后的原因很多，需要与GHD鉴别的主要有以下几种。

（1）家族性矮身材：父母身高均矮，小儿身高常在第3百分位数左右，但其年生长速率>5cm/年，骨龄和年龄相称，智能和性发育正常。

（2）体质性青春期延迟：多见于男孩。青春期开始发育的时间比正常儿童迟3~5年，青春期前生长缓慢，骨龄也相应落后，但身高与骨龄一致，青春期发育后其最终身高正常。父母一方往往有青春期发育延迟病史。

（3）特发性矮身材（idiopathic short stature，ISS）：病因不明，出生时身长和体重正常；生长速率稍慢或正常，一般生长速率<5cm/年；两项GH激发试验的GH峰值 $\geqslant 10\mu g/L$，IGF-1的浓度正常；骨龄正常或延迟。无明显的慢性器质性疾病，无心理和严重的情感障碍。

（4）先天性卵巢发育不全综合征（特纳综合征）：女孩身材矮小时应考虑此病。本病的临床特点为身材矮小；第二性征不发育；具有特殊的躯体特征，如颈短、颈蹼、肘外翻、后发际低、乳距宽、色素痣多等。典型的特纳综合征与GHD不难区别，但嵌合型或等臂染色体所致者因症状不典型，应进行染色体核型分析以鉴别。

（5）先天性甲状腺功能减退症：该症除有生长发育落后、基础代谢率低、骨龄明显落后外，还有智力低下，故不难与GHD区别。但有些晚发性病例症状不明显，需借助血 T_4 降低、TSH升高鉴别。

（6）先天性骨骼发育障碍：先天性软骨发育不全、黏多糖贮积症、成骨不全等有独特的体态和面容可资鉴别。骨X线有特异性改变是重要诊断依据。

（7）其他内分泌代谢病引起的生长落后：先天性肾上腺皮质增生症、性早熟、皮质醇增多症、糖原贮积症等各有其特殊的临床表现，易于鉴别。

（8）营养不良：以往有营养不良史引起相应阶段的生长阻滞，目前营养恢复，生长速度正常，但身高未能追赶至正常者；此种情况往往需靠以往身高、体重资料判断。此外，有潜在慢性病，如心、肝、肾疾病也影响生长。

（9）宫内生长迟缓：出生时体重和/或身长落后于正常第3百分位数或均数 $-2S$ 以下者，生后早期可有一度追赶，大部分小儿其成年可达正常群体身高范围；但有部分患儿（10%~15%）持续生长迟缓，无论有无GH缺乏，均有GH抵抗。

【治疗】

1. GH替代治疗基因重组人GH（recombinant hGH，rhGH）　是GHD的主要替代治疗药物，国内可用的rhGH有粉剂、短效水剂、长效水剂。短效rhGH剂量每次0.075~0.15U/kg，采用每周6~7日给药方式，睡前30分钟皮下注射。长效rhGH剂量每次0.2mg/kg，每周1次皮下注射。常用注射部位为大腿中部1/2的外、前侧面、上臂、腹壁、脐周等。rhGH治疗GHD疗程宜长，可持续至身高满意或骨骺融合。年龄越小，GH缺乏越严重者，疗效越好。营养状况、父母身高也对疗效起正性影响。治疗后第1年生长最快（追赶性生长），第1年可长8~12cm，第2年有下降，第3年后会降至相应年龄的正常生长速度。

应用rhGH治疗的副作用较少，主要有：① 甲状腺功能减退，多在开始注射2~3个月后发生，可按需给予L-甲状腺素片纠正；② 糖代谢改变，长期、较大剂量使用GH可发生胰岛素抵抗，空腹血糖和胰岛素水平上升，停药数月后即可恢复；③ 特发性良性颅内高压，较少见，停药及对症处理后可缓解，缓解后给GH一般不再发生；④ 注射局部红肿、皮疹，少见，通常在数日内消失，可继续使用；⑤ 股骨头滑脱和坏死，少见，可暂时停药并补充维生素D和钙片治疗；⑥ 诱发肿瘤危险，目前临床资料未显示rhGH治疗可增加肿瘤发生或复发的危险性，但对恶性肿瘤及严重糖尿病患者建议不用rhGH。

2. GH释放激素（GHRH） 目前已知很多GH缺乏属下丘脑性，故应用GHRH可奏效，对生长激素神经分泌功能障碍（GHND）有较好疗效，但对垂体性GH缺乏者无效。一般每日用量8~30μg/kg，每日分早晚1次皮下注射或24小时皮下微泵连续注射。但不推荐常规使用。

3. 其他腺垂体激素的替代治疗 伴其他腺垂体激素缺乏时应给以相应的替代，如TSH缺乏有血清T_4低下时补充甲状腺素；ACTH缺乏有低皮质醇血症时补充皮质醇，但剂量宜以不发生低血糖为度，否则会抑制生长。同时伴有性腺轴功能障碍的患儿，在骨龄达12岁时可开始用性激素治疗，男性可注射长效庚酸睾酮25mg，每月1次，每3个月增加25mg，直至每月100mg；女性可用炔雌醇1~2μg/d，或妊马雌酮自每日0.3mg起，酌情逐渐增加，同时需监测骨龄。

4. 一般治疗 注意补充蛋白质、钙、微量元素等，以供骨生长所需；保证日常营养和充足的睡眠。

【随访】

所有确诊患儿都应进行长期随访。使用GH治疗者应监测：① 甲状腺功能，每3个月1次；② 监测身高、体重、生长速度，每3个月1次；③ 血糖和胰岛素水平，每3个月1次；④ 骨龄，每6~12个月复查1次，以评价疗效；⑤ 血清IGF-1和IGFBP3水平，每3~6个月1次，目前认为在GH治疗过程中维持适当的IGF-1和IGFBP3水平，是保证疗效和安全性评估指标；⑥ 肝肾功能、肾上腺皮质功能及糖化血红蛋白，每6~12个月1次；⑦ 垂体MRI，GHD首诊后未即刻用药或停药后再次用药的患儿，若间隔1年以上，需复查垂体MRI。

第五节　儿童糖尿病

案例16-4 　患儿，女，10岁，以"腹痛2日，呕吐1日"为主诉来诊。其3周前无明显诱因进行性乏

力，夜尿多，严重时有遗尿。1周来有轻咳嗽，近2日加重，以往体健。体格检查：体温38℃，心率128次/min，呼吸30次/min，血压80/40mmHg，体重30kg。嗜睡，但能对答，皮肤干燥、弹性欠佳，口唇干红、扁桃体Ⅱ度肿大、充血，心音有力，两肺无干湿啰音，腹稍胀，全腹不固定轻压痛，以右下显著，肠鸣音正常，无脑膜刺激征及神经系统病理征。实验室检查：血常规示白细胞计数升高，伴核左移；尿常规示尿糖（+++），酮体（++）；血Na^+ 140mmol/L、K^+ 3.8mmol/L、葡萄糖17mmol/L、HCO_3^- 13mmol/L、尿素氮10mmol/L、肌酐63μmol/L。

思考：

1. 该患儿应考虑什么疾病？

2. 是否存在中枢感染？

糖尿病（diabetes mellitus，DM）是由内源性胰岛素绝对或相对缺乏所造成的一种以高血糖为生化特征的全身慢性代谢性疾病，可引起糖、脂肪、蛋白质、水及电解质的代谢紊乱，严重时导致酸碱平衡失调而威胁生命。儿童时期糖尿病主要是指15岁以前发生的糖尿病。

【分类】

1. 1型糖尿病　因胰岛β细胞破坏，胰岛素分泌绝对不足所造成，必须使用胰岛素治疗，又称胰岛素依赖型糖尿病。

2. 2型糖尿病　由胰岛β细胞分泌胰岛素不足伴靶细胞对胰岛素不敏感（胰岛素抵抗）所致，多见于肥胖患者，又称非胰岛素依赖型糖尿病，近年来发病有增高趋势。

3. 特殊类型糖尿病　包括单基因糖尿病、胰腺外分泌疾病、内分泌疾病、药物或化学诱发、感染、其他少见免疫介导型特殊类型糖尿病、其他与糖尿病相关的其他遗传综合征等。

4. 妊娠糖尿病　为在妊娠期新诊断的糖耐量减低和糖尿病。

儿童糖尿病中约90%为1型糖尿病，2型糖尿病较少，但随着儿童肥胖的增多，2型糖尿病有增加趋势。儿童1型糖尿病发生率有地理分布差异，世界上发病率最高的是地理位置最北的芬兰，最低的是日本。我国年发病率为1.04/10万。近年流行病学研究表明，发病率逐年增高是世界的总趋势。本节主要叙述1型糖尿病。

【病因和发病机制】

研究表明，1型糖尿病的发生与遗传易感性、胰岛自身免疫及环境因素密切相关，但确切的病因仍不清楚，尚无一种完善的理论可以解释所有的病因和发病机制。

1. 遗传易感性　遗传因素在1型糖尿病的发病过程中起着重要的作用。目前已知该病为多基因遗传病，有多个基因与糖尿病的遗传易感性有关。目前研究最多的是1型糖尿病与人类白细胞抗原（HLA）的D区Ⅱ类抗原基因，后者位于第6号染色体短臂。人群调查发现1型糖尿病的发病与HLAⅡ类抗原DR3、DR4有关，单卵双胎先后发生糖尿病的一致性为35%~50%，如同时有HLA-DR3/DR4者发生糖尿病一致性为70%。

2. 自身免疫因素　约90%的1型糖尿病患者在初次诊断时血中出现胰岛细胞抗体（ICA）、

胰岛β细胞膜抗体（ICSA）、胰岛素抗体（IAA）、谷氨酸脱羧酶抗体（GADA）及蛋白酪氨酸磷酸酶自身抗体（IA2A）等多种抗体，并已证实这些抗体在补体和T细胞的协同作用下具有对胰岛细胞的毒性作用。新近证实细胞免疫异常对1型糖尿病的发病亦起重要作用，树突状细胞源性细胞因子白细胞介素-12会促进初始型CD4$^+$ T细胞（TH0）向Ⅰ型辅助性T（Th1）细胞转化，使其过度活化而产生Th1细胞类细胞因子，引起大量炎症介质释放，进而损伤胰岛β细胞。此外，有的患者还可伴有其他免疫性疾病，如甲状腺功能亢进症、桥本甲状腺炎等。

3. 环境因素　环境因素与1型糖尿病的关系最为复杂，难以肯定。如：① 柯萨奇病毒、巨细胞病毒、EB病毒、流行性腮腺炎病毒及风疹病毒等感染在动物致糖尿病的研究中均可引起糖尿病；② 牛乳蛋白包括牛血清白蛋白（BSA）、ct-酪蛋白、P-酪蛋白、乳球蛋白等，可作为1型糖尿病体液和细胞免疫的靶抗原，其中酪蛋白为牛乳中的主要抗原片段，可致机体产生相应交叉抗体；③ 牛胰岛素，牛乳中含有牛胰岛素，可引起机体免疫反应。

【病理生理】

人体中有6种涉及能量代谢的激素：胰岛素、胰高血糖素、肾上腺素、去甲肾上腺素、皮质醇和生长激素。胰岛素是体内唯一的降糖激素，能多途径增加血糖去路，减少血糖来源，是促进能量储存的激素，其余5种激素均为胰岛素拮抗激素，它们促进血糖升高，促进脂肪和蛋白质分解，在饥饿状态下皆促进能量释放，因而称为胰岛素拮抗激素。正常情况下，胰岛素可促进细胞内葡萄糖的转运，促进糖的利用和蛋白质的合成，促进脂肪合成，抑制肝糖原和脂肪的分解。1型糖尿病患儿胰岛β细胞破坏，胰岛素分泌不足或完全缺乏，是造成代谢紊乱的主要原因。

糖尿病患儿由于胰岛素分泌不足或缺如，葡萄糖的利用减少；而增高的胰高血糖素、生长激素和皮质醇等却又促进肝糖原分解和葡萄糖异生，脂肪和蛋白质分解加速，造成血糖增高和细胞外液渗透压增高、细胞内液向细胞外转移。当血糖浓度超过肾阈值时，即产生糖尿。自尿液排出的葡萄糖量可达200~300g/d，导致渗透性利尿，临床出现多尿症状，每日丢失大量的水分和电解质，因而造成严重的电解质紊乱和慢性脱水。由于机体的代偿作用，患儿渴感增加、饮水增多；又因为组织不能利用葡萄糖、能量不足而产生饥饿感，引起多食。胰岛素不足和胰岛素拮抗激素的增高也促进了脂肪分解，血中脂肪酸增高，肌肉和胰岛素依赖性组织即利用这类游离脂肪酸供能以弥补细胞内葡萄糖不足，而过多的游离脂肪酸在进入肝脏后则在胰高血糖素等生酮激素作用下加速氧化，导致乙酰乙酸、β羟丁酸等酮体累积在各种体液中，形成酮症酸中毒。血渗透压升高、水和电解质代谢紊乱及酮症酸中毒等代谢失常的发生，最终造成中枢神经系统损伤，甚至导致意识障碍或昏迷。酮症酸中毒时氧利用减低，大脑功能受损。酸中毒时CO_2严重潴留，为了排出过多的CO_2，呼吸中枢兴奋而出现不规则的呼吸增强，呼气中的丙酮产生特异的气味（腐烂水果味）。

【临床表现】

1型糖尿病患者出现症状时，其胰岛β细胞至少已有90%被毁损。1型糖尿病极少在1岁前发病，发病率随年龄增长而增加，4~6岁开始增多，10~14岁是高峰年龄。1型糖尿病患者起病较急骤，多有感染或饮食不当等诱因。其典型症状为多饮、多尿、多食和体重下降，即"三多一少"。约有40%的患儿以酮症酸中毒为首发症状。

1. 婴幼儿期 多饮多尿不易被发觉，很快即可发生脱水和酮症酸中毒。表现为食欲减退、恶心、呕吐、腹痛、关节肌肉疼痛、呼吸增强、呼气中带有酮味、神志萎靡、嗜睡、反应迟钝，严重者可出现昏迷。

2. 儿童期 因为夜尿增多可发生遗尿。年长儿还可出现消瘦、精神不振、倦怠乏力等体质显著下降症状。体格检查时除消瘦外，一般无阳性体征发现。约40%患儿在就诊时处于酮症酸中毒状态，这类患儿常因急性感染、过食、诊断延误或突然中断胰岛素治疗等因素诱发。

3. 特殊表现 不明原因的急进性消瘦、疲乏，急性腹痛发作（严重者会误认为急腹症）伴或不伴呕吐，继之则出现不同程度的酮症酸中毒。

【并发症】

1. 急性期并发症

（1）糖尿病酮症酸中毒（diabetic ketoacidosis，DKA）：儿童时期糖尿病约有1/3发生酮症酸中毒，这类患儿常因急性感染、过食、诊断延误、突然中断胰岛素治疗等因素诱发。多表现为起病急、进食减少、恶心、呕吐、腹痛、关节或肌肉疼痛、皮肤黏膜干燥、呼吸深长、呼气中带有酮味、脉搏细速、血压下降、体温不升，甚至嗜睡、淡漠、昏迷。常被误诊为肺炎、败血症、急腹症或脑膜炎等。通常血糖甚高，血生化检查显示不同程度酸中毒，血、尿酮体增高。

（2）低血糖：由胰岛素用量过多或用药后未按时进食而引起。表现为心悸、出汗、饥饿感、头晕或震颤等，严重者可致昏迷、惊厥，若不及时抢救可致死亡。反复低血糖发作可引起脑功能障碍。

（3）感染：与免疫功能障碍有关。各种感染、咳嗽或结核病等常与糖尿病共存，严重感染可发生感染性休克。

（4）糖尿病高渗性非酮症性昏迷：在儿童中较少见。表现为糖尿病昏迷伴高血糖，但无酸中毒，血、尿酮体无明显增高，血浆渗透压 >310mmol/L。

2. 慢性并发症 若血糖长期控制不良，其并发症为不可逆性。

（1）生长障碍：表现为生长落后、矮小、智能发育迟缓、性发育延迟。

（2）糖尿病视网膜病：是糖尿病微血管病变最常见的并发症，90%患者最终将出现此并发症，造成视力障碍，白内障，甚至失明。

（3）糖尿病肾病：其患病率随病程而增加，患儿有明显的肾病，表现为水肿、蛋白尿及高血压等，但少见终末期肾病。肾衰竭亦是引起儿童期糖尿病死亡的原因之一。

（4）其他：如高血压和血脂异常、自身免疫性甲状腺疾病、糖尿病周围神经病变等。

【临床分期】

1. 急性代谢紊乱期 从出现症状到临床确诊，时间多在1个月以内。约20%患儿表现为

DKA；20%~40%为糖尿病酮症，无酸中毒；其余仅为高血糖、糖尿和酮尿。

2. 暂时缓解期　残存的胰岛β细胞可因患者接受胰岛素治疗（1~6个月时）得到休整而能再分泌胰岛素，约75%的患儿经胰岛素治疗后，临床症状消失、血糖下降、尿糖减少或转阴，即进入暂时缓解期。此时胰岛β细胞恢复分泌少量胰岛素，对外源性胰岛素需要量减至0.5U/（kg·d）以下，少数患儿甚至可以完全不用胰岛素。这种暂时缓解期一般持续数周，最长可达半年以上。此期应定期监测血糖、尿糖水平。

3. 强化期　经过暂时缓解期后，患儿出现血糖增高和尿糖不易控制的现象，胰岛素用量逐渐或突然增多，称为强化期。在青春发育期，由于性激素增多等变化，增强了对胰岛素的拮抗，因此该期病情不甚稳定，胰岛素用量较大。

4. 永久糖尿病期　青春期后，病情逐渐稳定，胰岛素用量比较恒定，称为永久糖尿病。

【辅助检查】

1. 血糖　空腹血浆血糖≥7.0mmol/L，随机血浆血糖≥11.1mmol/L。

2. 尿液　检查包括：① 尿糖，尿糖定性一般阳性，在用胰岛素治疗过程中还应监测四段尿及四次尿，以判断饮食及胰岛素用量是否恰当；② 尿酮体，糖尿病伴有酮症酸中毒时呈阳性；③ 尿蛋白，监测尿微量白蛋白，可及时了解肾脏的病变情况。

3. 血脂及电解质　血清胆固醇、甘油三酯和游离脂肪酸可增高，适当的治疗可使之降低，故定期检测血脂水平，有助于判断病情控制情况。测血Na^+、K^+、Cl^-、二氧化碳结合力（CO_2CP）、血浆渗透压了解有无电解质紊乱。

4. 血气分析　酮症酸中毒在1型糖尿病患儿中发生率极高，当血气分析显示血pH<7.30，HCO_3^-<15mmol/L时，即有代谢性酸中毒存在。

5. 糖化血红蛋白（HbA1c）　血红蛋白在红细胞内与血中葡萄糖或磷酸化葡萄糖呈非酶化结合，形成糖化血红蛋白，其量与血糖浓度呈正相关。反映过去3个月的血糖平均水平。正常人<6%，未治疗患者常大于正常的2倍以上。若糖尿病患者血糖控制水平平均<8.3mmol/L时，HbA1c常<7%，为最理想的控制水平。若HbA1c>9%，发生糖尿病微血管并发症的危险性明显增加。因此，HbA1c可作为患儿在以往2~3个月期间血糖是否得到满意控制的指标。

6. 血胰岛素及C肽水平　可用于1型、2型糖尿病的鉴别诊断。1型糖尿病早期可见轻度下降，随病程延长而渐明显。C肽在血中半衰期较长，测定值较稳定，在酮症酸中毒纠正后检测餐前及餐后2小时的C肽值以了解患儿残余胰岛β细胞功能，对指导胰岛素治疗有帮助。

7. 口服葡萄糖耐量试验（OGTT）　1型糖尿病一般不需做OGTT，仅用于无明显症状、尿糖偶尔阳性而血糖正常或稍增高的患儿。通常采用口服葡萄糖法。试验方法：试验当日自0时起禁食；清晨口服葡萄糖（1.75g/kg），最大量不超过75g，每克加水2.5ml，于3~5分钟内服完；口服前及口服后60分钟、120分钟和180分钟，分别测血糖。如120分钟血糖≥7.8mmol/L，但<11.1mmol/L为糖耐量减低；≥11.1mmol/L则确诊糖尿病。试验前应避免剧烈运动、精神紧张、停服氢氯噻嗪、水杨酸类等影响糖代谢的药物。

8. 抗体测定　主要用于1型糖尿病的诊断和鉴别诊断。检测血清GADA、IAA、IA2A和

ICA，1型糖尿病患者常为阳性。

【诊断和鉴别诊断】

典型病例诊断并不困难，对仅有口渴、消瘦或遗尿症状的患儿，或不明原因的脱水、酸中毒患儿，尤其有糖尿病家族史者，都应考虑本病的可能，避免误诊。

符合下列任一标准即可诊断为糖尿病：① 有典型糖尿病的症状且随机血糖 ≥ 11.1mmol/L，随机血糖的定义是在1日中的任何时候，无须考虑进餐时间；② 空腹血糖（FPG）≥ 7.0mmol/L，空腹血糖是指至少8小时未摄入有热量的食物时测定的血糖；③ OGTT试验2小时血糖 ≥ 11.1mmol/L。儿童1型糖尿病一旦出现临床症状、尿糖阳性、空腹血糖达7.0mmol/L以上和随机血糖在11.1mmol/L以上，不需做糖耐量试验就能确诊。

本病应与下列情况相鉴别。

1. 假性高血糖　短期大量食入或者输入葡萄糖溶液，可使尿糖暂时阳性，血糖升高。另外，在应激状态时血糖也可一过性升高，需注意鉴别。

2. 非糖尿病性葡萄糖尿　有些先天性代谢病如Fanconi综合征、肾小管性酸中毒、胱氨酸尿症或重金属中毒等患儿都可发生糖尿，主要依靠空腹血糖或OGTT鉴别。

3. 婴儿暂时性糖尿　病因不明，可能与患儿胰岛β细胞功能发育不够成熟有关。多在出生后6周内发病，表现为发热、呕吐、体重不增、脱水等症状。血糖增高，尿糖及酮体阳性，经补液等一般处理或给予小量胰岛素（1U/kg）即可恢复。对这类患儿应进行OGTT和长期随访，以与1型糖尿病鉴别。

4. 其他发生酸中毒、昏迷的疾病如尿毒症、感染性休克、低血糖、急腹症、颅内感染、重症肺炎等。

【治疗】

糖尿病是终身的内分泌代谢性疾病。其治疗是综合性的，包括胰岛素替代治疗、酮症酸中毒的诊治、饮食管理、运动及对患儿和家长的有关糖尿病知识教育。治疗目标为控制血糖接近正常水平，消除临床症状，预防酮症酸中毒、避免发生低血糖，预防远期并发症，有正常的生长发育和能有正常学校生活及参与社会活动。

1. 胰岛素替代治疗　胰岛素是1型糖尿病治疗能否成功的关键，但胰岛素治疗需个体化。

（1）胰岛素制剂：临床常用的胰岛素按照其作用时间分为速效、短效、中效、长效剂型（表16-3）。

▼ 表16-3　胰岛素不同种类及其作用特点

胰岛素种类	作用起效时间 /h	作用最强时间 /h	维持时间 /h
速效胰岛素类似物	0.15~0.35	1~3	3~5
门冬胰岛素			
赖脯胰岛素			

胰岛素种类	作用起效时间/h	作用最强时间/h	维持时间/h
谷赖胰岛素			
短效胰岛素（RI）	0.5	1.5~3.5	7~8
中效胰岛素锌混悬液			
中性精蛋白锌胰岛素（NPH）	2~4	4~12	12~24
胰岛素锌混悬液	3~4	6~15	18~24
基础长效胰岛素类似物			
甘精胰岛素	2~4	无	24
地特胰岛素	2~3	无	24
长效胰岛素			
特慢胰岛素	4~8	12~24	20~30

（2）治疗方案

1）每日2次方案（传统治疗）：速效胰岛素类似物或短效胰岛素与中效胰岛素混合，在早晚餐前使用。

2）每日3次/多次方案：早餐前使用速效胰岛素类似物或短效胰岛素与中效胰岛素混合，于下午加餐前或晚餐前使用速效或短效胰岛素，睡前使用中效胰岛素进行治疗。

3）基础-餐时方案：每日胰岛素总量的30%~50%由基础胰岛素提供，余量分次餐前给予速效或短效胰岛素。即每次主餐前20~30分钟注射短效胰岛素（或者主餐前即刻注射速效胰岛素），睡前注射中效或长效胰岛素。

后2种方案又称为强化治疗，目前1型糖尿病患儿主张采用强化治疗（首选基础-餐时方案）。强化治疗可通过胰岛素泵实施。

（3）胰岛素剂量：初始胰岛素剂量为0.5~1U/（kg·d）。部分缓解期儿童胰岛素总剂量<0.5U/（kg·d）。青春期前儿童（部分缓解期外）通常需要0.7~1.0U/（kg·d），青春期儿童常>1U/（kg·d），甚至达2U/（kg·d）。

（4）胰岛素剂量的分配：对使用每日2次方案的儿童，早餐前通常给予胰岛素总量的2/3，晚餐前给予总量的1/3。总量中大约1/3为短效胰岛素，2/3为中效胰岛素，其后的比例根据血糖监测结果调节。采用基础-餐时方案时，如睡前基础胰岛素为中效胰岛素，当餐前使用速效胰岛素类似物时，则所用基础胰岛素剂量约占总需要量的50%；若餐前使用短效胰岛素，则基础胰岛素为30%，因为短效胰岛素具有一定的拖尾效应。胰岛素总量减掉基础剂量后，余量分3~4次餐前注射。当由其他基础胰岛素换为长效胰岛素类似物治疗后，基础胰岛素的总用量可能需要减少，以避免低血糖的发生。此后用药剂量再根据血糖监测情况进行个体化调整。

（5）胰岛素剂量的调整：血糖是调节胰岛素用量的根据，每日应常规4次测量血糖（三餐前及临睡前），每周测1次凌晨2~4时血糖，如应用速效胰岛素应监测餐后2小时血糖。根据用药当日血糖结果，调整次日的胰岛素用量，每次增加或减少胰岛素的剂量不宜过大，以1~2U为宜。在非危重状态下每2~3日调整1次，直至尿糖不超过++；血、尿糖稳定后，在相当时期中可不用再调整。

（6）胰岛素注射的实施：注射部位应选择腹部、大腿前部/大腿侧部、臀部外上象限（较小儿童可选），按顺序轮番注射，注射方法采用皮下深部组织注射。1个月内不要在同一部位注射2次，两针间距2.0cm左右，以防日久局部皮肤组织萎缩，影响疗效。

（7）胰岛素注射装置：包括胰岛素注射器、注射笔、高压喷射注射器和胰岛素泵等。

1）胰岛素注射笔：是普通注射器的改良，注射更加方便、灵活，便于外出使用。特殊的注射笔针头长度仅有5~6mm，直径小，不适反应少，对多次注射或固定比例预混胰岛素注射的患儿有益。从普通注射器改用胰岛素注射笔时，应减少胰岛素用量的15%~20%，并仔细监测血糖和尿糖，适时进行调整。

2）胰岛素泵（持续皮下胰岛素输注，CSⅡ）：是目前模拟生理性胰岛素分泌方式的最好选择。它按照预设的胰岛素输注程序进行工作（包括基础胰岛素用量，餐前泵入量等）。与NPH作为基础胰岛素的每日多次胰岛素皮下注射治疗对比，CSⅡ的低血糖发生率较低，血糖控制水平较高。

（8）胰岛素长期治疗过程中的注意事项

1）胰岛素过量：胰岛素过量可致索莫吉（Somogyi）反应。由于胰岛素过量，在午夜至凌晨发生低血糖，在反调节激素作用下使血糖升高，清晨出现高血糖，即出现低血糖-高血糖反应。如未及时诊断，因日间血糖增高而盲目增加胰岛素用量，可造成恶性循环。故对于尿量增加，同时有低血糖出现或1日内血糖波动较大，胰岛素用量大于每日1.5U/kg者，应怀疑Somogyi反应，可测午夜后1~3时血糖，以及时诊断。

2）胰岛素不足：胰岛素不足可致黎明现象。因晚间胰岛素不足，在清晨5~9时呈现血糖和尿糖增高，可加大晚间注射剂量或将NPH注射时间稍往后移；克服黎明现象还可以改用基础-餐时胰岛素类似物或者泵治疗，也可将睡前胰岛素改为作用更长的胰岛素并监测夜间有无低血糖发生。

3）胰岛素耐药：患儿在无酮症酸中毒情况下，每日胰岛素用量>2U/kg仍不能使高血糖得到控制时，在排除Somogyi反应后称为胰岛素耐药。可换用更纯的基因重组胰岛素。

4）低血糖：低血糖是1型糖尿病常见急性并发症，严重而未得到及时处理的低血糖可致抽搐昏迷，年幼儿可致永久性中枢神经损害。为预防低血糖，学龄儿童空腹血糖控制不低于3.9mmol/L，临床常用血糖<3.9mmol/L作为低血糖处理的临界值。一旦发生低血糖（<3.9mmol/L）并伴症状，

应给10g糖类口服，能在15分钟内缓解症状（相当4粒小硬糖，120ml果汁、糖水或牛奶）。如低血糖伴严重神经系统症状（昏迷、抽搐）常需静脉滴注葡萄糖或高血糖素。

（9）治疗和控制目标：见表16-4。

▼ 表16-4　1型糖尿病儿童血糖和HbA1c的目标

年龄	餐前血糖/（mmol·L⁻¹）	夜间/睡前血糖/（mmol·L⁻¹）	HbA1c/%
学龄前儿童（0~<6岁）	5.6~10	6.1~11.1	<8.5但>7.5
学龄儿童（6~<13岁）	5~10	5.6~10	<8
青少年（13~19岁）	5~7.2	5~8.3	<7.5

注：HbA1c，糖化血红蛋白。

2. DKA的诊治　酮症酸中毒迄今仍然是儿童糖尿病急症死亡的主要原因。临床表现为呼吸增强、脱水、低血压和呼出酮气味、呕吐、昏睡、腹痛，严重者则有意识改变。诊断依据为高血糖（血糖>11.1mmol/L）；酸中毒（pH<7.3或HCO_3^-<15mmol/L）；重度糖尿和酮尿；脱水>5%和/或呕吐、昏睡、腹痛。对DKA必须针对高血糖、脱水、酸中毒、电解质紊乱和可能并存的感染等情况制订综合治疗方案。DKA评估及处理流程见图16-4。

（1）液体治疗：DKA诊断一经确定，应立即建立静脉通道，以期迅速恢复循环血量，保证心、脑、肾等重要器官的灌注，并纠正脱水、酸中毒及电解质紊乱。补液治疗应该在胰岛素治疗之前给予，目前推荐采用48小时均衡补液法。此种方法一般不需要额外考虑继续丢失，液体复苏所补入的液体量一般不需要从总量中扣除。

1）补液：48小时补液总量=累积损失量+生理维持量×2，累积丢失按脱水程度（轻至重度）估计，即按体重的5%~10%（50~100ml/kg）计算，生理维持量=体重×每千克体重毫升数（<10kg，80ml/kg；10~20kg，70ml/kg；>20~30kg，60ml/kg；>30~50kg，50ml/kg；>50kg，35ml/kg），或按1 200~1 500ml/（m²·d）计算。

对于中、重度脱水的患儿，尤其休克者，先进行快速补液，即首批输注0.9%生理盐水10~20ml/kg，于1小时内快速输入，第2~3小时按10ml/kg以0.45%氯化钠溶液输入，有尿后尽早将氯化钾溶液加入上述液体，并逐渐减慢输液速度，进入序贯补液阶段（48小时均衡补入累积损失量及维持液体）；当血糖<17.0mmol/L，或血糖下降每小时>5.0mmol/L时可改为0.45%氯化钠溶液+5%葡萄糖输注。输液过程中监测生命体征，精确记录出入量，每小时评价1次精神状态，每2小时检查血电解质、血糖。

对于外周循环稳定的患儿，可以直接进行48小时均衡补液（第1小时一般输入生理盐水，其后为半张含钾盐水，总液体张力为1/2~2/3张）而不需要快速补液。

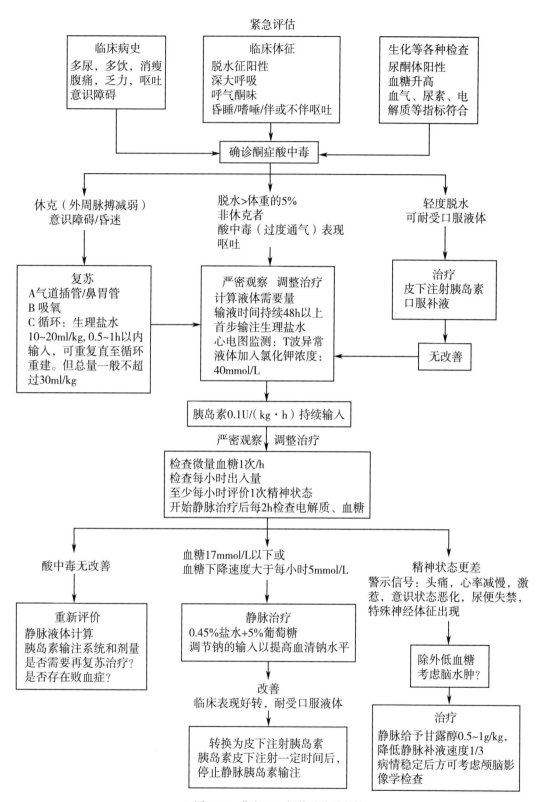

▲ 图16-4 儿童DKA评估及处理流程

2）补钾：患儿在输液开始前由于酸中毒、分解代谢和脱水的共同作用，血清钾较高，但总的体钾储备可能被耗竭。随着液体的输入，酸中毒的纠正，特别是应用胰岛素后，血钾迅速降低。因此，在患儿开始排尿后应立即在输入液体中加入氯化钾溶液，第一个24小时内可按3~6mmol/kg给予，浓度为40mmol/L，并应监测心电图或血钾浓度。能进食后，改为口服氯化钾1~3g/d，持续5~7日。

3）纠正酸中毒：酮症酸中毒时的酸中毒主要是由于酮体和乳酸的堆积，补充水分和胰岛素可以纠正酸中毒。为了避免发生脑细胞酸中毒和高钠血症，对酮症酸中毒不宜常规使用碳酸氢钠溶液，只有当动脉血气pH<6.9，休克持续不好转，心脏收缩力下降时可以考虑使用。通常用5%NaHCO₃ 1~2ml/kg，以注射用水稀释成等张溶液（1.4%）才能使用，输注时间应>1小时，避免酸中毒纠正过快引起脑水肿。

（2）胰岛素治疗：糖尿病酮症酸中毒时多采用小剂量胰岛素静脉滴注治疗。须在补液治疗开始1~2小时，休克基本纠正后才可应用。胰岛素（RI）以0.9%生理盐水稀释，按0.1U/（kg·h）自另一静脉通道利用输液泵匀速输注，每小时监测血糖1次；根据血糖下降情况，逐渐减慢输注速度，因血糖下降过快可致脑水肿，故血糖以每小时下降2~5mmol/L为宜，胰岛素输注速度一般不低于0.5U/（kg·h）。小剂量胰岛素输注应持续至酮症酸中毒纠正（连续2次尿酮阴性，pH>7.3、血糖<12mmol/L），必要时可输注含糖的1/3~1/2张溶液，维持血糖水平在8~12mmol/L。只有当临床状况稳定后，患儿能口服液体，才逐渐减少静脉输液；能进食后，血pH>7.3，HCO₃⁻>15mmol/L可皮下注射胰岛素，首次皮下注射胰岛素（0.25U/kg）1~2小时后或速效胰岛素5~30分钟后停输液和静脉滴注胰岛素。

（3）控制感染：酮症酸中毒常并发感染，急救同时需采用有效抗生素治疗。

（4）脑水肿的治疗：脑水肿是DKA最为常见的严重并发症。DKA并发脑水肿少数可发生在治疗之前，最常发生在开始治疗的4~12小时。临床表现包括呕吐、头痛、嗜睡、意识改变，血压升高和心率减慢，大小便失禁，脑神经麻痹，中枢性呼吸异常等。一旦发生脑水肿，首先减慢输液速度，采用边脱水边补液、快脱慢补的输液原则，补液速度降低1/3或减半。同时抬高患者头部，立即给予20%甘露醇2.5~5ml/kg，每2~4小时1次，甘露醇无效且伴低钠血症者可给予3%氯化钠3~5ml/kg。对呼吸衰竭者给予呼吸支持。

3. 饮食管理　糖尿病的饮食管理是进行计划饮食而不是限制饮食，其目的是维持正常血糖和保持理想体重。

（1）每日总热量需要量：食物热量要适合患儿的年龄、生长发育和日常活动的需要，每日所需热量（kcal）=1 000+年龄×（70~100），对年幼儿宜稍偏高。此外，还要考虑体重、食欲及运动量。全日热量分配为早餐1/5，中餐和晚餐分别为2/5，每餐中留出少量（5%）作为餐间点心。

（2）食物的成分和比例：饮食中能源分配为碳水化合物50%~55%，以含纤维素高的，如糙米或玉米等粗粮为主，要限制食用蔗糖、精制糖、碳酸饮料，防止吸收过快引起血糖的大幅波动。蛋白质15%~20%，蛋白质成分在3岁以下儿童应稍多，其中一半以上应为动物蛋白。脂肪

30%~35%，应以含多价不饱和脂肪酸的植物油为主。蔬菜选用含糖较少者。每日进食应定时，饮食量在一段时间内应固定不变。研究发现适当补充维生素D可以减少糖尿病视网膜病变及DKA的发生。

4. 运动 应鼓励1型糖尿病患者进行适当的运动以降低远期大血管病的发生率。运动前后应准备碳水化合物食品以避免低血糖，如运动前血糖<7mmol/L应适当进食碳水化合物食品；如改变日常运动模式，可能需要相应改变所需胰岛素剂量或进食量。

5. 糖尿病教育 糖尿病教育的主要对象是患儿、家长和主要护理人，必要时应包括老师。糖尿病教育的目的是让患者和家庭充分认识糖尿病的性质，学会自我管理，以最大限度减少急、慢性并发症。

教育的内容分为两大部分，第一部分是生存教育，初发入院时即要进行，认识本疾病是终生的，胰岛素对1型糖尿病患者生存的重要性（不可能用口服降血糖药替代）。教会胰岛素注射，血糖、尿糖的测定，低血糖表现及处理方法；认识饮食治疗的重要性和如何制订食谱；学会足、皮肤、口腔的保健和护理。第二部分则需教会患儿处理生活事件，尤其对学龄儿更需教会对运动、外出旅游和赴宴等的处理，遇到并发感染的处理，何时需去医院等；而对年龄已大、病程较长者可组织学习关于糖尿病知识进展的深一层教育。

6. 随访及远期并发症筛查 远期并发症主要与血糖控制状态有关，是高浓度的葡萄糖毒性所致。初发患儿出院后定期复查是预防远期并发症的重要举措，出院患儿要求其记录糖尿病"日记"，包括胰岛素剂量、血糖、尿糖、有无低血糖发作、生活中特殊事件如并发感染、运动、赴宴等。随访及并发症筛查如下所示。

（1）HbA1c：HbA1c是对血糖宏观控制状态最好的反映，是预示小血管合并症危险性的最好指标。HbA1c能反映检验日前6~12周的血糖，幼儿每年宜测4~6次，年长儿3~4次，至少1年1次，如持续超过7.5%或超过正常参照值上限120%，小血管合并症的危险性增加。

（2）身高、体重、血压和血脂、甲状腺功能检测：每年应测1次。

（3）视网膜病变：年龄≥10岁，病程3~5年的糖尿病患儿，应进行首次眼科检查，之后应每年随访检查1次。

（4）肾病筛查：对于年龄在10岁以上、病程大于5年的患儿应每年筛查微量白蛋白尿，计算尿微量白蛋白与肌酐的比值，异常者1个月后复查，如仍异常应检测尿微量白蛋白排泄率以早期诊断糖尿病肾病。

第六节 先天性肾上腺皮质增生症

案例16-5 患儿，女，10日，因"吃奶差2日，呕吐1日"入院，患儿是足月顺产，出生体重3.1kg，无窒息产伤史，母亲妊娠期无糖尿病、高血压及其他病史。体格检查：体温37℃、心率

132次/min、呼吸40次/min、体重2.96kg。神志清楚，皮肤较干燥，前囟稍凹陷，心肺检查无异常，腹软、腹不胀，肝脾未触及，肠鸣音正常，外阴色素沉着，阴蒂肥大。电解质：血Na$^+$ 125mmol/L、K$^+$ 5.8mmol/L。新生儿筛查：17-羟孕酮40nmol/L。

思考：

1. 该患儿考虑诊断为什么？

2. 还需进一步完善哪些检查？

先天性肾上腺皮质增生症（congenital adrenal hyperplasia，CAH）是一组由肾上腺皮质激素合成过程中酶缺陷所引起的疾病，属常染色体隐性遗传病。新生儿的发病率为1/20 000~1/16 000。

【病因和病理生理】

肾上腺皮质由球状带、束状带、网状带组成。球状带位于最外层，占皮质的5%~10%，是盐皮质激素——醛固酮的唯一来源；束状带位于中间层，是最大的皮质带，约占75%，是皮质醇和少量盐皮质激素（脱氧皮质酮、脱氧皮质醇、皮质酮）的合成场所；网状带位于最内层，主要合成肾上腺雄激素和少量雌激素。正常肾上腺以胆固醇为原料合成糖皮质激素、盐皮质激素、性激素（雄、雌激素和孕激素）三类主要激素，都是胆固醇的衍生物。其过程极为复杂，每一步骤都必须经过一系列酶催化，有些酶是合成这三类激素或其中两类激素过程中所共同需要的。表16-5概括了类固醇激素合成所需的酶，均位于线粒体，其中除3β-羟类固醇脱氢酶（3β-HSD）外，均为细胞色素P450蛋白超家族成员。肾上腺合成皮质醇是在垂体分泌的ACTH控制下进行的。CAH时，血皮质醇水平降低，负反馈作用消除，以致腺垂体分泌ACTH增多，刺激肾上腺皮质增生，并使雄激素和一些中间代谢产物增多；醛固酮合成和分泌在常见类型的CAH中亦大多同时受到影响，故常导致血浆肾素活性（PRA）增高，从而产生各种临床症状。主要的酶缺陷有21-羟化酶、11β-羟化酶、17-羟化酶、3β-羟类固醇脱氢酶、18-羟化酶等，其中以21-羟化酶缺乏最常见。

▼ 表16-5　各种类型CAH临床特征

酶缺乏	盐代谢	临床类型
21-羟化酶（失盐型）	失盐	男性外周性性早熟，女性假两性畸形
21-羟化酶（单纯男性化型）	正常	男性外周性性早熟，女性假两性畸形
11β-羟化酶	高血压	男性外周性性早熟，女性假两性畸形
17-羟化酶	高血压	男性假两性畸形，女性性幼稚
3β-羟类固醇脱氢酶	失盐	男、女性假两性畸形
类脂性肾上腺皮质增生	失盐	男性假两性畸形，女性性幼稚
18-羟化酶	失盐	男、女性发育正常

【临床表现】

本症以女孩多见，男女之比约为1:2。临床表现取决于酶缺陷的部位及缺陷的严重程度。常见的有以下几种类型（表16-5）。

1. 21-羟化酶缺乏症（21-hydroxylase deficiency，21-OHD） 是CAH中最常见的一种，占典型病例的90%~95%，21-羟化酶基因定位于第6号染色体短臂（6p21.3），与 *HLA* 基因族紧密连锁，由A基因（*CYP21A*）和B基因（*CYP21B*）两个基因座构成。*CYP21B* 又称 *CYP21A2*，是21-羟化酶的编码基因；*CYP21A* 又称 *CYP21A1* 或 *CYP21P*，是无功能的假基因。*CYP21* 基因突变包括点突变、缺失和基因转换等，致使21-羟化酶部分或完全缺乏。由于皮质醇合成分泌不足，雄激素合成过多，临床出现轻重不等的症状。可表现为单纯男性化型、失盐型、非典型型三种类型。

（1）单纯男性化型（simple virilizing，SV）：是21-羟化酶不完全缺乏所致。酶缺乏呈中等程度，11-脱氧皮质醇和皮质醇、11-脱氧皮质酮等不能正常合成，其前体物质17-羟孕酮、孕酮、脱氢表雄酮增多，但仍可合成少量皮质醇和醛固酮，故临床无失盐症状，主要表现为雄激素增高的症状和体征。女孩表现为假两性畸形。由于类固醇激素合成缺陷在胎儿期即存在，女孩在出生时即呈现程度不同的男性化体征，如阴蒂肥大，类似男性的尿道下裂；大阴唇似男孩的阴囊，但无睾丸；或有不同程度的阴唇融合。虽然外生殖器有两性畸形，但内生殖器仍为女性型，有卵巢、输卵管、子宫。患儿2~3岁后可出现阴毛、腋毛。于青春期，女性性征缺乏，无乳房发育和月经来潮。

男孩表现为外周性性早熟（又称假性性早熟）。出生时可无症状，6月龄以后出现性早熟征象，一般1~2岁后外生殖器明显增大，阴囊增大，但睾丸大小与年龄相称。可早期出现阴毛、腋毛、胡须、痤疮、喉结，声音低沉和肌肉发达。

无论男孩还是女孩均出现体格发育过快，骨龄超出年龄，因骨骺融合早，其最终身材矮小。由于ACTH增高，可有皮肤黏膜色素沉着，以皮肤皱褶处明显。

（2）失盐型（salt wasting，SW）：是21-羟化酶完全缺乏所致。皮质醇的前体物质如孕酮、17-羟孕酮等分泌增多，而皮质醇、醛固酮合成减少，使远端肾小管排钠过多，排钾过少。因此，患儿除具有上述男性化表现外，生后不久即可有拒食、呕吐、腹泻、体重不增或下降、脱水、低钠血症、高钾血症、代谢性酸中毒等。若治疗不及时，可因循环衰竭而死亡。女性患儿出生时已有两性畸形，易于诊断，男性患儿诊断较为困难，常误诊为幽门狭窄而手术或误诊为婴儿腹泻而耽误治疗。

（3）非典型型（non classic，NC）：亦称迟发型、隐匿型或轻型，是由21-羟化酶轻微缺乏所致。本症的临床表现各异，发病年龄不一。在儿童期或青春期才出现男性化表现。男孩为阴毛早现、性早熟、生长加速、骨龄提前；女性患儿可出现初潮延迟、原发性闭经、多毛症及不育症等。

2. 11β-羟化酶缺陷症（11β-hydroxylase deficiency，11β-OHD） 占本病的5%~8%，此酶缺乏时，雄激素和11-脱氧皮质酮均增多。临床表现出与21-羟化酶缺乏相似的男性化症状，但程度较轻；可有高血压和钠潴留。多数患儿血压中等程度增高，其特点是给予糖皮质激素后血压可下降，而停药后血压又回升。

3. 3β-羟类固醇脱氢酶缺乏症（3β-hydroxysteroid dehydrogenase deficiency，3β-HSD） 本型较罕见。该酶缺乏时，醛固酮、皮质醇、睾酮的合成均受阻，男孩出现假两性畸形，如阴茎发育差、尿道下裂。女孩出生时出现轻度男性化现象。由于醛固酮分泌低下，在新生儿期即发生失盐、脱水症状，病情较重。

4. 17-羟化酶缺乏症（17a-hydroxylase deficiency，17-OHD） 本型亦罕见，由于皮质醇和性激素合成受阻，而11-脱氧皮质酮和皮质酮分泌增加，临床出现低钾性碱中毒和高血压；由于性激素缺乏，女孩可有幼稚型性征、原发性闭经等；男孩则表现为男性假两性畸形，外生殖器女性化，有乳房发育，但患儿有睾丸。

【实验室检查】

1. 生化检测

（1）尿液17-羟类固醇（17-OHCS）、17-酮类固醇（17-KS）和孕三醇测定，其中17-KS是反映肾上腺皮质分泌雄激素的重要指标，对本病的诊断价值优于17-OHCS。肾上腺皮质增生症患者17-KS明显升高。

（2）血液17-羟孕酮（17-OHP）、血浆肾素活性（PRA）、醛固酮（Aldo）、脱氢表雄酮（DHEA）、脱氧皮质酮（DOC）及睾酮（T）等的测定，17-OHP基础值升高是21-羟化酶缺乏的特异性指标，它还可用于监测药物剂量和疗效。

（3）电解质测定：失盐型可有低钠血症、高钾血症。

（4）血皮质醇、ACTH测定：典型失盐型CAH患儿皮质醇水平低于正常，单纯男性化型可在正常范围或稍低于正常。血ACTH不同程度升高，部分患儿尤其是非典型者可正常。

2. 其他检查

（1）染色体检查：外生殖器严重畸形时，可进行染色体检查，以鉴定性别。

（2）X线检查：左手腕掌指骨正位X线片，判断骨龄，患者骨龄常超过年龄。

（3）CT或MRI检查：可发现双侧肾上腺增大。

（4）基因诊断：采用直接聚合酶链反应、寡核苷酸杂交、限制性内切酶片段长度多态性和基因序列分析，可发现相关基因突变或缺失。

【诊断和鉴别诊断】

1. 生后诊断与鉴别 不同型有不同的特点。凡出生时外生殖器畸形、阴蒂肥大、阴茎粗大、幼年身高明显高于同龄儿，而成年后低于正常人，青春期女性第二性征无发育，闭经、嗓音粗、有喉结、体毛重、阴毛呈男性分布、肌肉相对发达，皮肤、外生殖器色素沉着，应首先考虑CAH。进一步检查骨龄，进行染色体核型分析。21-羟化酶缺乏最多见，血压高则需要考虑11-β羟化酶缺乏。肾上腺超声、CT检查阴性者不能排除本病。新生儿期失盐型患儿还应注意与幽门狭窄、食管闭锁等相鉴别。儿童期患儿应注意依据临床表现及实验室检查与性早熟、两性畸形、多囊卵巢综合征、肾上腺皮质肿瘤、性腺肿瘤等鉴别。

2. 新生儿筛查 生后2~4日足跟采血滴于特制纸片上，经ELISA、荧光免疫等方法测定17-OHP浓度，可以筛查OHD（主要针对经典型21-OHD的筛查）。阳性为随机检测血清17-OHP水平常超过30nmol/L，正常新生儿低于3nmol/L。筛查可减少诊断延误，特别是对于出生时无明显体征的男性患儿，早期诊断能显著降低肾上腺危象的发生率及病死率。但是，也需要特别注意鉴别有无过度治疗。

3. 产前诊断 ① 21-OHD，曾生育过本病患儿的孕妇应进行产前诊断，妊娠9~11周取绒毛膜活检进行相关DNA分析，妊娠16~20周取羊水检测孕三醇、17-OHP等项目；② 11β-OHD，与21-OHD相似，主要测羊水中的11-脱氧皮质醇和母亲尿中17-OHCS。

【治疗】

治疗原则：① 一经诊断应立即给予治疗；② 首选氢化可的松或醋酸可的松，有失盐和电解质紊乱者需补充盐皮质激素；③ 药物剂量因人而异；④ 应激情况应加大肾上腺皮质激素药物剂量；⑤ 女性患者及失盐型男女患者应终身治疗，单纯男性化型的男性患者在进入青春期和成年期后可酌情停药。

1. 糖皮质激素 采用氢化可的松或醋酸可的松治疗，按每日10~15mg/m²计算，总量一般分2~3次，每8~12小时服用1次。新生儿开始治疗剂量宜大些，足以抑制ACTH分泌和纠正水、电解质代谢紊乱。糖皮质激素剂量仍应根据生长速率、骨成熟度、17-OHP、睾酮、ACTH等指标综合分析调整。

2. 盐皮质激素 21-羟化酶缺乏症患儿无论是否失盐，其血浆肾素活性都很活跃，应用氟氢可的松可协同糖皮质激素作用，使ACTH分泌进一步减少。一般口服氟氢可的松的剂量为0.05~0.1mg/d，失盐难以纠正者可加大氟氢可的松至0.2mg/d，每日饮食中加入1~2g盐。

3. 肾上腺危象处理

（1）纠正脱水：轻、中度脱水，在最初2小时内静脉滴注5%~10%葡萄糖生理盐水20~40ml/kg。

（2）纠正低钠血症：补钠量（mmol/L）按（135-测得值）×0.6×体重计算，初8~12小时给予总量的一半，余半量放入维持量中补给；氟氢可的松0.05~0.1mg/d口服。

（3）纠正严重高钾血症：按葡萄糖0.5g/kg加胰岛素0.3U/kg静脉滴注。

（4）补充氢化可的松100~200mg/（m²·d）或醋酸可的松125~250mg/（m²·d），分3次口服，病愈后在1周内逐步减量至原替代量。

4. 外科治疗 在药物控制前提下可行外阴矫治术。

5. 女性患者需终生糖皮质激素替代治疗。单纯男性化型的男性患者至成人期，已达到最终身高，可中断治疗。但遇到应激时应根据轻重程度适当补充一些糖皮质激素。失盐型者，无论男女均应终身治疗。对于伴有中枢性性早熟者，同时给GnRHa治疗。

第七节　性早熟

案例16-6　患儿，女，8岁2月龄，因"发现双侧乳房增大1年"就诊。患者1年前发现双侧乳房增大，
触之有小块状物，初起有触痛，无红肿溢乳，无阴毛及月经初潮，无发热，无头痛呕吐，
无皮疹及色素沉着。否认口服避孕药及其他药物或保健品史。病初在医院门诊就诊，给予
大补阴丸口服，乳房稍变小，但近期有反复。发病以来，神志清楚，食欲可，大小便正常。
既往史、个人史、家族史无异常。

体格检查：体温37.0℃，脉搏90次/min，呼吸20次/min，血压105/70mmHg。一般情况
可，体型偏胖，心肺腹部检查无异常。身高129.5cm，体重30kg，双乳B3期，乳晕色素无
明显加深，外阴幼稚，未见阴毛腋毛生长。

辅助检查：门诊骨龄片如图16-5。

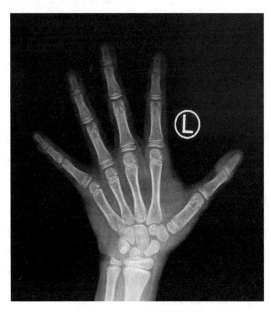

▲ 图16-5　左手腕骨龄图片

思考：

1. 该患儿最可能患什么疾病？

2. 需与哪些疾病鉴别？

3. 诊断依据有哪些？

4. 需进一步完善哪些检查？

　　性早熟（precocious puberty）是指女童在7.5岁前、男童在9岁前出现内外生殖器发育并呈现
第二性征的一种常见儿科内分泌疾病。

【流行病学及临床分型】

根据下丘脑-垂体-性腺轴（hypothalamic-pituitary-gonadal axis，HPGA）是否提前启动，性早熟又分为中枢性性早熟（central precocious puberty，CPP）、外周性性早熟和不完全性性早熟。此节重点讲述CPP。

CPP是指由于HPGA功能提前启动、促性腺激素释放激素（gonadotropin-releasing hormone，GnRH）增加，性腺发育并分泌性激素，使内、外生殖器发育和第二性征呈现，直至生殖系统成熟；性发育过程和正常青春期发育的顺序一致，只是年龄提前。CPP发病率为1/10 000~1/5 000，女孩为男孩的5~10倍。

外周性性早熟是指缘于各种原因引起的体内性激素升高至青春期水平，第二性征提前出现并符合性早熟定义年龄，但性腺大小和促性腺激素均在青春前期水平，故只有第二性征的早现，不具有完整的性发育程序性过程。

不完全性性早熟又称变异型青春期，包括单纯性乳房过早发育、肾上腺功能早现、单纯性阴毛早现和单纯性早初潮。

【病因和发病机制】

CPP源于HPGA的提前启动，是遗传因素和环境因素影响的综合结果；50%~80%的个体差异涉及遗传因素，20%~30%与环境因素有关，但关于HPGA的启动机制仍不明确。

HPGA的激活启动与基因程序化转录及表观遗传相关。目前研究显示参与调控性发育启动的关键基因包括：① 固有的定向基因，如*KISS1*、*GPR54*和*TAC3*、*TACR3*等；② 发育时间窗的掌控基因，如编码神经胶质细胞信号分子、突触信息转化分子、GnRH神经元的信号传导因子特异关联基因等；③ 其他隶属基因，即参与性发育启动转录因子调控的相关基因，如*OCT2*、*TTF1/NKX2.1*、*EAP1*和*LIN28B*等；表观遗传基因包括*MKRN3*和*DLK1*等。

环境因素如宫内环境、营养、社会经济和心理压力，以及内分泌干扰物（EDCs）暴露等可刺激下丘脑相关信号通路，决定青春期的启动年龄变异。目前认为对生殖内分泌轴功能具有促进作用的因素包括过度营养所致脂肪堆积（主要是女童）、宫内生长发育受限、持续暴露EDCs等，往往促使生殖轴功能提前激活，可导致青春早发育。

此外，青春期启动的"临界脂肪学说"也是研究的热点，即机体需要一定占比的体脂成分才能正常启动青春期性发育及获得生育能力，强调了营养对生殖轴的重要影响作用。下丘脑弓状核区的褪黑素原（POMC）和神经肽Y（NPY）神经元，具有控制食欲和能量平衡的关键功能，在解剖上与KISS1神经元毗邻或重叠。研究显示POMC神经元可作为能量代谢与生殖系统的信使，接受外周代谢因子，并整合传递给中枢KISS1-GnRH信号途径，进而控制机体生殖内分泌活动，但其中的精准机制仍有待进一步阐明。

【临床表现】

第二性征提前出现，正常情况下第二性征的发育是有规律可循的。在女孩，首先是乳房增大（乳房结节、乳房疼痛等），然后再表现为身高的突增，随后阴毛出现，平均乳房增大2年后月经初潮。男孩子则表现为睾丸和阴茎增大，然后再表现为身高的突增，随后阴毛出现，平均睾丸增大2年后出现变声遗精。

【实验室检查】

1. 基础性激素测定 LH ≥ 3.0U/L可肯定已有中枢性发动。根据基础值不能确诊时需进行激发试验。β−人绒毛膜促性腺激素（β−hCG）和甲胎蛋白（AFP）应当纳入基本筛查，是诊断分泌hCG生殖细胞瘤的重要线索。雌激素和睾酮水平升高有辅助诊断意义。

2. GnRH激发试验

（1）方法：以GnRH 2.5~3.0μg/kg（最大剂量100μg）皮下或静脉注射，于注射后0、30分钟、60分钟、90分钟测定血清LH和卵泡刺激素（follicle−stimulating hormone，FSH）水平。

（2）判断：如用化学发光法测定，激发峰值LH>5.0U/L同时LH/FSH比值>0.6时可诊断为CPP。在判断结果时，尚需结合患儿性发育状态、性征进展情况、身高、BMI和骨龄的变化等进行综合分析。对于部分病程较短的患儿，在乳房开始发育的早期、未出现明显的生长加速、骨龄未出现明显超前时，GnRH激发试验可为假阴性。对此类患儿应密切随访性征发育情况、生长速率、骨龄等，必要时应重复进行GnRH激发试验。

3. 染色体核型分析 明确46XY或46XX，对某些染色体异常的特殊病例进行全面深入检查。

4. 其他检查 根据患儿的临床表现可进一步选择其他检查，如甲状腺功能、ACTH、皮质醇、雌二醇、睾酮、17−羟孕酮等，如怀疑先天性遗传病可行串联质谱法分析或基因检测。

【影像学检查】

1. 性腺超声 女孩子宫长度3.4~4.0cm，卵巢容积1~3ml（卵巢容积=长 × 宽 × 厚 × 0.523 3），并可见多个直径≥4mm的卵泡，提示青春期发育。子宫内膜回声具有较好的特异度，提示雌激素呈有意义的升高。男孩睾丸容积≥4ml（睾丸容积=长 × 宽 × 厚 × 0.71）或睾丸长径>2.5cm，提示青春期发育。

2. 骨龄 可反映骨骼成熟度，CPP患儿骨龄超过实际年龄，且骨龄可用来预测成年身高。

3. 垂体MRI 年龄越小，颅脑影像学异常的概率越高。年龄<6岁的CPP女孩及所有男性性早熟患儿均应常规进行垂体MRI检查。6~7.5岁的CPP女孩如有神经系统表现或快速进展型的患儿，同样应进行垂体MRI检查。

4. 其他检查 在性早熟的诊断过程中，如怀疑为外周性或不完全性性早熟的，应注意进行肾上腺超声或CT检查；怀疑存在先天性骨病/骨纤维发育不良的，应进行四肢长骨X线片或脊柱正侧位X线片检查等。

【诊断和鉴别诊断】

1. 诊断 性早熟的诊断第一要确定是否为性早熟，第二是判断性早熟属于中枢性、外周性或不完全性，第三是寻找病因。CPP诊断标准如下所示。

（1）第二性征提前出现：女孩7.5岁前出现第二性征发育或10岁前出现月经初潮，男孩9岁前出现第二性征发育。以女孩出现乳房结节，男孩睾丸容积增大为首发表现。

（2）线性生长加速：年生长速率高于同年龄正常儿童。

（3）HPGA功能启动：血清促性腺激素及性激素达青春期水平。

（4）性腺增大：盆腔超声显示女孩子宫、卵巢容积增大，且卵巢内可见多个直径≥4mm的卵泡；男孩睾丸容积≥4ml或睾丸长径>2.5cm。

（5）骨龄提前：骨龄超过实际年龄≥1岁。

2. 鉴别诊断　CPP先应与外周性性早熟及不完全性性早熟相鉴别；一旦CPP诊断确立后，还应进行病因诊断，区分特发性CPP和继发性CPP（继发于中枢神经系统异常、继发于外周性性早熟）。

（1）单纯性乳房过早发育：好发于2岁前的女童，表现为只有乳房过早发育而不呈现其他第二性征，乳晕无着色，无生长加速和骨骼发育提前，不伴有阴道出血，血清雌二醇和FSH基础值常轻度增高。一般认为单纯性乳房过早发育是一种良性、自限性过程，乳房多在数月后自然消退，但需警惕不完全性性早熟向CPP转变。

（2）外周性性早熟：多见于误服含雌激素的药物、食物或接触含雌激素的化妆品。女孩常有不规则阴道出血，且与乳房发育不相称，乳头、乳晕着色加深。女孩单纯出现阴道出血时，应注意排除阴道感染、异物或肿瘤等。对男孩出现性发育征象而睾丸容积仍与其年龄相称者，应考虑先天性肾上腺皮质增生症、肾上腺肿瘤。单侧睾丸增大者需除外性腺肿瘤。

（3）继发于外周性性早熟的CPP

1）先天性肾上腺皮质增生症：表现为阴茎增大增粗，阴囊色素沉着，睾丸容积不大或睾丸容积与阴茎发育水平不一致；早期身高增长加速，骨龄提前显著，严重且长期未经治疗者可转变为CPP。

2）纤维性骨营养不良综合征（McCune–Albright syndrome，MAS）：又称多发性骨纤维发育不良伴性早熟综合征，多见于女性。本综合征以性早熟、皮肤咖啡斑、多发性骨纤维发育不良三联征为特点。其性发育过程与CPP不同，常先有阴道出血发生；乳头、乳晕着色深；血雌激素水平增高而促性腺激素水平低下；GnRH激发试验表现为外周性性早熟。随病程进展，部分可转化为CPP。

3）家族性男性自限性性早熟：该病患儿2~3岁时出现睾丸增大，睾酮水平明显增高，骨龄明显增速，但LH对GnRH刺激无反应，表现为外周性性早熟，随病程进展可转变为CPP。

（4）继发于中枢神经系统异常的CPP：多种中枢神经系统疾病，如下丘脑错构瘤病及具有内分泌功能的肿瘤或其他占位性病变，可导致或并发CPP。下丘脑错构瘤病是胎儿发育过程中发生的先天性非渐进性病变，患病率为1/100万~1/50万，临床表现除CPP外还可伴有癫痫发作和发育迟缓。其他肿瘤或占位如胶质瘤、生殖细胞瘤、囊肿，以及外伤、颅内放疗化疗等均有可能导致CPP发生。

（5）基因突变相关CPP：*MKRN3*基因失活变异是目前家族性CPP中最常见的病因，其他CPP相关基因变异包括*DLK1*基因、*KISS1/KISS1R*基因、*Lin28b*基因等，有CPP家族史患儿可考虑基因检测明确病因。

【预防】

性早熟的原因很多，包括遗传和环境多方面综合因素，预防主要针对后天环境因素。目前普遍认为肥胖可促进女性性发育，而男童中存在争议，因此养成健康的生活饮食习惯，避免肥胖可在一定程度上预防性早熟的发生；此外，避免长期夜间灯光暴露，减少环境污染或意外雌激素的摄入，不盲目进食滋补药品等均可在一定程度上预防性早熟的发生。

【治疗】

1. 病因治疗 对外周性性早熟及继发性CPP，应强调同时进行病因治疗。有中枢神经系统病变的CPP可考虑手术或放疗，如鞍区肿瘤特别是出现神经系统症状的肿瘤多需手术。对继发于其他疾病的CPP应同时针对原发病治疗。

2. GnRH类似物（gonadotropin-releasing hormone analogue，GnRHa）治疗 特发性CPP（Idiopathic central precocious puberty，ICPP）患儿的治疗目标是抑制性发育进程，防止或缓解患儿性早熟所致的相关社会或心理问题（如早初潮）；改善因骨龄提前而减损的成年身高，但并非所有的ICPP都需要治疗。GnRHa是当前主要的治疗药物。

（1）治疗方案：宜个体化，制剂有3.75mg的缓释剂（每4周肌内注射或皮下注射1次）、11.25mg的长效缓释剂（每12周肌内注射或皮下注射注射1次）等，国内以3.75mg的曲普瑞林和亮丙瑞林缓释制剂常用。GnRHa缓释剂的常规初始剂量是3.75mg，此后剂量80~100μg/（kg·4周）；或采用通用剂量3.75mg每4周1次，根据性腺轴抑制情况调整用量。

（2）治疗监测：治疗过程中应每3个月监测性发育情况、生长速率、身高标准差积分（HtSDS）、性激素水平等；每半年监测1次骨龄。治疗过程中可监测任意或激发后的促性腺激素和性激素水平，以评估性腺轴抑制情况。

（3）治疗疗程：为改善成年身高，疗程至少2年，但具体疗程需个体化。停药应考虑到患儿身高的满意度、依从性、生活质量、性发育与同龄人同期发育的需求，以及患儿及其家长的愿望。

（4）药物不良反应：GnRHa治疗过程中偶尔出现皮疹、潮红、头痛、无菌性脓肿，但通常短暂轻微，过敏反应罕见；部分患儿首次治疗3~7日后可出现少量阴道出血；停药后HPGA功能迅速恢复，对男性生殖功能的长期影响目前数据有限；治疗期间部分患儿可能出现超重、肥胖、骨密度下降，但停药后基本恢复正常。

3. GnRH拮抗剂 GnRH拮抗剂直接作用于垂体的GnRH受体，因不具有"点火效应"，且停药后对性腺轴的抑制作用可很快恢复，应具有较好的应用前景，目前仍在开发研究。

（吴蔚）

学习小结

儿童内分泌疾病种类与成人不同，部分疾病的临床特征、发病机制、治疗手段也与成人有较大区别，而且儿童内分泌疾病在不同的年龄阶段各有特点。先天性甲状腺功能减退症是小儿常见的内分泌疾病，是指各种先天因素使甲状腺激素产生不足或其受体缺陷导致的临床综合征，目前已广泛开展的新生儿筛查是早期诊断先天性甲状腺功能减退症的主要手段，确诊后立即开始服用L-甲状腺素片治疗。生长激素缺乏症是指腺垂体合成和分泌生长激素部分或完全缺乏，导致生长障碍，生长激素释放激发试验为确诊实验，基因重组人生长激素（rhGH）替代治疗。儿童糖尿病90%为1型糖尿病，胰岛素治疗是主要方案，当发生糖尿病酮症酸中毒时，先纠正脱水、酸中毒及电解质紊乱。儿童尿崩症以中枢性尿崩症最常见，禁水和禁水-加压素试验是诊断的特殊检查，确诊后还需完善下丘脑垂体CT或MRI以寻找病因。CAH是一组由肾上腺皮质激素合成过程中酶的缺陷所引起的疾病，以21-羟化酶缺乏（21-OHD）最常见。临床表现取决于酶缺陷的不同，新生儿筛查可早期诊断21-OHD。治疗包括长期补充糖皮质激素及盐皮质激素和肾上腺危象处理（纠正水、电解质代谢紊乱）。性早熟近年较为常见，需要规范评估，严格治疗指征。

复习参考题

一、选择题

1. 患儿，男，20日龄。皮肤黄染伴喂养困难10日。无发热咳嗽，无腹泻呕吐，无抽搐皮疹。G_2P_1，妊娠41周自然分娩，出生体重2.6kg，生后即出现喂养困难。体格检查：哭声低弱，反应差，前囟平，颈软，皮肤巩膜中度黄染，心肺听诊无异常，腹软，未触及明显包块，神经系统体格检查无异常。血甲状腺功能检查：总T_3 0.7nmol/L（1.2~2.9nmol/L），总T_4 30nmol/L（64~154nmol/L），TSH>150mU/L。甲状腺超声提示甲状腺左叶及右叶均发育不良。该患儿已接受甲状腺素替代药物治疗，关于该患儿随访及预后正确的是

A. 终身药物治疗，不得停药

B. 待患儿总T_3及TSH水平恢复正常后，药物可逐渐减量

C. 待患儿总T_4及TSH水平恢复正常后，药物可逐渐减量

D. 待患儿总T_3及总T_4水平恢复正常后，药物可逐渐减量

E. 待患儿3岁后，如甲状腺功能水平正常，药物可逐渐减量

2. 患儿，女，2岁，生长速度缓慢2年。患儿自生后即发现体重和身高增长速度均明显落后于正常同龄儿，智力落后，食欲差，活动减少，喜静卧，有便秘，大便6~7日1次。G_1P_1，32周早产，出生体重1kg。体格检查：体温35.8℃，身长80cm，心率68次/min，体重12kg，眼距宽，眼裂小，鼻根低平，两肺呼吸音粗，未闻及啰音，心律齐，心音低钝，未闻及病理性杂音，腹胀，可见脐疝，皮肤干燥粗糙，肌张力偏低，躯干长四肢短，上部量>下部量。为明确诊断，

该患儿目前应首先考虑的检查是

  A. 生长激素激发试验

  B. 甲胎蛋白测定

  C. 甲状腺功能测定

  D. 染色体核型分析

  E. 遗传代谢谱分析

3. 下列试验中不能作为生长激素缺乏症确诊试验的是

  A. 胰岛素低血糖兴奋试验

  B. 运动试验

  C. 可乐定激发试验

  D. 左旋多巴激发试验

  E. 精氨酸激发试验

4. 1型糖尿病的典型临床表现不包括

  A. 多尿

  B. 腹痛

  C. 多饮

  D. 多食

  E. 体重减轻

5. 关于失盐型先天性肾上腺皮质增生症治疗原则，错误的是

  A. 在肾上腺皮质激素的治疗过程中，失盐型应监测血钾、钠、氯等，调节激素用量

  B. 应激情况下应加大剂量

  C. 药物剂量因人而异

  D. 失盐型首选盐皮质激素

  E. 一经诊断应立即给予治疗，并坚持终身治疗

6. 患儿，女，7岁8月龄，因"发现双侧乳房增大9个月"就诊。患者9个月前发现双侧乳房增大，有触痛，无阴毛及月经初潮，体格检查：一般情况可，心肺腹部体格检查无异常，身高132.5cm，体重28kg，双乳B2期，未见阴毛、腋毛生长。性激素基础值：LH 0.3U/L，FSH 1.71U/L，PRL 170.0mU/L，E_2 88.62pmol/L，hCG<1.0mU/ml，T<0.69nmol/L。骨龄片：左手腕骨化中心出现10/10颗，尺骨茎突出现，发育良好，拇指内侧籽骨未

出现，各掌指骨骨骺线未闭合，尺桡骨远侧骨骺线未闭合，提示骨龄提前。超声检查：子宫2.9cm×2.0cm×0.6cm，宫颈1.8cm，肌层回声均匀，宫腔线清晰，右卵巢2.8cm×0.9cm×0.8cm，左卵巢2.7cm×1.0cm×0.7cm，滤泡直径为0.4cm。该患儿性发育的顺序是

  A. 乳房发育—阴毛—月经—外生殖器改变

  B. 乳房发育—月经—阴毛—外生殖器改变

  C. 乳房发育—月经—外生殖器改变—阴毛

  D. 乳房发育—外生殖器改变—月经—阴毛

  E. 乳房发育—阴毛—外生殖器改变—月经

7. 患儿，女，5岁4月龄，因"发现双侧乳房增大2周"就诊。患者2周前发现双侧乳房增大，有触痛，无阴毛及月经初潮，否认外源性激素摄入史。体格检查：一般可，心肺腹部体格检查无异常，身高110.5cm，体重20kg，双乳B2期，乳晕无色素沉着，外阴幼稚，未见阴毛腋毛生长。性激素基础值：LH<0.01U/L，FSH 0.02U/L，E_2 42.6pmol/L，hCG<1.0mU/ml，T<0.69nmol/L。肿瘤标志物正常。骨龄片正常范围。超声检查：子宫1.9cm×1.0cm×0.9cm，右卵巢1.8cm×0.9cm×0.8cm，左卵巢2.0cm×1.0cm×0.7cm。肾上腺超声正常。该患儿的诊断是

A. 中枢性性早熟

B. 小青春期

C. 单纯性乳房过早发育

D. 外周性性早熟

E. 青春期发育状态

答案：1. A　2. A、C　3. B　4. B　5. D

6. E　7. C

二、简答题

1. 试述先天性甲状腺功能减退症的分型诊断和治疗原则。

2. 试述糖尿病酮症酸中毒的诊断标准及治疗原则。

3. 试述21-羟化酶与11β-羟化酶缺乏的临床共同点、不同点及治疗措施。

4. 简述性早熟的定义及分类。

5. 请列出中枢性性早熟的诊断要点。

第十七章　儿童危重症

学习目标

知识目标	1. 掌握　儿童心跳呼吸骤停的诊断及其复苏技术；儿童急性呼吸衰竭的分类、病因、发病机制、临床表现及诊断；掌握弥散性血管内凝血的实验室诊断。 2. 熟悉　急性肾损伤的诊断和治疗；儿童颅内高压的诊断和治疗；毒物清除的相应方法；心力衰竭的诊断和治疗；昏迷的鉴别诊断。 3. 了解　心肺复苏的常用药物、使用方法、剂量选择；呼吸衰竭机械通气指征；脓毒症的诊断及治疗。
能力目标	1. 能识别、初步处理儿童常见危重症。 2. 能初步判断儿童常见危重症的病因及严重程度。 3. 能说明儿童常见危重症的特点，并列出相应的治疗措施。
素质目标	具备人文关怀理念、沟通交流技巧、团队合作精神、自主学习能力。

第一节　儿科重症医学概述

儿科重症医学（pediatric critical care medicine）是研究从出生后到青春期儿童各年龄段，危重病症即器官功能障碍的基础、预防和临床的医学理论及实践方法，以进行及时有效救治的医学学科。重症医学理论和重症监护治疗病房的临床实践涉及生理、病理、药理、诊断和治疗技术等多个学科、专业领域。发达国家从20世纪60~70年代开始，我国从20世纪80年代起陆续建立儿童重症监护治疗病房（pediatric intensive care unit，PICU）和新生儿重症监护治疗病房（neonatal intensive care unit，NICU）。PICU的设置目标是对儿科危重病提供最佳的监护和治疗。在PICU中患儿常需要接受各种急救处理及复杂的诊断、治疗或各项专业化的监护。PICU技术的广泛开展使我国危重患儿抢救成功率日益提高，该学科的人员队伍已逐渐壮大，相关的临床与基础研究也比较深入，儿童重症医学科已成为儿科专业的重要学科之一。

一、儿童重症病区设置及管理

（一）儿童重症病区的特点

1. PICU应具备较强的人员配置　医疗工作由各级训练有素的专职医护人员承担，他们技术熟练、职责分明，有独立抢救应急能力，责任心强。PICU医护人员应特别强调团队精神，相互配合协作，不断提高团队工作水平和效率。此外，还需有各类儿科其他专科专家如麻醉科、儿外科、放射科、心血管专家及呼吸治疗师等参与工作。

2. PICU应具有精良的医疗设备　除了训练有素的医护人员对患者直接观察监护，尚配有各种先进监护装置，用系列设备或仪器对患儿生命体征和内环境、血氧、二氧化碳等进行持续或系统的监护；并集中了各种精密设备以便采取及时相应的治疗措施，对患者全身各脏器功能进行特别的维护，尽快使患者转危为安或防止突然死亡。

PICU精密仪器集中，能最有效地利用人力、物力，以便于保养、维修、延长机器使用期限。有PICU的三级医院常有较强的生物医学工程（biomedical engineering，BME）人员配备，使各种仪器得到及时、有效的维修和预防性维护。

3. PICU应具有对重危儿的转运能力　人口稠密地区应建立区域性PICU并承担危重儿的转运、接纳危重儿；对所属地区一、二级医院进行业务指导，并负责协调所属地区儿科会诊工作，与地区协作网建立密切联系，进行儿童急救的理论与实践的培训。

（二）PICU的人员配备和职责分工

PICU中均为重危病患儿，病情变化快，需进行持续观察，加上较多仪器设备，治疗复杂，所需人力、物力远较一般病房多。PICU医生固定编制人数与床位数之比一般为0.8∶1以上，护士固定编制人数与床位数之比一般为2∶1以上。在恢复期患者的中间监护，每位护士可护理恢复期患儿4~5人。经过专业培训的PICU医生能独立处理各种重危情况。在PICU工作的医生强调实际操作能力的培养，如熟练掌握心肺复苏技术、气管插管技术，熟练应用人工呼吸机，各类氧疗，能进行胸腔闭式引流，经皮放置周围动、静脉插管，经外周静脉穿刺的中心静脉导管（PICC），能进行脑室、膀胱穿刺及电除颤等。PICU医生能使用各种监护仪，能正确分析血气、电解质、酸碱平衡失调性质及阅读分析心电图及X线片等。此外，由于工作性质，常有夜班、外出转运患者等任务，对工作人员的身体素质要求也相对较高。

（三）PICU患者的转入或转出标准

1. PICU转入标准

（1）患儿需要进行有创性的监测：如动脉压和中心静脉压监测，肺动脉压监测，心排血量和血管外肺水监测、颅内压监测等。

（2）患儿有下列征象：心肺复苏后；呼吸功能障碍或衰竭；心血管系统功能障碍，如休克、低血压、高血压危象；急性神经系统病变，如昏迷、癫痫持续状态、颅内压增高等；急性肾衰竭需透析、连续性肾脏替代治疗（continuous renal replacement therapy，CRRT）或连续静脉-静脉血液滤过（continuous veno-venous hemofiltration，CVVH）治疗；肝衰竭，凝血功能严重异常，大量消化道出血；多器官衰竭；各种中毒等。

（3）外科术后。

2. PICU 转出标准

（1）血流动力学参数稳定。

（2）呼吸状况稳定，不需要高浓度吸氧，拔出气管插管后血气正常，气道通畅。

（3）无严重或恶性心律失常，不需要血流动力学监测，不需要或仅需要小剂量血管活性药静脉维持。

（4）不需要颅内压监测设备。

（5）神经、精神状况稳定，无频繁抽搐。

（6）脱离生命危险，留在 PICU 已无任何益处。

二、PICU 的常见危重症

儿童危重症的疾病谱随着环境、医疗和生活条件的改变而发生变化，常见收住 PICU 的危重病如下所示。

1. 中枢神经系统疾病　如各种原因引起的昏迷、惊厥、运动障碍，包括癫痫持续状态、各种代谢紊乱、中枢神经系统感染、出血、创伤等。

2. 呼吸系统疾病　急性呼吸衰竭，包括重症肺炎、急性呼吸窘迫综合征（ARDS）、气管异物、支气管异物、哮喘持续状态、气胸、上呼吸道梗阻、延髓性麻痹和假性延髓性麻痹等。

3. 各种类型休克和多器官功能障碍综合征。

4. 大出血　如胃肠道出血、颅内出血、肺出血等。

5. 严重的肾脏疾病　如急性肾衰竭需透析或接受 CVVH 治疗。

6. 各种中毒　包括毒物，如有机磷、鼠药、药物、食物、一氧化碳中毒等。

7. 心血管系统疾病　如各种原因的心跳呼吸骤停、严重的心律失常、心功能不全、高血压脑病等。

8. 各种严重的代谢紊乱　如糖尿病酮症酸中毒、甲状腺功能危象等。

9. 创伤意外　包括溺水、交通事故、烧伤、电击伤等。

三、PICU 常用的监护仪器及诊疗技术

近年来随着电子技术的发展，PICU 的监护设备种类及功能有了较大的发展，使危重儿的监护更精确可靠，治疗更为有效和合理。PICU 中常用的监护设备及抢救治疗设备如下。

1. 生命体征监护

（1）心肺监护仪：是 PICU 最基本的监护设备，可监护及显示心率、心电波形。根据心电波形尚可粗略观察心律失常类型；同时可监测及显示呼吸频率（需用胸前导联）。目前功能齐全的心肺监护仪常采用多个插件，可监测体温、心率、呼吸频率、血压、血氧饱和度、胃黏膜 pH（pHi）、呼出气二氧化碳、潮气量、每分通气量、气道阻力、肺顺应性、脉搏指示连续心排血量测定（PiCCO）等。

（2）呼吸监护仪：呼吸监护仪一般监护呼吸频率、节律、呼吸幅度、呼吸暂停等。其原理为通过阻抗法监测呼吸运动，与心电监护仪电极相连，从呼吸时胸腔阻抗的周期性变化测定呼吸间隔并计算出呼吸频率，在显示屏分别显示呼吸幅度、节律，并以数字显示瞬间内呼吸频率。

（3）血压监测：可采用无创或有创方法进行。目前多采用无创的电子血压计。它可以同时监测脉率及血压（包括收缩压、舒张压、平均动脉压）。电子血压计配有特制大小不等的袖带，以适合足月儿、早产儿及不同年龄的儿童。

有创直接测压法是将测压管直接置于被测量的系统内，如动脉、中心静脉等。通过该方法测定的压力较为可靠，适用于四肢明显水肿、休克等不能进行无创血压测定的患儿。通过波形的显示可较直观、实时地反映压力的变化趋势，是危重儿抢救的重要监测手段之一。为保证血压及中心静脉压测定读数的准确性，应注意将压力传感器置于心脏水平位，传感器与测压装置的穹隆顶盖间无空气泡，导管通路必须通畅，无空气泡及血凝块。

（4）体温监测：可测定皮肤、腋下、直肠及鼓膜温度。鼓膜温度可采用红外线方法进行测定，它能较准确反映体核温度，是寒冷损伤时体温评估及缺氧缺血性脑损伤进行亚低温头部选择性降温治疗时的无创性监测手段之一。

2. 氧合或通气状态的评估

（1）氧浓度分析仪：可测定吸入气氧浓度，读数范围为21%~100%。测量时将探头置于头罩、呼吸机管道内以了解空、氧混合后实际吸入的氧浓度，指导治疗。

（2）经皮氧分压（TcPO$_2$）测定仪和经皮二氧化碳分压（TcPCO$_2$）测定仪：经皮氧及二氧化碳分压监护仪的特点是能直接、实时反映血氧或二氧化碳分压水平，减少动脉血气分析的采血次数，指导氧疗；其缺点是检测探头每3~4小时需更换位置1次，以免皮肤烫伤；使用前及每次更换探头时，必须进行氧及二氧化碳分压校正。目前已有将经皮氧分压和经皮二氧化碳分压测定制成同一探头，同时相应校正，自动化程度也有提高，便于使用。

（3）脉率及血氧饱和度仪：该仪器能同时测定脉率及血氧饱和度，为无创伤性、能精确反映体内氧合状态的监护仪。常用传感器有指套式、夹子式及扁平式等种类，可置于危重患儿拇指、蹬趾等位置。机器显示脉冲光柱或搏动波形、血氧饱和度（SaO$_2$）值，同时显示脉率数。使用时必须将传感器上光源极与感光极相对，切勿压绕过紧。

3. 中心静脉压监测　中心静脉压（CVP）与右心室前负荷、静脉血容量及右心室功能等有关。将导管插入上、下腔静脉后，与传感器相连，再按有创动脉测压步骤操作，即能显示中心静脉压。中心静脉压监测用于休克患者，以便根据中心静脉压进行早期目标治疗指导补液。

4. 脉搏指示连续心排血量测定（PiCCO）　PiCCO血流动力学测定是进行较精确循环治疗的依据。PiCCO可以测量中心静脉压、动脉压、利用热稀释法可以测量心排血量（CO）、体循环阻力、肺血管通透性指数、血管外肺水、胸内血容积、不间断容量反应等血流动力学监测，并能从中心静脉置管内抽取静脉血进行氧代谢的监测和计算。它是目前为儿童提供较多生理参数安全有效的循环监测方法之一，指导休克、循环衰竭和ARDS等危重患者的补液和循环治疗。

5. 有创性或无创性颅内压监测　目的是了解颅内出血、脑水肿、脑积水、机械通气时颅内压的急性变化及其对治疗的反应，以便临床对其急剧变化作出处理。新生儿及婴儿在前囟门未闭时可将传感器置于前囟进行无创性颅内压力监测。测定时婴儿取平卧位，头应保持与床呈水平位，略加固定，剃去前囟部位头发，将传感器贴于前囟即能测得颅内压读数。

6. 监护仪的中央工作站　将多个床边监护仪连接于中央监护台，在护士站集中反映各监护床单位的信息，包括心率、呼吸、血压、血氧饱和度、体温等，这在成人的ICU已有普遍应用，近年来在大部分国内PICU也采用了该技术。

7. 体液及生化监护　如血细胞比容、血糖、血清电解质、血胆红素、渗透压及血气分析等可在PICU中完成。

8. 监护室常用诊断设备

（1）床边X线摄片机：为呼吸治疗时不可缺少的设备，对了解心、肺及腹部病情，确定气管插管和其他置管的位置，了解相关并发症，评估疗效等都有很好的作用。

（2）透光灯：常由光源及光导纤维组成，属于冷光源。主要用于诊断的照明，如在气胸时通过胸部透照可发现光的散射，作出床边的无创性诊断；也可用于桡动脉穿刺的照射，以寻找桡动脉，引导穿刺。

（3）电子磅秤：用于体重的精确测定，也用于尿布的称重以估计尿量。

（4）床边超声诊断仪：PICU患儿常因病情危重或人工呼吸机应用，需床边进行超声检查，以明确先天畸形、颅内出血、胸腹脏器变化等形态学改变；通过多普勒方法还可了解血流动力学改变，脏器血流及肺动脉压等以指导治疗。由于较小婴儿的体表较薄，采用超声仪的探头频率宜高，如5~7MHz，以提高影像的分辨率。

（5）肺力学监护：常用于呼吸机治疗时的监测。以双相流速压力传感器连接于呼吸机管道近患儿端持续监测气体流速、气道压力，通过电子计算机显示出肺顺应性、潮气量、气道阻力、每分通气量、无效腔气量，并能描绘出压力-容量曲线。通过肺力学监测能更准确地指导呼吸机参数的调节，减少肺部并发症的发生。

（6）呼吸末二氧化碳监测仪：常结合人工呼吸机应用，以无创、连续监测患儿的通气状态。

（7）纤维支气管镜：近年来应用于儿科呼吸系统疾病临床诊断和治疗的一项技术，是PICU抢救危重患儿的一种重要手段。在儿科各种危重症患儿呼吸机依赖和撤机困难、难治性重症肺炎、并发肺不张等的诊断和治疗，可发挥重要的作用。

9. 生命支持的相关技术

（1）机械通气：是PICU中最常用的生命支持手段。包括：① 常规机械通气，以人工的方法提供肺的通气，满足其氧合和排出二氧化碳的要求。一般提供的呼吸频率与生理呼吸频率相同或相近；② 高频通气，包括高频振荡通气（HFOV）、高频喷射通气（HFJV）和高频气流阻断通气（HFFI），其特点是提供的频率很高，呼吸的潮气量小于生理无效腔；③ 部分液体通气（PLV），即利用氟碳有高度的气体溶解性特点，将肺功能残气量部分充满氟碳化合物后进行机械通气，以改善氧合；④ 无创正压通气（NIPPV），与气管插管机械通气（有创通气）相似，NIPPV同样能通过改善通气及气体交换，降低呼吸功的消耗，对轻至中度呼吸衰竭患者可提供有效的呼吸支持，因而NIPPV的适用范围包括从急性呼吸衰竭至慢性呼吸衰竭的多种疾病。常用的模式有经鼻（面）罩无创正压通气、双水平气道正压通气（BiPAP）和持续气道正压通气（CPAP）等。近些年经鼻高流量氧疗（HFNCO）成为轻中度呼吸衰竭常用的氧疗方法。

（2）体外膜肺氧合（extracorporeal membrane oxygenation，ECMO）：ECMO是将血液从体内引到体外，经膜肺氧合再用泵将血液灌入体内，可进行长时间心肺支持。该技术可分为静脉动脉模式（V–A ECMO）、静脉静脉模式（V–V ECMO）。V–A ECMO对心、肺均有支持作用；V–V ECMO仅对肺有支持作用。

目前，国内儿科领域ECMO技术已开始稳步发展，随着我国儿科重症医学不断进步和发展，ECMO技术将在儿科领域逐步开展，为我国心力衰竭、肺衰竭患儿开辟一条新的救治道路。

（3）一氧化氮气体（NO）的吸入：吸入性NO（iNO）为选择性肺血管扩张剂，它主要通过激活鸟苷酸环化酶，使cGMP增加，导致肺血管平滑肌舒张。而进入血液循环的NO能迅速被血红蛋白结合灭活而不对体循环产生作用，故吸入性NO是唯一的选择性肺血管扩张剂，常用于低氧性呼吸衰竭和肺动脉高压的治疗。近年来应用内皮素受体拮抗剂、5型磷酸二酯酶抑制剂或雾化吸入伊洛前列素等治疗肺动脉高压，也具有较好的选择性和有效性，肺动脉高压的治疗取得明显进展。

（4）血液净化技术：血液净化是把患者的血液引出体外并通过一种净化装置，去除血液中某些致病物质，从而净化血液达到治疗目的。儿科血液净化技术起步较晚，目前分为血液透析、腹膜透析、血液滤过、血液灌流、免疫吸附、血浆置换等方法。该技术应用已超出肾脏替代治疗领域，其治疗范畴已扩大至包括全身炎症反应综合征、多器官衰竭、中毒等在内的整个危重症急救领域。

（5）心脏起搏：心脏起搏可分为临时性和永久性两种。危重患者的抢救以临时性心脏起搏为主，包括经静脉心内膜起搏、心外膜起搏、经食管心脏起搏和经胸壁心外起搏等多种类型。临床应用最多、疗效较好的是经静脉临时人工心脏起搏。

（6）心律转复与除颤：应用电击造成瞬间心脏停搏，排除异常节律点所发出冲动的干扰，使窦房结重新成为心脏起搏点，从而恢复正常窦性心律。在室性心动过速、室上性心动过速等情况下，采用同步电击转复心律，若患者存在心室颤动须紧急处理时，则采用非同步电除颤。

（刘春峰）

第二节　儿童心跳呼吸骤停及心肺复苏

案例17-1　患儿，男，9岁，体育课上突然倒地，意识丧失，大动脉搏动消失。

思考：

1. 对该患儿的现场急救程序是什么？

2. 心外按压的频率应该是多少?

3. 心外按压深度应该是多少?

心跳、呼吸骤停是临床最危急、最严重的疾病状态，心搏骤停与呼吸骤停可先后发生，互为因果，其结果是血液循环及各脏器供血停止，低氧血症，导致各脏器缺血缺氧性损伤及复苏后再灌注损伤。如不及时处理可迅速死亡，或由于随后发生的多器官功能衰竭而死亡，或可能遗留神经系统后遗症。对心跳、呼吸骤停的患者必须争分夺秒地采用急救手段恢复心肺功能，并于心肺复苏开始后迅速进行脑损伤的预防及治疗，并最终使脑功能恢复，这一急救过程与方法称为心肺复苏（cardiopulmonary resuscitation，CPR）。

【儿童心跳呼吸骤停病因】

引起儿童心跳呼吸骤停的原因甚多，如婴儿猝死综合征、喉痉挛、喉梗阻、气管异物、胃食管反流、严重肺炎及呼吸衰竭、药物、严重心律失常、中毒、代谢性疾病、心肌炎、心肌病、心力衰竭、心血管介入治疗操作过程、各种意外损伤、神经系统疾病等。心肺复苏的措施一旦启动，就应该开始考虑心肺骤停的原因。心肺骤停难以预料，但触发的高危因素应引起足够的重视，以便在心跳呼吸骤停发生前进行必要的干预以避免其发生。最危险的因素如下所示。

1. 心血管系统的状态不稳定，如大量失血、休克、难治性心力衰竭、低血压和反复发作的心律失常。

2. 急速进展的肺部疾病，如严重的哮喘、喉炎、重症肺炎等。

3. 外科手术后的早期，如应用全身麻醉及大量镇静药足以使患儿对各种刺激的反应能力改变。

4. 安有人工气道的患儿气管插管发生堵塞或脱开。

5. 神经系统疾病有急剧恶化时，如昏迷患者常无足够的呼吸驱动以保证正常的通气。

应注意，临床的一些操作对于有高危因素的患儿能加重或触发心跳呼吸骤停，包括：① 气道的吸引，能引起低氧、肺萎陷及反射性心动过缓；② 不适当的胸部物理治疗（如拍背、翻身、吸痰等）可使更多的分泌物溢出，阻塞气道，也可使患儿产生疲劳；③ 任何形式的呼吸支持（如人工呼吸机）撤离，使患者必须从以前的人工呼吸转变为自主呼吸做功，如降低吸入气氧浓度、撤离CPAP或机械通气、拔除气管插管等；④ 药物的应用，如麻醉药、镇静药和镇咳药的应用所致的呼吸抑制；⑤ 各种操作，如腰椎穿刺时使呼吸屏住，可出现心搏骤停；⑥ 迷走神经兴奋性增加，一些临床操作可引起迷走神经兴奋性增加，如鼻胃管放置、气管插管操作等。

此外，高危婴儿喂养时由于吞咽、呼吸的不协调也可引起心跳呼吸骤停。应特别注意循环失代偿表现，包括外周循环不良、心动过缓、呼吸形式的改变或呼吸暂停、发绀、对刺激的反应性下降等。有上述表现时应尽可能停止相关操作，并给予生命支持。

【诊断】

临床表现为突然昏迷，部分有一过性抽搐，呼吸停止，面色灰暗或发绀，瞳孔散大和对光反射消失。大动脉（颈、股动脉）搏动消失，听诊心音消失。如做心电图检查可见等电位线、心脏电机械分离或心室颤动等。

心跳呼吸骤停的诊断并不困难。一般在患儿突然昏迷及大血管搏动消失即可诊断，而不必反复触摸脉搏或听心音，以免延误抢救时机。

【心肺复苏技术的三个方面】

1. 基本生命支持　儿童基本生命支持包括一系列支持或恢复呼吸或心跳呼吸停止儿童的有效通气或循环功能的技能。任何一个受过训练的医务人员或非医务人员都可以进行基本生命支持，它对伤病儿童的最终恢复是非常重要的。当心跳呼吸停止或怀疑停止时，同样需要迅速将患儿送到能给予进一步生命支持的医疗机构。

2. 高级生命支持　为心肺复苏的第二阶段，有经验的医护人员参与此时的抢救工作，并且常有明确的分工，协调处理呼吸、胸外心脏按压、辅助药物应用、输液、监护及必要的记录。儿童心跳呼吸骤停后对人工通气或用氧有反应，或需要高级生命支持的时间<5分钟，在复苏成功后神经系统正常的可能性较大。

3. 稳定及复苏后的监护　指为使复苏后的患儿稳定而进行的进一步处理及监护。

【处置流程】

对于心跳呼吸骤停，现场抢救十分必要，应争分夺秒地进行，以保持呼吸道通畅、建立呼吸及建立人工循环的顺序进行，来保证心、脑等重要脏器的血液灌流及氧供应。心肺复苏的程序常推荐用C–A–B–D–E方法，即循环（circulation，C）、气道（airway，A）、呼吸（breathing，B）、药物（drug，D）、电除颤复律（electricity，E）。

1. 评估　首先评估救治环境是否安全。再通过拍肩膀（对大于1岁的儿童）或拍足底（对1岁及以下的婴儿），同时大声呼喊患儿来评估孩子的意识。如果失去意识，则进入下一步。

2. 呼救　根据不同的场景启动急救反应系统（EMSS），并努力设法找到并携带自动体外除颤器（AED）。

3. 循环支持（circulation，C）　先检查脉搏。对大于1岁的儿童，选择检查颈动脉或股动脉；对1岁及以下的婴儿，选择检查肱动脉。检查脉搏同时应检查呼吸。直接观察胸腹有无起伏就可以完成对呼吸的观测。检查脉搏与呼吸的时间应在5~10秒内。超过10秒仍不能确定是否有脉搏，按没有脉搏处理。如无呼吸、无脉搏则立即开始心肺复苏。如有脉搏而无呼吸，则只支持呼吸，予以人工呼吸。

胸外心脏按压方法：对小于1岁的婴儿进行单人复苏时，用一手托住患儿背部，将另一手两手指置于乳头线中点略下方处进行按压（图17–1）；婴儿双人复苏时用两手掌及四手指托住两侧背部，双手大拇指按压（图17–2）。对于大于1岁的儿童，可用单掌或双掌按压，手掌根部置于两乳头连线中点（图17–3）。对于年长已有第二性征出现的患儿，胸部按压方法与成人相同，应将患儿置于硬板上，将一手掌根部交叉放在另一手背上，垂直按压两乳头连线中点。每次按压与放松比例为1：1，按压深度约为胸部厚度的1/3（婴儿约4cm，儿童约5cm），频率在婴儿和儿童均为100~120次/min。胸外心脏按压与呼吸的配合在婴儿或儿童均为15：2（有两人操作时）或30：2（单人复苏时）。

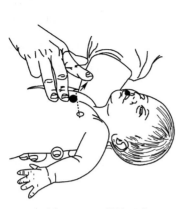

▲ 图17-1 双指按压法
（用于婴儿单人复苏时）

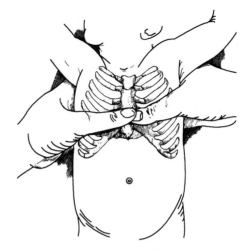

▲ 图17-2 双手拇指按压法
（用于婴儿双人复苏时）

4. 保持呼吸道通畅（airway，A） 儿童低氧血症和呼吸停止可引起或造成病情急剧恶化和心跳呼吸停止。因此，建立和维持气道的开放和保持足够的通气是基本生命支持很重要的内容。首先应打开气道。将患儿头向后仰，抬高下颌，一只手置于患儿的前额，将头向背部倾斜并处于正中位，颈部稍微伸展，即嗅气位。用另一只手的几个手指放在下颌骨的颏下，提起下颌骨向外上方，注意不要让嘴闭上或推颌下的软组织，以免阻塞气道。当颈椎损伤完全不能运动时，通过提下颌来开通气道（图17-4）。也可放置口咽导管，使口咽部处于开放状态。

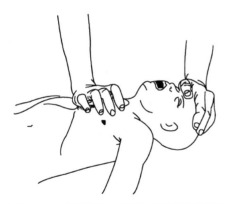

▲ 图17-3 对于大于1岁的儿童进行心脏按压

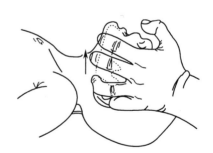

▲ 图17-4 通过提下颌来开通气道

5. 建立呼吸（breathing，B） 应采用人工辅助通气，以维持气体交换，常用的方法如下所示。

（1）口对口人工呼吸：此法适合于现场急救。如患儿是1岁以下婴儿，可将嘴覆盖婴儿的鼻和嘴；如果是较大的婴儿或儿童，用口对口封住，拇指和示指紧捏住患儿的鼻子，保持其头后倾；将气吹入，同时可见患儿的胸廓抬起。停止吹气后，放开鼻孔，使患儿自然呼气，排出肺内气体。呼吸与心外按压比例如前文所述。

（2）复苏囊的应用：在多数儿科急诊中，婴幼儿可用气囊面罩进行有效的通气。常用的气囊通气装置为自膨胀气囊，递送的氧浓度为30%~40%。气囊尾部可配贮氧装置，保证输送高浓度的氧气。带有贮氧装置的气囊可以提供60%~95%浓度氧气。气囊常配有压力限制活瓣装置，压力水平在35~40cmH$_2$O。将连接于复苏皮囊的面罩覆盖于患儿的口鼻。正确的面罩大小应该能保证将空气密闭在面部，从鼻梁到下颌间隙盖住口鼻，但露出眼睛。用一只手将面罩固定在口鼻并将头或下颌向上翘起。在面罩吸氧时，一定程度的头部伸展能保证气道通畅。婴儿和幼儿要最好保持在中间的吸气位置，而不要过度伸展头部，以免产生气道压迫梗阻。在上述操作时应观察患儿的胸廓起伏以了解辅助通气的效果。

（3）气管内插管人工呼吸法：当需要持久通气时，或面罩吸氧不能提供足够通气时，就需要用气管内插管代替面罩吸氧。插管（不带气囊）内径的大小可用公式进行估算：内径（mm）=（16+患儿年龄）/4。插管后可继续进行皮囊加压通气，或连接人工呼吸机进行机械通气。

6. 进一步处理 如胸外心脏按压仍无效，可使用药物。在心搏骤停时，最好静脉内给药，但由于很难建立静脉通路，也可即时使用骨髓腔输注给药。药物从骨髓腔注入能很好地被吸收，骨髓腔内注射与静脉内注射效果相同。常用药物如下所示。

1）肾上腺素：儿科患者最常见的心律失常是心跳停止和心动过缓，肾上腺素有正性肌力和正性频率作用。首次剂量0.01mg/kg（1：10 000溶液0.1ml/kg），静脉或骨髓腔内给予。上述给药可间隔3~5分钟重复1次。亦可气管内给药，0.1mg/kg，心跳恢复后可持续静脉滴注，速度为0.05~1.0μg/（kg·min）。

2）碳酸氢钠：儿科患者中，心搏骤停的主要病因是呼吸衰竭，快速有效的通气对于控制心跳呼吸骤停引起的酸中毒和低氧血症很有必要。但目前临床证据表明在心搏骤停时常规应用碳酸氢钠并不一定能改善预后。碳酸氢钠应用可促进CO$_2$生成，而CO$_2$比HCO$_3^-$更易通过细胞膜，可以引起短暂的细胞内酸中毒，从而导致心肌功能不全。鉴于这些潜在的不利因素，对于轻、中度酸中毒，特别是有通气不足存在时，不宜使用碳酸氢钠。而改善通气和扩容改善循环一般可以解决酸中毒问题。碳酸氢钠在较长时间的心搏骤停患儿可考虑使用，其剂量为1mmol/kg，可经静脉或骨髓腔给予。当自主循环建立及抗休克液体输入后，碳酸氢钠的用量可依血气分析的结果而定。

3）阿托品：对低灌注和低血压性心动过缓、预防气管插管引起的迷走神经性心动过缓、房室传导阻滞所引起的少见症状性心动过缓及抗胆碱酯酶类药物中毒等可试用阿托品。剂量0.01~0.02mg/kg，静脉、气管内或骨髓腔给药，间隔5分钟可重复使用。最大剂量为儿童不能超过1mg，青少年不超过2mg。目前的临床证据也不推荐在心肺复苏时常规给予阿托品。

4）葡萄糖：在婴幼儿心脏复苏时，应快速进行床边的血糖检测，有低血糖时应立即给葡萄糖；当无血糖监测条件而患儿有低血糖症状或临床怀疑有低血糖时，也可给予葡萄糖。剂量0.5~1.0g/kg，以25%葡萄糖溶液静脉注射。

5）钙剂：仅在疑有低钙血症时才可给钙剂，在治疗高钾血症、高镁血症、钙通道阻滞剂过量时，也可考虑使用。对心跳已停搏者不适用。剂量为葡萄糖酸钙100~200mg/kg（10%葡萄糖酸钙 1~2ml/kg）或氯化钙 10~30mg/kg（10% 氯化钙 0.1~0.3ml/kg）。

6）胺碘酮和利多卡因：当存在心室颤动时可用胺碘酮 5mg/kg，或利多卡因 1mg/kg。

7. 电除颤复律　虽然在儿科少见，但心室颤动也可能是心搏骤停的原因，或在复苏当中出现心室颤动、室性心动过速等心律失常，可用电除颤或复律。无脉性心动过速和心室颤动时应用非同步电除颤，能量首次 2J/kg，此后 4J/kg，后续可超过 4J/kg，最多不超过 10J/kg。但需注意无论除颤是否成功都应进行 5 个循环的心肺复苏。要尽量减少除颤对心肺复苏的干扰。

8. 复苏后治疗　对复苏后患儿出现的低血压、心律失常、颅内高压等应分别给予预防及处理。对各脏器功能进行评估，维持保护各脏器功能，尤其是保护脑功能，并最终使脑功能恢复，进行病因治疗。

（刘春峰）

第三节　急性呼吸衰竭

案例 17-2　患儿，女，1岁，以"发热2日，咳喘伴呼吸困难1日"为主诉来诊。平素易感冒，3个月前确诊支气管哮喘，但未按医嘱规范吸入治疗。2日前受凉后发热，体温39℃，1日后出现剧烈咳嗽，喘憋明显，喉部可闻及"咝咝"声，伴呼气性呼吸困难。体格检查：神志淡漠，呼吸无力，一般状况差，呼吸缓慢，张口呼吸，节律不整，面色灰暗，鼻翼扇动，口周明显发绀；肺部听诊双肺呼吸音减弱，可闻及喘鸣音及湿啰音，心率160次/min，心律齐，心音低钝，无杂音；肝右肋下2.0cm，肢端稍凉。胸部X线检查示双肺气肿，右下野见散在斑片状影。血气分析示 PaO_2 40mmHg，$PaCO_2$ 60mmHg。

思考：

1. 上述病例如何诊断？

2. 如何治疗？

3. 是否需要气管插管及机械通气治疗？

急性呼吸衰竭（acute respiratory failure，ARF）为儿童常见急症之一。是指由呼吸中枢和/或呼吸系统的原发或继发病变所导致的通气或换气功能障碍，以严重缺氧和/或二氧化碳潴留为主要特征。按病变部位可分为中枢性和周围性呼吸衰竭；按血气分析结果可分为 Ⅰ 型（单纯低氧血症）和 Ⅱ 型（低氧血症伴高碳酸血症）呼吸衰竭；按病程经过可分为急性和慢性呼吸衰竭。急性呼吸衰竭起病急骤，患儿可在短期内出现发绀、呼吸困难、呼吸不规则、节律不整，甚至呼吸心搏骤停等症状，本病严重者须及时行人工或机械通气治疗，否则具有极高的病死率。

【病因】

临床上引起急性呼吸衰竭的原因很多，分为中枢性和周围性。中枢性呼吸衰竭主要见于各种原因所致的呼吸中枢病变，如颅内感染、颅内出血、脑损伤（包括直接或间接性损伤）、脑水肿、药物中毒、颅内肿瘤、颅内高压等。周围性呼吸衰竭可见于上呼吸道疾病（异物、炎症等所致喉梗阻或喉水肿）、下呼吸道疾病（支气管哮喘、支气管异物、肺内感染、肺不张、肺水肿、肺损伤、肺出血、呼吸窘迫综合征等）、神经性疾病（急性感染性多发性神经根炎、重症肌无力、先天性肌肉疾病等）、心血管疾病（先天性心脏病等）及胸廓、胸腔疾病（呼吸肌麻痹、张力性气胸、血胸、胸膜炎）等。

【发病机制】

呼吸衰竭的基本病理生理改变为缺氧与二氧化碳潴留，导致缺氧与二氧化碳潴留的主要机制是通气及换气功能障碍。通气功能障碍即肺泡与外界气体交换障碍，是引起儿童呼吸衰竭的主要原因。通气功能障碍主要见于各原因所致的气道阻塞、呼吸中枢受抑、胸廓和肺扩张受限及肺实质性疾患，上述病变可最终导致每分钟肺泡通气量不足，引起肺泡氧分压下降，二氧化碳分压增加。换气功能障碍是指肺泡内气体与流经肺泡内的血液内气体交换发生障碍，是氧分压降低的主要原因。换气功能障碍的发生与各原因所致的通气血流比例失调、弥散障碍（弥散面积减少、呼吸膜增厚）、肺内动静脉分流等因素有关。通气和换气功能障碍可同时存在，导致不同程度的低氧血症、二氧化碳潴留和酸中毒等发生，从而可引起多种脏器功能损害，且可形成病理生理的恶性循环和炎症介质、细胞因子的网络反应，最终导致多器官功能衰竭。

【临床表现】

儿童急性呼吸衰竭的临床表现除原发病症状外，还主要有呼吸系统症状及缺氧、二氧化碳潴留所致的全身脏器功能障碍症状。

1. 呼吸系统症状　呼吸困难为最主要表现。中枢性呼吸困难表现为呼吸不规则、节律不整、深浅不匀、叹气样呼吸、双吸气及下颌式呼吸等。周围性呼吸困难因疾病性质可表现为吸气性（上呼吸道阻塞）、呼气性（下呼吸道阻塞）和混合性（肺实质病变）呼吸困难，常有呼吸增快、减慢、呼吸暂停、三凹征等。胸廓病变（如呼吸肌麻痹等）表现为呼吸无力、呼吸幅度表浅，而呼吸节律正常。

2. 低氧血症和高碳酸血症症状　发绀是缺氧的重要症状，当 $PaO_2 < 40mmHg$、$SaO_2 < 80\%$ 时可出现发绀（以唇、口周、甲床等处明显）。发绀需在还原血红蛋白 $>50g/L$ 时出现，因此在严重贫血时，缺氧可无明显发绀。缺氧对神经系统的影响表现为烦躁或神志淡漠、昏睡，重者昏迷、抽搐；对循环系统的影响表现为心率增快或减慢、心音低钝及心律不齐等，严重者也可引起肺动脉痉挛（肺动脉高压）、每搏输出量减少、血压下降甚至休克；对消化系统的影响表现为消化道紊乱，可有呕吐、出血、肠麻痹及肝功能异常；对泌尿系统的影响表现为少尿或无尿，尿中可出现蛋白、红细胞、白细胞及管型，严重者可导致肾衰竭。高碳酸血症主要表现为神经精神异常，如神志淡漠、嗜睡，重者可出现惊厥、昏迷、视盘水肿，也可引起毛细血管扩张症状，出现皮肤潮红、唇红、眼结膜充血及水肿、四肢湿温等。

【诊断】

婴儿急性呼吸衰竭的临床特点是起病急，变化快，通气和换气功能障碍可同时存在，易出现多系统受累的并发症。

主要诊断依据：① 可引起儿童急性呼吸衰竭的原发病；② 呼吸困难、低氧血症和/或高碳酸血症的临床表现；③ 血气分析。血气分析是确定诊断的可靠指标，在静息状态、呼吸室内空气情况下，$PaO_2<60mmHg$ 和/或 $PaCO_2>50mmHg$ 即可诊断呼吸衰竭。潜在性呼吸功能不全和呼吸功能不全是呼吸衰竭的早期阶段。潜在性呼吸功能不全是指在安静状态下无呼吸困难，血气分析结果基本正常，但在负荷增加时出现异常。呼吸功能不全：血氧分压在80mmHg以下为轻度低氧血症，由于缺氧而过度通气，$PaCO_2$ 可偏低，但当病情进展时，代偿能力逐渐下降，通气量降低，导致低氧血症加重及二氧化碳潴留，为呼吸衰竭的开始。按血气分析结果，将急性呼吸衰竭分为以下两型：Ⅰ型，即低氧血症型呼吸衰竭，$PaO_2<60mmHg$，$PaCO_2$ 正常或降低，多见于呼吸衰竭的早期和轻症；Ⅱ型，即低氧血症伴高碳酸血症型呼吸衰竭，$PaO_2<60mmHg$，$PaCO_2>50mmHg$，多见于呼吸衰竭的晚期和重症。婴儿急性呼吸衰竭的临床特点是起病急，变化快，通气和换气功能障碍可同时存在，并发症多。在吸氧的情况下常用血氧分压与吸入气氧浓度比值（P/F）来评估氧合障碍的严重程度，P/F<300mmHg提示有明显的氧合障碍。

【治疗】

儿童急性呼吸衰竭的治疗原则是保持气道通畅，改善通气功能，纠正缺氧及二氧化碳潴留，积极控制原发病，纠正酸碱平衡失调及电解质紊乱，维持重要器官功能，控制感染，把握辅助呼吸治疗指征。

1. 保持气道通畅、改善通气功能　对纠正缺氧及二氧化碳潴留至关重要，可采取以下治疗措施。

（1）通畅气道：气道内痰液阻塞是儿童（特别是婴幼儿）出现或加重呼吸衰竭的重要原因，尤其是在下述情况下。如伴有昏迷、咳嗽反射减弱、呼吸肌麻痹、肺内感染严重等，应积极清理呼吸道，口、鼻、咽部分泌物或痰液应随时吸出；痰液黏稠可予以盐酸氨溴索等雾化吸入或静脉注射治疗；对下呼吸道黏稠分泌物引起的阻塞，要在气管插管或纤维支气管镜下进行吸痰。

（2）吸氧：旨在提高 PaO_2 和 SaO_2，以缓解缺氧。根据病情及治疗条件可选择鼻导管、面罩、氧气头罩、经鼻持续气道正压给氧、经鼻高流量吸氧等无创或有创辅助通气等。吸入气氧浓度一般为30%~50%，在抢救时可用100%纯氧，但使用时间不宜超过6小时。根据氧流量可粗略计算吸入气氧浓度：吸入气氧浓度（%）=21+4×氧流量（L/min），有条件最好用测氧仪监测吸入气氧浓度。定期复查动脉血气，病情好转可逐渐降低吸入气氧浓度，以能维持 PaO_2 在60~80mmHg的最低吸入气氧浓度为宜，以防长期吸入高浓度氧造成氧中毒；儿童尤其婴儿可用脉搏血氧饱和度仪监测血氧饱和度，使血氧饱和度维持在93%以上即可，以避免反复采血。氧气应加温、湿化，否则易损伤气道纤毛上皮细胞和使痰液黏稠。

（3）解除气道痉挛和水肿：对有喘憋或有明显支气管痉挛者，可予以速效的支气管扩张剂及吸入性糖皮质激素联合雾化吸入治疗（详见第十章第七节）。雾化时要予以供氧，否则会加重低氧血症。

2. 积极控制原发病　控制原发病对缓解急性呼吸衰竭或减慢其进展十分重要。针对病因中引起急性呼吸衰竭的原发病，采取有效措施，积极治疗。

3. 纠正酸碱平衡失调及电解质紊乱　呼吸性酸中毒，以改善通气为主；合并代谢性酸中毒时，可在改善通气及氧疗的基础上，根据血气结果适当应用碱性药物。病程中常并发低钠血症、低钾血症、低氯性代谢性碱中毒等，应及时补充纠正。对于胃肠衰竭不能经消化道进食者，需予以肠外营养支持。

4. 维持重要器官功能　伴心功能不全者，需限制液体摄入量并给予利尿药（如呋塞米）以减轻心脏前负荷及肺水肿；给予强心剂（首选毛花苷C）增强心肌收缩力；有休克者可给予肾上腺素、多巴胺及多巴酚丁胺等血管活性药以改善循环。对中枢性急性呼吸衰竭有颅内压增高表现者，应积极使用脱水剂（如甘露醇、呋塞米）来降低颅内压，防治脑水肿，并给予保护脑细胞药物。在应用脱水剂时注意"边脱边补"，以防体液失衡；出现抽搐应及时镇静，因频繁惊厥可加重脑缺氧及脑水肿。

5. 防治感染　肺及中枢神经系统的感染为引起儿童呼吸衰竭的常见原因。此外，肺部感染或脓毒症也是儿童急性呼吸衰竭的常见并发症，尤其有以下原因时：如免疫功能低下、导管留置（气管插管、导尿管、动静脉插管等）、雾化吸入、交叉感染或处置污染等。留取呼吸道分泌物、导管周围渗出物、胸腔穿刺（或引流）液、脑脊液、血液等标本做病原菌培养或免疫学特异性抗原和抗体检测等，可明确病原菌，根据病原菌培养及其药物敏感试验的结果选用最敏感性恰当药物；如病原菌不明，可根据年龄、病情、临床特征等经验性选择抗微生物药物。

6. 把握辅助呼吸治疗指征

（1）气管插管及气管切开指征：上述一般内科治疗难以维持呼吸通畅，或缺氧及二氧化碳潴留难以纠正时，应考虑气管插管或气管切开以建立人工气道通气。对上呼吸道梗阻较重，呼吸肌麻痹，吞咽麻痹，下呼吸道分泌物过多难以咳出，根据病因需机械通气等患儿，要及早行气管插管或气管切开。经口气管插管操作迅速、适合任何年龄、副损伤少，但导管固定性差、易滑脱，不适合需长时间留置插管的患儿。经鼻气管插管操作相对复杂，要求患儿年龄至少1岁，对鼻黏膜有一定损伤，但导管固定性好、不易滑脱、口腔分泌物少、易于护理、可经口进食，适合需较长时间保留导管的患儿。气管切开可引起一些并发症，可在不具备气管插管条件下选择。气管插管或气管切开术后，可通过连接人工呼吸气囊（人工手动抱球呼吸）或呼吸机进行辅助呼吸。

（2）机械通气：是用呼吸机替代手动抱球法进行辅助呼吸，即使用呼吸机产生间歇正压，将气体送入肺内的机械呼吸，呼气是靠胸廓和肺脏的自然回缩完成的。临床使用的呼吸机有定压、定容、定时三种类型，可根据年龄、原发病、病情等选择。呼吸机应用指征为：① 呼吸频率骤减或出现节律不整、双吸气、下颌式呼吸；② 呼吸微弱，呼吸音明显减弱甚至消失；③ 呼吸暂停；④ 应用常规高浓度给氧，发绀仍难以缓解；⑤ 病情急剧恶化，经保守治疗无法改善；⑥ 血气分析，$PaCO_2 > 60mmHg$，吸入60%氧时，$PaO_2 < 60mmHg$。

7. 其他有前景的治疗

（1）肺表面活性物质（PS）治疗：PS主要成分是饱和卵磷脂，有降低肺泡气液面表面张力的作用，此外也有防止肺水肿、保持气道通畅、防御感染等作用。目前临床上主要用于新生儿呼吸窘迫综合征（RDS），并取得了良好的效果。给药后由于肺泡扩张，可改善换气功能，改善氧合，从而可降低呼吸机通气压力及吸入气氧浓度，缩短上呼吸机时间，减少并发症。PS在其他疾病所致呼吸衰竭患儿的应用效果不如新生儿RDS。

（2）吸入一氧化氮（NO）：现认为由血管内皮细胞产生的内源性舒张因子主要就是NO。NO对维持血管张力有重要作用，吸入NO可直接松弛肺血管平滑肌，从而降低肺动脉压；此外吸入NO还可改善通气血流比例，提高血氧。吸入NO的适应证主要是各种原因所致的肺动脉高压（尤其是现有降低肺动脉高压药物无效时）及肺损伤时的低氧血症。吸入NO需要有专门的配气及监测装置，技术复杂；吸入NO的浓度必须严格控制，否则会造成肺损伤。

（3）膜肺：即体外膜氧合器（ECMO），是真正能取代肺呼吸功能的呼吸机，可暂时替代心肺功能。适用于其他机械通气治疗无效的呼吸循环衰竭患者，不用ECMO很可能死亡，但使用ECMO的前提为肺病变是可逆的，或作为肺移植的过渡治疗。ECMO是治疗呼吸衰竭的最后手段，但技术复杂，费用昂贵，并发症较多。

（刘春峰）

第四节　心力衰竭

案例17-3　患儿，男，2月龄，2日前出现喂养困难、精神萎靡、反应差、小便明显减少，无发热。体格检查：脉搏170次/min，呼吸70次/min，精神反应差，面色青灰，双肺底闻及细小湿啰音；心音稍低钝，心律齐，可闻及奔马律，胸骨左缘第3、4肋间可闻及3级收缩期杂音；肝肋下3cm，脾未触及。

思考：

1. 该患儿的诊断是什么？

2. 诊断依据有哪些？其可能存在的病因是什么？

3. 治疗主要包括哪些？

心力衰竭（heart failure）是指心脏收缩和/或舒张功能下降，即心排血量绝对或相对不足，不能满足机体代谢需求，同时引起神经内分泌调节障碍，对心脏及全身各器官造成影响的一组复杂临床综合征。心力衰竭是儿童时期的危重症之一。

【病因】

儿童时期心力衰竭以1岁以内发病率最高，其中尤以先天性心脏病引起者最多见。心力衰竭也可继发于病毒性心肌炎、川崎病、心肌病、心内膜弹力纤维增生症、风湿性心脏病等。另外，贫血、营养不良、电解质紊乱、严重感染、心律失常和心脏负荷过重等都是儿童心力衰竭发生的诱因。

【病理生理】

心脏出现心肌肥厚、心脏扩大和心率增快等代偿性改变。由于心肌纤维伸长和增厚，收缩力增强，排血量增多。若病因持续存在，则代偿性改变继续发展，心肌能量消耗增多，冠状动脉血供相对不足，心肌收缩速度减慢和收缩力减弱。心率增快超过一定限度时，舒张期缩短，心排血量反而减少。心脏收缩和/或舒张功能通过代偿仍不能满足身体代谢需要时，即出现心力衰竭。

【临床表现】

年长儿心力衰竭的症状与成人相似，主要表现为乏力、活动后气急、食欲减低、腹痛和咳嗽。安静时心率增快，呼吸浅表、频率增加，颈静脉怒张，肝大、有压痛，肝颈静脉回流征阳性。病情较重者可有端坐呼吸、肺底部闻及湿啰音，并出现水肿，尿量明显减少。心脏听诊除原有疾病产生的心脏杂音和异常心音外，常可听到心尖区第一心音减低和奔马律。

婴幼儿心力衰竭的临床表现有一定特点。常见症状为呼吸快速、表浅，喂养困难、吃奶时气急加重、吸奶中断，体重增长缓慢，烦躁多汗，哭声低弱，肺部可闻及干啰音或哮鸣音。严重时鼻唇三角区发绀。

【诊断】

1. 临床诊断依据 ① 安静时心率增快，婴儿>180次/min，幼儿>160次/min，不能用发热或缺氧解释；② 呼吸困难，安静时呼吸达60次/min以上；③ 肝大，达肋下3cm以上，或短时间内较前增大，且不能以横膈下移等原因解释；④ 心音明显低钝，或出现奔马律；⑤ 突然烦躁不安，面色苍白或发灰，而不能用原有疾病解释；⑥ 尿少、下肢水肿，且已经除外营养不良、肾炎等原因。

2. 其他检查 上述前4项为临床诊断的主要依据，尚可结合其他几项及下列1~2项检查进行综合分析。

（1）胸部X线检查：心影多呈普遍性扩大，搏动减弱；肺纹理增多，肺门或肺门附近阴影增加，肺淤血。

（2）心电图检查：不能表明有无心力衰竭，但有助于病因诊断及指导洋地黄的应用。

（3）超声心动图检查：可见心室和心房腔扩大，心室收缩时间延长，射血分数降低。对诊断和引起心力衰竭的病因判断有帮助。

（4）血浆脑利尿钠肽（BNP）和氨基末端脑利尿钠肽前体（NT-proBNP）：有助于心力衰竭的诊断、鉴别诊断和疗效评估。

【治疗】

儿童心力衰竭应重视病因治疗。心力衰竭的内科治疗有下列几方面。

1. 一般治疗 充分的休息和睡眠可减轻心脏负担，取平卧或半卧位，必要时可适当应用镇静药，但需警惕呼吸抑制和痰堵窒息。供氧往往是需要的。心力衰竭时，患者易发生酸中毒、低血糖和低钙血症，新生儿时期更是如此；一旦发生，应及时纠正。应给予容易消化及富有营养的食品，通常饮食中钠盐应减少，但很少需要严格的极度低钠饮食。

2. 洋地黄类药物 迄今为止洋地黄仍是儿科临床上广泛使用的强心药物之一。洋地黄对左心瓣膜反流、心内膜弹力纤维增生症、扩张型心肌病和某些先天性心脏病等所致的充血性心力衰竭均有效。尤其是对合并心率增快、心房扑动、心房颤动者更有效。对心肌炎引起者疗效较差。

儿童时期常用的洋地黄制剂为毛花苷C和地高辛，毛花苷C一般静脉应用，作用时间较快，排泄亦较迅速；地高辛通常口服应用。早产儿对洋地黄比足月儿敏感，后者又比婴儿敏感。婴儿的有效浓度为2~4μg/L，大年龄儿童为1~2μg/L。洋地黄剂量和疗效的关系受到多种因素的影响，所以洋地黄的剂量要个体化。常用剂量和用法见表17-1。

▼ 表17-1　洋地黄类药物的临床应用

洋地黄制剂	给药法	洋地黄化总量/（mg·kg⁻¹）	每日平均维持量	效力开始时间/min	效力最大时间/h	中毒作用消失时间/d	效力完全消失时间/d
地高辛	口服	早产儿0.01~0.02；足月儿0.02~0.03；婴儿及儿童0.025~0.040（总量不超过1.5mg）	1/4洋地黄化量，分2次	120	4~8	1~2	4~7
	静脉	口服量的75%		10	1~2		
毛花苷C（西地兰）	静脉	早产儿和足月儿或肾功能减退、心肌炎患儿0.02；<2岁0.03~0.04；≥2岁0.02~0.03		15~30	1~2	1	2~4

（1）洋地黄化：如病情较重或不能口服者，可选用毛花苷C或地高辛静脉注射，首次给洋地黄化总量的1/2，余量分2次，每隔4~6小时给予，多数患儿可于8~12小时内达到洋地黄化；能口服的患者开始给予口服地高辛，首次给洋地黄化总量的1/3或1/2，余量分2次，每隔6~8小时给予。

（2）维持量：洋地黄化后12小时可开始给予维持量。维持量的疗程视病情而定：急性肾炎合并心力衰竭者往往不需用维持量或仅需短期应用；短期难以去除病因者，如心内膜弹力纤维增生症或风湿性心脏病等，则应注意随患儿体重增长及时调整剂量，以维持儿童血清地高辛的有效浓度。

（3）使用洋地黄的注意事项：用药前应了解患儿在2~3周内的洋地黄使用情况，以防药物过量引起中毒。各种病因引起的心肌炎患儿对洋地黄耐受性差，一般按常规剂量减去1/3，且饱和时间不宜过快。未成熟儿和<2周的新生儿因肝肾功能尚不完善，易引起中毒，洋地黄化剂量应偏小，可按婴儿剂量减少1/3~1/2。钙剂对洋地黄有协同作用，故用洋地黄类药物时应避免用钙剂。此外，低钾血症可促使洋地黄中毒，应予注意。

（4）洋地黄毒性反应：心力衰竭越重、心功能越差者，其治疗量和中毒量越接近，易发生中毒。肝肾功能障碍、电解质紊乱、低钾血症、高钙血症、心肌炎和大剂量利尿后的患儿易发生洋地黄中毒。儿童洋地黄中毒最常见的表现为心律失常，如房室传导阻滞、室性期前收缩和阵发性心动过速等；其次为恶心、呕吐等胃肠道症状；神经系统症状如嗜睡、头晕、色视症等较少见。

洋地黄中毒时应立即停用洋地黄和利尿药，同时补充钾盐。小剂量钾盐能控制洋地黄引起的室性期前收缩和阵发性心动过速。轻者每日用氯化钾$0.075\sim0.100g/kg$，分次口服；严重者$0.03\sim0.04g/(kg\cdot h)$静脉滴注，总量不超过$0.15g/kg$，滴注时用葡萄糖溶液稀释成0.3%浓度。肾功能不全和合并房室传导阻滞时忌静脉给钾。钾盐治疗无效或并发其他心律失常时的治疗参见本章第八节。

3. 利尿药　水钠潴留为心力衰竭的一个重要病理生理改变。当使用洋地黄类药物而心力衰竭仍未完全控制，或伴有显著水肿时，宜加用利尿药。对急性心力衰竭或肺水肿者可选用快速强效利尿药，如呋塞米，其作用快而强，可排出较多的Na^+，而K^+的损失相对较少。慢性心力衰竭一般联合使用噻嗪类与保钾利尿药，并采用间歇疗法维持治疗，防止电解质紊乱。

4. 血管扩张剂　近年来应用血管扩张剂治疗顽固性心力衰竭取得一定疗效。小动脉的扩张使心脏后负荷降低，可能增加心排血量；同时静脉扩张使前负荷降低，心室充盈压下降，肺淤血的症状亦可能得到缓解，对左心室舒张压增高的患者更为适用。

（1）血管紧张素转化酶抑制剂（ACEI）：能有效缓解心力衰竭的临床症状，改善左心室收缩功能，防止心肌重构，逆转心室肥厚，降低心力衰竭患者的病死率。

（2）硝普钠：硝普钠能释放NO，使cGMP升高而松弛血管平滑肌，扩张小动脉、静脉的血管平滑肌，作用强、起效快、持续时间短。对急性心力衰竭（尤其是急性左心衰竭、肺水肿）伴周围血管阻力明显增加者效果显著。应用时需密切监测血压。

（3）酚妥拉明：α受体阻滞剂，以扩张小动脉为主，兼有扩张静脉的作用。

5. 非洋地黄类正性肌力药物　通过增加心肌细胞内钙含量或心肌细胞对钙的敏感性而发挥正性肌力作用。

（1）β受体激动剂：与心肌细胞膜β受体结合，增强心肌收缩力和心排血量，如多巴酚丁胺、多巴胺。心力衰竭伴有血压下降时可应用多巴胺，有助于增加心排血量并提高血压。

（2）磷酸二酯酶抑制剂：通过减少cAMP降解，提高细胞内cAMP水平，增加Ca^{2+}内流产生正性肌力作用，使每搏输出量及心排血量增加，但并不增加心肌氧耗量和心率。常用药物有氨力农和米力农。可与多巴酚丁胺或多巴胺合用。

（3）左西孟旦：新一代抗心力衰竭药物、钙增敏剂。通过与心肌肌钙蛋白C结合，增加心脏肌钙蛋白C对钙离子的敏感性，增强心肌收缩力和心排血量，扩张血管，降低前后负荷。在改善心泵功能时不增加心肌氧耗量和心率。

6. 人工机械辅助装置　机械辅助的目的是暂时支持生命，等待心肺功能恢复或心脏移植。临床常用体外膜氧合器（ECMO）和离心泵心室辅助装置（CVAD）。目前主要用于经药物治疗心力衰竭难以控制的患者，如心脏病术后、急性暴发性心肌炎、终末期心脏病等待心脏移植等。

（乔莉娜）

第五节 急性肾损伤

案例17-4　患儿，男，11岁，因"少尿4日，无尿1日"入院。体格检查：神志清楚，全身水肿，血压高。实验室检查：血钾、尿素氮和肌酐均升高。既往健康。

思考：

1. 此病例要考虑的诊断是什么？

2. 可能的病因有哪些？

3. 如何进一步鉴别？

4. 如何紧急处理？

5. 按照以往的临床经验，应如何处理这类病例？

急性肾损伤（acute kidney injury，AKI）已取代急性肾衰竭（acute renal failure，ARF）概念，是由多种病因引起肾功能短期内（数小时到数日）急剧下降或丧失的临床综合征；表现为血清肌酐（serum creatinine，SCr）进行性升高或尿量减少，后续可能进展至慢性肾脏病（chronic kidney disease，CKD），导致预后不良甚至死亡。

【病因】

1. 肾前性　占儿童AKI的55%~60%，是各种原因引起有效循环血量下降、肾血流量不足、肾小球滤过率（glomerular filtration rate，GFR）急剧下降所致。多无肾实质损伤。早期及时治疗，肾前性AKI可以逆转，但持续较长时间的肾前性AKI将进展至肾性AKI（表17-2）。

▼ 表17-2　儿童肾前性AKI常见病因

分类	病因
体液丢失	严重腹泻，持续呕吐，渗透性利尿药，大量利尿，大面积烧伤，出血
有效血容量减少	感染性休克，过敏反应，肾病综合征
心力衰竭	心脏畸形，心律失常，心肌病，心脏压塞，心脏术后

2. 肾性　也称为肾实质性AKI，占儿童AKI的35%~40%，由各种肾实质病变导致或由肾前性损伤发展而来，分为肾小球性、肾小管性、间质性、血管性（表17-3）。

▼ 表17-3　儿童肾性AKI常见病因

分类	病因
肾小球	感染后肾炎，狼疮性肾炎，过敏性紫癜性肾炎，IgA肾病，新月体性肾小球肾炎，亚急性细菌性心内膜炎
肾小管	缺血和/或缺氧，结晶（如尿酸）梗阻肾小管，药物，毒物，未纠正的肾前性或肾后性AKI

分类	病因
肾间质	过敏性间质性肾炎，恶性肿瘤，肾盂肾炎
血管/血流动力学	溶血性尿毒综合征，肾静脉血栓形成，血管炎，恶性高血压，非甾体抗炎药，血管紧张素转化酶抑制药（ACEI）

注：IgA，免疫球蛋白A；AKI，急性肾损伤。

3. 肾后性 约占儿童AKI的5%，是各种原因导致尿流在尿道、膀胱、输尿管或肾水平被梗阻，从而抑制了肾小球滤过而引起的AKI，也称为尿道梗阻性AKI（表17-4）。

▼ 表17-4 儿童肾后性AKI常见病因

部位	病因
肾	肾盂输尿管结合部梗阻，创伤，肾石病（双侧），肿瘤
输尿管	腹部肿瘤压迫，双侧原发性巨输尿管，创伤，后腹膜纤维化
膀胱/尿道	尿道后瓣膜，肾石病，异物，肿瘤

【病理生理】

导致AKI的损伤因素主要是影响肾血流或肾小管功能。

血管收缩或肾缺血引起肾血流减少，将直接导致肾小球滤过率减低。而肾上腺素刺激、肾产生前列腺素减少及血管紧张素Ⅱ生成增加均会引起血管收缩。

肾小管细胞坏死是引起AKI的另一机制，主要表现为肾小管细胞的凋亡。急性损伤第1日，肾小管上皮细胞的凋亡主要导致上皮细胞丢失和肾功能恶化；但5~7日后肾小管上皮细胞的凋亡将限制细胞过度增生，有利于肾小管的再塑。因此，引发AKI的机制可能主要是血管机制，而一旦发生AKI后肾小管细胞的凋亡将是主要机制。

【临床表现】

1. 症状 表现为原发病症状，少尿或无尿（非少尿型患儿除外），以及肾功能急剧下降相关症状，如水潴留（全身水肿、肺水肿、脑水肿、心力衰竭）、电解质紊乱（常表现为"三高三低"，即高钾血症、高磷血症、高镁血症、低钠血症、低钙血症、低氯血症常见）、代谢性酸中毒。高血压及尿毒症还可能引起脑病，表现为意识障碍、抽搐甚至昏迷。血液系统还可出现贫血、出血倾向等。胃肠道系统可表现厌食、恶心、呕吐，有些患儿因应激而出现胃肠道溃疡，并引起消化道出血。还可出现全身各系统中毒症状。

2. 尿量 根据不同病因和不同病程，患儿可以表现少尿甚至无尿，进入恢复期的患儿逐渐出现多尿。少尿可以突然发生或逐渐出现，一般持续10日左右。少尿持续2周以上或少尿和无尿间断出现时，多预后不良。

3. 肾功能 血清肌酐、尿素氮增高，患儿出现氮质血症的症状，且与病情轻重一致。

【实验室检查】

1. **尿液检查** 包括尿常规、尿沉渣、24小时尿蛋白定量、尿电解质（尿钠、尿肌酐）等，常有助于确定AKI的基础病因。肾前性AKI患者的尿液分析结果可能是正常的，而肾性AKI常常会出现血尿和/或蛋白尿。因此，尿液分析结果正常并不能排除AKI的诊断。

2. **血生化检查** 除检测血清肌酐和尿素氮外，还应检测电解质（钾、钠、钙、磷等）和酸碱平衡指标。

3. **肾影像学检查** 多采用腹部X线片、超声检查、CT、磁共振成像等检查。有助于了解肾脏的大小、形态，血管及输尿管、膀胱有无梗阻，也可了解肾血流量、肾小球和肾小管的功能。造影剂可能加重肾损害，须慎用。

4. **肾活检** 是对原因不明AKI的可靠诊断手段，可帮助诊断和评估预后。

【诊断】

1. **AKI诊断标准** 48小时内，至少2次血肌酐升高的绝对值≥0.3mg/dl（≥26.5μmol/L）；或在近7日内，血肌酐增至基线浓度的1.5倍及以上；或尿量≤0.5ml/（kg·h），持续6小时。

2. **AKI分期** 以血肌酐和尿量值为标准，将AKI分为三期（表17-5）。

▼ 表17-5 2012《KDIGO急性肾损伤临床实践指南》AKI分期标准

分期/级	血肌酐	尿量
1	基线水平的1.5~1.9倍，或血肌酐上升≥26.5μmol/L（≥0.3mg/dl）	连续6~12h尿量<0.5ml/（kg·h）
2	基线水平的2.0~2.9倍	连续12h以上尿量<0.5ml/（kg·h）
3	基线水平的3倍以上，或血肌酐>353.6μmol/L（>4.0mg/dl），或开始肾脏替代治疗，或小于18岁，估算的GFR<35ml/（min·1.73m^2）	连续24h以上尿量<0.3ml/（kg·h），或连续12h以上无尿

注：单独根据尿量改变进行诊断和分期时，必须除外尿路梗阻或其他可导致尿量减少的可逆因素。GFR，肾小球滤过率。

3. **病因诊断** 一旦确诊AKI，应进一步鉴别肾前性、肾性、肾后性AKI。有呕吐、腹泻、失血休克病史，体格检查见脱水貌，补液试验尿量增加，利尿试验有效则提示肾前性AKI。有肾病史或特殊用药史，体格检查发现水肿、高血压，补液试验和利尿试验无效提示肾性AKI（表17-6）。泌尿系统影像学检查有助于发现泌尿系统梗阻等肾后性AKI。

▼ 表17-6 肾前性AKI与肾后性AKI的鉴别

项目	分项目	肾性	肾前性
1. 症状与体征	脱水征	无或有	有
	血压	正常或偏高	低
	眼	不凹	凹

项目	分项目	肾性	肾前性
2. 血检查	Hb	低或正常	高
	BUN	升高	正常或偏高
	血钾	偏高	正常或偏高
	中心静脉压	正常或偏高	低
3. 尿检查	常规	蛋白+管型	基本正常
	比重	1.010	>1.020
4. 尿诊断指标	尿钠	40mmo/L	<20mmol/L
	尿渗透压	<350mOsm/L	>500mOsm/L
	尿/血渗透压	<1.2	>1.5
	排泄钠分数	>3	<3
	肾衰指数	>1	<1
5. 补液试验/利尿试验		无效	尿量增加/有效

注：肾衰指数=尿钠×血肌酐/尿肌酐；钠排泄分数=（尿钠/血钠）×（血肌酐/尿肌酐）×100%。补液试验，2：1等张溶液15~20ml/kg，0.5小时内输完，2小时内尿量增加至6~10ml/kg提示肾前性AKI。利尿试验，如补液后无反应，可用20%甘露醇0.2~0.3g/kg在20~30分钟推注完，2小时尿量增至6~10ml/kg为有效，需继续补液改善循环；无反应者给呋塞米1~2ml/kg，2小时尿量增加6~10ml/kg为有效，否则为无效。Hb，血红蛋白；BUN，尿素氮。

【治疗】

治疗原则为治疗原发病、去除病因、改善肾功能、防止并发症。

1. 病因治疗 首先应纠正可逆性病因，如外伤、心力衰竭、急性失血、感染等。上尿路梗阻需手术者应在确诊12小时内尽快实施。

2. 支持疗法 注意休息，给予高糖、低蛋白（优质动物蛋白）、低盐、低钾、低磷、高维生素的食物，蛋白质限制在0.5~1g/kg为宜。但应注意AKI患者伴有显著的分解代谢时，其营养素需求有很大差异，具体取决于病因、分解代谢速率、急慢性共存疾病和肾脏替代治疗（RRT）方式。

3. 对症治疗 纠正循环电解质紊乱、代谢性酸中毒。多数通过减少容量负荷（限制液体入量和应用利尿药）即可控制血压，否则需要加用抗高血压药。

4. 液体管理 维持体液平衡。每日摄入液体量=尿量+显性失水量+不显性失水量-内生水。无发热状态下，不显性失水量约400ml/m²，体温每增高1℃，不显性失水量增加75ml/m²。内生水非高代谢情况下为100ml/m²。如果患儿的临床病史和体格检查结果符合低血容量，就应紧急静脉补液，即给予生理盐水或者等张晶体溶液负荷（10~20ml/kg，输注30分钟，可酌情重复2次），以恢复肾功能，并防止肾前性AKI进展为肾性AKI。如果患儿有容量超负荷的表现，则需排出液体，往往首先选择使用利尿药。

5. 透析治疗 指征：① 严重水潴留；② 血钾≥6.5mmol/L或心电图提示高钾；③ 严重酸中毒，血浆HCO₃⁻<12mmol/L或动脉血pH<7.2；④ 严重氮质血症；⑤ 尿毒症症状或并发症。透析方法：儿童AKI最常采用腹膜透析，必要时也采用CRRT，其最大优势为可以快速纠正血容量过大、高钾血症和酸中毒。但快速有效建立CRRT的通路常常成为儿童血液净化的障碍。虽然儿童较成年人更能耐受高水平尿素氮，但在发生严重症状前早期开始透析，可能有助于改善预后。

【预防】

高危患儿要每日测量尿量，记录体重以评估液体平衡情况，监测BUN、血肌酐、血糖、血气。AKI患儿避免使用肾毒性药物或根据肾功能调整药物剂量。对呕吐腹泻、脓毒症的AKI患儿考虑暂停使用ACEI、血管紧张素受体阻滞药（ARB），至临床情况改善。

（乔莉娜）

第六节　弥散性血管内凝血

案例17-5　患儿，男，3岁，发热10日，体温39~40℃，咳嗽、气促5日，1日前皮肤可见多个出血点，伴精神萎靡，尿少，排"酱油样尿"1次，量约100ml。体格检查：体温39.3℃，血压80/50mmHg，四肢冰冷，表情淡漠，面色苍白，呼吸56次/min，心率160次/min，双肺呼吸音粗，可闻及中小湿啰音，腹软，肝肋下3cm。血WBC 21×10⁹/L，RBC 4.4×10¹²/L，Hb 94g/L，PLT 70×10⁹/L。

思考：

1. 试述患儿的诊断和鉴别诊断。

2. 还需进行哪些实验室检查？

3. 该病的治疗原则是什么？

弥散性血管内凝血（disseminated intravascular coagulation，DIC）是一种由多种病因引起的获得性凝血障碍综合征。其主要特征是致病因素损伤微血管，激活凝血系统，毛细血管和/或小动、静脉内广泛血栓形成；同时，消耗大量凝血因子和血小板，并激活纤维蛋白溶解系统，引起继发性纤维蛋白溶解亢进，从而导致广泛出血、循环障碍、栓塞和溶血等一系列临床表现。

【病因和发病机制】

许多疾病或理化因素都可诱发DIC，与儿内科相关的病因主要有：① 各种感染；② 组织损伤；③ 血小板及白细胞大量破坏；④ 促凝物质进入血液；⑤ 单核吞噬细胞系统损伤。

生理情况下，微循环中凝血和抗凝血处于动态平衡。在致病因素作用下，上述平衡被打破，激活内、外凝血系统，并导致纤维蛋白溶解亢进，即为DIC。

1. **凝血系统被激活**　DIC时，激活两个不同途径凝血系统：① 激活内源凝血系统，内毒素及其他致病因子引起血管内皮损伤、胶原组织暴露，激活因子Ⅻ或直接激活因子Ⅺ，进而激活因子Ⅸ和因子Ⅹ，诱发凝血酶原转变成凝血酶；② 激活外源凝血系统，组织损伤和细胞破坏等因素促使组织释放出大量组织因子（凝血因子Ⅲ）进入血液循环，活化因子Ⅶ并与之结合成复合物，进而激活活化因子Ⅹ，诱发凝血酶原转变成凝血酶。

此外，红细胞和血小板损伤可直接释放促凝物质，促使凝血酶生成。大量病理性凝血酶使血液呈高凝聚状态，导致微循环内广泛血栓形成。

单核巨噬细胞功能损伤不能及时清除血液循环内的凝血酶等凝血物质；代谢性酸中毒可使血管内皮损伤并抑制肝素的抗凝作用；循环障碍时血液淤滞和浓缩形成高凝状态并使血小板易于破裂。这些因素均可诱发或加重DIC。

在凝血系统被激活的同时，体内生理抗凝血因子被消耗且功能受抑制，如抗凝血酶Ⅲ、蛋白C和蛋白S水平下降，组织因子通路抑制物缺乏，进一步加剧血栓形成。

体内广泛性凝血过程消耗了血小板和大量凝血因子，使血液由高凝状态转变为消耗性低凝状态而导致出血。

2. **纤维蛋白溶解系统被激活**　DIC时产生的病理性凝血酶、激活的因子Ⅻ及肝、脾等脏器受损伤后释放纤溶酶原激活物等因素促使纤溶酶原转变为纤溶酶，加剧纤溶并产生纤维蛋白原/纤维蛋白降解产物（fibrin/fibrinogen degradation product，FDP）。缺氧、酸中毒、创伤等激活纤溶时，还可使多种凝血因子灭活，FDP本身具有抗凝作用，进一步损害凝血功能，加重出血。

以上基本病理过程依次称为高凝状态、消耗性低凝状态和继发性纤溶亢进。但各阶段多互相交错，难以截然分开。

活化的因子Ⅻ可激活缓激肽原，使之转变成缓激肽，导致小血管扩张和通透性增加，加之小血管栓塞后微循环受阻、回心血量及心排血量减少而导致血压下降，进而发生休克。

血管内凝血形成纤维蛋白条状物与网眼，红细胞通过时将受到机械损伤，加之红细胞因缺血、缺氧、毒素及表面有纤维蛋白附着而脆性增加，导致红细胞发生变形、破裂，出现溶血。

【临床表现】

1. **出血**　最常见，常为首发症状。特点为自发性、多部位出血。皮肤出血表现为出血点、瘀点或片状瘀斑，多见于躯干或四肢，鼻黏膜、牙龈、胃肠出血亦较常见；穿刺部位或伤口渗血不止，且渗出血液往往不凝固，为临床常见基本特征；严重者泌尿道出血或颅内出血。出血量多者可致贫血或休克，甚至死亡。

2. **休克或微循环衰竭**　早期即出现肾、肺、脑等器官功能不全。年长儿表现为一时性或持久性血压下降；婴幼儿常表现为面色青灰或苍白、黏膜发绀、肢端冰冷和发绀、精神萎靡和尿少等。休克使血流进一步缓慢，缺氧和酸中毒加重，从而加重DIC。故DIC与休克互为因果，呈恶性循环，甚至产生不可逆休克。

3. **微循环栓塞**　是微血管异常出现的临床症状，可累及浅层皮肤、消化道黏膜微血管。组织和脏器微血栓使血流阻滞，导致受累器官缺血、缺氧、代谢紊乱和功能障碍，甚至坏死。根据受累器官差异可表现为顽固性休克、呼吸衰竭、意识障碍、高颅压、多器官功能衰竭。

4. 微血管病性溶血　较少发生，贫血程度与出血量不成比例。急性溶血表现为发热、黄疸、苍白、乏力、腰背酸痛、血红蛋白尿等，可与DIC互为因果。

【分期】

1. 高凝期　由于凝血系统被激活，多数患者血中凝血酶含量增多，导致微血栓形成，此时的表现以血液高凝状态为主。

2. 消耗性低凝期　由于凝血系统被激活和微血栓形成，凝血因子、血小板因消耗而减少，此时常伴有继发纤溶。所以有出血的表现。

3. 继发性纤溶亢进期　在凝血酶及Ⅻa的作用下，纤溶酶原活化素被激活，使大量纤溶酶原变成纤溶酶；加之此时又有FDP形成，它们有很强的纤溶和/或抗凝作用，所以此期出血十分明显。

【实验室检查】

为确诊DIC的依据。

1. 反映消耗性凝血障碍的检查

（1）血小板计数减少：常降至$100 \times 10^9/L$以下，如呈进行性下降则更有诊断意义。

（2）凝血酶原时间（PT）延长：超过正常对照3秒（出生4日内的新生儿PT超过20秒才有意义）。

（3）纤维蛋白原减少：低于1.6g/L有意义，高凝期病例反而可升高超过4.0g/L。

（4）活化部分凝血活酶时间（APTT）延长：APTT比正常对照延长10秒以上。

2. 反映纤维蛋白形成及纤维蛋白溶解亢进的检查

（1）血浆鱼精蛋白副凝（3P）试验：此试验在DIC早期多阳性，但晚期以纤溶亢进为主时常为阴性。新生儿3P试验应在出生2日后才有诊断价值。有些疾病如恶性肿瘤、肝肾疾病及手术创伤后，也可出现3P试验阳性。

（2）FDP含量测定：正常人血清FDP<10mg/L，超过20mg/L提示纤溶亢进。但肺栓塞或动静脉栓塞患者也可升高。

（3）D-二聚体测定：此试验有特异度，DIC患者常升高。

此外，外周血涂片中红细胞呈盔状、皱缩、新月形及碎片等有一定诊断价值。

【诊断】

必须结合基础疾病、临床表现和实验室检查结果进行综合分析，才能作出正确诊断。

1. 一般诊断标准

（1）临床表现

1）患者存在有诱发DIC的基础病。

2）有下列至少1项临床表现：① 多发性出血倾向；② 不易用原发病解释的微循环衰竭或休克；③ 多发性微血管栓塞的症状、体征。

（2）实验室检查：至少同时有以下3项异常。① 血小板<100×10⁹/L或进行性下降；② 血浆纤维蛋白原含量<1.5g/L或进行性下降，或>4g/L；③ 血浆FDP>20mg/L，或D-二聚体水平升高或阳性，或3P试验阳性；④ PT缩短或延长3秒以上，或APTT缩短或延长10秒以上。

2. DIC评分系统　DIC是一个动态的病理过程，检测结果只反映这一过程的某一瞬间，利用积分系统动态评分更有利于其诊断（表17-7）。

▼ 表17-7　中国DIC诊断积分系统（Chinese DIC Scoring System，CDSS）（2017年版）

积分项	分数/分
存在导致DIC的原发病	2
临床表现	
不能用原发病解释的严重或多发出血倾向	1
不能用原发病解释的微循环障碍或休克	1
广泛性皮肤、黏膜栓塞，灶性缺血性坏死、脱落及溃疡形成，不明原因的肺、肾、脑等脏器功能衰竭	1
实验室指标	
血小板计数	
非恶性血液病	
≥100×10⁹/L	0
（80~<100）×10⁹/L	1
<80×10⁹/L	2
24h内下降≥50%	1
恶性血液病	
<50×10⁹/L	1
24h内下降≥50%	1
D-二聚体	
<5mg/L	0
5~<9mg/L	2
≥9mg/L	3
PT及APTT延长	
PT延长<3s且APTT延长<10s	0
PT延长>3s或APTT延长≥10s	1
PT延长≥6s	2

积分项	分数/分
纤维蛋白原	
≥1.0g/L	0
<1.0g/L	1

注：非恶性血液病，每日计分1次，>7分时可诊断为DIC；恶性血液病，临床表现第一项不参与评分，每日计分1次，≥6分时可诊断为DIC。DIC，弥散性血管内凝血；PT，凝血酶原时间；APTT，活化部分凝血活酶时间。

【治疗】

早期诊断、及时治疗是提高DIC抢救成功率的关键。

1. 治疗原发病 原发病的治疗是终止DIC病理过程的最为关键和根本的治疗措施，如控制感染、治疗肿瘤、处理病理产科及外伤等。

2. 抗凝治疗 是指应用肝素等抑制凝血过程药物阻止凝血的治疗，起到重建凝血抗凝平衡、中断DIC病理过程的作用。临床常用的药物为肝素。普通肝素一般不超过200U/（kg·d），每6小时用量不超过2 500U，静脉或皮下注射，根据病情决定疗程，一般连用3~5日。低分子量肝素剂量为100U/次，每12小时1次，皮下注射，根据病情决定疗程，一般连用3~5日。

（1）适应证：① DIC早期（高凝期）；② 血小板及凝血因子进行性下降，微血管血栓表现明显；③ 消耗性低凝期但病因短期内不能去除，在补充凝血因子的情况下使用；④ 除外原发病因素，顽固性休克不能纠正。

（2）禁忌证：① 手术后或损伤面未经良好止血；② 近期有严重的活动性出血；③ 蛇毒所致的DIC；④ 严重的凝血因子缺乏及纤溶亢进。

（3）治疗期间监测：使用普通肝素常用的检测指标为APTT，肝素治疗使其延长为正常值的1.5~2.0倍则剂量合适。普通肝素过量可以使用鱼精蛋白中和。低分子量肝素常规剂量下无须严格血液学监控。

3. 替代治疗 替代治疗的目的是控制出血风险和临床活动性出血，适用于有明显的血小板或凝血因子减少并且已经进行病因与抗凝治疗、DIC未能得到良好控制，有明显出血倾向者。

（1）新鲜冰冻血浆等血液制品：每次10~15ml/kg也可使用冷沉淀。纤维蛋白原水平较低时，可输入纤维蛋白原，使血浆纤维蛋白原升至1.0g/L。

（2）血小板悬液：未出血的患者血小板计数低于$20×10^9/L$，或存在活动性出血且血小板计数低于$50×10^9/L$的DIC患者需紧急输注血小板。

（3）FⅧ及凝血酶原复合物：偶在严重肝病合并DIC时考虑应用。

4. 其他治疗

（1）支持对症治疗：抗休克治疗，纠正缺氧、酸中毒及水、电解质代谢紊乱。

（2）纤溶抑制药物：临床上一般不使用，仅适用于DIC的基础病因及诱发因素已经去除或控制，并有明显纤溶亢进的临床及实验室证据，继发性纤溶亢进已成为迟发性出血主要或唯一原因的患者。

（3）糖皮质激素：不作为常规应用。如果因治疗原发病需要时，可在肝素化的基础上慎用。

（乔莉娜）

第七节　儿童高颅压

高颅压（increased intracranial pressure，ICP）是由多种原因造成颅内容物的总容积增加，或由先天畸形造成颅腔容积狭小，颅内压力增高并超出其代偿范围而出现的一种神经系统综合征。其可发生在任何年龄阶段，临床症状取决于导致颅内压增高的疾病性质和颅内压增高进展的速度。颅内压增高的早期认识、诊断和治疗对预后非常重要，如高颅压持续进展形成脑疝，则病死率高。

【概述】

颅内压是指颅内容物对颅腔壁产生的压力，颅内容物由脑组织、脑脊液及血液组成。由于颅腔总容积相对固定，颅内压保持相对稳定。正常新生儿颅内压约为82mmH$_2$O，颅内压随年龄的增加而增高，1~7岁儿童颅内压为82~176mmH$_2$O，青春期增至136~204mmH$_2$O，正常成人平卧位颅内压为70~200mmH$_2$O。当上述任何一种成分的体积增加，如脑组织肿胀、颅内占位性病变或脑脊液分泌过多、吸收障碍、循环受阻或脑血流灌注过多等时都将导致颅内压增高，凡压力超过200mmH$_2$O者称高颅压。

【病理生理】

1. 颅内压的生理调节与代偿　当儿童颅缝闭合后，颅内容积趋于固定，颅内压的生理调节和代偿机制有限。脑组织几乎无调节能力，脑血液主要依靠颅内的静脉血被排挤到颅外血液循环，但调节能力极为有限。脑脊液的调节能力相对强，主要通过改变蛛网膜颗粒的吸收能力及改变脉络丛的分泌能力，来参与颅内压的调节和代偿。当颅内压低于70mmH$_2$O时，脑脊液分泌增加、吸收减少，使颅内脑脊液量增多；相反，当颅内压高于70mmH$_2$O时，脑脊液分泌较前减少而吸收增多，以维持正常颅内压不变。

2. 颅内容积–压力关系　颅内容积增加所导致的颅内压增高幅度由颅内容积–压力关系决定。这种关系也可以用颅内的可塑性与顺应性来表示。随着颅内压增高，脑组织顺应性下降。Langfitt等（1965年）经动物实验表明，颅内容物体积与颅内压力的数量增加并不是直线关系，而是曲线（指数）关系（图17-5）。曲线的前半部分平坦，后半部分迅速上升。在曲线的水平段，由于脑组织的顺应性，一定程度的容积改变仅引起颅内压轻微改变。超过一定的阈值，轻微脑容积增加即可导致颅内压的显著增加。婴幼儿容积–压力曲线较年长儿陡峭，因此相同数量的容积增加在婴幼儿会导致更显著的颅内压增高。儿童颅缝开裂后，上述容积–压力曲线关系发生改变，脑组织可以适应颅腔容积增大，颅内压增高可不明显。

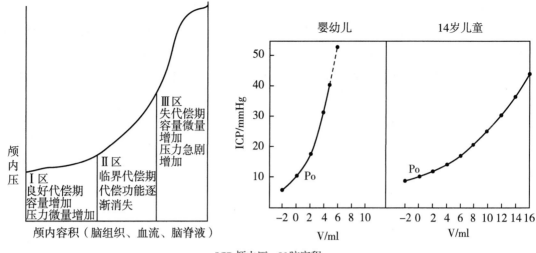

ICP.颅内压；V.脑容积。

▲ 图17-5　容积-压力曲线

3. 影响颅内压增高的因素

（1）年龄：婴幼儿的颅缝未闭合或尚未牢固融合，颅内压增高可使颅缝裂开而相应地增加颅腔容积，从而缓和或延长了病情的进展。

（2）病变的扩张速度：一些颅内压缓慢进行性增高的病变，如缓慢增长的脑肿瘤，可以长期不出现颅内压增高症状；一旦颅内压代偿功能失调，则病情将迅速发展，往往在短期内即出现高颅压危象或脑疝。

（3）病变部位：在颅脑中线或颅后窝的占位性病变，由于病变容易阻塞脑脊液循环通路而发生阻塞性脑积水，故颅内压增高症状可早期出现而且严重。颅内大静脉窦附近的占位性病变，由于早期即可压迫静脉窦，引起颅内静脉血液的回流或脑脊液的吸收障碍，使颅内压增高症状亦可早期出现。

（4）伴发脑水肿的程度：脑寄生虫病、脑脓肿、脑结核瘤、脑肉芽肿等由于炎症性反应均可伴有较明显的脑水肿，故早期即可出现颅内压增高症状。

（5）全身系统性疾病：尿毒症、肝昏迷、毒血症、肺部感染、酸碱平衡失调等都可引起继发性脑水肿而致颅内压增高，高热往往会加重颅内压增高的程度。

【病因】

引起颅内压增高的原因可分为三大类。

1. 颅内容物的体积增大　如脑组织体积增大（脑水肿）、脑脊液增多（脑积水）、颅内静脉回流受阻或过度灌注，脑血流量增加，使颅内血容量增多。

2. 颅内占位性病变使颅内空间相对变小　如颅内血肿、脑肿瘤、脑脓肿等。

3. 先天畸形使颅腔的容积变小　如颅底凹陷症等。

【临床表现】

临床表现根据起病的急缓和年龄阶段的不同而不同。头痛、呕吐及视盘水肿是颅内压增高的三大主要症状。

1. 头痛　是颅内压增高最常见症状。颅内压愈高，头痛愈明显，多为弥漫性钝痛。疼痛好发于晨起时，常呈持续性或阵发性加重。任何引起颅内压增高的因素，如咳嗽、排便等，均可使疼痛加剧。呕吐或过度换气可使头痛减轻。急性颅内压增高时头痛剧烈，坐立不安，往往伴有喷射性呕吐。

2. 呕吐　一般与饮食无关，呕吐前有或无恶心，常呈喷射性，且多伴有剧烈头痛、头昏，头痛剧烈时呕吐症状也较重。婴儿前囟未闭、颅缝分离，头痛、呕吐症状往往不明显。

3. 视力障碍　表现为一过性黑矇，逐渐发展为视力减退甚至失明。眼底检查可见视盘水肿、静脉扩张、出血。压迫时可表现复视，急性高颅压可无视盘水肿表现。

4. 意识障碍　烦躁、淡漠、迟钝、嗜睡，甚至昏迷。

5. 癫痫或肢体强直性发作。

6. 生命体征变化　血压升高、脉搏慢而洪大、呼吸慢而深，即库欣（Cushing）综合征。严重颅内压增高者脉搏可在50次/min以下，呼吸在10次/min左右，收缩压可达180mmHg以上，此为脑疝的先兆征象。

7. 脑疝　颅内压增高到一定程度，部分脑组织发生移位，挤入硬脑膜的裂隙或枕骨大孔发生脑疝。常见脑疝有以下两种。

（1）小脑幕裂孔疝（颞叶钩回疝）：颞叶钩回疝入小脑幕切迹。同侧动眼神经麻痹，表现为上睑下垂、瞳孔散大、对光反射迟钝或消失，不同程度的意识障碍，生命体征变化，对侧肢体瘫痪和出现病理反射。

（2）枕骨大孔疝（小脑扁桃体疝）：小脑扁桃体向下移位至枕骨大孔内。表现为突然意识障碍，颈肌强直，角弓反张姿势。双侧瞳孔散大，对光反射迟钝或消失，呼吸深慢或突然停止。

【辅助检查】

1. 影像学检查　计算机断层扫描（CT）及磁共振成像（MRI）可以发现颅内占位性病变，明确诊断，且这两项检查既安全简便又准确可靠。对于那些具有颅内压增高的客观体征或神经系统检查有阳性发现或临床上高度怀疑颅内压增高的患者，应早期做CT或MRI检查。对怀疑血管性疾病的，可做数字减影血管造影（DSA）检查。

2. 有创颅内压（ICP）监测　利用生物物理学方法，直接测量颅腔内压力，是诊断高颅压较准确的方法。但这些方法多为有创性，有感染、脑损伤风险，临床应用时要权衡利弊。优选顺序为脑室内、脑实质、硬膜下、硬膜外。

（1）腰椎穿刺测脑脊液压力：多用于脑积水或良性颅内压增高患儿，已较少用于重症监护患儿。瞬间压力通常不可靠，理想情况下应在静息状态下测量30分钟取平均值，测量时取侧卧位并保持全身肌肉放松。正常呼吸时脑脊液压力可有0.73~1.46mmHg的波动，当蛛网膜下腔阻塞时，此波动消失。需注意蛛网膜下腔阻塞时，腰椎穿刺测脑脊液压力来观察颅内压不太敏感，且测定值低于实际颅内压。颅内压明显增高时，腰椎穿刺有导致脑疝的危险。

（2）侧脑室穿刺引流测压：此方法最准确而又较安全，为监测颅内压的金标准。在监测颅内压的情况下，还可进行控制性脑脊液引流，达到减压治疗的目的。脑室穿刺对前囟未闭的患儿操作较易，前囟已闭者须进行颅骨钻孔。

3. 无创颅内压监测　可选择眼压计测量眼内压或眼部超声测量视神经鞘直径分析ICP。也可试用经颅多普勒超声（TCD），通过无创、动态监测颅底Willis环大血管（主要检测大脑中动脉）血流速度，了解脑血流动力学改变，可间接判断脑血流灌注情况。

【诊断】

完整的诊断应该包括三个步骤。

1. 是否存在颅内压增高　根据典型的头痛呕吐及视盘水肿等症状和体征，颅内压增高诊断不难。但在急性颅内压增高或慢性颅内压增高的早期，多无视盘水肿，在没有禁忌证的情况下可进行腰椎穿刺测压明确ICP的情况。

2. 颅内压增高的程度　如有ICP颅内监测条件，则明确颅内压增高程度比较方便。临床上颅内压增高导致的疾病程度更多地取决于颅内压增高的速度，若出现以下情况时要及时处理：① 频繁而剧烈的头痛伴反复喷射性呕吐；视盘水肿进行性加重。② 出现库欣综合征，即血压升高，脉搏慢而洪大，呼吸慢而深。③ 意识障碍进行性加重。④ 出现任何类型脑疝的症状和体征。

3. 颅内压增高的病因　病因诊断是治疗的关键。颅内压增高的病因多样，包括颅内容物增多性疾病，如脑积水、脑脓肿、肿瘤、寄生虫、出血、中枢神经系统感染及缺氧缺血性脑病等；颅腔狭小性疾病，如小头畸形、狭颅症等。对无上述原因可寻的，需考虑良性颅内压增高。根据临床起病的急缓，病情进展的快慢，再辅以各种辅助检查，如影像学检查、脑脊液检查等明确病因。

【治疗】

儿童高颅压是神经系统的急症，在未明确病因之前应采取降颅内压治疗，待明确病因后再进行对因治疗。

1. 一般治疗　头部抬高20°~30°以促进头部静脉回流，避免颈部衣带过紧。避免患儿哭吵，剧烈咳嗽、痰堵等引起一过性高颅压的诱因，给予镇静、镇痛、吸痰等对症治疗。处理高热、水及电解质代谢紊乱、控制液体入量，防止快速输液。严密监护生命体征，注意观察意识及瞳孔等变化。

2. 脱水治疗　常用的脱水剂如下所示。

（1）高渗性脱水剂：① 20%甘露醇溶液，2.5~5ml/kg，静脉注射，每4~6小时1次。甘露醇在血脑屏障良好时效果佳。② 10%甘油果糖，5~10ml/kg，静脉注射，每日1~2次，可同甘露醇交替使用。③ 高渗盐水，常用3%或7.5%的盐水。3%高渗盐水的剂量为2~5ml/kg；10~20分钟静脉给予，0.1~1ml/（kg·h）持续输入。治疗时应监测患儿血浆渗透压，避免血清钠水平持续>160mmol/L。④ 白蛋白，常用20%、25%白蛋白，剂量0.4~1g/（kg·次），静脉注射，每日1~2次，通过提高血液胶体渗透压减轻脑水肿。

（2）利尿药：呋塞米0.5~1mg/（kg·次），每日2~3次，应以小剂量开始，并注意补钾。

（3）乙酰唑胺：20~40mg/（kg·d），每日2~3次，通过减少脑脊液的生成及利尿减轻脑水肿，常用于慢性高颅压。

（4）激素治疗：常用地塞米松0.4~1mg/（kg·d），最大剂量16mg，分4次用药。感染病原不明或者不易控制时慎用。

3. 氧气治疗　采用过度通气和高压氧吸入提高血液中氧的含量，降低二氧化碳分压，使细胞外液的pH增加，脑血管收缩，脑血容量减少，加快颅内静脉回流，降低颅内压。但过度通气虽然可降低颅内压，但可能使脑血管痉挛、脑血流减少，加重脑缺血缺氧，故不主张常规使用。

4. 低温疗法　体温每下降1℃，脑代谢下降6.7%，颅内压可下降5.5%。低温疗法主要用于重型颅脑损伤、脑出血、脑缺血、复苏后脑病、严重的蛛网膜下腔出血及颅内感染等，高热伴严重惊厥的患儿尤为适用。降温毯由于降温及复温的可控性强，对人体无创、操作简便等特点，已被广泛用于儿科亚低温治疗。

5. 外科手术　包括控制性脑脊液引流术、颅骨去骨瓣减压术及脑积水脑室-腹腔分流术。内科保守治疗失败时，外科治疗是有效的治疗手段。

（乔莉娜）

第八节　脓毒症

案例17-6　患儿，男，8岁，3日前开始发热伴咳嗽和胸痛，体温38.5℃左右，来院就诊时体温高达39.5℃，伴头痛、腹胀、恶心未吐，精神萎靡，嗜睡，食欲差。体格检查：体温39.5℃，脉搏110次/min，呼吸30次/min。嗜睡状，面色略显灰白；咽部充血；右肺下部闻及中小湿啰音；心音略低钝；肝肋下2.5cm，脾肋下1.0cm。

思考：

1. 应该注意检查和监测哪些体征？

2. 进一步进行哪些实验室检查？

3. 如何考虑该患儿的临床诊断？

4. 如何进行处理？

【概述】

脓毒症（sepsis）是感染引起失调的机体反应导致危及生命的器官功能障碍。各种感染性疾病仍然是威胁人类健康的主要问题之一。儿童脓毒症已成为世界范围内高发病率、高病死率及占用大量医疗资源的疾病。每年儿童发病率为22/10万，而新生儿有更高发病率，每年2 202例/10万活产儿，全球每年有120万儿童罹患脓毒症，占18岁以下住院患者4%，占PICU住院患者的8%。病死率根据不同地区、高危因素及不同严重程度达4%~50%。多数脓毒症患儿死于顽固性感染性休克和/或多器官功能衰竭。及时识别脓毒症及感染性休克，早期干预是降低病死率的关键。

【病因】

1. 感染病原　脓毒症的致病微生物是各种细菌、病毒、真菌和寄生虫等，而以细菌占多数。引起儿童脓毒症最常见的细菌病原体是流感嗜血杆菌b、肺炎链球菌、脑膜炎球菌和沙门菌属。随着侵入性操作（如静脉置管、手术等）和肠外营养应用的日益增多，表皮葡萄球菌和念珠菌感染率上升。呼吸机广泛应用增加了黏质沙雷菌、铜绿假单胞菌和不动杆菌感染的风险。对免疫功能抑制的宿主（如婴幼儿，免疫缺陷、器官移植、有严重基础疾病的患儿）条件致病微生物也可引起脓毒症。儿科患者的不同年龄对病原体有提示作用，故推断可能的病原体时应考虑年龄因素（表17-8）。

▼ 表17-8　儿科脓毒症患者常见的细菌病原体

年龄	症状	常见病原体
新生儿期	早期发病	无乳链球菌、大肠埃希菌、克雷伯菌、肠杆菌属
	晚期发病	凝固酶阴性葡萄球菌、金黄色葡萄球菌、大肠埃希菌、克雷伯菌属、铜绿假单胞菌、肠杆菌属、沙雷菌、不动杆菌属及各种厌氧菌属
婴儿期		流感嗜血杆菌、肺炎链球菌、脑膜炎球菌、沙门菌属
儿童	非中性粒细胞减少	肺炎链球菌、脑膜炎球菌、金黄色葡萄球菌、流感嗜血杆菌
	中性粒细胞缺乏	耐药菌株或革兰氏阴性菌多见，如产超广谱β-内酰胺酶（ESBL）的大肠埃希菌、克雷伯菌属、肠杆菌属、多重耐药铜绿假单胞菌、不动杆菌属 革兰氏阳性菌逐渐增多，如耐甲氧西林金黄色葡萄球菌（MRSA）、凝固酶阴性葡萄球菌、耐青霉素的肺炎链球菌、肠球菌

2. 感染部位　脓毒症可由身体任何部位的感染引起，儿童最常见的感染部位是肺部和血流感染。<1岁以血流感染最多见，其次是肺部感染，而>1岁则是肺部感染最多，其次是血流感染。其他常见感染部位包括消化道、泌尿道、腹腔、中枢神经系统和皮肤软组织等。致死率最高的是心内膜炎和中枢神经系统感染。脓毒症也常是严重烧伤、创伤或多发伤、外科手术后等的并发症。

3. 基础状况　脓毒症儿童约50%有原发基础疾病，常见的是慢性肺疾病、先天性心脏病、神经肌肉疾病和肿瘤，而且具有年龄差异；婴儿以呼吸及心血管系统疾病为主，学龄前儿童是神经肌肉疾病，学龄期则是肿瘤，国内缺乏流行病学相关资料。

【发病机制】

侵入人体的病原微生物能否引起脓毒症，不仅与微生物的毒力与数量有关，更重要的是取决于机体对病原反应的程度与范围。肠道因素在脓毒症的发生和发展中起很重要的作用。许多研究表明，严重损伤后应激反应导致肠黏膜屏障破坏，肠道菌群生态失调及机体免疫力下降，从而导致肠道细菌移位和/或内毒素血症，进而触发机体过度炎症反应与器官损害。脓毒症实质为机体对外来微生物的一种失控的、持久性炎症反应，由多种炎症介质引起，尤其是肿瘤坏死因子-α

（TNF-α）、白介素-1（IL-1）和白介素-6（IL-6）等。TNF-α等炎症因子能进一步触发机体对入侵病原体的阻抑反应，激活补体系统、凝血系统、血管舒缓素-激肽系统等，造成广泛内皮细胞损伤、血管张力下降、微循环功能障碍、凝血及纤溶过程紊乱等，引发宿主血压下降、组织灌流不足、休克和多器官功能障碍。

凝血功能紊乱在脓毒症发生发展中扮演重要角色。凝血因子和炎症介质相互促进和影响，共同参与脓毒症的病理生理过程。感染可损伤内皮细胞，激活外源性凝血途径，抑制生理性抗凝系统（如蛋白C系统）和纤溶系统活性；而多种凝血因子反过来促进炎症反应如蛋白酶激活受体（PARs）家族成员Xa可诱导内皮细胞产生IL-6和IL-8，纤维蛋白原和纤维蛋白促进TNF-α、IL-β和巨噬细胞趋化蛋白-1生成，凝血酶诱导单核细胞、表皮细胞和成纤维细胞表达单核细胞趋化蛋白-1和IL-6等。

免疫抑制也是脓毒症的重要特征。在脓毒症初始阶段，大量分泌炎症介质为其主要特征；随着脓毒症进展，机体可能经历免疫抑制阶段，表现为淋巴细胞增殖能力下降，呈现以Th2细胞为优势的免疫反应，大量淋巴细胞凋亡和非特异性免疫功能障碍等，导致机体对病原微生物的易感性明显增加。故有学者提出，在采用大量抗炎措施控制失控性炎症反应的同时，还应采用免疫调理策略纠正免疫功能障碍，并兼顾其他重要环节如凝血功能紊乱的治疗。

【临床表现】

脓毒症主要表现为原发感染部位症状体征的基础上出现：① 发热，可骤起寒战，继以高热达40~41℃或低体温，通常病情严重，进展迅速。② 头痛、头晕、恶心、呕吐、腹胀，面色苍白或潮红、出冷汗；神志淡漠或烦躁、谵妄和昏迷。③ 心率加快、脉搏细速，呼吸急促或发绀。④ 肝脾可肿大，严重者出现黄疸或皮肤瘀斑等；若病情发展未能控制，可出现感染性休克，急剧发展为多器官功能障碍乃至衰竭。

实验室检查：① 白细胞计数明显增高，常可达（20~30）×10⁹/L以上，或降低，伴核左移或幼稚细胞增多和毒性颗粒；② 其他感染指标升高，如CRP、降钙素原（PCT）、内毒素、细胞因子等；③ 可有不同程度酸中毒、氮质血症、溶血、凝血异常，尿中出现蛋白、血细胞、酮体等，代谢紊乱和肝、肾功能受损征象；④ 病原学检测，寒战发热时抽血培养，较易发现病原菌。

【诊断】

国际相关组织于2005年1月发表了儿童脓毒症国际共识，成为到目前为止儿童脓毒症诊断主要采用的标准。

1. 感染　存在任何病原体引起的可疑或已证实（阳性培养、组织染色或PCR）的感染；或与感染高度相关的临床综合征。感染的证据包括临床体格检查、X线片或实验室的阳性结果（如正常无菌体液中出现白细胞、内脏穿孔、胸部X线片示持续性肺炎、瘀斑或紫癜样皮疹、暴发性紫癜）。

2. 全身炎症反应综合征（SIRS）　至少出现下列4项标准的2项，其中1项必须包括体温或白细胞计数异常（表17-9）。① 体核温度>38.5℃或<36℃。② 心动过速，平均心率>同年龄组正常值2个标准差（无外界刺激、慢性药物或疼痛刺激）；或不可解释的持续性增快超过0.5~4.0小时；

或<1岁出现心动过缓，平均心率<同年龄组正常值第10百分位数（无外部迷走神经刺激及先天性心脏病，亦未使用β受体阻滞剂）；或不可解释的持续性减慢超过0.5小时。③平均呼吸频率>各年龄组正常值2个标准差；或因急性病程需机械通气（无神经肌肉疾病且与全身麻醉无关）。④白细胞计数升高或下降（非继发于化疗的白细胞减少症）；或未成熟中性粒细胞>10%。

3. 脓毒症 SIRS出现在可疑或已证实的感染中或是感染的结果。

4. 严重脓毒症 脓毒症+下列之一：心血管功能障碍；急性呼吸窘迫综合征；2个或更多其他器官功能障碍（表17-10）。

5. 感染性休克 脓毒症并心血管功能障碍。

▼ 表17-9 各年龄组特定生理参数和实验室变量

年龄组	心率/（次·min^{-1}）		呼吸频率/（次·min^{-1}）	白细胞计数/（×10^9·L^{-1}）	收缩压/mmHg
	心动过速	心动过缓			
0~1周	>180	<100	>50	>34	<65
>1周~1月龄	>180	<100	>40	>19.5或<5	<75
>1月龄~1岁	>180	<90	>34	>17.5或<5	<100
>1~6岁	>140	NA	>22	>15.5或<6	<94
>6~12岁	>130	NA	>18	>13.5或<4.5	<105
>12~18岁	>110	NA	>14	>11或<4.5	<117

注：低值取第5百分位数，高值取第95百分位数。NA，不适用。

▼ 表17-10 器官功能障碍标准

项目	标准
心血管功能障碍（休克）	1h内静脉输入等张液体≥40ml/kg后仍有：
	1.血压下降且<该年龄组第5百分位或收缩压<该年龄组正常值2个标准差。或
	2.需用血管活性药物始能维持血压在正常范围［多巴胺>5μg/（kg·min）］或任何剂量的多巴酚丁胺、肾上腺素、去甲肾上腺素。或
	3.具备下列中两条
	（1）不可解释的代谢性酸中毒：碱缺失>5.0mmol/L
	（2）动脉血乳酸增加：大于正常上限的两倍
	（3）无尿：尿量<0.5ml/（kg·h）
	（4）毛细血管充盈时间延长：>5s
	（5）体核温度与外周体温差值>3℃

项目	标准
呼吸	1. $PaO_2/FiO_2<300$，无发绀型先天性心脏病、病前亦无肺部疾病。或
	2. $PaCO_2>65mmHg$ 或超过基线 20mmHg。或
	3. 证明需要高氧或 $FiO_2>50\%$ 始能维持氧饱和度 ≥ 92%。或
	4. 需紧急有创或无创机械通气
神经	1. 格拉斯哥昏迷量表评分 ≤ 11分。或
	2. 精神状态急性改变伴格拉斯哥昏迷量表评分从基线下降 ≥ 3分
血液	1. 血小板计数 $<80\times10^9/L$ 或在过去3d内从最高值下降50%（适用于慢性血液病/肿瘤患儿）
	2. 国际标准化比值 >2（标准化的PT）
肾脏	血清肌酐为各年龄组正常值上限的2倍及以上或较基线增加2倍
肝脏	1. 总胆红素 ≥ 4mg/dl（新生儿不适用）
	2. ALT 2倍于同年龄正常值上限

注：PaO_2，动脉血氧分压；FiO_2，吸入气氧浓度；$PaCO_2$，动脉血二氧化碳分压；ALT，丙氨酸转氨酶。

新的脓毒症定义为感染引起失调的机体反应导致危及生命的器官功能障碍。器官功能障碍取代SIRS成为脓毒症的标识符，成人脓毒症诊断标准是：感染＋感染相关器官衰竭评分（SOFA）≥2分；SOFA是序贯器官功能障碍评分，用SOFA界定危及生命的器官功能障碍。儿童不是缩小版的成人，不能套用成人标准，故目前尚无儿童新的脓毒症诊断标准。但在新的儿童脓毒症诊断标准出台之前，临床研究、临床诊断暂时仍然使用2005年共识标准。

【儿童感染性休克的诊断】

感染性休克是脓毒症的一种亚型或表现型，其明显的循环和细胞代谢异常显著增加病死率。感染性休克是休克的一种特殊类型，通常归类于分布性休克，但常常有低血容量、心源性因素、变态反应等混杂因素，不同的个体、不同的时期、不同的基础疾病和遗传特质导致感染性休克具有个体差异（异质性）。根据2005版国际共识和结合我国实际情况，2015年中华医学会儿科学分会急救学组制定了《儿童脓毒性休克（感染性休克）诊治专家共识（2015版）》。

脓毒症（或明确的重症感染）患者出现组织灌注不足和心血管功能障碍即可诊断为感染性休克，表现如下所示。

1. 低血压　血压 <该年龄组第5百分位数，或收缩压 <该年龄组正常值2个标准差（表17-11）。

2. 需用血管活性药始能维持血压在正常范围［多巴胺 $>5\mu g/(kg\cdot min)$］或任何剂量的多巴酚丁胺、去甲肾上腺素、肾上腺素。

3. 具备下列组织低灌注表现中3条以上　① 心率、脉搏变化，外周动脉搏动细弱，心率、脉搏增快。② 皮肤改变，面色苍白或苍灰，湿冷，大理石样花纹。如暖休克可表现为四肢温暖、皮肤干燥。③ 毛细血管充盈时间（CRT）延长（>3秒）（需除外环境温度影响），暖休克时CRT可以正常或出现闪烁充盈。④ 意识改变，早期烦躁不安或萎靡，表情淡漠。晚期意识模糊，甚至昏迷、惊厥。⑤ 液体复苏后尿量仍<0.5ml/（kg·h），持续至少2小时。⑥ 乳酸酸中毒（除外其他缺血缺氧及代谢因素等），动脉血乳酸>2mmol/L。

以上3条标准中满足任何一条即可诊断儿童感染性休克。

▼ 表17-11　同年龄儿童低血压标准

年龄	收缩压/mmHg
≤1月龄	<60
>1月龄~1岁	<70
>1~9岁	<（70+2×年龄）
≥10岁	<90

【鉴别诊断】

1. 与非感染性疾病鉴别　容易与以炎症反应为特点的免疫性疾病或血液肿瘤疾病相混淆，特别是在疾病初期，以发热、外周血白细胞和C反应蛋白增高为主要临床表现的疾病，如川崎病、特发性幼年型类风湿关节炎及白血病等。应该详细了解病史和体格检查，监测病程的进展，完善影像学检查，并结合特异性的免疫指标或骨髓细胞学等检查，以明确诊断。

2. 与低血容量性和心源性休克鉴别　无论何种原因导致的休克，均会出现组织灌注不足及心血管功能障碍。低血容量性休克往往有明确的液体摄入不足或液体丢失过多导致的绝对有效循环血量不足，且对液体复苏反应良好，休克较容易救治。感染性休克是毛细血管渗漏、血流异常分布造成相对有效循环血量不足，且儿童感染性休克常与低血容量性休克同时存在，其组织低灌注情况更严重，如果炎性反应持续存在，液体复苏往往难以奏效。此时需要临床医生应用无创或有创血流动力学监测手段，密切监测液体复苏和血管活性药的反应性。儿童感染性休克易与心源性休克相混淆，如重症心肌炎患儿，前期常有感染史，往往缺乏正确或特异的主诉，休克发生突然，需要通过仔细的体格检查，尤其是心肺听诊（如心音低钝、奔马律及肺部细湿啰音和肝大等），结合心电图（尤其电压、T波、ST段）、胸部X线片（心影、肺水肿）和心脏超声、心肌酶谱等检查结果，可以明确诊断。但脓毒症本身也会引起心肌抑制、心功能不全，特别是有基础疾病的患儿，可出现感染性休克合并心源性休克，这给液体复苏方案的实施带来极大挑战，需要通过各种有创或无创的监测手段，持续或反复评估血管容量状态及心脏功能，以避免容量超负荷导致不良预后。

【主要治疗措施】

1. 抗病原微生物治疗　1小时内应静脉使用有效抗微生物制剂。须依据流行病学和地方病原流行特点选择覆盖所有疑似病原微生物的经验性药物治疗。尽可能在应用抗生素前获取血培养（外周、中央或深静脉置管处各1份）或其他传染源培养（如尿、脑脊液、呼吸道分泌物、伤口、其他体液等），但也不能因获取传染源培养困难而延误抗生素治疗。降钙素原（PCT）、C反应蛋白（CRP）动态检测有助于指导抗生素治疗。积极寻找传染源，可选择合适的影像学检查。尽快确定和去除感染灶，如采取清创术、引流、冲洗、修补、去除感染装置等措施。

2. 液体复苏 感染性休克的早期识别、及时诊断、及早治疗是改善预后、降低病死率的关键。一旦诊断感染性休克，在第1个6小时内达到CRT≤2秒，血压正常（同等年龄），脉搏正常且外周和中央搏动无差异，肢端温暖，尿量1ml/（kg·h），意识状态正常。如果有条件进一步监测如下指标并达到中心静脉压（CVP）8~12mmHg（1mmHg=0.133kPa），中心静脉血氧饱和度（ScvO$_2$）≥70%，心脏指数（CI）3~6L/（min·m^2），初始液体复苏时血乳酸增高者复查血乳酸至正常水平，血糖和离子钙浓度维持正常。

液体复苏是感染性休克的基本治疗。复苏液体首选等渗晶体溶液（常用0.9%氯化钠）20ml/kg（如体重超重患儿，按理想体重计算），5~10分钟静脉滴注。然后，评估体循环灌注改善情况（意识、心率、脉搏、CRT、尿量、血压等）。若循环灌注改善不明显，则再予第2、3次液体，可按10~20ml/kg，1小时内液体总量可达40~60ml/kg。如仍无效或存在毛细血渗漏或低蛋白血症，可给予等量5%白蛋白。第1小时液体复苏不用含糖溶液，若有低血糖可用葡萄糖0.5~1g/kg纠正。此后的液体输注应根据血流动力学、液体反应性及液体负荷等情况进行调整。

3. 血管活性药 在液体复苏基础上休克难以纠正，血压仍低或仍有明显灌注不良表现，可考虑使用血管活性药以增加心肌收缩力、提高血压、改善脏器灌注和氧输送。需要注意血压显著降低时应同时给予液体和升压药等，延迟给予血管活性药会增加病死率。

（1）肾上腺素0.05~2μg/（kg·min）持续静脉泵注，目前儿童感染性休克倾向首选肾上腺素，临床研究表明优于多巴胺。

（2）去甲肾上腺素0.05~1μg/（kg·min）持续静脉泵注，目前暖休克时更倾向首选去甲肾上腺素，次选多巴胺作为升压药。对儿茶酚胺反应的个体差异很大，用药要注意个体化原则。若有α受体敏感性下调，出现去甲肾上腺素抵抗，有条件可使用血管紧张素或精氨酸加压素，此类药物发挥作用不受α受体影响。

（3）多巴胺5~10μg/（kg·min）持续静脉泵注，根据血压监测调整剂量，最大不宜超过20μg/（kg·min）。

（4）其他正性肌力药物：对于低心排血量和高血管阻力的休克（液体复苏之后仍有肢端凉、毛细血管充盈时间延长、尿量少），除了肾上腺素、多巴胺，也可给予多巴酚丁胺。常用多巴酚丁胺5~10μg/（kg·min）持续静脉泵注，根据血压调整剂量，最大不宜超过20μg/（kg·min）。若存在儿茶酚胺抵抗，可选用磷酸二酯酶抑制剂氨力农、米力农或钙增敏剂左西孟旦。米力农属磷酸二酯酶抑制剂Ⅲ，具有增加心肌收缩力和扩血管作用，用于低排高阻型休克。可先予以负荷量25~50μg/kg（静脉注射，>10分钟），然后维持量0.25~1.00μg/（kg·min）静脉滴注。

（5）莨菪类药物：主要有阿托品、山莨菪碱、东莨菪碱。有改善微循环的作用。

（6）硝普钠：心功能障碍严重且又存在高外周阻力的患儿，在液体复苏及应用正性肌力药物基础上，可使用半衰期短的血管扩张剂，如硝普钠0.5~8μg/（kg·min），应从小剂量开始，避光使用。在治疗过程中进行动态评估，适时调整药物剂量及药物种类，使血流动力学指标达到治疗目标。切勿突然停药，应逐渐减少用药剂量，必要时小剂量可持续数日。

4. 血流动力学监测　在实施目标导向治疗策略时除密切监测临床体征（如CRT、外周和中央脉搏、肢端温度、尿量、意识等）变化外，如有条件应监测与氧输送相关的一些指标，对指导治疗和疗效判断尤为重要，如CVP、动脉收缩压、$ScvO_2$和中心静脉-动脉血二氧化碳分压差［P（cv-a）CO_2］监测、每搏输出量和心排血量监测及血乳酸和血气监测等，以利于病情判断和指导治疗。

5. 肾上腺皮质激素　对液体复苏无效、儿茶酚胺（肾上腺素或去甲肾上腺素）抵抗型休克，或有暴发性紫癜、因慢性病接受肾上腺皮质激素治疗、垂体或肾上腺功能异常的感染性休克患儿应及时应用肾上腺皮质激素替代治疗。可用氢化可的松，应急剂量50mg/（$m^2 \cdot d$），维持剂量3~5mg/（$kg \cdot d$），最大剂量可至50mg/（$kg \cdot d$）静脉滴注（短期应用）。也可应用甲泼尼龙1~2mg/（$kg \cdot d$），分2~3次给予。一旦升压药停止应用，应逐渐撤离肾上腺皮质激素。对无休克的脓毒症患儿或经足够液体复苏和升压药治疗后血流动力学稳定的感染性休克患儿，无须肾上腺皮质激素治疗。

6. 呼吸支持　确保气道畅通，给予高流量鼻导管供氧或面罩氧疗。如鼻导管或面罩氧疗无效，则予以无创正压通气或尽早气管插管机械通气。在插管前，如血流动力学不稳定应先行适当的液体复苏或血管活性药输注，以避免插管过程中加重休克。如果患儿对液体复苏和外周正性肌力药物输注无反应，应尽早行机械通气治疗。

7. 控制高血糖　感染性休克可诱发应激性高血糖，如连续2次血糖超过10mmol/L（180mg/dl），可予以胰岛素静脉滴注，剂量0.05~0.10U/（$kg \cdot h$），血糖控制目标值≤10mmol/L。胰岛素治疗过程中需严密监测血糖以防止低血糖的发生，根据血糖水平和下降速率随时调整胰岛素剂量。开始时每1~2小时监测血糖1次，达到稳定后4小时监测1次。婴儿由于糖原储备及肌肉糖异生相对不足，易发生低血糖，严重低血糖者可给予25%葡萄糖2~4ml/kg静脉滴注，并注意血糖检测。

8. 预防应激性溃疡　对于有出血风险患儿建议使用质子泵抑制剂预防应激性溃疡导致的上消化道出血。

9. 连续性血液净化　感染性休克常因组织低灌注导致AKI或急性肾衰竭。在下列情况行连续性血液净化（CBP）治疗：① AKI Ⅱ期；② 休克纠正后存在液体负荷过多经利尿药治疗无效，可予以CBP治疗，防止总液量负荷超过体重的10%。有肝衰竭、血栓性血小板减少性紫癜（TTP）或溶血性尿毒综合征可行血浆置换等。

10. 抗凝治疗　感染性休克患儿因内皮细胞损伤常诱发凝血功能障碍，尤其易导致深静脉栓塞。儿童深静脉血栓的形成往往与深静脉置管有关，肝素涂层的导管可降低导管相关性深静脉血栓的发生风险。对高危患儿（如青春期前）可应用普通肝素或低分子量肝素预防深静脉血栓的发生。如出现血栓紫癜性疾病（包括弥散性血管内凝血、继发性血栓性血管病、血栓性血小板减少性紫癜）时，给予新鲜冰冻血浆治疗。

11. 体外膜肺氧合　对于难治性休克或伴有ARDS的严重脓毒症患儿，如医疗机构有条件并患儿状况允许可行体外膜肺氧合治疗。

12. 其他　① 丙种球蛋白，对严重脓毒症患儿可静脉滴注丙种球蛋白；② 营养支持，能耐受肠道喂养的脓毒症患儿及早予以肠内营养支持，如不耐受可予以肠外营养。

（刘春峰）

第九节　急性中毒

案例17-7　患儿，5岁，误服性质不明液体，1小时后出现烦躁不安，呕吐少量胃内液体。起病后即送入医院急诊室。在不明服入液体性质前，医生给以急诊处理。

思考：

1. 对该患儿的病史采集和体格检查应注意哪些问题？

2. 在急诊室对该患儿可采用哪些干预措施？

某些物质接触人体或进入体内后，与体液和组织相互作用，破坏机体正常的生理功能，引起暂时或永久性的病理状态或死亡，这一过程称为中毒。儿童急性中毒多发生在婴幼儿至学龄前期，是儿科急诊的常见疾病之一。婴幼儿时期常为误服药物中毒，而学龄前期主要为有毒物质中毒。儿童中毒与周围环境密切相关，常为急性中毒。其接触的各个方面，如食物，环境中的有毒动植物，工农业的化学药品，医疗药物，生活中使用的消毒防腐剂、杀虫剂和去污剂等，都可能发生中毒或意外事故。造成儿童中毒的原因主要是年幼无知，缺乏生活经验，不能辨别有毒或无毒。婴儿往往拿到东西就放入口中，使接触毒物的机会增多。因此，儿童中毒的诊断和急救工作显得十分重要。

【中毒的途径】

1. 经消化道吸收中毒　为最常见的中毒形式，可高达90%以上。毒物进入消化道后可经口腔黏膜、胃、小肠、结肠和直肠吸收，但小肠是主要吸收部位。常见的原因有食物中毒、药物误服、灭鼠药或杀虫剂中毒、有毒动植物中毒、灌肠时药物剂量过量等。

2. 皮肤接触中毒　儿童皮肤较薄，脂溶性毒物易于吸收；毒物也可经毛孔到达毛囊，通过皮脂腺、汗腺吸收。常见有穿着有农药污染的衣服、蜂刺、虫咬、动物咬伤等。

3. 呼吸道吸入中毒　多见于气态或挥发性毒物的吸入。由于肺泡表面积大，毛细血管丰富，进入的毒物易迅速吸收，这是气体中毒的特点。常见有一氧化碳中毒、有机磷吸入中毒等。

4. 注入吸收中毒　多为误注药物。如毒物或过量药物直接注入静脉，被机体吸收的速度最快。

5. 经创口、创面吸收　如大面积创伤而用药不当，可经创面或创口吸收中毒。

【中毒机制】

中毒的严重程度与毒（药）物剂量或浓度有关，多呈剂量-效应关系。不同毒物的中毒机制不同，有些毒物通过多种机制产生毒性作用。常见的中毒机制如下所示。

1. 干扰酶系统　毒物通过竞争性抑制、与辅酶或辅基反应或相竞争，夺取酶催化功能所必需的金属激活剂等干扰酶系统。一些毒物或代谢产物则是通过抑制酶的活性而产生毒性作用，如有机磷农药抑制胆碱酯酶、氰化物抑制细胞色素氧化酶等。

2. 抑制血红蛋白的携氧功能 如一氧化碳中毒是使氧合血红蛋白形成碳氧血红蛋白；亚硝酸盐中毒是形成高铁血红蛋白，使血红蛋白携氧功能丧失，从而抑制细胞呼吸和ATP的产生，造成机体的严重缺氧。

3. 直接化学性损伤 如强酸、强碱化学物质，主要是引起蛋白质变性、造成组织坏死。

4. 作用于核酸 如烷化剂氮芥和环磷酰胺，使DNA烷化，形成交叉联结，影响其功能。

5. 损害免疫功能 包括使免疫功能下降（如抗肿瘤药）、引起异常免疫反应、损害免疫器官。

6. 麻醉作用 部分强亲脂性毒物，如苯、汽油、煤油等有机溶剂及吸入性麻醉药，可通过血脑屏障蓄积于脑细胞膜而抑制脑细胞的功能。

7. 干扰细胞膜或细胞器的生理功能 某些毒物及代谢产物可破坏细胞膜、细胞器的组织结构，干扰细胞膜的离子运动、膜的兴奋性及细胞的能量代谢等而产生毒性作用，如河鲀毒素、酚类、卤碳水化合物和一些重金属等。

8. 其他 包括非特异性机制和原因不明等。

【毒物在人体内的分布与排泄】

1. 毒物的分布 主要在体液和组织中，影响分布的因素有毒物与血浆蛋白的结合力、毒物与组织的亲和力等。

2. 毒物的排泄 可经肾、胆道或肠道排泄；部分毒物在肠内可被再吸收形成肠肝循环，导致从体内排泄延缓。其他排泄途径有经汗腺、唾液腺、乳汁排至体外；有害气体可经肺排出。

【中毒的诊断】

1. 病史 由于儿童，尤其婴幼儿自身的特点，家属陈述病史非常重要。在急性中毒的诊断中，家长如能告知中毒经过，则诊断极易。否则，由于中毒种类极多，加上儿童不会陈述病情，诊断有时极为困难。应详细询问发病经过、病前饮食内容、生活情况、活动范围、家长职业，环境中有无有毒物品，特别是杀虫、毒鼠药，家中有无常备药物，经常接触哪些人，同伴儿童是否同时患病等。毒物的摄入时间常常被忽视或难以确定，除对乙酰氨基酚、肠溶片或缓释药物外，一般药物如在摄入后4小时仍无明显反应，则中毒不太可能发生。

临床症状与体征常无特异性，儿童急性中毒首发症状多为腹痛、腹泻、呕吐、惊厥或昏迷，严重者可出现多器官功能衰竭。

2. 体格检查 要注意有重要诊断意义的中毒特征，如呼气、呕吐物与某种物质相关的特殊气味；口唇甲床是否发绀或樱红；出汗情况；皮肤色泽；呼吸状态、瞳孔、心律失常等。同时还需检查衣服、皮肤及口袋中是否留有毒物，以提供诊断线索。

3. 毒源调查及检查 现场检查需注意患儿周围是否留有剩余毒物，如有否敞开的药瓶或散落的药片、可疑的食物等，尽可能保留患者饮食、用具，以备鉴定。仔细查找吐出物、胃液或粪便中有无毒物残渣；若症状符合某种中毒，而问不出中毒史时，可试用该种中毒的特效解毒药作为诊断性治疗。有条件时应采集患者呕吐物、血、尿、便或可疑的含毒物品进行毒物鉴定，这是诊断中毒的最可靠方法。

【中毒的处理】

处理原则为发生急性中毒时，应立即治疗，否则会失去抢救机会。在毒物性质未明时，按一般的中毒治疗原则抢救患儿。在一般情况下，以排除毒物为首要措施，尽快减少毒物对机体的损害；维持呼吸、循环等生命器官的功能；采取各种措施减少毒物的吸收，促进毒物的排泄。

1. 现场急救稳定生命体征 使患儿呼吸道保持通畅，呼吸有效及循环良好是非常重要的。急救的方式与其他危重儿相似。应监测患儿的血氧饱和度、心率和心电图；建立静脉输液通路；对呼吸抑制或气道阻塞患儿应给予气管插管人工呼吸机应用；如明确是阿片类药物中毒所致的呼吸抑制，则可先用阿片类受体拮抗剂治疗，使呼吸恢复。

2. 清除未被吸收的毒物 大多数毒物经消化道或呼吸道很快被吸收，许多毒物可经皮肤吸收。一般来说，液体药（毒）物在误服后30分钟内被基本吸收，而固体药（毒）物在误服后1~2小时内被基本吸收，故迅速采取措施减少毒物吸收可使中毒程度显著减轻。

（1）催吐：催吐效果受到广泛质疑，且对不配合的患儿或意识障碍患儿有误吸和胃-食管出血风险，目前已不再是治疗的首选方法。

（2）洗胃：按照国外多个指南，建议洗胃不应作为常规治疗手段，因为随着服毒后时间的推移，除毒率下降，且没有证据说明洗胃可改善临床预后。部分专家认为当服毒可能达到危及生命用量，且尚在服毒后1小时内时可考虑洗胃。国内传统尚保留洗胃的治疗地位。

（3）活性炭：除禁忌证和不被活性炭吸附的毒物外，均应给予活性炭。禁忌证为肠梗阻、消化道穿孔和抑制肠蠕动药（毒）物。使用方法为每次1~2g，加入温水中口服或经鼻胃管灌入。必要时可重复给药。

（4）导泻：可在活性炭应用后进行，使活性炭-毒物复合物排出速度加快。常用的泻药有硫酸镁，每次0.25g/kg，配成25%的溶液，口服或经胃管灌入。在较小的儿童，应注意脱水和电解质紊乱。部分专家提出导泻缺乏证据支持其有效性，不应作为常规治疗。

（5）全肠灌洗：中毒时间稍久，毒物主要存留在小肠或大肠，而又需尽快清除时，需进行全肠灌洗；对于一些缓慢吸收的毒物如铁中毒等较为有效。常用大量液体进行高位连续灌洗（儿童用1 500~3 000ml），直至洗出液变清。洗肠液常用1%温盐水或清水，也可加入活性炭，应注意水、电解质平衡。

（6）皮肤黏膜的毒物清除：接触中毒时应脱去衣服，用大量清水冲洗毒物接触部位，或用中和法即用弱酸、弱碱中和强碱、强酸。如用清水冲洗酸、碱等毒物应至少10分钟。

（7）对于吸入中毒，应将患儿移离现场，放置在通风良好、空气新鲜的环境，清理呼吸道分泌物，给氧气吸入。

3. 促使已吸收的毒物排泄

（1）强化利尿：通过扩充血容量、增加尿量，达到促进毒物排泄目的，主要用于以原型从肾脏排出的毒物中毒。对心、肺、肾功能不全者慎用。方法为大量补液，根据血浆电解质和渗透压情况选用不同液体。补液同时给予利尿药，常用呋塞米1~2mg/kg静脉注射；20%甘露醇

0.5~1g/kg，或25%山梨醇1~2g/kg静脉滴注。大量利尿时应注意适当补充钾盐。保证尿量每小时在6~9ml/kg。在利尿期间应监测尿排出量、液体入量、血清血电解质等。当患儿苏醒、严重中毒症状减轻或药物浓度低于中毒水平时，则可停止利尿。

（2）碱化或酸化尿液：毒物在肾脏的清除率与尿量并不成比例，单独利尿并不意味排泄增加。碱化尿液后可使弱酸如水杨酸和苯巴比妥清除率增加；降低尿pH使弱碱类排出增加的方法在临床上较少应用。可用5%碳酸氢钠溶液2~3ml/kg配成等渗溶液于1~2小时静脉滴注，在此期间检查尿pH，维持尿pH在7.5~8.0为宜。乙酰唑胺同时有利尿和使尿碱化作用。维生素C 1~2g加于500ml溶液中静脉滴注亦可获得酸性尿。

（3）血液净化方法：① 透析疗法，很多种危重的急性中毒患者，可采用透析疗法增加毒物排出。透析疗法有多种，常用腹膜透析和血液透析。腹膜透析较简便易行；血液透析（人工肾）是很好的透析方法，能代替部分肾功能，将血液中的有毒物质和身体的代谢废物排除。目前尚开展血液持续净化——连续性肾脏替代治疗（CRRT），既可替代肾功能保持内环境稳定，又能清除中小分子量的毒物。② 血液灌流，是借助于体外循环使血液通过有吸附作用的装置（吸附罐）来清除血液中外源性或内源性毒物的技术。吸附罐内装有一定量的表面包有高分子聚合物半透膜的活性炭颗粒或树脂，其含有丰富的大小不等的空隙，使颗粒具有极大的表面积而起吸附作用。尤其适用于中大分子、脂溶性、与血浆蛋白牢固结合的毒物中毒。这些毒物通过透析不能析出，用血液灌流则有效，如有机磷农药、巴比妥类、安定类、抗抑郁药、洋地黄类、茶碱类、酚类等中毒。③ 换血疗法，放出中毒者含有毒物的血液，输入健康供血者的血液进行置换以排出已吸收的毒物。中毒不久，血液中毒物浓度极高时，可用换血疗法，但此法需血量极多，临床较少采用。④ 血浆置换，作用同换血疗法，能清除患者与血浆蛋白结合的毒物。

（4）高压氧的应用：在高压氧情况下，血中氧溶解度增高，氧分压增高，促使氧更易于进入组织细胞，从而纠正组织缺氧。可用于一氧化碳、硫化氢、氰化物、氨气等中毒。在一氧化碳中毒时，应用高压氧治疗，可以促使一氧化碳与血红蛋白分离。

4. 特异性解毒剂的应用 见表17-12。

▼ 表17-12 常见毒物的解毒剂、剂量及用法

中毒种类	有效解毒剂	剂量、用法及注意点
砷、汞、金、锑、铋、铜、铬、镍、钨、锌	二巯丙醇（BAL）	每次3~5mg/kg，深部肌内注射，每4小时1次，常用5~10日为一疗程
	二巯丙磺钠	每次5%溶液0.1ml/kg，皮下或肌内注射，第1日3~4次，第2日2~3次，第3日以后每日1~2次，共用3~7日，总剂量30~50ml
	二巯丁二酸（DMSA）	10mg/kg，口服，每8小时1次，共5日，再以每12小时1次，共14日
	硫代硫酸钠	每次10~20mg/kg，配成5%~10%溶液，静脉注射或肌内注射，每日1次，3~5日。或10~20ml口服，每日2次（口服只能作用于胃肠道内未被吸收的毒物）

中毒种类	有效解毒剂	剂量、用法及注意点
铅、锰、铀、镭、钒、钴、铁、硒、镉、铜、铬、汞	依地酸钙钠（Ca–Na₂–EDTA）	1~1.5g/（m²·d），分为每12小时1次，肌内注射，共5日
	二乙烯三胺五乙酸（DTPA）	每次15~30mg/kg，配成10%~25%溶液肌内注射，或以生理盐水稀释成0.2%~0.5%溶液静脉滴注，每日2次，3日为一疗程，间隔3日再用第二疗程
	去铁胺	15mg/（kg·h），每日总量不超过6g
	青霉胺	治疗慢性铅、汞中毒100mg/（kg·d），分4次口服，5~7日为一疗程
高铁血红蛋白血症（亚硝酸盐、苯胺、非那西丁、硝基苯、安替比林、氯酸盐类、磺胺类等）	亚甲蓝	每次1~2mg/kg，配成1%溶液静脉注射，或每次2~3mg/kg口服；若症状不消失或重现，0.5~1小时后可再重复
	维生素C	每日500~1 000mg加在5%~10%葡萄糖溶液内静脉滴注，或每日口服1~2g（作用比亚甲蓝慢）
氢氰酸及氰酸化合物（桃仁、杏仁、李仁、樱桃仁、枇杷仁、亚麻仁、木薯）	亚硝酸异戊酯	吸入剂用时压碎，每1~2分钟吸入15~30秒，反复吸入至硝酸钠注射为止
	亚硝酸钠	6~10mg/kg，配成1%溶液静脉注射，3~5分钟注入，注射前要准备好肾上腺素，当血压急剧下降时应给注射肾上腺素
	硫代硫酸钠	25%溶液每次0.25~0.5g/kg，静脉缓慢注射（10~15分钟内注完）
	亚甲蓝	配成1%溶液，每次10mg/kg静脉缓慢注射，注射时观察口唇，至口唇变暗紫色即停止注射
	以上药物，最好先注射亚硝酸钠，继之注射硫代硫酸钠，或先注射亚甲蓝，继之注射硫代硫酸钠，重复时剂量减半，注意血压下降时应注射肾上腺素	
有机磷化合物类（1605、1059、3911、敌百虫、敌敌畏、乐果、其他有机磷农药）	解磷定氯解磷定	每次15~30mg/kg（成人0.5~1g/次），配成2.5%溶液静脉缓慢注射或静脉滴注，严重患儿2小时后可重复注射，并与阿托品同时应用，至肌肉颤动停止意识恢复。氯解磷定可行肌内注射
	双复磷	成人0.25~0.70g/次，皮下、肌内或静脉注射均可。儿童酌减
	阿托品	严重中毒：首次剂量0.05~0.10mg/kg静脉注射，以后每次0.05mg/kg，5~10分钟1次，直至瞳孔开始散大、肺水肿消退；改为每次0.02~0.03mg/kg皮下注射，15~30分钟1次，直至意识恢复；改为每次0.01~0.02mg/kg，30~60分钟1次。中度中毒：每次0.03~0.05mg/kg，15~30分钟1次，皮下注射，减量指征同上。轻度中毒每次0.02~0.03mg/kg，口服或皮下注射，必要时重复。以上治疗均为瞳孔散后停药，严密观察24~48小时，必要时应再给药。同时合并应用解磷定比单用阿托品效果好，阿托品的剂量也可以减少
烟碱、毛果芸香碱、新斯的明、毒扁豆碱、槟榔碱、毒蕈	解磷定，氯解磷定或双复磷	对烟碱、新斯的明、毒扁豆碱中毒有效，剂量同上
	阿托品	每次0.03~0.05mg/kg皮下注射，必要时15~30分钟1次

中毒种类	有效解毒剂	剂量、用法及注意点
氟乙酰胺	乙酰胺	0.1~0.3g/（kg·d），分2~4次肌内注射，连续注射5~7日。危重病例第1次可注射0.2g/kg。与解痉药和半胱氨酸合用，效果更好
阿托品、莨菪碱类、曼陀罗、颠茄	毛果芸香碱	每次0.1mg/kg皮下或肌内注射，15分钟1次。本药只能对抗阿托品类引起副交感神经作用，对中枢神经中毒症状无效，故应加用短作用的巴比妥类药物，如戊巴比妥钠或异戊巴比妥等
	水杨酸毒扁豆碱	重症患儿用0.5~2mg缓慢静脉注射，至少2~3分钟；如不见效，2~5分钟后再重复1次，一旦见效则停药。复发者缓慢减至最小用量，每30~60分钟1次。能逆转阿托品类中毒引起的中枢神经系统及周围神经系统症状
四氯化碳、草酸盐、氟化物	葡萄糖酸钙	10%溶液10~20ml加等量的5%~25%葡萄糖溶液静脉缓慢注射
	氯化钙	3%溶液10~20ml加等量的5%~25%葡萄糖溶液静脉缓慢注射
麻醉药：阿片、吗啡、可待因、海洛因、哌替啶、美沙酮、水合氯醛、苯巴比妥、巴比妥、巴比妥钠、异戊巴比妥、司可巴比妥、硫喷妥钠	纳洛酮烯丙吗啡	每次0.01mg/kg静脉注射，如无效增加至0.1mg/kg重复应用。可静脉滴注维持每次0.1mg/kg，静脉、皮下或肌内注射，需要时隔10~15分钟再注入1次
苯二氮䓬类（地西泮、咪达唑仑）	氟马西尼	首次剂量：在15秒内将氟马西尼0.2mg（2ml）静脉注射，60秒后唤醒患者。如不能唤醒，可追加0.1mg（1ml）。再等60秒，再唤醒。如此反复，总剂量不超过1mg。以上为成人用量，儿童酌减
氯丙嗪、奋乃静	苯海拉明	每次1~2mg/kg，口服或肌内注射，只对抗肌肉震颤
苯丙胺	氯丙嗪	每次0.5~1mg/kg，6小时1次，若已用巴比妥类，剂量应减少
异烟肼中毒	维生素B$_6$	剂量等于异烟肼用量
鼠药中毒		
抗凝血类：敌鼠钠、溴敌隆	维生素K$_1$对抗敌鼠钠、溴敌隆中毒	10mg/kg肌内注射，每日2~3次
神经毒剂：氟乙酰胺、毒鼠强	二巯丙磺钠（Na-DMPS）对抗毒鼠强中毒	2.5~5.0mg/kg，每日3~4次，静脉内应用
磷化物：磷化氢、磷化锌、磷化铝	乙酰胺对抗氟乙酰胺中毒	重症者：儿童0.1g/kg，肌内注射，每6小时1次，连用7日；轻症者：每8小时1次，连用5日
	0.5%硫酸铜对抗磷化物中毒	0.5%硫酸铜液反复洗胃
β受体阻滞剂或钙通道阻滞剂中毒	高血糖素	首剂0.15mg/kg静脉应用，以0.05~0.1mg/（kg·h）静脉滴注维持

続表

中毒种类	有效解毒剂	剂量、用法及注意点
乙酰水杨酸	乙酰唑胺	每次5mg/kg，口服或肌内注射，必要时24小时内可重复2~3次
	碳酸氢钠	纠正脱水后若仍有严重酸中毒，可用5%碳酸氢钠溶液每次6ml/kg，静脉滴注，必要时可重复1次。治疗开始后每0.5小时查尿1次，使尿保持为碱性，若变为酸性时，应静脉滴注1.4%碳酸氢钠溶液10ml/kg
	维生素K_1	20~50mg肌内注射，预防出血
一氧化碳（煤气）	氧气	100%氧气吸入，高压氧舱
肉毒中毒	多价抗肉毒血清	1万~5万单位肌内注射
河鲀中毒	半胱氨酸	成人剂量为0.1~0.2g，肌内注射，每日2次，儿童酌情减量

5. 其他对症治疗 及时处理各种中毒所致的严重症状，如惊厥、呼吸困难、循环衰竭等，若不及时治疗，随时可危及生命。在中毒原因不明或无特效治疗时，对症治疗尤为重要，以便支持患儿度过危险期。

【中毒的预防】

为了防止儿童中毒的发生，要做好如下几项工作。

1. 做好药品管理 药品用量、用法或存放不当是造成药物中毒的主要原因。家长切勿擅自给儿童用药，更不可把成人药随便给儿童吃。不要将外用药物装入内服药瓶中。儿科医务人员开处方时，应认真计算不同年龄儿童用药量，切勿过量；药剂人员应细心核对药量和剂型，耐心向家长说明服用方法。家庭中一切药品皆应妥善存放，不让儿童随便取到。

2. 农村或家庭日常用的灭虫、灭蚊、灭鼠剧毒药品，更要妥善处理，避免儿童接触，各种农药务必按照规定办法使用。

3. 做好识别有毒植物的宣传工作，教育儿童不要随便采食野生植物。

4. 禁止儿童玩耍带毒性物质的用具（如装敌敌畏的小瓶子等）。

5. 普及预防中毒相关的健康知识。

（乔莉娜）

第十节 昏迷

昏迷（coma）是意识障碍中最严重的类型，是儿科常见的危重症。昏迷是由弥漫性大脑皮质及皮质下网状结构功能损害或者极度抑制所致，临床表现为意识丧失（包括意识内容和觉醒状态），运动、感觉及反射功能障碍，各种刺激不能唤醒。

【病因】

儿童昏迷的病因多样，主要分为三大类。

1. 感染或者炎症相关疾病 ① 感染性，如化脓性脑膜炎、重型病毒性脑炎、结核性脑膜炎、寄生虫性脑炎等；② 炎症相关性，如中毒性脑病、血管炎、脱髓鞘病变、急性弥漫性脑脊髓膜炎、多发性硬化等。

2. 结构相关性疾病 ① 脑挫伤、硬膜外血肿、颅内血肿、弥漫性轴索损伤等；② 肿瘤；③ 脑血管疾病，如脑梗死、脑出血、先天性血管畸形等；④ 脑积水。

3. 代谢性、营养素或毒素相关性疾病 ① 缺氧缺血性脑病，如休克、心力衰竭、肺衰竭、窒息、溺水、一氧化碳中毒、氰化物中毒等；② 代谢性疾病，如低血糖、电解质紊乱、酮症酸中毒、有机酸血症、肝性脑病、瑞氏综合征、尿毒症、线粒体病等；③ 营养素缺乏，如叶酸和维生素B_{12}缺乏、硫胺素缺乏、烟酸缺乏等；④ 外毒素和中毒，比如乙醇、药物、农药、重金属中毒等。

【发病机制】

意识是大脑的高级功能，是大脑皮质活动和觉醒调节系统综合作用的结果。单纯大脑皮质弥漫性受损时，意识内容丧失而觉醒存在。只有当觉醒调节系统受损时，才会觉醒不能，导致昏迷。觉醒调节系统由特异性上行投射系统、非特异性上行投射系统（上行网状激活系统和上行网状抑制系统）、间脑和下丘脑组成。根据不同部位和病因所致昏迷的发病机制特点，可将昏迷的发病机制分为以下四类。

1. 幕上性病损 大脑皮质、皮质边缘网状激活系统、丘脑非特异性投射系统、间脑中央部及中脑上行激活系统等病损，是昏迷主要的原因。当位于额、顶、枕叶及中线部位的病损逐渐扩大时，间脑中央部的上行网状激活系统受压或者扭曲，导致觉醒不能而昏迷。

2. 幕下性病损 从上脑桥到中脑中轴两旁的网状结构是幕下维持觉醒功能的重要结构。幕下的病损，即使是很小的，只要累及双侧上脑桥和中脑之间的上行网状激活系统，就可导致觉醒不能而昏迷。

3. 弥漫性病损 以双侧半球广泛变性萎缩为病理特点的弥漫性病损，由于觉醒激活系统未受压迫，不会发生昏迷。但以双侧大脑半球广泛坏死、水肿、血管扩张、炎症浸润、胶质细胞增生为主要病理特点的病损，由于大脑皮质、皮质边缘网状激活系统、丘脑非特异性投射系统受到压迫和破坏，导致意识内容丧失、觉醒不能而昏迷。

4. 脑代谢中毒性抑制 脑的必需物质供应不足、内源性代谢紊乱或者外源性中毒，均可抑制或者破坏大脑皮质和上行网状激活系统。尤其是脑干网状结构，最易受到生物药物的影响，在代谢产物或者毒性物质的作用下，极易引起上行网状激活系统和抑制系统失衡，导致觉醒不能而昏迷。

【临床评估和诊断】

昏迷是儿科的急症，也是危重症。快速的临床评估、病因鉴别是进行生命支持、特异性治疗及改善预后的关键因素。

1. 明确是否昏迷 根据患儿严重的意识障碍程度，昏迷判断不难，但是需和以下情况进行鉴别：① 精神抑制状态，常见于青少年，如癔症或强烈的精神刺激，患儿突然对外界刺激毫无反应，呼吸急促或者屏气，双目紧闭。但体格检查时拨开眼睑可见眼球不停地运动、瞳孔对光反应灵敏、无神经系统阳性体征。② 去皮质状态，仅大脑皮质处于抑制状态，脑干各部位功能正常，因而表现为皮质与脑干功能分离现象。患儿眼睛开闭自如，常呈瞪眼凝视状态，对疼痛刺激、对光反射和角膜反射均为灵敏。

2. 昏迷程度的评估 儿童意识障碍的评估必须遵循其年龄特点。儿童格拉斯哥昏迷量表（Glasgow Coma Scale，GCS）是目前使用最广泛的意识障碍程度评估方法（表17-13），其总分为15分，最高15分，最低3分。按得分高低评判意识障碍程度，13~14分为轻度意识障碍，9~12分为中度意识障碍，3~8分为重度意识障碍即昏迷。

▼ 表17-13 儿童格拉斯哥昏迷量表

评估项目	<1岁	≥1岁		得分/分
睁眼	自发	自发		4
	声音刺激时	语言刺激时		3
	疼痛刺激时	疼痛刺激时		2
	刺激后无反应	刺激后无反应		1
最佳运动反应	自发	服从命令动作		6
	因局部疼痛而动	因局部疼痛而动		5
	因痛而屈曲回缩	因痛而屈曲回缩		4
	因疼痛而呈屈曲反应（似去皮质强直）	因疼痛而呈屈曲反应（似去皮质强直）		3
	因疼痛而呈伸展反应（似去大脑强直）	因疼痛而呈伸展反应（似去大脑强直）		2
	无运动反应	无运动反应		1
最佳语言反应	0~23月龄	2~5岁	>5岁	
	微笑，发声	适当的单词，短语	能定向说话	5
	哭闹，可安慰	词语不当	不能定向	4
	持续哭闹，尖叫	持续哭闹，尖叫	语言不当	3
	呻吟，不安	呻吟	语言难于理解	2
	无反应	无反应	无反应	1

3. 昏迷的病因诊断 快速的病因诊断是救治昏迷患儿的关键，需结合患儿的年龄特点、伴随症状、神经系统体格检查、神经影像学、生化学检查等进行全面综合的分析。儿童昏迷的病因具有年龄特异性。新生儿期以窒息、颅内出血、败血症、脑膜炎、代谢异常等病多见。婴幼儿期常见中毒性脑病、中枢神经系统感染、药物中毒、低血糖、癫痫持续状态、代谢异常等。年长儿以

中毒性脑病、颅内感染、癫痫、中毒多见。

4. 病史 应详细询问有无传染病接触史、特殊药物接触史、出生史、喂养史、智力与体格发育情况、既往史、昏迷现场可疑情况、家人和周围人的表情等。① 起病方式：患儿起病的缓急和病因有一定的关系。急骤发生的意识障多为意外原因所致，如中毒、先天脑血管畸形引起的急性脑血管意外，三度房室传导阻滞引起的阿-斯综合征等；亚急性进行性加重者，见于代谢紊乱及感染性疾病，如酮症酸中毒、肝性脑病、尿毒症等。② 伴随症状：如伴发热者考虑严重感染性疾病；伴呼吸减慢者见于吗啡、巴比妥类药物、有机磷中毒；伴瞳孔散大者，见于氰化物中毒、乙醇中毒、癫痫、低血糖状态；伴心动过缓者，见于高颅压、房室传导阻滞等；伴高血压者，见于高血压脑病、脑血管意外、肾炎；伴低血压者，见于各种原因的休克；伴皮肤黏膜改变者，见于严重感染或出血性疾病；伴脑膜刺激征者，见于脑膜炎、蛛网膜下腔出血；伴偏瘫者，见于脑出血、脑梗死、颅内占位等。③ 季节：昏迷发生具有一定的季节性。冬末春初时易发生CO中毒；冬春季应注意流行性脑脊髓膜炎；夏秋季应多考虑乙型脑炎、中毒性菌痢等。

【治疗】

昏迷一旦发生，无论何种原因，均提示病情危重，应在快速生命支持的基础上，进行病因治疗。

1. 支持疗法及对症治疗

（1）维持呼吸道通畅，加强吸痰护理，保证氧合；维持有效的循环，维持水、电解质及酸碱平衡，保证内环境稳定。

（2）及时进行降温、降颅内压、止惊等对症治疗。

（3）密切监护体温、脉搏、呼吸、血压和瞳孔等生命体征的变化，及时发现脑疝。

2. 病因治疗 根据导致昏迷的原发疾病及原因采取有针对性的治疗措施，如感染性疾病给予抗感染治疗；中毒者给予特异性解毒药物治疗；肝性脑病、肾性脑病、酮症酸中毒等积极治疗原发病；肿瘤、占位、出血等及时进行外科手术评估。

（乔莉娜）

学习小结

本章节对儿童心跳呼吸骤停的复苏技术进行了全面的介绍，强调了儿童心肺复苏中开放气道的重要性；对心肺复苏时心外按压的频率、方法及与正压通气的配合应用等进行了详细的描述；对心肺复苏的常用药物、使用方法、剂量选择等均进行了介绍。详细阐述了急性呼吸衰竭、心力衰竭、急性肾损伤、脓毒症的病因、临床表现、诊断及治疗。DIC是一种获得性综合征，常发生在许多严重疾病基础上或某些特殊条件下由致病因素激活人体凝血系统，导致微循环弥散性微血栓形成及继发纤溶亢进；早期临床表现较隐匿，但进展迅速，若不能早期诊断和及时治疗，常危及生命。儿童颅内高压是儿童神经系统常见的急症，其病因多样，主要临床表现是头痛、呕吐及视盘水肿；早期诊断和及时治疗对阻止疾病进展、改善预后非常重要，降颅内压治疗是最重要的对症治疗，寻因及对因治疗是最根本的治疗。昏迷是儿科的急症，也是危重症，快速的临床评估、病因鉴别是进行生命支持、特异性治疗及改善预后的关键因素。中毒是儿科急诊常见疾病，重点阐述了中毒的途径与机制、儿童中毒的诊断与处理。

复习参考题

一、选择题

1. 单人胸外心脏按压时，按压与人工通气的比例为
   A. 30：1
   B. 15：1
   C. 15：2
   D. 30：2
   E. 5：1

2. 休克患儿，针刺部位出血不易止，血小板下降，首先应做
   A. 血常规
   B. 肝功能检查
   C. 骨髓穿刺
   D. DIC筛查
   E. 以上均是

3. 肺炎患儿并发呼吸衰竭的主要诊断依据为
   A. 严重气促
   B. 严重发绀
   C. 血气分析
   D. 烦躁不安
   E. 明显三凹征

4. 儿童中毒最常见的途径是
   A. 经皮肤接触
   B. 经消化道吸收
   C. 经呼吸道吸入
   D. 静脉注入
   E. 经创伤口创伤面吸收

5. 急性肾损伤时，由于肾功能急剧下降常出现电解质紊乱，常有
   A. 高钾血症
   B. 高钙血症
   C. 高钠血症
   D. 低钾血症
   E. 低镁血症

   答案：1. D　2. D　3. C　4. B　5. A

二、简答题

1. 试述婴幼儿呼吸心搏骤停的诊断及处理要点。
2. 儿童急性呼吸衰竭的分类及病因包括哪些？
3. 儿童心力衰竭的临床表现、诊断及治疗要点有哪些？
4. 试述儿童急性肾损伤的病因、诊断标准和分期。
5. 试述儿童高颅压的临床表现和诊断。

推荐阅读文献

1. 王天有, 申昆玲, 沈颖. 诸福棠实用儿科学. 9版. 北京: 人民卫生出版社, 2022.

2. 黎海芪. 实用儿童保健学. 北京: 人民卫生出版社, 2022.

3. 杨思源, 陈树宝. 小儿心脏病学. 4版. 北京: 人民卫生出版社, 2012.

4. 杜军保. 儿科心脏病学. 北京: 北京大学医学出版社, 2013.

5. 王卫平, 孙锟, 常立文. 儿科学. 9版. 北京: 人民卫生出版社, 2018.

6. 杨霁云, 白克敏. 小儿肾脏病基础与临床. 北京: 人民卫生出版社, 2000.

7. 中华医学会儿科学分会神经学组. 热性惊厥诊断治疗与管理专家共识 (2016). 中华儿科杂志, 2016, 54 (10): 723-727.

8. 中华预防医学会儿童保健分会. 中国儿童维生素A、维生素D临床应用专家共识. 中国儿童保健杂志, 2021, 29 (1): 110-116.

9. 中国营养学会健康管理分会. 维生素D营养状况评价及改善专家共识. 中华健康管理学杂志, 2023, 17 (4): 245-252.

10. 中国妇幼保健协会出生缺陷防治与分子遗传分会, 中国妇幼保健协会儿童早期发展专业委员会, 中国妇幼保健协会儿童疾病和保健分会遗传代谢学组, 等. 糖原累积病Ⅰa型的诊断治疗和预防专家共识. 中国实用儿科杂志, 2022, 37 (9): 641-649.

11. 邵天伟, 唐仕芳, 陈龙, 等. 2020年澳洲新生儿肠外营养标准化配方指南更新要点解读. 重庆医学, 2021, 50 (13): 2161-2164.

12. World Health Organization. WHO consolidated guidelines on tuberculosis module 1: prevention: tuberculosis preventive treatment. Geneva: World Health Organization, 2020: 1-38.

索 引

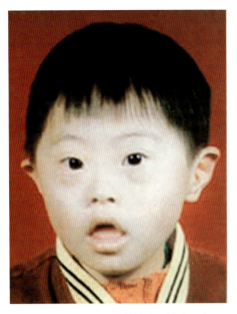

▲ 彩图7-1 21-三体综合征特殊面容

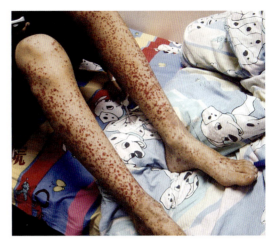

▲ 彩图8-2 过敏性紫癜典型皮疹

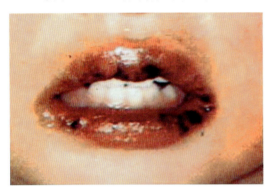

▲ 彩图8-3 川崎病畸形期口唇表现

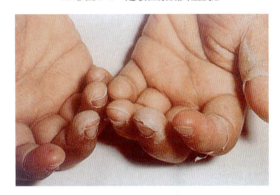

▲ 彩图8-4 川崎病恢复期肢端皮肤脱屑

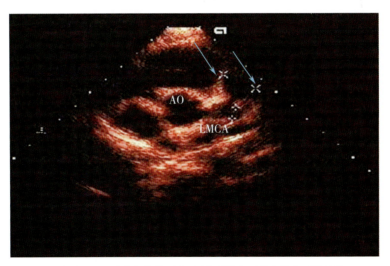

▲ 彩图8-5 川崎病病程3周，冠状动脉主干及左旋支瘤样扩张

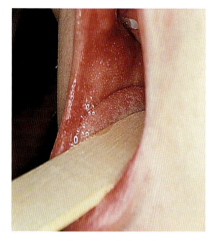

▲ 彩图 9-1　麻疹黏膜斑

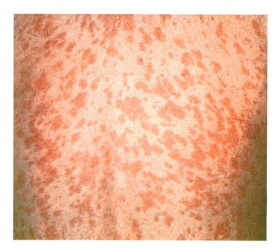

▲ 彩图 9-2　麻疹皮疹

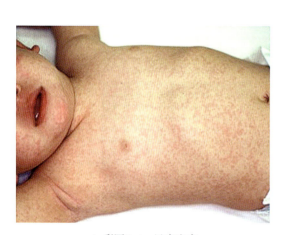

▲ 彩图 9-3　风疹皮疹

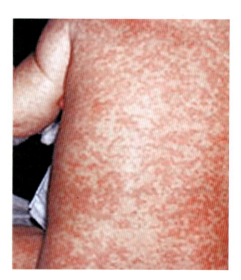

▲ 彩图 9-4　幼儿急诊皮疹

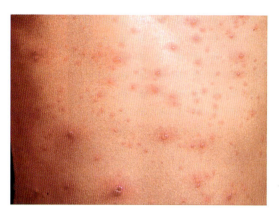

▲ 彩图9-5 水痘疱疹

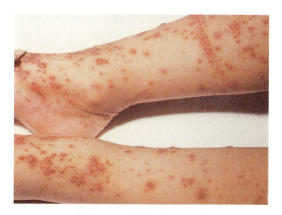

▲ 彩图9-6 重症水痘出血性疱疹

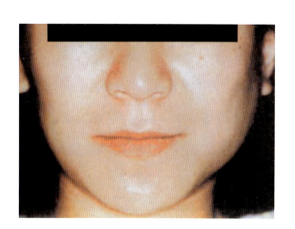

▲ 彩图9-7 流行性腮腺炎腮腺肿大

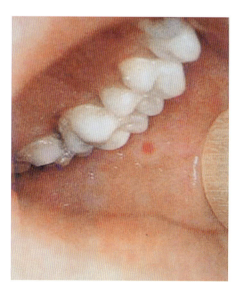

▲ 彩图9-8 流行性腮腺炎腮腺管口红肿

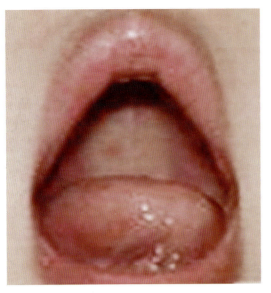

▲ 彩图9-9 手足口病口腔内疱疹

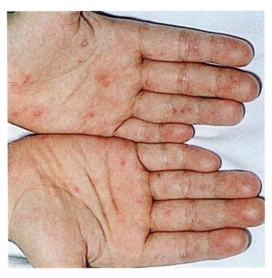

▲ 彩图9-10 手足口病手部皮疹

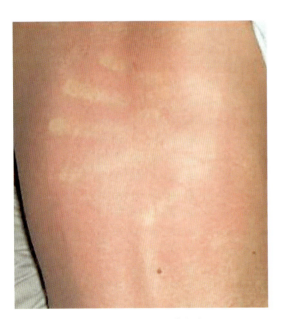

▲ 彩图9-11 猩红热皮疹

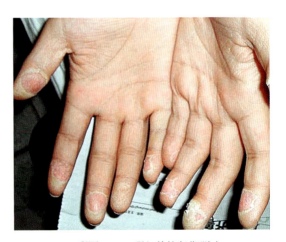

▲ 彩图9-12 猩红热恢复期脱皮